Spezielle pathologische Anatomie

Ein Lehr- und Nachschlagewerk

Band 7 · Teil 1

Herausgegeben von
Prof. Dr. Wilhelm Doerr, Heidelberg · Prof. Dr. Gerhard Seifert, Hamburg
Prof. Dr. Dres. h. c. Erwin Uehlinger, Zürich

Histopathologie der Haut

Zweite, neubearbeitete und erweiterte Auflage

Teil 1
Dermatosen

Von

G. Achten · E. H. Beutner · T. P. Chorzelski · E. Frenk
E. Grosshans · S. Jablonska · O. Male · Th. Nasemann
U. W. Schnyder · F. Vakilzadeh · J. Wanet · H. Zaun

Redigiert von

U. W. Schnyder

*Mit 298 Abbildungen
in 435 Einzeldarstellungen*

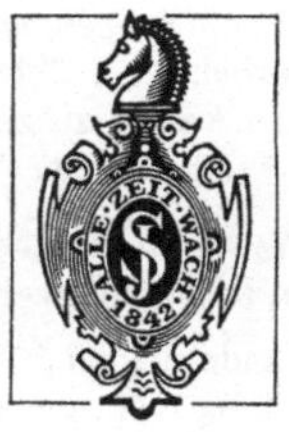

Springer-Verlag Berlin Heidelberg New York 1978

Professor Dr. med. Urs W. Schnyder
Direktor der Universitäts-Hautklinik Heidelberg

ISBN-13: 978-3-642-66884-5   e-ISBN-13: 978-3-642-66883-8
DOI: 10.1007/ 978-3-642-66883-8

Library of Congress Cataloging in Publication Data. Schnyder, Urs Walter, 1923. Histopathologie der Haut. (Doerr, Wilhelm, 1914. Spezielle pathologische Anatomie; Bd. 7) 1. Skin-Diseases. 2. Histology, Pathological. I. Title. II. Series. RL95.S36 1978 616.5'07 78-9693

Satz: Universitätsdruckerei H. Stürtz AG, Würzburg
2122/3130-543210

Vorwort der Herausgeber

Als wir vor 5 Jahren der ersten Auflage dieses Buches eine günstige Prognose stellten, konnten wir nicht sicher wissen, ob sich alle Erwartungen würden erfüllen lassen. Wir hatten Grund zu einer optimistischen Beurteilung, aber „Wissen" und „Schließen" sind doch Zweierlei.

Herr Kollege SCHNYDER hat alle Erwartungen übertroffen. Seine freundliche Beharrlichkeit hat es vermocht, einige Lücken, die die erste Auflage trotz der Anstrengungen ex ante haben mußte, gleichsam ex post zu schließen. Damit sind Umfang und Inhalt vermehrt worden. Neben der Materialsammlung, d.h. dem Streben nach wissenschaftlicher Vollständigkeit wurde der didaktische Gesichtspunkt an keiner Stelle vergessen. So repräsentiert der vorliegende Doppelband ein richtiges Lehr- und Nachschlagebuch. Wir glauben, daß jetzt eine rundum geschlossene Darstellung der Pathologischen Anatomie der menschlichen Körperdecke vorliegt. Wir haben Herrn Kollegen SCHNYDER, allen Co-Autoren und Herrn Dr. GÖTZE mit den Damen und Herren des Springer-Verlages herzlichst zu danken. Möchte auch dieser Auflage eine weite Verbreitung beschieden sein.

Heidelberg, Hamburg, Zürich, 1. Juni 1978

W. DOERR
G. SEIFERT
E. UEHLINGER

Vorbemerkung zur zweiten Auflage

5 Jahre nach der 1. Auflage des Bandes 7 der Speziellen pathologischen Anatomie, die sich mit der Speziellen Histopathologie der Haut und ihrer Anhangsgebilde befaßt, erscheint nun ebenfalls in deutscher Sprache die 2. Auflage. Am augenfälligsten ist die Aufteilung in 2 Halbbände, von denen der 1. Teil die sog. Dermatosen mit Ausnahme der Stoffwechselkrankheiten abhandelt. Die einschlägige Literatur ist bis Ende 1977 nachgeführt. Die verschiedenen Kapitel der Abschnitte „Hautkrankheiten bekannter Aetiologie" wurden überarbeitet und auf den neuesten Stand des Wissens gebracht. Das von mir verfaßte Kapitel „Hautkrankheiten unbekannter Aetiologie" wurde in „Hautkrankheiten unbekannter Aetiologie und polyaetiologisch bedingte Dermatosen" umbenannt. Eine Reihe weiterer Krankheitsbilder wurden eingefügt. Am Schluß der wichtigeren Krankheitsbilder werden die histologischen Leitkriterien stichwortartig zusammengefaßt. Neu ist das Kapitel „Haut- und Serumimmunfluoreszenz bei Dermatosen", während die Beiträge „Haar- und Nagelkrankheiten" ergänzt und modifiziert wurden. Der Band enthält ferner ein neues Kapitel über die „Erkrankungen des Melanin-Pigment-Systems". So hofft der Bandherausgeber ein zeitgemäßes Informationsorgan über die Histopathologie der Haut geschaffen zu haben, das sowohl den Histopathologen in der täglichen Praxis als auch den Forscher anspricht.

Meiner Mitarbeiterin Frau Dr. med. AUGUSTE BERSCH, Akademische Oberrätin der Universitäts-Hautklinik Heidelberg, danke ich für die neuen Abbildungen meiner Kapitel.

Die Manuskripte des 2. Halbbandes liegen vollständig vor und der Verlag wird den 2. Teil im 1. Halbjahr 1979 herausbringen. Das Stoffwechselkapitel wurde ergänzt, während die drei Tumorkapitel qualifizierten deutschen und österreichischen Autoren anvertraut wurden.

Den Herausgebern dieses Werkes, den Herren Professoren W. DOERR, Heidelberg, G. SEIFERT, Hamburg und E. UEHLINGER, Zürich, sei ganz besonders dafür gedankt, daß sie die 2. Auflage der Speziellen Histopathologie der Haut und ihrer Anhangsgebilde befürwortet haben. Danken möchte ich ferner auch im Namen der Co-Autoren dem Springer-Verlag, der dieses Werk in bewährter Weise mit großer Sorgfalt ausgestattet hat.

Heidelberg, im Juni 1978   U. W. SCHNYDER

Inhaltsverzeichnis

Pilzkrankheiten 63

Von O. MALE, Wien

Hautkrankheiten durch Würmer und Protozoen 123

Von F. VAKILZADEH, Münster

Durch Insekten und Arachnoidea ausgelöste Hautkrankheiten 133

Von F. VAKILZADEH, Münster

Histopathologie der cutanen Syphilisformen und der übrigen Spirochätosen . 183

Von E. Grosshans, Strasbourg

Zweiter Teil

Hautkrankheiten unbekannter Aetiologie und polyaetiologisch bedingte Dermatosen

Dermo-epidermale Erkrankungen 265

Von U. W. SCHNYDER, Heidelberg

Entzündliche Erkrankungen der Subcutis 401

Von U. W. Schnyder, Heidelberg

Haut- und Serumimmunfluoreszenz bei Dermatosen 417

Von S. Jablonska, T. P. Chorzelski, Warschau und E. H. Beutner, Buffalo

Erkrankungen des Melanin Pigment Systems 449

Von E. Frenk, Lausanne

Pathologie der Haare 479

Von H. Zaun, Bremerhaven

Einleitung 479

A. Haarmangelkrankheiten 480

Pathologie der Nägel 511
Von G. Achten und J. Wanet, Bruxelles

A. Einführung 511

B. Wert und Grenzen der histologischen Diagnostik von Nagelerkrankungen 511

C. Terminologie 512

D. Methoden 513
    I. Material-Entnahme 513
       1. Longitudinale Biopsie des Nagels (Zaias, 1967) 513
       2. Die Punch-Biopsie 513
       3. Die Biopsie des periungualen Walles 513
       4. Die Keratin-Untersuchung des Nagels 514
       5. Die Entfernung des ganzen Nagels 514
    II. Fixierung — Färbung 514
       1. Fixierung und Vorbehandlung 514
       2. Färbung 515

E. Der normale Nagel 515
    I. Die verschiedenen Teile des Nagels 515

Mitarbeiter

ACHTEN, GEORGES, Prof. Dr. — Hôpital Universitaire Saint-Pierre,
322, rue Haute, B-1000 Bruxelles

BEUTNER, ERNST, H., Prof. Dr. — University of New York, Buffalo,
New York, USA

CHORZELSKI, TADEUSZ P., Prof. Dr. — Klinika Dermatologiczna,
ul. Koszykowa 82a, 02-008 Warszawa,
Polen

FRENK, EDGAR, Prof. Dr. — Clinique universitaire de dermato-
vénérologie, CH-1011 Lausanne

GROSSHANS, EDOUARD, Prof. Dr. — Clinique Dermatologique,
1, Place de l'Hôpital, F-67005 Strasbourg

JABLONSKA, S., Prof. Dr. — Klinika Dermatologiczna,
ul. Koszykowa 82a, 02-008 Warszawa,
Polen

MALE, OTTO, Prof. Dr. — I. Universitäts-Hautklinik,
Alser Strasse 4, A-1097 Wien

NASEMANN, THEODOR, Prof. Dr. — Universitätskrankenhaus Eppendorf,
Hautklinik, Martinistraße 52,
2000 Hamburg 20

SCHNYDER, URS W., Prof. Dr. — Direktor der Universitäts-Hautklinik,
Voßstraße 2, 6900 Heidelberg
Neue Anschrift: Dermatologische Klinik,
Gloriastrasse 31, CH-8006 Zürich

VAKILZADEH, FEREYDOUN, Prof. Dr. — Universitäts-Hautklinik,
v. Esmarch-Str. 56, 4400 Münster

WANET, JOSETTE, Dr. — Hôpital Universitaire Saint-Pierre,
322, rue Haute, B-1000 Bruxelles

ZAUN, HANSOTTO, Prof. Dr. — Zentralkrankenhaus Reinkenheide,
Hautklinik, Postbrookstr.,
2850 Bremerhaven 1

Die Standardwerke und Bücher
der Histopathologie der Haut seit P. G. Unna

Von U. W. Schnyder, Heidelberg

Dem von der Cellularpathologie Rudolf Virchows beeinflußten Hamburger Dermatologen P. G. Unna verdanken wir die erste systematische mikroskopische Bearbeitung der Hautkrankheiten. Da er Neuland beackerte, legte er seinem Werk „Die Histopathologie der Hautkrankheiten" (1894) im wesentlichen die Ergebnisse eigener Untersuchungen zugrunde. 16 Jahre später ergänzte Unna sein Werk durch einen „Histologischen Atlas zur Pathologie der Haut". Für Jahrzehnte blieben seine Darstellungen die Grundlage pathologisch-histologischer Forschung an der Haut. So ist P. G. Unna der Begründer der Histopathologie der Haut, einer Arbeitsrichtung, welche bis heute für die Diagnostik und Forschung immer mehr an Bedeutung gewonnen hat. Daran ändert auch die Tatsache nichts, daß in den letzten 30 Jahren die mikroskopische Analyse immer mehr durch ultrastrukturelle Untersuchungen ergänzt wurde. Durch diese Entwicklung ist die Histopathologie nicht nur zum Helfer der Klinik, sondern auch der Elektronenmikroskopie geworden.

Angeregt durch P. G. Unna schrieb Jesionek 1916 das heute nur noch historisch bedeutsame Buch „Biologie der Gesunden und Kranken Haut". Friboes kommt das Verdienst zu, 1921 das erste Kompendium der Histopathologie der Haut verfaßt zu haben, das während langer Zeit zum täglichen Helfer des Dermatologen und Pathologen wurde.

Das Jahr 1925 brachte mit dem zweibändigen Werk „Histologie der Hautkrankheiten" des damaligen Oberarztes der Universitäts-Hautklinik Heidelberg, Oskar Gans, die erste umfassende Darstellung der Histopathologie unter Berücksichtigung des Schrifttums. Schon vor dem zweiten Weltkrieg war die erste Auflage dieses Standardwerkes vergriffen. Wegen äußerer Umstände konnte die zweite Auflage, die O. Gans nach dem 2. Weltkrieg mit seinem Schüler G. K. Steigleder in Frankfurt vorbereitete, erst 1955/56 publiziert werden. Die dazugehörende „Allgemeine Pathologie der Haut" erschien 1932 im Rahmen des Handbuches der Haut- und Geschlechtskrankheiten von J. Jadassohn. In den Bänden I/1 und I/2 des Ergänzungswerkes zu diesem Handbuch, welche 1964 und 1968 von O. Gans und G. K. Steigleder herausgegeben wurden, ist die normale Anatomie und allgemeine Pathologie überarbeitet. Diese beiden Bände enthalten diesbezüglich alles Wissenswerte, abgesehen von der Ultrastruktur der Epidermis, weshalb sie in der 1. Auflage dieses Buches als Anhang gebracht wird.

1958 erschien noch die hierzulande nur wenig beachtete „Histologie der Hauterkrankungen — Ein Atlas für Studierende und Ärzte" der Zwickauer Dermatologen Frühwald und Höfer. Sonst sind im deutschen Schrifttum keine gesamthaften Darstellungen publiziert worden.

1925 erschienen ferner Band 1 und 2 Jahre später Band 2 der überaus lebendig geschriebenen „Vorlesungen über die Histo-Biologie der menschlichen Haut und ihrer Erkrankungen" des Wiener Dermatologen J. KYRLE. Wegen frühzeitigen Todes des Autors ist leider der 3. Band, in welchem er die Tumoren abhandeln wollte, dahingefallen. Auch die „Histopathologie der Haut" von H. GARTMANN und H. TRITSCH im Lehrbuch der Speziellen Pathologischen Anatomie von E. KAUFMANN, herausgegeben von M. STAEMMLER (1968), welche die neueren Erkenntnisse berücksichtigt und ausgezeichnet dokumentiert ist, bleibt aus äußeren Gründen bislang ein Torso. 1975 veröffentlichten die ungarischen Dermatologen L. SZODORAY und K. VEZEKÉNYI in deutscher Sprache einen „Dermato-Histopathologischen Atlas", der sich in erster Linie an die Pathologen richtet. Schließlich wurden 1957 von A. GREITHER und H. TRITSCH die „Geschwülste der Haut" in Buchform abgehandelt.

Eine lange Tradition hat die Histopathologie der Haut auch in Großbritannien. Das erste Werk dieser Art schrieb 1903 J. M. H. MACLEOD. 1964 erschien dieses Buch von I. MUENDE überarbeitet in einer zweiten Auflage. Ein weiteres Werk, das sich im Vereinigten Königreich großer Beliebtheit erfreut, ist der „Atlas of Histopathology of the Skin" von G. H. PERCIVAL, H. MONTGOMERY und T. C. DODS (1. Auflage 1947; 2. Auflage 1962). Schließlich erschien 1972 die vom Glasgower Dermatologen J. A. MILNE verfaßte „An Introduction to the Diagnostic Histopathology of the Skin". Leider wird in keiner der britischen Darstellungen Bezug auf die Literatur genommen.

Die 1931 publizierte „Histopathology of the Skin Diseases" von L. McCARTHY ist wohl die erste zusammenhängende Darstellung im amerikanischen Schrifttum. Die wegen ihrer didaktischen Klarheit auch in Europa wohlbekannte „Histopathology of the Skin" von W. F. LEVER erschien erstmals 1949. Weitere Auflagen tragen die Jahreszahlen von 1954, 1961, 1967 und 1975. Eine inzwischen vergriffene deutsche Übersetzung erschien 1958. Das einzige Buch, welches von einem Pathologen verfaßt wurde, verdanken wir A. C. ALLEN von der Cornell University Medical School, New York. Sein „The Skin — A Clinicopathologic Treatise" erschien 1954 und gehört zu den Standardwerken der amerikanischen Histopathologie der Haut. Es handelt sich um die einzige Darstellung dieser Art, in welcher neben histologischen Abbildungen auch klinische Bilder gebracht werden. Seit dem Erscheinen VON ALLENS Buch wird in den größeren amerikanischen und auch französischen Lehrbüchern der Dermatologie und Venerologie die Histopathologie ausführlicher besprochen und auch mit Abbildungen dokumentiert. Es ist zu hoffen, daß auch unsere klinischen Lehrbücher in Zukunft den histologischen Gegebenheiten vermehrt Rechnung tragen. Dem GANSschen Werk vergleichbar ist die 1967 erschienene zweibändige „Dermatology 1 und 2" von H. MONT-GOMERY. Der Autor stützt sich einerseits auf das große Beobachtungsgut der Mayo-Klinik, andererseits berücksichtigt er sehr sorgfältig sowohl das amerikanische als auch das europäische Schrifttum. Schließlich erschien 1969 in USA der handliche „A Guide to Dermathohistopathology" von H. PINKUS und A. J. MEHREGAN (2. Auflage 1976). Exemplarisch für die Tumoren der Haut ist der in der Pathologie wohlbekannte „Atlas of Tumor Pathology" des Armed Forces Institute of Pathology in Washington. Die entsprechenden Kapitel wurden 1957 von H. Z. LUND bzw. 1962 von H. Z. LUND und J. M. KRAUS publiziert. J. H.

GRAHAM, W. C. JOHNSON und E. B. HELWIG veröffentlichten 1972 eine 818-seitige „Dermal Pathology", die ausgewählte Kapitel der Histopathologie der Haut abhandelt. Schließlich erschien 1976 von M. R. OKUN und L. M. EDELSTEIN eine zweibändige „Gross and Microscopic Pathology of the Skin".

In Frankreich bleibt die Histologie der Haut unvergeßlich mit den Namen von A. und J. CIVATTE verbunden. A. CIVATTE verdanken wir eine der wenigen Darstellungen der allgemeinen Pathologie der Haut überhaupt in dem 1936 erschienenen Band I der „Nouvelle Pratique Dermatologique". 1957 veröffentlichte der gleiche Autor den „Atlas d'histopathologie cutanée", welcher ausgewählte Kapitel aus der Pathologie der Haut abhandelt. Sein Sohn J. CIVATTE leitete 1967 mit der „Histopathologie cutanée" die Aera der Bücher mittlerer Größe ein, die auch Bezug auf das aktuelle Schrifttum nehmen.

Gerade die deutschsprachige Dermatologie hat Wesentliches zu den heutigen Erkenntnissen beigetragen. Nicht zuletzt ihr verdanken wir, daß die Histopathologie der Haut auf eine fruchtbare und kontinuierliche, mehr als 80jährige Tätigkeit zurückblicken kann, die sie mit der Pathologie fest verbindet. Als Ausdruck dieser Verbundenheit erscheint denn auch die vorliegende „Spezielle Histopathologie der Haut" im Rahmen der „Speziellen pathologischen Anatomie".

Literatur

Allen, A. C.: The skin. A clinicopathologic treatise. St. Louis: The C. V. Mosby Company 1954.
Civatte, A.: Histopathologie générale nouvelle pratique dermatologique. Tome I, p. 217. Paris: Masson et Cie, Ed. 1936.
Civatte, A.: Atlas d'histopathologie cutanée (eczéma et eczématides; verrues séniles et kératoses séniles; psoriasis; lupus érythémateux; lichen; parapsoriasis). Paris: Masson et Cie, Ed. 1957.
Civatte, J.: Histopathologie cutanée. Paris: Ed. Méd. Flammarion 1967.
Friboes, W.: Grundriß der Histopathologie der Hautkrankheiten. Leipzig: F. C. W. Vogel 1921.
Frühwald, R., Höfer, W.: Histologie der Hauterkrankungen. Ein Atlas für Studierende und Ärzte. Leipzig: Johann Ambrosius Barth Verlag 1958.
Gans, O.: Histologie der Hautkrankheiten. Bd. 1 (1925) und Bd. 2 (1928). Berlin: Springer.
Gans, O.: Die allgemeine pathologische Anatomie der Haut. In: Handbuch der Haut- und Geschlechtskrankheiten (Hrsg. JADASSOHN), Bd. IV/3, S. 1. Berlin: Springer 1932.
Gans, O., Steigleder, G. K.: Histologie der Hautkrankheiten, Bd. 1 und 2. Berlin-Göttingen-Heidelberg: Springer 1955.
Gans, O., Steigleder, G. K.: (Hrsg.): Normale und Pathologische Anatomie der Haut I und II. Handbuch der Haut- und Geschlechtskrankheiten von J. JADASSOHN, Ergänzungswerk Bd. I/1 (1968), Ergänzungswerk Bd. I/2 (1964). Berlin-Heidelberg-New York: Springer.
Gartmann, H., Tritsch, H.: Histopathologie der Haut. In: Lehrbuch der Speziellen Pathologischen Anatomie begründet von E. KAUFMANN (Hrsg. M. STAEMMLER). Berlin: Walter de Gruyter & Co. 1968.
Graham, J. H., Johnson, W. C., Helwig, E. B. (editors): Dermal Pathology. Hagerstown, Maryland: Harper & Row, Publishers 1972.
Greither, A., Tritsch, H.: Die Geschwülste der Haut. Stuttgart: Thieme 1967.
Jesionek, A.: Biologie der gesunden und kranken Haut. Leipzig: F. C. W. Vogel 1916.
Kyrle, J.: Vorlesungen über Histo-Biologie der menschlichen Haut und ihre Erkrankungen, Bd. 1 (1925), Bd. 2 (1927). Wien und Berlin: Springer.
Lever, W. F., Schaumburg-Lever, G.: Histopathology of the skin, fifth edit. Philadelphia-Toronto: J. B. Lippincott Company 1975.
Lund, H. Z.: Tumors of the skin. In: Atlas of tumor pathology, sect. 1, fasc. 2. Washington, D. C.: Armed Forces Institute of Pathology 1957.

Lund, H. Z., Kraus, J. M.: Melanotic tumors of the skin. In: Atlas of tumor pathology, sect. 1, fasc. 2. Washington, D. C.: Armed Forces Institute of Pathology 1962.
MacLeod, J. M. H.: Practical handbook of the pathology of the skin. London 1903.
MacLeod, J. M. H., Muende, I.: Practical handbook of the pathology of the skin. London: H. K. Lewis & Co. 1964.
MacCarthy, Lee: Histopathology of skin diseases. St. Louis: The C. V. Mosby Company 1931.
Milne, J. A.: An introduction to the diagnostic histopathology of the skin. London: Edward Arnold (Publishers) Ltd. 1972.
Montgomery, H.: Dermatopathology 1 and 2. Hoeber Medical Division. New York, Evanston and London: Harper & Row, Publishers 1967.
Okun, M. R., Edelstein, L. M.: Gross and microscopic pathology of the skin. In two volumes. Boston: Dermatopathology Foundation Press 1976.
Percival, G. H., Montgomery, G. L., Dodds, T. V.: Atlas of histopathology of the skin, 2nd edit. Edinburgh and London: Livingstone 1962.
Pinkus, H., Mehregan, A. J.: A guide to dermatohistopathology, 2nd edit. Appleton-Century-Crofts, Educational Division, Meredith Corporation 1976.
Szodoray, L., Vezekényi, K.: Iconographia selecta dermatohistologica — Ein Dermato-Histologischer Atlas. Budapest: Akadémiami Kiadó 1975.
Unna, P. G.: Die Histopathologie der Hautkrankheiten. Berlin: Verlag von August Hirschwald 1894.
Unna, P. G.: Histologischer Atlas zur Pathologie der Haut. Hamburg und Leipzig: Verlag von Leopold Voss 1910.

Erster Teil

Hautkrankheiten bekannter Aetiologie

Viruskrankheiten der Haut

Von Th. Nasemann, Hamburg

A. Allgemeines über histopathologische und cytologische Veränderungen virusinfizierter Haut

Generell können im Anschluß an den Virusbefall einer Zelle drei unterschiedliche Prozesse resultieren:

1. kann die Zellmembran zerreißen und aus der zugrundegehenden Zelle werden die neugebildeten und im Cytoplasma oder im Nucleus angereicherten Viruselemente (die sog. „*Elementarkörper*"; künftig mit *EK* abgekürzt) entleert. Sie infizieren dann weitere Zellen der Umgebung.
2. können die EK im Verband eines Einschlußkörpers — zumindest zeitlich begrenzt — fixiert werden — und
3. kann die Zelle mitsamt den synthetisierten EK vernichtet werden (etwa mit dem Vorgang bei der Neuronophagie zu vergleichen) — und infolgedessen nimmt der Virusgehalt des infizierten Organs ab. — Unter experimentellen Bedingungen kann diese cytopathogene Wirkung der Virusarten am besten in virusinfizierten Gewebekulturen beobachtet werden.

Die passagere Bildung von Einschlußkörpern eignet allen Virusinfektionen. Die dermatotropen Virusarten induzieren jedoch in besonders starkem Ausmaß Zellinklusionen. Wiederholt wurde daher diese Eigenschaft als Kriterium für eine systematische Ordnung benutzt (z.B. von LIPSCHÜTZ, 1932). Mit anderen Worten: das grundsätzliche Fehlen von Einschlüssen, ihr Vorhandensein nur im Cytoplasma oder nur im Zellkern, bzw. sowohl im Plasma als auch im Kern wurde zur Einteilung in bestimmte Krankheitsgruppen herangezogen. Heute haben Biochemie und Elektronenoptik bessere Gliederungsmöglichkeiten geschaffen. Man unterscheidet nach DNS- und RNS-Gehalt und nach den Details der Virusmorphologie (Gestalt der EK, Kapsomerenzahl, Form des Kapsides etc.). Doch auch die Funktion, die Entwicklung und die Mikromorphologie der Zelleinschlüsse wurde in den letzten Jahren durch den raschen technischen Fortschritt näher analysiert. Um so mehr verwundert es, daß die allgemeine Cytoryktologie, wie LIPSCHÜTZ sie verstand, nicht mehr gefördert und bearbeitet wurde. Es soll daher in den speziellen Abschnitten dieses Kapitels den hierher gehörenden morphologischen Daten besondere Aufmerksamkeit geschenkt werden, zumal sie gut zu der auch heute noch gültigen Einteilung des Stoffes passen. Letzterer gliedert sich, wie folgende Tabelle zeigt:

Der Deutschen Forschungsgemeinschaft sei auch an dieser Stelle für Sachmittel gedankt, die die elektronenmikroskopischen Untersuchungen ermöglichten. — Für technische Assistenz gebührt mein Dank der MTA Frau G. SCHAEG und dem wiss. Fotografen O. SCHULTKA.

Tabelle 1. Einteilung der Viruskrankheiten der Haut

1. *Pockengruppe*	*Einschlußkörper in*
Variola vera	Nucleus und Cytoplasma
Alastrim	Cytoplasma
Originäre Kuhpocken	Cytoplasma
Paravaccine (Melkerknoten)	Cytoplasma
Ecthyma contagiosum	Cytoplasma
Molluscum contagiosum	Cytoplasma
2. *Herpesgruppe*	
Zoster	Nucleus
Varicellen	Nucleus
Herpes simplex	Nucleus
3. *Maul- und Klauenseuche*	keine spezifischen Einschlüsse
4. *Hand-Fuß-Mund-Exanthem*	keine spezifischen Einschlüsse
5. *Papillomgruppe*	
Verruca vulgaris	Nucleus
Verruca plantaris	Nucleus
Verruca plana juvenilis	Nucleus
Verrucosis generalisata	Nucleus
Condylomata acuminata	Nucleus
6. *Infektionen durch Chlamydozoen*	
Lymphogranuloma inguinale	Cytoplasma
Katzenkratzkrankheit	Cytoplasma

Lichtoptisch lassen sich im Schnittpräparat bei allen Viruskrankheiten der Haut keine EK sichtbar machen. Durch Spezialfärbungen können EK nur in Ausstrichen vom Inhalt der Läsionen mit Sicherheit bei allen Dermatosen der Pockengruppe und bei Zoster-Varicelleninfektionen nachgewiesen werden. Die übrigen Virusarten der in Tabelle 1 genannten Hautvirosen liegen größenordnungsmäßig unterhalb der lichtmikroskopischen Auflösbarkeit. Alle aufgezählten Einschlußkörper können jedoch histologisch dargestellt werden. Dies hat beträchtliche diagnostische Bedeutung. Chlamydozoen sind im Ausstrich darstellbar.

Die Einschlüsse können acido- oder basophil sein. Ihre Durchmesser liegen ungefähr in einem Bereich von 0,25 bis 20 µm. Ihre Größe wechselt nicht nur bei den verschiedenen Viruskrankheiten, sondern auch bei den einzelnen Krankheitsbildern. Die spezifischen Inklusionen stellen Kolonien von EK dar, die in ein Reaktionsprodukt der Zelle, die sog. Matrix, eingelagert sind. Auch unspezifische Einschlüsse kommen bei Viruskrankheiten der Haut vor. Sie enthalten keine EK und sind meist „*cytologische Signale*" der stattgefundenen Infektion und ein Ausdruck der durch das Virus ausgelösten Störung nicht nur der Kern-Plasmarelation, sondern auch des Verhältnisses von Nucleus zu Nucleolus. Sie färben sich in der Regel nach PAPPENHEIM rot und nach GIEMSA blau an. Sie konfluieren nicht miteinander, um größere Inklusionen zu bilden.

Bei den Viruskrankheiten der Haut sind *histologisch* die *Viruseinschlüsse* die einzigen *spezifischen Veränderungen, ultrahistologisch* hingegen die in der Zelle vorhandenen *Viruselemente*! Ihre Analyse ermöglicht eine genaue Diagnose. Alle anderen Zell- bzw. Gewebsveränderungen sind streng genommen nicht „spezifischer Natur". Sie können für eine bestimmte Erkrankung jedoch mehr oder weniger pathognomonisch sein, wie z.B. die Corps ronds (in toto verhornte Zellen) beim Molluscum contagiosum oder die intraepidermale Blasenbildung mit den multinucleären Riesenzellen im Bereich von Blasenwand und -grund beim Zoster und Herpes simplex. Diagnostisch relevant ist vor allem auch die ballonierend-reticulierende Degeneration bei den Virusinfektionen der Herpes- und Pockengruppe (s. das Schema von S. 29). Letztlich sind aber alle wichtigen nachweisbaren histologischen Veränderungen Zeichen einer Entzündung — und deshalb nicht spezifisch im engeren Sinne. Außerdem findet man degenerative und proliferative Vorgänge, die mit den entzündlichen nach Art, Ausdehnung und zeitlicher Aufeinanderfolge variieren. Tritt der pathogene Effekt sehr rasch ein, so kommt es zu primärer Nekrose und Lysis. Insgesamt spielen toxische Wirkungen bei den Viruskrankheiten der Haut eine weitaus geringere Rolle als bei bakteriellen Infektionen. Bei ersteren kommt der pathogene Effekt überwiegend durch die schnelle Vermehrung der Viruselementarkörper (EK) in bestimmten Zellen zustande.

B. Pocken-Gruppe[1]

I. Variola vera

Die ersten histologischen Veränderungen bei der Eruption des Pockenexanthems bestehen in einer Blutstase des Corium und dann im Ausbilden eines Ödems im Papillarkörper der Haut (makroskopisch liegen dann vor: Maculae und Seropapeln). Anschließend kommt es zu einer ballonierenden Degeneration des Rete Malpighii und bald darauf zu retikulierender Colliquation. Es entsteht ein Maschenwerk aus ballonierten Spinalzellen, das durch Flüssigkeitsaufnahme zunächst in den Zellen, dann durch Zerreißen einzelner Zellwände und schließlich ganzer Zellverbände gebildet wird (intra- und intercelluläres Ödem). Die so resultierenden intraepidermalen Bläschen (Virusblasen nach LEVER) enthalten *nicht* einen *einzigen* Hohlraum, sondern werden durch feine Trabeculae in mehrere Kammern unterteilt. Durch Zugwirkung dieser Septen entsteht vermutlich die Nabelung des makroskopisch erkennbaren Pockenbläschens. Die Septierung verhindert, daß letzteres nach dem Anstechen mit einer Nadel völlig in sich zusammenfällt. Durch die nun erfolgende Einwanderung von Leukocyten trübt sich der Blaseninhalt „eitrig" ein (aus dem Bläschen wird die Pockenpustel). Im weiteren Verlauf des Prozesses kann durch Einschmelzen der Zwischenwände aus der mehrkammerigen Pustel (s. Abb. 1 a) eine einkammerige werden. Die Ursache der Pustelbildung (in der sog. Suppurationsphase) ist letztlich eine Coagulationsnekrose der tieferen Epidermisschichten. Ist der Hohlraum der Pockenläsion nahezu völlig von Leukocyten (vorwiegend Granulocyten) ausgefüllt, kapselt sich die Pustel ab. Es kommt zur Verschorfung (Krustenbildung, Eintrocknung des Sekretes) und nach Abstoßen des Schorfes bleibt eine Narbe zurück.

---

[1] In den speziellen Abschnitten dieses Beitrags zur Histopathologie der Hautvirosen können naturgemäß nicht die Erscheinungen in anderen Organen berücksichtigt werden. Nur die Hautläsionen werden beschrieben.

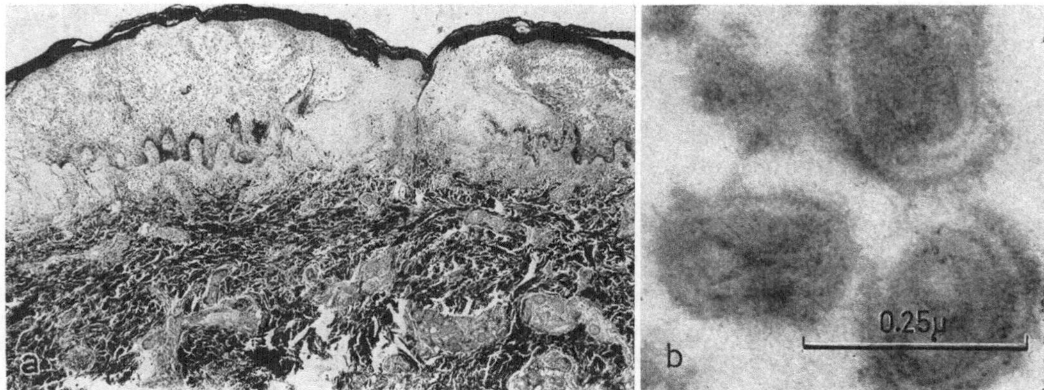

Abb. 1. (a) Pockenpustel, Hautschnitt vom Menschen. Übersicht. (b) Ultraschnitt vom Pocken-
rand (Aufnahme von Prof. D. PETERS, Hamburg). Cytoplasmaausschnitt. Geschnittene Elementarkörper des Pockenvirus mit typischen Innenstrukturen

Tabelle 2. Morphologische Pockendiagnostik in Beziehung zum Infektionsablauf
(modifiziert nach BLANK und RAKE, 1955)

Krankheits-tage	Klinischer Befund (Morphe)	Lichtmikro-skopischer Elementar-körper-nachweis in Aus-strichen	Elektronen-mikrosko-pischer Elementar-körper-nachweis in Tupf-präparaten	Nachweis spezifischer Verände-rungen (z.B. Ein-schlüsse) im histo-logischen Präparat	Elementar-körper-nachweis in Ultra-schnitten mit Hilfe des Elek-tronen-mikroskopes	Serologie
3—4	Maculae Papeln	+	∅	(?)	+	zunehmend stark
4—6	Vesiculae	++	+	+	++	positiv
6—9	Pustulae	(+)	∅	+	++	
10—20	Krusten, Schorfe	∅	∅	∅	(?)	
später	Rekon-valeszenz	∅	∅	∅	∅	

Die Effloreszenzen der Variola vera im Bereich der Schleimhäute (Lippen,
Mund, Genitale, Anus) zeigen mutatis mutandis ein der obigen Schilderung entsprechendes histologisches Bild, wie u. a. BLANK und RAKE (1955) zeigen konnten.

Spezifische cytologische Veränderungen bei Variola vera lassen sich erst bei
Betrachtung mit der Ölimmersion oder mit dem Elektronenmikroskop erkennen.
Erstens kann man im Cytoplasma der befallenen Zellen (vor allem in den ballonierten Spinalzellverbänden) mit Hilfe der Dünnschnitt-Technik und der elek-
tronenoptischen Analyse die für Pocken typischen Quadervirus-Elementarkörper
finden. Diese EK enthalten zentral DNS-Strukturen, die oft die Form einer

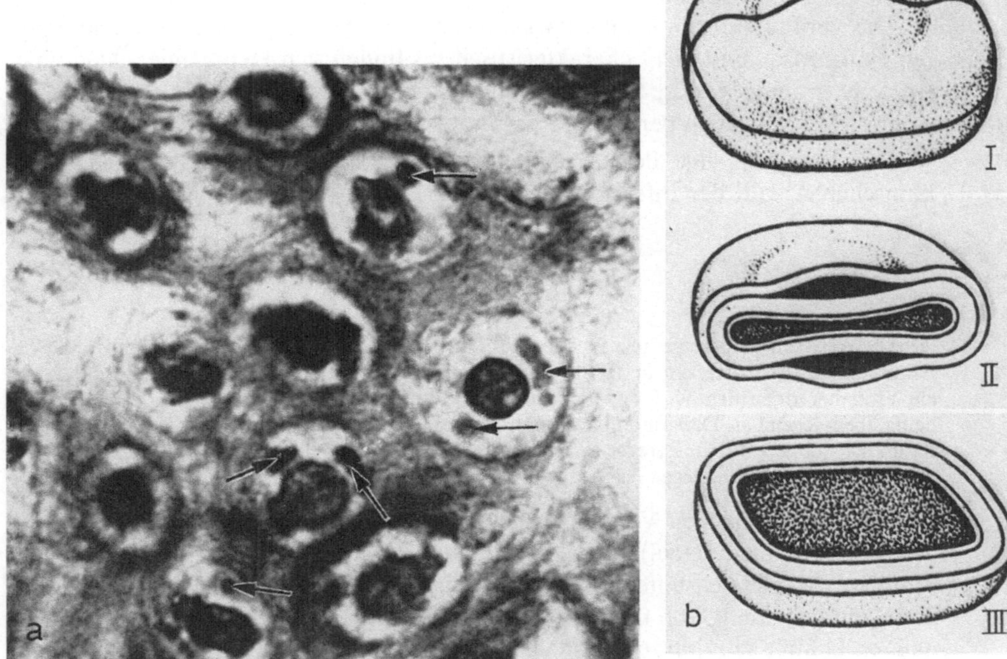

Abb. 2. (a) Histologisches Präparat von Pockenpustel. Ausschnitt aus Stratum spinosum. Ballonierende Degeneration der Epithelzellen. Mehrere cytoplasmatische Einschlußkörper (s. Pfeile). (b) Schematische Darstellung des Aufbaues der Vaccineelementarkörper von D. PETERS, Hamburg. *I* Äußere Form des Elementarkörpers mit zentraler Vorwölbung. *II* Vertikalschnitt. *III* Horizontalschnitt. Nur im Vertikalschnitt hat der Innenkörper die Form einer liegenden Acht

liegenden 8 zeigen (s. Abb. 2b). PETERS u. Mitarb. (1958) fanden in ihren Pocken-Ultraschnitten Zellen in allen Stadien der Degeneration und EK im Cytoplasma in verschiedenen Entwicklungsstadien (s. Abb. 1b). Das Cytoplasma ist meist wabig aufgelockert und die Kernstruktur gestört. Als zweites charakteristisches Merkmal gelten die Zelleinschlüsse. Sie sind schon licht-mikroskopisch mittels Ölimmersion auszumachen. Die im Cytoplasma gelegenen Inklusionen, oft paranucleär gelegen (s. Abb. 2a), sind eosinophil, reagieren Feulgen-positiv und können am reichlichsten im Randbereich und auf dem Grund der Pockenpustel aufgefunden werden. Sie lassen oft eine feine Granulation erkennen, sind meist nicht ganz scharf konturiert, haben rundliche oder mehr oväläre Form und können multipel auftreten. Nach dem Erstbeschreiber werden sie GUARNIERIsche Körperchen genannt.

Bei Pocken können auch im Zellkern acidophile Einschlüsse vorkommen. LIPSCHÜTZ zählte diese Virusinfektion daher zu den sog. *Cytokaryooikonten*. Die Kerneinschlüsse sind jedoch nicht regelmäßig anzutreffen und besitzen daher einerseits für die Pockendiagnose untergeordnete Bedeutung, andererseits gelten sie als nicht spezifisch. Sie dürften Ausdruck der toxischen Degeneration sein. Sie erscheinen vorwiegend in späteren Stadien der Pockenläsion, oft erst dann, wenn schon typische Plasmainklusionen vorhanden sind.

Die Veränderungen, die die Pockenpustel umgeben — (im mittleren und unteren Corium) — sind nicht charakteristisch. Es finden sich Hyperämie, Ödem und ein teils granulocytäres, teils lymphohistiocytäres entzündliches Infiltrat mit sowohl diffuser als auch perivasculärer Anordnung.

Die Tabelle 2 zeigt die morphologische Pockendiagnostik in Beziehung zum klinischen Ablauf der Infektion.

II. Alastrim

Die Alastrim stellt eine relativ benigne, der Variola vera im Erscheinungsbild ähnliche Exanthemkrankheit dar, der in der Regel das zweite (Suppurations-)Fieber fehlt, und die durch ein Virus hervorgerufen wird, das nicht mit dem echten Pockenvirus identisch ist, sondern das heute überwiegend als Dauermodifikation des letzteren aufgefaßt wird. Die Alastrim ist also eine Krankheit sui generis. Ihr Erreger besitzt geringere Virulenz als derjenige der Pocken. Da selten Todesfälle vorkommen, liegen bis heute nur wenige Sektionsberichte in der Literatur vor.

Die feingeweblichen Veränderungen beginnen mit einer Verdickung der Epidermis (epidermale Papel). Es bildet sich eine ausgeprägte Acanthose und gleichzeitig entwickeln sich unterschiedlich kräftige perivasculäre Infiltrate vorwiegend aus Lymphocyten. Dann folgt eine reticuläre Degeneration im Stratum spinosum, und es kommt zur intraepidermalen und in der Regel einkammerigen Blasenbildung. Die degenerierten Spinalzellen zeigen Vacuolen im Cytoplasma und Karyorrhexis. Im Bläscheninhalt, aber auch in den nicht der Blasenbildung unterworfenen Schichten der Epidermis sind reichlich Granulo- und Lymphocyten vorhanden. Der Blasengrund (bzw. spätere Pustelgrund) zeigt Nekrobiosen. Im Abheilungsstadium setzt die Regeneration der Epidermis unterhalb der Pustel ein (POLANO, 1957).

Histologisch findet sich kein großer Unterschied zwischen Pocken- und Alastrimpusteln. Erstere lassen meist etwas stärkere entzündliche Veränderungen, erheblichere Nekrosen und meist mehrkammerige Läsionen erkennen — doch nicht mit solcher Regelmäßigkeit, daß sie eine sichere Differentialdiagnose erlauben. Gegen Zoster und Varicellen kann histologisch differenziert werden. Diese Virosen weisen im Stratum spinosum eine ausgeprägte ballonierende Degeneration auf und am Blasengrund mehrkernige epitheliale Riesenzellen. Außerdem findet man zwar Kern-, aber keine Plasmaeinschlüsse.

Das Alastrimvirus verursacht vor allem in den Zellen des Stratum Malpighii die Produktion acidophiler Kern- und Cytoplasma-Einschlußkörper — genau wie das Variola vera-Virus. Die Plasmainklusionen der Alastrim sitzen dem Nucleus oft wie eine Kappe auf und färben sich mit Hämatoxylin-Safranin blaßblau an. Insgesamt sind Einschlüsse bei der Alastrim seltener als bei Pocken anzutreffen. Die Kerninklusionen bei Alastrim sind meist solitär und von der verdickten Kernmembran durch klares Nucleoplasma getrennt. Nach Färben mit Hämatoxylin-Eosin scheinen sie aus einem schwach-rosa tingierten Netzwerk zu bestehen. Auch die Alastrim zählt zu den Cytokaryooikonten.

Elektronenoptisch können die im Cytoplasma vorhandenen EK nicht von denen der Variola vera unterschieden werden. — Im unteren Corium sind entzündliche Veränderungen ähnlich wie bei Pocken vorhanden, jedoch in weniger starker Ausprägung und kräftigerer lvmphocytärer Note.

III. Originäre Kuhpocken

Das heutige originäre Kuhpockenvirus ist nicht mit dem Variola vera humana-Virus identisch (DOWNIE, 1939). Die Kuhpockeninfektion ist eine Krankheit sui generis (zur Klinik und Mikrobiologie s. bei NASEMANN, 1961). An echten Kuhpocken erkranken in erster Linie Melker und Landwirte, die in Kontakt mit kranken Rindern kommen.

Die feingeweblichen Veränderungen gleichen im großen und ganzen denen bei Variola vera und den Impfpocken (Vaccinia). Häufiger findet sich bei der Kuhpockeninfektion eine hämorrhagische Note. In der Epidermis sieht man im Bereich der Blasenlumina Erythrocytenaustritte und auch im tieferen Corium können in den perivasculären Infiltraten Erythrocytenextravasate angetroffen werden. Die EK im Cytoplasma der Spinalzellen zeigen elektronenoptisch die typische Quaderform, lassen sich aber nicht von denen bei Alastrim oder Pocken strukturell unterscheiden. Den einzigen absolut charakteristischen Unterschied bietet die Morphologie der intracytoplasmatischen Einschlüsse. Kerninklusionen fehlen (die Kuhpocken gehören daher in die Gruppe der Cytooikonten).

Die Kuhpockeneinschlußkörper, die am besten nach Übertragung auf die Cornea von Kaninchen dargestellt werden können (da sie hier viel reichlicher in Erscheinung treten als in der menschlichen Epidermis), sind eosinophil, relativ scharf begrenzt, groß, oval oder rund, ziemlich homogen, ohne deutliche innere Struktur bzw. Granulierung, wie sie bei Pocken- und Vaccineeinschlüssen zu sehen ist (s. Abb. 3). Der histologische Nachweis gelingt am besten mit der von DOWNIE (1939) angegebenen Färbung mit Eosin-Orange G-Methylblau oder mit der Methode von MANN. Die Kuhpockeneinschlußkörper können sehr groß werden, z.T. größer als der Zellkern, also eine Ausdehnung erreichen, wie man sie bei Vaccineinklusionen für gewöhnlich nicht antrifft. Sie drängen oft den Kern an den Zellrand und pressen ihn sichelförmig zusammen. Über die mikrobiologische Laboratoriumsdiagnose der originären Kuhpocken s. bei NASEMANN (1961).

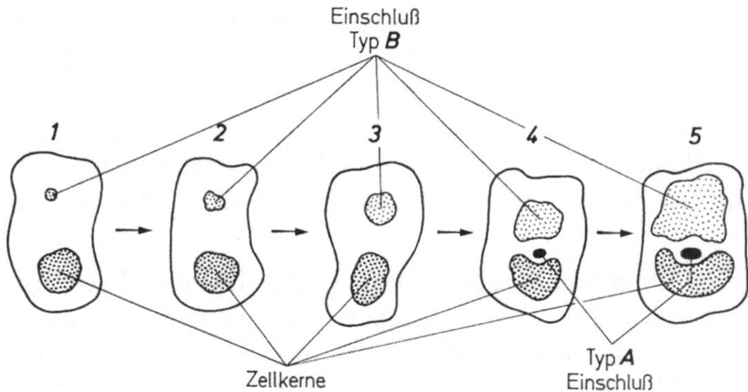

Abb. 3. Entwicklung der Einschlußkörper des Vaccinevirus (nach KAMAHORA u. Mitarb., 1958). Einschlußtyp A: bei Giemsafärbung blau; Typ B (= Guarnierischer Einschlußkörper): rot gefärbt

IV. Das subepidermale Impfinfiltrat

Histologische Untersuchungen von Impfreaktionen sind beim Menschen naturgemäß sehr selten durchgeführt worden. Nur bei gelegentlichen Todesfällen im Anschluß an eine Pockenimpfung ließen sich auch Untersuchungen des subepidermalen Impfinfiltrates vornehmen. So beispielsweise bei einem 22 Monate alten Mädchen, das am linken Oberarm mit der intracutanen Impfmethode und 0,1 ml eines bakterienfreien Trockenimpfstoffes vacciniert wurde. Acht Tage nach der Impfung kam das Kind ad exitum. Bei der Obduktion fanden sich folgende Veränderungen: in beiden Lungenunterlappen und im linken Oberlappen konfluierende lobulärpneumonische Verdichtungsherde, eine eitrige Tracheobronchitis, Hirnödem, deutliche Purpura cerebri und kleine Blutungen subepikardial und in der Thymuskapsel. Das Impfinfiltrat am Oberarm konnte von MÜHLBERGER (1954) eingehend histologisch untersucht werden. Die Epidermis war unversehrt, das Corium nur geringfügig, stark hingegen die Subcutis betroffen. In der letzteren waren überall Stase und Thrombosen in den kleinen und kleinsten Gefäßen vorhanden. Weiter sah man perivasculäre Blutaustritte und Infiltrate mit starker Kernzerfallsneigung der Granulocyten, Lymphocyten und Plasmazellen. Im Vordergrund jedoch standen schwere, bis zur Nekrose gehende Gefäßwandschäden und auch nekrobiotische bzw. nekrotische Herde im präexistenten Binde- und Fettgewebe. In Giemsa-gefärbten Präparaten wurden innerhalb der Infiltratzonen und der nekrotischen Bezirke zahlreiche intensiv und gleichmäßig blau angefärbte, distinkte Granula von 0,5 bis 3 µm Ausdehnung sichtbar, die immer frei im Gewebe und niemals innerhalb der Zellen lagen. Diese Gebilde waren nicht identisch mit den Paschen'schen Körperchen (= EK des Vaccinevirus), wohl aber mit den schon früher beschriebenen Z-Granula. Vermutlich handelt es sich bei ihnen um Kerntrümmer der Leukocyten (Leukocytoklasie). Eosinophile intracytoplasmatische Einschlußkörper fand MÜHLBERGER in der Subcutis nicht.

V. Cytologie der Vaccinevirus-Infektion

Die morphologischen Veränderungen, die eine Zelle im Anschluß an eine Infektion durch das Impfpocken(= Variolavaccine)-Virus durchmacht, können heute mit Hilfe verschiedener Verfahren untersucht werden. Im Elektronenmikroskop können Ultradünnschnitte der befallenen menschlichen und tierischen Gewebe, aber auch Allantoismembranen und Vaccine-infizierte Gewebekulturen analysiert werden. Die Zellkultur wird immer mehr zu solchen Studien herangezogen. Einzelheiten über die sich ständig vervollkommnende Technik können hier nicht erörtert werden.

Die auffallendste morphologische Veränderung der vom Vaccinevirus befallenen Zelle ist der im Cytoplasma gelegene, eosinophile und Feulgen-positive Einschlußkörper, der nach dem Erstbeschreiber auch *Guarnierisches Körperchen* genannt wird (s. Abb. 6b). BLAND und ROBINOW (1939) untersuchten die Entwicklung der Vaccineinklusionen in den Zellen von Gewebekulturen aus dem Corneaepithel des Kaninchens. Sie beobachteten dabei fünf Phasen:

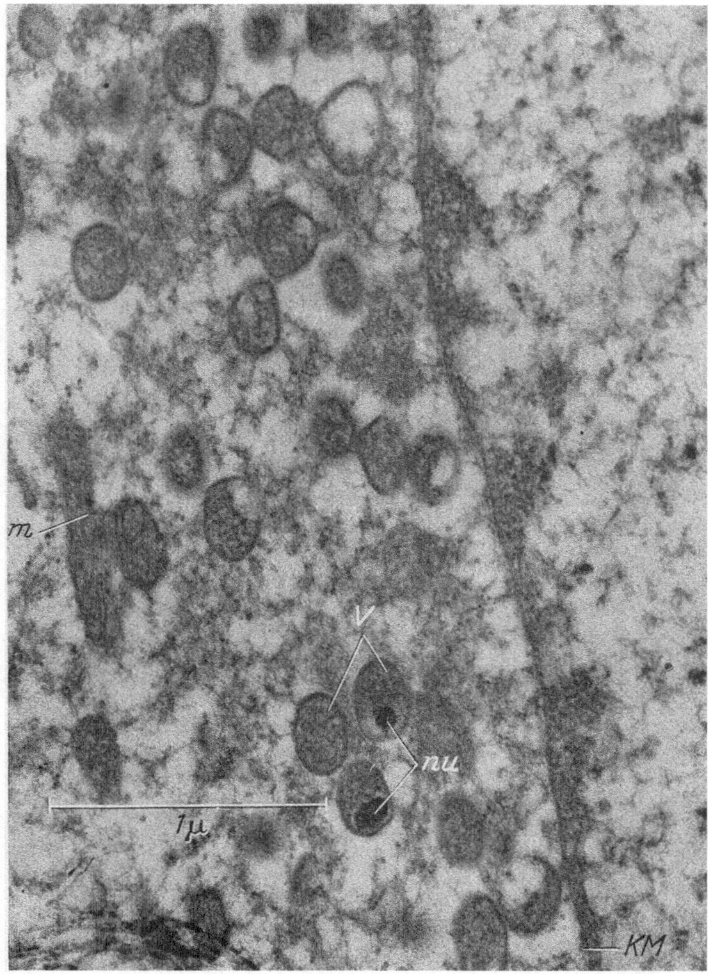

Abb. 4. Ausschnitt aus dünngeschnittener HeLa-Zelle. Bildungszentrum der Vaccinevirus-elementarkörper (*V*) zwischen Kernmembran (*KM*) und Ansammlung von Mitochondrien (*m*). Nucleoide = *nu*

1. kleine homogene Körper,
2. große homogene Körper,
3. schmale Netzstrukturen,
4. mittelgroße Netzstrukturen und
5. sehr große netzförmige Gebilde
(s. hierzu die Abb. 3).

Die Entwicklung der Vaccineinklusionen vollzieht sich auch nach jüngeren Untersuchungen von KAMAHORA u. Mitarb. (1958) im Sinne der fünf Phasen von BLAND und ROBINOW (s. Abb. 3). Erstere beschrieben jedoch noch neben den Guarnierischen Einschlußkörpern (Typ B in Abb. 3), die sich bei Giemsafärbung rot darstellen, einen zweiten, Feulgen-negativen Einschlußtyp in unmittelbarer

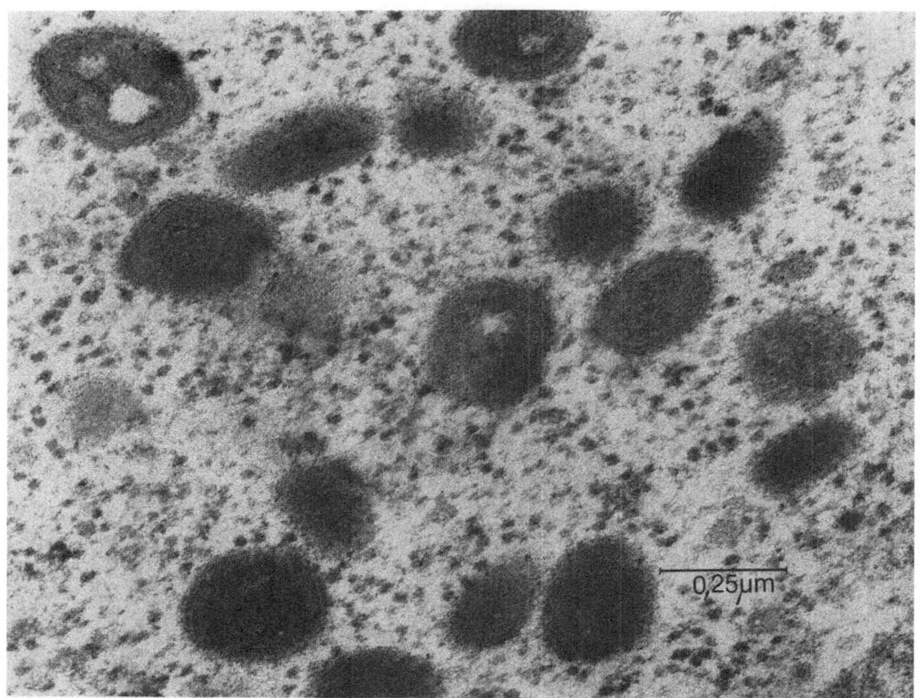

Abb. 5. Vaccinevirus-Elementarkörper im Cytoplasma der Wirtszelle. Ultradünnschnitt. Elektronenmikroskopische Aufnahme

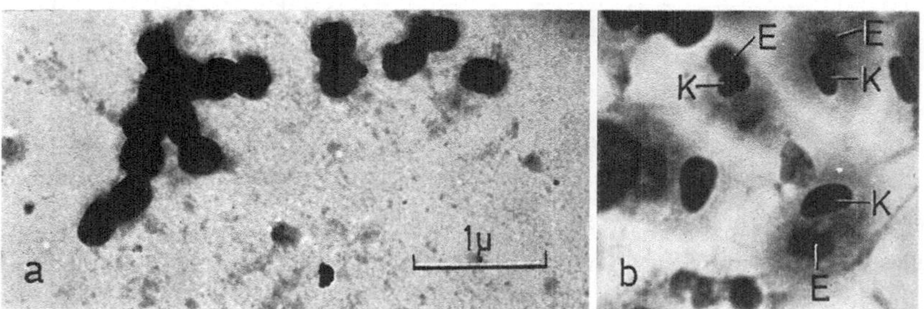

Abb. 6. (a) Variolavaccinevirus: quaderförmige Elementarkörper (Tupfpräparat). (b) Cytoplasmatische Vaccineeinschlüsse ($K =$ Zellkerne, $E =$ Einschlüsse)

Kernnähe, der sich bei Giemsafärbung blau tingiert und als Typ A bezeichnet wird. Dieser Einschluß entsteht etwas später als der vom Typ B, ist meist in Einzahl (selten zwei bis drei Exemplare) vorhanden und nur 2 bis maximal 6 μm groß.

Wie elektronenoptische Untersuchungen zeigten (Literatur s. bei NASEMANN, 1961), enthalten die Guarnierischen Einschlußkörper zahlreiche EK des Vaccinevirus. Im Dünnschnitt von infiziertem Gewebe (Gewebekultur, Chorionallantoismembran von Bruteiern, Kaninchencornea, Mäusehirn oder menschliche Haut) lassen sich diese EK-Aggregate im Cytoplasma leicht nachweisen (s. Abb. 4). Sie sind in der Regel von einem Wall aus Mitochondrien umgeben und schmiegen sich gern einer Einbuchtung des Zellkerns an (s. Abb. 5). Die EK haben unterschiedliche Innenstrukturen, die DNS-haltig sind, und gehören verschiedenen Entwicklungsstadien an. Hierauf kann hier nicht näher eingegangen werden. Die Strukturanalyse der einzelnen Viruselemente ist Gegenstand der Virologie, nicht der Histologie. Es darf hier auf die grundlegenden Resultate des Arbeitskreises von PETERS (1956, 1959) verwiesen werden. Für die teils licht-, teils elektronenoptisch zu führende *cytologisch-histologische Differentialdiagnose* können folgende Kriterien herangezogen werden:

1. Der eosinophile, Feulgen-positive cytoplasmatische Einschlußkörper (Guarnieri).

2. Diese Einschlüsse finden sich bevorzugt in Epithelien (Stratum spinosum der Haut und der Schleimhäute); im Bindegewebe lassen sich nur selten Einschlüsse beobachten.

3. Die EK besitzen typische Quaderform (s. Abb. 6a).

4. Im Ultraschnitt sind im Cytoplasma charakteristische EK-Aggregate vorhanden, die DNS-haltige Innenstrukturen aufweisen.

5. Die Größenausdehnung der Vaccine-EK schwankt zwischen 240 bis 380 (Länge) und 170 bis 270 nm (Breite); Details und Meßwerte anderer Autoren s. bei PETERS und NASEMANN (1952).

VI. Paravaccinaler Melkerknoten

Die *echten* Melkerknoten werden durch Infektion mit dem Paravaccinevirus (v. PIRQUET) hervorgerufen. Sie entstehen nach Kontakt mit Kuheutern, die mit „*falschen Pocken*" (den sog. Euter- oder Spitzpocken) besetzt sind. Letztere sind nicht mit den „originären" Kuhpocken identisch und werden deshalb auch, um Verwechslungen zu vermeiden, als „*Pseudocowpox*"(im angelsächsischen Schrifttum) bezeichnet. Das Paravaccinevirus dringt z.B. beim Melken von den Veränderungen an den Zitzen der befallenen Kuheuter in kleine Epitheldefekte der Haut ein — vorwiegend im Bereich der Finger und der Handteller — und ruft in der Epidermis und im Corium charakteristische Veränderungen hervor.

Die Primäreffloreszenz des Melkerknotens ist eine Papel. Zur Bläschen- und später Pustelbildung — oft nur im Zentrum des Knotens — kommt es in der Regel nur bei Sekundärinfektion mit Bakterien (meist Staph. aureus). Auch ohne bakterielle Besiedelung kann sich der zentrale Teil des Knotens grau-gelblich verfärben und sich die Epitheldecke abheben. Schneidet man hier mit dem Skalpell vorsichtig ein, so entleert sich kein Sekret, sondern es tritt eine Blutung auf. Anders als bei der vaccinalen Impfreaktion liegt also keine sekrethaltige Pustel vor.

Bei mikroskopischer Betrachtung erkennt man, daß gewöhnlich eine schmale parakeratotische Hornlage von einer ausgeprägten Hyperkeratose (Infektionshyperkeratose im Sinne von PINKUS) überdeckt wird (s. Abb. 7a, b). Das Stratum granulosum fehlt oft. Regelmäßig vorhanden ist eine stark ausgeprägte Acanthose (daher zählt der Melkerknoten im weitesten Sinne zu den „*infektiösen Acanthomen*"). Das Stratum spinosum zeigt eine retikuläre und ballonierende Degeneration (Abb. 7a bis c). Die Retezellen sind vacuolig degeneriert (Abb. 7c; intracelluläres Ödem). Im Cytoplasma der letzteren finden sich meist in großer Zahl eosinophile Einschlußkörper (Abb. 7d und e) von runder, ovaler oder bogig begrenzter Form, die nicht völlig homogen erscheinen, sondern grobe Granulation erkennen

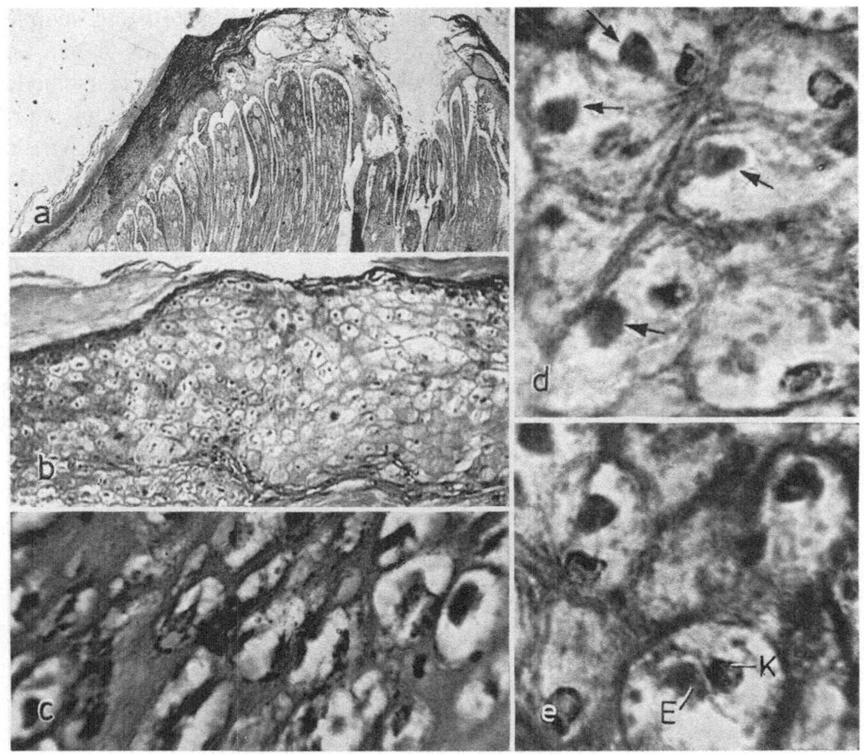

Abb. 7. (a) Paravaccinaler Melkerknoten, HE-Färbung, Übersicht. (b) Ballonierte Retezellen. (c) wie (b) stärkere Vergrößerung. (d) wie (b) cytoplasmatische Einschlüsse (Pfeile). (e) besonders stark ballonierte Retezelle mit eosinophilem Plasmaeinschluß (K = Zellkern, E = Einschluß)

lassen. Diese Inklusionen erreichen gut Zellkerngröße und sind fast immer von einer optisch leeren Zone umgeben. Sie sind Feulgen-positiv. Am reichlichsten sind die Einschlüsse in den oberen Lagen des Rete Malpighii anzutreffen. Sie geben keine Fettreaktion und verhalten sich bei Gramfärbung negativ. Die Paravaccineinfektion zählt gleichfalls zu den Cytooikonten. Kürzlich fanden Evins u. Mitarb. (1971) neben den Plasmainklusionen auch Feulgen-positive, eosinophile Einschlüsse in den Zellkernen. Demnach müßte die Paravaccine in die Gruppe der Cytokaryooikonten eingeordnet werden.

Das Corium ist ödematös aufgelockert und wird von zahlreichen, z.T. neuge- bildeten dünnwandigen Capillaren durchsetzt, die strotzend mit Blut gefüllt sind (Abb. 8). Außer den Blutgefäßen sind auch die Lymphgefäße erweitert. Zwischen den ektatischen Gefäßen liegen häufig Angioblastenwucherungen, z.T. um eben erkennbare Lumina herum angeordnet. Perivasculär — z.T. auch diffus verteilt — ist ein entzündliches Infiltrat in der gesamten Cutis vorhanden, das aus Histio- cyten, Lympho- und Granulocyten sowie vereinzelten Plasmazellen zusammen- gesetzt ist. Zuweilen kann reichliche Durchsetzung mit Eosinophilen beobachtet werden. Die fast angiomartig gewucherten Capillarsprossen und das entzündliche Infiltrat erinnern fast an die Histologie des Granuloma pyogenicum. Von diesem

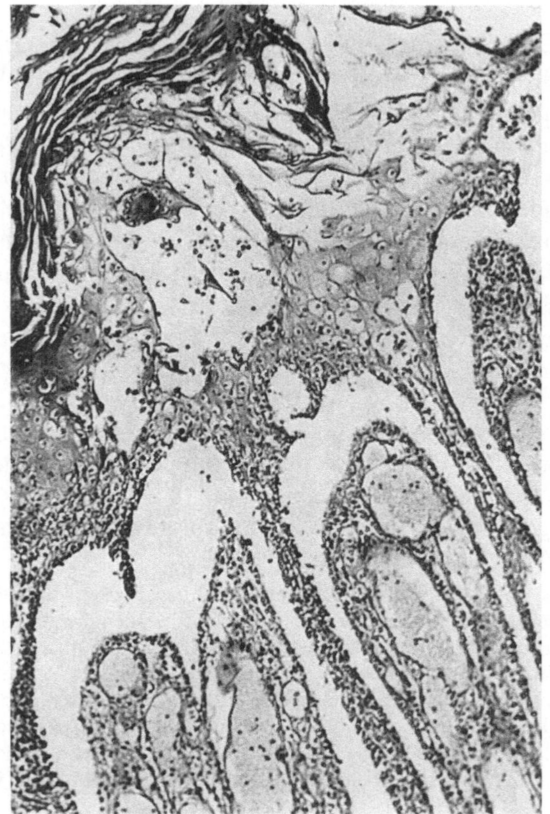

Abb. 8. Histologie von paravaccinalem Melkerknoten. Fast angiomartige Strukturen im Corium

unterscheidet sich der Melkerknoten jedoch durch die starke ballonierende Degeneration der Spinalzellen im acanthotisch verbreiterten Epithel und die dort anzutreffenden cytoplasmatischen, acidophilen Einschlußkörper sowie durch die meist stärkere Hyperkeratose. Das entzündliche Zellinfiltrat im Corium kann unterschiedlich stark ausgebildet sein. Die Vaccinepustel kann vom Melkerknoten leicht unterschieden werden. Erstere zeigt multilokuläre Bläschenbildung und später die typische mehrkammerige Pustel. Außerdem kommt es bei ihr nicht zu einer „angiomatösen" Umwandlung in der Cutis. MAHNKE (1959) hat den Verlauf der Melkerknoteninfektion in drei Stadien eingeteilt:

Stadium 1 (Beginn)

Morphologie der Läsion: Rosafarbener kleiner Fleck, der sich zu einem stecknadelkopfgroßen, derben Knötchen von sphärischer Form entwickelt.

Histopathologischer Befund: Geringe entzündliche Infiltration im Papillarkörper mit eosinophilen Zellen. Geringe Epidermisverbreiterung. Cytoplasmatische Einschlußkörper in Retezellen.

Stadium 2 (floride Phase)

Morphologie der Läsion: Derber Knoten von wechselnder Größe mit zwei Zonen (irisartige Struktur). Zentral geringe nabelförmige Einsenkung. Keine entzündlichen Erscheinungen, keine eigentliche Blasen- oder Pustelbildung.

Histopathologischer Befund: Ausgeprägte Entzündung im Papillarkörper mit Beteiligung von eosinophilen Granulocyten, Lymphocyten und Angioblasten. Ausgeprägte epidermale Veränderungen: Verbreiterung, Acanthose, Para- und Hyperkeratose, retikulierende und ballonierende Degeneration im Rete Malpighii, evtl. Bläschenbildung. Weitgestellte Gefäße und Lymphbahnen im Corium. Cytoplasmatische Einschlußkörper in Retezellen.

Stadium 3 (Rückbildung)

Morphologie der Läsion: Abheilung unter bräunlich-schwarzer Krustenbildung, zentral beginnend. Nach dem Abfallen der Schuppenkruste: bräunliche Pigmentation als Restzustand — keine Narbenbildung.

Histopathologischer Befund: Angleichen an das feingewebliche Bild einer Verruca vulgaris (Hyperkeratoma-Acanthoma).

Elektronenoptisch ähneln die EK der Paravaccine dem Pocken- und Vaccinevirus. Sie erscheinen etwas schlanker, langgestreckter. Im Ultraschnitt werden die typischen Innenstrukturen der im Cytoplasma der Spinalzellen gelegenen Viruselemente deutlich. Über die elektronenmikroskopischen Strukturdetails s. bei NASEMANN (1961) sowie bei PETERS u. Mitarb. (1964). Reichliche Mengen der EK des Paravaccinevirus können im Dünnschnittpräparat im Stratum corneum, im Stratum granulosum (s. Abb. 9) und im oberen Stratum spinosum der Epidermis nachgewiesen werden; s. auch bei LEAVELL u. PHILIPPS (1975). Die elektronenoptische Darstellung eignet sich vor allem auch für die Schnelldiagnose (DAVIS und MUSIL, 1970 sowie DAVIS u. Mitarb., 1970).

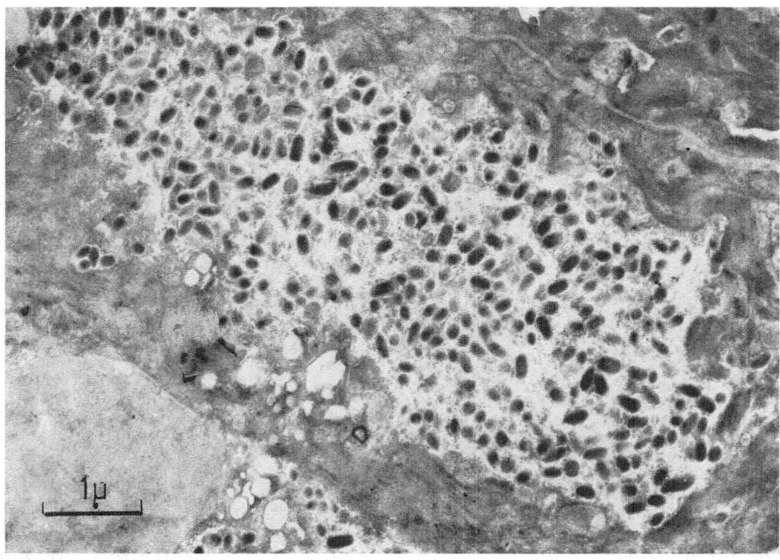

Abb. 9. Ultraschnitt von paravaccinalem Melkerknoten; Übersicht: Ansammlung von Viruselementen im Cytoplasma (menschliche Epidermis)

VII. Ecthyma contagiosum (Orf)

Das Ecthyma contagiosum der Schafe und Ziegen ist eine meist gutartige, lokalisierte, unter einem „pockenartigen" Bilde verlaufende Erkrankung, deren Erreger seinen Eigenschaften und der Ausdehnung nach in die Gruppe der Pockenvirusarten gehört. Möglicherweise steht dieser Mikroorganismus dem originären Schafpockenvirus nahe und kann als „Paraovine" (in Analogie zur „Paravaccine") bezeichnet werden. Beziehungen bestehen auch zur Stomatitis papulosa (s. bei NASEMANN, 1961; vgl. auch die Abb. 10 von RECZKO, die eine elektronenoptische Darstellung des Stomatitis papulosa-Virus aus der Maulschleimhaut eines Kalbes bringt). Alle „Para"-Varianten der Pockengruppe dürften engere mikrobiologische und histopathologische Entsprechungen aufweisen. Das Ecthyma contagiosum- bzw. Orf-Virus kann auf den Menschen übertragen werden und ruft bei diesem meist Melkerknoten-ähnliche Veränderungen hervor.

Sowohl die histologischen Untersuchungen der Orf-Läsionen in der Epidermis von Schafen (WHEELER u. Mitarb., 1956) als auch diejenigen der Stomatitis papulosa-Herde in der Maulschleimhaut von Kälbern (RECZKO, 1957) zeigten Veränderungen, die denen der Paravaccine beim Menschen und bei Rindern sehr weitgehend glichen. Die Stomatitis papulosa-Einschlußkörper in den ballonierten

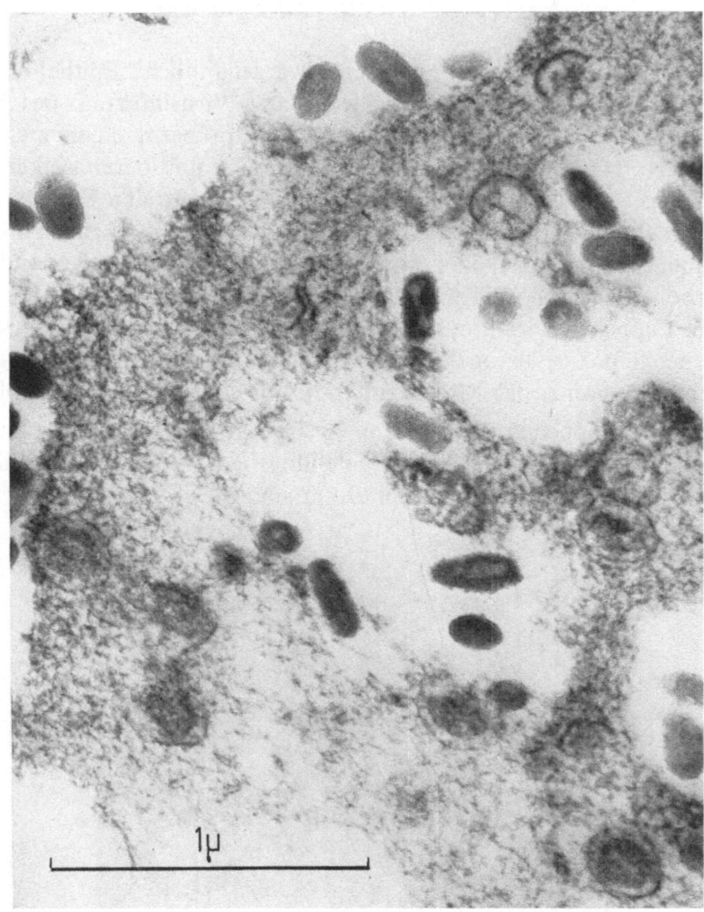

Abb. 10. Ultraschnitt von Stomatitis papulosa. Aufnahme von E. RECZKO, Tübingen. Teil eines Einschlußkörpers im Cytoplasma einer Epithelzelle der Maulschleimhaut eines Kalbes

Epithelzellen des Stratum spinosum sind nahezu völlig identisch mit den para-
vaccinalen Inklusionen der menschlichen Epidermis. Auch die Feinstruktur der
Paravaccine-, Stomatitis papulosa- und Ecthyma contagiosum-EK in Ultraschnitten weist keine elektronenoptisch erfaßbaren Unterschiede auf (REZCKO,
1957; NASEMANN, 1961; KNOCKE, 1962; GERSTL, 1964; BÜTTNER u. Mitarb., 1964).

Die durch das Orf-Virus beim Menschen verursachten Melkerknoten-ähnlichen
Veränderungen ähneln mutatis mutandis den im Abschnitt „Melkerknoten" beschriebenen histologischen Strukturen. Vielleicht sind die Papillomatose und der
granulomatöse Aufbau mit der Gefäßneubildung im Corium noch etwas stärker
ausgeprägt (WHEELER, 1955, 1956). Eine hämorrhagische Note und bei Sekundärinfektion auch Pustelbildung können beobachtet werden. Bei stärkerer Hyperkeratose und Krustenbildung (durch eintrocknendes Sekret) kann makroskopisch
das Bild einer Tuberculosis cutis verrucosa vorgetäuscht werden. Hier bringt die
Histologie rasche Klärung.

VIII. Molluscum contagiosum

Das Molluscum contagiosum stellt eine warzenähnliche Epitheliose („infektiöses Acanthom") dar, die auf einer spezifischen Virusinfektion des Menschen
beruht. Das Molluscumknötchen zeigt im Schnittpräparat einen mehrlappigen
Aufbau (s. Abb. 11) und besteht aus Epidermiszellen und deren Abkömmlingen.
Der in der Regel schon makroskopisch erkennbaren zentralen Eindellung (daher
die Laienbezeichnung: „Dellwarze") entspricht mikroskopisch eine Einbuchtung,
die fast immer von unterschiedlich stark ausgeprägten Hornlamellen und dyskeratotisch verhornten Epithelzellen ausgefüllt wird (s. Abb. 11, 12 und 15). Das
Aufteilen in Läppchen wird von radiär angeordneten bindegewebigen Septen bewirkt, in denen feine Capillaren verlaufen (s. Abb. 14). Eine mehrschichtige lockere
Bindegewebshülle grenzt das Molluscumknötchen vom Corium ab (Abb. 12).

Die einzelnen Läppchen zeigen unten ein fast unverändertes Stratum cylindricum basale (hier lediglich vermehrt Kernteilungsfiguren). In den anschließenden
zwei bis drei Zellagen des Stratum spinosum sind die Intercellularbrücken noch

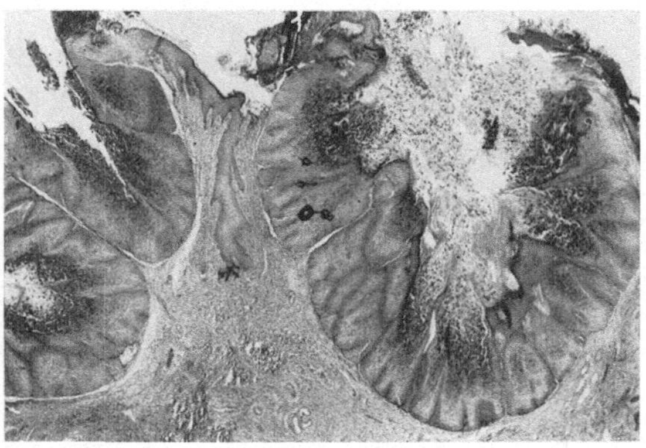

Abb. 11. Molluscum contagiosum, Übersicht. Lupenvergrößerung

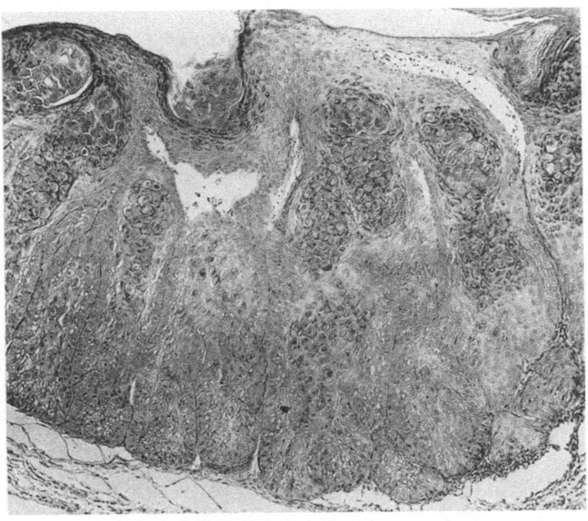

Abb. 12. Molluscum contagiosum, 60fach vergrößert. HE-Färbung. Corps ronds und cytoplasmatische Einschlußkörper in großer Zahl vorhanden

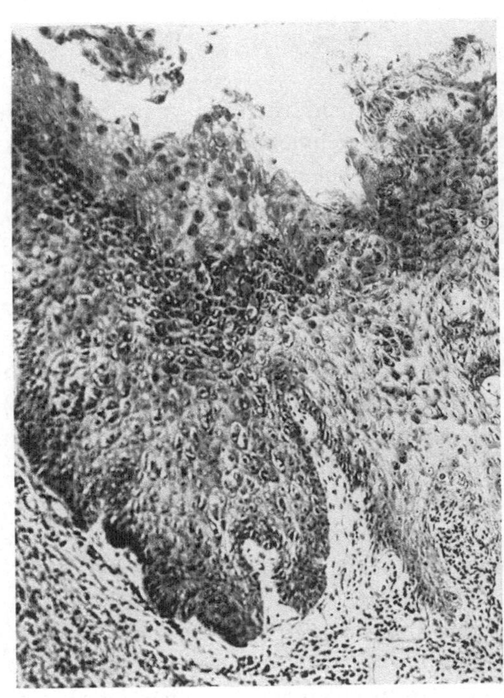

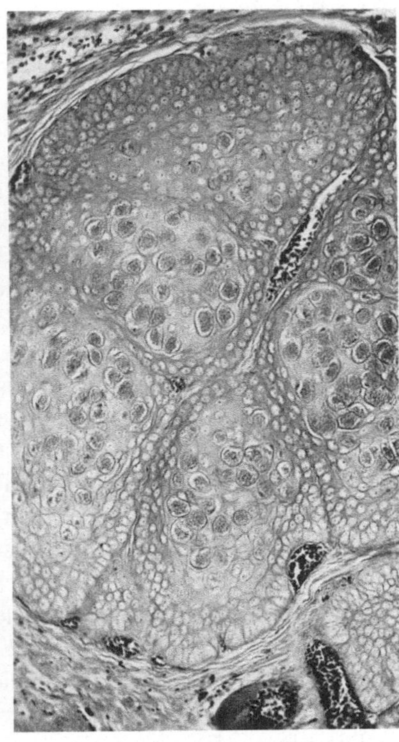

Abb. 13. Sekundär entzündlich-irritiertes Molluscum contagiosum. Lymphohistiocytäres Infiltrat im Corium

Abb. 14. Molluscum contagiosum; 250fach vergrößert. HE. Granulierte, eosinophile Einschlußkörper im Cytoplasma der Retezellen

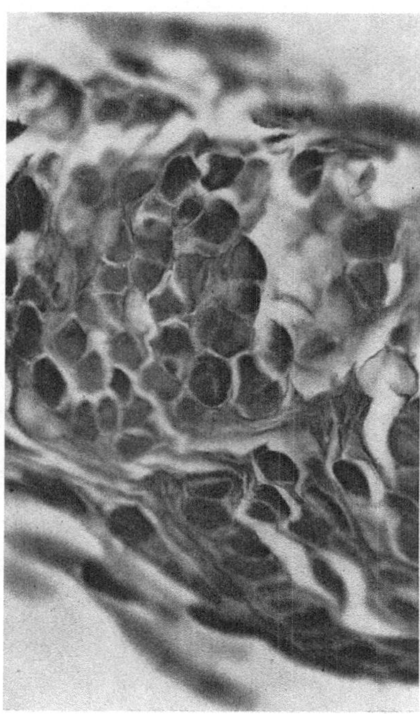

Abb. 15. Molluscum contagiosum. Corps ronds verschiedener Form und „Reife" (z.T. noch unvollständig verhornt). 300fach vergrößert

intakt, in den folgenden Zellreihen jedoch nicht mehr. Letztere machen eine in Richtung auf das Stratum corneum an Intensität zunehmende Umwandlung durch. Die Zellen werden voluminöser, das Cytoplasma färbt sich schwächer an und wird vacuolisiert. Der Kern wird randwärts und zum unteren Pol hin verdrängt, bis er nur noch als sichelförmiges Gebilde imponiert. Die so degenerierten Spinalzellen weisen zunächst im Cytoplasma kleine helle Fleckchen auf, später nach oben — zur Hornschicht hin — an Größe zunehmende eosinophile Einschlußkörper (s. Abb. 12 und 14) von ovaler bis rundlicher oder birnenförmiger Gestalt, die mitunter am unteren Pol eine kleine Vacuole besitzen. Diese Einschlüsse sind fein granuliert und von hellen Räumen (nur wenig Farbe annehmende Plasmaschicht) umgeben. Schließlich scheinen die Retezellen der oberen Schichten fast völlig von Inklusionen ausgefüllt zu sein, wenn auch nicht alle Spinalzellen Einschlüsse haben.

Die Zellkerne machen ebenfalls Veränderungen durch. In den unteren Reteschichten quillt der Nucleus zunächst auf, um in den oberen Lagen dann stark zusammenzuschrumpfen. Die Nucleoli bleiben lange erhalten. In den dyskeratotisch verhornten Zellen (s. Abb. 12 und 15), die das letzte Stadium im Umwandlungsprozeß der Retezellen darstellen, sind mitunter noch kleine Kernreste vorhanden. Oft sind diese völlig verschwunden.

Die Einschlußkörper-freien Zellen des Stratum spinosum machen einen weitgehend normalen Verhornungsablauf durch. Die Einschlüsse tragenden Stachelzellen degenerieren weiter und verhornen in etwas anderer Weise. Sie scheinen in ihren Randabschnitten unmittelbar zu verhornen. Zusammen mit den Hornlamellen (aus den normal verhornten, scheinbar intakten Epidermiszellen) nehmen sie als runde bis ovale, große Horngebilde (= Corps ronds, Molluscumkörper, peculiar globes) im Stratum corneum die Mitte der Läppchen ein (s. Abb. 12 und 15) und münden dann gemeinsam in der zentralen Eindellung des Knötchens aus (GANS, 1928). Die Corps ronds sind *in toto* verhornte, kern- bzw. kernresthaltige und mit Viruselementarkörpern (= EK) angefüllte Epithelzellen, keineswegs nur die Einschlußkörper. Sie färben sich nach Giemsa blau an. Oft kann man in ihnen noch eine feine Septierung erkennen, die mit zunehmender Verhornung verloren geht. In der oberen Hornschicht erscheinen sie dann homogen. Sie können nach VON ROOYEN (1938) bis zu 37 μm groß werden. Nur den Virologen interessierende weitere histologische und elektronenmikroskopische Details s. bei NASEMANN (1961, dort auch ausführliche Literaturhinweise).

Differentialdiagnostische Schwierigkeiten können Molluscumknötchen machen, die eine stärkere, sekundäre entzündliche Irritation aufweisen. Histologisch erfolgt rasche Klärung durch den Nachweis der charakteristischen epithelialen Veränderungen. Bei diesen Formen findet sich gegenüber dem Normalfall im Corium ein kräftiges entzündliches Zellinfiltrat aus Lympho-, Granulo- und Histiocyten sowie evtl. einigen Plasmazellen (s. Abb. 13), Ödem und Hyperämie.

HENAO und FREEMAN (1964) untersuchten das sog. „inflammierte Molluscum contagiosum" eingehender und fanden es bei 17% aller Mollusca. Sie wiesen darauf hin, daß das entzündliche Infiltrat gelegentlich granulomatösen Charakter annehmen kann mit Epitheloid- und multinucleären Riesenzellen. Einerseits erfolgt vom Infiltrat her Zellinvasion in die acanthotische Epidermis und andererseits werden epitheliale Fragmente in die Infiltratzone versprengt. So findet man in letzterer auch Einschlußkörper und reife Corps ronds − z.T. völlig freiliegend. Das granulomatöse Infiltrat erinnert an dasjenige, das bei rupturierten epidermalen Cysten beobachtet werden kann (Fremdkörper-Riesenzellen-haltige Aufräumreaktion). MEHREGAN (1961) sah Inflammation nur in etwa 9% seiner 42 untersuchten Fälle, von denen nur 8 richtig diagnostiziert und 34 erst durch die Histologie geklärt wurden. Die häufigsten klinischen Fehldiagnosen waren: Basaliom, Verruca vulgaris, Histiocytom, Keratoacanthom, intradermaler Naevus, Syringom, Naevoxanthoendotheliom und Adenoma sebaceum. Riesenmollusca kommen durch Konfluenz von Einzelknötchen zustande. Um die Knötchen herum kann die Haut ekzematös verändert sein. Auch Fibrosierung der Umgebung kommt vor. Gelegentlich schließen die Lappen der Molluscumläsionen Haarfollikel in sich ein. Nicht so selten kommen sehr kleine miliare Formen vor.

CRAMER (1964) konnte nachweisen, daß sich mit dem sauren Hämateintest nach BAKER beim Molluscum die Zellen mit Einschlußmaterial selektiv darstellen lassen. Dabei erfolgt gleichzeitig eine gute Differenzierung von den *in toto* verhornten Einschlußzellen (Corps ronds), da diese sich nicht anfärben.

Die *Cytologie* des Molluscum wurde vor allem in den letzten Jahren durch elektronenoptische Studien bearbeitet. BANFIELD u. Mitarb. (1952) konnten in Dünnschnitten innerhalb der Einschlüsse die schon lichtoptisch erkennbaren Septen darstellen (s. Abb. 16), hingegen keine ausgeprägte Grenzmembran. Zwischen den Septen liegen große Mengen von Elementarkörpern. Die Einschlußkörper speichern reife EK, die infektionstüchtig sind. Hingegen stellen die basophilen Corps ronds Endstadien der keratoiden Degeneration der ursprünglich mit

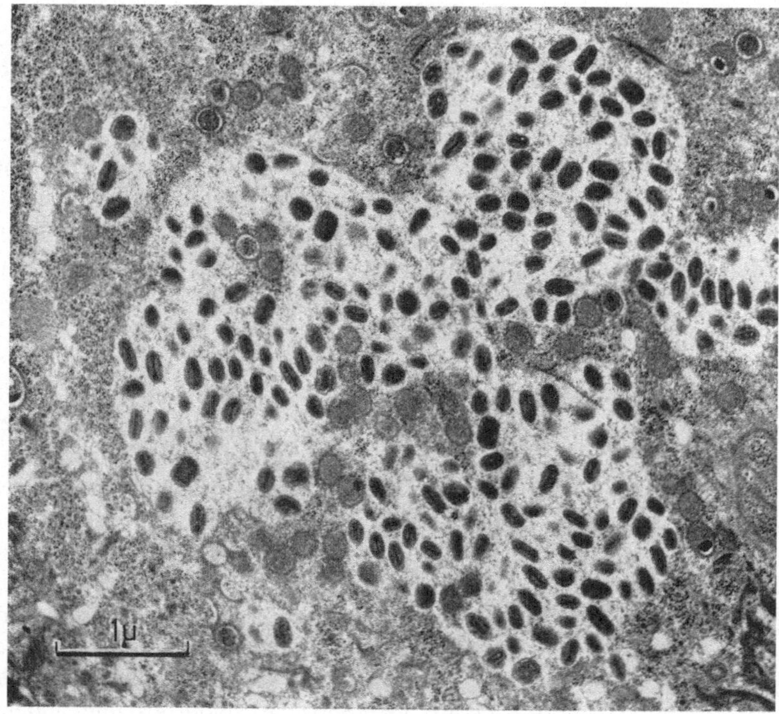

Abb. 16. Ultraschnitt von Molluscum contagiosum. Zahlreiche reife Elementarkörper in den Vacuolen, Bildungsformen in den Septen des Cytoplasmas

einem großen eosinophilen Einschluß versehenen Retezellen dar. Sie sind Produkte eines Selbstheilungsprozesses, ganze verhornte Zellen, die abgestoßen werden und aus ihrem Inneren keine EK mehr freisetzen können. Die Molluscumeinschlüsse reagieren Feulgen-positiv. Gelegentlich können die Einschlüsse durch Eiweißhüllen falsch-negative Resultate bei der Feulgen-Reaktion geben. NASEMANN und STANKA (1959) schickten daher der Feulgen-Reaktion eine Pepsinhydrolyse voran. Im Anschluß daran wird der Desoxyribonucleinsäuregehalt der Einschlüsse immer deutlich, die Feulgen-Reaktion positiv. Weitere histochemische Details s. bei NASEMANN (1961).

Elektronenmikroskopisch wird die typische Quaderform des Molluscumvirus sichtbar. Die EK sind etwas größer als die des Pockenvirus (Länge: 316 nm ± 17%, Breite: 247 nm ± 18%; PETERS und STOECKENIUS, 1954). Elektronenoptisch erweist sich das Stratum cylindricum basale als intakt, zeigt aber reichlich Mitosen. Erst in den Stachelzellen beginnt die Virusmultiplikation. Zunächst bilden sich im Cytoplasma amorphe „Grundsubstanz"-Massen, das sog. Viroplasma, das von zahlreichen Mitochondrien umgeben wird. Aus dem Viroplasma werden durch Ausbilden von Doppelmembranen EK geformt. Die so entstandenen EK enthalten kleine, etwa 15 nm große, dichte Körnchen in ihrem von der Membran umschlossenen Inneren (s. Abb. 16 = junge EK in den Septen, in den dazwischen befindlichen Hohlräumen liegen reife EK). In den von Septen abgeteilten Arealen sieht man gruppenweise EK der nächsten Entwicklungsphase, die einen DNS-haltigen Innenkörper besitzen wie das Pocken- und Vaccinevirus. Schließlich zeigen sich dann im Stratum granulosum der Molluscumknötchen große cytoplasmatische Einschlußkörper, die massenhaft EK enthalten. Im Stratum corneum ergreift der Keratinisierungsprozeß auch diese Einschlüsse, die dann total zu den sog. Corps ronds verhornen.

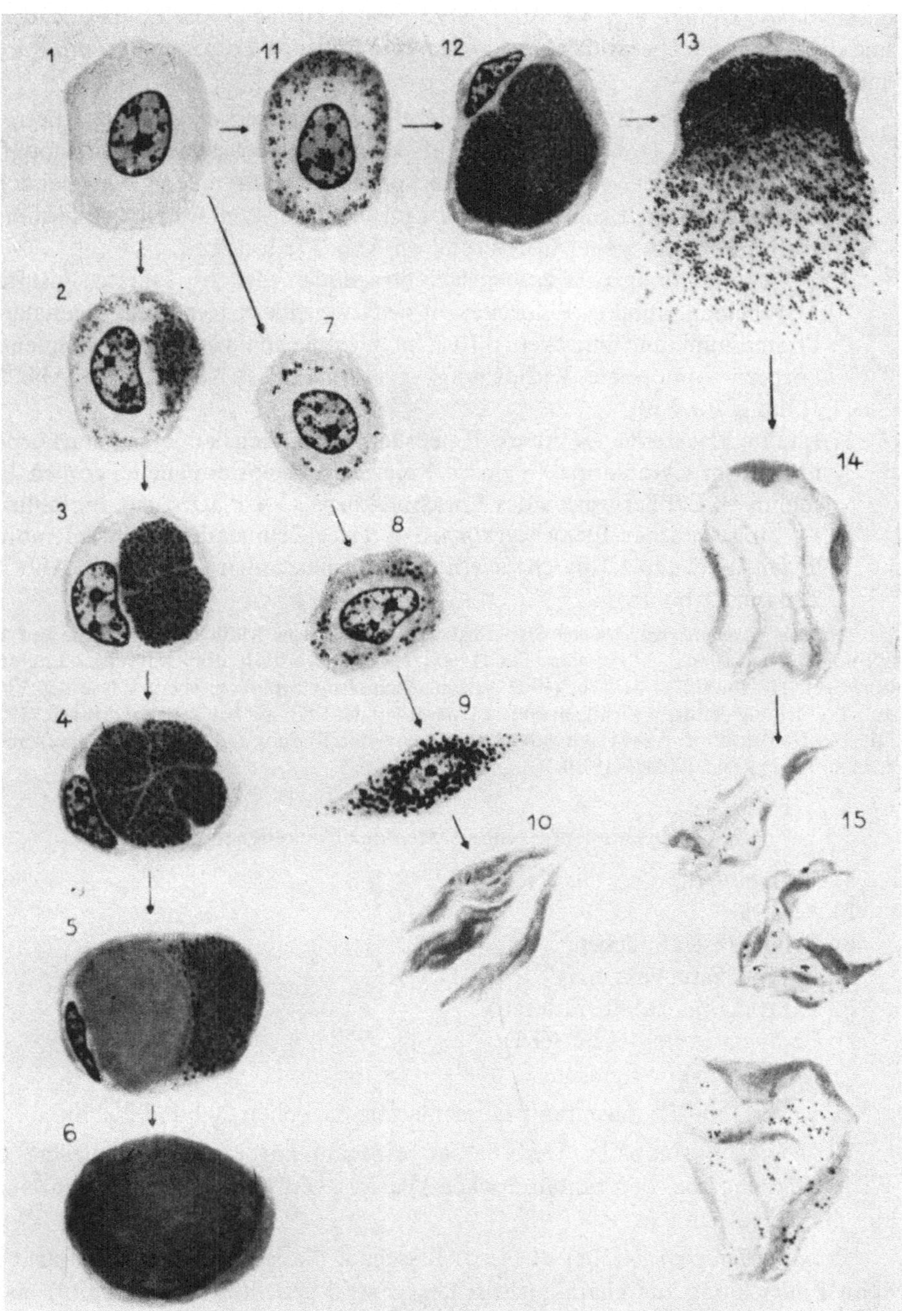

Abb. 17. Schema der drei cytologischen Entwicklungsreihen beim Molluscum contagiosum. Erklärungen s. im Text

Fertigt man Ausstrichpräparate vom Molluscumpreßbrei an und färbt sie nach Giemsa oder Gram, so sieht man schon lichtoptisch ein buntes Nebeneinander von Corps ronds, intakten Zellen, leeren Zellmembranen, Membranfetzen und Horndebris. Diese Gebilde hat NASEMANN (1957/58) elektronenoptisch näher analysiert und daraus für die Histogenese des Molluscum folgende Entwicklungsreihen abgeleitet (s. Abb. 17):

1. Intakte Basalzelle → untere Retezelle mit einigen Elementarkörpern im Cytoplasma → obere Retezelle mit kleinem, dann größerem eosinophilen Einschlußkörper → allmählich verhornender, basophiler Corps rond mit noch sichtbaren Elementarkörpern im unverhornten Anteil → vollständig verhornter homogener Corps rond (in Abb. 17: 1, dann 2 bis 6).

2. Zwischen den infizierten, einschlußtragenden Zellen: Intakte Basalzelle → scheinbar intakte Retezelle mit relativ großem Kern und schmalerem Plasmasaum und zuweilen diffus im Cytoplasma verstreuten Elementarkörpern → normale Verhornung → Hornlamellen (Debris) (in Abb. 17: 1, dann 7 bis 10).

3. Intakte Basalzelle → untere Retezelle mit zahlreichen Elementarkörpern überall im Cytoplasma → obere Retezelle mit eosinophilem, großen Einschluß → Größerwerden des Einschlußkörpers → Platzen des Einschlusses → Freisetzen der Elementarkörper → leere Zellmembran und Membranfetzen, an denen z.T. noch viele EK des Molluscumvirus haften (in Abb. 17: 1, dann 11 bis 15).

Die *elektronenmikroskopischen* Strukturdetails der EK des Molluscumvirus, die nur den Virologen interessieren, s. bei CHARLES (1960), NASEMANN (1961, dort zahlreiche Literaturhinweise), HASEGAWA u. Mitarb. (1969: enzymatisch-ultramorphologische Analyse des Virus, gute Darstellung der dreischichtigen äußeren Membran der EK) und bei BLANK u. Mitarb. (1970). Die Nucleoidstruktur des Molluscumvirus während der Reifung (Genomentwicklung) untersuchten PETERS und KÜPER (1970).

Zusammenfassende Daten der Pockengruppe

a) Variola vera,
b) Alastrim,
c) Originäre Kuhpocken,
d) Impfpocken (Vakzinia),
e) Paravakzinia (Melkerknoten),
f) Ecthyma contagiosum (Orf),
g) Molluscum contagiosum.

Erreger: DNS-Virusarten mit Durchmessern zwischen 200 und 300 nm.

Zytologie: Eosinophile, DNS-haltige Einschlußkörper im Cytoplasma der Wirtszellen; nur bei den echten Pocken (Variola vera) außer diesen auch Kerneinschlüsse vorhanden.

Primärefflorescenzen: Bei a) bis d) Bläschen, die sich rasch eitrig eintrüben, dann Entwicklung zur charakteristischen, zentral gedellten Pustel; bei e) bis g) Papeln, und zwar bei e) zentral genabelt und hämorrhagisch, bei g) eingedellt (Bild der Dellwarze).

Histologie: Zeigt erhebliche Unterschiede.

Serologie: Bildung spezifischer humoraler Antikörper.

Klinik: Bei a) bis d) exanthematische Erscheinungsformen, bei e) bis g) lokalisierter Befall, Dissemination (bei Abwehrschwäche) möglich.

C. Herpes-Gruppe

Zusammen mit den Erregern der Gürtelrose (Zoster) und der Windpocken (Varicellen) bildet das Herpes simplex-Virus eine Gruppe, in der engere mikrobiologische, histologische und mikromorphologische Bindungen bestehen. Die Virusarten der Herpesgruppe rufen ihrerseits Krankheiten hervor, die mehrere nahe klinische und pathogenetische Beziehungen aufweisen. Bei den drei Hauptkrankheiten dieser Gruppe (Zoster, Varicellen, Herpes simplex) kommt es primär zur Entwicklung bläschenförmiger Efflorescenzen, die sich histologisch stark ähneln. Da bei allen Erkrankungen der Herpesgruppe in den befallenen Zellen intranucleäre und Feulgen-positive Einschlußkörper auftreten können, bezeichnet man sie auch als *„karyotrope Virosen"*. Als Hauptmerkmale der Herpesgruppe gelten: ein spezifisches Virus als Erreger, das dermatotrop und fakultativ neurotrop (bzw. encephalitogen) ist, das intraepidermale Bläschen als gemeinsame Primärefflorescenz und *histologisch* das Vorhandensein einer ballonierenden Degeneration der Epithelien, das Ausbilden multinucleärer Riesenzellen und die Entwicklung eosinophiler Kerneinschlüsse.

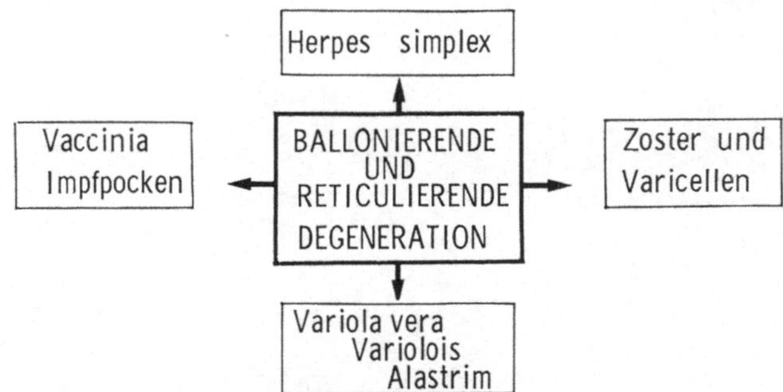

Schema der Histologie der Herpes simplex-Bläschen

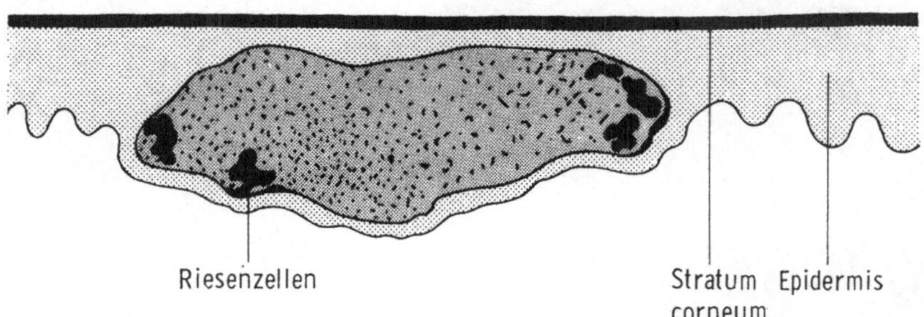

1. Zoster

Der Zoster ist eine neurodermale Viruskrankheit sui generis. Die Zosterinfektion nimmt ausnahmslos einen cyclischen Verlauf. Die Krankheit beginnt akut und führt zu selektiver Entzündung der Spinalganglien eines oder mehrerer (benachbarter) Spinalnerven (Ganglionitis acuta posterior) bzw. der entsprechenden Kopfganglien eines oder mehrerer Hirnnerven. In den Innervationsbezirken der befallenen Nerven kommt es zu typischen Hautveränderungen. Nur diese sollen im folgenden histopathologisch erörtert werden. Zoster- und Varicellenvirus sind identisch;

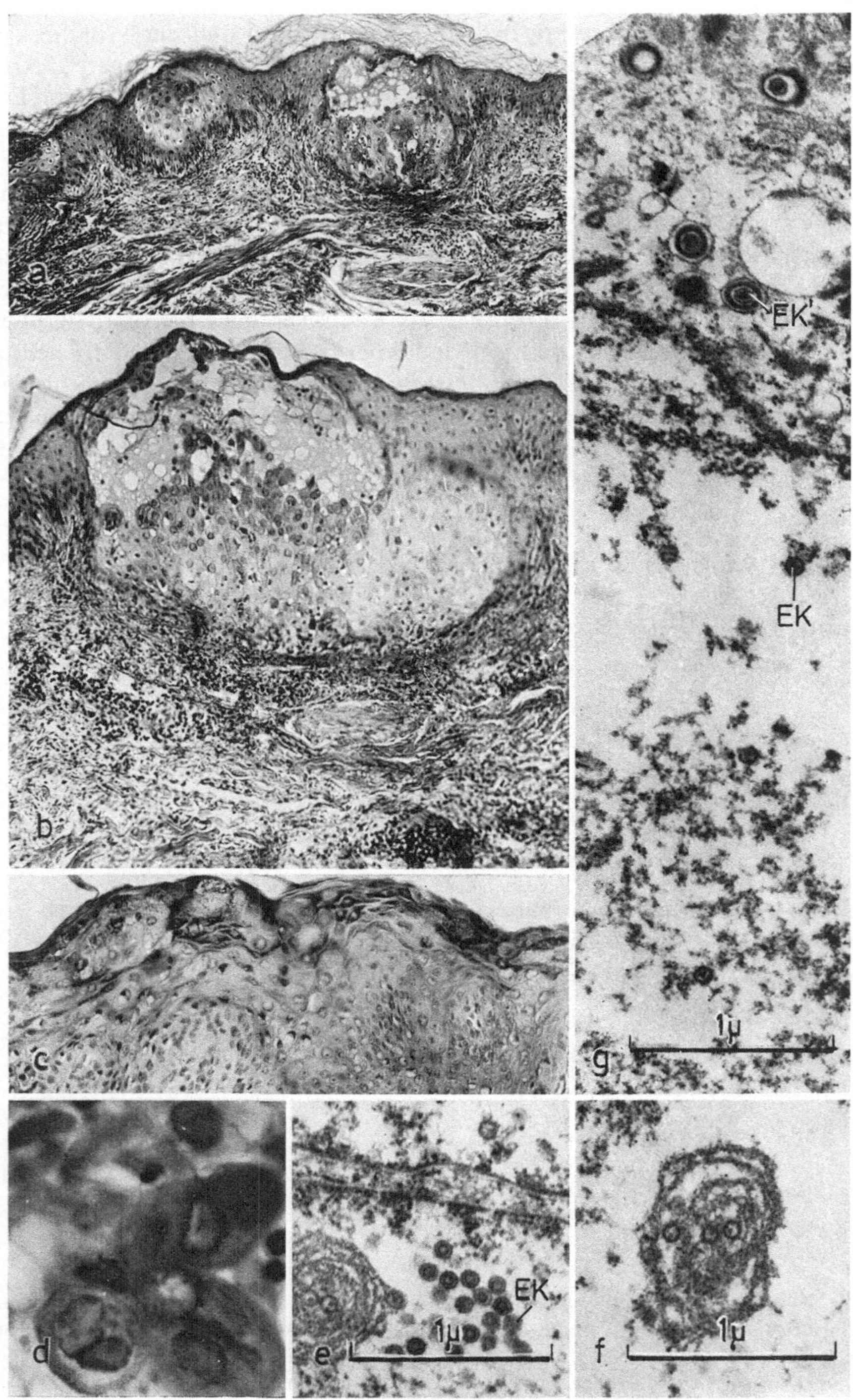

Abb. 18a–g

jedoch unterscheiden sich die induzierten Krankheitsbilder immunologisch. Es wird heute angenommen, daß der Zoster deswegen meist segmentgebunden, lokalisiert auftritt, weil von der Varicelleninfektion in der Kindheit beim Erwachsenen noch ein Antikörperrestgehalt persistiert, der vor einer generalisierten Manifestation schützt — es sei denn, daß eine anergische Phase (z.B. bei Leukämikern) oder ein Antikörpermangelsyndrom vorliegen würden (dann z.B. Ausbilden eines Zoster generalisatus sive varicellosus möglich).

Elektronenoptisch sind Zoster- und Varicellenvirus absolut identisch. Im Tupfpräparat aus dem Bläscheninhalt imponieren die EK als unregelmäßige Polygone mit einem mittleren Durchmesser von 137 nm ($\delta \sim 90$).

Allgemein-histopathologisch definierte FEYRTER (1954) den Zoster als einen durch das Virus vom Blut her über die innervierte terminale Strombahn bewirkten entzündlichen Prozeß mit hyperergischer Capillaritis, Arteriolitis und Arteriitis. Die akute zosterische Arteriitis kann nicht ohne Mühe von der „gemeinen" Periarteriitis nodosa unterschieden werden (Periarteriitis nodosa zosterica FEYRTER).

Hauthistologisch ist die Zosterläsion charakterisiert durch ein intraepidermales Bläschen, das durch massive ballonierende und retikulierende Degeneration der Epidermiszellen gebildet wird; s. Abb. 18a und b. Quantitativ übertrifft die ballonierende die retikuläre Degeneration (LEVER, 1958). Auf Grund des histologischen Bildes *allein* sind die drei Krankheiten der Herpesgruppe *nicht* zu differenzieren. Bei allen drei Infektionen finden sich die folgenden vier *histologischen Hauptkriterien:*

1. *Intraepidermales Bläschen* (= Virusblase nach LEVER).
2. *Ballonierende Degeneration* (im Sinne von UNNA).
3. *Epitheliale multinucleäre Riesenzellbildung* (s. Abb. 18d).
4. *Eosinophile Kerneinschlüsse* (LIPSCHÜTZsche Körperchen).

In eben aufgeschossenen Zosterläsionen (hyperämischer Fleck, dann kleine rote Papel, dann Papulovesikel) findet man im Stratum spinosum der Epidermis bereits eine Umwandlung der Epithelien, und zwar werden die Stachelzellen verflüssigt (s. Abb. 18c), sie verlieren die Intercellularbrücken und damit den festen Zusammenhalt. Sie verfallen der von UNNA zuerst beschriebenen ballonierenden Degeneration. Die Zellen im Stratum Malpighii schwellen stark an im Sinne der „Ballonzellen" mit homogenem eosinophilen Cytoplasma (s. Abb. 18a). Durch den Verlust der Intercellularbrücken entsteht eine *Acantholyse*. Durch den zunehmenden Flüssigkeitsstrom (intracelluläres Ödem) werden die geschwollenen Retezellen auseinandergedrängt und die oberen, zunächst noch nicht verflüssigten Lagen der Stachelschicht mitsamt der Hornschicht als Blasendecke nach oben gedrückt. Es bildet sich ein zunächst einkammeriges Bläschen (s. Abb. 18a und b), das infolge der retikulären Degeneration mit Bersten der Zellwände und Zusammenfluß benachbarter Zellen bald mehrkammerig wird. Im weiteren Verlauf der

---

Abb. 18. (a) Histologie von ganz frischen Zosterläsionen. Links: herdförmige ballonierende Degeneration im Stratum spinosum, noch keine Bläschenbildung. Infiltrat von Rundzellen im Corium. Rechts: Beginn der Vesiculation, ausgeprägte ballonierende, z.T. auch schon retikuläre Degeneration, wenige Riesenzellen. (b) Rechter Bildteil von (a) bei stärkerer Vergrößerung. (c) Früheste Phase der Zosterhautläsion: nur wenige ballonierte Zellen im Rete Malpighii. (d) Zoster-Blasengrund. Multinucleäre Riesenzellen. (e) Elektronenoptische Abbildung von Zoster-Ultraschnitt. Viruselementarkörper (*EK*) im Karyoplasma, daneben Sphäridium. (f) wie (e) Sphäridium mit eingelagerten Zosterelementarkörpern. (g) wie (e) und (f) Viruselementarkörper im Zellkern (*EK*) und im Cytoplasma (*EK*) einer Spinalzelle in Zosterläsion

ballonierenden und retikulären Degeneration werden die noch fester miteinander verbundenen Stachelzellen zu langen, meist vertikalen Septen ausgezogen, die dann auch einreißen. So wird aus dem vielkammerigen wieder ein einkammeriges Bläschen. Vorwiegend findet man die retikuläre Degeneration im oberen Teil und an der Peripherie der Zostervesikeln.

Die *ballonierende Degeneration* befällt besonders die tieferen Lagen des Stratum spinosum. Sie ruft eine Auflösung der unteren Epidermis hervor, so daß schließlich das primär intraepidermale Zosterbläschen an vielen Stellen subepidermal gelegen ist. Die Epithelzellen der Haarfollikel und Talgdrüsen unterliegen gleichfalls der ballonierenden Degeneration. Am Grunde der Vesikel entstehen mit Vorliebe große, ballenförmige, vielkernige epitheliale Riesenzellen (s. Abb. 18 d), die oft eosinophile intranucleäre Einschlußkörper aufweisen. Diese Zellgebilde liegen auf der Höhe des Bläschenstadiums im Bereich des Blasengrundes oft in lockeren Aggregaten und säumen die dann größtenteils frei in das Blasenlumen hineinragenden Papillen.

Etwa 2 bis 3 Tage nach Auftreten der Bläschen erfolgt eitrige Eintrübung (Pustulation). Im Pustellumen sieht man eine große Zahl polymorphkerniger Leukocyten, bei Neigung zur Hämorrhagie (schwere Zosterverläufe) auch Erythrocyten. Das *Corium* zeigt gewöhnlich nur relativ geringfügige Veränderungen. Es finden sich: Hyperämie, Ödem des Papillarkörpers und ein wechselnd starkes entzündliches Zellinfiltrat, das z.T. perivasculär angeordnet ist. Beim hämorrhagisch-nekrotischen Zoster kommt es zu Einschmelzerscheinungen des Bindegewebes (eitrig-nekrotisierender Prozeß). In den angeschwollenen Kernen der Bindegewebszellen (Fibroplasten) können auch gelegentlich Einschlußkörper beobachtet werden. Nur selten bilden sich im Corium keilförmige Nekrosen aus (dann evtl. später sehr tief reichende Fibrosis im Corium und der Subcutis: Narbenresiduum). Auch die peripheren Nerven im Corium können degenerieren. LIPSCHÜTZ (1932) fand im Endoneurium kleiner Hautnervenästchen eosinophile intranucleäre Einschlußkörper. Schon vor Jahren führte VAN BILJON (1958) gründliche histologische Untersuchungen cutaner Narben beim Zoster durch (Details s. dort!).

Innerhalb des Corium im Bereich der Zosterbläschen — bei schwerem Verlauf sogar in der Subcutis — finden sich *Gefäßveränderungen*, die denen der allergischen Vasculitis (nekrotisierende Angiitis) entsprechen. Im Zusammenhang mit den epidermalen Veränderungen hat der Gefäßprozeß differentialdiagnostische Bedeutung. Im Bereich der Capillaren findet man herdförmige, unterschiedlich massive Ansammlungen von Granulocyten und Lymphocyten sowie Kernzerfall (Leukocytoklasie). Die im Kaliber etwas größeren Gefäße zeigen fibrinoide Wandverquellung mit Leukocyteninvasion. Häufiger kann fibrinoide Nekrose der verbreiterten Intima (z. T. auch der gesamten Gefäßwand) beobachtet werden. Manche erweiterten Gefäße lassen nur subendotheliale Fibrininsudation erkennen und einen breiteren lymphocytären Infiltratmantel. — Schwierigkeiten bei der histologischen Differenzierung kann die Pityriasis lichenoides et varioliformis acuta von MUCHA u. HABERMANN machen (s. bei NASEMANN u. Mitarb., 1966). Die Abgrenzung vom Zoster gelingt durch das Fehlen der typischen multinucleären Riesenzellen (die beim Zoster auch im Bläschenausstrich nachweisbar sind), dem Fehlen von Kerneinschlüssen und dem größeren Anteil von Lympho- und Erythrocyten im korialen Infiltrat der Pityriasis lichenoides et varioliformis acuta.

Sehr schwere hämorrhagisch-nekrotische Zosterverläufe werden vor allem bei Patienten mit Leukosen, metastasierenden Geschwülsten, malignen Systemerkrankungen und anderen konsumierenden Grundkrankheiten (z. B. Diabetes, Tbc) und bei Mycosis fungoides (KOEHLER, 1968) beobachtet. Bei der letztgenannten Erkrankung findet man im entzündlichen Infiltrat des Corium, das sich um die Bläschen herumschließt, Mykosiszellen und großkernige Histiocyten mit auffällig unterschiedlichen Kernstrukturen. Oft ist dann die Ausdehnung des korialen Infiltrats besonders mächtig.

MÜLLER u. WINKELMANN (1969) untersuchten die Veränderungen der cutanen Nerven in den befallenen Hautarealen nach erfolgter Abheilung der Zosterläsionen. Das dermale Nervennetzwerk ist in diesen Bezirken signifikant reduziert und die sonst Acetylcholin-positiven Nerven verlieren diese Anfärbbarkeit der fibrillären Strukturen, und zwar bis zu einer Dauer von 480 Tagen.

Der Inhalt des Zosterbläschens setzt sich aus coaguliertem Serum, Zellkernresten, Leukocyten, Erythrocyten und degenerierten (ballonierten) Epithelien zusammen. Auch Eosinophile und durch amitotische Kernteilungen entstandene multinucleäre Riesenzellen mit z. T. außerordentlich voluminösen Kernen (s. Abb. 18d) können gefunden werden. Besonders in den letzteren sind oft Kerneinschlüsse vorhanden. Nach May-Grünwald gefärbte Ausstrichpräparate vom Inhalt und Grund der Zostervesikeln weisen alle diese Elemente auf (Cytodiagnostik im Sinne des TZANCK-Tests, s. bei BREHMER-ANDERSSON, 1965).

Eine genaue Beschreibung der im Stratum spinosum der ballonierenden Degeneration anheimfallenden Epithelien stammt von B. LIPSCHÜTZ (1932). Durch Bilden des intracellulären Ödems werden die Stachelzellen voluminöser, länglichoval geformt oder − nach Verlust der Intercellularbrücken − kugelig abgerundet. Der Zellkern schwillt an, die Kernmembran ist etwas verdickt, deformiert und auch hyperchromatisch. Die Nucleolen sind meist degeneriert, an die Peripherie verlagert und meist zur Kernmembran hingedrängt. Das Chromatingerüst ist entweder nicht mehr oder nur in Resten vorhanden. Das Zellplasma wird häufig undurchsichtig und enthält z. T. rundliche oder ovale Vacuolen.

In den veränderten Zellkernen bilden sich die Zostereinschlußkörper aus. Sie sind kompakt, ovalär oder rundlich, seltener von unregelmäßiger Form und scharf begrenzt. Ihre Durchmesser variieren zwischen 2 µm und Zellkerngröße. Meist sind diese Inklusionen von der Kernmembran nur durch eine schmale, optisch helle Zone getrennt. In der Regel enthält der Nucleus nur einen Einschluß, seltener zwei bis drei. Von den Nucleolen können die Viruseinschlüsse auf Grund ihrer Form und Größe sowie ihrer andersartigen Verhaltensweise Farbstoffen gegenüber unterschieden werden. So stellen sich bei Giemsafärbung die Nucleolen dunkelblau, die Einschlußkörper rot dar. Mitunter lassen die Inklusionen eine sehr feine Granulation erkennen.

Ultradünnschnittuntersuchungen von Zosterläsionen führten u. a. NASEMANN und BRAUN-FALCO (1968) durch. Die im Kernplasma gelegenen EK des Zostervirus sind regelmäßige rundliche Gebilde, die von einer Doppelmembran umschlossen werden (s. Abb. 18e). Gelegentlich findet man sie auch in den häufiger im Zellkern vorhandenen Spiralkörpern, den sog. Sphäridien (s. Abb. 18e und f). Bei Austritt in das Cytoplasma der befallenen Zellen ziehen die EK eine weitere Hüllmembran auf (s. Abb. 18g) — wahrscheinlich aus der Substanz der Kernmembran. Über die für den Virologen wichtige Struktur der Kapsomerenarrangements und der Kapside des Zostervirus siehe vor allem bei HERZBERG u. Mitarb. (1963).

2. Varicellen

Sowohl hinsichtlich der Pathogenese als auch der pathologischen Histologie ergeben sich für die Varicellen keine grundsätzlichen Unterschiede gegenüber dem Zoster. Hauthistologisch kann nicht zwischen Zoster- und Varicellenvesikel differenziert werden. Statistisch gesehen dürfte es hinsichtlich der Schwere der Veränderungen (Nekrose, Hämorrhagie) gewisse Verschiebungen in Richtung auf stärkere Inflammation beim Zoster geben, doch kommen auch gangräneszierende Varicellenverläufe (sogar mit tödlichem Ausgang) vor. Der Histologe kann daher im Einzelfall keine Unterscheidung treffen. Dies ist um so verständlicher, als *rein virologisch* betrachtet Varicellen- und Zostervirus identisch sind. Elektronenmikroskopisch stimmen Größenausdehnung und Struktur der Viruselemente überein.

Auch cytologisch ergeben sich keine Differenzen zwischen Varicellen und Zoster (TZANCK-Test; identisch). Die Varicellenläsion entwickelt sich gewöhnlich sehr rasch vom hyperämischen Fleck über Papel und Bläschen zur Pustel. Für die histologische Untersuchung eignen sich daher am besten die Efflorescenzen in den ersten 24 Stunden.

Die mikromorphologische Entwicklung des Varicellenvirus von der intranucleären Frühform bis zu den aus dem Zellinneren freigesetzten EK führten TOURNIER u. Mitarb. (1957) durch. Als Ausdruck der ersten Phase in der Virusentwicklung fanden sie elektronenoptisch in den Dünnschnitten von Hautbiopsien und infizierten Zellkulturen in den Zellkernen multiple kleine, sehr kontrastreiche Granula, die z.T. schon bald eine bläschenartige Umwandlung erfuhren und dann einen Zentralkörper ausbildeten. Aus diesem Prozeß resultierten noch immer intranucleär gelegene, rundliche bis ovale Elemente, die einen etwa 30 bis 40 nm großen Innenkörper aufweisen, der von einer Membran umhüllt wurde. Die Gebilde hatten nun einen Durchmesser von 70 bis 110 nm. Über die weitere Entwicklung siehe das im Zoster-Abschnitt Ausgeführte. Werden die Varicellenviren aus der Zelle ausgeschleust, ziehen sie z.T. noch eine weitere Hüllsubstanz auf und können dann eine Ausdehnung von 150 bis 200 nm erreichen. Oft liegt ihr Innenkörper dann nicht mehr zentral, sondern exzentrisch an der Peripherie der Elemente, der Außenmembran angeschmiegt.

Jetzt werden die EK des Varicellen(-Zoster)-Virus auch lichtoptisch nachweisbar, und zwar nach Anfärben z.B. mit der Versilberungsmethode von MOROSOW. Bei Betrachten mit der Oelimmersion imponieren die EK als stecknadelspitzgroße, distinkte, kontrastreiche, sehr einheitliche Pünktchen. Weitere virologische Details s. bei NASEMANN (1961).

3. Herpes simplex

Unter dem Begriff „*Herpes simplex*" versteht man eine überwiegend harmlose, seltener schwere, meist lokalisierte Viruskrankheit der Haut und/oder der Schleimhäute, die durch das Auftreten eines Bläschenausschlages von gruppierter Anordnung gekennzeichnet ist, die oft zu äußerst lästigen Rezidiven neigt, „chronisch" wird und die zu den am weitesten verbreiteten Virusinfektionen des Menschen zählt. Oft ist diese vesiculäre Dermatose im Bereich von Haut und Schleimhaut der Körperöffnungen zu finden. Sie kann unter besonderen Bedingungen zur Generalisation führen, andererseits kommen subklinische Verläufe vor. Bedingt wird sie durch das spezifische Herpes simplex-Virus, von dem mindestens zwei mikrobiologisch unterschiedliche Typen vorkommen: Typ 1 (Haut- und Mundschleimhautstämme) und Typ 2 (genitale Stämme = Herpes venereus von E. BESNIER). Im folgenden sollen nur die histologischen Veränderungen des Herpes simplex der Haut und Schleimhäute abgehandelt werden, nicht aber die Prozesse am Auge, im Gehirn und Rückenmark sowie in den inneren Organen.

Die histologischen Merkmale der Herpes simplex-Läsion unterscheiden sich nicht grundsätzlich, sondern nur graduell von denen der Zosterefflorescenz. Das

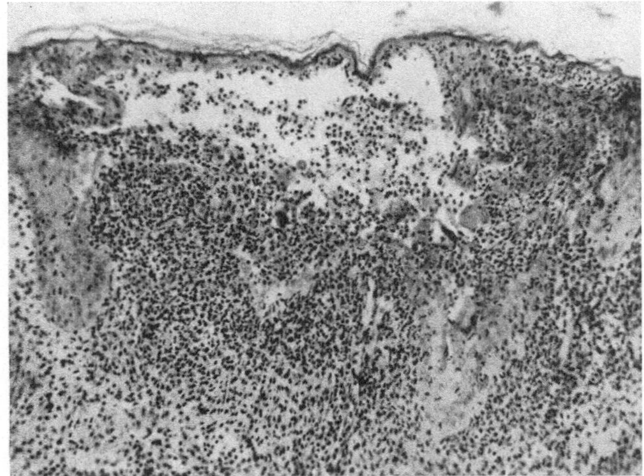

Abb. 19. Histologisches Präparat von frischem Herpesbläschen. Intraepidermaler Blasenspalt, ballonierende Degeneration der Retezellen, mehrkernige Riesenzellen am Blasengrund

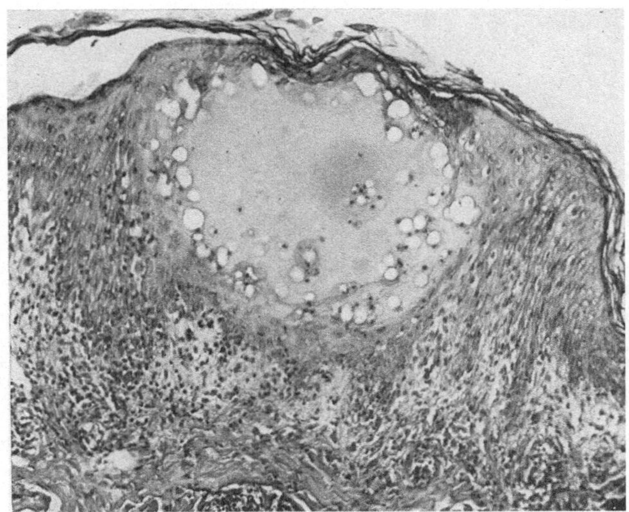

Abb. 20. Eben aufgeschossenes Herpesbläschen, noch ohne Riesenzellen

Herpesbläschen zeigt im Bereich der Basis durchweg geringere Neigung zu Nekrosen und viel seltener Hämorrhagie als die Zosterläsion. Die einkammerige intraepidermale Vesikel wird durch eine überwiegend recht massive Degeneration der Epidermiszellen gebildet (s. Abb. 19). Immer übertrifft auch hier der ballonierende den retikulären Charakter der Degeneration. Wie beim Zoster und bei den Varicellen liegen die multinucleären Riesenzellen an den Rändern und im Bereich des Grundes der Bläschen (s. Abb. 19). In eben aufgeschossenen Vesikeln sind häufig noch keine Virusriesenzellen zu finden (s. Abb. 20). Sowohl einzelne ballonierte Epithelien (s. Abb. 21) als auch die Riesenzellen enthalten z.T. die charakteristi-

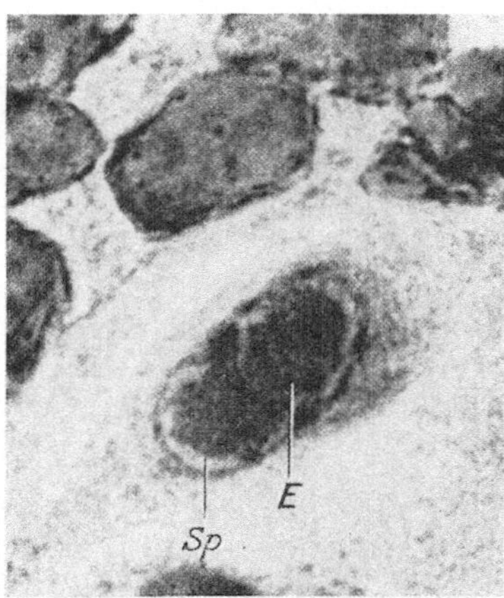

Abb. 21. Eosinophiler Herpes simplex-Kerneinschluß (*E*) mit umgebendem hellen Spalt (*Sp*);
Oelimmersion

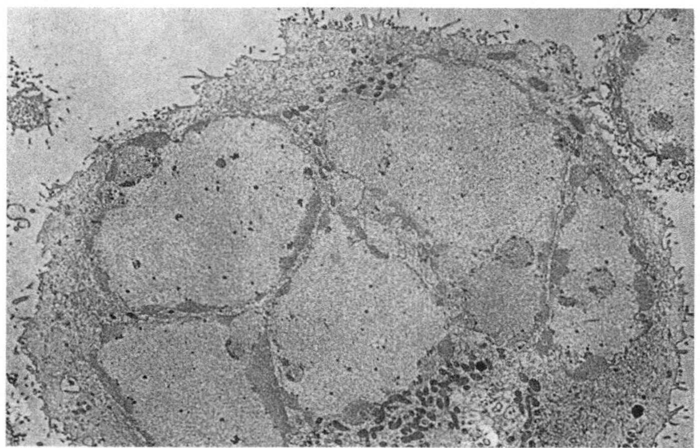

Abb. 22. Elektronenoptische Abbildung von multinucleärer Riesenzelle
aus Herpes simplex-Läsion

schen intranucleären eosinophilen Einschlußkörper. Die multinucleären Riesenzellen vereinen oft mehr als fünf Kerne in ihrem Plasmaleib (s. Abb. 22). Sie
unterscheiden sich — genau wie die Inklusionen — nicht von denen bei Varicellen
und Zoster.

Die Veränderungen im Corium sind beim Herpes simplex in der Regel weniger
kräftig ausgeprägt als beim Zoster. Diffus um die Bläschen herum — z.T. auch
perivasculär orientiert — findet sich ein entzündliches Infiltrat aus Lymphocyten,
Histiocyten, einigen Plasmazellen und Granulocyten. Neben unterschiedlich starker Hyperämie (selten einmal auch Hämorrhagie s. o.) sieht man Ödeme des
Papillarkörpers. Das Herpesbläschen enthält gelegentlich eosinophile Granulocyten und ballonierte Epithelien, seltener auch multinucleäre Riesenzellen, die bis

zu 50 µm groß werden können (Tzanck-Test). Die Abb. 22 zeigt ein elektronen-optisches Übersichtsbild einer solchen vielkernigen Zelle.

Herpesbläschen, die im Bereich der Schleimhäute entstehen, ulcerieren relativ schnell (Erosionen z.B. bei Gingivostomatitis herpetica: „Aphthen"). Auch hier zeigt nicht nur das Epithel Veränderungen. Das Corium wird unterschiedlich stark mitgegriffen, und zwar mit wechselnd intensiven entzündlichen Zellinfiltraten im Bereich der Läsionen sowie Erweiterung der Capillaren und kleinen Gefäße.

Die Efflorescenzen des Herpes simplex können gelegentlich in der Entwicklung steckenbleiben — als Ausdruck des klinischen Verlaufs im Sinne der maculopapu-lösen *„Formes frustes"*. Histologisch findet sich dann entweder ein Prozeß mit ausschließlich umschriebenen Zonen einer ausgeprägten Hyperämie oder ein solcher mit herdförmigen Verbreiterungen der Epidermis und dort vorhandener ballonierender Degeneration des Stratum spinosum (Acanthose und Altération cavitaire), evtl. mit z.T. angedeuteter Bläschenbildung (Papulovesikeln, Sero-papeln).

Der generalisierte Herpes simplex kann in das Bild des Erythema exsudativum multiforme übergehen (Herpetid!), wie u.a. Söltz-Szöts (1969) beobachten konnte. Histologisch zeigt der Bläschengrund dann stärker nekrotisch veränderte Epithelreste und das Corium ein hochgradiges Ödem. Das entzündliche Infiltrat aus Histiocyten, Lymphocyten und Neutrophilen enthält auch Eosinophile und läßt Kernzerfall erkennen (Leukocytoklasie).

Besonders massiv können die korialen Veränderungen ausgeprägt sein, wenn der Ablauf der herpetischen Infektion durch ein systematisches Grundleiden, z.B. eine Leukose, kompliziert wird. So beschrieb Gartmann (1965) eine herpe-tische Schleimhautaffektion, ein sog. Aphthoid von Pospischill und Feyrter bei einem 55jährigen Mann, die eine *„id-Reaktion"* nach sich zog. Der Patient litt an einer bis dahin nicht bekannten lymphatischen Leukämie. Im Sinne eines isomorphen Reizeffektes hatten sich im Bereich der Läsionen des Aphthoid echte leukämische Infiltrate entwickelt. Histologisch fand sich eine chronische, granu-lierende, an Eosinophilen und Plasmazellen reiche, unspezifische Entzündung im oberen Corium mit unregelmäßiger Verbreiterung des Deckepithels. Außerdem waren massive, vorwiegend aus Zellen der lymphatischen Reihe bestehende In-filtrate im tieferen Corium und in der Subcutis vorhanden, wie sie für Lymph-adenosen der Haut charakteristisch sind.

Besondere diagnostische Bedeutung hat der Tzanck-Test für den Herpes im Genitalbereich (Typ 2-Infektionen). Nach Giemsa gefärbte Ausstriche z.B. von Läsionen der Cervix, im vorderen Scheidengewölbe, aber auch an anderen Arealen des weiblichen und männlichen Genitale zeigen stets multinucleäre Virusriesen-zellen und eosinophile Kerneinschlüsse. Auch in Curettagematerial von der Cervix lassen sich diese charakteristischen Veränderungen auffinden. Frauen mit herpe-tischen Läsionen im Genitalbereich (vor allem an der Cervix) entwickeln bevorzugt anaplastische Veränderungen im Cervicalepithel, d.h. sie sind krebsgefährdet (Naib u. Mitarb., 1969) und sollten regelmäßig gynäkologisch kontrolliert werden.

Mit der *Ultraschnittmethode* (Ultramikrotomie) können die herpetischen Veränderungen im Elektronenmikroskop analysiert werden. Diese Technik erlaubt die Erkennung der Elementar-körper des Herpes simplex-Virus innerhalb der befallenen Zellen. In den Kernen der befallenen Zellen treten etwa 12 Std nach der Infektion als erstes morphologisch faßbares Zeichen der ein-

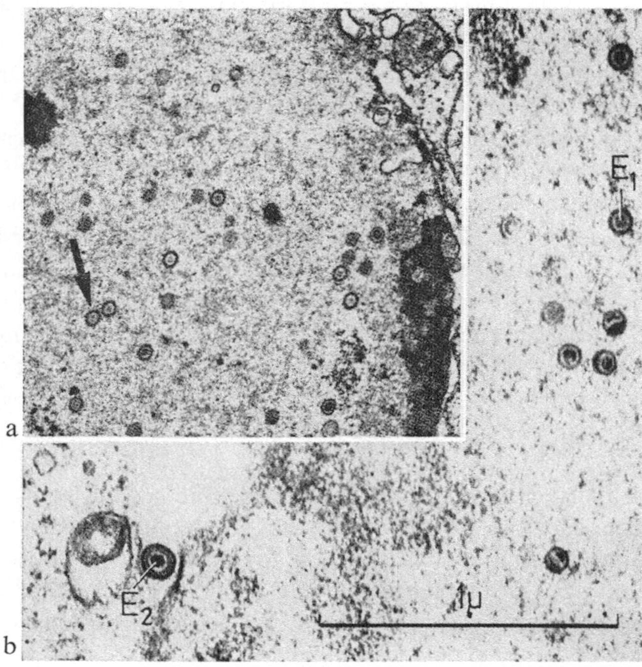

Abb. 23a und b. a Herpes simplex-Virus im Nukleoplasma, s. Pfeil. Ultraschnitt. b Herpes simplex, Ultraschnitt, Virus-Elementarkörper im Kernplasma (E_1) und ausgeschleust im Cytoplasma (E_2)

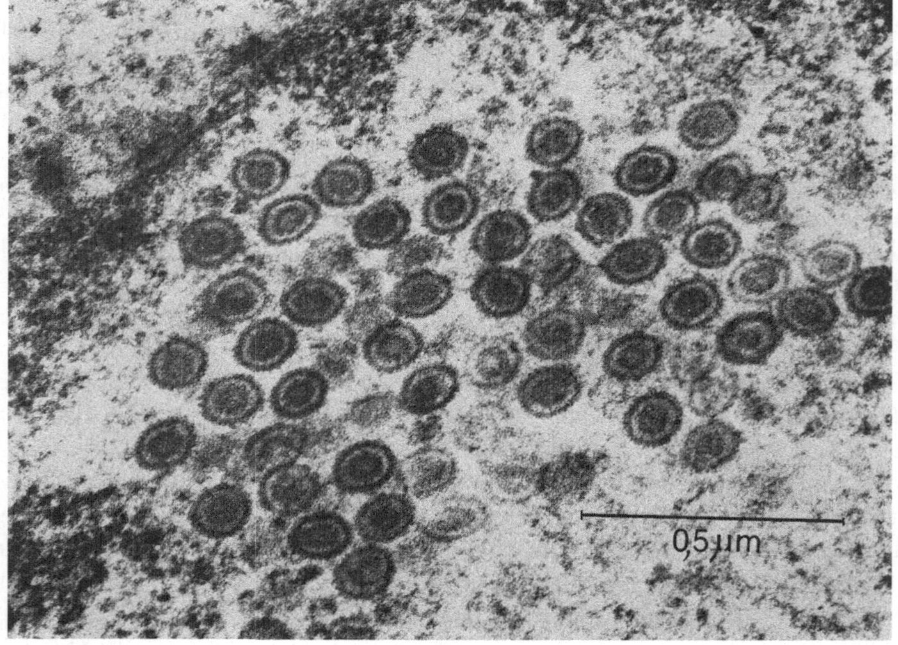

Abb. 24. Aggregat von Herpes simplex-Viren im Nukleoplasma (wie oben) bei stärkerer Vergrößerung

getretenen Virusmultiplikation kleine, dichte Partikel mit einem mittleren Durchmesser von 40 nm auf. Diese Primärkörperchen werden dann von einer „Membranschicht" eingehüllt. Hierdurch werden die Elemente etwa 70 bis 100 nm groß (s. E_1 in Abb. 23 und Pfeil in Ausschnitt a). Beim Austritt aus dem Zellkern in das Cytoplasma erhalten sie noch eine zweite membranartige Umhüllung und erreichen dann Durchmesser zwischen 120 bis 130 nm (E_2).

Auf Grund der Feulgenpositivität der Herpeskerneinschlüsse wurde bereits seit langem angenommen, daß letztere Viruselementarkörper enthalten. Im Ultraschnitt ließ sich dies sicher nachweisen (s. Abb. 24: Aggregat in Einschlußform im Karyoplasma, das aus zahlreichen Viruselementen besteht). Weitere Einzelheiten zur Ultrastruktur des Herpesvirus, zur Virusentwicklung sowie weiterweisende Literatur s. bei SIEGERT (1960) und NASEMANN (1961, 1965).

Zusammenfassende Daten der Herpes-Gruppe

Erreger: DNS-Virusarten mit Durchmessern zwischen 90 und 170 nm, maximal 250 nm.

Zytologie: Eosinophile, DNS-haltige Kerneinschlüsse in den Wirtszellen.

Primärefflorescenz: Vesicula („Virusblase"). Anordnung: herpetiforme Gruppierung.

Histologie: Intraepidermales Bläschen und ballonierend-retikulierende Degeneration des Stratum spinosum.

Blasenaustrich: Multinucleäre Riesenzellen (Tzanck-Test).

Serologie: Bildung spezifischer humoraler Antikörper.

Klinik: Generalisation des vesikulösen Exanthems möglich (z. B. bei Abwehrschwäche).

D. Maul- und Klauenseuche

Die Maul- und Klauenseuche ist eine Zoonose der Zweihufer. Unter besonderen Bedingungen (z. B. denen einer Laborinfektion) und insgesamt recht selten kann sie auf den Menschen übertragen werden. Prädilektionsstellen für das dann auftretende vesikuläre Exanthem sind Mundschleimhaut, Handflächen, Finger, Fußsohlen und Zehen.

Histologisch zeigt sich bei den Haut- und Schleimhautefflorescenzen zu Beginn eine intraepidermale Blase. Die Hornschicht ist intakt. Oft findet sich jedoch eine ausgeprägte Hyperkeratose (sog. „Infektionshyperkeratose"). Im Stratum spinosum sind die Retezellen hyalinisiert und hydropisch geschwollen (balloniert). Mitunter hebt sich die Epidermis vom ödematös angeschwollenen, mäßig stark mit Leukocyten durchsetzten Papillarkörper ab. Typisch ist aber vor allem das intraepidermale Bläschen, das große Virusmengen enthält (nur elektronenoptisch nachweisbar). GINS (1922) fand in den Spinalzellen am Blasenrand eosinophile Kerneinschlüsse. Bei schweren Verläufen kann es zu Kolliquationsnekrosen am Blasengrund kommen.

Noch seltener als die Maul- und Klauenseuche kommt beim Menschen eine weitere Viruszoonose vor, die *Stomatitis vesicularis*. Sie kann lichtoptisch-histologisch nicht von der Maul- und Klauenseuche abgetrennt werden. Hierzu bedarf es spezieller virologischer und elektronenoptischer Methoden.

In den letzten Jahren wurde hingegen zunehmend häufiger eine gleichfalls der Maul- und Klauenseuche stark ähnelnde Viruskrankheit beobachtet, die kleine rötliche Bläschen vorwiegend an Händen und Füßen hervorruft. Es handelt sich um das sog. Hand-Fuß-Mund-Exanthem, das durch Coxsackie-A-Viren der Typen A_5, A_{10} und A_{16} verursacht wird. Befallen werden in erster Linie Kinder und junge Erwachsene, die außer den erwähnten vesiculösen Läsionen an den Akren auch Bläschen der Mundschleimhaut zeigen, die sich rasch aphthoid umwandeln. Die Abheilung erfolgt in wenigen (5 bis 12) Tagen — ohne Hinterlassen von Narben. *Histologisch* sind, wie HJORTH u. KOPP (1966) sowie MILLER u. TINDALL (1968) nachweisen konnten, die Hautläsionen durch ein intraepidermales Bläschen und acantholytische Veränderungen der Spinalzellen charakterisiert. Vom Herpes simplex sind sie durch das Fehlen multinucleärer Riesenzellen und der eosinophilen Kerneinschlüsse gut abzutrennen. Im Corium sind uncharakteristische entzünd-liche Veränderungen (Hyperämie, leichtes Ödem und vor allem perivasculäre, lymphohistiocytäre Infiltrate) vorhanden. Die Subcutis wird in der Regel nicht mitergriffen. — Zur klinischen und virologischen Differentialdiagnose der Virosen mit Beteiligung der Mundschleimhaut siehe weitere Details und Literaturhinweise bei NASEMANN (1966, 1968).

E. Hand-Fuß-Mund-Exanthem

Synonyma: Falsche Maul- und Klauenseuche, Hand, foot and mouth disease.
Definition: Bei dieser Erkrankung handelt es sich um eine akut auftretende Coxsackie-Virus-Typ A-Infektion, die mit einer vesikulären Stomatitis sowie einem bläschenförmigen Ausschlag an Händen und Füßen, seltener im Gesicht und am Stamm einhergeht. Die am häufigsten isolierten Erregertypen sind: A_{16}, A_5 und A_{10}.
Histologie: Die Läsionen bestehen aus einer intraepidermalen Blasenbildung, die mit Acantholyse einhergeht. Im darunter liegenden oberen Corium (Stratum papillare) finden sich zarte perivasculäre lymphohistiocytäre Infiltrate und eine mäßig starke Hyperämie. Von den Vesikeln des Herpes simplex, des Zoster und der Varicellen sind die Coxsackie A-Bläschen erstens durch das Fehlen von multi-nucleären Riesenzellen und zweitens durch die Abwesenheit eosinophiler Kern-einschlüsse zu unterscheiden (HJORTH u. KOPP, 1966).

F. Papillomgruppe (Virusacanthome)

Es ist seit langem bekannt, daß gewisse „*Warzen*" ansteckend sind, und zwar sowohl für den Träger selbst (Autoinoculation) als auch für andere Personen in der Umgebung des Befallenen (Heteroinoculationen durch direkten Kontakt). Hier sollen ausschließlich diese durch Virusarten verursachten fibroepithelialen, tumor-artigen Neubildungen abgehandelt werden, und zwar in fünf Abschnitten:

1. Verruca vulgaris,
2. Verruca plantaris,
3. Verruca plana juvenilis,
4. Verrucosis generalisata und
5. Condyloma acuminatum.

Ganz allgemein definiert, handelt es sich bei allen diesen „*Warzen*" um lokalisierte, solide Wucherungen (Gewebsvermehrung) bzw. „*infektiöse Epitheliosen*". Sie sind erregerbedingte reaktive geschwulstähnliche Neubildungen. Als pathologisch-anatomische Begriffe wurden in den letzten Jahren u. a. vorgeschlagen: Gutartige Papillomgeschwülste (die sich von den eigentlichen Neoplasmen bzw. malignen Blastomen durch ihre Infektiosität und permanente Gutartigkeit unterscheiden), infektiöse benigne Epitheliome, *infektiöse Acanthome* und papillomatöse Excrescenzen der Haut bzw. Viruspapillome. Faßt man die wesentlichen Merkmale der verschiedenen Definitionen zusammen, so kann man die *Warzen* generell als gutartige, infektiöse und überimpfbare Neubildungen der Haut bezeichnen, die auf einer Hyperplasie der Papillen und der Epidermis *(Acanthome)* beruhen, häufig vorkommen und besonders bei Kindern, Jugendlichen und Handarbeitern anzutreffen sind.

Heute steht noch nicht fest, ob die fünf infektiösen Warzenformen nur durch *eine* Virusart hervorgerufen werden, oder ob jeder Typ durch einen eigenen Erreger bzw. durch eine besondere Variante des Warzenvirus bedingt wird. Vieles spricht dafür, daß das Terrain die morphologischen Differenzen bestimmt, z.B. das Ansiedeln auf der Haut eines Kleinkindes oder auf der eines Erwachsenen, die Inoculation auf der Planta pedis oder auf der Zunge, auf dem Handrücken oder im Bereich der Schleimhäute des Genitales. Eine Stütze für diese Ansicht stellen jene Filtrationsversuche dar, bei denen das Einimpfen ultrafiltrierter Extrakte aus spitzen Kondylomen z.B. im Bereich der Haut des Oberkörpers zum Entstehen vulgärer Warzen führte. Namhafte Autoren sind daher der Meinung, daß die *Unterschiede in der Morphologie nicht ätiologisch, sondern lokalisatorisch bedingt sind*. In letzter Zeit wurden vor allem durch den Arbeitskreis von Zur Hausen unterschiedliche Typen der Papillomviren isoliert und charakterisiert. Die klinische Zuordnung der Typen ist noch im Gange (1977).

1. Verruca vulgaris

Die gewöhnliche Warze stellt histologisch eine meist scharf umschriebene Hautläsion dar, die das Niveau der Umgebung überragt und durch eine Gewebsvermehrung gekennzeichnet ist. Im Stratum corneum findet sich eine vorwiegend kompakte Hyperkeratose mit darin eingelassenen parakeratotischen Bezirken, oft als sog. *Parakeratosekegel* (s. Abb. 25). Bei Sitz der Warze an den Lippen oder der Mundschleimhaut kann die Hyperkeratose sehr gering ausgeprägt sein (z.B. häufig im Lippenrot) oder auch ganz fehlen (Abart der Verruca vulgaris als sog. *Schleimhautwarze:* s. Abb. 30). Die weiteren hervorstechendsten histologischen Kriterien sind die Acanthose und die Papillomatose. Infolge der Papillarhypertrophie und des Ausbildens meist plumper Reteleisten entsteht ein papillärer Aufbau, der mit Zerklüftung der Tumoroberfläche einhergeht. Oft sind die Reteleisten am Rand der Warze nach innen eingebogen (s. Abb. 33), so daß sie radiär nach dem Zentrum zu zeigen scheinen und eine konische Anordnung gebildet wird. Die breiten Reteleisten laufen nach unten meist spitz zu (s. Abb. 26). Über den Gipfeln der papillomatösen Erhebungen finden sich oft mächtige Schichten parakeratotischer Zellen (s. Abb. 25 und 28). Gerade in diesen Parakeratosekegeln über den kuppelförmigen Vorsprüngen des Stratum spinosum und im oberen Rete Malpighii trifft man in den Zellkernen basophile Lipschützsche Einschlußkörper an (s. Abb. 28 und 29). In diesen Arealen sind die Spinalzellen zudem besonders stark balloniert (s. Abb. 27, 28 und 29). Die Zellkerne erscheinen „blasig" aufgetrieben.

Andererseits liegen sowohl im Stratum spinosum als auch im Stratum granulosum und -corneum große vacuolisierte Zellen (intracelluläres Ödem) mit pyknotischen Nuclei. Diese vacuolisierten Zellelemente enthalten auch dann, wenn sie sich im Stratum granulosum befinden, keine Keratohyalingranula. Der Blähung

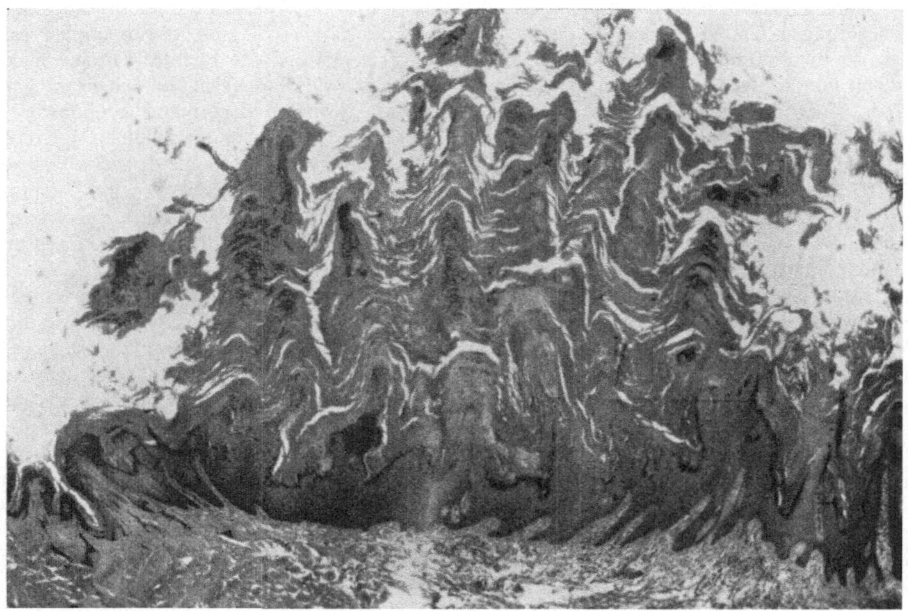

Abb. 25. Verruca vulgaris, histologische Übersicht. Acanthose, Papillomatose, Hyperkeratose und Parakeratosekegel

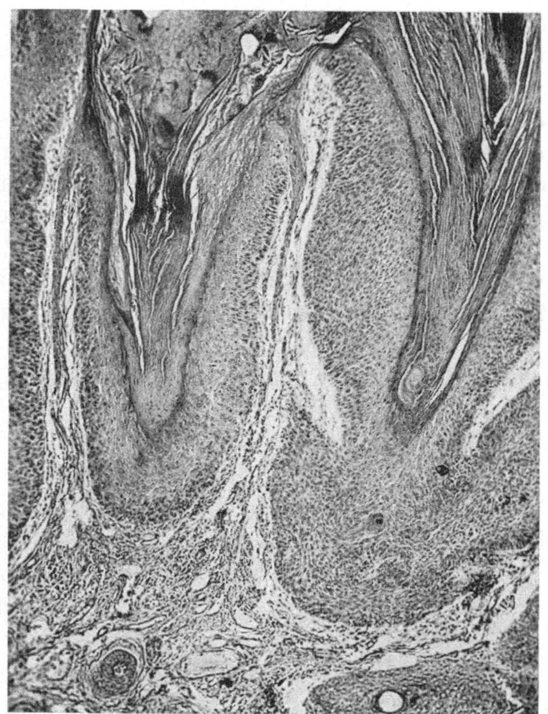

Abb. 26. Verruca vulgaris, Hyperkeratose, Papillomatose und leicht entzündliche Stromareaktion im oberen Corium

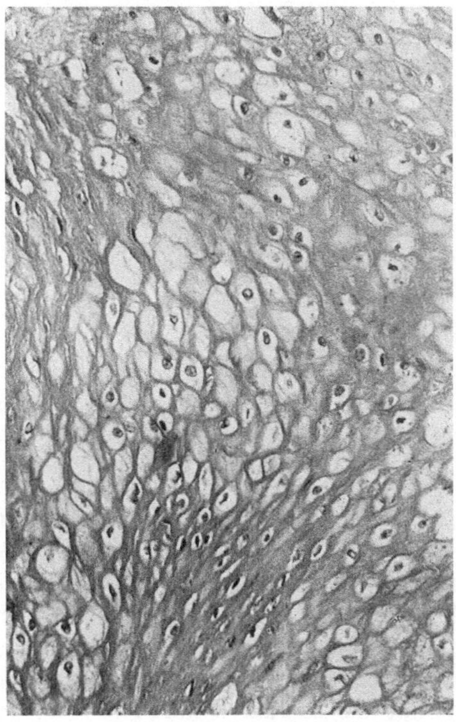

Abb. 27. Verruca vulgaris, Ausschnitt aus Stratum spinosum mit ballonierten Zellen

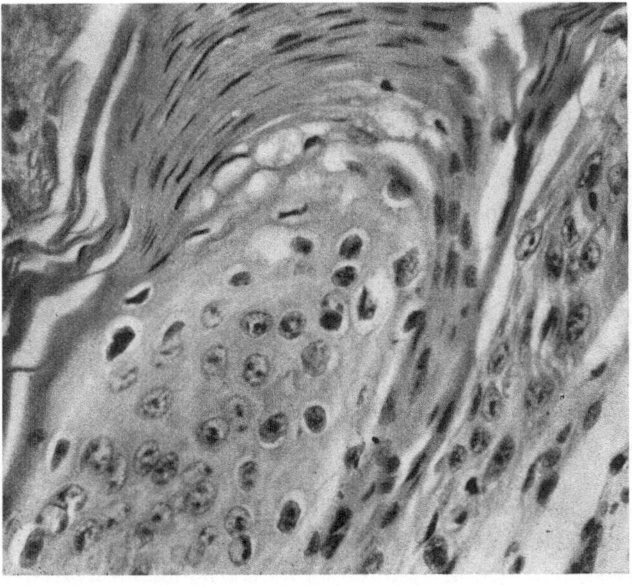

Abb. 28. Verruca vulgaris; ballonierte Retezellen direkt unter einem Parakeratosekegel

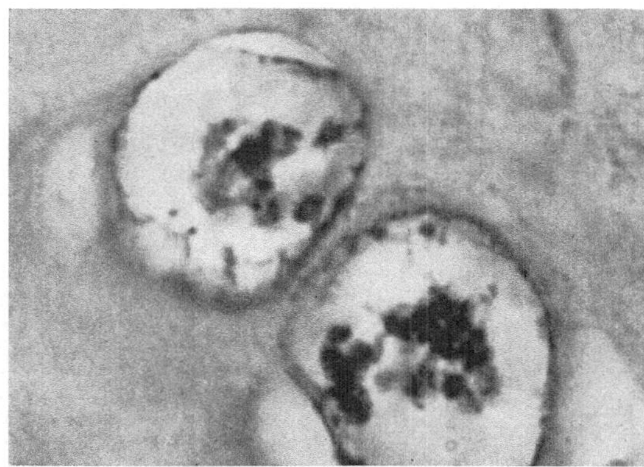

Abb. 29. Verruca vulgaris, ballonierte Retezellen mit basophilem Einschlußmaterial im
Karyoplasma neben Nucleolus. Oelimmersion

dieser Zellen scheint eine Chromatinauflockerung der Kerne vorauszugehen. Im
Spitzenbereich der fingerförmigen epithelialen Hyperplasien ist dieser Vorgang
besonders stark ausgeprägt. Die ballonierten Zellen des Stratum spinosum verlieren ihre Intercellularbrücken. Im unteren Rete, vor allem im Stratum basale,
sind reichlich Mitosen zu sehen, jedoch nicht bei alten Warzen.

Außer dem Stratum corneum ist auch das Stratum granulosum erheblich verbreitert (s. Abb. 25), nicht nur interpapillär, sondern auch suprapapillär − jedoch
nicht unter den Parakeratosekegeln. − Zu Beginn der Warzenbildung zeigt das
Corium keine Veränderungen. Erst später entsteht besonders in den neugeformten
Papillen eine mäßige Erweiterung der Gefäße. Häufig bildet sich dann auch im
oberen Corium eine mäßig starke perivasculäre Rundzellinfiltration aus (s. Abb. 26).
Nur bei sekundär entzündlich irritierten Warzen kann eine kräftige koriale Stromareaktion ausgeprägt sein.

Bei den Warzen scheinen zwei verschiedene Einschlußtypen − basophile und
eosinophile − vorzukommen, jedoch keineswegs bei allen Exemplaren, die histo-
logisch untersucht wurden. Spezifisch scheinen nur die basophilen intranucleären
Inklusionen zu sein (Hämatoxylin-Eosinfärbung), die sich auch mit Methylgrün-
Pyronin und Toluidinblau anfärben und bei der Feulgen-Reaktion positiv reagieren
(DNS-Gehalt). Die bei manchen Warzen sehr reichlich vorhandenen eosinophilen,
grobscholligen Einschlußmassen im Cytoplasma färben sich mit Osmiumsäure und
Sudanschwarz B an. Am wahrscheinlichsten handelt es sich hierbei um besondere
Formen der Keratohyalingranula, also um den Ausdruck einer Verhornungs-
anomalie, nicht aber um ein direktes Produkt der Virusmultiplikation. Sie sind
Feulgen-negativ.

Warzen zeigen in den Nuclei der Epidermis eine mengenmäßige Zunahme der
Nucleinsäuren. Die ebenfalls oft erheblich vermehrte Arginaseaktivität steht möglicherweise in Beziehung zum verbreiterten Stratum granulosum. Außer der DNS
enthalten die basophilen Einschlußkörper in den Zellkernen ein basisches Protein,
das sich histochemisch wie Histon verhält. Im sauren Hämateintest nach BAKER
(s. bei CRAMER, 1964) läßt sich in bestimmten Zellkernen der vulgären Warze ein
schwarzes, rundes Einschlußkörperchen darstellen, hingegen verhalten sich die

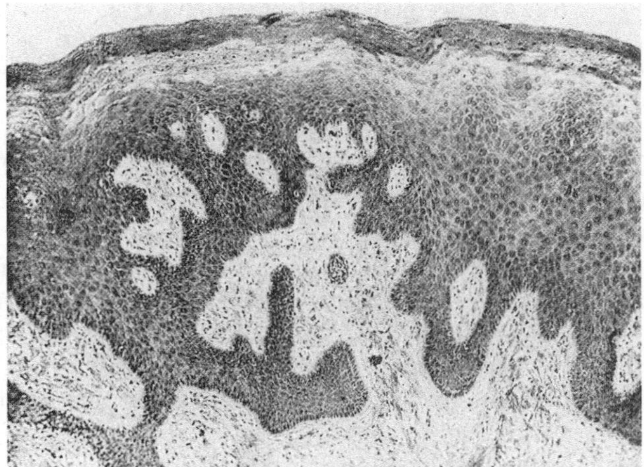

Abb. 30. Verruca vulgaris von Lippenschleimhaut, histologische Übersicht. Geringe Parakeratose, sehr schmales Stratum corneum, Acanthose und Papillomatose

eosinophilen cytoplasmatischen Granula wie die Körner des normalen Stratum granulosum.

Bei den vulgären *Schleimhautwarzen* unterscheidet man zwischen den mehr fibrösen und den mehr angiomatösen (teleangiektatischen) Formen. Histologisch können neben wechselnd starker Hyperkeratose mit stellenweiser Parakeratose regelmäßig beträchtliche Acanthose und evtl. Papillomatose beobachtet werden (s. Abb. 30). Im oberen Stratum spinosum nehmen die Kerne an Volumen zu und zeigen eine schollige Hyperchromasie. Das Cytoplasma dieser Zellen ist vacuolisiert. Unter dem Stratum corneum bilden sich stärkere regressive Veränderungen wie Kernpyknose und Karyolyse aus. Mitosen finden sich im Stratum spinosum oft reichlich. Mitunter entwickelt sich im Corium ein entzündliches Infiltrat (oft nur gering und perivasculär orientiert), das nur bei stärkerer entzündlicher Irritation (z. B. bakterieller Sekundärinfektion) beträchtliches Ausmaß annimmt, dann mit plasmacellulärer Durchsetzung und evtl. späterer Kalkeinlagerung. Von carcinomatösen Prozessen lassen sich Schleimhautwarzen leicht durch den geordneten Epithelaufbau differenzieren.

Elektronenoptisch können in Ultraschnitten von vulgären Warzen im Zellkern die Viruselementarkörper nachgewiesen werden. Sie haben einen mittleren Durchmesser von 52 nm. Nicht bei allen Warzen und nicht in jedem Schnittpräparat lassen sich die Viruselemente auffinden. Sie liegen entweder diffus im Karyoplasma verstreut, in Gruppen oder Haufen zusammen (s. Abb. 36) oder sie sind kristalloid aggregiert (s. Abb. 39). Gelegentlich findet man in einem Nucleus mehrere kristallähnliche Einschlußaggregate des Warzenvirus (s. Abb. 37). Nur die basophilen, lichtoptisch eindeutig Feulgen-positiv reagierenden Kerninklusionen zeigen elektronenmikroskopisch Virusstrukturen (TIMMEL, 1967; NASEMANN, 1969). Die Durchmesser der Elementarkörper scheinen nicht streng normiert zu sein (Angaben in der Literatur variieren zwischen 35 und 80 nm). Weitere ultramorphologische Details und Literatur s. bei NASEMANN (1961) und bei BLANK u. Mitarb. (1970). Elektronenoptisch zeigen die Kerne der Basalzellen oft betont große Nucleoli, die auf erhöhte Stoffwechselaktivität hinweisen (KÜHNERT u. ZIMMER, 1969). Trotz der Überproduktion des Epithels (vermehrte Mitosenrate, Acanthose, Papillomatose) bleibt bei der Warzenbildung eine fibroepitheliale Koordination aufrecht erhalten, die nach KÜHNERT u. ZIMMER „ihren Ausdruck in der nie gefährdeten Existenz der Basalmembran findet".

2. Verruca plantaris (Einschlußwarze)

Histologisch ähnelt die Plantarwarze der Verruca vulgaris. Sie liegt nur mehr im Niveau der Haut und besitzt ein viel dickeres Stratum corneum. Völlig analog strukturiert sind auch die Einschlußwarzen im Bereich der Hände (bevorzugt an der Palma, oft am Daumenballen), die ganz überwiegend isoliert auftreten. In der angloamerikanischen Literatur heißen sie auch „*Myrmecia-Typ-Warzen*". Außer der noch stärker ausgeprägten Hornschicht sind eine ausgedehnte Parakeratose und deutliche Papillomatose vorhanden. Insgesamt sind die proliferativen und degenerativen Veränderungen noch mehr ausgeprägt als bei der Verruca vulgaris. Oft ist die Zahl der geschwollenen vacuolisierten Zellen im oberen Stratum spinosum — vor allem bei noch jungen Plantarwarzen — recht groß. Entzündliche Erscheinungen im Corium sind meist gering vorhanden und können evtl. fast ganz fehlen.

Eosinophile plasmatische Einschlüsse (bizarre Granula wie besonders intensiv ausgeprägte Keratohyalingranula) finden sich bei Einschlußwarzen in außerordentlich großer Zahl (s. Abb. 34). Sie treten zuerst in den unteren Zellagen des Rete Malpighii relativ vereinzelt auf und sind dort etwa 1 bis 1,6 µm groß. In den oberen Reteschichten werden sie zahlreicher und liegen dann abundant unter dem Stratum corneum, dicht bei dicht. Hier haben sie einen mittleren Durchmesser von 3,2 µm. Sie sind mit Phloxin anfärbbar. Weitere Details siehe bei PULLAR u. COCHRANE (1957). Auch in den Zellkernen von Plantar- bzw. Einschlußwarzen können elektronenoptisch die runden, distinkten Elementarkörper des Warzenvirus beobachtet werden (s. Abb. 38), die sich nicht von denen der Verruca vulgaris unterscheiden.

3. Verruca plana juvenilis

Die flachen Warzen der Kinder und Jugendlichen sind kleine, kaum über die Oberfläche der Haut erhabene, meist weniger als 1 mm vorspringende, mäßig derbe, rundlich oder polygonal begrenzte hautfarbene, mitunter leicht rötliche, auch gelbstichige Papeln, die stets multipel auftreten und sicher infektiös sind. Auf Grund der vielfach gemachten Beobachtung, daß plane in vulgäre Warzen übergehen können (zumindest aber gleichzeitig bei ein- und demselben Patienten vorkommen), wird angenommen, daß beide Neubildungen durch identische oder sehr eng verwandte Erreger hervorgerufen werden.

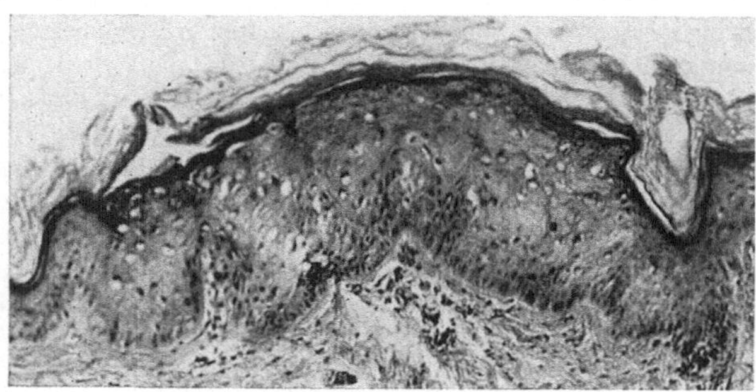

Abb. 31. Histologie von Verruca plana; verbreiterte Epidermis, geflechtartige ortho-Hyperkeratose, vacuolisierte Zellen im oberen und mittleren Stratum spinosum

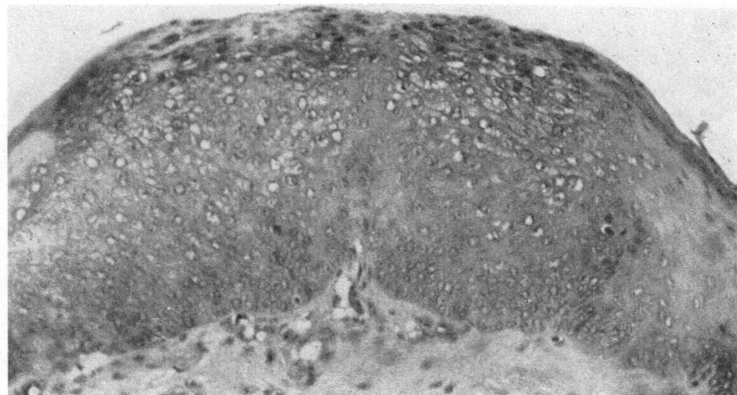

Abb. 32a. Histologie von planer Warze eines Patienten mit Verrucosis generalisata. Große Zahl vacuolisierter Zellen fast im ganzen Stratum spinosum

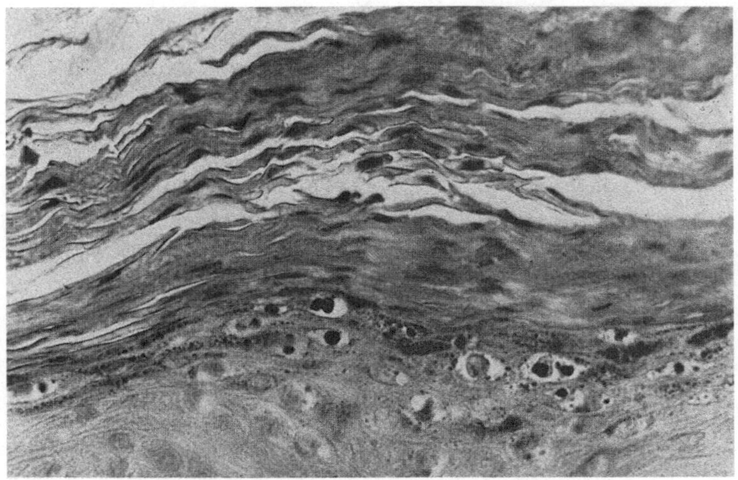

Abb. 32b. Wie Abb. 32a, andere Stelle von gleichem Patienten: Parakeratose, vacuolisierte Zellen im oberen Stratum spinosum mit basophilen Kerneinschlüssen

Histologisch zeigt die plane Warze eine an den Seiten unscharf begrenzte acanthotische Verdickung der Epidermis, die von einer unterschiedlich mächtigen, wabigen Hornschicht bedeckt wird (s. Abb. 31). Es findet sich keine Papillomatose wie bei der Verruca vulgaris. Die Reteleisten sind z.T. nur leicht verlängert, plump und stellenweise verbreitert. Im Bereich der verschmälerten Papillen ist das bindegewebige Corium ödematös aufgelockert. Entzündliche Infiltrate im oberen Corium fehlen meist. Gelegentlich können plane Warzen im Stratum basale beträchtliche Melaninmengen enthalten.

Das Stratum granulosum ist häufig stärker verbreitert, „nicht nur interpapillär, sondern auch suprapapillär, wenn auch hier nach Ausdehnung und Größe der einzelnen Keratohyalinkörner schwächer als dort" (GANS u. STEIGLEDER, 1957). Im oberen Stratum spinosum und im Stratum granulosum sind viele Zellen vacuo-

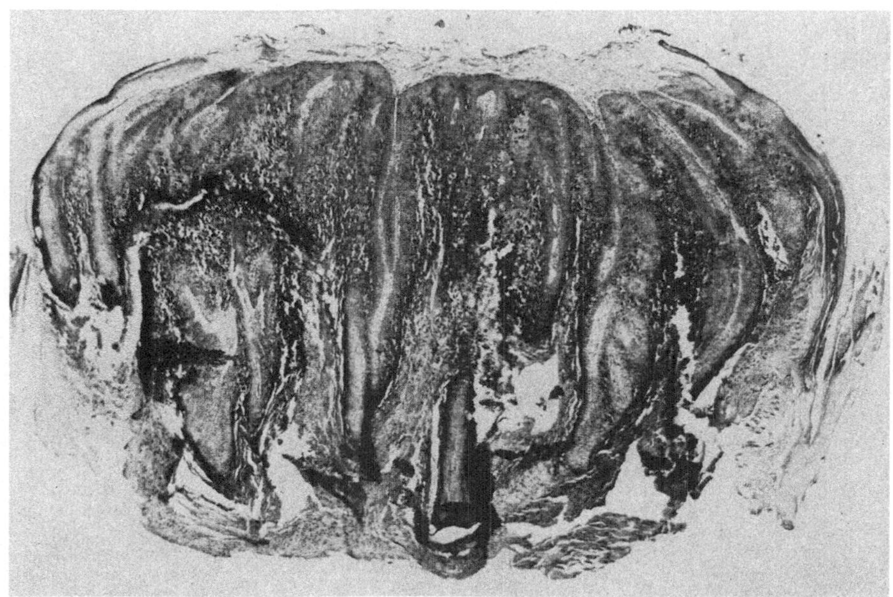

Abb. 33. Verruca vulgaris vom Einschlußtyp (Lupenübersicht), nach innen eingebogene
Reteleisten

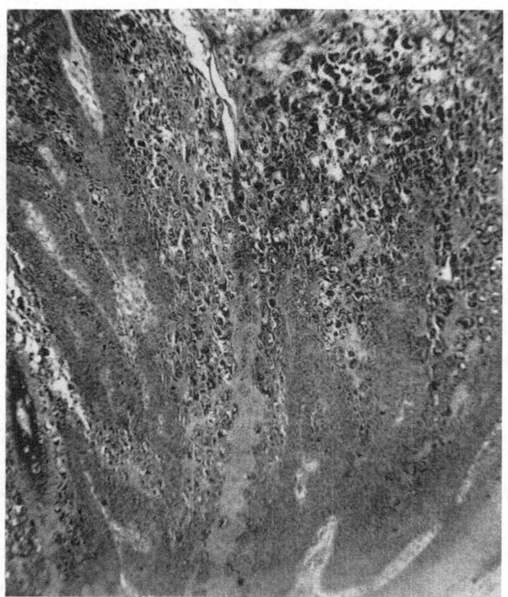

Abb. 34. Detailbild von Abb. 33: Papillomatose, verbreitertes Stratum granulosum mit z.T.
bizarren, grobscholligen Keratohyalingranula (eosinophile Einschlußmassen)

lisiert und beträchtlich vergrößert (s. Abb. 32). Die Zellkerne liegen oft in der
Mitte der vacuolisierten Zellen und werden pyknotisch. Daneben sind auch ge-
blähte Nuclei mit aufgelockerter Chromatinstruktur zu erkennen. Die Vacuoli-

sation ist in ihrer Gesamtheit durchweg stärker als bei der Verruca vulgaris ausgeprägt.

Eine Parakeratose fehlt in der Regel. Das Stratum corneum hat ein locker verfilztes, Korbgeflecht-ähnliches Aussehen, das histogenetisch gesehen durch die Vacuolisierung der Hornzellen (Aufsteigen der ballonierten Retezellen) bewirkt wird.

Elektronenoptisch können in Ultraschnitten planer Warzen die typischen, etwa 50 nm großen Viruselementarkörper nachgewiesen werden, die sich in Form und Lagerung (im Karyoplasma) nicht von denen der vulgären Warze unterscheiden.

4. Verrucosis generalisata (Epidermodysplasia verruciformis)

Dieses Krankheitsbild wurde erstmals 1922 von LEWANDOWSKY und LUTZ beschrieben. Der damals gewählte Terminus „Epidermodysplasia verruciformis" sollte drei Charakteristika der neuen Dermatose zum Ausdruck bringen: 1. Die makroskopisch und mikroskopisch sichtbaren Veränderungen dieser Dermatose sind auf die *Epidermis* beschränkt. 2. Das Wort „Dysplasie" soll die auf kongenitaler Anlageanomalie beruhende Fehlbildung des allein dafür in Frage kommenden äußeren Keimblattes, also den Charakter einer *Genodermatose*, zum Ausdruck bringen. 3. Das Adjektiv „*verruciformis*" soll die unbestreitbar große Ähnlichkeit des klinischen Bildes und gewisser anderer Umstände mit planen juvenilen Warzen andeuten. Doch eignet dem Krankheitsbild eine ausgesprochene *Polymorphie*. Nebeneinander kann man in den befallenen Hautarealen plane und vulgäre Warzen, „uncharakteristische" Virusacanthome und echte Epitheliome (Basaliome, Morbus Bowen, Spinaliome), aktinische Keratosen und seborrhoische Warzen beobachten. In der Pathogenese der Epitheliome dürfte das Licht eine wichtige Rolle spielen (Befall lichtexponierter Körperstellen). Das Virus scheint vor allem Bedeutung als auslösender Faktor zu haben, läßt sich jedoch nur in den histologisch gutartigen Läsionen (Warzen) nachweisen, nicht aber in den malignen Neubildungen (YABE u. Mitarb., 1969; JABLONSKA u. Mitarb., 1970). Da jedoch an der Virusätiologie der Krankheit heute allgemein (trotz der vorhandenen familiären Häufung und der vermuteten „besonderen Disposition" der Befallenen) nicht mehr gezweifelt wird, kommt die Bezeichnung „*Verrucosis generalisata*" mehr und mehr zum Tragen.

Das *histologische Bild* der Verrucosis generalisata gleicht sehr weitgehend dem der planen Warze: korbgeflechtartige Hyperkeratose, verbreitertes Stratum granulosum, herdförmige Verdickung der Epidermis, Acanthose, verbreiterte, wenig verlängerte Retezapfen, intaktes Stratum basale, kaum Veränderungen im Corium, vor allem aber im oberen Stratum spinosum und im Stratum granulosum aufgeblähte, vergrößerte, vacuolisierte Zellen und um die geschrumpften Kerne herum ein optisch heller Raum. Bei den meisten Läsionen ist jedoch die Zahl der vergrößerten ballonierten Zellen besonders groß und die Nuclei zeigen eine ausgesprochene Pyknose und Fragmentierung. Neben diesen „warzigen Gebilden" können einzelne oder mehrere Tumoren, „in situ-Carcinome" und aktinische Keratosen sowie Plantarwarzen und spitze Kondylome vorhanden sein, die dann aber die für diese charakteristischen histologischen Merkmale besitzen, d.h. einwandfrei als Basaliome, Spinaliome, seborrhoische Warzen (meist vom hyperkeratotischen Typ), Morbus BOWEN oder als sog. Keratosis senilis erkannt werden können. Möglicherweise sind immunologische Defekte am Zustandekommen der generalisierten Verrucosis beteiligt.

Vor allem in den großen vacuolisierten Zellen des Rete Malpighii und des Stratum granulosum können *elektronenoptisch* die intranucleär gelegenen Viruselemente nachgewiesen werden. Oft finden sie sich kristalloid aggregiert. Es bestehen mikromorphologisch keine Unterschiede gegenüber dem gewöhnlichen Warzenvirus. Alle Strukturdetails und auch die Anordnung der Elementarkörper in den Wirtszellen sind völlig analog beschaffen (s. Details bei JABLONSKA u. Mitarb., 1968; YABE u. Mitarb., 1969; JABLONSKA u. Mitarb., 1970 sowie bei SCHELLANDER und FRITSCH, 1970; autoradiographische Untersuchungen bei LANGNER u. Mitarb., 1968 und weitere Literatur bei NASEMANN, 1961, 1969).

5. Condyloma acuminatum

Die Condylomata acuminata sind durch Viren verursachte Fibroepitheliome und stellen möglicherweise nur eine terrainbedingte Abart der Verrucae vulgares dar. Es handelt sich um zugespitzte oder abgerundete, gezähnelte, hahnenkammförmige, auch himbeer- oder sogar blumenkohlartige Wucherungen mit reicher Verästelung und z.T. dünner Stielung oder Lappen- und Furchenbildung, die vor allem dort auftreten, wo durch besondere Umstände wie Maceration und Durchfeuchtung das Haften und ihre Entwicklung gefördert wird. Sie sitzen bevorzugt in der Anogenitalregion und können durch den Geschlechtsverkehr übertragen werden.

Histologisch zeigt das spitze Kondylom eine sehr stark ausgeprägte Epidermiswucherung in Form von mächtiger Acanthose und Hyperpapillomatose (s. Abb. 35). Der Papillarkörper läßt eine verzweigte Sprossung erkennen, die als Stütze für die

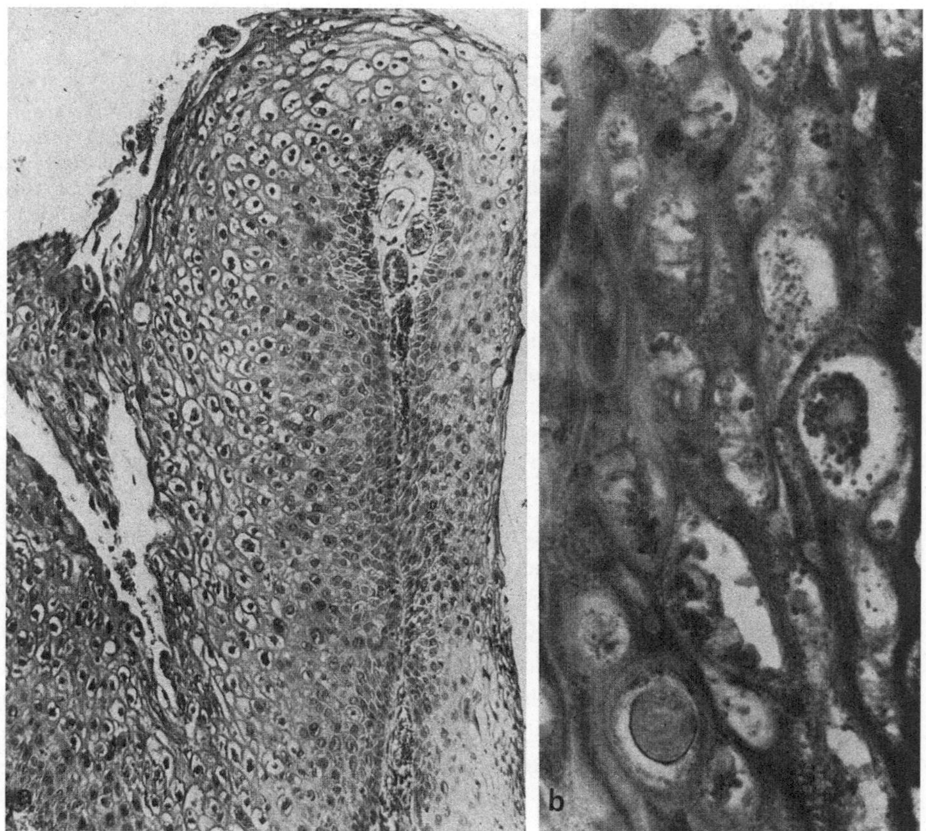

Abb. 35. (a) Histologische Übersicht von Condyloma acuminatum. Papillomatose und vacuolisierte Zellen im Stratum spinosum. (b) Basophiler Kerneinschluß, s. Pfeil.

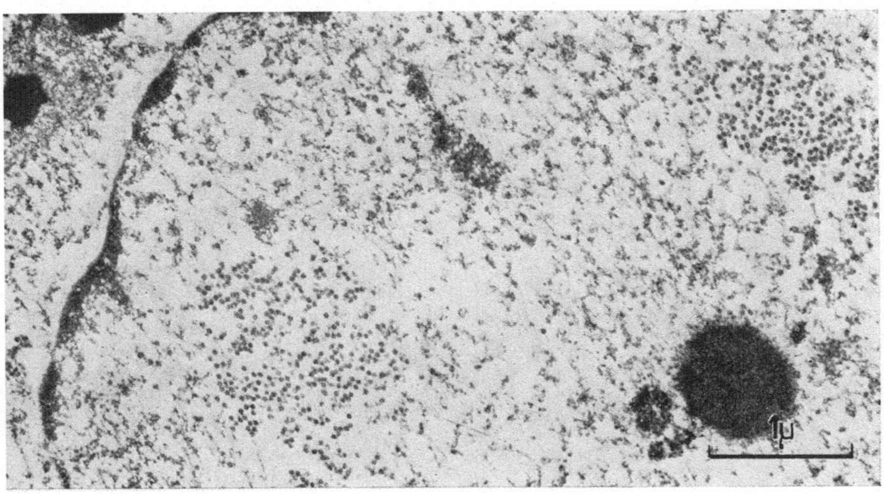

Abb. 36. Elektronenoptische Abbildung von Verruca vulgaris-Ultraschnitt. Viruselemente im Karyoplasma, rechts unten: Nucleolus

immer beträchtliche Hyperacanthose dient. Im Bereich der verzweigten Papillen findet sich ein chronisch-entzündliches Zellinfiltrat, das teils diffus, teils perivasculär angeordnet ist. Mitunter erfolgt Zellinvasion aus den Infiltratbereichen in die Epidermis, vor allem von Leukocyten. Im Bezirk der Papillen und des ganzen oberen Corium sieht man zahlreiche neugebildete, oft stark blutgefüllte Gefäße (Capillaren) mit breiten Lumina (z.T. kavernomähnlich) und dünnen Wänden. Nicht nur die Capillaren sind erweitert, sondern auch die Lymphspalten, in denen sich Fibrin in körniger oder fädiger Form und in wechselnd starkem Ausmaß befindet. Das obere Corium kann unterschiedlich stark ödematös durchtränkt sein.

Das verbreiterte Stratum spinosum mit seinen dicken breiten, zapfenförmig in die Tiefe wachsenden Reteleisten, die netzförmig miteinander verzweigt sein können, weist häufig (jedoch nicht immer, s. GRIMMER, 1970) Mitosen in größerer Zahl, stets aber einen regelmäßigen Aufbau und eine scharfe Grenze dem Corium gegenüber auf. Differentialdiagnostisch ist hierdurch immer eine gute Abgrenzung von Plattenepithelcarcinomen möglich. Gelegentlich kommt im Rete leichte Spongiose vor. Regelmäßig aber sieht man vor allem in den oberen Retelagen eine Vergrößerung der Spinalzellen mit Vacuolisierung (intracelluläres Ödem). Diese Zellen haben hyperchromatische oder ovale Kerne.

Das Stratum granulosum ist nur strichweise verbreitert. Die Hyperkeratose ist unterschiedlich stark ausgebildet (meist sehr gering, s. Abb. 35). Parakeratosebezirke kommen vor. Isolierte Dyskeratosen sind vor allem dort zu beobachten, wo die Epidermis leukocytär durchwandert wird. Die Hornschicht ist zudem meist vacuolig aufgelockert. Die Keratinlagen sind dort, wo die Papillome in feuchtem Milieu sitzen, im allgemeinen verdünnt, in trockenen Hautarealen hingegen oft verdickt.

Nach GANS u. STEIGLEDER (1957) können bei den Condylomata acuminata vier verschiedene Kernveränderungen unterschieden werden: „1. Der Kern stellt eine

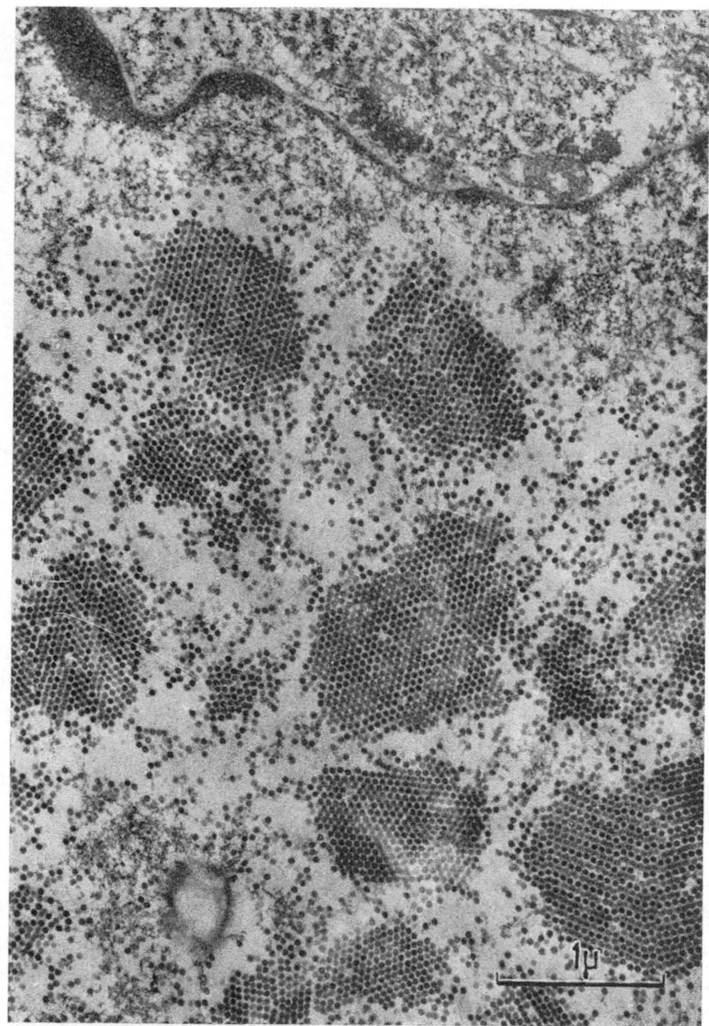

Abb. 37. Kristalloid aggregierte Warzenviren im Karyoplasma, Ultraschnitt

homogene glasige Masse dar. 2. Die rundliche oder elliptische Kerneinschluß-
masse ist deutlich von der sich anders färbenden Kernmembran zu unterscheiden.
3. Kondylomzellen, d. h. Zellen, bei denen die Kernoberfläche mehr oder minder
regelmäßig gefältelt, der Kern selbst häufig eigenartig homogen erstarrt, das
Protoplasma perinucleär vacuolisiert ist. 4. Zellen mit kompaktem Kern und
Kerneinschlüssen, die viel kleiner als die hellen Zellen der Nachbarschaft sind."
Die basophilen Kerninklusionen sind virushaltig. *Elektronenoptisch* verhalten sich
die Viruselementarkörper in Struktur und Anordnung im Kernplasma wie die der
anderen Warzenformen. Alle Warzenviren gehören also zu den Karyooikonten.

 Das destruierende Kondylom (Typ von BUSCHKE u. LÖWENSTEIN) ist, histopathologisch gesehen, noch kein Carcinom. Es wächst infiltrierend, zeigt sonst
aber keine morphologischen Abweichungen. Bei sehr langem Bestande und chro-

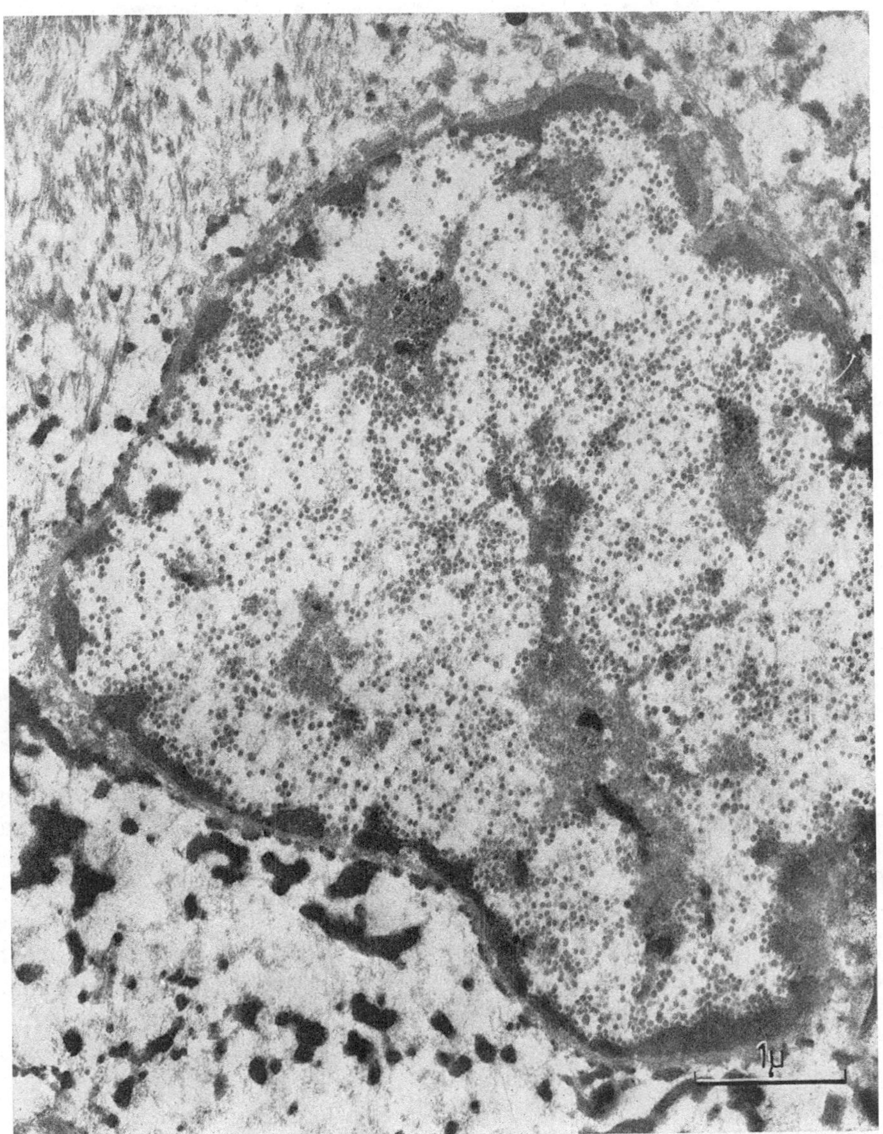

Abb. 38. Ultraschnitt von Plantarwarze. Zellkern mit diffus verteilten Viruselementarkörpern

nischer Irritation (massive Stromareaktion im Sinne einer chronischen sekundären Entzündung) kann es sich jedoch allmählich in ein verhornendes Plattenepithel-carcinom umwandeln. Histologisch sieht man dann neben völlig unverdächtigen Arealen (Papillomstrukturen wie oben beschrieben) Übergangszonen mit Einzel-zellverhornungen, atypischen Mitosen und Hornperlen und schließlich Zellver-bände mit zunehmender Entdifferenzierung, die die Diagnose eines Plattenepithel-carcinoms (Spinalioms) zulassen. Letzteres wächst dann eigenständig weiter und zeigt alle Eigenschaften echter Malignität.

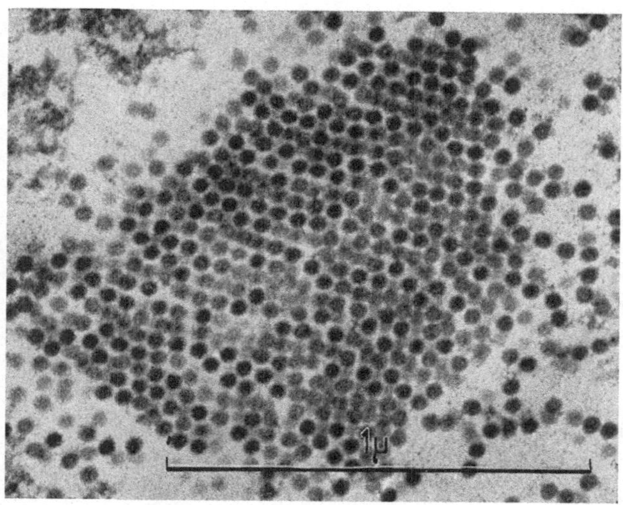

Abb. 39. Kristalloides Warzenvirusaggregat bei stärkerer Vergrößerung

Zusammenfassende Daten der Papillomgruppe

Zu den *Viruspapillomen* (Papova-Virusgruppe) gehören:

1. *Papillomviren* (Virus der Warzen und spitzen Kondylome, SHOPE-Virus u. a.).
2. *Polyoma-Viren.*
3. *Vacuolating virus of monkeys.*

Eigenschaften: Alle 3 Virusarten besitzen identische Kapsomeren-Arrangements der Elementarkörper, gleiche Größenausdehnung (46–52 nm), kommen bevorzugt im Zellkern vor und bilden Tumoren. Das Zentrum der Viruselemente (Core) enthält DNS.

Alle menschlichen Warzentypen sind erregerbedingte, reaktive geschwulstähnliche Neubildungen, die gutartig bleiben und überimpft werden können. Sie beruhen auf einer Hyperplasie der korialen Papillen und der Epidermis, kommen häufig vor, und zwar vor allem bei Kindern, Jugendlichen und Handarbeitern.

Das *histologische Bauprinzip*, das allen menschlichen Papillomen gemeinsam ist, besteht aus:

– Hyper- und Parakeratose (oft kegelförmige Anordnung der letzteren),
– Acanthopapillomatose und
– ballonierten Retezellen mit basophilen Kerneinschlußkörpern.

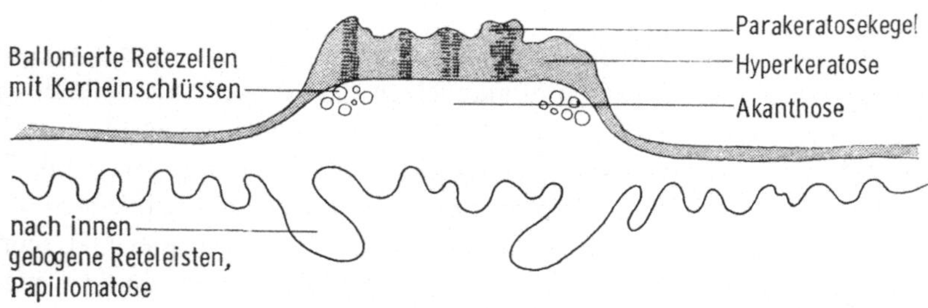

Schema des histologischen Bauprinzips der Verruca vulgaris

G. Gruppe der Infektionen durch Chlamydozoen

Chlamydozoen werden synonym auch Chlamydien, Bedsonien, Miyagawanellen, Cysticeten oder sog. „große Virusarten" genannt. Hinsichtlich ihrer Morphologie und Mikrobiologie stehen sie zwischen den echten organismischen Virusarten und den Bakterien. Die Chlamydozoen enthalten als genetische Substanzen sowohl RNS als auch DNS.

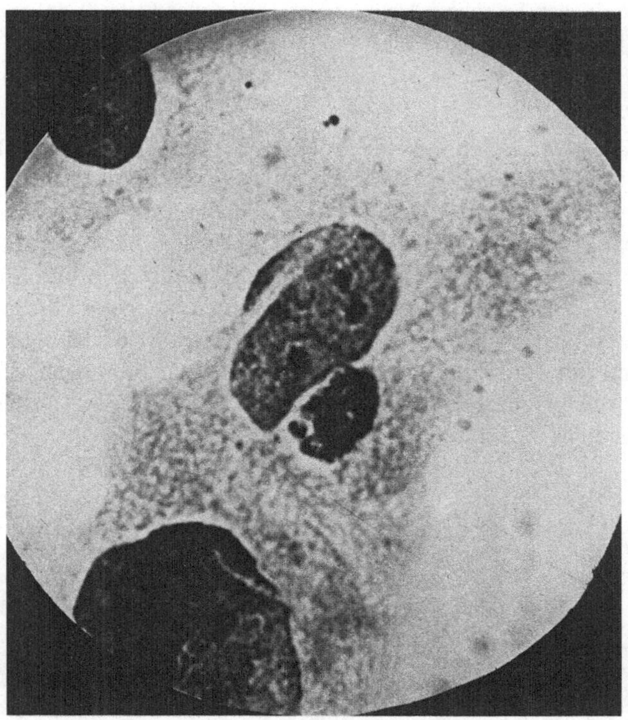

Abb. 40. Cornea-Gewebekultur vom Kaninchen, beimpft mit dem Lymphogranuloma inguinale-Erreger. Neben dem Zellkern liegt ein Aggregat von Erregern in Einschlußform im Cytoplasma

Cytologie: Alle Chlamydozoen können in den befallenen Wirtszellen die Bildung basophiler cytoplasmatischer Einschlußkörper induzieren (s. Abb. 40), deren Durchmesser mehrere µm betragen kann und die zuweilen fast das gesamte Zellplasma ausfüllen (NASEMANN, 1974).

Für die Dermatologie besitzen aus der Chlamydozoen-Gruppe nur das

— Lymphogranuloma inguinale,

— die Einschluß-Urethritis und

— die Katzenkratzkrankheit

Bedeutung. Nur sie werden daher abgehandelt.

1. Lymphogranuloma inguinale

Synonyma: Lymphogranuloma venereum, Lymphopathia venerea, klimatischer Bubo, Morbus Nicolas-Favre.

Definition: Der Erreger dieser Geschlechtskrankheit ist nicht auf toten Nährböden züchtbar, besitzt jedoch einen Reststoffwechsel und ist daher durch eine hochdosierte Antibioticatherapie zu beeinflussen. Sein Durchmesser beträgt 400–500 nm. Das Miyagawanella lymphogranulomatis kann in Ei- und Gewebekulturen gezüchtet werden. Die Inkubationszeit der Krankheit ist nicht streng normiert. Sie variiert zwischen 2 und 6 Wochen. Die Ansteckung erfolgt nahezu ausschließlich durch Geschlechtsverkehr. Einer Primärläsion folgen Lymphknotenschwellungen (Primärkomplex: Frühphase). Wird keine ausreichende Behandlung durchgeführt, schreitet die Infektion schleichend fort. In der Spätphase kann so der genito-anorektale Symptomenkomplex mit Elephantiasis, Fisteln, derben Infiltraten und Ulcerationen resultieren (NASEMANN und SAUERBREY, 1977).

Histologie:

a) *Frühphase.* Der Beginn dieser Infektionskrankheit wird durch eine Papel charakterisiert, die einen wenig typischen, zuweilen an Sporotrichose erinnernden Aufbau zeigt. Die Gewebsstrukturen zeigen ein lymphohistiocytäres Infiltrat im Corium mit meist zentraler Nekrose und einem nicht scharf begrenzten Wall aus Epitheloidzellen, der vor allem außen stark von Plasmazellen durchsetzt und umgeben wird. Das Granulationsgewebe nimmt seinen Ausgang von der Adventitia der kleinen cutanen Gefäße, die von mononucleären Zellelementen umschlossen sind. Es kommt zur Endothelschwellung und dann zur Obliteration der Lumina. Dies wiederum leitet zur Nekrobiose in den granulomatösen Herden über. Jetzt stellen sich reichlich Granulocyten ein (s. Abb. 41 und 42).

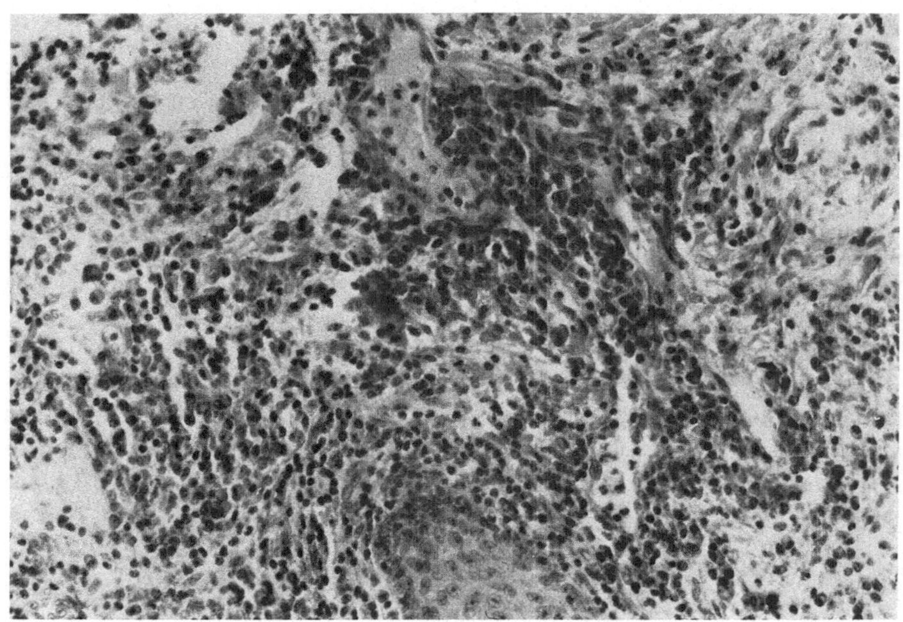

Abb. 41. Lymphogranuloma inguinale. Granulomatöses Infiltrat im Corium, das bis an die Epidermis reicht. Hyperämie und Endothelschwellung der Gefäße (Frühphase)

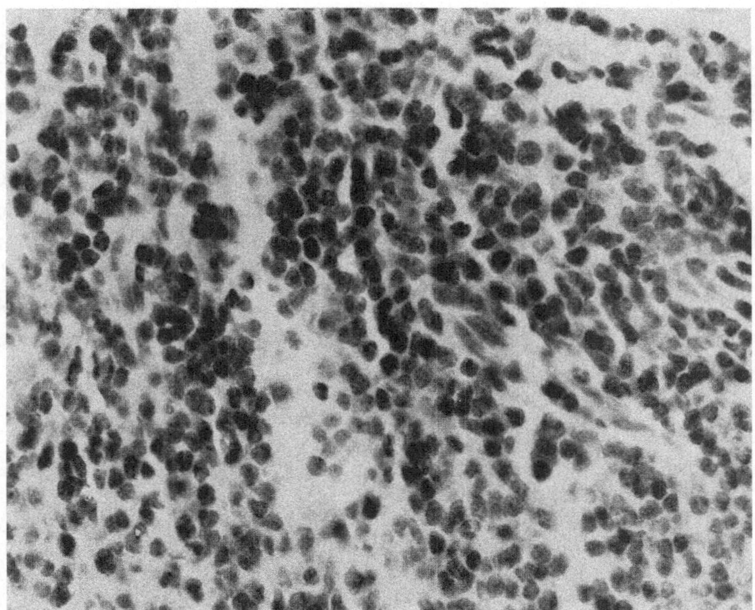

Abb. 42. Lymphogranuloma inguinale. Cutanes Granulationsgewebe mit Lymphocyten, Histiocyten, Granulocyten und Plasmazellen

b) *Spätphase*. Den Bubonen (Lymphadenitiden) und den genitoanorektalen Strikturen bzw. Infiltraten liegen gleichartige Veränderungen zugrunde. Die Lymphknoten bieten das Bild einer subakuten bis chronischen Lymphadenitis mit Periadenitis und sternförmigen Abscessen, die von einem entzündlichen tuberkuloiden Granulationsgewebe mit Plasma- und Fremdkörperriesenzellen umgeben werden. Die Abscedierung zeigt einen fein granulierten Detritus und Granulocyten (auch Eosinophile) mit Leukocytoklasie, vor allem kleine basophile, runde oder halbmondförmige Granula, die z.T. auch außerhalb der Abscesse zu sehen sind. Am Rande der Veränderungen finden sich zahlreiche Epitheloidzellen und auch Langhanssche Riesenzellen, Ödem und viele Plasmazellen. Später tritt vom Rand her Fibrose hinzu. Häufig trifft man Thrombolymphangitiden an (HERNANDEZ-PÉREZ, 1974). Nach jahrelangem Bestand kann es im Bereich der ödematisierten, entzündlich-infiltrierten und ulcerierten Areale zur Entwicklung eines Plattenepithelcarcinoms kommen.

2. Einschluß-Urethritis

Die Einschluß-Urethritis stellt eine meist milde verlaufende Erkrankung der männlichen Harnröhre dar; (bei der Frau: Einschluß-Cervicitis, die symptomlos verläuft oder zu unterschiedlich starkem Fluor vaginalis führt). Beim Mann wird in der Regel nur die Pars anterior der Urethra befallen. Die Urethritis verläuft chronisch oder intermittierend und heilt in der Regel nach einigen Monaten vollständig aus.

Cytologie: Histologische Untersuchungen bei dieser Infektionskrankheit liegen nicht vor, da nie Probeexcisionen aus der Urethra, sondern nur Ausstrichpräparate gemacht werden. Im Epithel der Cervix- oder Urethralschleimhaut entwickeln sich trachomähnliche Einschlußkörper innerhalb des Cytoplasmas, die basophil sind und deren Bildung durch den Befall mit dem Chlamydozoon oculogenitale ausgelöst wird; (daher auch die Bezeichnung Paratrachom). Die Einschlüsse gleichen denen beim Lymphogranuloma inguinale (s. Abb. 40). Zwischen Einschluß und Kernmembran liegt ein schmaler, heller Zwischenraum. Nach weiterem Wachstum kann der Einschlußkörper nahezu das ganze Cytoplasma ausfüllen und den Nucleus exzentrisch an den Zellrand verdrängen. In seinem Innern liegen dann dicht-an-dicht „kolonieförmig" zahlreiche Elementarkörper. Die Matrix der Inklusion färbt sich nach Giemsa blau an, ist gramnegativ und wird nach Anfärben mit verdünnter Jodlösung intensiv rotbraun tingiert (Gehalt an Polysacchariden).

3. Katzenkratzkrankheit

Synonyma: Benigne Viruslymphoretikulose, Felinose, cat scratch disease, Lymphoréticulose bénigne d'inoculation, Maladie des griffes de chat.

Definition: Es handelt sich bei dieser Infektion um eine wahrscheinlich durch Chlamydozoen ausgelöste Lymphdrüsenerkrankung mit akutem bis subakutem Verlauf, die mit oder ohne Einschmelzung der befallenen Lymphknoten spontan abzuheilen pflegt. In typischen Fällen findet sich zunächst eine oft recht unscheinbare Primärläsion, und anschließend entwickelt sich eine uni- oder polylokuläre Lymphadenitis des Einzugsgebietes.

Histologie: Das mikroskopische Bild der Katzenkratzkrankheit gleicht fast gänzlich dem des Lymphogranuloma inguinale und cum grano salis auch dem der Sporotrichose. Makroskopisch ist diese Infektion charakterisiert durch eine oder mehrere mit Krusten bedeckte Papeln und regionale Lymphadenitiden. Primärläsionen und die beteiligten Lymphknoten zeigen zentrale, sternförmige Absceßbildungen, umhüllt von einer Zone aus Histiocyten und Epitheloidzellen. Ganz außen findet sich eine unterschiedlich breite Schicht aus Lymphocyten. Die Gesamtstruktur erinnert an ein tuberkuloides Lymphom mit Riesenzellen und zentraler Einschmelzung. Die ersten Veränderungen in den Lymphknoten lassen sich am besten als unspezifische retikuläre Reaktion auffassen. Es kommt zu herdförmigen Wucherungen der Reticulumzellen und zu plasmacellulären Aggregationen. Ganz zu Beginn zeigt die Primärläsion nur eine unspezifische Entzündung der Haut, die in den tieferen Coriumschichten mit perivasculären Infiltraten aus Lymphocyten und Plasmazellen einhergeht. Später entwickeln sich dann die tuberkuloiden Strukturen.

In den geschwollenen, geblähten Reticulumzellen können des öfteren aus intranucleären (spezifischen?), vor allem basophile cytoplasmatische Einschlußkörper sowie in Gruppen angeordnete, basophile Granula unterschiedlicher Größe (bis zu einem Durchmesser von 1 μm) beobachtet werden, die denen beim Lymphogranuloma inguinale ähnlich sind.

Zusammenfassende Daten der Chlamydozoen-Gruppe

Erreger: Bedsonien mit Durchmessern von 400–500 nm, die DNS und RNS enthalten, einen Reststoffwechsel besitzen, nicht auf Nährböden, wohl aber in Ei- und Gewebekulturen gezüchtet werden können. Die Inkubationszeit der Infektionen ist nicht streng normiert.

Cytologie: Entwicklung basophiler, großer cytoplasmatischer Einschlußkörper, die gramnegativ sind und Polysaccharide enthalten (Rotbraunfärbung mit Jodlösung).

Primärläsion: Papeln oder kleine Erosionen bzw. miliare Ulcera.

Serologie: KBR mit Antigenen aus der Chlamydozoengruppe (Trachom, Psittakose, Lymphogranuloma inguinale).

Reaktion mit homologen Antigenen stärker als mit heterologen.

Histologie: Herdförmig abszedierende Lymphadenitiden mit z.T. tuberkuloiden Strukturen und mit mehr oder weniger stark ausgeprägter Periadenitis.

Klinik: Primärläsion, Primärkomplex. Spätphase mit entzündlichen Infiltrationen, Ödem, Fibrose, Strikturen und Ulcerationen. Gelegentlich Übergang in Plattenepithelcarcinome.

Therapie: Wirksamkeit hoher Dosen breitspektraler Antibiotica (NASEMANN, 1974).

Literatur

Banfield, W. G., Bunting, H., Strauss, M. J., Melnick, J. L.: The morphology and development of molluscum contagiosum from electron micrographs of thin sections. Exp. Cell Res. 3, 373 (1952).

Bland, J. O. W., Robinow, C. F.: The inclusion bodies of vaccinia and their relationship to the elementary bodies studied in cultures of the rabbits cornea. J. Path. Bact. 48, 381 (1939).

Blank, H., Davis, CH., Collins, C.: Electron microscopy for the diagnosis of cutaneous viral infections. Brit. J. Derm. 83, 69 (1970).

Blank, H., Rake, G.: Viral and rickettsial diseases of the skin, eye and mucous membrans of man. Boston and Toronto: Little, Brown and Comp. 1955.

Biljon, P. J. van: Cutaneous nerves in herpes zoster. S. Afr. med. J. 32, 166 (1958).

Brehmer-Andersson, E.: Diagnostic importance of punch biopsy and cytologic examination in herpes zoster and herpes simplex. Acta derm-venereol. (Stockh.) 45, 262 (1965).

Büttner, D., Giese, H., Müller, G., Peters, D.: Die Feinstruktur reifer Elementarkörper des Ecthyma contagiosum und der Stomatitis papulosa. Arch. ges. Virusforsch. 14, 657 (1964).

Charles, A.: An electron microscope study of molluscum contagiosum. J. Hyg. (Lond.) 58, 45 (1960).

Cramer, H. J.: Histochemische Untersuchungen mit dem sauren Hämateintest nach Baker an normaler und pathologisch veränderter Haut. II. Molluscum contagiosum, Verruca vulgaris und Condyloma acuminatum. Arch. klin. exp. Derm. 218, 384 (1964).

Davis, CH., Musil, G.: Milkers nodule. A clinical and electron microscopic report. Arch. Derm. 101, 305 (1970).

Davis, CH., Musil, G., Trochet, J. A.: Electron microscopy for the rapid diagnosis of pseudocowpox and milkers nodule. Am. J. vet. Res. 31, 1497 (1970).

Downie, A. W.: The immunological relationship of the virus of spontaneous cow-pox to vaccinia virus. Brit. J. exp. Path. 20, 158 (1939).

Evins, St., Leavell, U. W. Jr., Phillips, I. A.: Intranuclear inclusions in milkers nodules. Arch. Derm. 103, 91 (1971).

Feyrter, F.: Zur Pathogenese des Zoster, der Varicellen und der herpetischen Erkrankungen. Öst. Z. Kinderheilk. 10, 43 (1954).

Gans, O.: Histologie der Hautkrankheiten, Bd. 2. Berlin: Spinger 1928.

Gans, O., Steigleder, G. K.: Histologie der Hautkrankheiten, 2. Aufl., Bd. 2. Berlin Göttingen-Heidelberg: Springer 1957.

Gartmann, H.: Leukämisch infiltriertes Aphthoid Pospischill-Feyrter mit id-Reaktion bei Erwachsenem mit chronischer lymphatischer Leukämie. Arch. klin. exp. Derm. 222, 365 (1965).

Gerstl, F.: Ein Beitrag zur Diagnostik und Morphologie des Erregers des ansteckenden Lippengrindes (Ecthyma contagiosum) der Gemse. Zbl. Bakt., I. Abt. Orig. **195**, 182 (1964).

Gins, H. A.: Mikroskopische Befunde bei experimenteller Maul- und Klauenseuche. Zbl. Bakt., I. Abt. Orig. **88**, 265 (1922).

Grimmer, H.: Histol. Bildbericht Nr. 232: Viruskrankheiten des äußeren weiblichen Genitale. 4. Condylomata acuminata und Verrucae vulgares. Z. Haut- u. Geschl.-Kr. **45**, 41 (1970).

Hasegawa, T., Fujiwara, E., Ametani, T., Tsuruhara, T.: Further electron microscopic observation of molluscum contagiosum virus. Arch. klin. exp. Derm. **235**, 319 (1969).

Henao, M., Freeman, R. G.: Inflammatory molluscum contagiosum. Arch. Derm. **90**, 479 (1964).

Hernandez-Pérez, E.: Histopatologia del linfogranuloma venereo. Dermatología (Méx.) **8**, 154–163 (1974)

Herzberg, K., Kleinschmidt, A. K., Lang, D., Reuss, K., Dahn, R.: Über die Struktur des Zoster-Virus und eine weitere Darstellungsmöglichkeit seiner Capsomeren. Zbl. Bakt., I. Abt. Orig. **189**, 1 (1963).

Hjorth, N., Kopp, H.: Hand-foot-mouth disease. Ugeskr. Laeg. **128**, 293 (1966).

Jablonska, S., Biczysko, W., Jakubowicz, K., Dabrowski, J.: On the viral etiology of epidermodysplasia verruciformis Lewandowsky-Lutz. Dermatologica (Basel) **137**, 113 (1968).

Jablonska, S., Biczysko, W., Jakubowicz, K., Dabrowski, J.: The ultrastructure of transitional states to Bowens disease and invasive Bowens carcinoma in epidermodysplasia verruciformis. Dermatologica (Basel) **140**, 186 (1970).

Jablonska, S., Biczysko, W., Langner, A., Jakubowicz, K., Dabrowski, J.: Studies on the etiology and pathogenisis of epidermodysplasia verruciformis Lewandowski-Lutz. Pol. Med. J. **9**, 491 (1970).

Kamahora, J., Sato, Y., Kato, S., Hagiwara, K.: Inclusion bodies of the vaccinia virus. Proc. Soc. exp. Biol. (N.Y.) **97**, 43 (1958).

Knocke, K.-W.: Elektronenmikroskopische Untersuchungen am Virus des Ecthyma contagiosum der Schafe. Zbl. Bakt., I. Abt. Orig. **185**, 304 (1962).

Koehler, H.: Zur Pathogenese des Herpes zoster bei Systemerkrankungen, insbesondere bei Mycosis fungoides. Hautarzt **19**, 16 (1968).

Kühnert, M., Zimmer, S.: Zytologische Studie an Zellen menschlicher Warzen. Jena Rundschau **1**, 30 (1969).

Langner, A., Jablonska, S., Darzynkiewicz, Z.: Autoradiographic study of DNA-synthesis by epidermal cells in epidermodysplasia verruciformis. Acta derm-venereol. (Stockh.) **48**, 501 (1968).

Leavell, U. W. Jr., Philips, I. A.: Milker's nodules. Arch. Derm. **111**, 1307–1311 (1975).

Lever, W. F., Schaumburg-Lever, Gundula: Histopathology of the Skin, 5th edit. Philadelphia-Toronto: J. B. Lippincott 1975.

Lipschütz, B.: Die Einschlußkrankheiten der Haut. In: Jadassohn, J., Handbuch der Haut- und Geschlechtskrankheiten, Bd. II. Berlin: Springer 1932.

Mahnke, P. F.: Zur Pathologie und Ätiologie der Melkerknoten. Ubl. allg. Path. path. Anat. **100**, 128 (1959).

Mehregan, A.: Molluscum contagiosum. A clinicopathologic study. Arch. Derm. **84**, 123 (1961).

Miller, G. D., Tindalll, J. P.: Hand-foot-and-mouth disease. J. Amer. med. Ass. **203**, 827 (1968).

Mühlberger, F.: Das histologische Bild des subepidermalen Kuhpocken-Impfinfiltrates beim Menschen. Z. Hyg. Infekt.-Kr. **140**, 219 (1954).

Müller, S. A., Winkelmann, R. K.: Cutaneous nerve changes in zoster. J. invest. Derm. **52**, 71 (1969).

Naib, Z. M., Nahmias, A. J., Josey, W. E., Kramer, J. H.: Genital herpetic infection. Association with cervical dysplasia and carcinoma. Cancer **23**, 940 (1969).

Nasemann, Th.: Licht- und elektronenoptische Untersuchungen zur Morphologie des Molluscum contagiosum-Virus und dessen Einschlußbildungen sowie Beiträge zur Klinik, Serologie, Histopathologie und Pathogenese des Molluscum contagiosum, Teil I–VI. Hautarzt **8**, 301, 352, 397, 443 (1957); **9**, 29, 113 (1958).

Nasemann, Th.: Die Viruskrankheiten der Haut. In: Handbuch der Haut- und Geschlechtskrankheiten, Ergänzungswerk von A. Marchionini, Bd. VI/2. Berlin-Göttingen-Heidelberg: Springer 1961.

Nasemann, Th.: Die Infektionen durch das Herpes simplex-Virus. Jena: VEB G. Fischer 1965.
Nasemann, Th.: Fortschritte dermatologischer Virusforschung und ihre Bedeutung für die Praxis. Praxis **55**, 1486 (1966).
Nasemann, Th.: Virusinfektionen der Mundschleimhaut und aphthöse Erkrankungen mit noch unbekannter Ätiologie. Münch. med. Wschr. **110**, 2559 (1968).
Nasemann, Th.: Klinik und Virologie der Warzen und spitzen Kondylome. Münch. med. Wschr. **111**, 47 (1969).
Nasemann, Th.: Viruskrankheiten der Haut, der Schleimhäute und des Genitales. Stuttgart: Georg Thieme 1974.
Nasemann, Th., Braun-Falco, O.: Kerneinschlüsse bei Melanomalignom und Zoster. Klin. Wschr. **46**, 534 (1968).
Nasemann, Th., Markowski, R., Jakubowicz, K.: Zur histologischen Differentialdiagnose der Pityriasis lichenoides et varioliformis acuta Mucha-Habermann. Hautarzt **17**, 395 (1966).
Nasemann, Th., Sauerbrey, W.: Lehrbuch der Hautkrankheiten und venerischen Infektionen, 2. Aufl. Berlin-Heidelberg-New York: Springer 1977.
Nasemann, Th., Stanka, P.: Darstellung der Einschlußkörper des Molluscum contagiosum durch Pepsin-Hydrolyse und anschließende Feulgen-Reaktion. Derm. Wschr. **1959**, 747.
Peters, D.: Morphology of resting vaccinia virus. Nature (Lond.) **178**, 1453 (1956).
Peters, D.: Morphologie menschen- und tierpathogener Viren. Zbl. Bakt., I. Abt. Orig. **176**, 259 (1959).
Peters, D., Andres, K. H., Nielsen, G.: Abschnitt: Virologische Untersuchungen. Dtsch. med. Wschr. **83**, 12 (1958).
Peters, D., Küper, H.: Die Nucleoidstruktur des Molluscum contagiosum-Virus während der Reifung. Arch. ges. Virusforsch. **31**, 137 (1970).
Peters, D., Müller, G., Büttner, D.: The fine structure of paravaccinia viruses. Virology **23**, 609 (1964).
Peters, D., Nasemann, Th.: Untersuchungen am Virus der Variola-Vaccine. Z. Tropenmed. Parasitol. **4**, 11 (1952).
Peters, D., Stoeckenius, W.: Elektronenoptische Untersuchungen über die Elementarkörperstruktur des Molluscum contagiosum-Virus. Z. Tropenmed. Parasit. **5**, 329 (1954).
Polano, M. K.: Over de histologie van de alastrim blaar in vergelijking met andere bij Virusziekten voorkomende blaaren. Arch. belges Derm. **13**, 321 (1957).
Pullar, P., Cochrane, Th.: The viral aetiology of verruca vulgaris. Scot. med. J. **1957**, 189.
Reczko, E.: Elektronenmikroskopische Untersuchungen am Virus der Stomatitis papulosa. Zbl. Bakt., I. Abt. Orig. **169**, 425 (1957). S
Schellander, F., Fritsch, P.: Epidermodysplasia verruciformis. Neue Aspekte zur Symptomatologie und Pathogenese. Dermatologica (Basel) **140**, 251 (1970).
Siegert, R.: Elektronenoptische Untersuchungen über die Kernveränderungen herpesinfizierter Zellen. Wien. Z. Nervenheilk. **18**, 159 (1960).
Söltz-Szöts, J.: Generalisierter Herpes simplex übergehend in das Bild des Erythema exsudativum multiforme (Herpetid). Z. Haut. u. Geschl.-Kr. **44**, 77 (1969).
Timmel, H.: Das Zell- und Gewebsbild der Verruca vulgaris. Morph. Jb. **111**, 385 (1967).
Tournier, P., Cathala, F., Bernhard, W.: Ultrastructure et développement intracellulaire du virus de la varicelle. Presse méd. **65**, 1229 (1957).
Wheeler, C. E., Cawley, E. P.: The microscopic appearance of ecthyma contagiosum (Orf) in sheep rabbits and man. Amer. J. Path. **32**, 535 (1956).
Wheeler, C. E., Cawley, E. P., Johnson, J. H.: Ecthyma contagiosum (Orf). Arch. Derm. **71**, 481 (1955).
Wheeler, C. E., Potter, M., Cawley, E. P.: Experimental ecthyma contagiosum (Orf). J. invest. Derm. **26**, 275 (1956).
Yabe, Y., Okamoto, T., Ohmori, S., Tanioku, K.: Virus particles in epidermodysplasia verruciformis with carcinoma. Dermatologica (Basel) **139**, 161 (1969).
Zur Hausen, H.: Persönliche Mitteilung (1977).

Pilzkrankheiten

Von O. MALE, Wien, Österreich

A. Einleitung

Im Gegensatz zu den nichtinfektiösen Prozessen, aber auch zu den meisten anderen Infektionskrankheiten der Haut, ermöglicht das histologische Studium bei den Dermatomykosen die Beurteilung einer Reihe von Sachverhalten, die einen besonders weitgehenden Einblick in den Pathomechanismus des Geschehens gewähren. Es sind dies die Eintrittspforte der Erreger, ihre Anzahl und Morphe, ihr Vermehrungs- und Ausbreitungsmodus sowie die Art der Gewebsaggression. Hinzu kommt, daß die mycetischen Formelemente auf Grund ihrer Größe die Durchführung enzymhisto- und cytochemischer Untersuchungen gestatten, die Aufschlüsse über verschiedene stoffwechselphysiologische Eigenschaften der Erreger vermitteln (z. B. keratino-, proteo-, lipolytische Fähigkeiten, Elastasebildung, Zellatmung, Energieumsatz u. ä.). Schließlich kommt den feingeweblichen Untersuchungen noch beträchtliche Bedeutung in diagnostischer Hinsicht zu: Sie ermöglichen auch in jenen Fällen die ätiologische Abklärung einer Affektion, in denen diese auf kulturellem Weg und/oder im Tierexperiment nicht gelang oder nicht versucht wurde.

B. Allgemeiner Teil

I. Histologische Darstellung von Pilzen

Im infizierten Gewebe kommen die Pilze mit den üblichen Färbeverfahren, insbesondere mit der H.E.-Färbung nicht oder nur ungenügend zur Darstellung, weshalb spezielle Techniken erforderlich sind. Von diesen sollen im folgenden die wichtigsten genannt werden. Aus Platzgründen ist nur bei einzelnen die Wiedergabe ihrer Durchführungsmethoden möglich; bei den übrigen sind diese den zitierten Originalarbeiten zu entnehmen.

Am meisten angewandt wird die Perjodsäure-Schiff-Färbung. Es gibt davon mehrere Modifikationen, von denen sich die nach KLIGMAN u. MESCON (1950), PILLSBURY u. KLIGMAN (1951 sowie GRIDLEY (1953) am besten bewährten.

Perjodsäure-Schiff-Färbung nach Gridley (1953)

Reagentien

Feulgens-Reagenz (nach COLEMAN): 1 g basisches Fuchsin in kochendem Wasser lösen, abkühlen und filtrieren, sodann mit 2 g $K_2S_2O_5$ und 10 ml 1n HCl versetzen. 24 Std bleichen lassen, 0,5 g Aktivkohle hinzufügen, etwa 1 min schütteln und anschließend durch Papier filtrieren. Das Filtrat muß farblos sein; es ist im Kühlschrank aufzubewahren.

Schwefelige Säure: 6 ml 10% $Na_2S_2O_5$ + 5 ml 1n HCl + 100 ml aqua dest.

Aldehyd-Fuchsinlösung: 1 g basisches Fuchsin + 200 ml 70% Äthylalkohol + 2 ml konz. HCl 3 Tage bei Raumtemperatur stehen lassen, bis die Lösung tiefblau wird. Im Kühlschrank aufbewahren. Vor Gebrauch auf Raumtemperatur bringen und filtrieren.

Metanilgelblösung: 0,25 Metanilgelb (Tropäolin) + 100 ml aqua dest. + 2 Tropfen Eisessig.

Besondere Fixationsmittel sind nicht erforderlich; neben Paraffin- sind auch Gefrierschnitte geeignet. Die ersteren müssen entparaffiniert werden (abgestufte Xylen-Alkoholreihe).

Ausführung:

1. 60 min in 4%iger Chromsäure oxydieren.
2. 5 min in fließendem Wasser waschen.
3. 15 min in Feulgens-Reagenz einbringen.
4. dreimal kurz in schwefeliger Säure spülen.
5. 15 min in fließendem Wasser waschen.
6. 15–30 min in Aldehyd-Fuchsinlösung färben.
7. Überschüssigen Farbstoff mit 95%igem Alkohol abspülen.
8. Mit Wasser waschen.
9. 1–3 min mit der Metanilgelblösung gegenfärben.
10. Nichtreduziertes Silber mit 2%igem Natriumthiosulfat entfernen.
11. Gegenfärben mit Kontrastfarbstoff; z.B. Kernechtrot oder Lichtgrün.
12. Entwässern, aufhellen, eindecken.

Ähnliche Bedeutung erlangte die Methenamin-Silbernitrat-Technik nach GOMORI; speziell in der Modifikation nach GROCOTT (1955). Sie ergibt außergewöhnlich farbkräftige, zum umgebenden Gewebe besonders stark kontrastierende Darstellungen der Pilze, von denen sie zudem fast sämtliche pathogenen Arten erfaßt. Allerdings ermöglicht sie keine ebenso gute Beurteilung der mycetischen Feinstrukturen und zellulären Reaktion wie die PAS-Färbung.

Methenamin-Silbernitrat-Technik nach Gomori (1955)

Reagentien

Methenamin-Silbernitrat:

a) Stammlösung: Mischen von 5 ml 5%iger Silbernitratlösung mit 100 ml 3%igem Hexamethylentetramin. Kurzes Schütteln löst den anfangs entstandenen weißlichen Niederschlag. Es entsteht eine klare farblose Lösung, die bei Kühlschranktemperatur mehrere Monate haltbar ist.

b) Gebrauchslösung: 2 ml 5%ige Boraxlösung + 25 ml aqua dest. + 25 ml Stammlösung.

Lichtgrün:

a) Stammlösung: 0,2 g Lichtgrün + 100 ml aqua dest. + 0,2 ml Eisessig.

b) Gebrauchslösung: 1 Teil Stammlösung + 5 Teile aqua dest.

Die Gewebsfixierung erfolgt am besten in Formalin. Es können Gefrier-, Celloidin- oder Paraffinschnitte Verwendung finden. Die letzteren müssen einleitend ebenfalls entparaffiniert werden.

Ausführung:

1. Mit 5%iger Chromsäure 1 Std bei Zimmertemperatur oxydieren.
2. Einige Minuten mit Leitungswasser abspülen.
3. In 1%igem Natriumbisulfit 1 min spülen.
4. 5 min in Leitungswasser waschen.
5. In aqua dest. spülen (3–4mal wechseln).
6. Färben in der auf 45 °C vorgewärmten „Silbernitratgebrauchslösung" durch 90–180 min. (Die Schnitte sollen leicht bräunliche Farbe annehmen; paraffinierte Pinzette benutzen).
7. 5 min in aqua dest. spülen (mehrmals wechseln).
8. In 0,1%iger Goldchloridlösung ($AuCl_3 \cdot HCl \cdot 3H_2O$) 2–5 min tönen.
9. Gründlich in destilliertem Wasser waschen.
10. Nichtreduziertes Silber mit 2%igem Natriumthiosulfat entfernen.
11. Gegenfärben mit Kontrastfarbstoff; z.B. Kernechtrot oder Lichtgrün.
12. Entwässern, aufhellen, eindecken.

Für die Darstellung der Schleimkapsel von Cryptococcus neoformans bewährte sich besonders gut die Färbung mit Alcian-, Astral- oder Toluidinblau sowie die Mucicarminfärbung nach MAYER (MALLORY, 1942), für den Nachweis von Actinomyces und Nocardiaarten die BROWN-BRENN-Färbung (1931).

In Tabelle 1 sind die bei den häufigsten Mykosen jeweils zweckmäßigsten Färbemethoden zusammengestellt.

Tabelle 1. Tinktorielles Verhalten der in Europa häufigsten Dermatomyceten bei Anwendung der gebräuchlichsten histologischen Färbemethoden

	Färbemethode			
	Hämatoxylin-Eosin	Gram	PAS	Methenamin-Silbernitrat
Dermatophyten	Ungefärbt bis schwachblau	z.T. zart bläulich	Kräftig rot bis rotviolett	Graphitschwarz
Candida Torulopsis Malassezia furfur	Schwach·blau z.T. deutliche Cytoplasma-strukturen	Bläulich-violett	Rot bis rotviolett	Schwarz, seltener schwärzlich-grau
Cryptococcus a) Zelle	Fallweise hell-blau	Fallweise bläu-lich	Rot	Schwarz
b) Kapsel	Zartblau	Zartbläulich	Rötlich bis rot	Grau
Sporothrix[a]	Farblos bis zartblau	Schwachblau bis blauviolett	Rot	Schwarz
Scopulariopsis, Aspergillus, Cephalosporium u. ähnl. Hyphomyceten a) Hyphen	Überwiegend zartblau	Überwiegend schwachbläulich	Überwiegend blaß, z.T. kräftig rot	Überwiegend schwarz, seltener schwarz-grau
b) Sporen	Meist bläulich	Meist bläulich-violett	Rötlich	Grau bis schwärzlich
Actinomyces Nocardia[b]	Bläulich	Blau	Rötlich bis rot	Überwiegend schwarz

[a] Überwiegend stellen sich nur die „Asteroid-Formen" dar.
[b] Häufig nach der Ziehl-Neelsen-Methode gut darstellbar.

Aus einer größeren Anzahl von Darstellungsmethoden, die sich für die Untersuchung spezieller Fragestellungen eignen, seien noch die Eisen-Aluminium-Pikrinsäure-Hämatoxilin-färbung (s. KIPKIE und HOWELL, 1951), die Silbercarbonatfärbung von MACKINNON und GURRI (1950), die kombinierte PAS-H. E. (besser Hämalaun-)-Lichtgrün-Färbung (s. BEEMER et al., 1970) sowie die selektiven Immunfluoreszenzmethoden (Zusammenstellungen bei BADER, 1965, SEELIGER und WERNER, 1967, RASKIN, 1974 sowie MALE et al., 1975) erwähnt.

Außerordentlich deutlich kommen mycetische Erreger auch bei Anwendung cytochemischer Methoden, z.B. beim Nachweis der alkalischen Phosphatase, Succinodehydrogenase, NADH-

Tetrazoliumreduktase, 5-Nucleotidase und unspezifischen Esterase, zur Darstellung (s. MALE und HOLUBAR, 1967). Für die bloße Sichtbarmachung der Keime ist dieser Weg im allgemeinen jedoch zu aufwendig.

II. Begriffsbestimmung, Einteilungsprinzipien und Nomenklatur

Einleitend ist es erforderlich, die im gegebenen Zusammenhang wichtigsten Begriffe und Gesichtspunkte kurz zu erörtern, da diesbezüglich verbreitet weitgehende Unklarheiten bestehen, ohne deren Klärung eine systematische, allgemeinverständliche Darstellung der Materie unmöglich wäre. An erster Stelle ist darauf hinzuweisen, daß das durch Jahrzehnte in der medizinischen Mykologie richtungsweisende „Gesetz von der Spezifität der Läsion", das etwa besagte „jedem Erreger seine Veränderung", in den meisten Fällen nicht nur nicht, sondern nachgerade mit umgekehrtem Vorzeichen zutrifft: Es können nämlich sowohl klinisch wie histologisch gleichartige Zustandsbilder durch verschiedene Myceten, als auch verschiedenartige Läsionen durch ein- und dieselbe Pilzspecies hervorgerufen werden. Demzufolge wäre eine Besprechung der Materie nach klinisch-nosologischen Gesichtspunkten in Hinblick auf die Vielzahl und Heterogenität der jeweiligen Erreger unübersichtlich und unsystematisch, während umgekehrt eine ätiotrop orientierte Betrachtungsweise die oftmalige Wiederholung bereits erörterter Sachverhalte erfordern würde. Deshalb erscheint es am zweckmäßigsten — was zwar ebenfalls nicht konsequent, aber didaktisch günstiger ist — folgendermaßen vorzugehen: Die übergeordnete Gliederung der Mykosen erfolgt entsprechend der Zugehörigkeit der jeweiligen Erreger zu den vier Gruppen *Dermatophyten, Sproßpilze, Schimmelpilze* und *Strahlenpilze* in *Dermatophytien, Sproßpilz-* (bzw. *Hefe-,* bzw. *Blasto-), Schimmelpilz-* und *Strahlenpilzmykosen.* Die weitere Unterteilung, bzw. die genauere Bezeichnung der einzelnen Zustandsbilder, wird unter Angabe der Erregerspecies nach dem von der Mykose (ausschließlich oder hauptsächlich) betroffenen Anteil des Integuments (Epidermis, Haar, Nagel) vorgenommen. (Näheres später.)

Die Gliederung der Myceten in Dermatophyten, Hefen, Schimmelpilze, Strahlenpilze ist botanisch-systematisch betrachtet zwar willkürlich, erwies sich aber in praktischer, speziell therapeutischer Hinsicht als die derzeit günstigste.

Ein weiterer Grund, der die Besprechung der Materie erschwert, ist der, daß die medizinisch-mykologische Nomenklatur zahlreiche, zu Mißverständnissen Anlaß gebende Ungenauigkeiten, ja sogar Widersprüche enthält. Als Beispiel sei hier nur die „Trichophytie" angeführt. Der Terminus kann sowohl im mykologischen Sinn (= Mykose durch Trichophytonarten), als auch im medizinischen Sinn (= Mykose des Haares) gemeint sein. Im ersteren Fall wird nichts darüber ausgesagt, welcher Anteil der Haut (Epidermis, Haar, Nagel) betroffen ist, im letzteren können die Veränderungen ebensogut wie durch Trichophyton- auch durch Mikrosporumarten oder sogar durch bestimmte Sproßpilze verursacht sein. (In welchem Sinn die Bezeichnung jeweils gemeint ist, geht bestenfalls aus dem Zusammenhang hervor, häufig ist dies aber auch nicht der Fall.) Hinzu kommt, daß die „Trichophytien" im mykologischen Sinn zu 95–99% nicht die Haare sondern die Epidermis betreffen, im medizinischen Sinn also „Epidermophytien" darstellen (Näheres bei MALE, 1966).

Um die Ungenauigkeiten der früher gebräuchlichen Nomenklatur zu umgehen, wird im vorliegenden Beitrag folgender Benennungsmodus angewandt:

a) Die *klinisch-nosologische Bezeichnung* einer Hautaffektion, die sich aufgrund des positiven Nativbefundes (KOH-Präparates) als pilzbedingt erwies, erfolgt zunächst in grob klassifizierender Weise durch Anfügung der Endung *-mykose* an den Wortstamm des jeweils von der Infektion betroffenen Anteiles des Integuments. Dies ergibt die Mykosegruppen *Epidermomykose, Trichomykose, Onychomykose* und *Paronychomykose.* (In gleicher Weise werden auch die nicht das Integument betreffenden Mykosen benannt: *Ophthalmo-, Oto-, Stomato-, Pneumomykose* u.s.w.) Die genauere Beschreibung der Krankheitserscheinungen wird unter Einbeziehung der Lokalisation nach klinischen Gesichtspunkten vorgenommen: superfiziell-profund, circinär-marginär, squamös-scutulös, vesiculös-pustulös, akut abszedierend-chronisch infiltrativ u.s.w. Nach Vorliegen des Kulturbefundes kann die Diagnose durch Angabe der Erregerspezies komplettiert werden, z.B. *Epidermomycosis glutäalis vesiculo-squamosa marginalis; Erreger T. rubrum* oder *Trichomycosis scutularis capillitii; Erreger T. mentagrophytes.*

b) Die *ätiologische Bezeichnung* der Mykosen wird durch Anfügung der Endung *-ose* an den Wortstamm der jeweiligen Erregergattung gebildet: *Aspergillose, Candidose, Cryptococcose, Histoplasmose, Sporotrichose, Trichophytose* u.s.w.

C. Spezieller Teil

I. Dermatophytosen

1. Epidermomykose (EM)

a) EM der lanugobehaarten Haut

Sie kommen am häufigsten in der Inguino-crural-glutäalregion (speziell bei Männern), seltener im Hals-Nackenbereich, sowie an Hand- und Fußrücken vor; am übrigen Körper sind sie selten. Makroskopisch bestehen sie in fingernagel- bis handflächengroßen, rundlichen manchmal konfluierten und dann polycyclisch oder landkartenartig konfigurierten, meist randbetonten, im Zentrum abblassenden erythematosquamösen Herden. An den Follikelostien finden sich überwiegend Hyperkeratosen. Bläschen treten nur selten und dann vor allem in der Peripherie der Herde auf.

b) EM der nichtbehaarten Haut

Häufigste Lokalisation sind die Fußsohlen und Zwischenzehenräume, seltener Handflächen und nur ausnahmsweise die Zwischenfingerräume. Klinisch wird zwischen squamös-hyperkeratotischen, erosiv-intertriginösen und vesiculösen Formen, die auch nebeneinander bestehen können, unterschieden. Bei der intertriginösen Form liegen häufig noch Bakterien und gelegentlich Sproßpilze als zusätzliche ätiologische Faktoren vor.

Erreger der dermatophytischen EM sind in Mitteleuropa derzeit in mehr als 99% der Fälle T. rubrum, T. mentagrophytes (meist dessen wollige Variante) und E. floccosum; andere Pilzarten finden sich extrem selten (GÖTZ, 1962). Eine gewisse Änderung dieses Spektrums erfolgt laufend — z.B. in letzter Zeit eine Häufigkeitszunahme von T. mentagrophytes und E. floccosum — vollzieht sich jedoch überaus langsam (BLASCHKE-HELLMESSEN und SEEBACHER, 1972). Innerhalb des angegebenen Erregerspektrums bestehen geringfügige Unterschiede in regionaler und professioneller Hinsicht (GÖTZ et al., 1965, VANBREUSEGHEM et al., 1965).

Aus dem klinischen Bild der EM lassen sich keine sicheren Rückschlüsse auf die Art des Erregers ziehen. Die durch T. interdigitale verursachten Veränderungen zeigen zwar eher etwas stärkere Entzündungserscheinungen, jedoch gilt dies nur mit Einschränkungen, da Art und Ausmaß der Veränderungen zum wesentlichen Teil auch durch die aufseiten des Patienten bestehenden besonderen Gegebenheiten bestimmt werden (ARIEVICH et al., 1970, ALTERAS u. COJOCARU, 1971).

Histologie: Das feingewebliche Bild ist bei allen klinischen Formen weitgehend gleichartig, so daß es gemeinsam besprochen werden kann. Die Gewebsveränderungen selbst sind unspezifisch und gleichen im ganzen jenen einer mehr oder weniger akuten exogenen Entzündung der Haut, also z.B. einer Dermatitis. Je nach Schweregrad, bzw. Stadium und/oder Dauer der Mykose finden sich folgende mehr oder weniger stark ausgeprägte Erscheinungen: Hyper-, Ortho- und Parakeratose, Auflockerung der Hornschicht, Ödem in Epithel und Corium, sowie — insbesondere bei den höhergradig inflammatorischen Formen — Spongiose und vereinzelt ein- oder mehrkammerige Bläschen. Im oberen und mittleren Drittel des Corium besteht ein bandförmiges, um die erweiterten Gefäße etwas verstärktes Infiltrat aus Lympho- und Leukocyten sowie histiocytären Elementen. Die Diagnose EM ergibt sich erst durch den Nachweis der mycetischen Elemente. Ihr Sitz

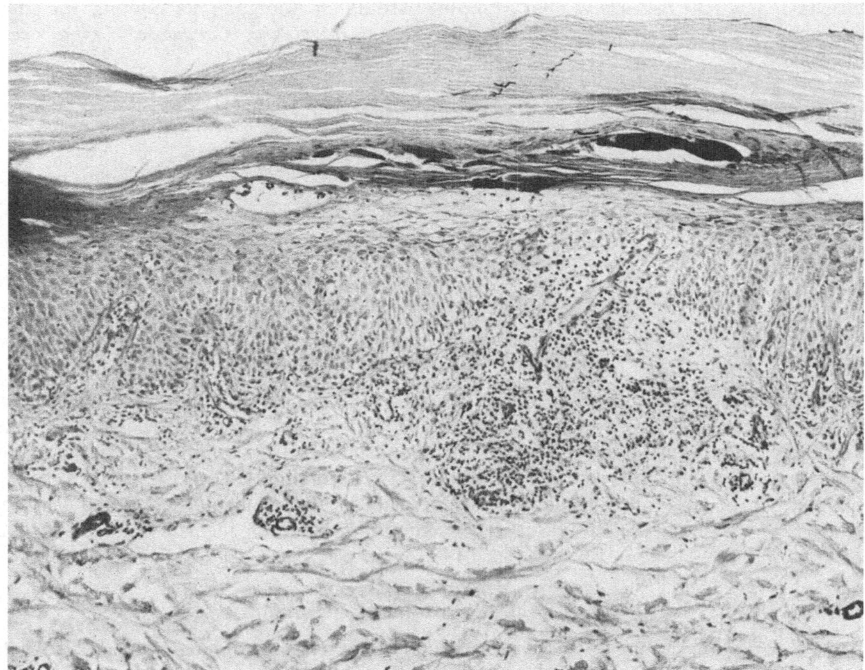

Abb. 1. *Epidermomycosis vesiculosquamosa pedis*, Erreger *T. rubrum*. Das Stratum corneum
zeigt Hyphen sowie Ansammlungen von Lymphflüssigkeit. Die übrigen Veränderungen bieten
das Bild einer subakuten Dermatitis mit Spongiose, intracellulärem Ödem, Exocytose, Angiitis
und perivasculären Infiltraten aus Lympho-, Histiocyten, Neutro- und Eosinophilen. (PAS × 93;
aus Graham, J. H., Barroso-Tobila, C., 1971, Fig. 46, S. 260)

sind die oberflächlichen Schichten des Stratum corneum, insbesondere der Bereich
der Follikelostien sowie die dort häufig bestehenden Hornpfröpfe (Abb. 1 und 2a).
In der Epidermis liegen sie als flußlaufartig gewundene, parallel zur Oberfläche
stark, gegen die Tiefe zu nur minimal verzweigte, in unregelmäßigen Abschnitten
septierte, schlauchartige Gebilde von 1–2 μ Durchmesser vor (Abb. 2b). In den
Haarbalgmündungen sowie im infundibulären Abschnitt des Peripilärspaltes (bis
wohin sie allerdings nur ausnahmsweise vordringen) ist die Septierung der Hyphen
enger, ferner sind sie häufig fragmentiert, wobei aus den Bruchstücken rechteckige,
polygonale oder runde „Arthrosporen" entstehen können. Im eigenen Material
wurden die hier als Erreger in Frage kommenden Dermatophyten ausschließlich
in den verhornten Hautschichten angetroffen; nach Götz (1962) können sie aber
auch – insbesondere bei sehr dünner Epidermis – bis in das Stratum Malpighii
vordringen. Ein noch weiteres Vordringen der Pilze, speziell ihr transepitheliales
Übertreten in das Corium, wie es in älteren Publikationen gelegentlich behauptet
wird, ist nach heutigem Wissen ausgeschlossen. Auch in jenen seltenen Fällen, in
denen die Pilze in der dem Stratum corneum entsprechenden peripilären Schicht
des Haarbalges („epitheliales Häutchen") bis in den Bereich des mittleren Corium
vordringen, kommt es nie zu einer Penetration des Haarbalgepithels. Ebenso wird
bei der „reinen" EM der Haarschaft nicht befallen.

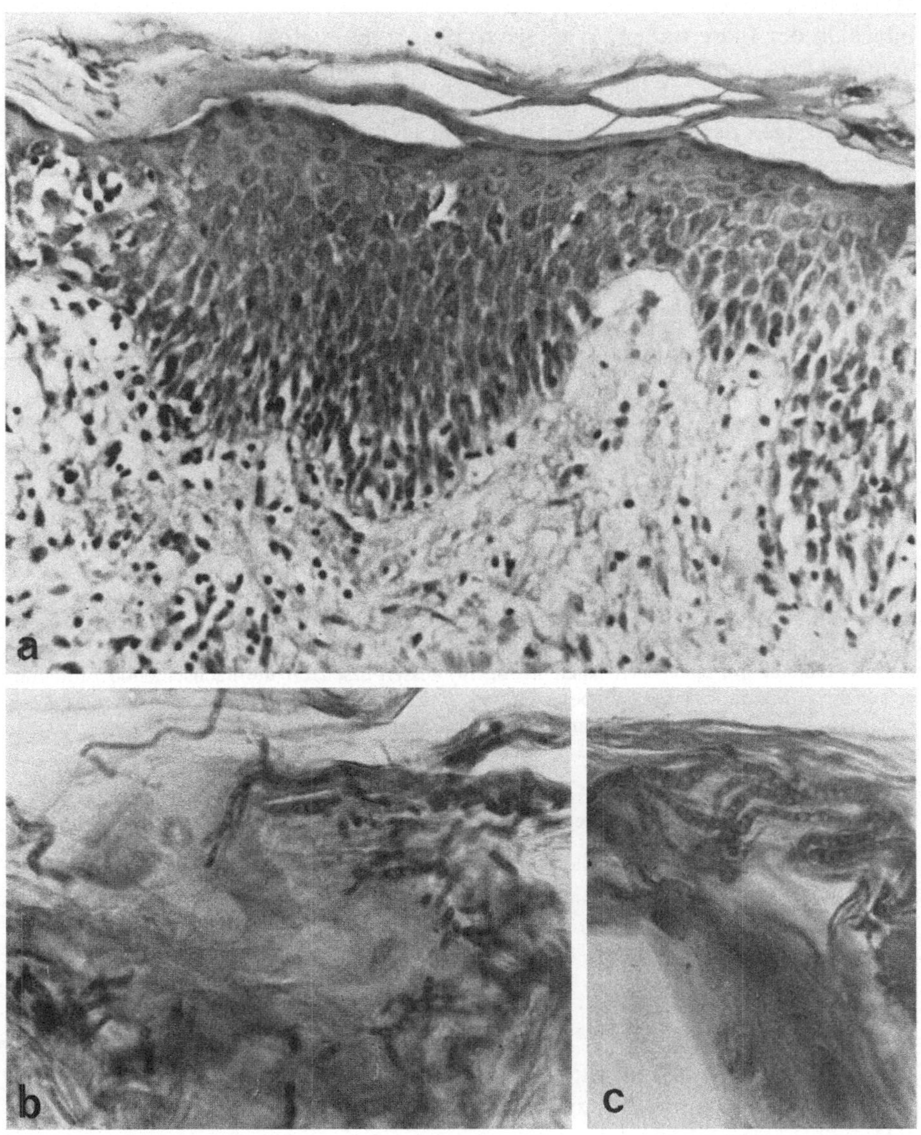

Abb. 2a–c

Abb. 2(a). Epidermomycosis manus squamopustulosa. Erreger T. mentagrophytes, var. granulosum. Hyperkeratose, fleckförmige Parakeratose, Spongiose, Exocytose, mäßige Acanthose, von Leukocyten erfüllter epithelialer Mikroabszeß. Im oberen Corium schütteres lympho-histiocytäres Infiltrat: PAS 240 × ; (b) und (c) Ausschnitte, 480 × ; dichte Geflechte von gewundenen, teilweise verzweigten, in kurzen Abständen segmentierten Hyphen, die im Bereich des Follikelostiums (c) massiert und gegen die Tiefe gerichtet sind

Vesikeln und Pusteln, die palmar und plantar relativ häufig sind, im Bereich der lanugobehaarten Haut jedoch fast ausnahmslos an Intertrigostellen vorkommen, haben durchwegs subcornealen Sitz. Sie werden bei sehr massiver Infektion angetroffen, wobei sich die Pilze stets in der Decke, hingegen nie innerhalb oder unterhalb der Blase finden. Wie GÖTZ (1960, 1962) betont, wird die Blasendecke niemals allein vom Stratum corneum gebildet; vielmehr enthält sie auch einzelne Zellen des Stratum granulosum, da die Trennung des Epithels im Bereich der obersten Lagen der Malpighi'schen Schicht erfolgt.

Insbesondere in der Inguinocruralregion (speziell bei Diabetikern) kann es im Bereich der dermatophytenbedingten EM zusätzlich zur Ansiedlung von Sproßpilzen (Candida- und Torulopsisarten) kommen. Klinisch zeigen derartige Affektionen stärkere Entzündungserscheinungen und zahlreiche Bläschen und Pusteln, gelegentlich entstehen ausgedehntere polycyclisch konfigurierte Erosionen. Auch histopathologisch besteht hier eine Überlagerung mit dem Bild der sproßpilzbedingten Gewebsveränderungen (bezüglich der letzteren siehe entsprechendes Kapitel).

2. Trichomykose (TM)

Bei der TM existieren mehrere in Symptomatik und Verlauf sehr unterschiedliche Formen, die von geringfügigen, makroskopisch kaum wahrnehmbaren Erscheinungen bis zu schweren fieberhaften, den Allgemeinzustand beeinträchtigenden Veränderungen reichen. Ihre Einteilung in der herkömmlichen Weise in Favus, Mikrosporie, Kerion usw. ist insuffizient, da diese Zustandsbilder überwiegend nicht exakt abgrenzbar sind und auch nur zum Teil echte Eigenständigkeit besitzen. Darüber hinaus basieren sie auch nicht auf einheitlichen Kriterien, was ihre systematische Darstellung erschwert. Nach heutigem Wissen erscheint die nachstehende Einteilung der TM am zweckmäßigsten. (Zum besseren Verständnis werden die eingebürgerten alten Mykosenamen jeweils in Klammer angeführt, jedoch decken sie sich nicht immer zur Gänze mit den heute üblichen Bezeichnungen).

a) Akute, hochgradig entzündliche TM

α) oberflächlicher, pustulös: *TM acuta superficialis* („oberflächliche Trichophytie", „Herpes tonsurans", „Folliculitis agminata");

β) tiefer, furunkuloid: TM acuta profunda („tiefe Trichophytie", „Sycosis", „Kerion Celsi").

b) Subakute, mäßig- bis mittelgradig entzündliche TM

α) mittelgradig entzündlich, stark exsudativ, skutulös: *TM scutularis* („Menschen-, Tier-, Mäuse-Favus"; zwischen den genannten „Favusarten" besteht kein prinzipieller Unterschied);

β) mäßiggradig-entzündlich, diffus-flächenhaft, trocken schuppend; *TM diffusa capillitii* („Microsporie", „Tinea microsporica"; KLIGMAN, 1955: „Non inflammatory tinea capitis due to M. audouinii"). Die Bezeichnung „kindliche Mikrosporie" ist nicht sinnvoll, da das Zustandsbild auch beim Erwachsenen auftreten kann (KLIGMAN, 1955; GÖTZ, 1962).

c) Chronisch-oligophlegmasische, nodös-granulomatöse TM

α) nur bei Frauen und nur an den Beinen vorkommend: *TM granulomatosa cruris* („follikuläre Trichophytie der Unterschenkel"; WILSON et. al., 1954; „Nodular granulomatous perifolliculitis of the legs");

β) nicht geschlechts- bzw. lokalisationsgebunden, jedoch überwiegend am Capillitium vorkommend: *TM granulomatosa capillitii* (aut alieno loco) („Granuloma trichophyticum Majocchi").

Welches Zustandsbild im einzelnen Fall entsteht, wird — im weitgehenden Gegensatz zur EM — in erster Linie durch die Art (Species, Stamm, Herkunft) des Erregers bestimmt: „animale" und „geophile" („tellurische", „edaphische") Pilze verursachen im allgemeinen die akuteren, höhergradig entzündlichen, tieferen, abszedierenden, „humane" Pilze hingegen eher die oligophlegmasischen, oberflächlicheren, zur Chronizität neigenden Zustandsbilder.

Fixe Regeln lassen sich jedoch auch hier nicht aufstellen, da der Charakter der Mykose in sehr wesentlichem Maß auch durch die aufseiten des Patienten bestehenden Verhältnisse beeinflußt wird. So ist etwa das ‚üblicherweise' nur superfizielle Affektionen verursachende T. rubrum lediglich bei Bestehen bestimmter konstitutioneller meist hormoneller Anomalien zum Befall tieferer Gewebsschichten imstande (wie etwa bei den chronisch oligophlegmasischen TM-Formen), weiters ruft das M. audouinii (M. canis?) ausschließlich am kindlichen Capillitium das oligophlegmasische Zustandsbild der „Mikrosporie" hervor; anderseits kann derselbe Erreger — sowohl beim Erwachsenen wie beim Kind — auch schwere, akut entzündliche Veränderungen verursachen. Die sog. Favuserreger wieder führen nur dann zur Ausbildung skutulöser Veränderungen, wenn entsprechende Lokalfaktoren vorliegen. In der Bartregion von Männern verursacht das T. granulosum fast stets besonders schwere Veränderungen, während es in der gleichen Lokalisation bei Frauen und Kindern meist nur minimale Erscheinungen hervorruft. Darüber hinaus ist auch die Art der Haare an sich von Bedeutung; Infektionen der Kopf- und Barthaare, sowie der Augenbrauen, Wimpern und Vibrissae verlaufen meist wesentlich schwerer als Mykosen der Lanugohaare. (Dies liegt offenbar daran, daß bei den ersteren der „freie peripiläre Spalt" — das ist die Strecke bis zum epithelialen Haarsäckchen — besonders weit in die Tiefe reicht. Ein weiterer Grund dürfte sein, daß bei den genannten Haaren der Regenerationscyclus wesentlich länger dauert). Die Axillar- und Genitalhaare wiederum sind überhaupt weitgehend resistent gegen Pilze.

Histogenese und Histologie: Eintrittspforte der Myceten ist im allgemeinen die Follikelmündung, von wo sich die Keime, wohl vor allem im Haarbalg und im Haar, daneben aber stets auch — je nach der Art des Erregers und der jeweiligen Gegebenheiten einmal mehr, einmal weniger — im Stratum corneum ausbreiten (BIRT u. WILT, 1954).

Zwar finden sich die Pilze in manchen Fällen auch in Serienschnitten nur innerhalb der Follikel, jedoch liegt dies daran, daß die hier als Erreger in Frage kommenden Myceten in erster Linie an die Haare adaptiert sind und deshalb in der Hornschicht ein nur äußerst spärliches Wachstum entwickeln. Die wenigen im Stratum disjunctum verlaufenden Hyphen werden zufolge ihrer oberflächlichen Lage — nicht zuletzt bei der der Biopsie vorausgehenden Reinigung und Desinfektion — abgeschilfert und entziehen sich dadurch meist dem histologischen Nachweis, wenn dieser nicht in entsprechender Weise durchgeführt wird. Vom Methodischen her bewährte sich in derartigen Fällen besonders die „Shave-Biopsie-Technik".

Die Ausbreitung der Infektion erfolgt bei der TM in der Weise, daß die im Stratum corneum zentrifugal weiterwachsenden Pilze die dem betroffenen Follikel benachbarten Haarbälge von der Mündung her infizieren. Im allgemeinen sind auch nach längerem Verlauf nur einzelne Follikel des Mykoseherdes betroffen, so daß oft mehrere Schnitte bzw. relativ große Gewebsproben erforderlich sind, um den histologischen Pilznachweis führen zu können. Ein Übergreifen des Prozesses auf tiefere Gewebsschichten kommt, wie noch näher ausgeführt werden soll, nicht vor.

Im feingeweblichen Bild unterscheiden sich die einzelnen TM-Formen in erster Linie durch den Schweregrad und erst in zweiter Linie durch die sonstige Symptomatik der Veränderungen. Die früher für bestimmte ätiologische bzw. nosologische Varianten als pathognomonisch angesehene Form und Größe der mycetischen Elemente (Arthro-, Megalo-, Mikrosporen usw.) sowie die Art des Haarbefalles

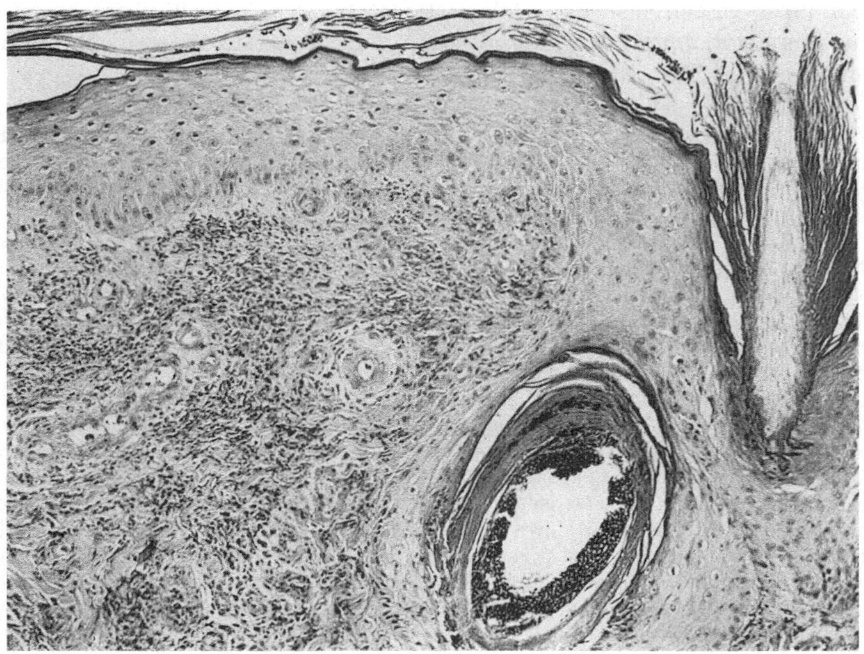

Abb. 3. *Trichomycosis superficialis corporis*, Erreger *T. rubrum.* Im Vordergrund stehen die Veränderungen der Folliculitis und Perifolliculitis. Die Haarbalgmündung enthält ein intaktes Haar, während es im angrenzenden Infundibulum, das von einem Keratinpropf ausgeweitet ist, fehlt. Der ehemalige Peripilärspalt ist von einem Mantel aus Arthrosporen ausgefüllt. Das perifollikuläre Stroma zeigt Inflammation, Fibrose und Proliferation der Capillarendothelien. (H. E. × 93; aus GRAHAM, J. H., BARROSO-TOBILA, C., 1971, Fig. 71, S. 277)

(ektotrich, endotrich) stellen nach heutigem Wissensstand keine Kriterien dar (BLANK u. TELNER, 1956; GÖTZ, 1962). Sie liefern lediglich in Ausnahmefällen — hauptsächlich bei der kindlichen Mikrosporie — gewisse Hinweise auf die Gruppenzugehörigkeit des Erregers.

Ad. a. α) *Die oberflächliche TM-Form* (Abb. 3 und 4) läuft hauptsächlich im Follikeltrichter und in den äußeren Abschnitten des Haarbalges ab; daneben ist aber auch das perifollikuläre Gewebe betroffen. Im Vordergrund des histologischen Bildes stehen die Veränderungen der akuten Entzündung: ausgeprägte Hyper- und Parakeratose; peripilär, aber auch in der angrenzenden Epidermis, subcorneale Pusteln; im Epithel des Follikels und der benachbarten Haut höhergradiges inter- und intracelluläres Ödem, sowie ein- oder mehrkammerige Mikroabscesse; Mitoserate erhöht; Verlängerung der Retezapfen, Gefäßerweiterung und Ödem sowie Infiltrat aus massenhaft Lympho- und Leukocyten, reichlich histiocytären Elementen, Epitheloid-, Plasma- und einzelnen Riesenzellen im oberen und mittleren Corium mit Konzentration um die mykotischen Haarbälge (JILLSON u. BUCK-LEY, 1952).

Die mycetischen Elemente treten in den oberflächlicheren Abschnitten des Follikels meist nur peripilär, und zwar überwiegend als längsverlaufende, evtl. sporulierende Hyphen auf. In das Haar dringen sie erst oberhalb der keratogenen

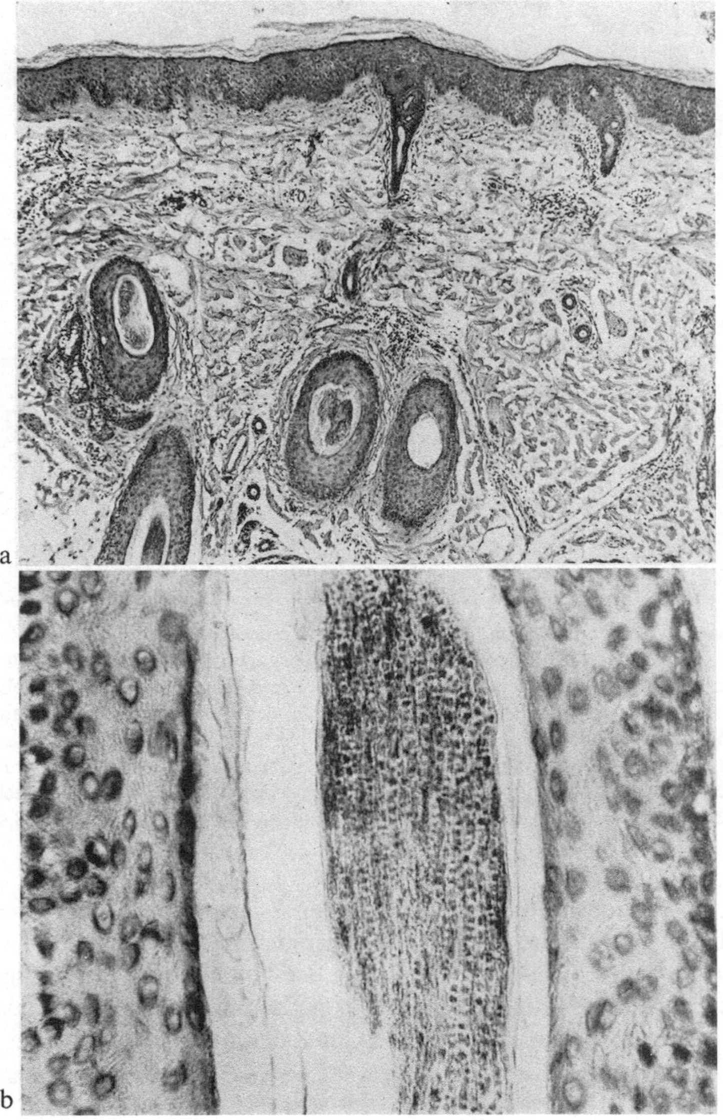

Abb. 4a u. b. *Trichomycosis capillitii* (Übergang von oberflächlicher zu tiefer Form), Erreger *T. tonsurans*. (a) Leichte epidermale Veränderungen; minimale Acanthose. Mehrere infizierte Haarfollikel im Anagenstadium; mäßige perifollikuläre Entzündung und Veränderungen der extracellulären intrafibrillären Grundsubstanz. Die Strukturen der ekkrinen Schweißdrüsen erscheinen unverändert; ein Anagenfollikel zeigt die Zapfen der zugehörigen Talgdrüse. (H. E. × 55); (b) Längsschnitt durch einen mykotischen Haarfollikel; längsgerichtete Arthrosporenketten; Haarkutikel intakt. Die innere Wurzelscheide erscheint, von leichter Kompression abgesehen, unbefallen. Das Epithel der äußeren Wurzelscheide ist bis auf eine Vacuolisierung der an die Basismembran angrenzenden Zellen normal (H. E. × 445; aus GRAHAM, J. H., BARROSA-TOBILA, C., 1971, Fig. 31, 32, S. 245)

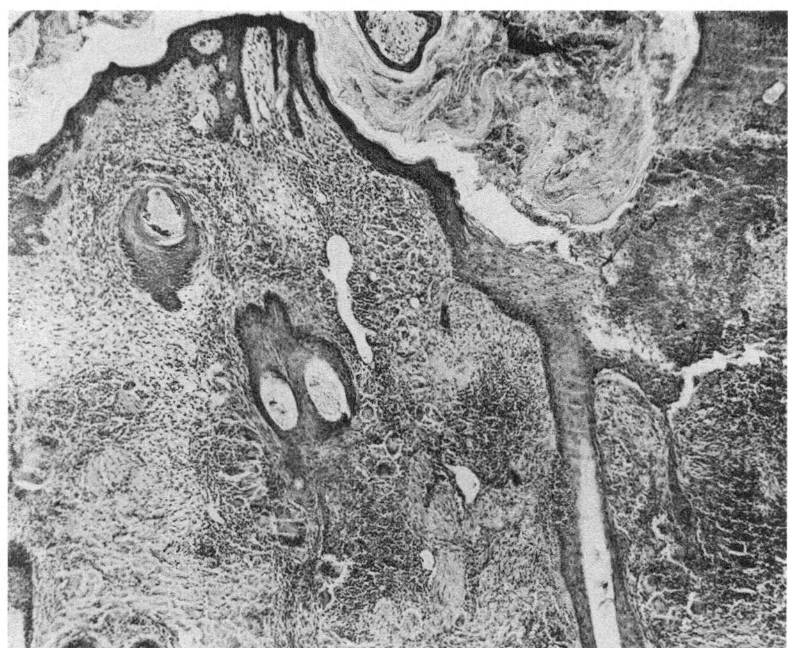

Abb. 5. *Trichomycosis profunda capillitii*, Erreger *T. mentagrophytes var. granulosum*. Ausgeprägte Hyper- und Parakeratose, oberflächliche Krustenauflagerungen, hyperkeratotischer Pfropf in der Follikelmündung, irreguläre Acanthose, atrophische Areale in der äußeren Wurzelscheide im Niveau des Akrotrichion. Von den sichtbaren Haarfollikeln ist der längsgetroffene an der Basis erodiert. Intensive granulomatöse Inflammation der Dermis: Mischzellinfiltrat, Fremdkörperriesenzellen, Fibrose, Capillarendothelproliferation, Weiterstellung der Gefäße, Extravasate aus Erythrocyten und interstitielles Ödem. Die mikroskopischen Erscheinungen entsprechen denen eines Kerions. (H. E. × 55; aus GRAHAM, J. H., BARROSA-TOBILA, C., 1971, Fig. 28, S. 241)

Zone ein, von wo aus sie dann allmählich den Scapus gänzlich durchsetzen und schließlich völlig zerstören. In das Haarbalgepithel dringen die Pilze nie ein. Die in schwereren Fällen erfolgende Zerstörung des Follikels und der dazugehörigen Talgdrüse geht auf die diffundierenden Toxine zurück. In der Nachbarschaft des mykotischen Areals erscheint häufig die Quote der Anagenhaare erhöht.

Erreger dieser TM-Form sind am häufigsten T. tonsurans, verrucosum, mentagrophytes, und violaceum sowie M. gypseum und canis. In seltenen Fällen wurden in klinisch weitgehend ähnlichen Veränderungen auch Candidaarten festgestellt (s. entsprechendes Kapitel).

Ad a. β) Die tiefe Form der akut entzündlichen TM unterscheidet sich von der oberflächlichen hauptsächlich graduell. Sie verläuft akuter und schwerer, was darauf zurückzuführen ist, daß die sie verursachenden Myceten eine noch ausgeprägtere Affinität zum Haar aufweisen, noch stärker keratinolytisch sind und auch wesentlich heftiger gewebsreizend wirken als die Erreger der letzteren. Das feingewebliche Bild wird von einer mächtigen Acanthose und Papillomatose beherrscht, die häufig das Ausmaß pseudoepitheliomatöser Wucherungen erreichen (Abb. 5). Weitere Veränderungen sind höhergradige Hyper- und Parakeratose, im Epithel ausgeprägtes inter- und intracelluläres Ödem sowie zahlreiche Abscesse; im Bereich des Papillarkörpers und im mittleren, perifollikulär auch im tieferen Corium öde-

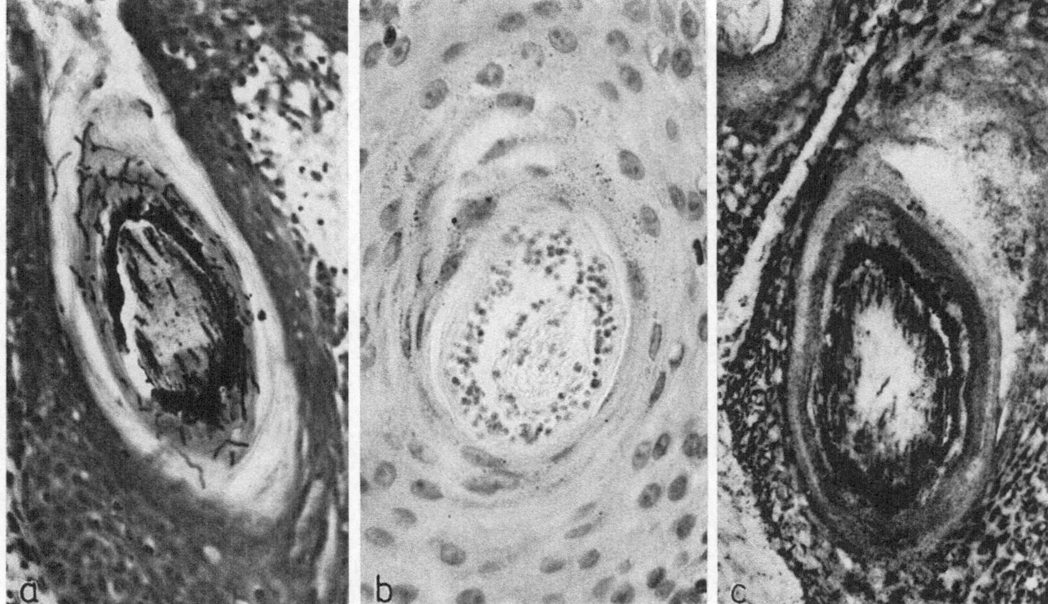

Abb. 6a–c. *Trichomycosis profunda capillitii*, Erreger: (a) *Microsporum canis*, PAS-Hämalaun × 240. Katagenhaar, dichte longitudinal und circulär verlaufende Mycelformationen im „epithelialen Häutchen"; im Bereich der weitgehend zerstörten Haarkutikeln sowie der Cortexzellen massenhaft Megalosporen und Hyphen; einzelne Arthrosporenketten auch innerhalb der Haarwurzel; Zellen der äußeren Wurzelscheide vacuolisiert, (b) *Microsporum gypseum*, H. E. × 320. Anagenhaar im infundibulären Abschnitt; Kutikeln und Cortex weitgehend zerstört, an ihrer Stelle massenhaft, im Haarinnern einzelne, longitudinal verlaufende Sporenketten, (c) *T. mentagrophytes var. asteroides*, Sichtbarmachung der mycetischen Strukturen durch Darstellung der Succinodehydrogenaseaktivität, × 240; innere Wurzelscheide und Haarkutikeln frei von Pilzelementen, übrige Erscheinungen wie in Abb. a

matöse Verquellung der Bindegewebsbündel, Rarefizierung der elastischen Fasern und dichte Infiltration mit Leuko- und Lymphocyten, sowie Plasma-, Epitheloid- und Fremdkörperriesenzellen. Die Follikel, von denen im Bereich des Mykoseherdes die meisten, bei längerer Dauer auch alle befallen zu sein pflegen, sind bis in ihre tiefsten Abschnitte affiziert. Sie sind meist sackförmig aufgetrieben, von massenhaft Pilzen, fallweise auch Bakterien sowie immigrierten Leukocyten erfüllt und in ihrer Wand von zahlreichen Mikroabscessen durchsetzt (Abb. 6). Im Bereich der letzteren kommt es häufig zur Ruptur des Haarbalges und zum Austritt von Pilzelementen in das perifollikuläre Gewebe (Abb. 7). Derartige Pilzelemente, die oft besonders groß sind (Selektionseffekt?), finden sich nur in der Nachbarschaft eben ruptierter, niemals aber im Bereich bereits völlig zerstörter Haarbälge; werden also offenbar ziemlich rasch phagocytiert. Gelegentlich lassen sie sich auch im Plasma von Riesenzellen antreffen. In besonders schweren Fällen sollen einzelne Pilzelemente bis in die regionalen Lymphdrüsen verschleppt werden können. Das in einigen Fällen mitgeteilte Eindringen von Dermatophyten in Blutgefäße (ARIEVICH et al., 1970; RUKAWISCHNIKOWA u. SCHEKLAKOW, 1970) bedarf noch der Bestätigung.

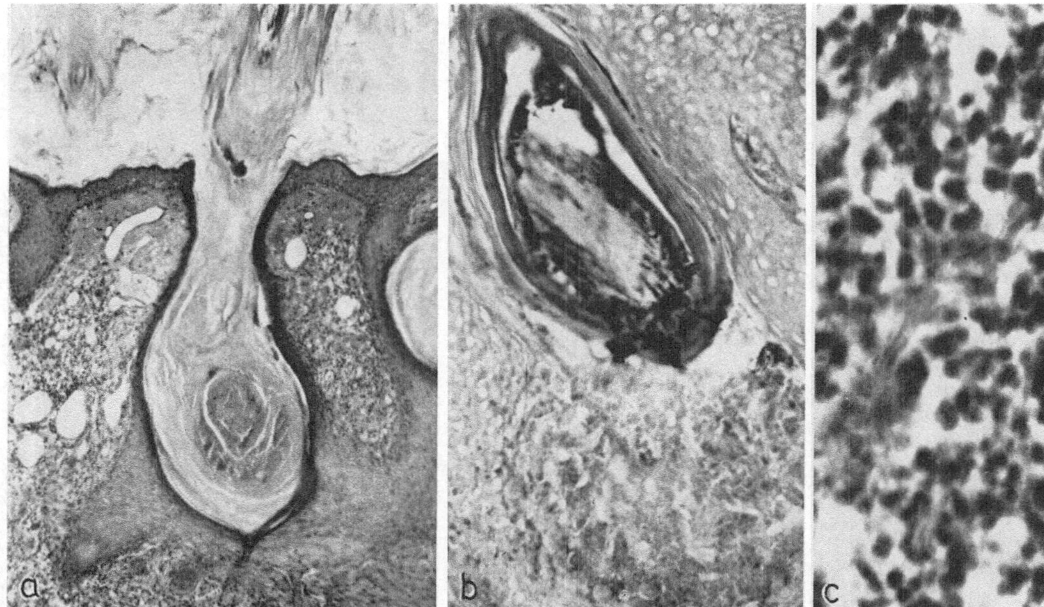

Abb. 7a–c. *Trichomycosis profunda barbae*, Erreger *T. verrucosum*. PAS-Hämalaun (a) × 80; Mächtige Hyperkeratosen im Bereich einer Follikelmündung, ausgeprägte pseudoepitheliomatöse Hypertrophie der Epidermis mit Spongiose und Exocytose; im Corium ein dichtes, bis in die Subcutis reichendes entzündliches Infiltrat; das Haar von überwiegend intrapilären Pilzelementen durchsetzt, (b) Schrägschnitt durch den Follikel oberhalb der keratogenen Zone, 240 × ; sackartige Ausweitung des Haarbalges durch einen peripilären Absceß; Haarwurzel, speziell im corticalen Anteil, weitgehend durch Pilze zerstört, (c) Perifolliculärer Absceß mit in Phagocytose begriffenen mycetischen Formelementen. (840 ×)

Erreger dieser TM-Form sind hauptsächlich „geophile" („zoophile", „animale") Trichophytenarten wie die gypsig-granulären Varianten von T. mentagrophytes (= vv. granulosum, asteroides, gypseum, persicolor, quinckeanum, erinacei) und T. verrucosum, seltener T. tonsurans und T. megninii sowie M. canis und M. gypseum.

Ad b. α) Bei der *skutulösen TM-Form* kommt es infolge verstärkter Epithelproliferation und Desquamation bei gleichzeitiger höhergradiger Exsudation zur Ausbildung mehr oder weniger ausgedehnter, häufig zentral eingedellter peripilär angeordneter gelblicher Schildchen (Scutula), bei denen es sich histologisch um von dichten Pilzkonvoluten durchsetzte Serokrusten handelt (Abb. 8). Die konkave Form kommt dadurch zustande, daß die Schildchen mit ihrem vom Haar durchbohrten unteren Pol im Follikeltrichter fixiert sind, während sich ihre Randpartie infolge der beim Trocknen auftretenden Schrumpfung von der Unterlage abhebt oder mechanisch abgelöst wird. Die Haare sind bei der skutulösen Form der TM zwar ebenfalls betroffen, jedoch kommt es hier erst später und auch in wesentlich geringerem Grad als bei den anderen TM-Formen zum intrapilären Eindringen der Pilze. Ebenfalls deutlich schwächer sind die perifollikulären Entzündungserscheinungen.

Erreger der skutulösen TM-Variante sind am häufigsten die gypsig-samtigen Varianten von T. mentagrophytes („T. quinckeanum") und T. schönleinii, in seltenen Fällen T. gallinae, tonsurans und verrucosum sowie M. gypseum.

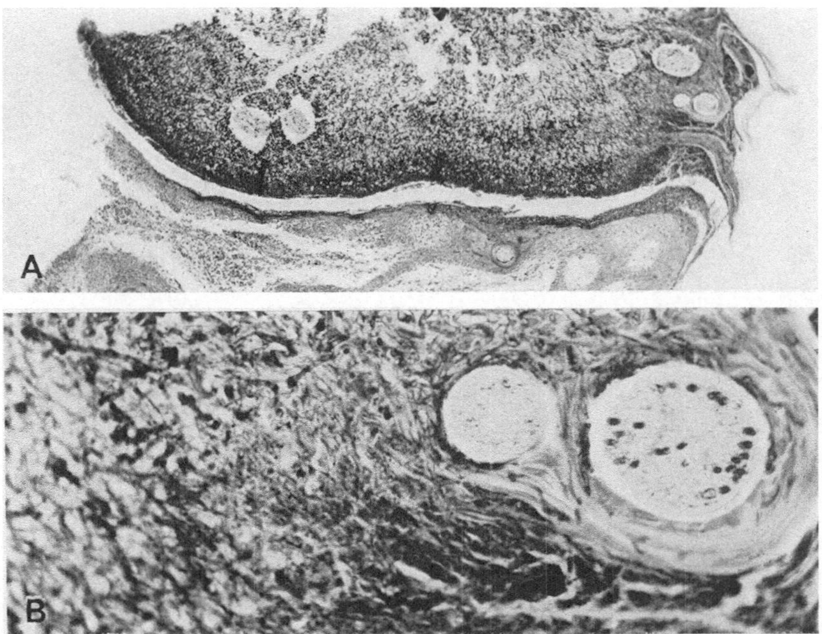

Abb. 8a u. b. *Trichomycosis scutularis capillitii*, Erreger *T. schönleinii*, (a) Übersichtsaufnahme; schüsselförmiges Scutulum aus dichten Konvoluten von Pilzelementen und inkrustierten Haaren. Parakeratose am rechten Rand, Atrophie der Epidermis an der Basis. Entzündungszellen und interstitielles Ödem im oberen Corium. (PAS× 40). (b) Ausschnitt, × 305; periphere Zone aus verflochtenen Hyphen und kleinen Arthrosporen. Reste von zwei im Scutulum eingeschlossenen Haaren, von denen das eine deutliche intrapiläre Pilzelemente zeigt. (Aus GRAHAM, J. H., BARROSO-TOBILA, C., 1971, Fig. 23, S. 235)

Der Umstand, daß das favöse Zustandsbild in seiner Symptomatik von der der anderen TM-Formen in wesentlicherem Maß abweicht, wird darauf zurückgeführt, daß die jeweiligen Erreger eine stärkere Affinität zum Keratin des Stratum corneum als zu jenem des Haares aufweisen und darüber hinaus eine stärkere Exsudation hervorrufen. Andererseits aber kann heute kein Zweifel daran bestehen, daß hierbei auch besondere individuelle Faktoren (seborrhoischer Habitus, ständiges Tragen einer Kopfbedeckung, z.B. Fez, Unterlassung der Reinigung usw.) eine wesentliche Rolle spielen.

Ad b. β) Die *subakute diffus-flächenhafte TM des Capillitium* manifestiert sich klinisch in feiner trockener Schuppung und diffusem Haarausfall. Im Bereich des mykotischen Areals sind schon von Beginn der Infektion an die meisten Follikel betroffen (BURGOON et al., 1960). Darüber hinaus erfolgt die Ausbreitung der Infektion wesentlich rascher als bei allen anderen TM-Formen.

Die *Histogenese* und *Histopathologie* dieser TM-Form sind − hauptsächlich durch die eingehenden Untersuchungen von KLIGMAN (1955) − besonders genau bekannt: Eintrittspforte der Myzeten ist, ebenso wie bei den anderen TM-Formen, in erster Linie das Follikelostium; im Gegensatz dazu breiten sich die Pilze hier jedoch nur in minimalem Grad im Stratum corneum aus, sondern legen sich hauptsächlich dem Haar an. Um den 6. Tag nach der Infektion dringen sie etwa in der Mitte des intrafollikulären Teiles des Scapus in den subkutikulären Spalt und in die äußeren Zellagen der Haarrinde ein, wo sie wurzelwärts weiterwachsen. In

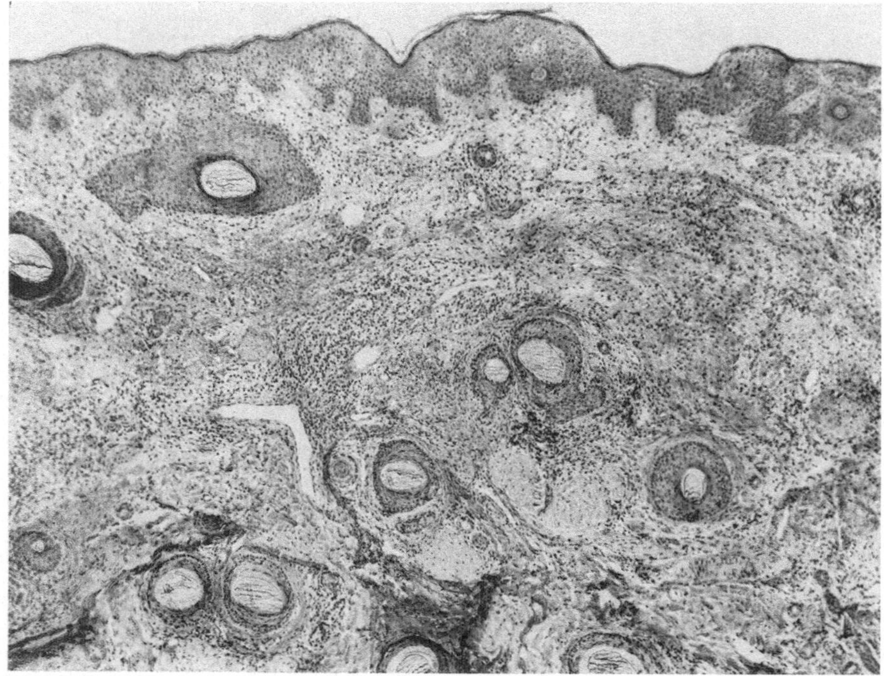

Abb. 9. *Trichomycosis capillitii,* Erreger *M. gypseum.* Leichte irreguläre Acanthose. Mehrere nichtinfizierte Anagenhaare im Transversalschnitt. Im perifollikulären Stroma herdförmige granulomatöse Inflammation, die durch ein mischzelliges Infiltrat, Fremdkörperriesenzellen, Fibrose, interstitielles Ödem, Weiterstellung der Gefäße und Extravasate aus roten Blutkörperchen charakterisiert ist. Schnitte aus dem angrenzenden Gewebe zeigen intensive granulomatöse Inflammation sowie intra- und peripilär mykotische Haare. (H. E. × 55, aus GRAHAM, J. H., BARROSO-TOBILA, C., 1971, Fig. 20, S. 232)

der Tiefe des Haarbalges penetriert ein Teil der Pilze in das Haarinnere, wo sich ein Gleichgewichtszustand zwischen den sich papillenwärts ausbreitenden Mycelien und dem nach außen wachsenden Haar ausbildet. An der keratogenen Zone sind die längsverlaufenden intrapilären Hyphen besonders zahlreich und dicht gelagert: „Adamson'sche Quaste". Die keratogene Zone ist ein beim kindlichen Haar etwa 0,5–0,7 mm breiter kernhaltiger Saum, der die Form eines umgekehrten „V" hat und den Übergang von der Haarmatrix zum ausdifferenzierten harten Keratin des Scapus bildet. Weiter in die Tiefe als bis zur genannten Schichte dringen die Pilze nicht vor; insbesondere erfolgt kein Befall des Haarbulbus. Statt dessen biegt ein Teil der intrapilären Hyphen im untersten Abschnitt des Follikels nach außen ab, zerfällt dort in regelmäßige Segmente, die sich abrunden und mit dem auswachsenden Haar als die bekannte, auch makroskopisch wahrnehmbare Scheide aus dichtgelagerten, auffallend kleinen „Ekto-Sporen" nach außen vorgeschoben werden. Zur Zerstörung der Haarwurzel kommt es nur ausnahmsweise und nur nach längerer Dauer des Prozesses. Ob dies durch die Toxinwirkung der Pilze oder durch eine bakterielle Superinfektion bedingt ist, läßt sich nicht mit Sicherheit entscheiden. Die Veränderungen im Corium entsprechen im wesentlichen jenen der anderen TM-Formen.

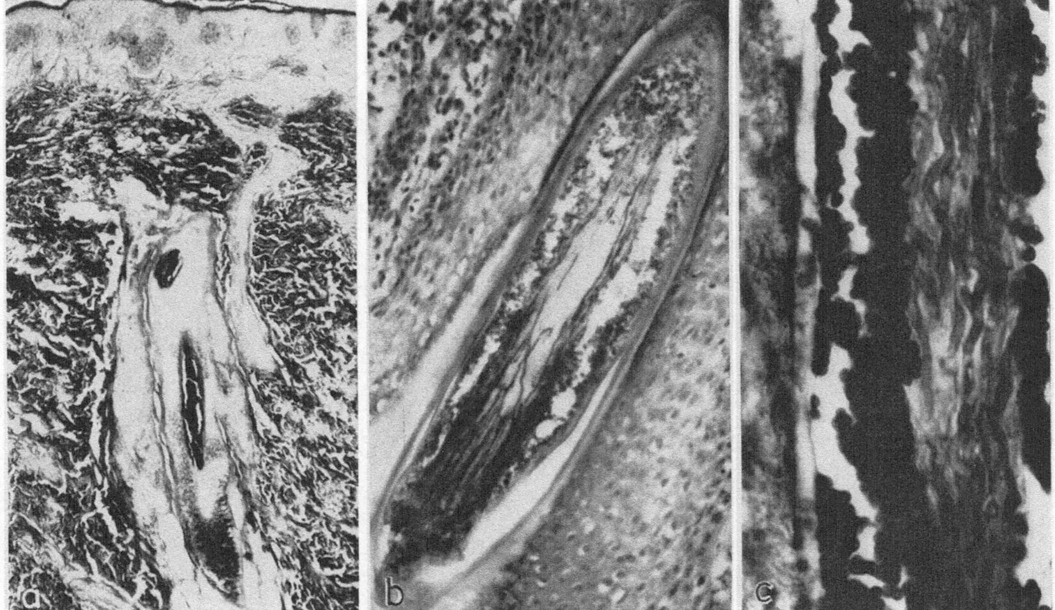

Abb. 10a–c. *Trichomycosis diffusa subacuta capillitii* („Klassische Mikrosporie"), Erreger *M. audouinii.* Anagenhaar, (a) Übersichtsaufnahme 60 ×, Methenamin-Silbernitrat, (b) Schrägschnitt zwischen Bereich des M. arrector pili und keratogener Zone; PAS-Hämalaun 240 × : überwiegend peripiläre Sporenketten in den oberen, dichte fädige Elemente in den unteren Haarabschnitten; Zellen des Haarbalgs deutlich vacuolisiert, (c) Bereich der keratogenen Zone mit Adamsonscher Quaste: Methenamin-Silbernitrat 840 ×

Der Ablauf der Mykose innerhalb der einzelnen Haarbälge wird anscheinend weniger durch die Anzahl der eingedrungenen Pilze, sondern in erster Linie durch die Wuchsphase, in der sich das jeweilige Haar befindet, bestimmt. Am ehesten und am stärksten werden Anagenhaare befallen, während Kolbenhaare weitgehend resistent sind.

Insgesamt ist das histologische Bild weitgehend charakteristisch, jedoch nicht spezifisch (Abb. 9 und 10).

Häufigster Erreger scheint nach wie vor Microsporum audouinii zu sein, jedoch werden zunehmend häufig auch Infektionen durch T. tonsurans, T. megninii, M. canis, M. gypseum sowie einige seltenere Dermatophytenspezies beobachtet (MARPLES, 1960, GÖTZ, 1962).

Ad c. Die chronisch-oligophlegmasischen, nodös-granulomatösen TM-Formen werden gemeinsam besprochen, da sie sich nur graduell unterscheiden. Ihr klinisches Bild reicht von kaum wahrnehmbaren kleinsten erythematosquamösen Herden mit pfefferkorngroßen follikulär gestellten kutan-subkutanen Knoten bis zu mächtigen unregelmäßig gyrierten Infiltrationen.

Der ungewöhnliche Charakter der Mykose kommt dadurch zustande, daß auf seiten des Patienten bestimmte Anomalien bestehen, die auch schwachkeratinolytischen „normalerweise" nur EM verursachenden Pilzarten das Eindringen in tiefere Follikelabschnitte ermöglichen und weiters, daß diese Arten eine vergleichsweise nur geringe Gewebsirritation bewirken. Die genannten Anomalien könnten u.a. in den in derartigen Fällen stets anzutreffenden follikulären Hyper-

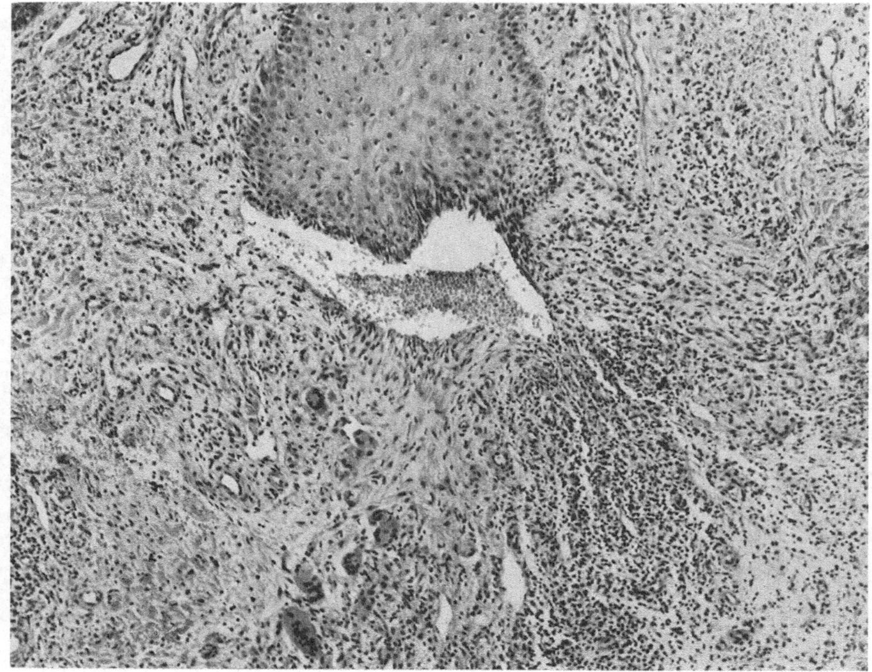

Abb. 11. *Trichomycosis corporis* vom Bild der nodulär granulomatösen Perifollikulitis, Erreger *M. gypseum*. Nekrose des Epithels der äußeren Wurzelscheide eines Haarbalgs an dessen Basis und perifollikuläre granulomatöse Entzündung mit einem Mischzellinfiltrat, multinucleären Riesenzellen, Nekrose, Fibrose, Proliferation des Capillarendothels, Weiterstellung der Gefäße, Extravasaten aus Erythrocyten und interstitiellem Ödem. (H. E. ×93; aus GRAHAM, J. H., BARROSO-TOBILA, C., 1971, Fig. 125, S. 329)

keratosen sowie in einer Störung des Haarcyclus, möglicherweise auch in einer Fehlzusammensetzung des Keratins bzw. in Endocrino- oder Immunopathien bestehen.

Erreger sind meistens T. rubrum und interdigitale, selten T. violaceum, megninii und tonsurans (DA FONSECA et al., 1974).

Das *histologische Bild* entspricht, von den besonders ausgeprägten follikulären Hyperkeratosen abgesehen, in den oberflächlichen Hautschichten im wesentlichen dem der EM. Charakteristisch ist ein aus massenhaft Lympho-, weniger Leukocyten sowie reichlich Epitheloid- und Riesenzellen bestehendes tuberkuloides Granulationsgewebe, das um die Haarbälge, hauptsächlich deren tiefere Abschnitte, angeordnet ist (Abb. 11). Zur eitrigen Einschmelzung kommt es im Gegensatz zu den „gewöhnlichen" TM-Formen nicht (WILSON et al., 1954; GÖTZ, 1962) oder nur dann, wenn eine bakterielle Superinfektion besteht (TAPPEINER u. MALE, 1968). Die Pilze liegen in den Follikeln in Form sporulierender Hyphen überwiegend peripilär vor (Abb. 12).

3. Onychomykose (OM)

Struktureller und substantieller Aufbau des Nagelorgans

Das Verständnis der Onychopathologie setzt die Kenntnis des anatomischen, histologischen und histochemischen Aufbaues des Nagelorgans voraus. Da auf diesem Gebiet erst in letzter Zeit

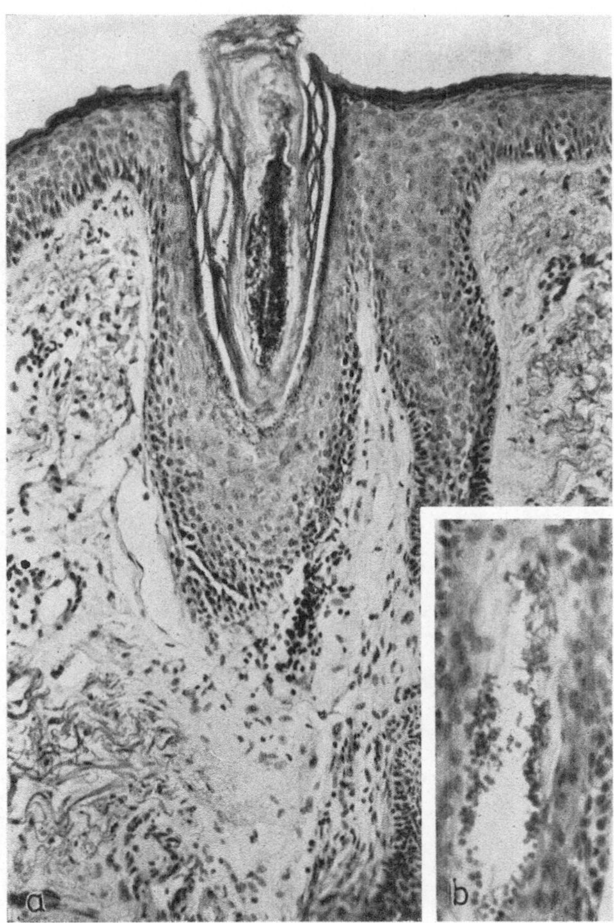

Abb. 12a u. b. *Trichomycosis granulomatosa nodularis cruris*, Erreger *T. rubrum*, PAS. (a) Follikeltrichter ausgeweitet und von einem umfangreichen, dichte Pilzkonvolute enthaltenden hyperkeratotischen Pfropf erfüllt. Haarbalgepithel andeutungsweise vacuolisiert, geringgradige zellige
Infiltration im Corium, stärkere ödematöse Durchtränkung und Verquellung der Bindegewebsbündel. 120 ×. (b) Haarwurzel zerstört; in den verbliebenen Kutikeln zahlreiche Pilzsporen und
Hyphen. (240 ×)

nähere Kenntnisse erworben werden konnten, sollen einleitend die wichtigsten diesbezüglichen
Sachverhalte besprochen werden. (Nähere Angaben finden sich in den eingehenden Arbeiten
von HORSTMANN, 1957; PINKUS, 1964; WOLF und HANUŠOVÁ, 1966 sowie ZAIAS, 1963 und 1967,
ALKIEWICZ und PFISTER, 1976).

Das Nagelbett (Lectus unguis) wird in vier transversale (genauer gesagt hufeisenförmige)
Zonen unterteilt. Es sind dies, von proximal nach distal angegeben, die Matrix-, die Transport-,
die Abdichtungszone und die Zone der freien Nagelplatte. Der hinterste Abschnitt der Matrix
wird als mesonychiales Epithel, der angrenzende Abschnitt des proximalen Nagelfalzes als
Eponychium und der gesamte nach distal anschließende Abschnitt der Subungualregion als
Hyponychium bezeichnet. Die Nagelplatte wird in drei Hauptschichten unterteilt: 1. die oberflächlichste; sie entsteht aus dem proximalen Teil des Eponychium, 2. die anschließende intermediäre; sie ist mesonychialer Abkunft und 3. die ventrale, die zur Hauptsache von der „eigentlichen" Matrix und zum geringen Teil vom (distalwärts anschließenden) Hyponychium gebildet
wird.

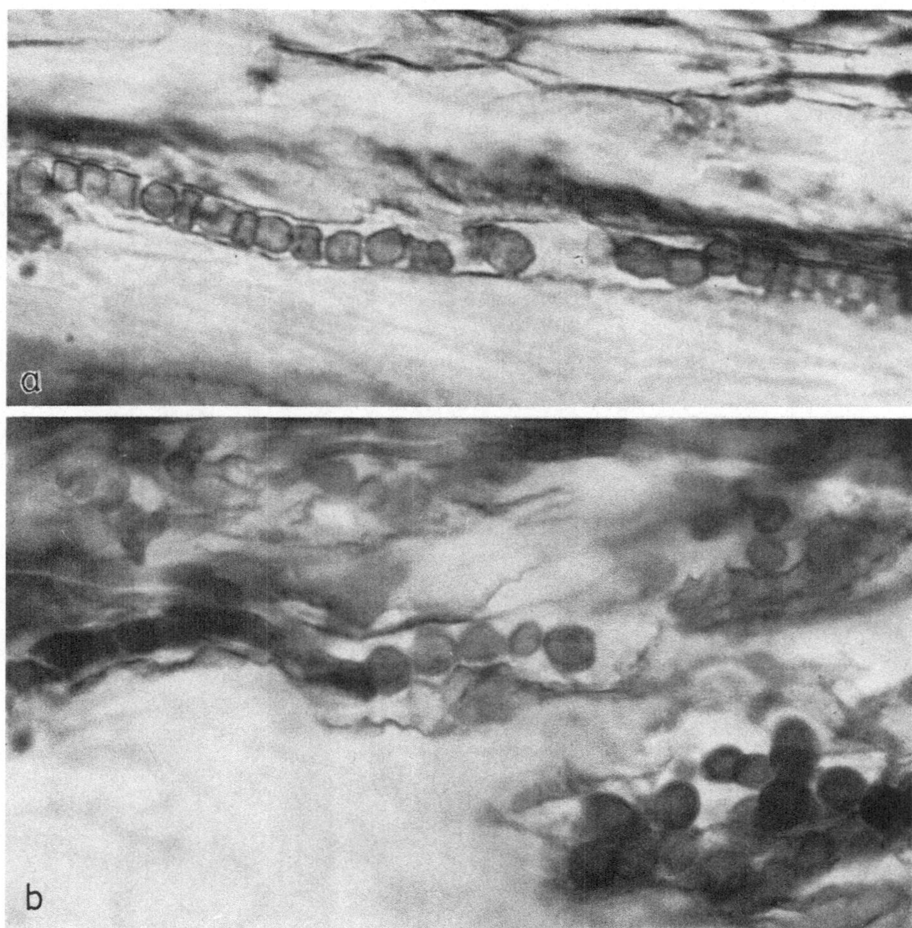

Abb. 13 a u. b. *Onychomycosis pedis*, Erreger *T. rubrum*. Nagelplatte, Ventralschicht, Längsschnitt, 960×, PAS. Destruktion durch Pilze: (a) Sporulierendes Mycel in engem tunnelartigem Gang, (b) Links im Bild eine die Nagelsubstanz abbauende stärker angefärbte „boring hyphae"; mehrere Sporenhaufen in ausgedehnten Hohlräumen

Wie ZAIAS und ALVAREZ 1968 auf autoradiographischem Weg zeigen konnten, werden bei Primaten (Meerkatze) vom distalen Hyponychium keine Nagelzellen gebildet. Die Verhältnisse sind hier jedoch trotz der nahen entwicklungsgeschichtlichen Verwandtschaft, bzw. anatomischen Ähnlichkeit des Nagelorgans offenbar grundlegend anders als beim Menschen, bei dem das distale Hyponychium gleichfalls Anteil an der Nagelplatte hat. Daß dies der Fall ist, geht u.a. daraus hervor, daß die Dicke der Nagelplatte von proximal nach distal kontinuierlich zunimmt und ferner, daß Hämatome, die in den proximalen Nagelabschnitten subungual entstehen, in den distalen Zonen intraungual aufscheinen; also nur durch hyponychial entstandene Zellen vom Nagelbett „abgedrängt" worden sein können.

Der strukturelle und substantielle Aufbau der Nagelplatte ist in den einzelnen Abschnitten sehr unterschiedlich, wie polarisationsmikroskopische und histochemische Untersuchungen ergaben (PORT, 1933; LEWIS, 1954; ACHTEN und SIMONART, 1963; HANUŠOVÁ und WOLF, 1965). Das nur aus wenigen Zellagen bestehende Stratum dorsale ist die homogenste und härteste Schicht; das etwa $^3/_4$ der Nageldicke ausmachende Stratum intermedium weist einen mittleren Dichte- und Härtegrad auf und das direkt in das Hyponychium übergehende Stratum ventrale stellt den lockersten, weichsten und gleichzeitig flüssigkeitsreichsten Ungualabschnitt dar. Maßgeblich für die Härte und Widerstandsfähigkeit des Nagelgewebes ist weniger dessen Architektonik, als dessen stoffliche Beschaffenheit. Hier ist in erster Linie der Keratinisierungsgrad bzw. die Zusammensetzung der Hornsubstanz (insbesondere deren Gehalt an Nichtkeratinen wie Kohlenhydraten, Lipiden, speziell Wachsen usw.) zu nennen. So besteht z.B. das Stratum dorsale aus nahezu reinem Keratin, während das Stratum ventrale einen relativ hohen Gehalt an Kohlenhydraten aufweist.

Das klinische Bild der OM ist ziemlich einförmig: Aufsplitterung des Margo liber, (scheinbare) Verdickung der Nagelplatte durch Entwicklung subungualer Hyperkeratosen; in fortgeschrittenerem Stadium Destruktion der meist trüben und gelegentlich mißfärbigen Nagelplatte von ventral her; seltener Aufrauhung des Stratum dorsale, am proximalen Nagelwall beginnend bzw. sichtbar werdend und mit der auswachsenden Nagelplatte mitwachsend und dabei an Ausdehnung zunehmend.

Histogenese und Histopathologie

Formalpathogenetisch werden zwei Varianten von OM unterschieden: die „gewöhnliche", etwa 95–98% ausmachende *primär hyponychiale Form* und eine recht seltene *primär eponychiale Abart.*

Bei der *primär hyponychialen Form* ist die unguale Eintrittspforte der Myceten das Gebiet des Sohlenhorns, wo sich das Stratum corneum der Fingerkuppe der Ventralschicht der Nagelplatte anlegt. Das Haften und Eindringen der Pilze wird an dieser Stelle neben den beschriebenen strukturellen und substantiellen Gegebenheiten auch durch die sonstigen örtlichen Bedingungen wie Feuchtigkeitsstauung, Schutz vor mechanischer Abstreifung usw. begünstigt. In das Sohlenhorn eingedrungen, breiten sich die Pilze vor allem in der dem Stratum corneum der Epidermis entsprechenden obersten Schichte des Nagelbettes sowie der untersten Schichte der Nagelplatte aus. Dabei bilden sie durch enzymatische Korrosion verzweigte, unregelmäßig zerklüftete Gänge ($\varnothing$ 2 bis 10µ), die zunächst hauptsächlich den Intercellularräumen folgen; ein stärkerer Abbau der Ungualzellen erfolgt erst in den homogeneren Nagelabschnitten. Entsprechend der Lage der Intercellularspalten ist der Verlauf der Gänge im Bereich der Nagelfacetten annähernd vertikal, in den darüber befindlichen Schichten hauptsächlich parallel zur Nagelfläche (s. Abb. 14 und 15).

In den Gängen liegen die Pilze zuerst ausschließlich in filamentöser Form vor, später, wenn die Nährstoffe aufgebraucht sind, zerfallen sie zu Arthrosporen (Abb. 13) und lösen sich schließlich völlig auf. Bei den fädigen Formen handelt es sich um knorrige, unregelmäßig septierte Hyphen, deren vorderes Ende (MATHISON, 1963: „boring hyphae") sich deutlich stärker anfärbt als die übrigen mycetischen Strukturen. Zum Auftreten von Sporenketten kommt es besonders in den basalen Schichten des Nagelorgans.

Innerhalb der betroffenen Schichte dringen die mycelialen Elemente zwar gleichmäßig nach allen Seiten vor, jedoch ist ihr Terraingewinn in transversaler Richtung wesentlich größer als in proximaler, weil sie ja matrixwärts den sich distalwärts vorschiebenden Nagelzellen (ALKIEWICZ, 1968: gewissermaßen „stromaufwärts") entgegenwachsen müssen. Je nach dem Verhältnis zwischen der Wachstumsgeschwindigkeit der Nagelplatte und der der Pilze ist die Progredienz der Mykose eine raschere oder langsamere. In seltenen Fällen, in denen das Nagelwachstum nur bei Beginn der Infektion verlangsamt war und sich später wieder

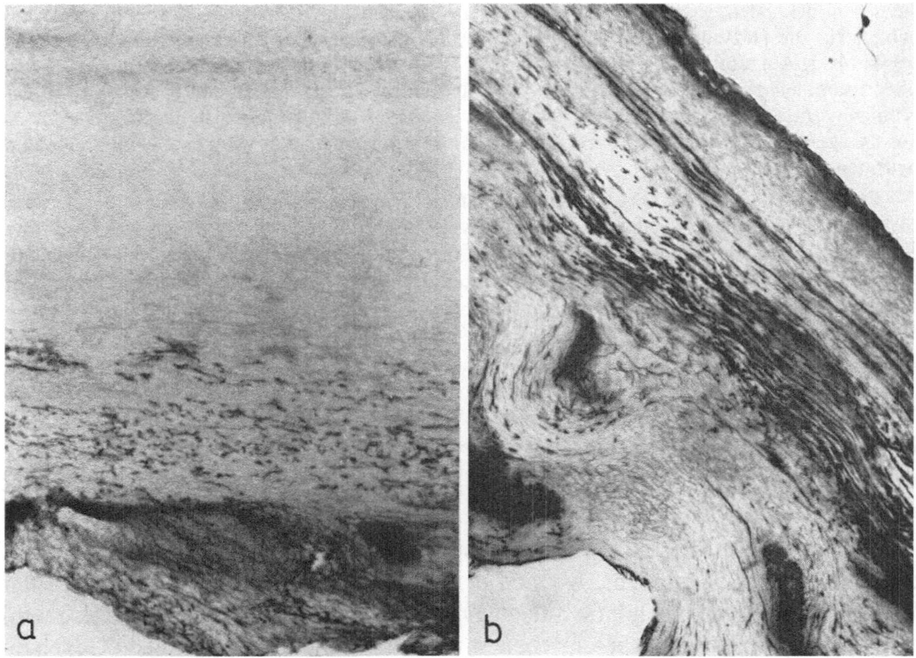

Abb. 14a u. b. *Onychomycosis pedis*, Erreger *T. mentagrophytes var. interdigitale.* Extrahierte
Nagelplatte, PAS-Hämalaun, 80 × . (a) Längsschnitt, frühes Stadium der Mykose, distales Drittel:
Verlauf der Pilzfäden im Stratum ventrale parallel, im Stratum intermedium schräg bis senkrecht
zur Nageloberfläche. Nur unterster Teil der mittleren Ungualschicht mykotisch. (b) Querschnitt,
fortgeschrittenes Stadium der Mykose, proximales Drittel: die Nagelplatte fast in ihrer gesamten
Dicke mykotisch

normalisiert, kann es auch zur Spontanheilung kommen (MALE u. TAPPEINER,
1965).

Während sich die Mykose gegen die Matrix vorschiebt, dringen einzelne Pilzfäden auch in das Stratum intermedium ein. Nach längerem Verlauf können sie
dieses auch in stärkerem Maß durchsetzen, jedoch stellt dies die Ausnahme dar
und scheint nur dann vorzukommen, wenn das Nagelkeratin minderwertig ist
und/oder Sekundärkeime (meist Bakterien) vorliegen (ACHTEN, 1963; MALE, 1965).
Üblicherweise bleibt die Grenze zwischen dem mykotischen Stratum ventrale und
dem völlig oder weitgehend pilzfreien Stratum intermedium in den vorderen Nagelzonen bemerkenswert scharf; ein stärkerer Befall bzw. die völlige Destruktion der
mittleren und oberflächlichen Schichten der Nagelplatte erfolgt erst dann, wenn
der Prozeß die Matrix erreicht hat (Abb. 14 und 15). In die Matrix, ebenso wie in
die unverhornten Abschnitte des Hyponychium, dringen die Pilze nicht ein.

Die bisher beschriebenen Veränderungen betreffen die nichtreagiblen Nagel-
abschnitte, gehen auf die direkte Pilzeinwirkung zurück und haben rein destruk-
tiven Charakter. Im Gegensatz dazu sind die im folgenden zu erörternden Erscheinungen ausschließlich durch diffundierende mycetische Stoffwechselprodukte
(„Toxine") verursacht, weiters sind sie hauptsächlich reaktiver Natur. Sie bestehen
in einer flächenhaften, meist sehr ausgeprägten Hyper-, speziell Parakeratose des

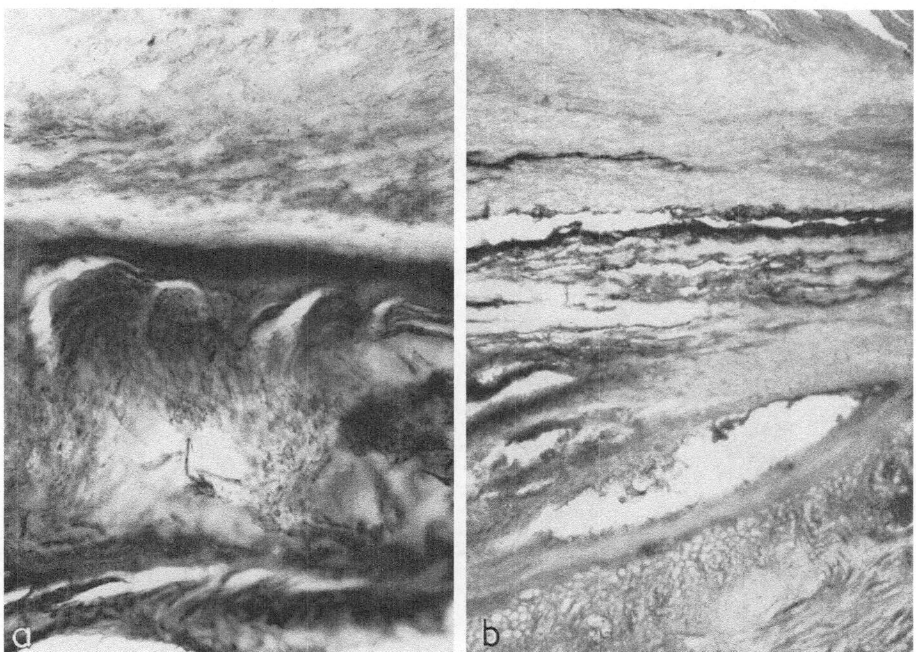

Abb. 15a u. b. *Onychomycosis manus*, Erreger *T. rubrum*. PAS-Hämalaun, 80×. Längsschnitt durch Nagelplatte und Hyponychium. (a) Mittleres Drittel; zwischen eigentlicher Nagelplatte und Nagelbett dickes Substratum aus parakeratotischen Massen, die von ausgedehnten Pilzgeflechten durchsetzt sind; am Übergang zum Hyponychium stärkere Entzündungserscheinungen: Ödem, fibrinöse Durchtränkung, zellige Infiltration und stellenweise Einschmelzung. (b) Bereich der Matrix. Zerschichtung der mittleren und unteren Abschnitte der Nagelplatte, in den Hohlräumen massenhaft Pilzelemente. Ödematöse Auflockerung des Matrixgewebes und Weiterstellung der Gefäße

Hyponychium (Ausbildung eines aus metaplastischen Zellen bestehenden „Substratum", das die Bindung zwischen Nagelbett und Nagelplatte nicht aufrecht erhalten kann, so daß es zur Onycholyse kommt), Spongiose des Epithels, Ödem der Papillen und des corialen Bindegewebes des Nagelbettes, Weiterstellung der Gefäße mit polymorphzelliger entzündlicher Infiltration und Ausbildung von Mikroabscessen (Abb. 15 und 16).

Besonderes Interesse verdient eine eigentümliche Art von Gewebsveränderungen, die — mindestens bei ausgeprägten Fällen und vor allem an den Zehennägeln — regelmäßig zu beobachten ist. Es handelt sich um PAS-positive, bei HE-Färbung blaßviolett erscheinende, homogene, an Schilddrüsenkolloid erinnernde Massen in den Keratosen der Abdichtungsbarriere. In ihrem Sitz und ihrer Anordnung lassen sie eine gewisse Regelmäßigkeit erkennen: sie finden sich hauptsächlich über den Papillen und bilden säulenartige Formationen, die aus basal rundlichen, an der Spitze abgeplatteten, bis 200 μ großen Einzelablagerungen bestehen (Abb. 17). An den Rändern dieser Formationen finden sich übereinandergeschichtete parakeratotische Zellen, die intracytoplasmatisch Lipidtröpfchen enthalten. Obwohl in diesen starklipidisierten Schichten sowie an deren Übergang zu

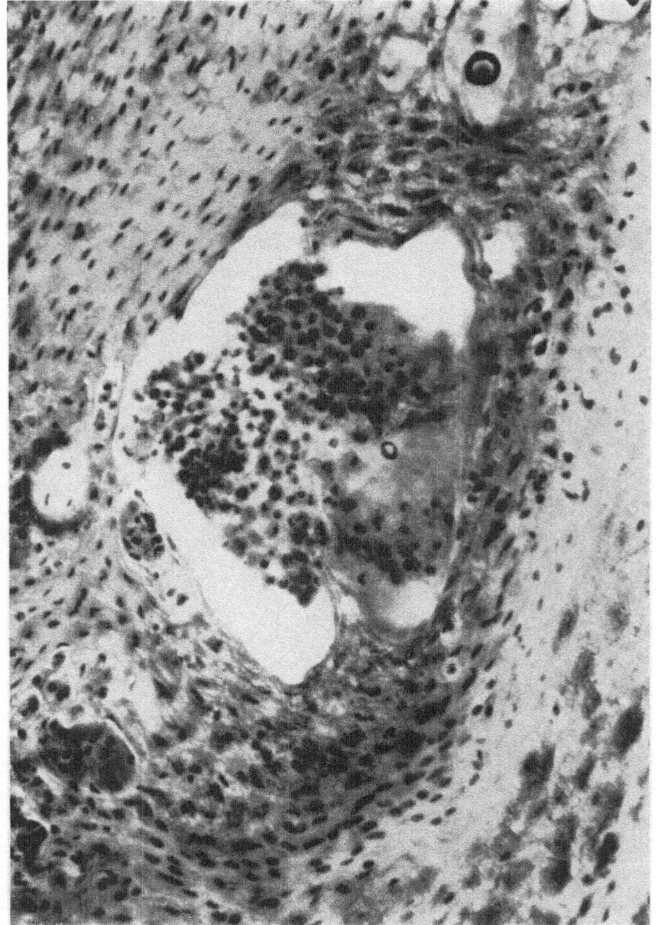

Abb. 16. Hyponychialer Mikroabsceß. Ausschnitt vom Vorderrand der Lunula, PAS-Hämalaun,
540 ×

den normal verhornten Zellen meist besonders zahlreiche Pilze anzutreffen sind,
gehen die beschriebenen Veränderungen nicht ausschließlich auf diese (bzw. deren
Toxine) zurück. Gleiche Gewebsreaktionen wurden auch in Warzen und in Psoriasisherden (HANUŠOVÁ, 1967) sowie bei mechanisch-ischämisch bedingten subungualen Schwielen beobachtet (MALE, 1970).

In diesem Zusammenhang ist zu betonen, daß auch die hyponychialen Keratosen mykotischer Nägel meist nicht allein durch die Pilze verursacht, sondern
durch die oben genannten auf seiten des Patienten bestehenden oder vorher bestanden habenden nichtmycetischen Faktoren mitbedingt sind. Sie scheinen sogar
eine obligatorische Voraussetzung für das Eindringen der Pilze bzw. für das Zustandekommen der Infektion darzustellen.

Bei der *primär eponychialen Form der OM* dringen die Pilze im Bereich des
proximalen Nagelfalzes in die superfiziellen Schichten der Nagelplatte ein, breiten
sich hauptsächlich oberflächenparallel ausschließlich in den vom Eponychium

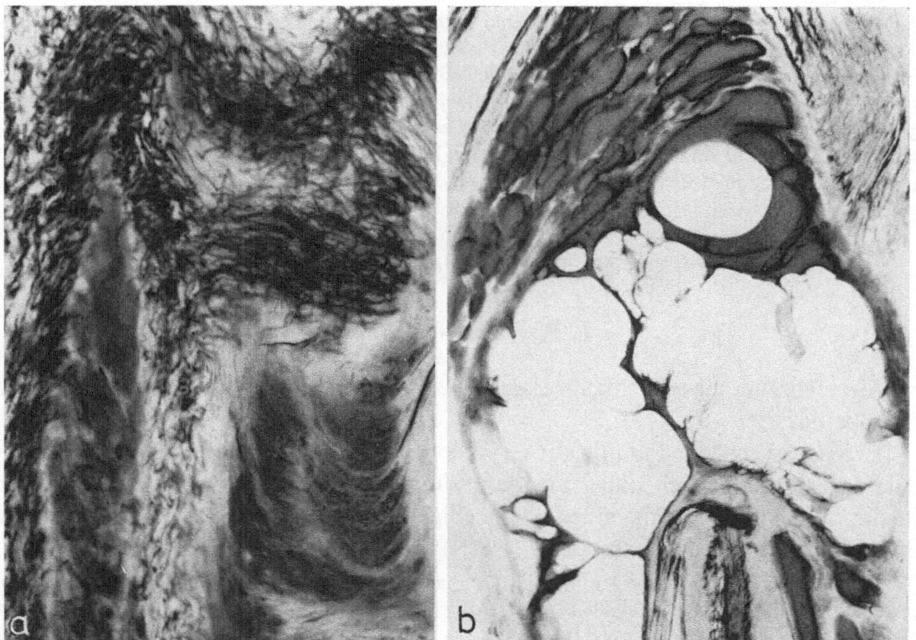

Abb. 17a u. b. *Onychomycosis pedis*, Erreger *T. mentagrophytes var. granulosum*, PAS-Hämalaun, (a) 120×, beginnende, (b) 80× fortgeschrittene „kolloidale Degeneration" und ausgedehnte Hyphengeflechte im Bereich der Ungualfacetten

bedeckten seitlichen Nagelfälzen aus und greifen schließlich in deren distalen Abschnitten ebenfalls auf das Hyponychium über.

4. Mykide („id-Reaktionen")

Im Rahmen von Dermatophytosen, aber auch anderen Mykosen kommt es zum — je nach Art und Verlauf des Falles unterschiedlich starken — Übertritt mycetischer Antigene in die Blutbahn. Dies bewirkt, ähnlich wie bei der Tuberkulose, eine allergische Umstimmung mit Ausbildung hauptsächlich gewebsgebundener, in geringerem Ausmaß auch humoraler Antikörper, auf deren Basis sich exanthematische Erscheinungen entwickeln können. Sie treten in erster Linie bei akuten, schwer verlaufenden Mykoseformen, bzw. bei Vorliegen virulenter (geo- oder zoophiler) Erreger auf. Oft werden sie erst durch exogene Einflüsse, die zu einer plötzlichen massiven Einschwemmung von Antigenen führen, wie mechanische, thermische oder aktinische Alteration des Pilzherdes, Epilation, Lokalantimycetica, Trichophytininjektionen u. a. ausgelöst (GÖTZ, 1962). Die Symptomatik der Überempfindlichkeitsreaktionen, die unter den o. a. Bezeichnungen zusammengefaßt werden, kann überaus polymorph sein. Am häufigsten bestehen sie in — im allgemeinen symmetrischen und meist ziemlich flüchtigen — maculösen, papulösen, lichenoiden, nodösen, dyshidrosiformen oder multiformeartigen Exanthemen. In selteneren Fällen können sie auch psoriasiform sein oder das Bild einer Purpura, einer Urticaria sowie verschiedener anderer Dermatosen bieten. Als Ausdruck der hyperergischen Reaktionslage ist — wobei allerdings häufig Kreuzreaktionen vorkommen — die Cutantestreaktion auf das Antigen der jeweiligen Pilzgruppe (Trichophytin, Microsporin, aber auch Candidin, Histoplasmin u.s.w.) positiv. Je nach Art der Mykose und/oder des Erregers, auf die die Erscheinungen zurückgehen, werden sie als Epidermophytid, Trichophytid, Favid, Mikrosporid, Candidid, bzw. Lichen trichophyticus, Erythema nodosum trichophyticum usw. bezeichnet.

Das histologische Bild der Mykide ist — in Analogie zu den makroskopischen Erscheinungen — so überaus verschiedenartig, daß seine detaillierte Darstellung über den Rahmen des vorliegenden Beitrages hinausgehen würde. Anderseits erübrigt sich ein näheres Eingehen auf diese Frage ohnehin weitgehend, weil die feingeweblichen Veränderungen — Pilzelemente enthalten sie ja nie — praktisch unspezifisch sind. Rein morphologisch lassen sie sich nicht von den jeweiligen nichtmycetischen Efflorescenzen, die sie im einzelnen Fall imitieren bzw. darstellen, unterscheiden. Als Mykid sind sie hauptsächlich durch ihre klinische Beziehung zur Mykose (zeitliche Übereinstimmung in Auftreten und Verlauf) sowie die positive Cutantestreaktion erkennbar.

II. Sproßpilzmykosen

1. Pityriasis versicolor

Sie stellt die oberflächlichste und gleichzeitig die häufigste Mykose dieser Gruppe dar.

Erreger ist das zur Familie der Cryptococcaceae gehörende Pityrosporon orbiculare. Es handelt sich dabei um den früher als Microsporon bzw. Malassezia furfur aufgefaßten Keim, einen kleinzelligen lipophilen Sproßpilz, der nur auf Spezialmedien gedeiht (GORDON, 1951; KEDDIE u. SHADOMY, 1963).

Klinisch beginnt die Mykose mit kleinsten, makroskopisch kaum wahrnehmbaren, follikulär gestellten, hautfarbenen, gelblichen oder rötlich-braunen feinst kleienförmig schuppenden Flecken, die allmählich an Ausdehnung zunehmen und schließlich zu größeren polycyclischen Herden konfluieren. Prädilektionsstellen sind die oberen Partien des Stammes und der Arme sowie der Hals. Seltener werden auch die Unterarme, das Gesäß und die Oberschenkel befallen; in Einzelfällen breiten sich die Veränderungen bis auf das Capillitium aus. Im Bereich der Efflorescenzen unterbleibt die UV-Licht-induzierte Pigmentierung der Haut (Filterwirkung der Pilzrasen?, Hemmung der Melaninbildung durch Pilztoxine?, JUNG und BOHNERT, 1976), so daß die Herde bei stärkerer Sonnenbräunung des nichtbefallenen Integuments weiß erscheinen (= Pityriasis versicolor alba).

Eine besondere Verlaufsform ist die *Pityriasis versicolor papulosa*. Sie besteht in etwa stecknadelkopfgroßen, meist weißen, deutlich prominierenden papulösen Einzelherden an den Haarbalgmündungen, die auch bei längerer Krankheitsdauer kaum an Ausdehnung, sondern hauptsächlich an Dicke zunehmen.

Histologie: Das Stratum corneum ist leicht verdickt und erscheint aufgelockert. Zwischen den Hornzellen — auch hier wieder vor allem in den Follikeltrichtern — finden sich massenhaft in Haufen angeordnete kleinste Sporen ($\varnothing$ etwa 1 µ) sowie kurze, plumpe, an den Enden knorrig aufgetriebene, leicht gebogene Mycelsegmente (Abb. 18). Im allgemeinen sind außer einer minimalen Acanthose keine abnormen Gewebsreaktionen nachweisbar. Bei besonders schweren Fällen läßt sich gelegentlich eine Hypertrophie der Talgdrüsen mit späterer Degeneration feststellen.

Im Gegensatz zu den meisten anderen dermatotropen Pilzen ergeben die Formelemente von Pityrosporon orbiculare cytochemisch nahezu keine Aktivität an alkalischer Phosphatase.

2. Candidose (CA)

Die Bezeichnungen „Moniliasis", „Oidiomykose" und „Soormykose" sollten vermieden werden, weil sie nicht nur obsolet, sondern auch in mykologisch-systematischer Hinsicht falsch sind. Ebenso ist gemäß der neuen Nomenklatur der Ausdruck „Candid(i)asis" unrichtig.

Erreger ist am häufigsten Candida albicans; fallweise sind es auch C. parapsilosis, tropicalis, pseudotropicalis, stellatoidea, krusei, guilliermondii sowie einige seltenere Arten (HURLEY und

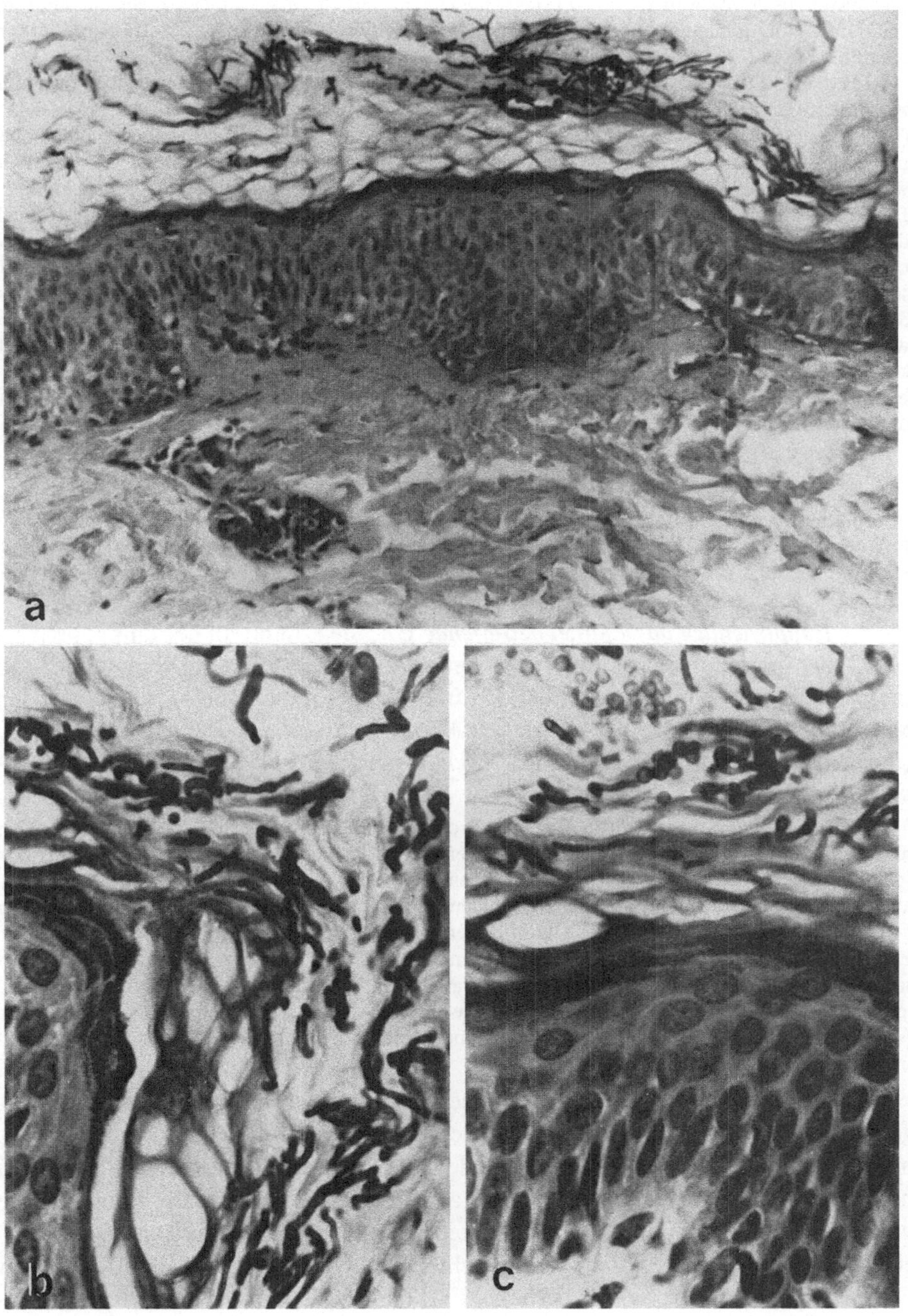

Abb. 18a–c. Pityriasis versicolor trunci; Erreger *Pityrosporon orbiculare*. (a) Hyperkeratose mit korbgeflechtartiger Auflockerung des Stratum corneum, angedeutete Hypergranulose, schütteres lympho-histiocytäres Infiltrat im oberen Corium. Im Stratum corneum finden sich massenhaft kurze gedrungene, leicht gebogene Hyphen und in Gruppen angeordnete kreisrunde Sporen. PAS 240×; (b) und (c) Ausschnitt, PAS 540×

WINNER, 1966, GRAHAM, 1972). Wie hier nur am Rande erwähnt sei, können mit der CA klinisch und histologisch völlig identische Zustandsbilder auch durch einige andere, nicht zur Gattung Candida gehörende banale Sproßpilzspecies, wie etwa Torulopsis glabrata und famata, hervorgerufen werden (MALE, 1977).

Da die betreffenden Erreger nur fakultativ pathogen sind, führen sie im allgemeinen nur dann zur Infektion, wenn aufseiten des Patienten bestimmte prädisponierende Faktoren bestehen (FLEISCHER, 1974). Die Art und Wertigkeit dieser Faktoren — ob exogen oder endogen, lokal oder universell wirksam, leicht oder schwer und ähnliches; Näheres später — bestimmt gleichzeitig in wesentlichem Maß den Charakter der im einzelnen Fall entstehenden Krankheitserscheinungen. Da nun die möglichen disponierenden Faktoren besonders zahlreich und vielfältig sind, ist auch das Spektrum der Krankheitserscheinungen der verschiedenen CA-Formen außergewöhnlich breit. Es reicht von kleinflächigen Infektionen der oberflächlichsten Haut- und Schleimhautschichten über den Befall des Nagel- und Haarapparates bis zu schwersten Organmykosen und Septicämien. Bei der anschließenden Besprechung der einzelnen Formen des Mykosekomplexes wird versucht, die Einteilung so vorzunehmen, daß sowohl den pathogenetischen, wie auch den klinisch-histologischen Gesichtspunkten Rechnung getragen wird. Naturgemäß sind die Verhältnisse in praxi wegen fallweise vorkommender fließender Übergänge und Mischformen nicht durchwegs ebenso strikte abgrenzbar wie in der Aufstellung.

a) Akute, lokalisierte, zur Abszedierung neigende mucocutane CA

Ihre pathogenetische Grundlage bilden leichtere, sich nur lokal auswirkende prädisponierende Faktoren, wie örtliche Feuchtigkeitsstauung, Maceration und Hyperglykämie. Sie bleiben fast stets auf die oberflächlichsten Gewebsschichten der Haut und Schleimhäute beschränkt und haben eine gute Prognose. Folgende klinische Formen werden unterschieden:

α) *Hauptsächlich das Epithel betreffende CA.* Sie kommt an der lanugobehaarten Haut, speziell an den Intertrigostellen (große Körperfalten, submammär und interdigital) am Übergangsepithel (Mundwinkel, Glans, Vulva) sowie an den Schleimhäuten (Mund, Vagina) vor: „*EM candidamycetica*" *(vesiculo-pustulosa)*; „*Erosio interdigitalis*", „*Perlèche*", „*Balanoposthitis*", „*Vulvovaginitis candidamycetica*".

Klinisches Bild: An der Haut beginnt der Prozeß mit kleinsten, nur mäßig schuppenden, aber hochgradig inflammierten und heftig bis unerträglich juckenden Erythemherden, die rasch (deutlich rascher als die der dermatophytischen EM) an Ausdehnung zunehmen. Im Bereich, aber auch in der Umgebung dieser Herde bilden sich bald zahlreiche Pusteln. Durch Konfluenz der letzteren entstehen polycyclisch konfigurierte, scharf begrenzte hochrote feuchtglänzende Erosionen, die von randständigen Epithelfetzen gesäumt sind. In tieferen Falten sind die Erscheinungen „diffuser" und besonders stark inflammiert. Auch kommt es rascher zur Maceration und Desquamation größerer Epithelfetzen sowie zur Entstehung tiefer schmerzhafter Rhagaden. An den Schleimhäuten ist die Symptomatik grundsätzlich gleichartig, nur stehen dort die exsudativen Erscheinungen im Vordergrund.

Histologie: Die nur mäßiggradig hyperkeratotisch verbreiterte Hornschicht ist gequollen und enthält, je nach Schwere bzw. Stadium des Falles, einzelne bis massenhaft Pilze. Bei den letzteren handelt es sich in den superfiziellen Schichten hauptsächlich um oberflächenparallel angeordnete schlauchartig konfigurierte dünnwandige Hyphen, in den Haarfollikeln überwiegend um blastomatöse Formelemente, die eher gegen die Tiefe gerichtet sind (Abb. 19). Ihre Häufigkeit und Differenzierung (Morphe, Wanddicke, Färbbarkeit, Cytoplasmastrukturen) nehmen von oben nach unten deutlich ab. Weiter als bis zur Granularzone dringen sie bei dieser Mykoseform nicht vor. Wo die Pilze besonders massiert aufscheinen, finden sich pustulöse Einschmelzungsherde, die zahlreiche Leukocyten, eine im allgemeinen geringere Anzahl mycetischer Sproßformen (nie filamentöse Strukturen!) sowie einzelne acantholytische Epithelzellen enthalten (Abb. 20). Das der

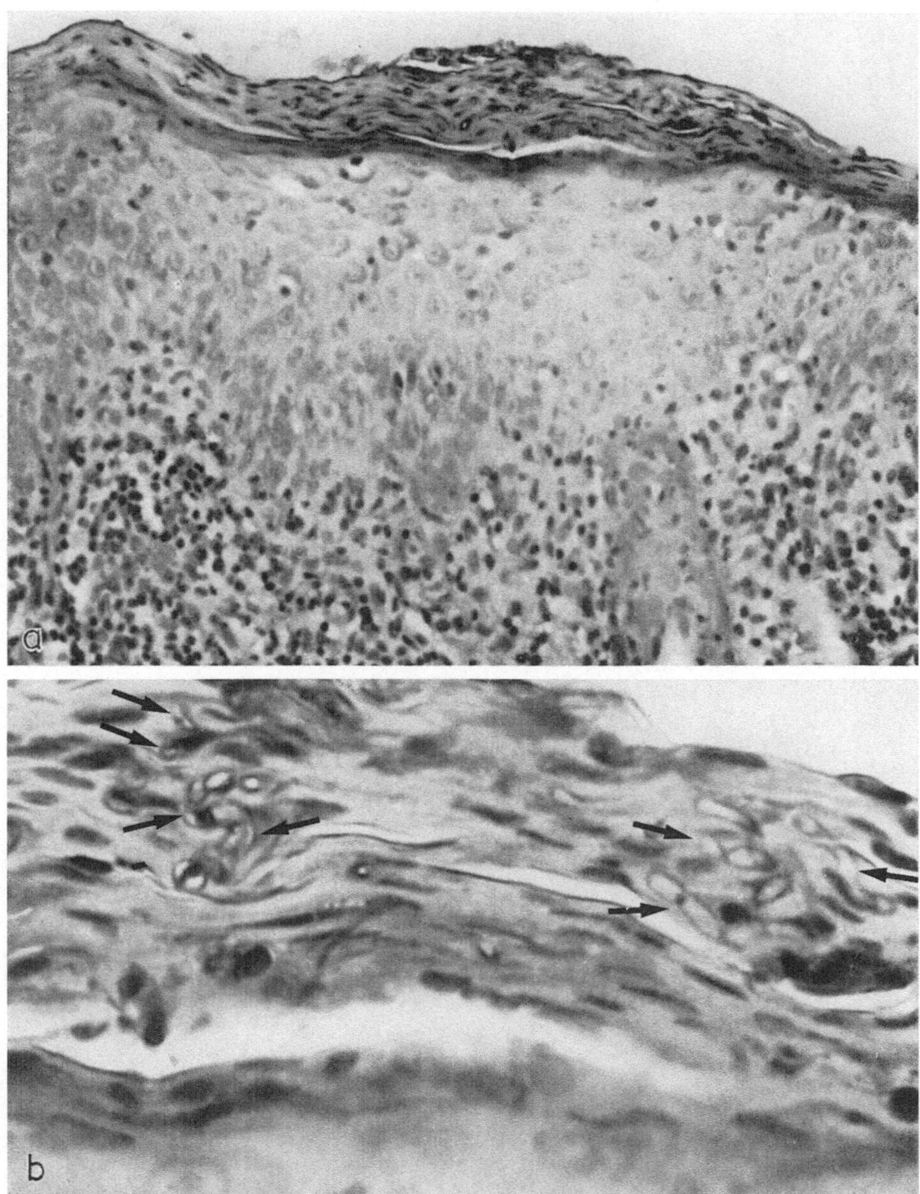

Abb. 19a u. b. *Epidermomycosis pustulo-erosiva candidamycetica.* (Säugling, Glutäalregion;
Erreger *C. albicans*) Pas-Hämalaun (a) 140×: Höhergradige Hyperkeratose und Acanthose,
deutliche Hypogranulose, stärkere Exocytose; im Corium ein dichtes, unmittelbar in das Epithel
übergehendes dichtes Infiltrat vorwiegend aus Leuko- und Lymphocyten. Unter den ersteren
auffallend viele eosinophile. (b) Ausschnitt 900×. Im verbreiterten und kernhaltigen Stratum
corneum zahlreiche aus dünnwandigen Blastosporen zusammengesetzte (Pseudo-)Mycelschläuche,
die stellenweise — s. links im Bild — korkzieherartig um Schweißdrüsenausführungsgänge
verlaufen

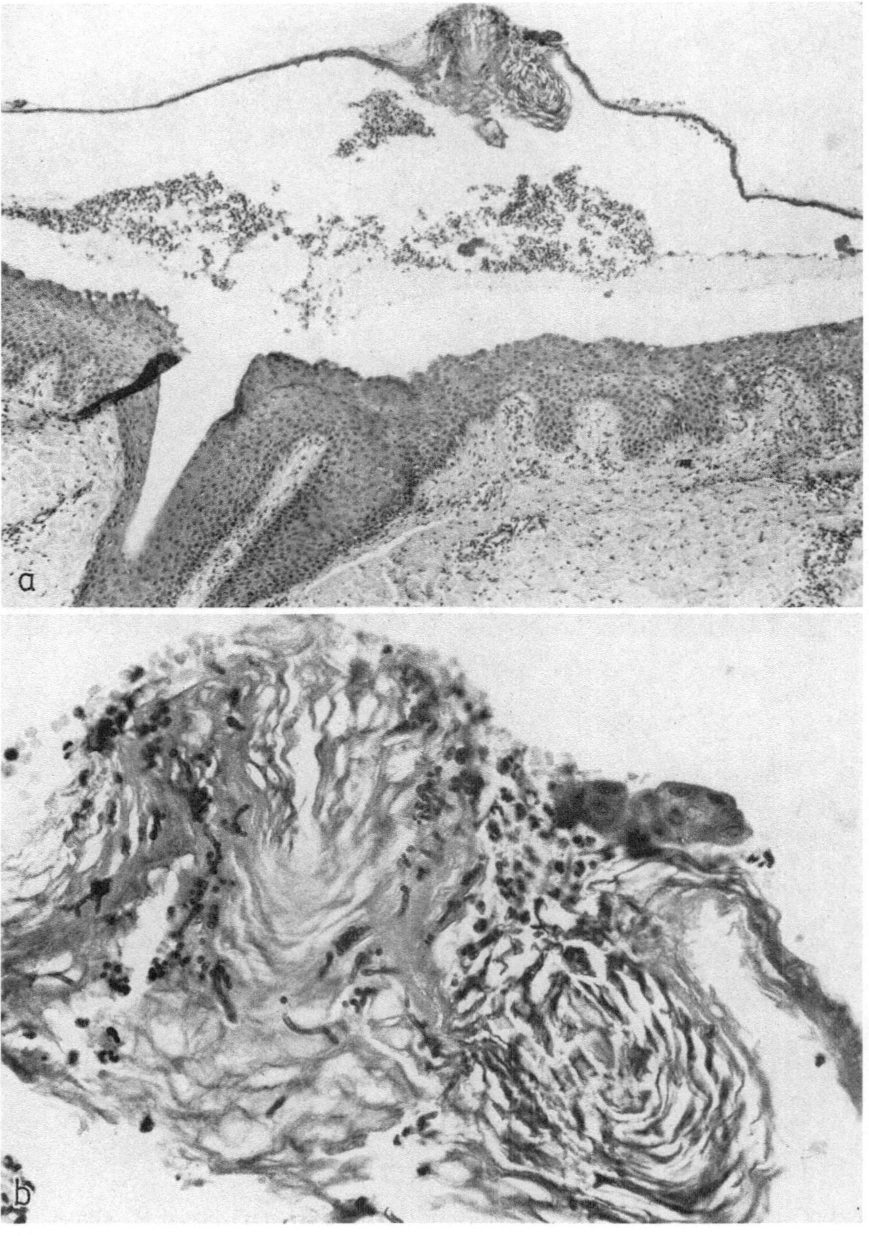

Abb. 20a u. b. *Epidermomycosis pustulosquamosa candidamycetica* (Erwachsener, Abdomen), Erreger *C. parapsilosis*, PAS; (a) 80×. Subcorneale Pustel im Bereich einer Haarbalgmündung mit Abhebung eines follikulären Hornpfropfes. In der Epidermis fleckförmige Parakeratose und Spongiose sowie Papillomatose und Acanthose leichteren Grades. Im oberen Corium, speziell in den Papillen, unterschiedlich dichtes Rundzellinfiltrat. (b) Ausschnitt 360×. Morphe der Pilzelemente ähnlich der des Pityrosporon orbiculare

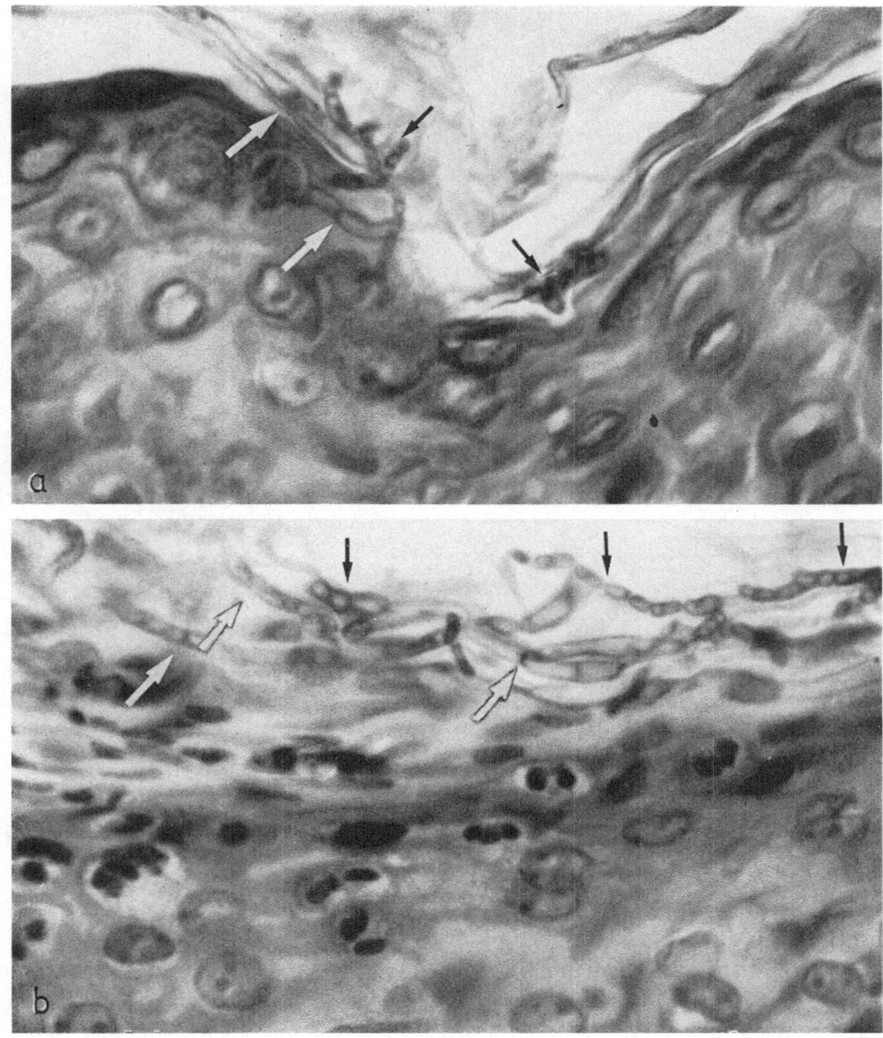

Abb. 21a u. b. *Epidermomycosis squamopustulosa inguinocruralis.* Mischinfektion mit *T. rubrum* und *C. albicans.* (a) und (b) PAS 900×. Gegenüberstellung der Morphe der Pilze. Candida: dünnwandige elongierte Blastosporen oder in weiten Abständen septierte Schläuche (weiße Pfeile), Trichophyton: Ketten aus dickerwandigen, eher rechteckigen Arthrosporen (schwarze Pfeile)

mykotischen Hornschicht benachbarte Epithel ist zufolge intra- und intercellulären Ödems spongiotisch aufgelockert. In der Papillarzone und im oberen Corium besteht eine entzündliche Infiltration, die im wesentlichen jener der dermatophytischen EM entspricht. Noch zahlreicher als im Stratum corneum sind die Pilze jeweils im Peripilärspalt des Follikeltrichters; der Haarschaft selbst wird nicht befallen.

Daraus, daß die Pilze in den interfollikulären Arealen einerseits nur in geringer Menge vorkommen und andererseits durchwegs oberflächenparallel verlaufen, während sie in den Follikeltrichtern massiert auftreten und häufig auch senkrecht

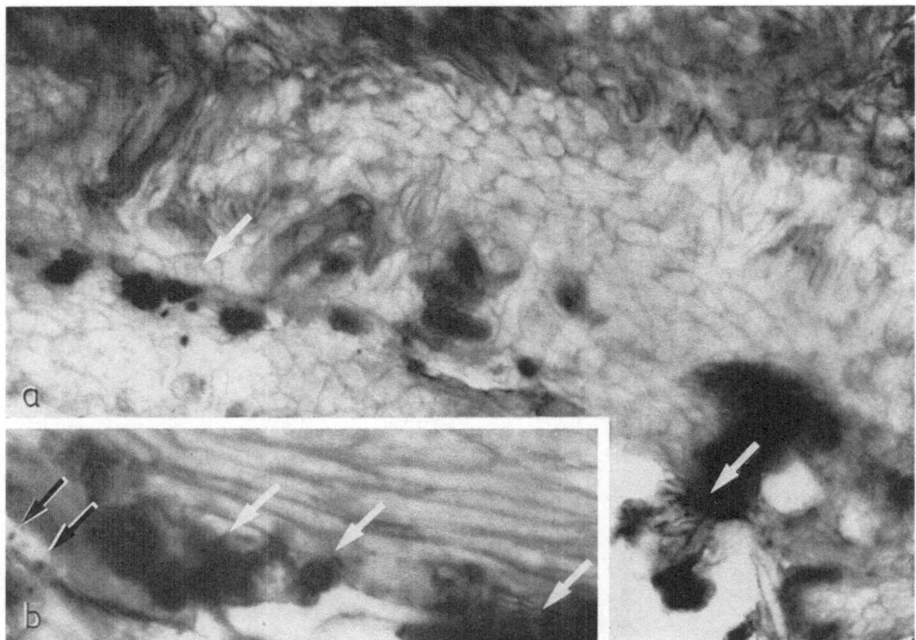

Abb. 22a u. b. *Paronychia candidamycetica.* Extrahierte Nagelplatte, Querschnitt am seitlichen
Nagelrand im Bereich der Lunula: PAS-Hämalaun, (a) 320×, (b) 820× : an der hyponychialen
Seite des Stratum ventrale stark PAS-positive Pilze und Bakterien (kulturell *C. albicans* und
B. pyocyaneum)

zur Oberfläche ausgerichtet sind, ist zu folgern, daß auch bei dieser Mykoseform
die Haarbalgmündung die bevorzugte Infektionsquelle darstellt.

Auf die sekundär durch Sproßpilze superinfizierten EM wurde bereits eingegangen (s. S. 70). Abb. 21 zeigt die morphologischen Unterschiede zwischen den
Vertretern der beiden Pilzgruppen.

β) Paronychia candidamycetica. Sie stellt den Übergang von den EM zu den
OM dar. Bei Erwachsenen tritt sie nahezu ausschließlich an den Fingern auf und
geht auf exogene Einflüsse zurück. Im Gegensatz dazu betrifft sie bei Frühgebore-
nen, bei denen sie zudem besonders häufig ist, sowohl die Finger wie auch die
Zehen und hat innere Ursachen.

Klinisches Bild: Der Nagelwall ist entzündlich gerötet, wulstförmig geschwollen, oberflächlich gespannt und schmerzhaft. Aus dem Nagelfalz treten spontan oder auf Druck Eiter und
gelblich-weiße bröckelige Massen aus. Die Nagelplatte ist in ihren latero-distalen Abschnitten
trüb, mißfärbig, vom Nagelbett abgehoben und erscheint an ihren Rändern sowie an der Unterseite wie angedaut. Wenn nicht nur die distalen, sondern auch die proximalen Anteile des Perionychium erkrankt sind, zeigt die Nagelplatte auch an ihrer Oberfläche bzw. in ihren mittleren Abschnitten Veränderungen. Diese bestehen in einer Aufrauhung der dorsalen Zellschicht sowie
Deformierungen, die hauptsächlich quer verlaufen und in ihrer Lokalisation und Ausdehnung
genau mit dem von der Mykose betroffenen Abschnitt des Perionychium korrespondieren.

Histologie: Im Bereich des Nagelwalles und -falzes sowie der lateralen Abschnitte des Nagelbettes bestehen prinzipiell gleichartige Veränderungen wie an
der übrigen Haut. Im Stratum corneum bzw. in der diesem entsprechenden Schicht

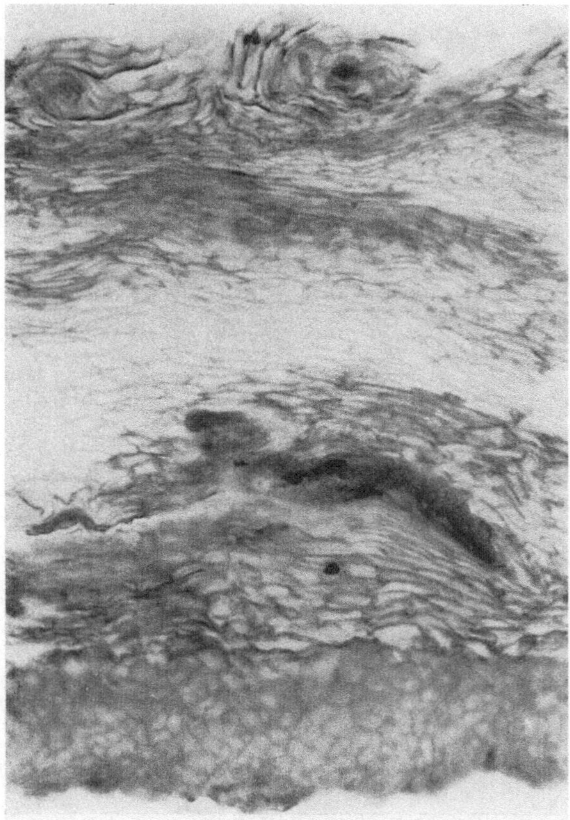

Abb. 23. Nagelplatte des in Abb. 22 gezeigten Falles. Längsschnitt durch Lunulabereich, PAS-Hämalaun, 240×. Verwerfung der Nagelarchitektur und Spaltbildungen; in der Nagelplatte selbst keine Pilze nachweisbar

der Abdichtungsbarriere und des Hyponychium finden sich massenhaft gut angefärbte Pilzelemente, die hauptsächlich als Sproßformen vorliegen (Abb. 22). Ebenso wie bei den EM dringen die Pilze nicht tiefer als bis zur Granularschicht ein. Die Nagelplatte wird nur ausnahmsweise — anscheinend bei Bestehen von Vorschäden und auch dann fast nur in ihren ventralsten Schichten — befallen. Die Pilze liegen dort wo reichlicher Luftzutritt stattfindet als Sproßformen, innerhalb der Nagelplatte in fädigen Formationen vor (HIGASHI, 1968). Die von den mykotischen Anteilen des proximalen Nagelwalles gebildete Ungualsubstanz zeigt neben Zeichen überstürzter Verhornung, Verwerfungen der Architektonik sowie Spalt- und Grübchenbildungen (Abb. 23).

γ) *Folliculitis (oder TM) candidamycetica.* Es handelt sich dabei um eine recht seltene, auf den Haarbalg beschränkt bleibende CA-Form, die überwiegend auf der Basis exogener prädisponierender Einflüsse, wie Virusinfekte oder übermäßige lokale Steroidanwendung zustande kommt, aber auch bei hochgradiger Hyperglykämie unter Occlusionsbedingungen entstehen kann (MEINHOF, 1970, MALE, 1977). Sowohl das klinische Bild wie auch die feingeweblichen Veränderungen entsprechen im wesentlichen den bei der dermatophytenbedingten oberflächlichen TM bestehenden Verhältnissen.

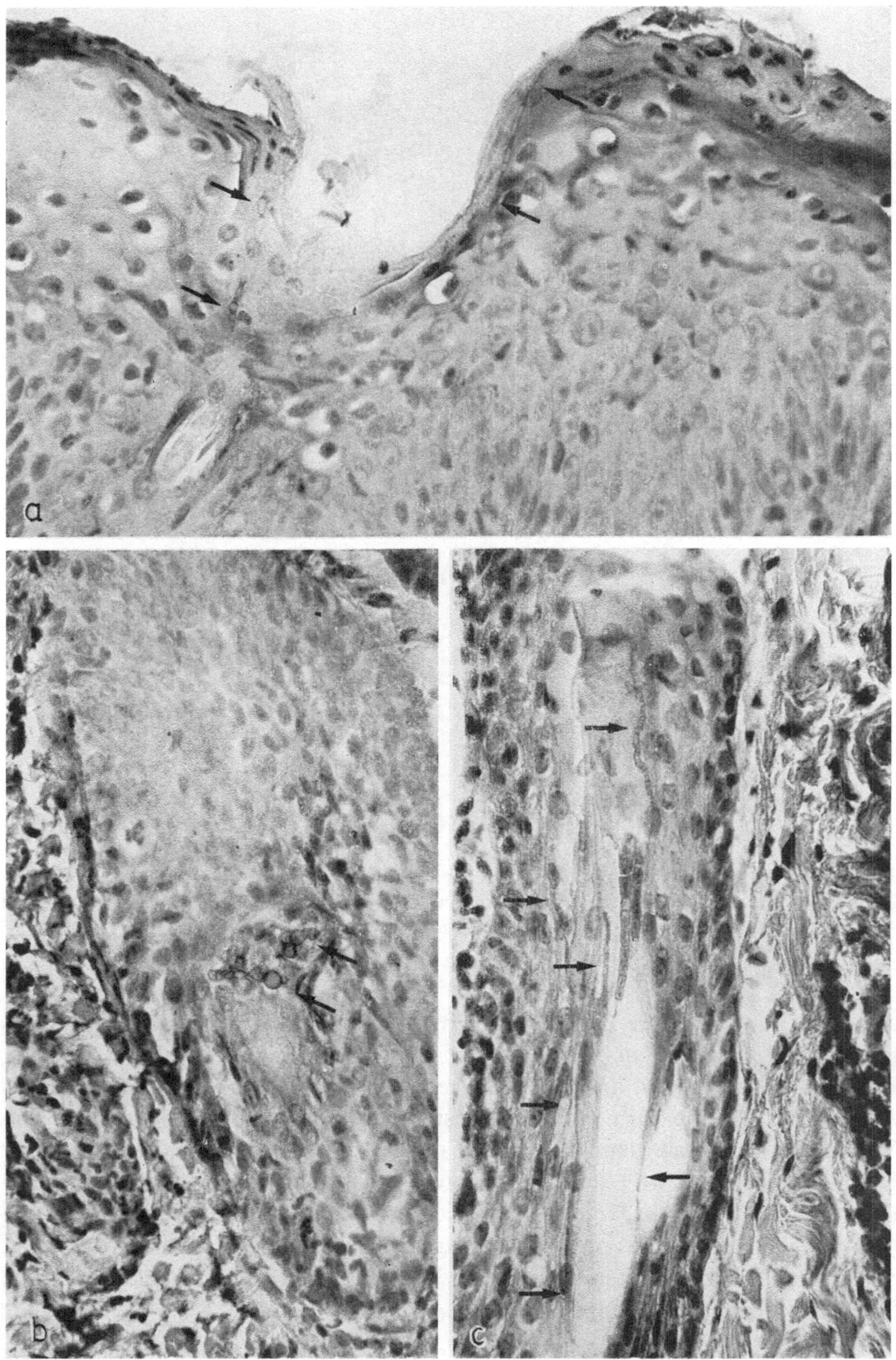

Abb. 24a–c. *Folliculitis candidamycetica.* Erreger *C. stellatoidea.* PAS-Hämalaun, 320 × , (a) Ausgeprägte Hyperkeratose im Bereich einer Haarbalgmündung: Spongiose und Vacuolisierung der Epidermiszellen, Sproßpilzelemente vom Stratum corneum in das Follikelostium eindringend. (b) Schrägschnitt in der Höhe der Talgdrüse. (c) Längsschnitt im Bereich des M. arrector pili; Pilzelemente ausschließlich peripilär (intracuticulär)

Deutliche Unterschiede lassen sich hingegen in der Morphe der mycetischen Elemente erkennen: Bei der candidabedingten Follikulitis überwiegen bei weitem die Sproßzellen; weiters sind sie verschieden groß, rund oder elongiert, dünnwandig und bilden zusammenhängende Ketten; Pilzfilamente finden sich hauptsächlich dort, wo lebhaftes — offenbar erleichtertes, wenn nicht sogar begünstigtes — Wachstum erfolgt. Also speziell im Follikelostium und in den Haarkutikeln (SCHIRREN u. RIETH, 1965; RIETH, 1967, vgl. Abb. 24). Ein weiteres Unterscheidungsmerkmal ist, daß die Sproßpilze auch bei HE-Färbung eine gewisse, wenn auch recht vage, Tingibilität aufweisen.

b) Akute systemische CA

Es handelt sich dabei um jene CA-Form, deren pathogenetische Basis eine hochgradige Reduktion der humoralen Abwehr bildet, wie sie im Rahmen schwerer Allgemeinkrankheiten oder deren Therapie vorkommt: z. B. bei Hämoblastosen, Endokrinopathien und Schock bzw. hochdosierter Immunosuppressiva-, Cytostatica-, Steroid- und Antibioticabehandlung (FREIS, 1971). Die Mykose beginnt fast gesetzmäßig mit einem Befall der Mund- und Zungenschleimhaut, sowie der Mundwinkel. Die nächsten Etappen sind der Oesophagus, der Intestinaltrakt, die Perianalregion und bei weiblichen Patienten das Genitale. Bei Fortschreiten der Grundkrankheit kommt es — am häufigsten durch Persorption vom Darm, nicht so selten durch Ulcusbildung im Oesophagus und nur ausnahmsweise durch Inhalation oder aufsteigende Harnwegsinfektion — zur Generalisation.

Die histologischen Veränderungen an der Haut und den Schleimhäuten entsprechen grundsätzlich den oben beschriebenen, sind jedoch im allgemeinen graduell wesentlich ausgeprägter und zeigen vor allem die Tendenz zur Ausbreitung in tiefere Gewebsschichten.

c) Chronisch vegetierende, teils granulomatöse mucocutane CA

Unter dieser Bezeichnung werden jene CA-Formen zusammengefaßt, die auf der Basis angeborener Immunopathien, die sich auf die zellvermittelte Abwehr auswirken, entstehen. Betroffen sind durchwegs Säuglinge oder jüngere Kinder. Die klinischen Erscheinungen bestehen in ausgedehnten disseminierten, überwiegend die Haare und Nägel einschließenden Infektionen der Haut und Schleimhäute, deren Symptomatik weitgehend charakteristisch ist: Die ersten Erscheinungen treten an der Mundschleimhaut auf, von wo sie bald auf Mundwinkel, Perioralregion, übriges Gesicht (fallweise die Cilien), Capillitium, Nägel (meist der Finger, nur selten der Zehen), Perionychium, Hand- und Fußrücken übergreifen. Darüberhinaus kann jede weitere Stelle des Integuments befallen werden, jedoch stellt dies die Ausnahme dar. Bei besonders schwerem Verlauf greift die Infektion auch auf den Respirations-, Intestinal- und Urogenitaltrakt über. Die klinischen Erscheinungen an den Schleimhäuten bestehen in flächenhaften, weißen, leicht abstreifbaren Belägen auf entzündeter, oberflächlich erodierter Unterlage. Membranöse oder ulceröse Veränderungen treten erst im fortgeschrittenen Stadium auf. Bei den Hautherden handelt es sich um linsen- bis taubeneigroße, kalottenförmige oder cornu cutaneum-artig prominierende schmutzig-gelbe oder -braune, teils homogene, teils lamellös geschichtete Krusten, hornartige Exkreszenzen, seltener ulceröse Vegetationen. Die krustösen und hornartigen Bildungen haften hauptsächlich mit ihren Rändern, während ihre konvexe Unterseite zapfenartige Fortsätze aufweist, die mit Kratern des entzündeten, schwammigweichen, erodierten, stellenweise purulenten, stellenweise kleinfleckig granulierenden Untergrundes korrespondieren. Sitz dieser Krater ist üblicherweise der Haarfollikel. Die Abheilung erfolgt unter Hinterlassung multipler follikulär gestellter grübchenförmiger Narben, was ein chagrinartiges Bild ergibt.

Die Nagelplatten sind klauenartig verdickt, schmutzig-braun, intransparent, oberflächlich aufgerauht oder zerklüftet, am freien Rand aufgesplittert; ihre Konsistenz ist im Gegensatz zu den Verhältnissen bei der Onychogrypose brüchig weich. Im fortgeschrittenen Stadium kommt es zur völligen Destruktion oder auch Abstoßung der rudimentären Nagelplatte. In dem dann anonychen Nagelbett entwickeln sich in der Folge krustig-lamellöse hyperkeratotische Auflagerungen. Stets besteht eine ausgeprägte Paronychie.

Je nach Art der der Mykose pathogenetisch zugrundeliegenden Abwehrstörungen lassen sich zwei Krankheitstypen abgrenzen (KIRKPATRICK et al., MONTES et al., 1969; HIGGS u. WELLS, 1973):

α) Ein schwer verlaufender, meist vor dem 2. Lebensjahr letal endender Typ, der auf definierte, vorwiegend autosomal rezessiv vererbte Immundefekte, wie das Di George, das Nezeloff-Allibone-Syndrom, den Schweizer Typ der Agammaglobulinämie und die „Familiäre septische Granulomatose" zurückgeht und

β) ein leichter verlaufender, im allgemeinen nicht deletärer Typ, dessen „Underlying disease" bisher nicht völlig abgeklärte immunologische Störungen bilden. Sie äußern sich u.a. im Fehlen der Lymphocytentransformation, des Migrationsinhibitionsfaktors und der DNCB-Sensibilisierbarkeit und treten entweder bei Thymom, Myopathie, Hypoparathyreoidismus, Hypothyreoidismus, Hypoadrenocortizismus, im Rahmen der Acrodermatitis enteropathica, daneben aber auch unabhängig von bestimmten Krankheitszuständen auf. Nicht selten beginnt die CA mehrere Jahre bevor immunologische und/oder endokrinologische Störungen faßbar werden.

Histologie: Die beschriebenen verrukösen oder cornu cutaneum-artigen Auflagerungen haben histologisch überwiegend lamellös-geschichteten, seltener mehr homogenen Aufbau. Sie bestehen zur Hauptsache aus parakeratotischen Massen, zum geringeren Teil aus inkrustiertem Sekret, Leukocyten und Pilzelementen. Die letzteren sind vom gleichen Aussehen wie die bei der EM candidamycetica beschriebenen. Die Grenze zwischen Stratum corneum und unverhornter Epidermis hat stark wellenförmigen Verlauf. Dieser ist in erster Linie durch Hornzapfen, die im Bereich mächtig aufgetriebener oder zerstörter Follikel bestehen, bedingt, z.T. ist er auch Folge einer hochgradigen bis exzessiven Papillomatose und unregelmäßigen Acanthose. Das gesamte Epithel ist durch ein inter- und intracelluläres Ödem aufgelockert und von massenhaft immigrierten Leukocyten sowie zahlreichen Mikroabscessen durchsetzt. Weiters besteht ausgeprägte Parakeratose und — meist herdförmig-wolkige — Hypogranulose. Wo der Prozeß an der behaarten Haut lokalisiert ist — was in der Mehrzahl der Fälle zutrifft — finden sich in den aufgetriebenen Follikeln umfangreiche Pilzkonvolute. Im Gegensatz zu anderen CA-Formen füllen diese hier aber nicht nur den Peripilärspalt aus, sondern befallen bzw. zerstören auch den Haarschaft (Abb. 25).

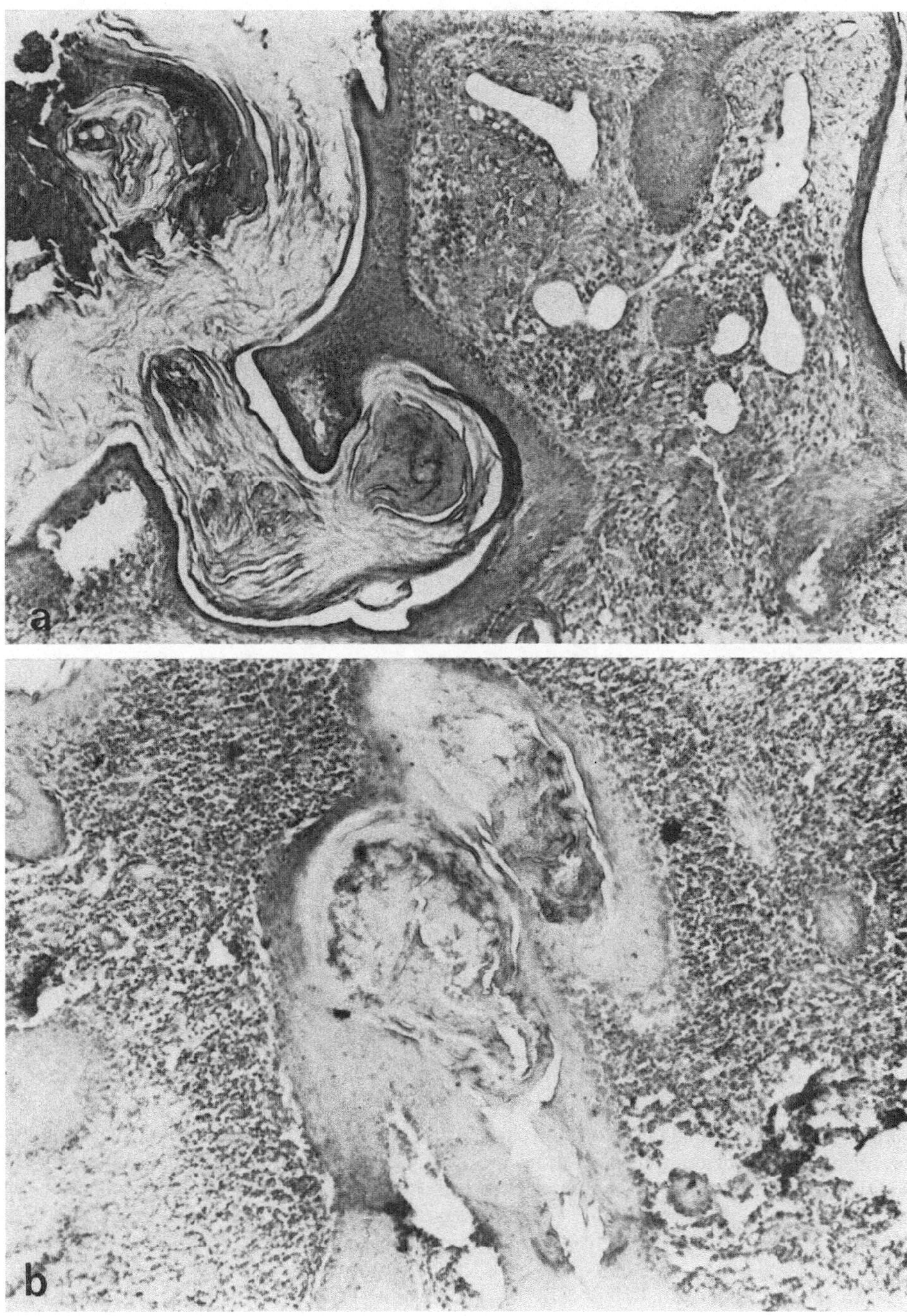

Abb. 25 a u. b. Tumorös-ulceröse granulomatöse mucocutane Candidose bei einem achtwöchigen Säugling PAS 90×; (a) mächtige pseudoepitheliomatöse Hypertrophie und Spongiose des Epithels, hochgradige Ausweitung und Verformung des Haarfollikels, die von parakeratotischen Massen und Zelldetritus erfüllt sind, dichtes lympho-histiocytäres Infiltrat im Corium; (b) zwei hypertrophische und ausgeweitete Follikel von dichten Pilzkonvoluten ausgefüllt

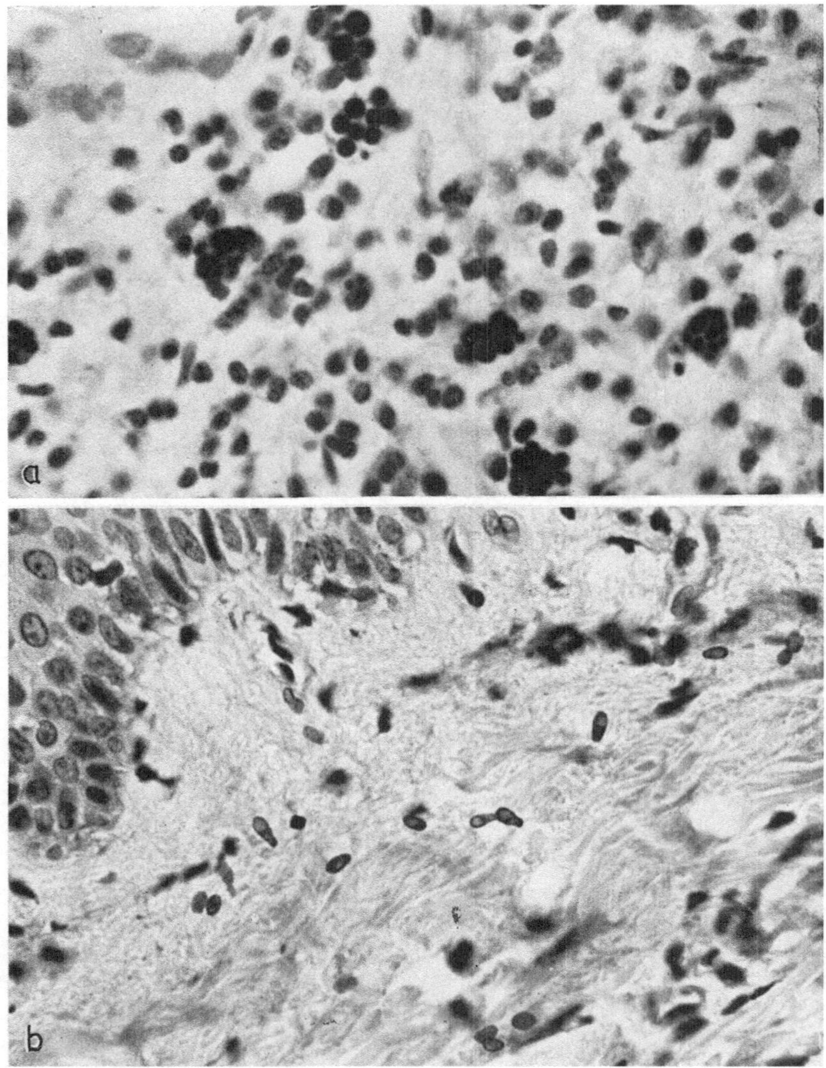

Abb. 26a u. b. (a) Russell'sche Körperchen im corialen Infiltrat einer Arsenhyperkeratose des Unterarmes; PAS-Hämalaun, 520 × ; weitgehende morphologische Ähnlichkeit mit Sproßpilzelementen. Unterscheidungsmerkmale: keine Sprossung, keine Plasmastrukturen, sondern diffuse Anfärbung. (Darüber hinaus andersartiges histochemisches Verhalten.) (b) Beim Schneiden des histologischen Präparates von der Epidermis in das Corium verschleppte Pilzelemente. Als Artefakt in erster Linie am Fehlen einer örtlichen Gewebsreaktion erkennbar. PAS, 320 ×

Auf eine Veränderung besonderer Art, die auf einen abnormen Keratinisierungsprozeß zurückgeht, wird von ALKIEWICZ et al. (1969) hingewiesen: über den „Wellenbergen" der Epidermis-Hornschichtgrenze sind die verhornenden Zellen der Epidermis, der in diesem Bereich das Stratum granulosum fehlt, gebläht und wandeln sich stellenweise in amorphe PAS-positive Schollen um, die dem bei der

OM beschriebenen „Keratokolloid" ähneln. Der Prozeß dürfte mit der von STEIG-LEDER (1961) beschriebenen „liquefaction" verwandt oder identisch sein.

Die Veränderungen im Bereich der tieferen Gewebsschichten sind je nach Verlaufsform unterschiedlich. Bei leichteren Fällen — üblicherweise jenen des unter C/a beschriebenen Typs — besteht im Stratum papillare und subpapillare ein diffuses Infiltrat aus massenhaft Leuko- und Lymphocyten sowie einer geringeren Anzahl von Plasmazellen und Histiocyten. Multinucleäre Riesenzellen und Epitheloidzellen kommen nicht oder nur ganz ausnahmsweise vor. Bei schweren Fällen — üblicherweise jenen des unter Punkt C/b beschriebenen Typs — findet sich ein ähnliches Infiltrat, das jedoch in der Cutis oder Subcutis lokalisiert ist, zahlreiche Epitheloid- und Fremdkörperriesenzellen enthält und insgesamt mehr granulomatösen Charakter hat.

In diesem Zusammenhang ist auf die Mißverständlichkeit der eingebürgerten Nomenklatur hinzuweisen: Die Veränderungen entsprechen bei der leichter verlaufenden Form nie und bei der schwerer verlaufenden Form nur ausnahmsweise tatsächlich einem Granulom im pathologisch-anatomischen Sinne (vgl. MACHER, 1964), wie es etwa bei der systemisierten Form in den inneren Organen vorkommt. Es handelt sich nach GANS u. STEIGLEDER (1954) vielmehr um ein „infektiöses Granulationsgewebe". Dementsprechend wäre es zweckmäßiger, in Anlehnung an DEGOS u. MASCARENHAS (1960) von einer „papillomatös hyperkeratotischen Candidose" („sans granulome") zu sprechen.

Sowohl bei leichteren, wie bei schwereren Fällen sind im Bereich der Infiltrate die Gefäße maximal erweitert; ferner sind ihre Endothelien geschwollen, ihre Wände verdickt und im fortgeschrittenen Stadium auch homogenisiert (HAUSER u. ROTHMAN, 1960). Gelegentlich kommt es auch zu perivasculären Blutungen.

Pilzelemente finden sich in den tieferen Hautschichten mit Sicherheit nur im Bereich der Haarfollikel. Einzelne im Schrifttum mitgeteilte Fälle, in denen nur in der Cutis und/oder Subcutis mycetische Strukturen angetroffen worden sein sollen, sind entweder offenkundig unrichtig (es handelt sich dabei teils um Russell'sche Körperchen; vgl. TAPPEINER et al., 1965; teils um aus den Farblösungen stammende oder beim Schneiden verschleppte Pilzelemente; vgl. Abb. 26) oder werden nicht durch Abbildungen belegt.

GOLDMAN u. SCHWARZ (1963) grenzen eine „*chronische mucocutane Candidiasis der Kinder*" ab, die gewöhnlich auf dem Boden einer nävoiden Hyperkeratose entsteht. Es könnte sich dabei um eine abortive Variante des in Rede stehenden Zustandsbildes handeln.

d) Candida-Mykotisation

Es handelt sich dabei um einen sekundären „nosoparasitischen" Befall von bereits bestehenden krankhaften Veränderungen der Haut oder Schleimhäute wie Geschwüre (relativ häufig Ulcera cruris), Verbrennungsschorfe, Retentionscysten (z.B. Acne vulgaris und Rosacea), Onychopathien (auch dermatophytenbedingte OM), Keratosen, Warzen, Epitheliome, Leukoplakien u.ä. durch Candidapilze. Der Unterschied zu den echten Candidamykosen besteht darin, daß die Myceten hier nicht das eigentliche pathogene Agens darstellen und im allgemeinen auch nicht oder in nur unwesentlichem Grad in das intakte Gewebe eindringen. Trotz-

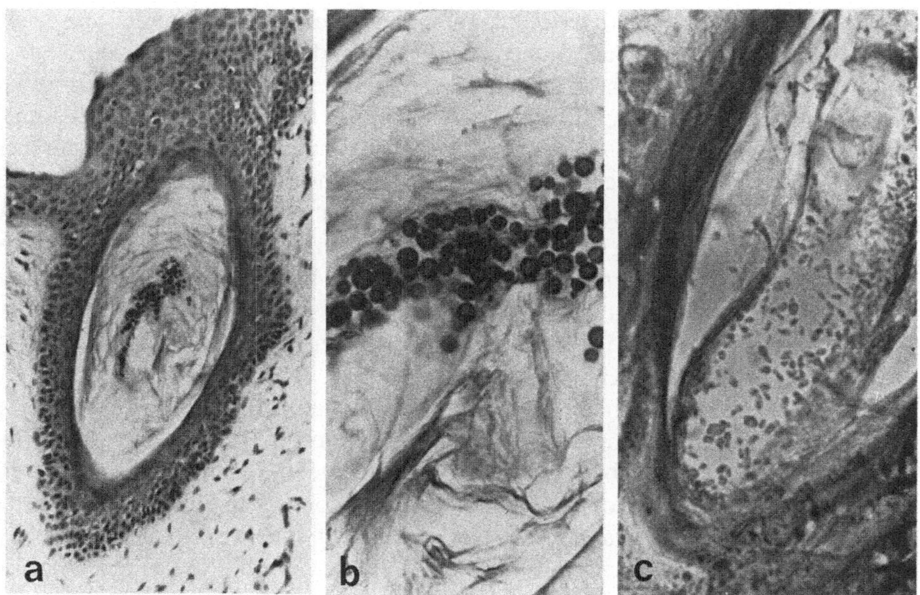

Abb. 27a–c. Mycotisation des Haarfollikels bei Rosacea durch Sproßpilze. (a) Nosoparasitische Besiedelung durch Pityrosporon orbiculare; im erweiterten und von Detritus erfüllten infundibulären Abschnitt des Follikels zahlreiche runde, z.T. sprossende Sporen; PAS 240 × , (b) Ausschnitt 620 × ; (c) Nosoparasitische Besiedelung durch Torulopsis minor PAS 540 ×

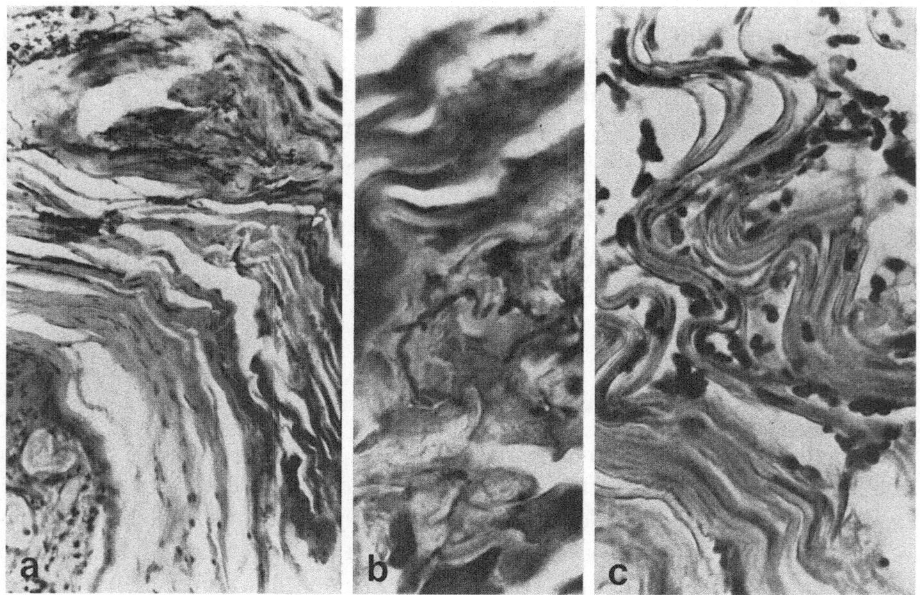

Abb. 28a–c. Mycotisation eines Naevus verrucosus durch C. albicans. (a) Zwischen den Hornlamellen massenhaft Pilze, teils in Form von Hyphen, teils als Sproßzellen; PAS 240 × , (b) und (c) 480 ×

dem kommt den Keimen auch in ihrer Rolle als bloße Nosoparasiten erhebliche pathogenetische Bedeutung zu. Einerseits, weil sie — wie z. B. beim Ulcus cruris — die Abheilung der Primärveränderung behindern (DORN, 1976) und anderseits, weil ihre allergenen (und möglicherweise auch subtoxischen) Stoffwechselprodukte in die Lymph- und Blutbahn gelangen und so entsprechende Folgeerscheinungen hervorrufen können. Außerdem stellen die in den oberflächlichen Gewebsschichten in relevanter Quantität vorliegenden fakultativ pathogenen Myceten eine permanente Infektionsquelle dar.

Histologisch finden sich auf der Oberfläche in den Nekrosen oder in den Hohlräumen der betreffenden Veränderungen zahlreiche bis massenhaft — oft dichte Rasen bildende — runde oder ovaläre Sproßpilze. Filamentöse Strukturen treten nur in stärker feuchtigkeitshaltigen Veränderungen auf. Daß es auch zum Übertritt von — mindestens irritativ wirkenden — mycetischen Stoffwechselprodukten in tiefere Gewebsschichten kommt, geht daraus hervor, daß die Inflammationserscheinungen in der Nachbarschaft der Krankheitsherde deutlich stärker sind, als bei gleichartigen Veränderungen, die nicht mykotisiert sind (Abb. 27, 28).

Wie schon erwähnt, kann jedes der besprochenen Zustandsbilder außer durch Pilze des Genus Candida auch durch Vertreter anderer Sproßpilzgattungen, in erster Linie Torulopsis, hervorgerufen werden. Es ist deshalb nur dann zulässig, von einer Candidose zu sprechen, wenn der Erreger isoliert und identifiziert werden konnte. Wo, bzw. solange, dies nicht möglich ist — und nur aufgrund des Nativ- und/oder („gewöhnlichen") Kulturbefundes feststeht, daß es sich um einen Sproßpilz handelt — ist die in ätiologischer Beziehung neutrale, nicht die Genuszugehörigkeit des Erregers präjudizierende Bezeichnung Sproßpilz-(Hefe-)mykose oder Levurose anzuwenden. Der letztgenannte Terminus leitet sich von Levures, der französischen Bezeichnung für Hefen ab.

e) Candidide (Levuride)

Sie entsprechen grundsätzlich den dermatophytenbedingten Mykiden (s. S. 87) sind jedoch wesentlich seltener und verlaufen i. allg. auch mitigierter als diese.

3. Cryptococcose (Nordamerikanische Blastomykose, Paracoccidioidose, Coccidioidose, Histoplasmose)

Erreger ist Cryptococcus neoformans, eine mit einer dicken Schleimkapsel ausgestattete Cryptococcaceenart, die in der Natur weit verbreitet ist und im allgemeinen nur bei Bestehen schwerer Allgemeinkrankheiten (meist M. Hodgkin, Retikulosen oder Hämoblastosen) pathogen wird („Pfropfinfektion"). Die Mykose kommt auf der ganzen Welt vor; derzeit ist sie in Amerika am häufigsten. (Die Bezeichnung „europäische" Blastomykose bezieht sich auf die Erstbeschreibung.)

Häufigste Infektionsquelle sind die (eingetrockneten) Exkremente von Vögeln — speziell Tauben und Kanarienvögeln — in denen der Pilz bevorzugt vorkommt. Häufigste Infektionspforte sind die Lungen, in die die Pilzsporen durch Inhalation gelangen. Die weitere Ausbreitung erfolgt auf dem Lymph- bzw. Blutweg. Dabei werden in erster Linie die inneren Organe befallen, während die Haut nur in selteneren Fällen mitbetroffen wird. Eine besondere Affinität besteht zum Zentralnervensystem. Da der Pilz relativ „inert" ist, kann er längere Zeit im Gewebe anwesend sein, ohne eine entzündliche Reaktion hervorzurufen.

Neben dem beschriebenen visceralen Infektionsweg kann die Haut auch in direkter Weise angesteckt werden. In beiden Fällen sind die klinischen Veränderungen weitgehend uncharak-

teristisch. Die primär cutane Form äußert sich im allgemeinen zunächst als solitäre Papel oder
Pustel, etwas seltener als erythematöser, acneiformer, impetigoartiger oder psoriasiformer Herd.
Das primäre Auftreten mehrerer Läsionen stellt die Ausnahme dar. Es besteht regelmäßig eine
reaktive Entzündung der regionären Lymphdrüsen (Primärkomplex), die jedoch klinisch häufig
nicht erfaßbar ist. Bei der sekundären Form treten häufiger multiple cutan-subcutan liegende
gummöse Infiltrate auf. Im weiteren Verlauf — in dem zwischen den beiden Formen hauptsächlich graduelle Unterschiede bestehen — zerfallen die Veränderungen bald zu matschen, an den
Rändern unterminierten Geschwüren, die in der Folge chronisch vegetieren oder sich in tiefere
Fistelgänge umwandeln. Fallweise entstehen auch ausgedehnte papillomatös verruköse Herde.

Histologie: Ebenso wie die makroskopische Symptomatik, variiert auch das
feingewebliche Bild überaus stark. Infolge der vergleichsweise geringen Reizwir-
kung des Keimes dominieren die leichteren Veränderungen. Meist handelt es sich
um mäßiggradige Inflammationserscheinungen, die keinen prinzipiellen Unterschied zu jenen einer banalen Entzündung aufweisen (Weiterstellung der Gefäße,
geringfügigere leuko- und lymphocytäre Infiltration usw.). Seltener kommt es zum
Auftreten von Mikroabscessen und zu geschwürigem Gewebszerfall. Nur ausnahmsweise entwickeln sich papillomatöse Wucherungen und tiefe verzweigte, mit
Oberflächenepithel ausgekleidete Fistelgänge. Charakteristischer sind entzündliche
Granulome aus zahlreichen segmentkernigen Leuko-, Reticulo-, Histio-, vereinzelten Lymphocyten, spärlich Epitheloid- und Riesenzellen, die in erster Linie in der
Subcutis, seltener im Bereich des Papillarkörpers vorkommen, wo sie eine völlige
Zerstörung oder einen Umbau des Gewebes verursachen. Die elastischen und
kollagenen Herde fehlen innerhalb dieser Veränderungen; in ihrer Umgebung sind
sie teils ödematös gequollen und verklebt, teils fragmentiert. Das Vorliegen der-
artiger Herde von tuberkuloidem Charakter spricht für das Bestehen einer günsti-
gen Abwehrlage. Andernfalls kommt es zur ausgedehnteren Gewebseinschmelzung
mit Ausbildung „myxomatöser" („gelatinöser") Herde.

In den Lymphknoten gleichen die Gewebsveränderungen weitgehend jenen
des M. Hodgkin.

Die Diagnose ergibt sich aus der unverwechselbaren Morphe der Erreger:
Diese treten im Gewebe meist als runde, seltener leicht ovaläre, oft sprossende
Zellen von 3 bis 8, ausnahmsweise bis 20 μ Durchmesser auf, die von einer doppelt
bis zweieinhalbmal so großen, aus sauren Mucopolysacchariden bestehenden
Schleimkapsel umgeben sind (Abb. 29). Besonders zahlreich kommen die Keime
in den zentralen Abschnitten der Granulome sowie in den Mikroabscessen vor.
Im Epithel treten sie sowohl inter- als auch intracellulär auf. Im letzteren Fall
führen sie zu einer blasigen Auftreibung der Zellen mit Verdrängung und Ab-
plattung der Kerne. In den Granulomen finden sich mycetische Elemente relativ
häufig in den Fremdkörperriesenzellen.

Einige weitere durch Sproßpilze bedingte Mykosen, wie die Coccidioidomycose,
die Histoplasmose, die Nord- und Südamerikanische Blastomycose, kommen in
unserer geographischen Region nicht oder nur so selten vor, daß sie im gegebenen
Rahmen nicht näher erörtert werden können. Ihre wichtigsten Daten sind in kur-
sorischer Form in Tabelle 2 zusammengestellt. Eingehende Darstellungen finden
sich bei GRAHAM u. BARROSO-TOBILA (1971), JOHNSON (1972), BADER u. BADER
(1973 u. 1975), KERSTING (1974), SCHUMACHER (1974), LEVER (1975) und ALT-
MEYER (1976).

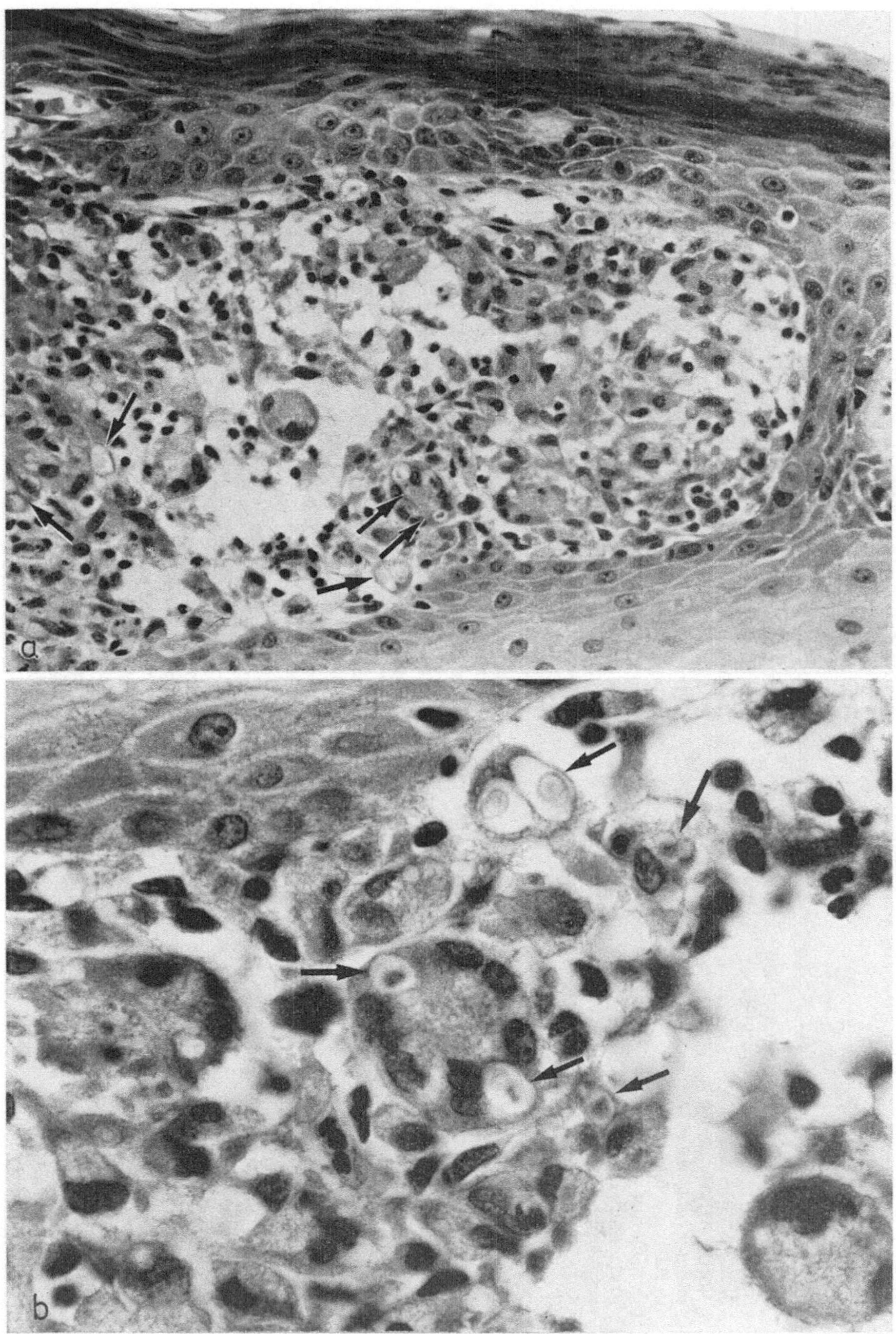

Abb. 29a u. b. *Cryptococcosis cutanea*, Erreger *C. neoformans*. H. E. (a) 250×, (b) 750×. Intra-epidermaler Absceß mit zahlreichen, eine dicke Schleimkapsel aufweisenden Pilzzellen. (Für die freundliche Überlassung dieser sowie einiger der folgenden Aufnahmen danke ich Herrn Prof. W. St. C. Symmers)

Tabelle 2. Zusammenstellung der wichtigsten Daten der verbreitetsten „systemischen" („tiefen") Mykosen

Mykose	Erreger Wuchsform heimisch in	Infektionspforte	Ausbreitung auf	Symptomatik der Veränderungen an der Haut		Pilzelemente im Gewebe Morphe	$\varnothing$ Größe in µ
				klinisch	histologisch		
Nordamerikanische Blastomykose	Blastomyces dermatitidis dimorph Nord-, Mittel- und Südamerika, selten in Afrika. Nach Europa nur durch Erkrankte eingeschleppt.	fast ausschließlich Lunge	Lunge, seltener Haut, Knochen, Urogenitaltrakt, ZNS	Sekundär: zunächst zirkumskriptes kutan-subkutanes entzündliches Infiltrat, dann Pustulation, Abszedierung und Entwicklung platten- oder kalottenförmiger krustösverruköser, marginal elevierter, zentral vernarbender vegetierender Herde. Primär: Chancriforme Herde	im Epithel hochgradige Hyperplasie, Acanthose, Exocytose und multiple Abszesse. Im Corium tuberculoides Infiltrat mit außergewöhnlich vielen Leukocyten und zahlreichen Abszessen. Keine spezifischen Symptome.	meist zahlreiche, i.allgem. dick-, selten dünnwandige runde Pilzzellen und Sproßformen frei im Gewebe und vereinzelt im Cytoplasma von Riesenzellen.	8–15
Südamerikanische Blastomykose	Blastomyces (Paracoccidioides) brasiliensis dimorph Süd- und Mittel-, selten Nordamerika und Afrika. In Europa nur durch Erkrankte eingeschleppt.	Schleimhaut von Mund, Nase, Larynx	Verdauungstrakt, Leber, Lungen, Lymphsystem (speziell facial, cervical, subclaviculär, axillär)	mukokutane Herde hauptsächlich im Gesicht, ähnlich denen der Nordam. Blastom.; daneben massive Lymphknotenschwellung.	ähnlich denen der Nordamerik. Blastomykose.	eher dünnwandige runde, seltener ovale „Mutterzellen" mit zahlreichen kleinen Sprossen. Charakteristisches Aussehen: „Steuerrad- oder Stechapfelartig".	20–30 (10–60)
Coccidioidomykose	Coccidioides immitis dimorph Endemiegebiete im Südwesten der USA und im Westen von Mittel- und Südamerika. Infektionen in Europa sind eingeschleppt oder im Labor erworben (meist Inhalation	hauptsächlich Luftwege, in Einzelfällen Hautwunden.	Lunge, Lymphsystem, ZNS, innere Organe, Haut, Knochen	krustös-verrukös-purulente Herde überwiegend im Gesicht, ähnlich wie bei der Nordamerik. Blastomyk. In 10 bis 20% Erythema nodosum oder multiforme	grundsätzlich denen der Nordamerik. Blastomykose entsprechend, lediglich etwas stärkere Tendenz zur Verkäsung	dünn- bis dickwandige, oft doppelt konturierte Spherulen. Kleine Spherulen erscheinen im Plasma granuliert, in größeren lassen sich Endosporen erkennen.	10–80

Histoplasmose	Histoplasma capsulatum dimorph Endemiegebiete hauptsächl. Mittelwesten und Ostküste der USA Einschleppung nach Europa kommt vor; einzelne autochthone Infektionen wurden mitgeteilt.	hauptsächlich Lungen, sehr selten Mund- und Nasenraum, extrem selten Integument.	Lymphsystem, Leber, Milz, Knochenmark, Verdauungstrakt	sekundär: meist kleinere krustös-verruköse, selten erodierte mukokutane Herde primär: chancriform	polymorphes Bild: vom kleinsten histiocytären Aggregaten bis zu ausgedehnten chronisch entzündlichen tuberkuloiden Infiltraten mit Epitheloid- und Riesenzellen sowie Verkäsung, Abszeßbildung und Verkalkung. Stets ausgeprägte histiocytäre Komponente.	meist in größerer Anzahl frei im Gewebe, aber auch in Macrophagen vorliegende mononucleäre rundliche bis ovale (protozoon-ähnliche) Hefeformen, selten kurze Filamente.	3 (1–20)
Chromoblastomykose	Phialophora Spp Cladosporium carrionii dimorph weltweit vorkommend; hauptsächlich in den tropischen Regionen von Nord- und Südamerika.	Haut (Füße, Beine, Hände, Arme, Schultern)	Leber, Lunge, Gehirn nur in Einzelfällen; i.allg. bleibt die Mykose auf das Integument beschränkt.	Beginn mit hyperkeratotischer Plaque, in Monaten bis Jahren allmähliche Entwicklung mächtiger, oft eine ganze Extremität einnehmender, verruköskrustöser („pseudoepitheliomatöser") Wucherungen.	grundsätzlich denen der Nordamerikanischen Blastomykose entsprechend meist wesentlich stärkere Ausprägung.	meist dickwandige, rundliche bis ovale, häufig aggregiert vorliegende überwiegend septierte Pilzzellen oder Spherulen von mehr oder weniger deutlicher brauner Eigenfarbe.	5–20

III. Schimmelpilzmykosen

1. Tinea nigra

Erreger ist Cladosporium (C) werneckii und daneben möglicherweise auch C. mansonii, dessen Eigenständigkeit jedoch umstrittten ist. Die Mykose ist in tropischen und subtropischen Regionen heimisch, wird aber neuerdings zufolge des gegenwärtigen Massenferntourismus zunehmend häufig auch nach Europa verschleppt. Die Keime sind in der freien Natur weit verbreitet; insbesondere kommen sie im Erdreich und auf — speziell abgestorbenen — Pflanzen vor. Der Infektionsmodus ist nicht geklärt.

Klinische Erscheinungen: Prädilektionsstellen sind die Handflächen, seltener werden die Zwischenfingerräume und Handrücken und nur ausnahmsweise andere Körperpartien betroffen. Im Initialstadium findet sich ein unscheinbarer dunkelpigmentierter, makroskopisch weitgehend einem Naevus spilus oder Junction nevus ähnelnder Fleck, der langsam an Ausdehnung zunimmt und im Lauf von Monaten Nagel- bis Münzgröße erreicht. Die Veränderung persistiert unbehandelt über Jahre und kann fallweise ein Ausmaß von 8 cm und mehr im Durchmesser annehmen. Das vollentwickelte Zustandsbild besteht in einem, selten mehreren, scharfbegrenzten rundlichen oder polyzyklischen bräunlichschwarzen glatten oder leicht schuppenden Herd, bzw. Herden. An subjektiven Symptomen kommt lediglich fallweise geringgradiger Juckreiz vor.

Bei mikroskopischer Untersuchung eines Hornhautgeschabsels im KOH-Präparat lassen sich unschwer multiple schwärzlichbraun pigmentierte, gedrungene, stellenweise an den Enden aufgetriebene septierte Hyphen sowie einzelne Sporen nachweisen.

Histologie: Das Stratum corneum ist verdickt und durch zahlreiche zarte Spaltbildungen wabig aufgelockert. Die übrigen Hautabschnitte sind abgesehen von einer — allerdings nur bei schweren Fällen vorkommenden — mäßiggradigen

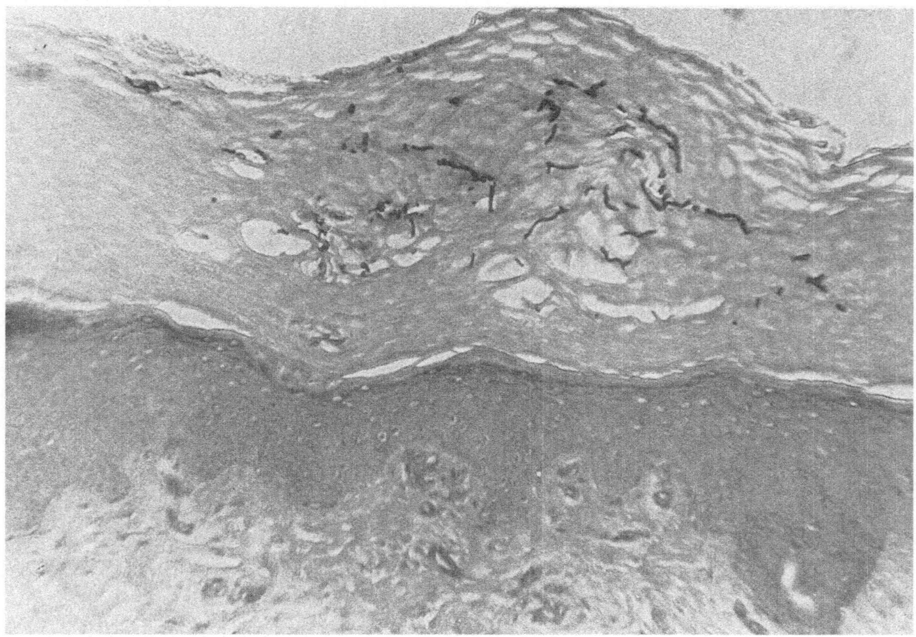

Abb. 30. *Tinea nigra.* Verdickung und wabige Auflockerung des Stratum corneum, das in seinem oberflächlichen und mittleren Drittel zahlreiche PAS-positive teils verzweigte Pilzfäden enthält. Übrige Hautabschnitte unauffällig. PAS 160×. (Für die freundliche Überlassung der Aufnahme danke ich Herrn Dr. M. DORN)

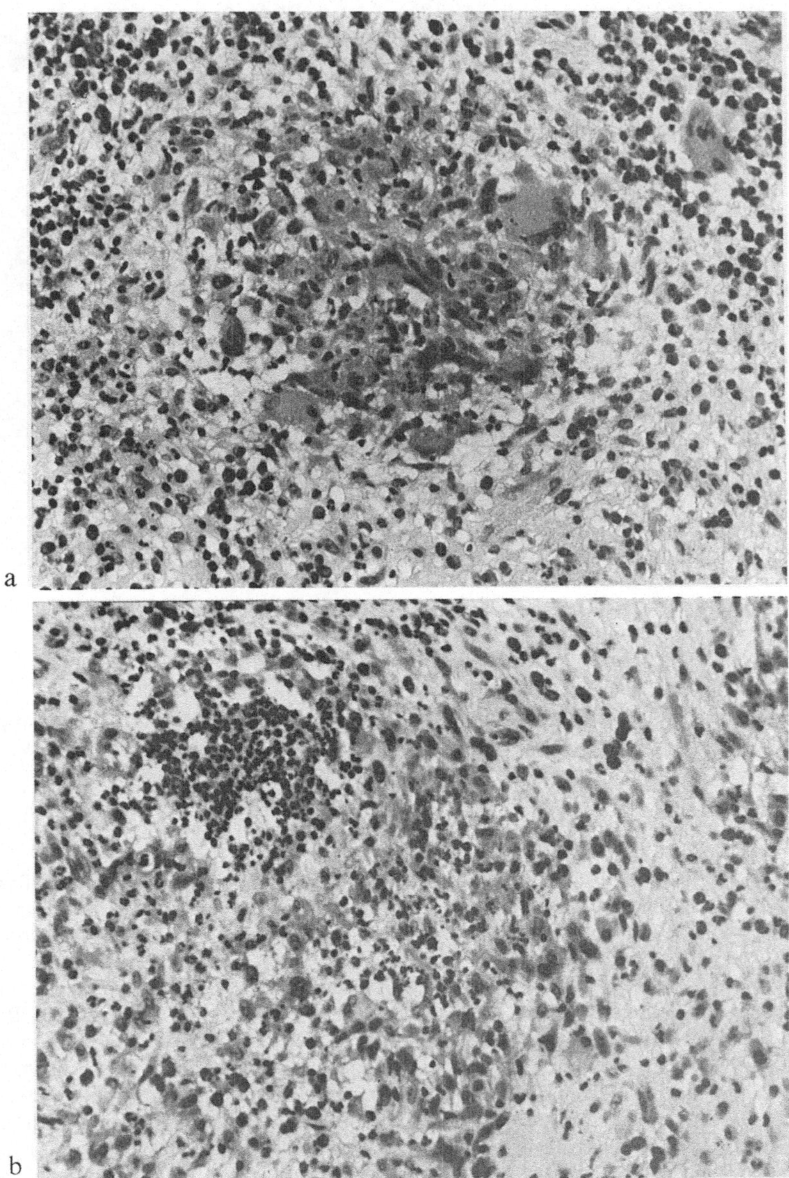

Abb. 31a u. b. *Sporotrichosis cutanea*. Granulomentwicklung. (a) Stadium 1: Aggregation von Histiocyten, (b) Stadium 2: Infiltration aus neutrophilen polynucleären Leukocyten im Zentrum einer Histiocytenansammlung. H. E. 220×. (Aus Lurie, H. I., 1971, Fig. 11, S. 637)

Acanthose und schütteren lympho-histiocytären Infiltration im oberen Corium unauffällig. In den oberflächlichen Schichten des Stratum corneum finden sich massenhaft, in den tiefen Schichten nur vereinzelt, dicke, meist gewundene, stellenweise an den Enden aufgetriebene, in kürzeren Abständen septierte Hyphen sowie wenige runde oder ovaläre Formelemente (Abb. 30). Die mycetischen Strukturen

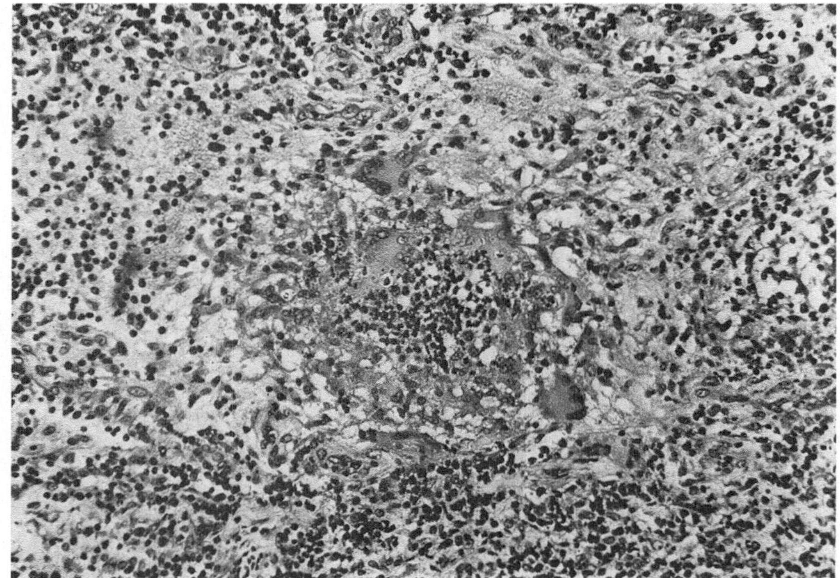

Abb. 32. *Sporotrichosis cutanea.* Voll entwickeltes Granulom mit zentralem asteroid body.
H. E. 220 × . (Aus LURIE, H. I., 1971, Fig. 13, S. 638)

sind PAS-, Gridley- und Gram-positiv. Darüberhinaus lassen sie sich zufolge ihrer
Eigenfarbe aber auch im H.E.-Präparat gut erkennen.

2. Sporotrichose

Erreger ist Sporothrix schenckii, das als Saprophyt vor allem in der Erde, auf Pflanzen, in
tierischen Abfällen und im Wasser weltweit vorkommt. Nach neueren Untersuchungen besitzen
anscheinend nur Stämme mit bestimmten metabolischen Eigenschaften (Vit B_2-Heterotrophie?)
die Voraussetzungen, pathogen zu werden (STAIB et al., 1975).

Die Mykose wurde in den letzten Jahren in zivilisierten Regionen deutlich seltener und wird
heute in erster Linie in tropischen Zonen sowie endemisch in Notstandsgebieten (u. a. B_1-Hypo-
vitaminose) angetroffen. Die Krankheit betrifft hauptsächlich die Haut und Subcutis sowie deren
lymphatisches System. In schweren Fällen kommt es zum Übergreifen auf die Muskeln, Gelenke
und vor allem Knochen. Die Tendenz zur Ausbreitung in innere Organe ist gering. Eintrittspforte
der Keime ist fast stets das Integument; nur ausnahmsweise erfolgt die Infektion auch durch Ingestion über die Schleimhäute des Verdauungstraktes. An der Haut setzt die Ansteckung das
Bestehen von Läsionen (Excoriationen, Dornenstiche usw.) voraus („Verletzungsmykose"). Es
sind deshalb in erster Linie die ungeschützten Körperstellen (Hände, Arme, Beine) betroffen.
Neben der primären gibt es auch noch eine sekundäre cutane Form, bei der die Haut von einem
schon bestehenden Herd auf hämatogenem Weg infiziert wird.

Bei den klinischen Erscheinungen, die ziemlich variieren können, handelt es sich zunächst
grundsätzlich um ein chancriformes Syndrom. Es besteht aus einem Primärherd mit Begleit-
lymphangitis und Knotenbildung entlang der abführenden Lymphwege; in schwereren Fällen auch
einer regionären Lymphadenitis. Der Primärherd kann verrukös, ulcerös-vegetierend oder knotig-
pustulös sein.

Histologie: Das Spektrum der feingeweblichen Veränderungen reicht − je nach
Art des Primärherdes − von einer mehr oder weniger ausgeprägten pseudoepithelialen Hyperplasie, zahlreichen intraepidermalen Mikroabscessen und unspezi-

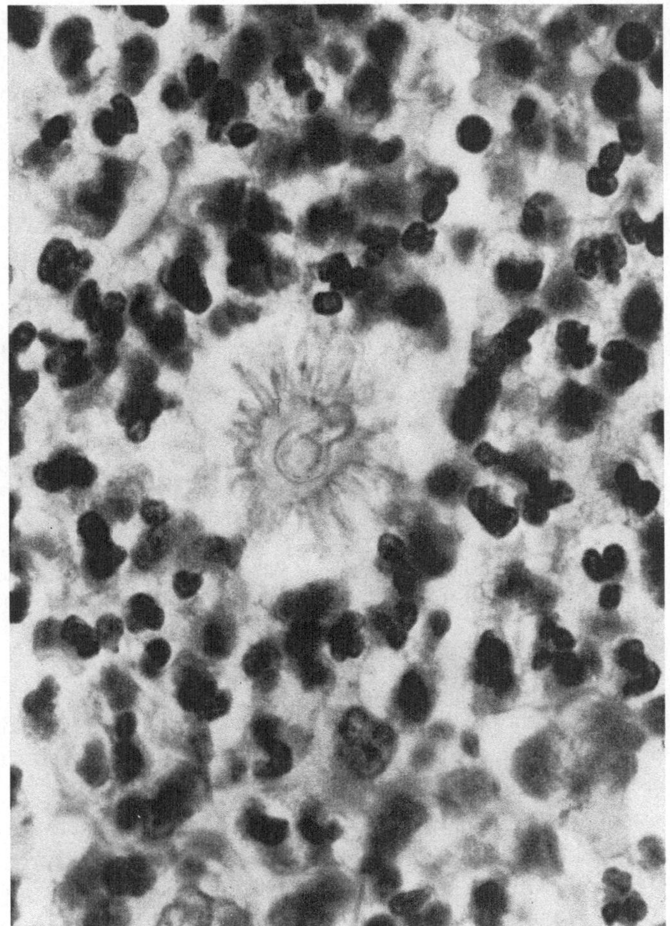

Abb. 33. *Sporotrichosis cutanea.* Rundzellinfiltrat mit asteroid body. H. E. 1200× (SYMMERS, W. ST. C.)

fisch entzündlichen Zellinfiltraten im oberen Corium bis zum typischen sporotrichotischen Granulom (Abb. 31, 32). In allen Fällen steht die inflammatorische Komponente deutlich im Vordergrund; insgesamt ist sie ungleich stärker ausgeprägt als bei den Sproßpilzmykosen. Die Granulome zeigen einen 3-Zonenaufbau: Im Zentrum herrschen neutrophile Leukocyten vor, die in Gruppen zwischen nekrobiotischen Bündeln kollagener Fasern und Histiocyten mit pyknotischen Kernen gelagert sind. Die intermediäre Zone besteht aus einem Ring unterschiedlicher Dicke, der aus zahlreichen geschwollenen Histiocyten sowie einer größeren Anzahl von Epitheloid- und Fremdkörperriesenzellen aufgebaut ist. Die äußere Zone besteht aus dichten zirkulär gelagerten Bindegewebsbündeln mit eingestreuten Fibroblasten, Lymphocyten und Plasmazellen. Sind diese Granulome im Bereich des Papillarkörpers lokalisiert, so ist die benachbarte Epidermis in leichteren Fällen abgeflacht, ödematös und von einem entzündlichen Infiltrat durchsetzt; in schwe-

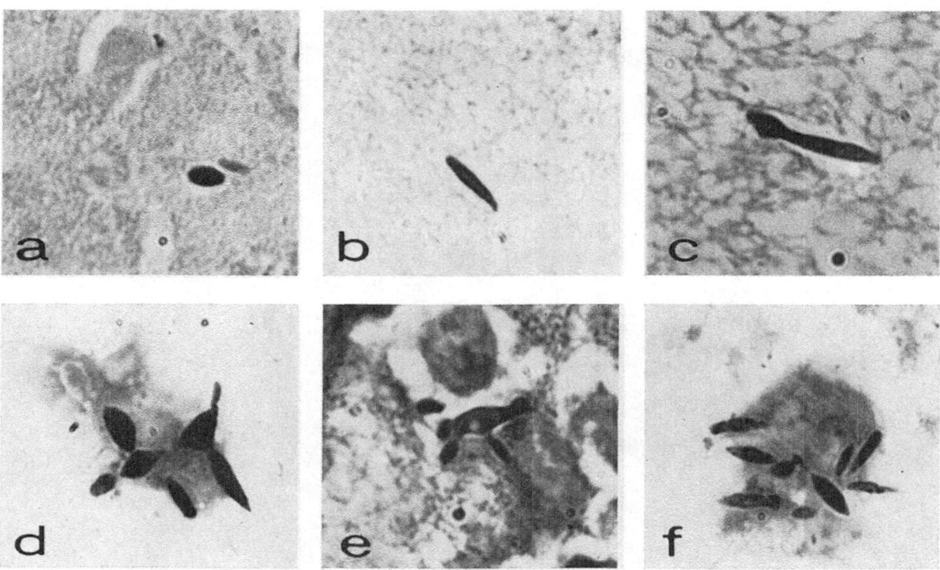

Abb. 34a–f. *Sporotrichosis.* Im Eiter vorkommende Pilzelemente: (a) Hefeähnliches Körperchen, (b, c und f) „cigar bodies", (d und e) Sproßformen. Gramfärbung × 1500. (Aus LURIE, H. I., 1971, Fig. 17, S. 644)

reren Fällen kann sie auch völlig zerstört sein. Bei Lokalisation der Granulome in der Cutis oder Subcutis zeigt das umgebende Gewebe eine hochgradig entzündliche Reaktion mit vorwiegend histiocytärer Komponente.

Der histologische Pilznachweis ist mittels der herkömmlichen Färbemethoden eher schwierig; häufig gelingt es nur bei Untersuchung einer größeren Anzahl von Schnitten, mitunter mißlingt er aber selbst bei völliger Lamellierung des Präparates. Der Erreger scheint im Gewebe in folgenden Formen auf: a) *Asteroide Körperchen;* sie bestehen aus der zentralen Pilzzelle und einem gezähnelten peripheren Saum. Die Pilzzellen stellen sich sowohl bei H.E.- wie auch bei PAS-Färbung ausgezeichnet dar (Abb. 32, 33). Die „peripheral rays" kommen bei H.E.-Färbung deutlich und nach der PAS-Methode nur mäßig gut zur Darstellung. Der Durchmesser der Pilzzelle beträgt 2 bis 5 μ, der der gesamten asteroid bodies (nicht zu verwechseln mit den bei nichtinfektiösen Granulomen auftretenden Gebilden gleichen Namens; vgl. LEVER, 1967) bis 15 μ. Die Gebilde finden sich ausschließlich in Mikroabscessen und in den Granulomen. b) *freiliegende Pilzzellen ohne radiäre Fortsätze.* Sie sind überwiegend rundlich oder oval, gelegentlich halbmond- oder spindelförmig. Ihre Größe reicht von etwa 2 bis 8 μ. Die Lokalisation und Färbbarkeit dieser Formelemente ist im wesentlichen die gleiche wie die der asteroid bodies. c) *Intracelluläre Pilzelemente.* Sie finden sich einzeln oder paarweise, seltener multipel, in Riesenzellen und Makrophagen. Ihre Form ist meist rundlich, gelegentlich weisen sie seitliche Sprossungen auf. d) *Mycelformen.* Sie kommen überwiegend frei im Gewebe, ausnahmsweise aber auch intracellulär vor. e) *„Cigarbodies".* Ihre Größe beträgt 3 bis 6 μ. Sie finden sich gruppiert oder disseminiert im Gewebe oder in Einschmelzungsherden (Abb. 34).

Insgesamt sind die feingeweblichen Veränderungen der Sporotrichose weitgehend typisch, jedoch nicht absolut spezifisch. Selbst die als charakteristisch geltenden asteroid bodies können auch bei anderen Schimmel- und sogar Sproßpilzen gefunden werden (Berge u. Kaplan, 1967; Proks et al., 1972). In jenen nicht so seltenen Fällen, in denen sich aus Veränderungen mit positivem Kulturbefund auch in Serienschnitten tinktoriell keine mycetischen Formelemente nachweisen lassen (Fukushiro et al., 1965; Male, 1973) bewährte sich in besonderem Maß die fluoreszenzimmunologische Technik. Sie ermöglicht nicht nur die selektive Darstellung von intakten Pilzelementen, sondern auch die von deren weitgehend amorphen Abbauprodukten (Male et al., 1975).

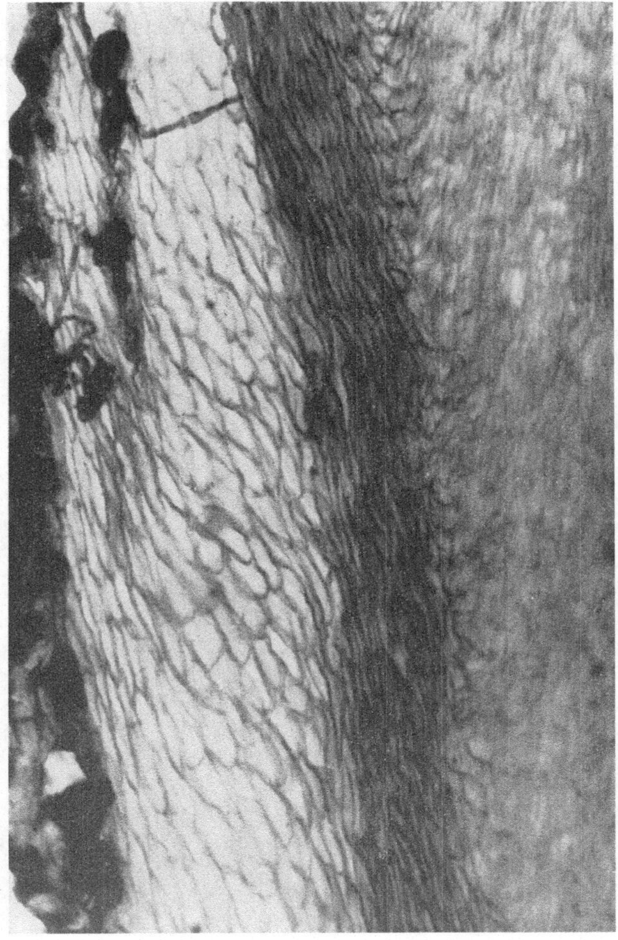

Abb. 35. *Mykotisation* eines aus traumatischer Ursache partiell onycholytischen Nagels durch *Aspergillus nidulans*. Längsschnitt im distalen Drittel des Stratum intermedium und ventrale. Pilzelemente (z.T. saprophytäre Formen, daneben reichlich Bakterien) finden sich nur an der Unterseite und in Spalten des letzteren. (In der Abb. links). PAS-Hämalaun, 400×

3. Schimmelpilze in Nagelveränderungen

Relativ oft werden in krankhaft veränderten Nägeln — fast ausnahmslos der Zehen — Schimmelpilze angetroffen. Am häufigsten handelt es sich dabei um Scopulariopsis brevicaulis, Aleurisma-, (Chrysosporium-) und Alternariaarten, daneben aber auch um verschiedenste andere Species. (Allein bei den im Schrifttum der letzten 10 Jahre mitgeteilten Fällen beträgt die Anzahl der isolierten Species über 100.) Ob es sich dabei um echte Onychomykosen handelt oder um „Onychomykotisationen", also um ein Nosoparasitieren der Pilze in bereits aus anderer Ursache erkrankten Nägeln, muß vorerst offenbleiben. Für die letztere Möglichkeit spricht neben der Heterogenität der Myceten, daß in derartigen Fällen fast stets nichtmycetisch bedingte Vorschäden des Nagelorgans nachweisbar sind. Ein weiterer Grund ist der, daß die Pilze histologisch keinen parasitären, sondren den gleichen „pseudoparasitären" Wuchscharakter aufweisen wie bei Züchtung auf Hornsubstanz *in vitro:* Sie bilden farnblattartige oder tellerstoßähnliche Strukturen, die hauptsächlich in den ventralen Ungualschichten oder in schon bestehenden Spaltbildungen anzutreffen sind. In den letzteren finden sich gelegentlich auch Formelemente der saprophytären Wuchsphase (Abb. 35).

Aus einer größeren Anzahl von Mykosen des Integuments, die durch andere Schimmelpilzarten hervorgerufen werden können, seien hier nur die *Aspergillose, Mucormykose, Cephalosporiose, Monosporiose, Chromomykose* und *Basidiobolomykose* genannt. Sie waren in Europa bis vor einigen Jahren ausgesprochene Raritäten und sind überwiegend auch heute noch recht selten. Allerdings treten einige von ihnen, insbesondere die Aspergillose und die Mucormykose (Abb. 36) neuerdings im Rahmen längerdauernder Immunosuppressivabehandlungen (vor allem nach Allotransplantationen) zunehmend häufig auf und zeigen die Tendenz, schon

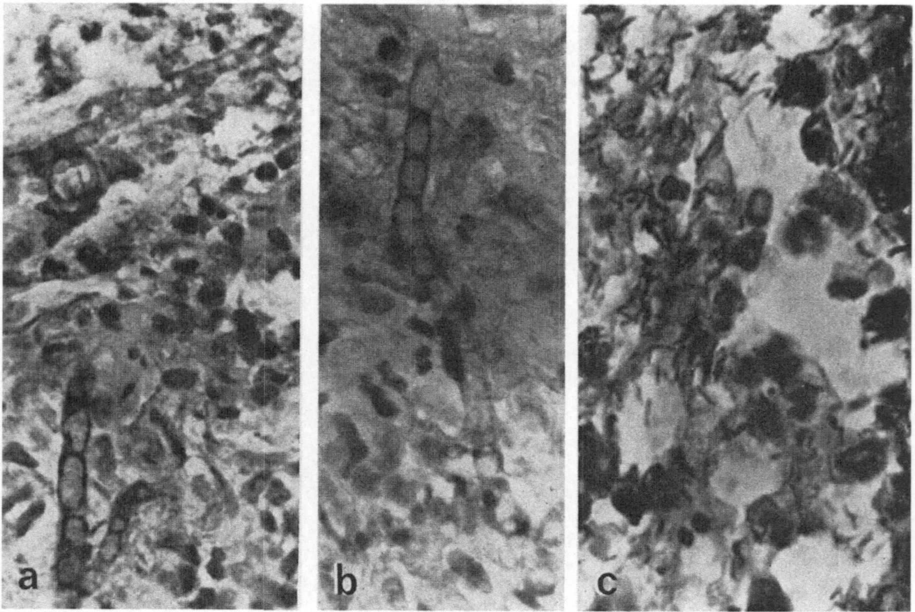

Abb. 36a–c. Systemische sekundäre Aspergillose bei immunosupprimiertem Allotransplantatempfänger; interkurrent ausgedehnte kutane Herpes-simplex-Infektion, praeterminal generalisierte Tuberkulose und Aspergillose. Biopsiestelle Unterarm. (a) und (b) PAS 540X; derbe dickwandige Hyphen mit aufgetriebenen Segmenten; (c) Ziehl-Nielssen 900X; massenhaft säurefeste Stäbchen

in näherer Zukunft zu einem ernstzunehmenden Problem zu werden. Da dieses jedoch in erster Linie die Interne (Intensiv-)Medizin, die Dermatologie hingegen nur am Rande betrifft, wird hier auf die nähere Erörterung des Themas verzichtet.

Die beiden anschließend besprochenen Krankheitsgruppen, die durch Strahlenpilze bedingten Prozesse und das Erythrasma, gehören zwar zufolge ihrer bakteriellen Ätiologie nicht zu den Mykosen, werden diesen aber traditionsgemäß zugerechnet, weshalb sie auch in den vorliegenden Beitrag aufgenommen wurden.

IV. Strahlenpilzmykosen

1. Aktinomykose

Erreger ist Actinomyces israelii. Der Keim kommt mit großer Regelmäßigkeit in der Mundhöhle des Erwachsenen (cariöse Zähne, Tonsillarkrypten) vor. Seine Herkunft ist nicht bekannt, jedoch gilt heute als sicher, daß er nicht, wie früher angenommen wurde, von Pflanzen, speziell Gräsern, stammt. Die Infektion kommt überwiegend auf endogenem Weg zustande, wobei bestimmte Voraussetzungen, sowie die Mitwirkung auxiliärer Faktoren unerläßlich sind. Zunächst muß eine Gewebsläsion bestehen, da der Strahlenpilz alleine mangels der nötigen histiolytischen Enzyme nicht zur Gewebsaggression befähigt ist. Darüber hinaus ist er mikroaerophil und kann nur in einem (geschädigten) Gewebe mit negativem Redoxpotential existieren. Die primäre Gewebsläsion ist meist traumatischer Natur; z.B. durch Biß, Zahnstocher, Gräser, Getreidegrannen und ähnliches verursacht. Der im weiteren Verlauf des aktinomycetischen Prozesses stattfindende Gewebsabbau wird — mindestens zur Hauptsache — durch symbiotische Begleitbakterien vollzogen. Die letzteren schaffen gleichzeitig die für das parasitäre Wachstum des Aktinomyceten nötigen Milieubedingungen. Derartige wegbereitende „bakterielle Trabanten" (LENTZE, 1964) können, mit Ausnahme von B. pyocyaneum, die meisten Entzündungserreger sein. Eine besondere Rolle spielen Actinobacterium actinomycetem comitans und Corynebakterien, speziell C. acnes.

Bei der Aktinomykose der Haut wird in pathogenetischer Hinsicht zwischen primären und sekundären Formen unterschieden.

Bei der seltenen primären Form erfolgt die Infektion dort, wo erregerhaltiger Speichel in eine Hautläsion gelangt. Dies ist hauptsächlich im Bereich der Mundhöhle oder einer Bißverletzung der Fall. Das klinische Bild der Veränderungen besteht zunächst durch längere Zeit in einer uncharakteristischen mäßig entzündlichen, evtl. abscedierenden Verhärtung. Das typische brettharte, tiefreichende, meist am Knochen adhärente Infiltrat, in dem es zur Fistelbildung mit Absonderung von serosanguinolentem oder purulentem Sekret und gelblichen Körnchen („sulfur grains") kommt, entwickelt sich erst im fortgeschrittenen Stadium (FEGELER, 1963).

Sie sekundäre Form entsteht dort, wo eine von den Schleimhäuten (meist des Verdauungstraktes) ausgehende Infektion auf das Integument übergreift. Prädilektionsstellen hierfür sind die Cervico-facial-, Lumbosacral- und Genitoanalregion. Die Veränderungen sind im allgemeinen ausgedehnter und schwerer als bei der primären Form; im übrigen aber prinzipiell gleichartig.

Histologisches Bild: Die Epidermis bietet die Zeichen einer unspezifischen chronischen Entzündung. Im Corium finden sich ausgedehnte zentral einschmelzende Areale aus einem dichten unspezifischen Granulationsgewebe. Dieses besteht in den mittleren Schichten überwiegend aus polymorphkernigen Leukocyten, einzelnen Eosinophilen sowie einer geringen Anzahl von Lympho-, Erythro- und Histiocyten. Daneben findet sich eine größere Menge von Makrophagen histiocytärer Herkunft, die Kerntrümmer, Fett und Hämosiderin phagocytieren. Die Randzone des Granulationsgewebes enthält neben zahlreichen Lympho- und Histiocyten auffallend viele Plasma- und Schaumzellen. Die letzteren können so

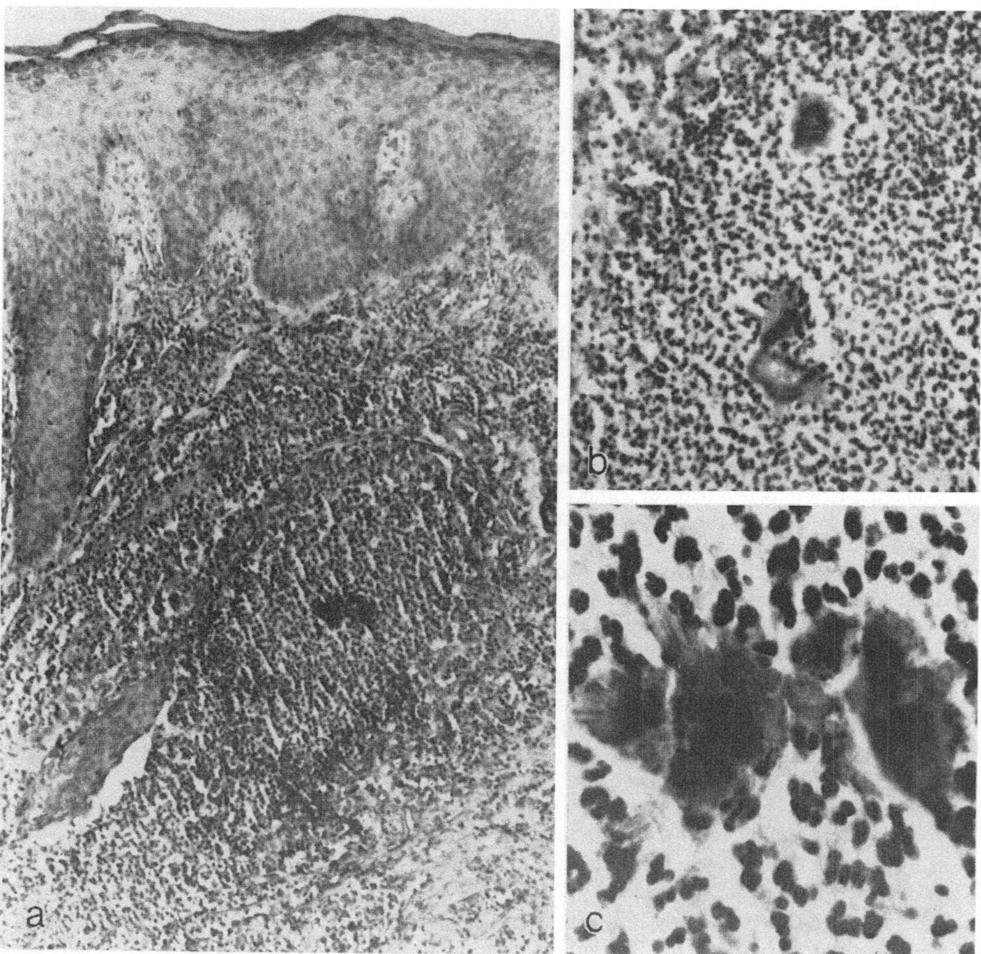

Abb. 37a–c. Kutane Aktinomykose, Erreger A. israelii. (a) leichte Hyperkeratose, deutliche
Acanthose und Papillomatose, dichtes Infiltrat aus Entzündungszellen im gesamten Corium in
dessen unterem Abschnitt sich ein von Bindegewebsfasern umgebenes Granulom findet, das in
seinem Zentrum eine gelappte Drüse enthält, PAS 240×, (b) 320×, (c) 620×, Ausschnitte

stark in Erscheinung treten, daß sie den Veränderungen ein pseudoxanthom-
artiges Bild verleihen. Die elastischen und kollagenen Fasern sind im Bereich des
Granulationsgewebes geschwunden. In den zentralen Einschmelzungsherden finden
sich — oft erst in einer größeren Anzahl von Schnitten und manchmal auch dann
nicht — runde birn- oder bohnenförmige oder unregelmäßig gelappte, mehrere
100 μ-große Drusen. Diese bestehen aus dichten Pilzgeflechten, die im Zentrum
homogenisiert sind und in der Peripherie einen Strahlenkranz aus radiär ausge-
richteten, an den Enden kolbig aufgetriebenen Hyphen bilden (Abb. 37).

In weniger ausgeprägten Fällen und insbesondere dann, wenn Drusen fehlen,
können die Veränderungen morphologisch nicht von denen einer Lues, Tbc oder
Osteomyelitis unterscheidbar sein.

2. Nocardiose

Erreger sind Nocardiaarten, die mykologisch-systematisch unmittelbare Verwandte der Actinomycesspecies darstellen — beide zählen zur Familie der Actinomycetaceae — im Gegensatz zu diesen aber aerob sind. Die Keime kommen in der freien Natur weit verbreitet vor. Erreger der europäischen Nocardioseformen, die fast ausschließlich die Lungen betreffen, ist praktisch nur N. asteroides. Die Infektion kommt auf exogenem Weg zustande; bakterielle Symbionten, bzw. Wegbereiter scheinen dabei eine untergeordnete Rolle zu spielen. Bei der Nocardiose der Haut wird formalpathogenetisch zwischen primären und sekundären und klinisch zwischen mycetomartigen und „gewöhnlichen" cutanen Formen unterschieden. Die letzteren können solitär oder disseminiert, selten auch generalisiert sein.

Die mycetomartige Form kommt nur in tropischen Regionen vor, weshalb sie hier übergangen wird. Was die „gewöhnlichen" cutanen Formen anlangt, so läßt sich über die Art und Variationsbreite ihrer Veränderungen aus dem Schrifttum kein verläßliches Bild gewinnen, weil beim Großteil der mitgeteilten Fälle die Diagnose nur aufgrund der klinischen und histologischen Befunde gestellt wurde. Da eine sichere Erkennung aber, ebenso wie bei der Actinomykose, ausschließlich durch kulturelle Identifizierung des Erregers möglich ist — die jedoch bisher nur wenigen Speziallabors vorbehalten blieb — kann überwiegend nicht entschieden werden, welche der beiden Strahlenmykosen tatsächlich vorlag. Aus den wenigen gesicherten Mitteilungen über die in Rede stehenden cutanen Nocardioseformen geht hervor, daß bei diesen — im Gegensatz zu den Verhältnissen bei der Mycetomform — weniger oder keine Drusen gebildet werden, im übrigen aber die Gewebsveränderungen prinzipiell jenen der Aktinomykose entsprechen. Ihre gesonderte Erörterung kann deshalb hier unterbleiben.

Anhang: Erythrasma

Erreger ist das sowohl in den Läsionen wie in der Kultur korallenrot fluoreszierende Corynebacterium minutissimum (SARKANY et al., 1961). Die früher gültige Ansicht, daß das Erythrasma durch eine — auf den gebräuchlichen Kulturmedien nicht züchtbare — Nocardiaspecies (N. minutissima) hervorgerufen oder mitbedingt wird, dürfte auf eine Fehlklassifizierung der häufig mycelartige Formationen entwickelnden Corynebakterien zurückgehen. Neben den Corynebakterien finden sich in den Krankheitsherden, insbesondere, wenn diese in den Zwischenzehenräumen lokalisiert sind, relativ häufig auch andere dermatopathogene oder jedenfalls dermatotrope Keime, wie Dermatophytenspecies und Kokken.

Klinisch besteht das Erythrasma in scharf begrenzten fingernagel- bis handtellergroßen, braunroten, oberflächlich zart schuppenden Herden, die überwiegend in den Axillen- und Leistenregionen, seltener am Stamm und ausnahmsweise in den Zwischenzehenräumen lokalisiert sind.

Histologie: Höhergradige Verdickung und wabige Auflockerung des Stratum corneum; deutliche Verdickung der Epidermis; mäßiggradige Hyperortho- und Parakeratose, Hypergranulose (3–5 Zellagen) und Acanthose; leichte bis mittelgradige (letzteres speziell bei Lokalisation der Herde an Intertrigostellen) histiolymphocytäre Infiltration in den obersten Abschnitten des Corium in überwiegend perivasculärer Anordnung. Die Corynebakterien kommen bei H.E.- und PAS-Färbung schwach, bei Brown-Brenn- und Gram-Färbung (sie sind Gram-positiv) recht deutlich zur Darstellung (Abb. 38). Und zwar finden sich in den mittleren

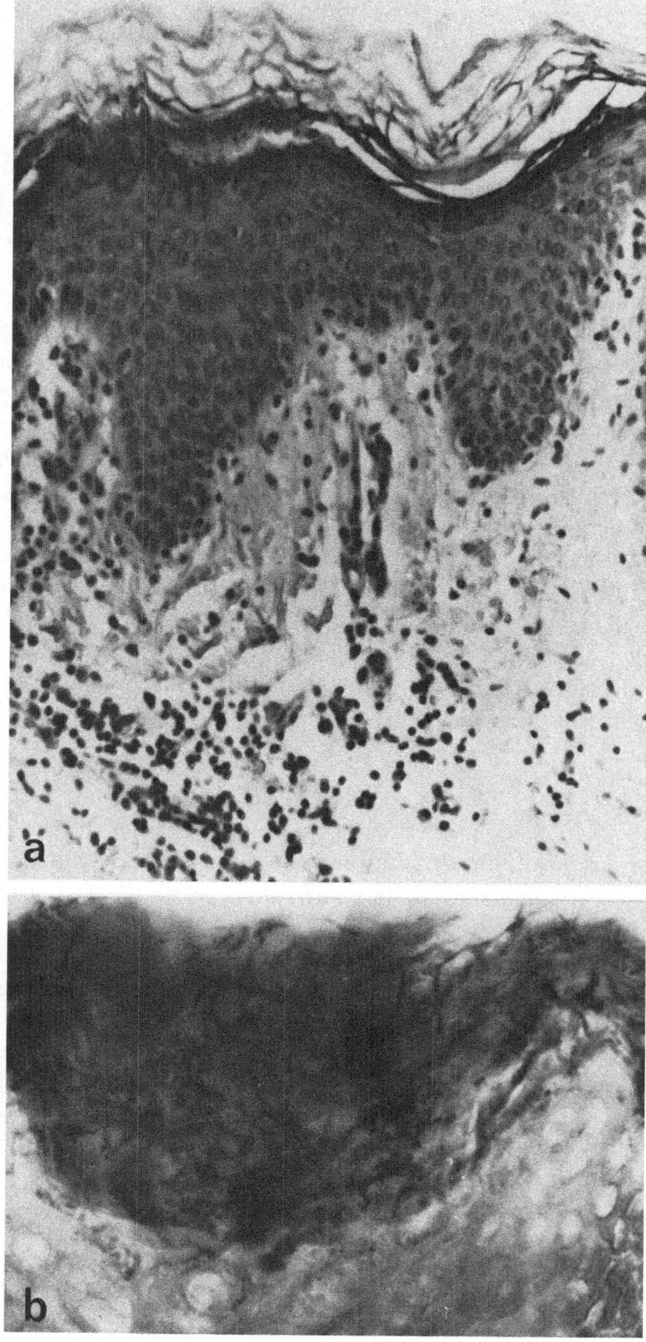

Abb. 38a u. b. Erythrasma der Inguinalregion; Erreger Corynebacterium minutissimum. (a) wabige Auflockerung des hyperkeratotischen Stratum corneum, leichte Acanthose und Exocytose, beträchtliches lympho-histiocytäres Infiltrat im Stratum papillare und im oberen Corium. H. E. 240 × ; (b) Ausschnitt, Gram 900 × , im Stratum corneum massenhaft zarte, teils in mycelähnlicher Formation angeordnete zarte Stäbchen mit kolbig aufgetriebenen Enden, dazwischen einzelne coccoide Elemente

und tieferen Abschnitten des Stratum corneum in regelloser Anordnung massenhaft teils verzweigte und stellenweise fädig aneinandergereihte zarte, mitunter an den Enden leicht kolbenförmig aufgetriebene Stäbchen mit einem Durchmesser von weniger als 1 μ und einer Länge bis zu 12 μ. In den oberflächlichsten Schichten kommen zusätzlich meist in Haufen liegende coccoide Elemente vor, die sich tinktoriell von den Corynebakterien deutlich unterscheiden (DOCKX, 1967).

Literatur

Achten, G.: L'ongle normal et pathologique. Dermatologica (Basel) **126**, 226 (1963).

Achten, G., Simonart, J.: Invasion des ongles par les dermatophytes in vitro. Proc. Int. Congr. Med. Mycol., p. 167, Antwerpen 1963.

Alkiewicz, J.: Dynamik der Trichophytoninfektion des menschlichen Nagels. mykosen **11**, 481 (1968).

Alkiewicz, J.: Über Candidose bei Rachenmandeln bei Kindern. mykosen **18** (1), 17 (1975).

Alkiewicz, J., Alkiewicz, J. A., Jr., Kostolowski, J.: Zur Klinik und Histologie der Candidosis granulomatosa des Kindesalters. mykosen **12**, 375 (1969).

Alkiewicz, J., Pfister, R.: Atlas der Nagelkrankheiten, Pathohistologie, Klinik und Differentialdiagnose. Stuttgart-New York: Schattauer 1967

Alteras, I., Cojocaru, I.: Microsporum spp in Tinea pedis. Sabouraudia **9**, 126 (1971).

Altmeyer, P.: Ein Beitrag zur südamerikanischen Blastomykose, Blastomyces brasiliensis. mykosen **19** (8), 265 (1976).

Arievich, A. M., Rukavishnikova, V. M., Sych, L. I.: Some new data on the pathogenesis of generalized forms of rubrophytosis. Rev. med. vet. mycol. **7**, 68 (1970).

Bader, G.: Die viszeralen Mykosen (Pathologie, Klinik, Therapie). Jena: G. Fischer 1965.

Bader, G., Bader, N. G.: Morphologie der Gewebsformen von Erregern viszeraler Mykosen. Untersuchungen zur Polysaccharid- und Proteinhistochemie. 4. Mitteilung: Coccidioides immitis. mykosen **16** (9), 297 (1973).

Bader, G., Bader, N. G.: 7. Mitteilung: Cryptococcus neoformans. mykosen 18 (8), 327 (1975).

Bader, G., Bader, N. G.: 8. Mitteilung: Candida albicans und Cladosporium-Spezies. mykosen **18** (11), 479 (1975).

Beemer, A. M., Schneerson-Porat, S., Kuttin, E. S.: Rhodotorula mucilaginosa dermatitis on feathered parts of chickens: An epizootic on a poultry farm. Avian Diseases, Vol. XIV, No. 2, May 1970.

Berge, T., Kaplan, W.: Systemic Candidiasis with asteroid body formation. Sabouraudia **5**, 310 (1966–1967).

Birt, A. R., Wilt, J. C.: Mycology, bacteriology and histopathology of suppurative ringworm. Arch. Derm. Syph. (Chic.) **69**, 441 (1954).

Blank, F., Telner, P.: Note on the parasitic growth-phase of Trichophyton rubrum in hairs. Canad. J. med. Sci. **2**, 402 (1956).

Blaschke-Hellmessen Renate, Seebacher, C.: Statistischer Bericht über die Dermatophytenflora bei Fuß- und Nagelmykosen in der DDR von 1967–1969. Derm. Mschr. **158**, 310 (1972).

Brown, J. H., Brenn, L.: Methods for differential staining of Gram-positive and Gram-negative bacteria in tissue sections. Bull. Johns Hopk. Hosp. **48**, 69 (1931).

Burgoon, Carrol, F. jr., Graham, J. H., Keiper, R. J., Urbach, F., Burgoon, Jane, S., Helwig, E. B.: Histopathologic evaluation of griseofulvin in microsporum audouinii infections. Arch. Derm. Syph. (Chic.) **81**, 724 (1960).

Degos, R., Mme. Mascarenhas: Granulomes moniliasiques. Moniliases papillomateuses et hyperkératosiques. Bull. Soc. franc. Derm. Syph. **67**, 701 (1960).

Dockx, P.: Morphologische Aspekte des Erythrasma-Erregers. Arch. belges Derm. **23**, 373 (1967).

Dorn, M., Rußwurm, R.: Tierexperimentelle Untersuchungen zur Beeinflussung der Wundheilung durch Candida albicans. Vortr. anl. d. 13. Wissensch. Tgg. d. Deutschsprach. Mykol. Ges. in Hannover, 9.–11. IX. 1976.

Fegeler, F.: Die Aktinomykose. In: Jadassohn, J., Handbuch d. Haut- und Geschlechtskrankheiten, Ergänzungswerk, Bd. IV/4. Berlin-Göttingen-Heidelberg: Springer 1963.

Fleisher, T. L.: The role of opportunistic pathogens in the production of disease. In: Robinson, H. M., Diagnosis and treatment of fungal infections, p. 113. Springfield: Thomas-Books 1974.

Freeman, R. G., Joseph, L. M., Jackson Sally, Halloran Roberta: Histopathology of superficial fungus infections. In: Robinson, H. M., Diagnosis and treatment of fungal infections, p. 261. Springfield: Thomas-Books 1974.

Freis, A.: Das Auftreten systemischer Candida-Mykosen im Zusammenhang mit Grundkrankheit und Vorbehandlung. Arzneimittel-Forsch. (Drug Res.) 21, 320 (1971).

Fukushiro, R., Kagawa, S., Nishiyama, S., Takahashi, H., Ishikawa, H.: Die Pilzelemente im Gewebe der Hautsporotrichose des Menschen. Hautarzt 16, 18 (1965).

Gans, O., Steigleder, G. K: Histologie der Hautkrankheiten. Berlin-Göttingen-Heidelberg: Springer 1957.

Götz, H.: Zur Morphologie der Pilzelemente im Stratum corneum bei Tinea (Epidermophytia) pedis, manus et inguinalis. Mycopathologia (Den Haag) 12, 124 (1960).

Götz, H.: Die Pilzkrankheiten der Haut durch Dermatophyten. Berlin-Göttingen-Heidelberg: Springer 1962.

Goldman, L., Schwarz, J.: Die nordamerikanische Blastomykose. In: Jadassohn, J., Handbuch der Haut- und Geschlechtskrankheiten. Ergänzungswerk, Bd. IV. Berlin-Göttingen-Heidelberg: Springer 1963.

Gomori, G.: Amer. J. clin. Path. Tech. Sect. 10, 177 (1946); 20, 665 (1950).

Gordon, M. E.: The lipophilic mycoflora of the skin. I. In vitro culture of pityrosporum orbiculare n. sp. Mycologia 43, 524 (1951).

Graham, J. H., Barroso-Tobila, C.: Dermal pathology of superficial fungus infections. In: Uehlinger, E., Handbuch der speziellen pathologichen Anatomie und Histologie, Bd. III/5, S. 211. Berlin-Heidelberg-New York: Springer 1971.

Graham, J. H., Barroso-Tobila, C.: Superficial fungus infections, In: Dermal pathology (J. H. Graham, W. C. Johnson, E. B. Helwig, editors), p. 137 Hagerstown-New York-London: Harper and Row 1972

Gridley, H. F.: A stain for fungi in tissue sections. Amer. J. clin. Path. 23, 303 (1953).

Grocott, R. G.: A stain for fungi in tissue sections and smears using Gomori's methenaminsilvernitrate techn. Amer. J. clin. Path. 25, 975 (1955).

Hanušová, S.: PAS-positive Elemente von kolloidalem Aussehen in der Hornschicht. Arch. klin. exp. Derm. 229, 149 (1967).

Hanušová, S., Wolf, J.: The sealing barrier apparatus of the nail body. Folia morph. Cz. Acad. Sci. 14, 61 (1965).

Hashimoto, I., Fukushi, G.: Candida-Leukoplakie. Hautarzt 23, 419 (1972).

Hauser, F. V., Rothman, St.: Monilial granuloma. Arch. Derm. Syph. (Chic.) 61, 297 (1950).

Higashi, N.: Candidiasis of the nails. Jap. J. clin. Derm. 22 (6), 543 (1968).

Higgs, Janet, M., Wells, R. S.: Klassifizierung der chronischen mucocutanen Candidiasis mit Betrachtungen zum klinischen Bild und zur Therapie. Hautarzt 25, 159 (1974).

Horstmann, E.: Der Nagel. In: Handbuch der mikroskopischen Anatomie des Menschen, Bd. III/I. Berlin-Göttingen-Heidelberg: Springer 1957.

Hurley, R., Winner, H. I.: Pathogenicity in the Genus Candida. Derm. int. 5 (3), 151 (1966).

Jillson, O. F., Buckley, W. R.: Fungous disease in man acquired from cattle and horses (due to Trichophyton faviforme). New Engl. J. Med. 246, 996 (1952).

Johnson, W. C.: Parasitic infections and mycoses. In: Dermal pathology (Graham et al.). Hagerstown-New York-London: Harper and Row 1972

Jung, E. G., Bohnert, E.: Mechanism of depigmentation in Pityriasis versicolor alba. Arch. Derm. Res. 256, 333 (1967)

Keddie, Francos, M. Shadomy, S.: Etiological significance of Pityrosporum orbiculare in Tinea versicolor. Sabouraudia 3, 21 (1963).

Kersting, D. M.: The pathology of the deep fungus infections. In: Robinson, H. M., Diagnosis and treatment of fungal infections, p. 277. Springfield: Thomas-Books 1974

Kirkpatrick, Ch. H., Rich, R. R., Bennett, J. E.: Chronic mucocutaneous Candidiasis: model building in cellular immunity. Ann. intern. Med. 74, 955 (1971)

Kligman, A. M.: Tinea capitis due to M. audouinii and canis. II. Dynamics of the hostparasite relationship. Arch. Derm. Syph. (Chic.) 71, 313 (1955).

Kligman, A. M., Mescon, H.: The periodic-acid-Schiff stain for demonstration of fungi in animal tissue. J. Bact. **60**, 415 (1950).

Lentze, F.: Die Aktinomykose und ihre Mikrobiologie. In: Krankheiten durch Aktinomyzeten und verwandte Erreger. Berlin-Heidelberg-New York: Springer 1967

Lever, W. F., Schaumburg-Lever, Gundula: Histopathology of the skin, 5th edit. Philadelphia-Toronto: J. B. Lippincott 1975

Lewis, B.: Microscopic studies of fetal and mature nail and surrounding soft tissue. Arch. Derm. Syph. (Chic.) **60**, 732 (1954).

Lurie, H. E.: Sporotrichosis. In: Uehlinger, E., Handbuch der speziellen pathologischen Anatomie und Histologie, Bd. III/5, p. 614. Berlin-Heidelberg-New York: Springer 1971.

Mackinnon, J. E., Gurri, J.: Morfologia y mecanismo de multiplicacion de Paracoccidioides brasiliensis en su forma parasitaria, estudiada por el metodo de carbonato de plata. Am. Fac. Med. Montevideo **35**, 1191 (1950).

Male, O.: Zur Pathogenese der Onychomykose. Arch. klin. exp. Derm. **227**, 555 (1965)

Male, O.: Zur Nomenklatur der Dermatomykosen. Derm. Wschr. **152**, 405 (1966).

Male, O.: Über Nagelveränderungen beim Lichen ruber planus. Hautarzt **21**, 445 (1970).

Male, O.: Diagnostische und therapeutische Probleme bei der kutanen Sporotrichose. Z. Haut- u. Geschl.-Kr. **49** (12), 505 (1974).

Male, O.: Zur Ätiopathogenese und Epidemiologie der Candidose und verwandter Hefemykosen. Hautarzt **28** (im Druck) (1977).

Male, O., Holubar, K.: Zur Enzymhistochemie von Dermatophyten. I. Mitt. Lokalisation, Verteilung und Intensität der enzymatischen Reaktionen. Arch. klin. exp. Derm. **227**, 962 (1967).

Male, O., Schauenstein, K., Wick, G.: Zum fluoreszenzimmunologischen Nachweis von Sporothrix schenckii. Teil I. Nachweis in vitro und am Versuchstier. Castellania **3** (10), 181 (1975).

Male, O., Tappeiner, J.: Nagelveränderungen durch Schimmelpilze. Derm. Wschr. **151**, 212 (1965).

Mallory, F. B.: Pathological technique. Philadelphia: W. B. Saunders Co. 1942.

Marples, M. J.: Recent isolations of microsporum distortum in New Zealand. J. invest. Derm. **34**, 435 (1960).

Mathison, G. E.: The microbiological decomposition of keratin. Proc. intern Coll. Med. Mycol. 179, Anvers 1963.

Meinhof, W.: Zum Krankheitsbild der Folliculitis barbae candidomycetica. Hautarzt **21**, 312 (1970).

Montes, L. F., Dobson, H., Dodge, B. G., Knowles, W. R.: Erythrasma and Diabetes mellitus. Arch. Derm. **99**, 674 (1969).

Pillsbury, D. N., Kligman, A. M.: A new histological tool for the definitive diagnosis of fungus infections. Trans. N. Y. Acad. Sci., Ser. II. **13**, 145 (1951).

Pinkus, H.: Die makroskopische Anatomie der Haut. In: Handbuch d. Haut- und Geschlechtskrankheiten, Bd. I/2. Berlin-Göttingen-Heidelberg: Springer 1964.

Port, E.: Das Auftreten von drei Schichten in der Hornsubstanz des Nagels bei der Betrachtung im polarisierten Licht und ihre Beziehung zur Nagelmatrix. Z. Zellforsch. **19**, 110 (1933).

Proks, C., Vitovec, J., Vladik, P.: Asteroide Körperchen bei Aspergillose. mykosen **15** (11), 427 (1972).

Ramos e Silva, J., de Oliviera, M. Paes: Majocchi's trichophytic granuloma. Castellania **3** (1), 9 (1975).

Raskin, Joan: Fluorescence microscopy in the study of mycoses. In: Robinson, H. M., Diagnosis and treatment of fungal infections, p. 473. Springfield: Thomas-Books 1974.

Rieth, H.: Hefen im Haarfollikel. mykosen **10**, 367 (1967).

Rukawischnikowa, W. M., Scheklakow, N. D.: Veränderungen des klinischen Bildes der Trichophyton-rubrum-Infektion in der Sowjetunion in den letzten 30 Jahren. mykosen **14**, 219 (1970).

Scherwitz, C., Knickenberg Monika, Meigel, W. N., Rassner, G.: Zum Krankheitsbild der Tinea nigra. mykosen **19** (12), 429 (1976).

Schirren, C., Rieth, H.: Folliculitis barbae durch Candida albicans. Arch. klin. exp. Derm. **102**, 577 (1965).

Schumacher, H. H.: Die Gewebsreaktionen auf Pilze bei tropischen Mykosen. In: Mykologische Fortbildung v. Heinke/Schaller. München: Schwarzeck-Verlag 1974.

Seeliger, H. P. R., Werner, H.: Erzeugung von Krankheitszuständen durch Sproßpilze und Schimmelpilze. In: Handbuch der exp. Pharmakologie, Bd. XVI/11A-III. Berlin-Heidelberg-New York: Springer 1967.

Staib, F., Grosse, G., Male, O., Blisse, A.: Zur Verwertung von Kreatinin, Kreatin und Guanidinoessigsäure durch Sporothrix schenckii. Z. Hautkr. 49 (14), 607 (1974).

Symmers, W. St. C.: Aspects of the contribution of histopathology to the study of deepseated fungal infections. In: Systemic mycoses. London: J. and A. Churchill Ltd. 1968.

Tappeiner, J., Male, O.: Chronisch-oligophlegmasische Trichophytien mit granulomatösen Gewebsreaktionen. Z. Haut- u. Geschl.-Kr. 43, 123 (1968).

Tappeiner, J., Pfleger, L., Wolff, K.: Das Vorkommen und histochemische Verhalten von Russell'schen Körperchen bei plasmacellulären Hautinfiltraten. Arch. klin. exp. Derm. 222, 71 (1965).

Vanbreuseghem, R., Tritsmans, E., Dockx, P., Gelis, D., Soetaert, G.: Fußmykosen bei verschiedenen Berufsgruppen in Belgien. Arch. klin. exp. Derm. 227, 571 (1966).

Wilson, J. W., Plunkett, O. A., Gregersen, A.: Nodular granulomatous perifolliculitis of the legs caused by Trichophyton rubrum. Arch. Derm. Syph. (Chic.) 69, 258 (1954).

Wolf, J., Hanušová, S.: (1) The structure and genesis of the nail plate. Folia morph. 14, 257 (1966).

Wolf, J., Hanušová, S.: (2) The transport of the nailplate. Folia morph. 14, 283 (1966).

Zaias, N.: The embriology of the human nail. Arch. Derm. 87, 37 (1963).

Zaias, N.: (1) Superficial white onychomycosis. Sabouraudia 5, 99 (1967).

Zaias, N.: (2) The longitudinal nail biopsy. J. invest. Derm. 49, 406 (1967).

Zaias, N., Alvarez, J.: The formation of the primate nail plate. An autoradiographic study in squirrel monkey. J. invest. Derm. 51, 120 (1968).

Hautkrankheiten durch Würmer und Protozoen

Von F. Vakilzadeh, Münster

A. Würmer

I. Filarien (Filariasis)

Beim Befall mit folgenden Filarien sind auch cutane Veränderungen zu erwarten:

1. Wuchereria bancrofti

Die Filariasis bancrofti ist auf die tropischen Gebiete beschränkt (Manson-Bahr, 1953). Das klinische Bild ist durch ein flüchtiges, erythematöses, einem Erythema nodosum ähnliches Frühstadium und anschließend durch Filariaabszesse bzw. durch ein Lymphödem geprägt. Als Endstadium entwickelt sich oft eine Elephantiasis. Im Blut des Patienten findet man nachts die Mikrofilarien.

Histologie: Im wesentlichen handelt es sich um eine Lymphangitis mit anschließender Fibrose. Da die Reaktion auf den Parasiten mit Nekrose, Fremdkörperriesenzellen sowie mit Infiltraten aus Histiocyten und Epitheloidzellen einhergeht, wurde von Harz (1944) das Krankheitsgeschehen als eine epitheloidzellige granulomatöse Lymphangitis interpretiert. Die Epidermis reagiert mit starker Hyperkeratose. Der später abgestorbene Parasit kann verkalkt sein. Ein vergleichbares Krankheitsbild ruft auch Wuchereria malayi hervor.

2. Onchocerca volvulus

Die Onchocerciasis (Volvulosis) ist auf subtropische und tropische Gebiete (Afrika, Zentralamerika und Arabien) beschränkt (Goldman, 1944; Goldman u. Ortiz, 1946; Piers u. Fasel, 1953). Sie wird durch die Kribbelmücke, Genus simulium, übertragen.

6 Monate bis 5 Jahre nach dem Infekt entstehen die für die Krankheit charakteristischen subcutanen Knoten (Onchocercome). Die Ansiedlung der Mikrofilarien in Cornea und Conjunctiva kann zur Erblindung führen (Über das klinische Bild der Onchodermatitis s. Goldman u. Ortiz, 1946).

Histologie: Die Onchocercome zeigen an der Peripherie eine produktive Entzündung. Nach innen schließt sich eine fibrotische Zone an, in deren mittlerem Abschnitt adulte Parasiten nachweisbar sind (Piers u. Fasel, 1953). Mikrofilarien sind auch in der Umgebung dieser Knoten anzutreffen (Abb. 1 a u. b). Sie kommen weiterhin im Stratum papillare corii, aber nie in der Epidermis vor. Manchmal entwickelt sich ein nicht spezifisches, perivasales, entzündliches Infiltrat mit gelegentlich beigemengten eosinophilen Leukocyten (Goldman u. Ortiz, 1946; Piers u. Fasel, 1953).

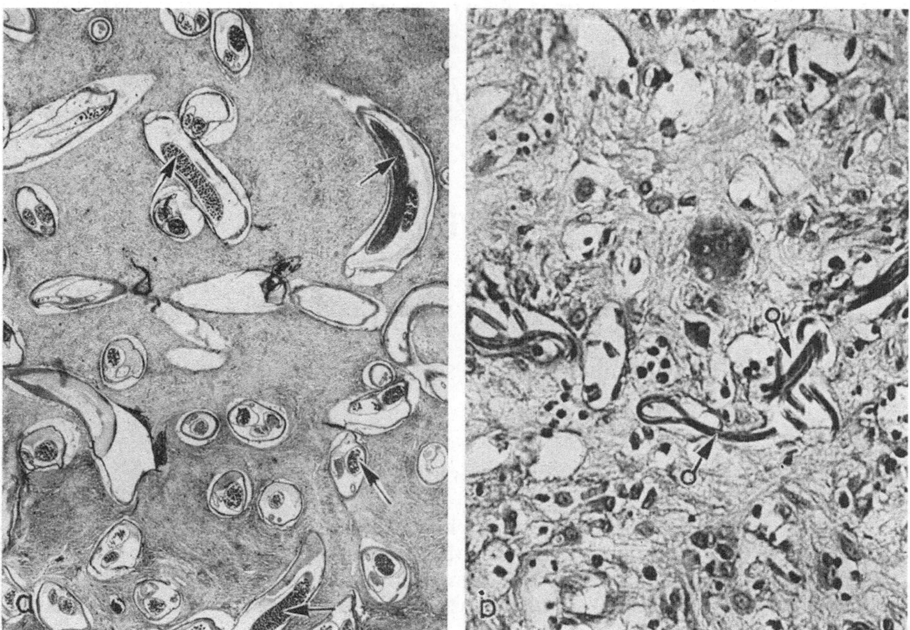

Abb. 1a u. b. Onchocercom. (a) Ausschnitte des Parasiten mit gut sichtbarem Uterus (↗).
Vergr. 14×. (b) Mikrofilarien (♂) aus dem peripheren Anteil des Onchocercoms. Vergr. 224×.
(Prof. Dr. W. Bommer Hygiene-Institut, Göttingen)

3. Filaria loa (Loaiasis)

Dieser Parasit lebt vornehmlich im Bindegewebe und zeigt eine Prädilektion für das Auge
(Conjunctiva). Außerdem findet man klinisch flüchtige Ödeme der Haut, die wohl als eine Form
des angioneurotischen Ödems zu interpretieren sind (PIERS, 1953; HUBLER et al., 1973).

4. Dirofilaria sp. (Dirofilariasis)

Bei der subcutanen Dirofilariasis, die nicht nur auf tropische Zonen beschränkt ist (WELTY
et al., 1963), werden tiefer gelegene cystische Gebilde beobachtet.

Histologie: Im subcutanen Gewebe trifft man eine nekrotisierende und absce-
dierende Entzündung (JUNG et al., 1960; FISHER et al., 1964) mit angeschnittenen
Parasiten. Peripher davon findet man eine Fremdkörperreaktion mit Riesenzellen
sowie Epitheloidzellen (SAMS u. BECK, 1959; JUNG u. HARRIS, 1960; FISHER et al.,
1964).

II. Larva migrans (creeping eruption)

Die Krankheit wird durch verschiedene Larven (Gastrofilus, Hypoderma bovis) sowie
Nematoden (z.B. Gnatostoma, Strongyloides) hervorgerufen, was auf ihre Polyätiologie hinweist (KIRBY-SMITH et al., 1926; SIMONS u. COSTA, 1953; SMITH et al., 1976).

Makroskopisch liegt eine progrediente (etwa 3 cm/Tag), lineare bzw. serpiginöse, manchmal
auch bullöse Hautveränderung vor.

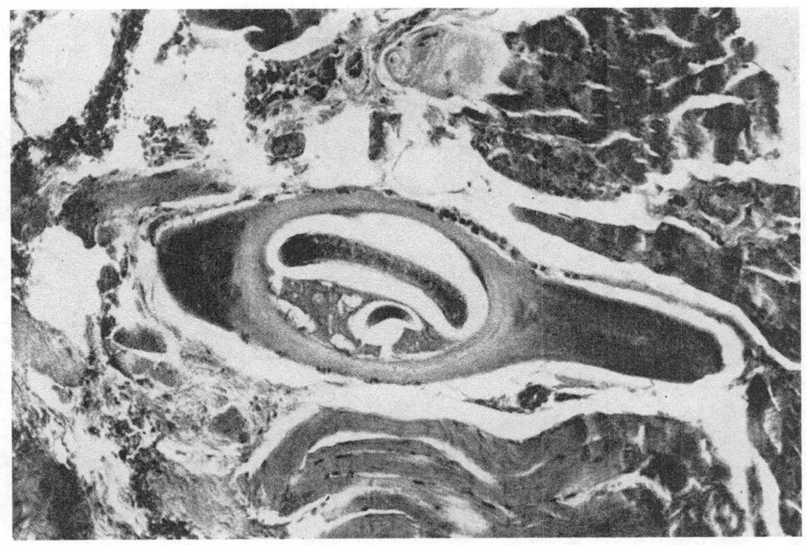

Abb. 2. Trichinosis. Eingekapselter Parasit in der quergestreiften Muskulatur. An beiden Enden stark ausgeprägte Basophilie der Kapsel. Hämalaun-Eosin. Vergr. 100×. [Aus VAKILZADEH, F., u. RUPEC, M.: Hautarzt **18**, 87 (1967)]

Histologie: Der vom Parasiten gebildete Gang verläuft intraepidermal sowie häufig im Bereich der Epidermis-Corium-Grenze (MONTGOMERY, 1930). Die Epidermis reagiert mit einer acanthotischen Verdickung, mit spongiotischer Auflockerung und gelegentlich mit einer Parakeratose (MADJAROV, 1967). Im Corium finden sich perivasale Infiltrate aus lymphoiden Zellen, gelegentlich auch eosinophilen Leukocyten (KIRBY-SMITH et al., 1926; HARTMANN et al., 1973).

III. Trichinella spiralis (Trichinosis)

Die unspezifischen Hauterscheinungen bei der Trichinosis sind Ausdruck eines allergischen Geschehens in der Frühphase, d.h. in der Phase des Eindringens des Parasiten in die Muskulatur (dazu FÜLLEBORN, 1929; MUSGER, 1933).

Histologie: Es gehört zu den Seltenheiten, in der Haut inkapsulierte, zusammengerollte Parasiten zu finden (Abb. 2). Im perikapsulären Bereich ist oft ein schütteres, rundzelliges Infiltrat (NEVINNY, 1927; VAKILZADEH u. RUPEC, 1967) anzutreffen. In der Kapsel sowie im Bereich des Parasiten sind Kalkablagerungen möglich.

B. Protozoen

Leishmaniasis

Die Leishmanien gehören zur Familie der Trypanosomen (Klasse: Flagellata), die als Trypanosomenform, Chritidiaform, Leptomonasform und Leishmaniaform auftreten. Als Überträger dienen die Sandmücken (Gattung: Phlebotomus).

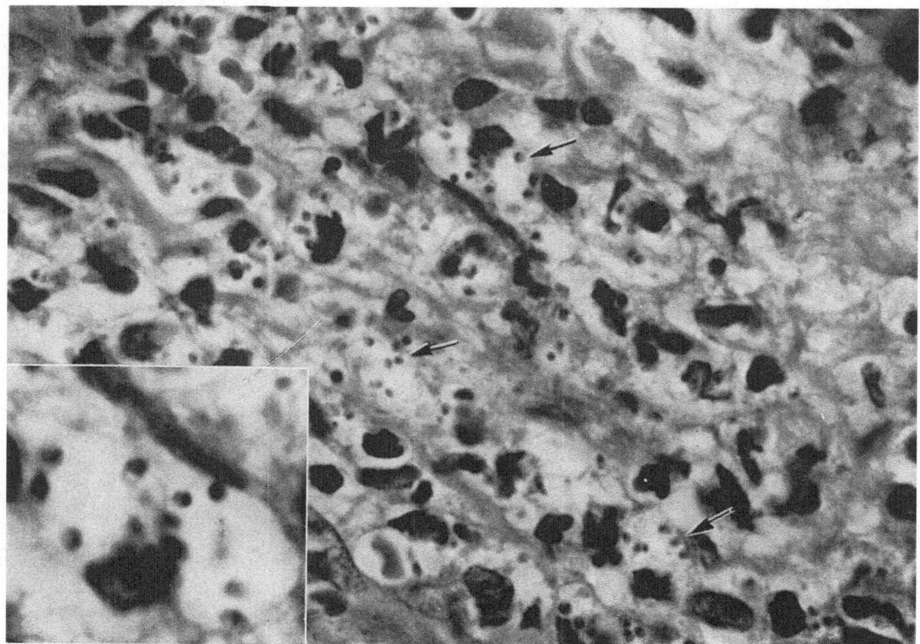

Abb. 3. Hautleishmaniose. Intrahistiocytäre Leishman-Donovan'sche Körperchen (↗). Vergr. 856×. Einsatz: Detail-Vergr. 2000×

Die Leishmaniosen werden nach klinischem Bild und Verlauf in drei Gruppen unterteilt:
I. Leishmaniasis cutis (Hautleishmaniose oder Orientbeule), Erreger: Leishmania tropica.
II. Leishmaniasis americana mucocutanea, Erreger: Leishmania brasiliensis.
III. Leishmaniasis visceralis (Kala Azar), Erreger: Leishmania donovani.

Die Erreger sind weder morphologisch noch kulturell voneinander zu trennen (KOCHS, 1965; PORTUGAL, 1965; FARAH et al., 1971; JAFFÉ, 1972). Auch die immunologischen Unterschiede sind als zweifelhaft anzusehen.

1. Leishmaniasis cutis (Orientbeule)

Die Leishmaniasis cutis heilt meistens innerhalb eines Jahres narbig ab, kann aber in chronischer Form über Jahre bestehen oder seltener in loco rezidivieren (Leishmania recidivans). Die Hauterscheinungen treten nach einer Inkubationszeit von 2–3 Wochen, gelegentlich von 8 Monaten und mehr (FARAH et al., 1971; SAGHER, 1971) als kleine, bläulich-rote Infiltrationen auf. Im weiteren Verlauf kommt es zu papulösen, nodulären, ulcerativen oder exsudativen Erscheinungen. Auffällig ist eine Prädilektion für die offen getragenen Hautpartien.

Histologie: Die histologischen Veränderungen lassen sich in eine Früh- und eine Spätphase unterteilen (SAGHER, 1947; KOCHS, 1965; KURBAN et al., 1966; FARAH et al., 1971). In der *Frühphase* zeigt das Corium ein diffuses, vorwiegend aus Histiocyten und Monocyten (KURBAN et al., 1966) sowie aus Plasmazellen (ZUCKERMAN u. SAGHER, 1963; MONTGOMERY, 1967; ZAWAHRY, 1974) bestehendes Infiltrat. Gelegentlich kommen auch Mastzellen vor (KOCHS, 1965; MONTGOMERY, 1967). Infolge eines ulcerösen Defektes kann sich zusätzlich eine eitrige Entzündung bilden. Nur selten erstreckt sich das Infiltrat bis in das subcutane Fettgewebe.

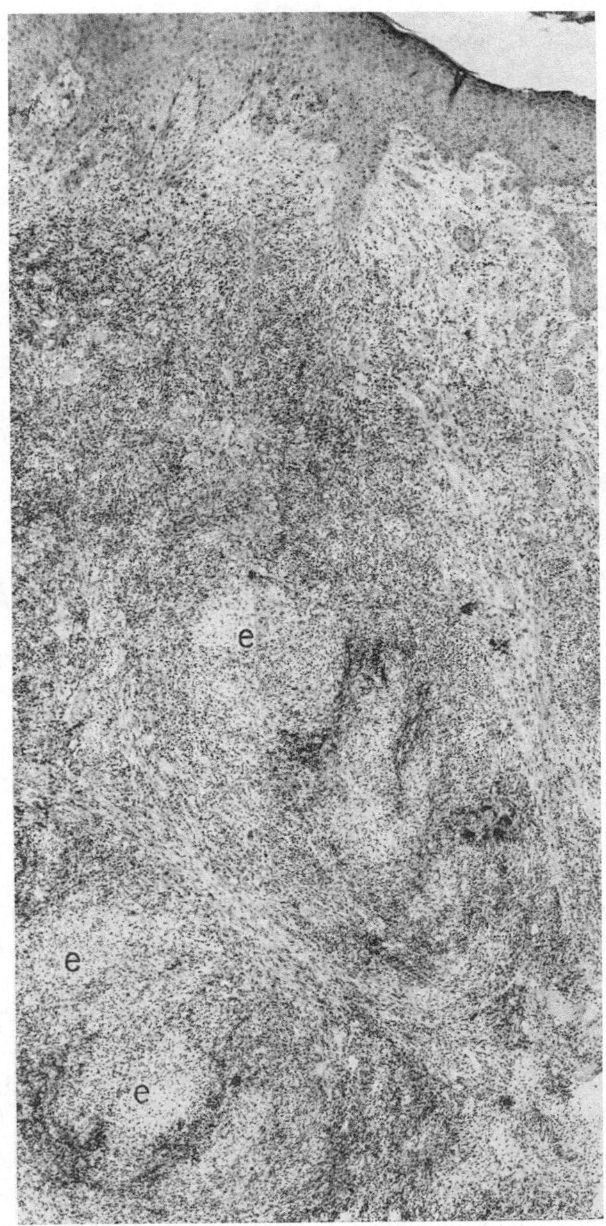

Abb. 4. Hautleishmaniose. Im mittleren Corium epitheloidzellige Granulome (*e*) von einem dichten entzündlichen Infiltrat umgeben. Beginnende Spätphase. Vergr. 50×. (Dr. SHAMSA, Krebsforschungsinstitut, Teheran)

Entscheidend für die Diagnose ist der Nachweis intrahistiocytärer (selten extracellulärer) Leishman-Donovan'scher Körperchen (Abb. 3). Der Nachweis der Parasiten in den Keratinocyten (KURBAN et al., 1966) dürfte als Ausnahme gelten. Die

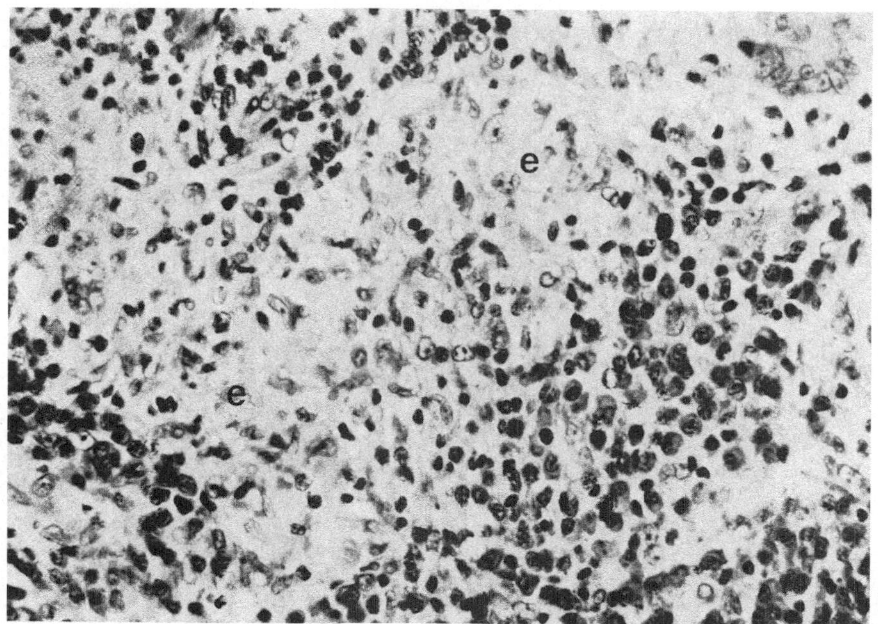

Abb. 5. Hautleishmaniose. Entzündliches Infiltrat von der Peripherie des epitheloidzelligen Granuloms (*e*). Starke Beteiligung der Plasmazellen. Hämalaun-Eosin. Vergr. 320×

Parasiten (Leishmania) sind rundlich und besitzen, wie andere Trypanosomenformen, Basalkörper und einen Kinetoplasten, jedoch keine Geißel.

In der *Spätphase* dominieren epitheloidzellige (tuberkuloide) Granulome (KOCHS, 1965; KURBAN et al., 1966; FARAH et al., 1971) (Abb. 4). Die beigemengten Riesenzellen sind vom Typ Langhans und Fremdkörpertyp. Die Peripherie der Granulome ist vornehmlich aus Plasmazellen und Histiocyten aufgebaut (HODARA u. BEY, 1912; KURBAN et al., 1966) (Abb. 5). Die Zahl der Leishman-Donovan'schen Körperchen ist in diesem Stadium stark reduziert. Die Granulome weisen schließlich als Endstadium unregelmäßige Fibrosierung auf.

Die *Leishmania recidivans* zeigt die histologische Veränderung beider Phasen (EHLERS u. BOELL, 1975).

Die epidermalen Veränderungen sind weitgehend uncharakteristisch. Neben einer Orthokeratose bzw. Parakeratose kann die Epidermis in der Frühphase hypertrophisch bis pseudoepitheliomatös wuchern, später dagegen atrophisch sein. Gelegentlich kommen intraepidermale Abscesse und eine hydropische Degeneration der Basalzellschicht vor (KURBAN et al., 1966).

Differentialdiagnose: In der Frühphase ist die Diagnose durch den Nachweis Leishman-Donovan'scher Körperchen mit der Giemsa-Färbung leicht. In der Spätphase, wenn keine Leishman-Donovan'schen Körperchen nachweisbar sind, kann die Hautleishmaniose von der Tuberkulose durch das Vorkommen von Plasmazellen, von der tertiären Lues durch die Abwesenheit endarteriitischer Veränderungen (KOCHS, 1955, 1965) und von der tuberkuloiden Lepra durch die fehlende

Destruktion von Nervenfasern abgegrenzt werden. Die Sarkoidose ist von der späten Leishmaniose durch „nackte" epitheloidzellige Granulome (KURBAN et al., 1966) zu unterscheiden (s. a. Tabelle 1, S. 152).

2. Leishmaniasis americana mucocutanea

Die amerikanische Leishmaniose kommt hauptsächlich in Süd- und Mittelamerika vor.

Nach einer Inkubationszeit von 3 Wochen bis 8 Monaten (HEIMGARTNER u. HEIMGARTNER, 1974) bildet sich an der Einstichstelle eine langsam wachsende Papel, die zu ulcerösem Zerfall neigt. Schleimhautveränderungen treten keineswegs regelmäßig auf. Sie zeigen sich manchmal erst mehrere Jahre nach der evtl. schon zurückgebildeten Hautläsion. Befallen werden vorwiegend Larynx, Pharynx und die hinteren Partien des Mundes (näheres zur Klinik s. bei PORTUGAL, 1965).

Histologie: Den initialen Herd charakterisiert eine akute exsudative Entzündung (AZULAY, 1952), die im weiteren Verlauf in ein entzündliches Granulom mit polymorphem Infiltrat aus Histiocyten, Plasmazellen und lymphoiden Zellen übergeht. Dabei kann die Zahl der Plasmazellen so dominieren, daß man von einem Leishmaniasisplasmom (MONTENEGRO, 1926) spricht. Außerdem gibt es Läsionen, bei denen der Histiocyt das dominierende Zellelement ist (AZULAY, 1952). Vorwiegend in älteren Herden sind auch tuberkuloide Strukturen zu erwarten (BUSS, 1929, 1930; RABELO, 1934). Der ulceröse Zerfall des Granuloms beginnt mit degenerativen Veränderungen in den oberflächlichen Anteilen und konsekutiver Ausstoßung des nekrotischen Materials (BUSS, 1930).

Die Gefäße zeigen periangiitische sowie sehr selten die von BUSS (1929, 1930) beobachteten endangiitischen Veränderungen (PORTUGAL, 1965), die zu einer Obliteration führen können. Es dürfte sich hierbei um sekundäre Erscheinungen handeln (FASEL, 1952). Die Zahl der Erreger ist in den frischen Herden viel spärlicher als bei der Orientbeule. Bei der disseminierten anergischen Leishmaniasis sind dagegen die Histiocyten mit intracytoplasmatisch liegenden Parasiten keine Seltenheit, was differentialdiagnostisch von Bedeutung ist.

3. Leishmaniasis visceralis (Kala Azar)

Die viscerale Leishmaniasis ist eine chronisch verlaufende Erkrankung mit unregelmäßigen Fieberschüben, Hepatosplenomegalie, Anämie und Leukopenie. Sie kommt vor allem in Asien und in Afrika vor (EBLING, 1975).

Mehrere Jahre nach der scheinbaren Heilung können drei Formen von Hautveränderungen (SEN GUPTA u. BHATTACHARJEE, 1953; MAJUMDAR, 1956) mit einer Prädilektion für den Gesichts- und Nackenbereich auftreten (5% der Patienten) (Post Kala Azar dermal leishmaniasis):

Hypopigmentierter maculöser Typ

Im Bereich der hypopigmentierten Flecken ist der Melaningehalt der Basalzellschicht reduziert. Im Corium ist neben einem lymphohistiocytären Infiltrat eine Gefäßproliferation zu erwarten. Später sind diese Infiltrate, die dann auch Plasmazellen enthalten, vornehmlich periadnexal angeordnet. Die Parasiten sind nur in geringerer Zahl, und zwar in den Histiocyten, anzutreffen.

Erythematöser Typ

Auch die erythematösen Herde sind durch eine pigmentarme Basalzellschicht geprägt (Majumdar, 1956). Weiterhin wird auf eine Abflachung der Reteleisten in den betroffenen Arealen hingewiesen (Sen Gupta u. Bhattacharjee, 1953). Neben einem Ödem im oberen Corium findet man histioplasmocytäre, periadnexale und perivasale Infiltrate. Später sind die Gefäße dilatiert, ihre Wandungen verdickt. Die Parasiten sind zahlreicher als beim maculösen Typ.

Nodulärer Typ

Kennzeichnend ist das durch einen schmalen, bindegewebigen Streifen von der Epidermis getrennte Granulom. Man findet zuerst Lymphocyten, Histiocyten sowie eine beachtliche Zahl von Plasmazellen (Majumdar, 1956). Riesenzellen sind nur gelegentlich zu beobachten. Auffällig sind viele neugebildete Blutgefäße. Sen Gupta u. Bhattacharjee (1953) haben auf Ansammlungen von großen Histiocyten, die von einem lymphoplasmocytären Wall umsäumt sind, hingewiesen. Im späteren Verlauf kommt es zu einer zunehmenden fibrotischen Umwandlung der Herde. Parasiten sind in geringer Zahl nachweisbar (Munro et al., 1972).

Literatur

A. Würmer

Fisher, B. K., Homayouni, M., Orikel, T. C.: Subcutaneous infections with dirofilaria. Arch. Derm. Syph. (Chic.) **89**, 837 (1964).

Fülleborn, F.: Handbuch der pathogenen Mikroorganismen. Von Kolle, Kaus u. Uhlenhuth, 1929.

Goldman, L.: American onchocerciasis. Arch. Derm. Syph. (Chic.) **50**, 385 (1944).

Goldman, L., Ortiz, L. I.: Types of dermatitis in american onchocerciasis. Arch. Derm. Syph. (Chic.) **53**, 79 (1946).

Hartmann, G., Jänner, M., Rohde, B.: Zur Diagnostik und Therapie der Creeping eruption (R. Lee, 1874). Castellani **1**, 155 (1973).

Harz (1944). Zit. nach Manson-Bahr, Ph., 1953.

Hubler, W. R., Gregory, J. R., Knox, J. M., Falls, H.: Loaiasis. Arch. Derm. **108**, 835 (1973).

Jung, R. C., Harris, F. H.: Human filarial infection in Louisiana. Arch. Path. **69**, 371 (1960).

Kirby-Smith, J. L., Dove, W. E., White, G. F.: Creeping eruption. Arch. Derm. Syph. (Chic.) **13**, 137 (1926).

Madjarov, I.: Creeping disease als sporadische und epidemische Erkrankung. Derm. Wschr. **153**, 1244 (1967).

Manson-Bahr, Ph.: Filaria bancrofti. In: Handbook of tropical dermatology, pp. 976ff. (Simons, R. D. G. Ph., ed.). Amsterdam-Houston-New York-London: Elsevier Publ. Co. 1953.

Montgomery, H.: Larva migrans (creeping eruption). Arch. Derm. Syph. (Chic.) **22**, 813 (1930).

Musger, A.: Über Hauterscheinungen bei Trichinose. Derm. Z. **68**, 34 (1933).

Nevinny, H.: Über die Veränderungen der Skelettmuskulatur bei Trichinose. Virchows Arch. path. Anat. **266**, 185 (1927).

Piers, F.: Loaiasis. In: Handbook of tropical dermatology, pp. 963ff. (Simons, R. D. G. Ph., ed.). Amsterdam-Houston-New York-London: Elsevier Publ. Co. 1953.

Piers, F., Fasel, P.: Onchocerciasis. In: Handbook of tropical dermatology, pp. 950 (Simons, R. D. G. Ph., ed.). Amsterdam-Houston-New York-London: Elsevier Publ. Co. 1953.

Sams, W. M., Beck, W.: Subcutaneous dirofilarial infection. Arch. Derm. Syph. (Chic.) **79**, 294 (1959).

Simons, R. D. G. Ph., Costa, O. G.: Creeping disease. In: Handbook of tropical dermatology, pp. 996 (Simons, R. D. G. Ph., ed.). Amsterdam-Houston-New York-London: Elsevier Publ. Co. 1953.

Smith, J. D., Goette, D. K., Odom, R. B.: Larva currens. Arch. Derm. **112**, 1161 (1976).

Vakilzadeh, F., Rupec, M.: Zur Kasuistik der Trichonose. Hautarzt **18**, 87 (1967).

Welty, R. F., Ludden, T. E., Beaver, P. C.: Dirofilariasis in man: Report of a case from the state of Washington. Amer. J. trop. Med. Hyg. **12**, 888 (1963).

B. Protozoen: Leishmaniasis

Azulay, R. D.: Leishmaniose tegumentar. Thesis, Rio de Janeiro. Grafica Milone Ltda 1952.

Buss, G.: Die amerikanische Hautleishmaniose, I. und II. Teil. Arch. Derm. Syph. (Berl.) **158**, 202 (1929).

Buss, G.: Die amerikanische Hautleishmaniose, I. und II. Teil. Arch. Derm. Syph. (Berl.) **158**, 202 (1929).

Buss, G.: Die amerikanische Hautleishmaniose. IV. Teil. Arch. Derm. Syph. (Berl.) **159**, 555 (1930).

Ebling, F. J.: Introduction to cutaneous parasitology. In: Textbook of dermatology (Rook, A., Wilkinson, D. S., Ebling, F. J., eds.). Oxford and Edinburgh: Blackwell Scientific Publications 1975.

Ehlers, G., Boell, F.: Leishmaniasis cutanea recidivans. Z. Hautkr. **50**, 549 (1975).

Farah, F. S., Malak, J. A.: Cutaneous leishmaniasis. Arch. Derm. **103**, 467 (1971).

Fasel, P.: American leishmaniasis or leishmaniasis mucocutanea. In: Handbook of tropical dermatology and medical mycology, pp. 375 (Simons, R. D. G. Ph., ed.). Amsterdam: Elsevier Publ. Co. 1953.

Heimgartner, E., Heimgartner, V.: Leishmaniasis tegumentaria sudamericana im Gebiet des Rio Pachitea. Dermatologica (Basel) **149**, 238 (1974).

Hodara, M., Bey, F.: Zwei Fälle von Orientbeule. Derm. Wschr. **54**, 16 (1912).

Jaffé, L.: Die amerikanische Haut- und Schleimhautleishmaniose. In: Infektionskrankheiten, Bd. V., S. 237 (Gsell, O., Mohr, W., ed.). Berlin-Heidelberg-New York: Springer 1972.

Kochs, A. G.: Über lupoide Leishmaniose und verwandte Entwicklung der Hautleishmaniose. Arch. Derm. Syph. (Berl.) **199**, 540 (1955).

Kochs, A. G.: Orientbeule. In: Handbuch der Haut- u. Geschlechtskrankheiten (Jadassohn, J., Hrsg.), Ergänzungsband IB/1A, S. 262ff. Berlin-Heidelberg-New York: Springer 1965.

Kurban, A. K., Malak, J. A., Farah, F., Chaglassian, H. T.: Histopathology of cutaneous leishmaniasis. Arch. Derm. Syph. (Chic.) **93**, 396 (1966).

Majumdar, T. D.: Über histopathologische Veränderungen der Haut nach Kala Azar. Arch. klin. exp. Derm. **203**, 483 (1956).

Montenegro, J.: A cutis-reacao na leishmaniase. Ann. Fac. Med. S. Paulo **1**, 323 (1926); zit. nach Portugal, H., 1965.

Montgomery, H.: Dermatopathology. New York-Evanston-London: Hoeber medical division, Harper & Row 1967.

Munro, D. D., Vivier, A., Jopling, W. H.: Post Kala Azar dermal leishmaniasis. Brit. J. Derm. **87**, 374 (1972).

Portugal, H.: Amerikanische Haut- u. Schleimhautleishmaniose. In: Handbuch der Haut- u. Geschlechtskrankheiten, Ergänzungsbd. IV/1A, S. 343 (Jadassohn, J., Hrsg.). Berlin-Heidelberg-New York: Springer 1965.

Rabelo, F.: Structure histologique et allergie dans la leishmaniose americaine. C. R. Soc. Biol. (Paris) **117**, 210 (1934); zit. nach Portugal, H., 1965.

Sagher, F.: Leishmania vaccine test in leishmaniasis of the skin. Arch. Derm. Syph. (Chic.) **55**, 658 (1947).

Sagher, F.: Some basic medical problems illustrated by experiments with cutaneous leishmaniasis. Trans St. John's Hosp. Derm. Soc., N. S. **58**, 1 (1972).

Sen Gupta, P. C., Bhattacharjee, B.: Histopathology of a post Kala Azar dermal leishmaniasis. J. trop. Med. Hyg. **56**, 110 (1953).

Zawahry, M. El.: Cutaneous leishmaniasis. A certain pathological characteristics. Castellani **2**, 37 (1974).

Zuckerman, A., Sagher, F.: Experimental cutaneous leishmaniasis. J. invest. Derm. **40**, 193 (1963).

Durch Insekten und Arachnoidea ausgelöste Hautkrankheiten

Von F. VAKILZADEH, Münster

A. Insekten

Durch Insektenstiche hervorgerufene Hautveränderungen sind entweder durch eine allergische Reaktion vom urticariellen, Tuberkulin- bzw. ekzematösen Typ (ROCKWELL u. JOHNSON, 1952) oder durch eine toxische Reaktion charakterisiert. Auch nicht sensibilisierte Probanden lassen eine Reaktion erkennen (GOLDMAN et al., 1952), deren Stärke in keinem Verhältnis zum Grad der mechanischen Schädigung durch den Einstich steht.

Genauere pathohistologische Darstellungen liegen hauptsächlich über die Mückenstichreaktion vor.

Histologie: Bei Stichen von Aedes aegypti ist die initiale Reaktion durch ein perivasales Ödem und Infiltrat aus neutrophilen Leukocyten, Rundzellen und „Zellen mit einem ovoiden, chromatinlockeren, nucleolushaltigen Kern" (BAND-MANN u. BOSSE, 1967) gekennzeichnet. Diese Autoren fanden, im Gegensatz zu ROCKWELL u. JOHNSON (1952), die ebenfalls mit Aedes aegypti experimentierten, keine eosinophilen Leukocyten und Plasmazellen.

24 Std nach dem Einstich entwickelt sich eine papulöse Efflorescenz, die histologisch neben einem Ödem bereits ein periappendikuläres und perivasales Infiltrat mit unterschiedlicher Zahl von neutrophilen Leukocyten und lymphoiden Zellen, ggf. auch mit Plasmazellen erkennen läßt (Abb. 1). Gelegentlich reagiert die Haut mit einer subepidermalen Blase (ROOK, 1975).

Nach 5 Tagen fanden GOLDMAN et al. (1952) nur noch ein auf wenige lymphoide Zellen reduziertes Infiltrat.

Der Stich einer *Laus* führt oft zur Zelldegeneration in der Epidermis, außerdem zu erweiterten corialen Gefäßen sowie Erythrocytenaustritten (PAWLOWSKY u. STEIN, 1924). Insgesamt ist das Bild unspezifisch.

Durch den Kontakt mit dem öligen Sekret der *spanischen Fliege* (Lytta vesicatoria) (dazu auch LEHMANN et al., 1954) kommt es nach wenigen Stunden zur Blasenbildung. Die Blase liegt intraepidermal mit einer kontinuierlichen Zellschicht an der Basis und degenerierten Zellen in der Blasendecke (LEHMANN et al., 1954; BURBACH, 1961). Es handelt sich dabei um einen cytolytischen und nicht um einen acantholytischen Prozeß (WOLFF et al., 1968).

Durch die Berührung mit den Nüstern bzw. Haaren der *Raupen* mancher *Schmetterlinge* (Lepidoptera) kann es zu einer dermatitischen Reaktion kommen (KATZENELLENBOGEN, 1955). Histologisch bildet sich zuerst ein Ödem sowie ein perivasales lymphocytäres Infiltrat (GOLDMAN et al., 1960). Bei stärkeren Reaktionen kommt es zur Beimengung von eosinophilen Leukocyten und evtl. zur

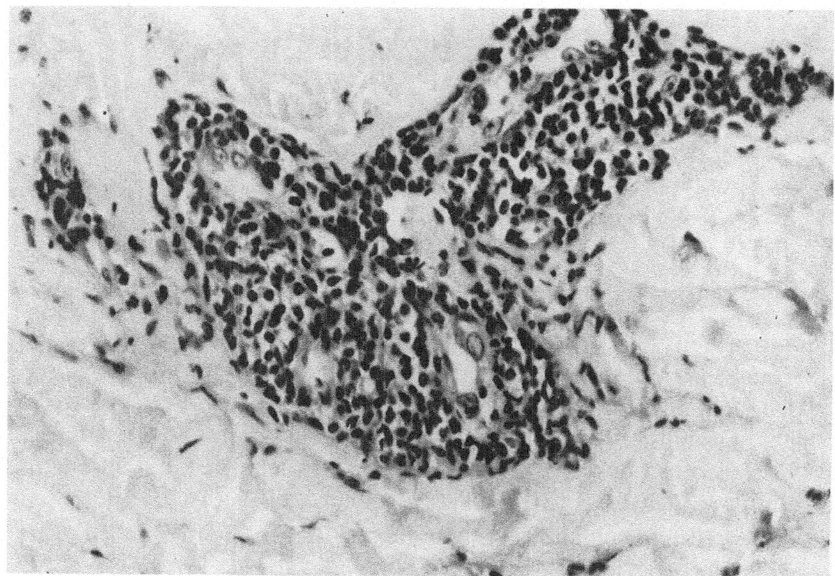

Abb. 1. Mückenstichreaktion: 24 Stunden nach Einstich. Perivasales rundzelliges Infiltrat. (Prof. Dr. H. J. Bandmann, München).

Spongiose. JONES u. MILLER (1959) konnten am Rattenohr nach dem Kontakt mit der Raupe (Automeris io) ein Ödem, erweiterte Gefäße und ein Infiltrat aus polymorphkernigen Leukocyten und Makrophagen feststellen. Diese Veränderungen bilden sich jedoch innerhalb von 24 Std spurlos zurück. Ursächlich dürfte es sich dabei um eine Substanz mit den pharmakodynamischen Eigenschaften des Histamins handeln.

B. Arachnoidea

1. Ixodidae (Zecken)

Histologisch sind bei der Entwicklung einer Zeckenbißreaktion drei Stadien voneinander zu trennen (WINER u. STRAKOSCH, 1941; MONTGOMERY, 1967): ein akutes, ein subakutes und ein chronisches Stadium.

Im *akuten Stadium* findet man hämorrhagische Krusten, die der desintegrierten Epidermis anliegen, sowie im Corium ein Ödem und perivasale Ansammlungen von lymphoiden Zellen und eosinophilen Leukocyten (WINER u. STRAKOSCH, 1941). An der Bißstelle (Abb. 2) ist ein trichterförmiger Defekt nachweisbar, der in einer Kavität, ggf. mit Mundwerkzeugresten des Parasiten, endet (WEGELIN, 1947). Es kommt zu einer starken Beteiligung von eosinophilen Leukocyten.

Das *subakute Stadium* ist durch dichte Infiltrate mit zentral liegenden Lymphocyten und peripher den Lymphocyten beigemengten neutrophilen Leukocyten, eosinophilen Leukocyten und Fibroblasten gekennzeichnet (WINER u. STRAKOSCH, 1941).

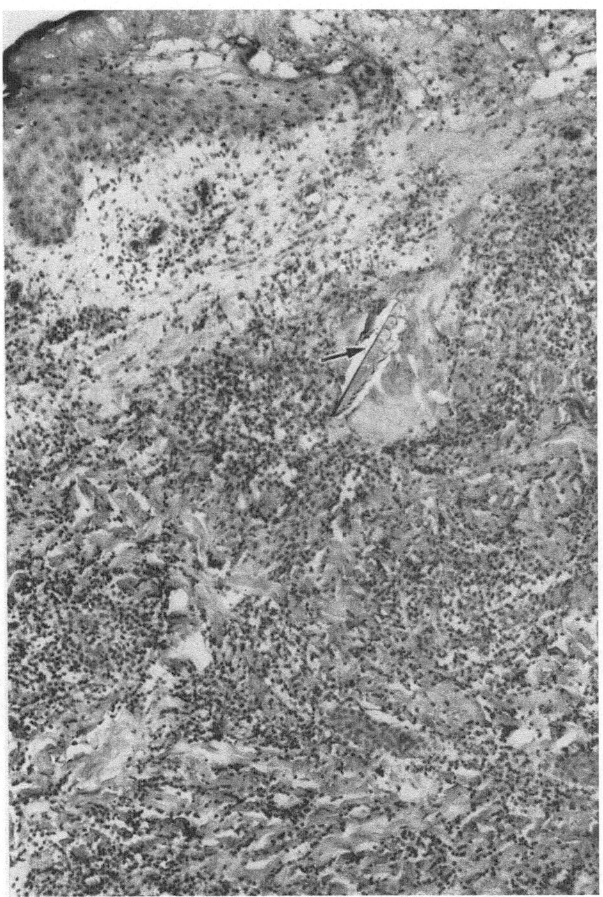

Abb. 2. Ixodes ricinus-Bißstelle mit Rest des Mundwerkes (↗). Im Corium polymorphes entzündliches Infiltrat. Hämalaun-Eosin. Vergr. 88×.

Das *chronische Stadium* soll nach den gleichen Autoren durch eine dünne nur selten acanthotische Epidermis und durch „fibrotische Massen" im Corium mit wenigen lymphoiden Zellen und eosinophilen Leukocyten geprägt sein.

ALLEN (1948) wies darauf hin, daß nach Zeckenbissen, wie gelegentlich bei Insektenstichen, eine pseudoepitheliomatöse Wucherung der Epidermis auftreten kann. Diese kann die differentialdiagnostische Abgrenzung gegenüber einem Plattenepithelcarcinom erschweren.

Persistierende Knoten zeigen histologisch in beinahe 25% der Fälle gut ausgebildete germinative Zentren (ALLEN, 1948; TOBIAS, 1949). Die Bildung von germinativen Zentren und pseudoepitheliomatöser Hyperplasie sprechen für ein reaktives Geschehen auf den Zeckenbiß. Außerdem ist im Corium ein diffuses, dichtes, im wesentlichen aus Plasmazellen, Histiocyten und eosinophilen Leukocyten zusammengesetztes Infiltrat vorhanden. Die differentialdiagnostische Abgrenzung gegenüber Morbus Hodgkin und Mycosis fungoides ist dann oft schwer.

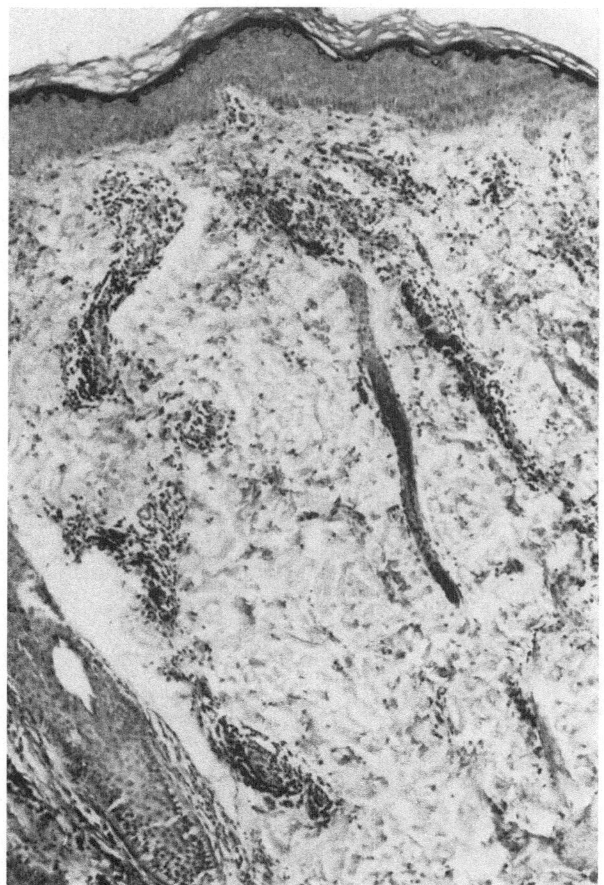

Abb. 3. Erythema chronicum migrans (3. Woche). Lymphoidzelliges Infiltrat um die Gefäße des oberen und mittleren Corium. Hämalaun-Eosin. Vergr. 88×.

Anhang: Erythema chronicum migrans

Das Erythema chronicum migrans äußert sich klinisch als ein fortschreitendes, ringförmiges Erythem mit abgeblaßter, normal aussehender Haut im Zentrum. Das Erythem entsteht nach einem Zeckenbiß durch das Eindringen des Speichelsekretes der Zecke in die Haut (Rickettsien? Viren? Speichel?) (HELLERSTRÖM, 1930, 1933; ASKANI, 1936; BRUDER, 1950; SONCK, 1965; WEBER, 1973). Außerdem ist eine Überempfindlichkeit gegen Zeckenextrakt nachweisbar (HELLERSTRÖM, 1930, 1933; ASKANI, 1936; KOCSIS u. SELENYI, 1954).

Histologische Untersuchungen bei Erythema chronicum migrans sind nur in wenigen Fällen durchgeführt worden (LIPSCHÜTZ, 1913; HELLERSTRÖM, 1930; KVORNING, 1956).

Eigenen Untersuchungen zufolge beginnt der Prozeß *(etwa 3. bis 7. Tag)* mit einem ausgeprägten Ödem um die Gefäße des oberen Corium mit einem schütteren, lymphoidzelligen Infiltrat. Die betroffenen Gefäße zeigen eine mäßige endotheliale Schwellung. Die Epidermis ist stellenweise mit ihrem basalen Anteil geringgradig spongiotisch aufgelockert, sonst unauffällig.

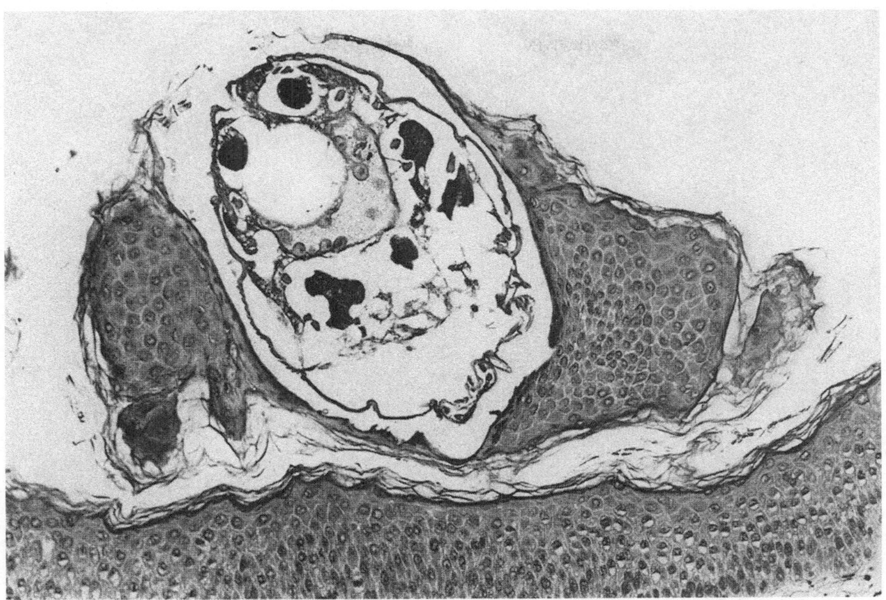

Abb. 4. Scabies: Schnitt durch eine Milbe im Gang. Hämalaun-Eosin. Vergr. 140×.

Später *(etwa 3. bis 6. Woche)* wird das Infiltrat dichter (Abb. 3) und liegt fast manschettenförmig um die Gefäße des mittleren und tiefen Corium. Die Zusammensetzung des Infiltrates ist im wesentlichen unverändert; allerdings sind zusätzlich in wechselnder Zahl Histiocyten nachweisbar. Eine Beimengung eosinophiler Leukocyten, wie es bei einem Erythema chronicum migrans nach dem Mückenstich beschrieben wurde (HARD, 1966) haben wir nicht beobachtet. Die Gefäßwandungen sind mancherorts aufgesplittert und die endothelialen Zellen sind z.T. stärker geschwollen, so daß sie mitunter knopfartig in die Lichtung vorspringen.

Zu einem noch späteren Zeitpunkt *(etwa 3. Monat)* zeigt die Probebiopsie vom aktiven Herdrand dasselbe histologische Bild.

Gelegentlich sind Beimengungen von Plasmazellen, wie bei initialer Acrodermatitis chronica atrophicans zu beobachten. Es wird ein ursächlicher Zusammenhang zwischen beiden Dermatosen und Zeckenbiß angenommen (WEBER, 1973).

2. Scabies (Krätze)

Das klinische Aussehen der Scabies (Erreger: Sarcoptes scabiei) ist durch Milbengänge, Papeln und Papulovesikeln gekennzeichnet, die charakteristischerweise in den Interdigitalfalten, in den vorderen Achselfalten, am Penis und an den Mamillenhöfen lokalisiert sind.

Histologie: Die Milbengänge liegen hauptsächlich zwischen Stratum corneum und Stratum Malpighi (Abb. 4). Das Capitulum der Milbe bohrt sich unterschiedlich tief zwischen die Keratinocyten der Malpighischen Schicht und ruft hier ein intra- und intercelluläres Ödem hervor (HEILESEN, 1946; FERNANDEZ et al., 1977). Die Epidermis ist spongiotisch aufgelockert. Gelegentlich kommen intraepidermale Bläschen und eine Exocytose neutrophiler und eosinophiler Leukocyten vor.

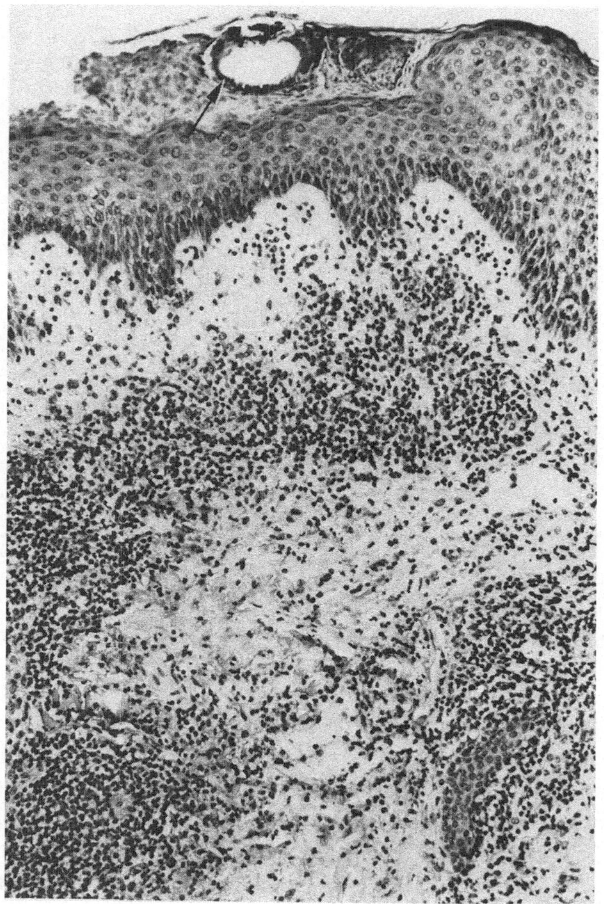

Abb. 5. Scabies, persistierendes Knötchen: lymphocytäres Infiltrat im oberen und mittleren Corium. Milbengang (↗) im Stratum corneum. Hämalaun-Eosin. Vergr. 112×.

In den Gängen, die von parakeratotischen Hornlamellen umgeben sind, stellen sich Milbenteile, Ova und Exkremente dar.

Im Corium besteht ein perivasales, hauptsächlich lymphocytäres Infiltrat, dem unter Umständen reichlich eosinophile Leukocyten beigemengt sind. Die Gefäße zeigen endotheliale Schwellung (BOSSING, 1969; HEJAZI u. MEHREGAN, 1975).

Gelegentlich entstehen bei der Krätze persistierende Knötchen (GRANT u. KECZKES, 1964; MARGHESCU u. ZETHEN, 1968; THOMSON et al., 1974). Man findet im Corium ein polymorphes Infiltrat aus Lymphocyten und Histiocyten mit einer unterschiedlichen Zahl von eosinophilen Leukocyten. Auch Plasmazellen sind vertreten (GRANT u. KECZKES, 1964; MARGHESCU u. ZETHEN, 1968; THOMSON et al., 1974; FERNANDEZ et al., 1977). Die Epidermis kann das übliche Bild mit Milbengangabschnitten zeigen. Das Infiltrat kann, wie auch beim Zeckenbiß, unter Umständen ein malignes Lymphom vortäuschen. Die epidermalen Veränderungen beugen einer Fehldiagnose vor (Abb. 5).

Die *Scabies norwegica* (crustosa), eine seltene klinische Variante der Scabies (McCann u. Landes, 1975; Espy u. Jally, 1976), ist durch eine acanthotische und hyperkeratotische Epidermis gekennzeichnet. In der Hornschicht finden sich zahlreiche, in mehreren Etagen übereinandergelegene Milbengänge. Es besteht außerdem ein intra- und intercelluläres Ödem, welches sich zum Teil bis in das tiefe Corium fortsetzt (Grütz, 1958; Bommer u. Schwenke, 1955; Itani, 1969; Schirren, 1970).

Literatur

A. Insekten

Bandmann, H. J., Bosse, K.: Histologie des Mückenstiches (Aedes aegypti). Arch. klin. exp. Derm. **231**, 59 (1967).

Burbach, J. P. E.: Experiments of blister formation. IV. The action of Cantharidin. Dermatologica (Basel) **123**, 42 (1961).

Goldman, L., Johnson, P., Ramsey, J.: The insect bite reaction. J. invest. Derm. **18**, 403 (1952).

Goldman, L., Sawyer, F., Levine, A., Goldman, J., Goldman, S., Spinanger, J.: Investigative studies of skin irritations from caterpillars. J. invest. Derm. **34**, 67 (1960).

Jones, D. L., Miller, J. H.: Pathology of the dermatitis produced by the urticating caterpillar, Automeris Io. Arch. Derm. Syph. (Chic.) **79**, 81 (1959).

Katzenellenbogen, I.: Caterpillar dermatitis as an occupational disease. Dermatologica (Basel) **111**, 99 (1955).

Lehmann, C. F., Pipkin, J. L., Ressmann, A. C.: Blister beetle dermatosis. Arch. Derm. Syph. (Chic.) **71**, 36 (1954).

Pawlowsky, E. N., Stein, A. K.: Experimentelle Läusestudien. II.: Über die Wirkung des Speichels des Pediculus auf die Integumenta der Menschen. Z. ges. exp. Med. **42**, 12 (1924).

Rockwell, E. M., Johnson, P.: The insect bite reaction. II. Evaluation of the allergic reaction. J. invest. Derm. **19**, 137 (1952).

Rook, A.: Skin diseases caused by arthropods and other venomous or noxious animals. In: Textbook of dermatology, Bd. 1, pp. 845 (Rook, A., Wilkinson, D. S., Ebling, F. J., eds.). Oxford and Edinburgh: Blackwell Scientific Publications 1975.

Wolff, K., Tappeiner, J., Schreiner, E.: Akantholyse. I. Der Pathomechanismus der Cantharidin-Akantholyse. Eine elektronenmikroskopische Studie. Arch. klin. exp. Derm. **232**, 325 (1968).

B. Arachnoidea

1. Ixodidae (Zecken)

Allen, A. C.: Persistent "insect bites" (dermal eosinophilic granuloma) simulating lymphoblastomas, histiocytoses and squamous cell carcinomas. Amer. J. Path. **24**, 367 (1948).

Askani, H.: Zur Ätiologie des Erythema chronicum migrans. Derm. Wschr. **102**, 125 (1936).

Bruder, K.: Zur Kenntnis des Erythema chronicum migrans (Lipschütz). Derm. Wschr. **121**, 337 (1950).

Hard, S.: Erythema chronicum migrans (Afzelii) associated with mosquito bite. Acta derm.-venereol. (Stockh.) **46**, 473 (1966).

Hellerström, S.: Erythema chronicum migrans Afzelii. Acta derm.-venereol. (Stockh.) **11**, 315 (1930).

Hellerström, S.: Beitrag zur Pathogenese des Erythema chronicum migrans Afzelii. Acta derm.-venereol. (Stockh.) **14**, 517 (1933).

Kocsis, A., Selenyi, A.: Angabe zur Ätiologie des Erythema chronicum migrans Lipschütz. Derm. Wschr. **129**, 129 (1954).

Kvorning, S. A.: Erythema chronicum migrans. Acta derm.-venereol. (Stockh.) **36**, 180 (1956).

Lipschütz, B.: Über eine seltene Erythemform (Erythema chronicum migrans). Arch. Derm. Syph. (Berl.) **118**, 349 (1913).

Montgomery, H.: Dermatopathology. New York-Evanston-London: Hoeber medical division, Harper & Row 1967.

Sonck, C. E.: Erythema chronicum migrans with multiple lesions. Acta derm.-venereol. (Stockh.) **45**, 34 (1965).

Tobias, N.: Tick bite granuloma. J. invest. Derm. **12**, 255 (1949).

Weber, K.: Erkrankungen nach Zeckenbiß und ihre Behandlung. Ther. d. Gegenw. **112**, 1402 (1973).

Wegelin, C.: Zur Histologie des Zeckenstiches. Dermatologica (Basel) **94**, 368 (1947).

Winer, L. H., Strakosch, E. A.: Tick bites Dermacentor variabilis (Say). J. invest. Derm. **4**, 249 (1941).

2. *Scabies* (*Krätze*)

Bommer, S., Schwenke, W.: Über den Ursachenkomplex der Scabies norwegica. Arch. klin. exp. Derm. **199**, 513 (1955).

Bossing, W.: Scabies bei einem Säugling. Z. Haut- u. Geschl.-Kr. **44**, 91 (1969).

Espy, P. D., Jolly, H. W.: Norwegian scabies. Arch. Derm. **112**, 193 (1976).

Fernandez, N., Torres, A., Ackermann, B.: Pathologic findings in human scabies. Arch. Derm. **113**, 320 (1977).

Grant, P. W., Keczkes, K.: Persistent nodules in scabies. Arch. Derm. Syph. (Chic.) **89**, 239 (1964).

Grütz, O.: Über Scabies und Scabies norwegica. Dermatologica (Basel) **97**, 279 (1948).

Heilesen, B.: Studies on acarus scabiei and scabies. Acta derm.-venereol. (Stockh.), Suppl. **14** (1946).

Hejazi, N., Mehregan, A. H.: Scabies. Histological study of inflammatory lesions. Arch. Derm. **111**, 37 (1975).

Itani, Z.: Scabies crutosa (norvegica). Z. Haut- u. Geschl.-Kr. **44**, 973 (1969).

McCann, U., Landes, E.: Scabies norvegica. Z. Hautkr. **50**, 473 (1975).

Marghescu, S., Zethen, H.: Über die nodöse Erscheinungsform der Skabies. Derm. Wschr. **154**, 793 (1968).

Schirren, J. M.: Zur Kasuistik der Scabies norvegica sive crustosa. Hautarzt **21**, 407 (1970).

Thomson, J., Cochrane, Th., Cochrane, R., McQueen, A.: Histology stimulating reticulosis in persistent nodular scabies. Brit. J. Derm. **90**, 421 (1974).

Nichtinfektiöse Granulome

Von F. VAKILZADEH, Münster

Fremdkörperreaktion

Die Reaktion des Wirtes auf exogene bzw. endogene Fremdkörper (Fremdkörperreaktion, Fremdkörperentzündung) ist vornehmlich als ein allgemein biologisches Phänomen zu werten (Übersicht s. KUSKE, 1965).

Als Beispiel einer Reaktion auf endogene Fremdkörper sind die Reaktionen um rupturierte epidermale Cysten (Abb. 1), um untergegangene Follikel bei Alopecia areata (MIESCHER, 1945; eigene Beobachtung), um ausgetretenen Speichel bei Schleimgranulom (HAMPERL, 1932; RUPEC u. KRAFT, 1966) zu nennen. Die reticulohistiocytären Granulome sind eine besondere Form der Fremdkörperreaktion (BRAUN-FALCO u. RUPEC, 1964).

Exogene Fremdkörper sind entweder gewebsfreundlich oder gewebsfeindlich, wobei es bei letzteren zu heftigen entzündlichen Reaktionen mit evtl. Eliminierung des Fremdkörpers kommt (SCHAUTZ, 1954). Als Beispiel sei eine Fremdkörper-

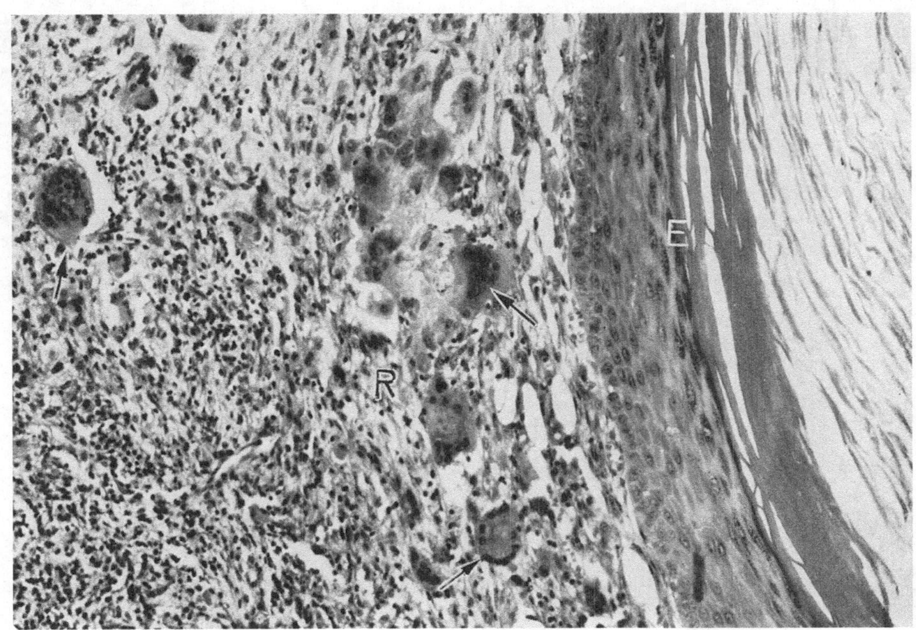

Abb. 1. Fremdkörpergranulom: epidermale Cyste (*E*) mit an der Peripherie gelegener Fremdkörperreaktion (*R*). Fremdkörperriesenzellen (↗). Hämalaun-Eosin. Vergr. 140×.

reaktion auf das penetrierende, cutan gelegene, fremde Haar beim sog. interdigitalen pilonidalen Sinus (GOEBEL u. RUPEC, 1967) zu nennen.

Im Laufe der Femdkörperreaktion schließt sich *histologisch* einem leukocytären Stadium die histiocytäre Reaktion mit Ausbildung von Fremdkörperriesenzellen an; sie geht später in ein Narbenstadium über (WORINGER, 1929).

Riesenzellen treten hauptsächlich in drei Formen auf. Sie sind für den Fremdkörper nicht spezifisch und es können alle drei Formen in einem Granulom vorkommen:

Riesenzelle vom Fremdkörpertyp

Sie kommt fast in allen Fremdkörpergranulomen vor und besitzt eine unregelmäßige Form mit reichlich Cytoplasma. Die Kerne, bis 80 und mehr an der Zahl, sind unregelmäßig im Zelleib verteilt. Oft sind im polarisierten Licht doppelbrechende Fremdkörper (Silikonkristalle, Haarpartikel u. a.) im Zelleib nachweisbar (Abb. 2a).

Riesenzelle vom Langhans-Typ

Sie kommt oft in epitheloidzelligen Granulomen vor. Die Kerne sind an der Peripherie der Zelle hufeisenförmig angeordnet, so daß die Zelle eine „Pantoffelform" annimmt (Abb. 2b).

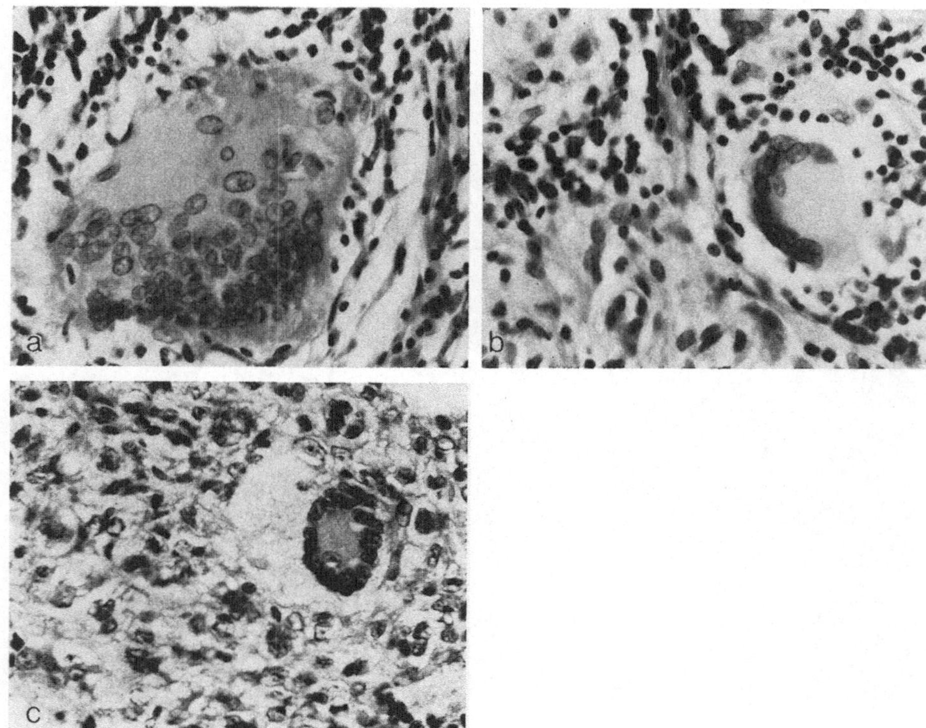

Abb. 2a–c. (a) Riesenzelle vom Fremdkörpertyp, (b) Riesenzelle vom Langhans-Typ, (c) Riesenzelle vom Touton-Typ. Vergr. 448×.

Riesenzelle vom Touton-Typ

Sie kommt fast immer bei Fremdkörperreaktionen auf Lipide vor. Sie besitzt ein schaumiges Cytoplasma an der Peripherie. Die Kerne bilden in der Mitte des Zelleibs einen Ring, in dessen Mitte das Cytoplasma homogen erscheint (Abb. 2c).

Im folgenden werden die häufigsten, nach dem eingedrungenen Stoff benannten Fremdkörpergranulome besprochen. Zum Teil sind sie Ausdruck einer Überempfindlichkeitsreaktion.

1. Paraffingranulom (Paraffinom)

Das Paraffingranulom entwickelt sich, manchmal erst nach vieljährigei Latenzzeit (RUPEC et al., 1965) im Bereich des eingebrachten Paraffins. Die klinische Diagnose ohne entsprechende anamnestische Angaben ist schwierig. Makroskopisch handelt es sich um mit der Haut verwachsene, oft plattenartige, harte, manchmal exulcerierte Granulome.

Histologie: Charakteristisch für diese Fremdkörpergranulome ist das sog. „Schweizer-Käse-Muster", welches durch Hohlräume von der Größe einer Fettzelle bis zu einem Durchmesser von etwa 2,5 mm (RUPEC et al., 1965) gekennzeichnet ist (Abb. 3). In Gefrierschnitten sind die Hohlräume mit einem in polarisiertem Licht doppelbrechenden Material gefüllt, das sich mit Sudan III bzw. Sudanschwarz nicht oder sehr schwach anfärbt. Die Osmiumtetroxyd-Färbung und Phospholipid-Reaktion nach BACKER sind negativ (RUPEC et al., 1965; URBACH et al., 1971). Die gelegentlich schwache Sudanophilie ist wahrscheinlich

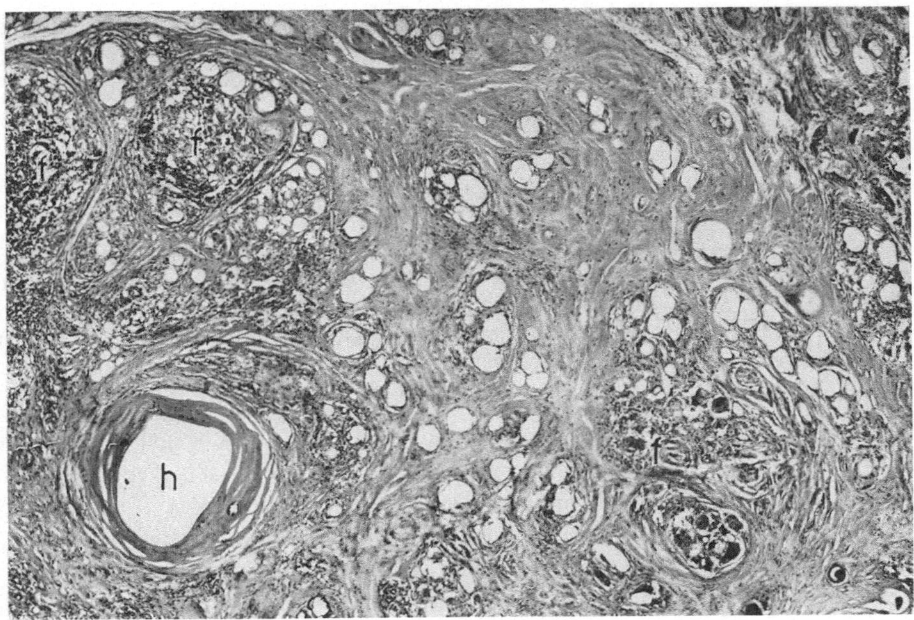

Abb. 3. Paraffingranulom: Mehrere unterschiedlich große Hohlräume (Schweizer-Käse-Muster). Hohlraum (*h*) mit zwiebelartig angeordnetem hyalinisiertem Bindegewebe. Unterschiedlich große Herde (*f*) entzündlicher Infiltrate mit Fremdkörperriesenzellen. Hämalaun-Eosin. Vergr. 35×.

durch andere Zusätze bedingt, da sich reines Paraffin sudanophob verhält (GEL-
DEREN, 1925; RUPEC et al., 1965). Die Hohlräume sind zuerst von Makrophagen
umsäumt; später kommt es zur Entwicklung von Riesenzellen. Im weiteren Verlauf ist eine fibroblastische Gewebsreaktion um diese Hohlräume zu finden, wobei
das Bindegewebe anschließend eine hyaline Transformation zeigt. Die im Bindegewebe eingeschlossenen Infiltrate bestehen vornehmlich aus lymphoiden Zellen
und Plasmazellen. Innerhalb der Infiltrate liegen verstreut Fremdkörperriesenzellen; es kommen aber auch reine Riesenzellansammlungen vor. In fettgewebs-
haltigen Bezirken steht die Bildung von Schaumzellen im Vordergrund.

Differentialdiagnostisch ist das Paraffingranulom von Lipogranulomen, insbesondere von Lipogranulomatosis subcutanea Rothman-Makei (s. dort), das ebenfalls durch ein „Schweizer-Käse-Muster" charakterisiert ist, durch histochemische
Untersuchungen an Gefrierschnitten (s. oben) zu unterscheiden.

2. Silikonölgranulom

Silikonölgranulome bilden sich gelegentlich nach Verabreichung von Silikonöl — lang-
kettige Polymere von Dimethyl-Siloxan (STERNBERG et al., 1964; PIECHOTTA, 1976) —, einer
Substanz, die vornehmlich in der rekonstruktiven Chirurgie Verwendung findet.

Histologie: In einem degenerierten, teils dicht mit Lymphocyten, Plasmazellen,
Histiocyten und gelegentlich aus eosinophilen Leukocyten infiltrierten Stroma
finden sich ungleich große Hohlräume. In ihrer Umgebung sind zuweilen Fremdkörperriesenzellen anzutreffen (STERNBERG et al., 1964; WINER et al., 1964; DE-
LAGE et al., 1973).

Im polarisierten Licht verhält sich das fremde, braun pigmentierte, körnige
Material doppelbrechend (STERNBERG et al., 1964). Der Nachweis des Silikonöls
kann besser durch Infrarotspektralanalyse oder Dünnschichtchromatographie
erbracht werden (PIECHOTTA, 1976).

3. Silikotisches Granulom

Durch das Eindringen von SiO_2-haltigen Fremdkörpern in die Haut (z.B. bei Verletzung)
können im Narbenbereich nach einer Latenzzeit von etwa 10–17 Jahren (AYRES et al., 1951;
CROSSLAND, 1955; SHELLEY u. HURLEY, 1960; ESKELAND et al., 1974) Papeln bzw. größere Knoten als Ausdruck einer Fremdkörperreaktion entstehen (DEGOS u. CIVATTE, 1959). Das Talcum-
granulom ist einer solchen Fremdkörperreaktion gleichzusetzen (MACHER, 1953)[1].

Histologie: Es handelt sich im wesentlichen um epitheloidzellige Granulome,
die durch bindegewebige Septen voneinander getrennt sind und ggf. konfluieren
können (Abb. 4). Die Riesenzellen entsprechen in der Regel dem Typ Langhans;
nach MONTGOMERY (1967) kommen auch typische mehrkernige Fremdkörperriesenzellen vor. Die Peripherie des Granuloms und das bindegewebige Stroma
sind gelegentlich von einem vornehmlich lymphoiden Infiltrat durchsetzt.

Anhand von Versuchen mit pulverisiertem Quarz nehmen FALLON u. BANTING (1935) an, daß
es anfänglich zu einer akuten entzündlichen Reaktion mit polymorphkernigen Leukocyten
kommt. Erst später folgen die Monocyten und nach etwa 9 Wochen Epitheloidzellen mit konsekutiver Granulombildung.

---

[1] Zur experimentellen Silikose s. RÜTTNER (1958).

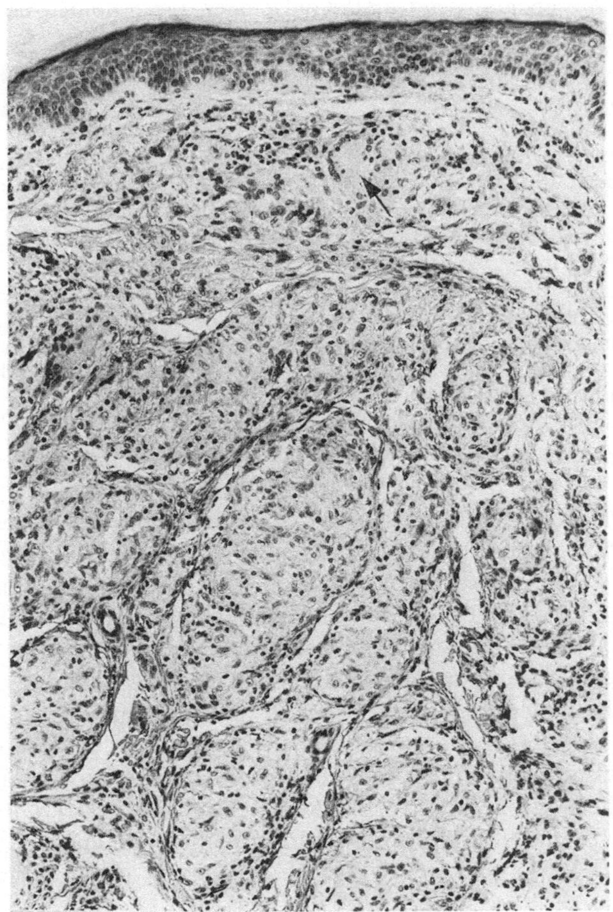

Abb. 4. Silikotisches Granulom: Epitheloidzellige Granulome mit Riesenzelle (↗). Vergr. 112×.

Auch SHELLEY u. HURLEY (1960) haben nach Anwendung einer 1%igen Lösung von kolloidalem Silicium voll entwickelte epitheloidzellige Granulome erst nach 2 Monaten gesehen und meinen, daß Silicium nur in dieser Form die Entstehung der epitheloidzelligen Fremdkörperreaktion (bei der traumatischen Silicosis) bedingt.

Das gemeinsame Vorkommen von Sarkoidose und silikotischem Granulom (DEGOS u. CIVATTE, 1959; eigene Beobachtung), läßt die Vermutung zu, daß die Entwicklung eines silikotischen Granuloms in einer alten Narbe oft durch eine gleichzeitig bestehende Sarkoidose induziert wird.

Die initiale Phase der Granulombildung dürfte dem silikotischen Prägranulom (EPSTEIN et al., 1955) entsprechen; ob die darauffolgende epitheloidzellige Reaktion Ausdruck eines allergischen Geschehens ist, bleibt abzuwarten. Die Bildung der epitheloidzelligen Granulome wurde manchmal auch im Bereich der regionalen Lymphknoten beobachtet (SHELLEY u. HURLEY, 1960).

Differentialdiagnostisch lassen sich die silikotischen Fremdkörpergranulome durch den Nachweis von doppelbrechenden, Silicium-haltigen Partikeln von der

Sarkoidose, die ebenfalls mit epitheloidzelligen Granulomen einhergeht (s. Tabelle 1, S. 152), unterscheiden.

4. Berylliumgranulom

In Anlehnung an GRIER et al. (1948) sind folgende Berylliumschädigungen der Haut zu unterscheiden: Kontaktdermatitis, Hautulcera und Granulome der Haut mit gleichzeitiger pulmonaler Granulomatose sowie subcutane Granulome als Folge einer Verletzung mit Fluoreszenzröhrensplittern.

Im Experiment wurde gezeigt, daß Berylliumoxid bzw. metallisches Beryllium zur Entwicklung von „unspezifischen" Fremdkörpergranulomen führt. Man nimmt an, daß sich die eigentlichen Berylliumgranulome durch die zusätzliche Wirkung von Zinkoxid oder Silicium, die dem Leuchtstoff beigemengt sind, bilden (DUTRA, 1951). Die Granulome werden klinisch als schmerzhafte Knoten bzw. als Schwellungen im Narbenbereich (COAKLEY et al., 1949; NICHOL u. DOMUGUEZ, 1949) oder als Keloide (DUTRA, 1949) beschrieben.

Bei der Lungengranulomatose kommt es zur Entwicklung von kleinen papulösen Hauteffloreszenzen (GRIER et al., 1948).

Histologie: Im wesentlichen handelt es sich um epitheloidzellige, ggf. zur Konfluenz neigende, in ein fibrotisches Stroma eingebettete Granulome. An der Peripherie sind sie von einem unterschiedlich dichten lymphocytären Infiltrat umgeben, so daß manchmal das feingewebliche Bild eines Tuberkels entsteht (LEVER, 1975). Ebenfalls peripher sind Riesenzellen vom Fremdkörpertyp und Typ Langhans anzutreffen; sie sind selten auch im zentralen Abschnitt der Granulome vorhanden. Besonders hervorzuheben sind die manchmal ausgiebigen Nekrosen, vorwiegend bei Berylliumgranulomen, die ursächlich auf Fluorescenzröhrensplitter zurückzuführen sind. Die Epidermis kann unverändert sein oder in ihrer Dicke zwischen Atrophie und Acanthose schwanken (DUTRA, 1949). COAKLEY et al. (1949) haben auf Unterbrechungen in der Kontinuität der Epidermis hingewiesen.

Differentialdiagnose: Bei der Sarkoidose sind die Nekrosen, wenn überhaupt vorhanden, nie so ausgiebig. Außerdem sind die lymphocytären Infiltrate, besonders bei älteren Herden, betont spärlich (s. Tabelle 1).

Die tertiäre Lues soll durch den Beryllium- bzw. Treponemennachweis (DUTRA, 1949) von Berylliumgranulomen abgegrenzt werden; jedoch ist bekannt, daß der Treponemennachweis in Effloreszenzen der tertiären Lues kaum zu einem positiven Ergebnis führt. Auch die chemische Analyse der Berylliumgranulome fällt nicht immer positiv aus.

5. Zirkoniumgranulom

Durch Auftragen von zirkoniumhaltigen Desodorantien kann es im Anwendungsbereich zur Eruption von derben, rötlichbraunen, gelegentlich etwas juckenden, therapieresistenten (Monate bis Jahre) Papeln kommen (SHELLEY u. HURLEY, 1958; HURLEY u. SHELLEY, 1963). Ähnliche Erscheinungen sind gelegentlich auch bei zirkoniumhaltigen Lokaltherapeutika beschrieben worden (LO PRESTI u. HAMBRICK, 1965; BALER, 1965).

Histologie: Im Corium liegt eine Ansammlung von epitheloidzelligen Granulomen mit geringgradigen, peripheren, rundzelligen Infiltraten ohne zentrale Verkäsung vor (WILLIAMS u. SKIPWORTH, 1959; HURLEY u. SHELLEY, 1962; LO PRESTI

u. HAMBRICK, 1965). Neben Riesenzellen vom Typ Langhans und Fremdkörper-riesenzellen hat MONTGOMERY (1967) auch auf Touton'sche mehrkernige Riesen-zellen hingewiesen.

Im polarisierten Licht läßt sich kein doppelbrechendes Material feststellen. Bei den sog. pseudogranulomatösen, papulösen Erscheinungen findet man nur ein chronisches entzündliches Infiltrat ohne Granulome (SHELLEY u. HURLEY, 1958).

Histogenetisch dürfte es sich beim Zirkoniumgranulom um einen Prototyp des allergischen epitheloidzelligen Granuloms handeln (HURLEY u. SHELLEY, 1963), da es nach intraepidermaler Verabreichung einer Zirkonium-Lactatlösung zu einer sehr späten allergischen Reaktion kommt (SHELLEY u. HURLEY, 1958), die mehrere Parallelen mit der Kveim-Reaktion bei der Sarkoidose (BEHREND et al., 1967, 1968; RUPEC et al., 1968, 1970) aufweist.

Zur Frage experimenteller Erforschung der Zirkoniumgranulome s. auch PRIOR et al. (1957), EPSTEIN (1960), EPSTEIN et al. (1962), SHELLEY u. RAQUE (1971).

Literatur

Fremdkörperreaktion

Braun-Falco, O., Rupec, M.: Retikulo-histiocytäres Granulom als Fremdkörper-Reaktion bei dermalem Naevuszellnaevus. Derm. Wschr. **150**, 553 (1964).

Goebel, M., Rupec, M.: Interdigitaler pilonidaler Sinus. Derm. Wschr. **153**, 341 (1967).

Hamperl, H.: Über „Schleimgranulome" und „glanduläre Erosionen" in der Mundschleimhaut. Beitr. path. Anat. **88**, 193 (1932).

Kuske, H.: Fremdkörpergranulome. In: Handbuch der Haut- und Geschlechtskrankheiten, Ergänzungsband II/2, S. 402ff. (Jadassohn, J., Hrsg.). Berlin-Heidelberg-New York: Springer 1965.

Miescher, G.: Alopecia areata diffusa. Dermatologica (Basel) 91, 215 (1945)

Rupec, M., Kraft, H.: Zur Frage der Schleimgranulome. Med. Klin. **61**, 1662 (1966).

Schautz, R.: Zur Differentialdiagnose und Variabilität von Fremdkörpergranulomen. Ärztl. Wschr. **9**, 630 (1954).

Woringer, Fr.: Les granulomes à corps étrangers de la peau. Diss., Strasbourg 1929. Zit. nach Kuske, H.

1. Paraffingranulom (Paraffinom)

Gelderen, Ch. v.: Histologische Veränderungen im subcutanen Bindegewebe nach subcutanen Paraffininjektionen. Virchows Arch. path. Anat. **257**, 805 (1925).

Rupec, M., Treeck, W., Braun-Falco, O.: Zum Paraffingranulom. Derm. Wschr. **151**, 129 (1965)

Urbach, F., Wine, S. S., Johnson, W. C., Davies, R. E.: Generalized Paraffinoma. Arch. Derm. **103**, 277 (1971).

2. Silikonölgranulom

Delage, C., Shane, J. J., Johnson, F. B.: Mammary Silicone granuloma. Arch. Derm. **108**, 104 (1973).

Piechotta, F.-U.: Gewebereaktion nach subcutanen Silikonölinjektionen unter besonderer Berücksichtigung der sog. Silikonome. Z. Hautkr. **51**, 243 (1976).

Sternberg, T. H., Ashley, F. L., Winer, L. H., Lehman, R.: Gewebsreaktion auf injizierte flüssige Silicium-Verbindungen. Hautarzt **15**, 281 (1964).

Winer, L. H., Sternberg, T. H., Lehman, R., Ashley, F. L.: Tissue reaction to injected silicone liquids. Arch. Derm. Syph. (Chic.) **90**, 588 (1964).

3. Silikotisches Granulom

Ayres, W. W., Ober, W. B., Hamilton, P. K.: Posttraumatic subcutaneous granulomas associated with a crystalline material. Amer. J. Path. **27**, 303 (1951).

Crossland, P. M.: Silicon granuloma of the skin. Arch. Derm. Syph. (Chic.) **71**, 457 (1955).

Degos, R., Civatte, J.: Das Silikosegranulom der Haut. Hautarzt **10**, 106 (1959).
Epstein, E., Gerstl, B., Berk, M., Belber, J. P.: Silica pregranuloma. Arch. Derm. Syph. (Chic.) **71**, 645 (1955).
Eskeland, G., Langmark, F., Husby, G.: Silicon granuloma of the skin and subcutaneous tissue. Acta path. microbiol. scand. sect. A. Suppl. **248**, 69, 1974
Fallon, J. T., Banting, F. G.: The cellular reaction to silica. Canad. med. Ass. J. **33**, 404 (1935).
Macher, E.: Die Bedeutung des Talkumgranuloms in der Dermatologie. Hautarzt **4**, 529 (1953).
Montgomery, H.: Dermatopathology. New York-Evanston-London: Hoeber medical division, Harper & Row 1967.
Rüttner, J. R.: Betrachtungen zur Entstehung der Silikose, besonders des Silikose-Knötchens. Grundfragen aus der Silikoseforschung. Dritter Band. In: Beiträge zur Silikose-Forschung. Sonderband. Hrsg. Hauptverwaltung der Bergbau-Berufsgenossenschaft, Bochum, 1958.
Shelley, W. B., Hurley, H. J.: The pathogenesis of silica granulomas in man; a non-allergic colloidal phenomenon. J. invest. Derm. **34**, 107 (1960).

4. Berylliumgranulom

Coakley, W. A., Shapiro, R. N., Robertson, G. W.: Granuloma of the skin at site of injury by a fluorescent bulb. J. Amer. med. Ass. **139**, 1147 (1949).
Dutra, F. R.: Berylliumgranulomas of the skin. Arch. Derm. Syph. (Chic.) **60**, 1140 (1949).
Dutra, F. R.: Experimental beryllium granulomas of the skin. Arch. industr. Hyg. **3**, 81 (1951).
Grier, R. S., Nash, P., Freiman, D. G.: Skin lesions in persons exposed to beryllium compounds J. industr. Hyg. **30**, 228 (1948).
Lever, W. F.: Histopathology of the skin, 5th edit. Philadelphia: Lippincot Company 1975.
Nichol, A. D., Domiguez, R.: Cutaneous granuloma from accidental contamination with beryllium phosphor. J. Amer. med. Ass. **140**, 855 (1949).

5. Zirkoniumgranulom

Baler, G. R.: Granulomas from topical zirconium in poison ivy dermatitis. Arch. Derm. Syph. (Chic.) **91**, 145 (1965).
Behrend, H., Rupec, M., Deicher, H.: Zur Stellung des Kveim-Tests in der Diagnostik der Boeck'schen Sarkoidose. Med. thorac. **24**, 129 (1967).
Behrend, H., Havemann, K., Rupec, M.: Die passive Übertragung der Kveim-Reaktion mit Blutlymphocyten. Klin. Wschr. **46**, 1010 (1968).
Epstein, W. L.: Contribution to the pathogenesis of zirconium granulomas in man. J. Invest. Derm. **34**, 183 (1960).
Epstein, W. L.: Skahen, J. R., Krasnobrod, H.: Granulomatous hypersensitivity to zirconium: Localisation of allergen in tissue and its role in formation of epitheloid cells. J. invest. Derm. **38**, 223 (1962).
Hurley, H. J., Shelley, W. B.: Allergic and non allergic granuloma formation in man. Proc. XII. Int. Congr. Derm. Excerpta med. (Amst.) 722 (1963).
Lo Presti, P. J., Hambrick, G. W.: Zirconium granuloma following treatment of Rhus dermatitis. Arch. Derm. Syph. (Chic.) **92**, 188 (1965).
Montgomery, H.: Dermatopathology. New York-Evanston-London: Hoeber medical division, Harper & Row 1967.
Prior, J. T., Rustad, H., Cronk, G. A.: Pathological changes associated with deodorant preparations containing sodium zirconium lactate. An experimental study. J. invest. Derm. **29**, 449 (1957).
Rupec, M., Behrend, H., Vakilzadeh, F.: Kriterien für die Beurteilung der Kveim-Reaktion. Verh. dtsch. Ges. inn. Med. **74**, 493 (1968).
Rupec, M., Korb, G., Behrend, H.: Feingewebliche Untersuchungen zur Entwicklung des positiven Kveim-Tests. Arch. klin. exp. Derm. **237**, 811 (1970).
Shelley, W. B., Hurley, H. J.: The allergic origin of zirconium deodorant granulomas. Brit. J. Derm. **70**, 75 (1958).
Shelley, W. B., Raque, C. J.: Experimental zirconium granulomas and chondromas in CBA mice. J. invest. Derm. **57**, 411 (1971).
Williams, R. M., Skipworth, G. B.: Zirconium granulomas of the glabrous skin following treatment of Rhus dermatitis. Arch. Derm. Syph. (Chic.) **80**, 273 (1959).

Infektiöse epitheloidzellige Granulomatosen

Von F. VAKILZADEH, Münster

A. Tuberculosis cutis

Der Tuberkel ist histologisch das charakteristische, aber keinesfalls spezifische Substrat der Tuberkulose. Maßgebend für seine Bildung ist die allergische Reaktion des Wirtes auf das Mycobacterium als Antigen (HUMPHREY u. WHITE, 1970). Morphologisch lassen sich zwei wesentliche Entwicklungsphasen des tuberkulösen Knötchens und zwar eine prägranulomatöse und eine granulomatöse Phase unterscheiden. Die erste Phase ist durch eine unspezifische Entzündung mit zahlreichen immigrierten Leukocyten und säurefesten Stäbchen gekennzeichnet. Daran schließt sich etwa 3 Wochen nach dem Infekt die zweite, granulomatöse Phase an. Sie ist ein morphologischer Ausdruck der eingetretenen Sensibilisierung (Tuberkulintest wird positiv). Es entwickeln sich epitheloidzellige Tuberkel mit Riesenzellen, vornehmlich vom Typ Langhans, und einem lymphocytären Saum um das gebildete Granulom. Im Zentrum des Granuloms kann es zur Verkäsung (eine durch hohen Lipidgehalt geprägte Koagulationsnekrose) kommen, die keinesfalls eine obligate Erscheinung der Hauttuberkulose ist.

In Anlehnung an KOGOJ (1963) und LEVER (1975) wird die Hauttuberkulose in zwei Gruppen unterteilt, und zwar in den tuberkulösen Primärkomplex und in die Gruppe der postprimären Reinfektion. Der Klassifizierungsvorschlag KOGOJS (1963) ist insoweit modifiziert, als die sog. Tuberkulide (s. dort), den heutigen Auffassungen entsprechend, nicht als Tuberkulose zu betrachten sind.

I. Der tuberkulöse Primärkomplex

Der tuberkulöse Primärkomplex tritt vornehmlich im Säuglings- und Kleinkindalter auf, und zwar meistens im Bereich des Kopfes. Er ist im Vergleich zu dem Lungenprimärkomplex (GHON) verhältnismäßig selten — etwa 0,14% (GHON u. KUDLICH, 1930).

Der Verlauf der Primärinfektion entspricht dem Kochschen Versuch am Meerschweinchen. Es bildet sich etwa 2 Wochen nach der Inoculation ein Knötchen, das später ulcerös zerfällt. Anschließend werden die regionalen Lymphknoten befallen. Da gleichzeitig die Lymphknoten in Mitleidenschaft gezogen sind, entwickelt sich ein dem Ghonschen Primärkomplex entsprechendes Bild.

Histologie: Die prägranulomatöse Phase, die am humanen Material bisher nur selten untersucht wurde, entspricht einer nicht spezifischen Entzündung mit polymorphkernigen Leukocyten, Plasmazellen und oft mit Nekrosen. Nach etwa 3 bis 6 Wochen können spezifische Granulome mit Epitheloidzellen, Langhans'schen Riesenzellen und gelegentlich mit einer ausgedehnten zentralen Verkäsung entstehen. LEVER (1975) hebt jedoch hervor, daß sich in der Regel keine typischen Tuberkel entwickeln.

Die anfangs reichlich vorhandenen Mycobakterien sind in der späteren Phase reduziert und histologisch kaum nachzuweisen (VOLK, 1931; GEHRELS u. KALKOFF, 1964).

II. Postprimäre Reinfektion

Zu dieser Gruppe gehören: Tuberculosis cutis luposa (T.c.l.), Tuberculosis cutis verrucosa (T.c.v.) und Tuberculosis cutis colliquativa (T.c.c.), die bezüglich der Tuberkulinreaktion als hyperergisch-allergische Form der Tuberkulose anzusehen sind; weiterhin gehören dazu negativ-anergische Tuberkulosen: Tuberculosis cutis miliaris (T.c.m.) und Tuberculosis cutis orificialis (T.c.o.; KOGOJ, 1963). Dabei ist zu beachten, daß sich die Tuberkulinallergie mit dem Immunitätsstatus nicht unbedingt identifizieren läßt (HUMPHREY u. WHITE, 1970).

Es ist historisch interessant, daß schon E. v. BEHRING die Meinung vertreten hat, daß die Schwindsucht als Zweitkrankheit zu interpretieren sei, wodurch erstmals auf die Rolle des immunologischen Geschehens bei der Tuberkulose hingewiesen wurde (RÖSSLE, 1941).

1. Tuberculosis cutis luposa (Lupus vulgaris)

Die T. c. l. ist die häufigste Hauttuberkulose [55–65% aller Hauttuberkulosen (EHRING u. HEITE, 1960; WAGNER, 1966)]. Sie entsteht hämatogen, per continuitatem oder durch Inoculation von außen.

Die Primärefflorescenz ist ein erythematöser Fleck (Lupusfleck), der diaskopisch eine Apfelgeleefarbe erkennen läßt. Der bräunliche Farbton ist durch das anwesende Lipopigment bedingt (KALKOFF u. HOLTZ, 1964). Der Verlauf der T. c. l. ist progressiv. Die Oberfläche kann schuppig, tuberös oder selten auch ulcerös sein.

Die Ursache der sog. Lupuscarcinome und -sarkome liegt zum wesentlichen Teil in der früher oft angewandten Röntgentherapie, wie auch GOTTRON (1951) anhand statistischer Angaben gezeigt hat.

Histologie: Die Veränderungen sind vornehmlich im Corium, gegebenenfalls auch im Subcutisbereich lokalisiert (Abb. 1). Man findet zu Konfluenz neigende, epitheloidzellige Granulome, wobei manchmal die Epitheloidzellen das einzige Zellelement des Granuloms sind. Die öfter beigemengten Riesenzellen sind entweder vom Langhans- oder vom Fremdkörpertypus. Das periphere lymphoidzellige Infiltrat ist erheblichen quantitativen Schwankungen unterworfen, so daß man einerseits „Leukämie-artige" Bilder (GOTTRON, 1951), andererseits nur einen schmalen lymphocytären Saum findet. Die sonst in geringer Zahl vorkommenden Plasmazellen (LEWANDOWSKY, 1916; VOLK, 1931) sind beim Schleimhautlupus sehr zahlreich (WELTON et al., 1960). Manchmal sind anstatt der Granulome nur unterschiedlich große, epitheloidzellige Felder in einem dichten lymphocytären Infiltrat zu finden, was bei der T.c.l. der Schleimhaut ein beinahe regelmäßiger Befund ist (SCHUERMANN et al., 1966). Die Verkäsung ist meist nur diskret ausgeprägt oder gar nicht zu sehen.

Das präexistente coriale Bindegewebe und die Hautanhangsgebilde sind im Bereich des Infiltrates destruiert; dagegen erweisen sich die elastischen Fasern als verhältnismäßig resistent (LEWANDOWSKY, 1916).

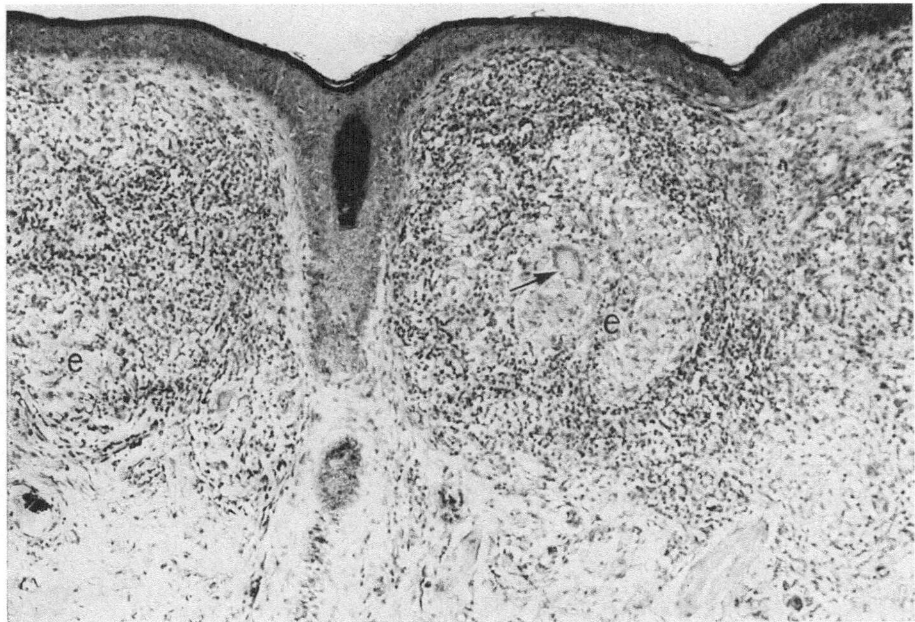

Abb. 1. Tuberculosis cutis luposa: Epitheloidzellige Granulome (*e*), von einem dichten lymphoid-zelligen Infiltrat umgeben. Keine Verkäsung. Langhans'sche Riesenzellen (↗). Hämalaun-Eosin. Vergr. 88×

Die sekundär veränderte Epidermis kann hypertrophisch, atrophisch oder ulcerös zerfallen sein (VOLK, 1931; MONTGOMERY, 1937).

Die Mycobakterien lassen sich im histologischen Schnitt nur selten nachweisen. In gewissem Gegensatz dazu hat APLAS (1966) die Stäbchen beinahe regelmäßig darstellen können.

Unter dem Einfluß von Therapeutika ändert sich das feingewebliche Bild der Tuberkulose (KALKOFF, 1950; HURIEZ u. PELCE, 1957; GEHRELS u. KALKOFF, 1964).

Differentialdiagnostisch (Tabelle 1) sind Sarkoidose, Leishmaniasis, tuberculoide Lepra sowie Berylliumgranulome und silikotische Granulome zu berücksichtigen (s. dort).

2. Tuberculosis cutis verrucosa

T. c. v. entsteht fast immer durch eine exogene Reinfektion, wobei es sich um derbe verrucöse Herde mit einem erythematösen Hof handelt. Die Oberfläche kann mit mehreren Pusteln versehen sein.

Histologie: Die vornehmlich mit breiten Hornauflagerungen bedeckte Epidermis ist acanthotisch bis pseudoepitheliomatös. Auffällig sind intraepidermale, absceßartige Ansammlungen von Leukocyten (LEWANDOWSKY, 1916; GOTTRON, 1951).

Hauptsächlich im oberen Corium findet man einerseits nur ein banales, entzündliches Infiltrat aus lymphoiden Zellen, Plasmazellen und Leukocyten, anderer-

Tabelle 1. Differentialdiagnose epitheloidzelliger Granulome

	Lympho-cyten	Plasma-zellen	Riesenzellen		Doppel-brechung in pola-risiertem Licht	Sudan III	Destruk-tion der Nerven	Angi-itis	Test
			Lang-hans-T.	Fremd-körper-T.					
Tub. cutis luposa	+++	∅	++	∅	∅	∅	∅	∅	Tuberkulin
Schwimmbad-Granulom	+++	∅	++	∅	∅	∅	∅	∅	Tuberkulin
Leishmaniose (Spätphase)	++	++	+	+	∅	∅	∅	∅	Leishmanin
Tuberkuloide Lepra	++	+	+	+	∅	++	+++	+	Lepromin
Sarkoidose	+	∅	+	++	∅	∅	∅	∅	Kveim
Silikotisches Granulom	+	∅	++	+	++	∅	∅	∅	∅
Beryllium-Granulom	++	∅	+	++	∅	∅	∅	∅	∅
Zirkonium-Granulom	+	∅	+	+	∅	∅	∅	∅	evtl. Epicutan
Syphilis III	++	+++	∅	+	∅	∅	∅	+++	Serologie

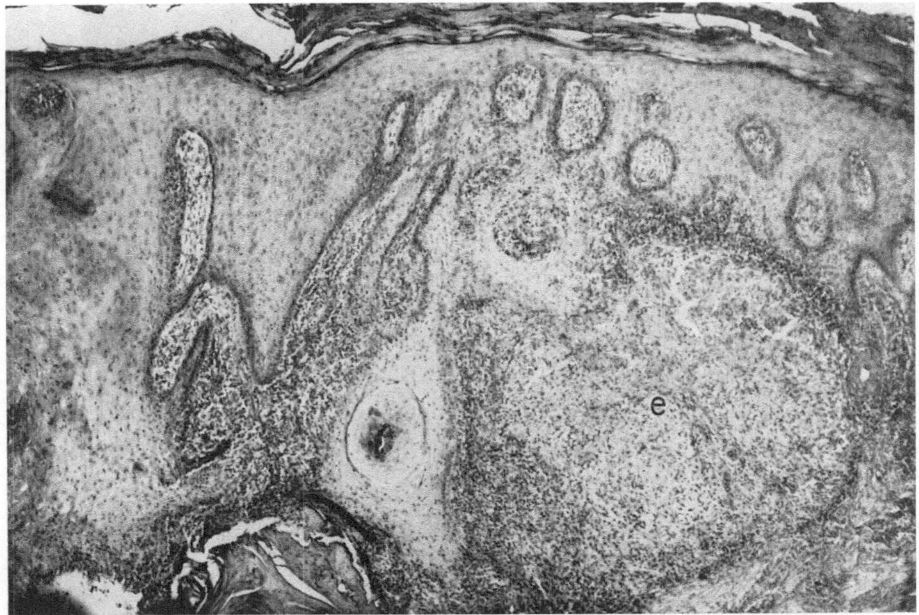

Abb. 2. Tuberculosis cutis verrucosa: Gewucherte, teils parakeratotisch verhornte Epidermis. Epitheloidzelliges Granulom (*e*). Hämalaun-Eosin. Vergr. 48×

seits kommen auch tuberkuloide Granulome mit wenigen Riesenzellen vor (Abb. 2). Die Verkäsung ist kein regelmäßiger Befund.

Im Vergleich mit der T.c.l. lassen sich die Mycobakterien regelmäßiger nachweisen (Civatte, 1967).

3. Tuberculosis cutis colliquativa (Scrofuloderm)

Die T. c. c. geht fast ausschließlich per continuitatem vom tiefer liegenden Knochen oder vom Lymphknoten (u. a. Montgomery, 1937) aus. Eine hämatogene oder exogene Entstehung z.B. durch tiefe Injektionen (Eickstedt, 1952) ist selten.

Es handelt sich um einen zuerst harten, später flukturierenden Knoten, in dessen Bereich die blau-violett tingierte Haut allmählich dünner wird und zuletzt aufbricht, wodurch sich ein Ulcus mit unterminiertem scharfen Rand und granulierendem Grund bildet. Am Ulcusrand können lupoide Knötchen auftreten.

Histologie: Die histologische Untersuchung eines Knotens vor der Perforation ergibt ein zentral gelegenes, diffuses, tuberkuloides Infiltrat mit peripher gelegenen, epitheloidzelligen Granulomen (Welton et al., 1960), wobei die sonst im Vordergrund stehende Nekrose (Hasche-Klünder, 1953) zu diesem Zeitpunkt noch völlig fehlen kann. Nach der Perforation ist in den oberen Lagen des Knotens ein unspezifisches Infiltrat vorhanden, dem sich eine nekrotische Zone anschließt. Diese Zone wiederum ist von einem epitheloidzelligen Infiltrat mit Riesenzellen, Lymphocyten und Plasmazellen umgeben (Abb. 3). Die Venen, wie die Lymphgefäße auch, zeigen im allgemeinen in den Randabschnitten eine ausgeprägte

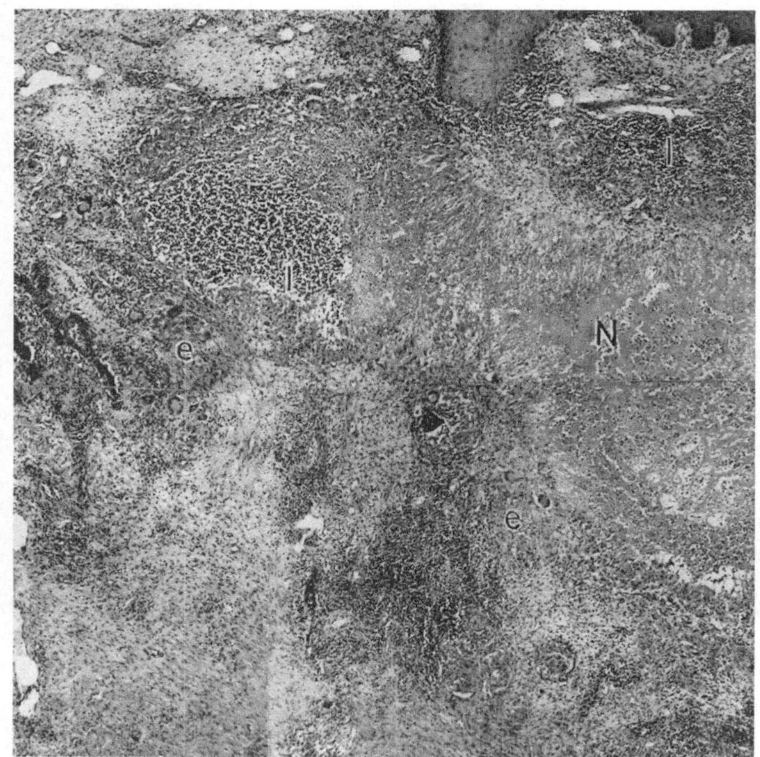

Abb. 3. Tuberculosis cutis colliquativa: Ausgiebiges nekrotisches Feld (*N*) mit randständigem Infiltrat (*I*) und epitheloidzelligen Granulomen mit Riesenzellen (*e*). Vergr. 38×

Intimawucherung, die bis zur Obliteration führen kann. Die Arterien bleiben dagegen oft unverändert (JADASSOHN, 1907).

Die Epidermis ist in der initialen Phase verdünnt. Nach der Perforation neigt sie am Rande der Öffnung zur reaktiven Wucherung.

Die Mycobakterien sind spärlich und meistens in der Übergangszone zwischen der zentralen Nekrose und dem Infiltratmantel nachweisbar (GEHRELS u. KALKOFF, 1964).

Differentialdiagnostisch ist vornehmlich ein luetisches Gumma zu erörtern. Dieses ist jedoch durch eine stärkere Beteiligung der Plasmazellen, die beinahe mantelförmig perivasal angeordnet sind, sowie durch die Riesenzellen und eine fast regelmäßig obliterierte Phlebitis von dem Scrofuloderm abzugrenzen (GEHRELS u. KALKOFF, 1964). (Zur Frage des Erythema induratum s. S. 409).

4. Tuberculosis cutis orificialis

Die T. c. o. ist im Bereich der Körperöffnungen lokalisiert. Sie entsteht durch eine massive Autoinoculation bei fortgeschrittener visceraler Tuberkulose. Dabei handelt es sich um schmerzhafte, schmierige Geschwüre mit höckrig granuliertem Grund und lividem unterminiertem Rand.

Histologie: Im Ulcusbereich ist das nekrotische Granulationsgewebe von einem unspezifischen entzündlichen Infiltrat umsäumt (GANS u. STEIGLEDER, 1955). In den tieferen Abschnitten des Corium kann es außerdem zur Bildung tuberkuloider Granulome mit ausgeprägter Verkäsung kommen. Die Mycobakterien sind im Schnitt fast immer nachweisbar (MONTGOMERY, 1967).

Differentialdiagnostisch ist die T.c.o. von der Lues miliaris ulcerosa mucosae nur serologisch zu trennen (GEHRELS u. KALKOFF, 1964).

5. Tuberculosis cutis miliaris

Die T. c. m. ist äußerst selten (VOLK, 1931) und kommt fast ausschließlich im Säuglings- und Kleinkindalter vor. Sie ist klinisch durch zur Nekrose neigende Papulovesikel sowie oft durch ein hämorrhagisches Exanthem gekennzeichnet (SCHERMER et al., 1969).

Histologie: Das feingewebliche Bild ist nicht einheitlich. Man findet einerseits von der histiocytären Zone umschlossene, intracoriale Abscesse mit säurefesten Stäbchen (SCHERMER et al., 1969), andererseits kann ein spezifisches Infiltrat mit charakteristischen Tuberkeln (VOLK, 1931; GANS u. STEIGLEDER, 1955) vorliegen.

Anhang: BCG-Reaktion

Der für die Tuberkuloseschutzimpfung benutzte Bacillus Calmette-Guérin (BCG) wird auch für die Immuntherapie der Malignome (VILLASOR, 1965), insbesondere des malignen Melanoms (GUTTERMAN et al., 1973) verwendet.

Klinisch entsteht 2–4 Wochen nach der intracutanen Applikation von BCG ein rotes Knötchen, das sich entweder rasch zurückbildet oder allmählich eine blau-rote Farbe annimmt und innerhalb von Wochen bis Monaten narbig abheilt. Manchmal wird das Knötchen vorher ulcerös (VOGT, 1965; SPIESS, 1966). Bei dem Multipunkturverfahren, das besonders bei der Immuntherapie angewandt wird, entstehen kleine rote Papeln, die oft konfluieren und ulcerieren.

Histologisch gleicht die BCG-Reaktion weitgehend dem tuberkulösen Primärkomplex. Sie unterscheidet sich von diesem lediglich durch Fettsäurekristalle, seltener nichtlipoide Kristalle, die oft in der zentralen Verkäsung zu finden sind (VORTEL, 1962).

Der in der Immuntherapie verwendete BCG-Stamm besitzt eine größere Virulenz und ruft öfter spezifische Hautveränderungen hervor. Die das histologische Bild charakterisierenden epitheloidzelligen Granulome sind hier häufiger in den unteren Abschnitten des Coriums lokalisiert.

Nach der BCG-Impfung können in seltenen Fällen lokale Komplikationen in Form von T.c.l. oder T.c.c. (MARCUSSEN, 1954; DOSTROVSKY u. SAGHER, 1963; GEHRELS u. KALKOFF, 1964) oder auch generalisierte Hauterscheinungen in Form von Lichen scrofulosorum (NAGY et al., 1972) auftreten. Histologisch sind sie von den durch Mycobacterium tuberculosis hervorgerufenen Veränderungen nicht zu unterscheiden.

Auch Aussaat in andere Organe ist beschrieben worden (dazu VOGT, 1965; SPIESS, 1966).

Zur Impfung wurde weiterhin, besonders in England, Mycobacterium murium (Vole-Bacillus) verwendet. Dieses ruft häufiger lokale Komplikationen (Lupus murinus) hervor (MAGUIRE, 1968).

B. Tuberkulide

Die ursprünglich große Gruppe der Tuberkulide (dazu GOTTRON, 1951) wurde im Laufe der Zeit reduziert, da eine tuberkulöse Ätiologie z.B. bei Pityriasis rubra oder bei Granuloma anulare nach heutiger Auffassung nicht vorliegt. Auch für die restlichen, z.Z. noch als Tuberkuloide bezeichneten Krankheiten (Lichen scrofulosorum, papulonekrotische Tuberkulide, Erythema induratum, Lupus miliaris disseminatus) ist eine mycobakterielle Ätiologie keinesfalls sichergestellt (FLEGEL, 1962; RÖCKL, 1968; SIMON, 1968, 1975), auch wenn sie oft zur Tuberkulose gerechnet werden (GOTTRON, 1951; GEHRELS u. KALKOFF, 1964). Im Gegensatz zur Tuberkulose sind die Tuberkulide durch antituberkulöse Therapie nicht zu beeinflussen.

Wir betrachten daher die Tuberkulide als einen vornehmlich historisch bedingten Appendix der Tuberkulosen.[1]

1. Lichen scrofulosorum

Der Lichen scrofulosorum tritt vornehmlich im Kindesalter auf. Das klinische Bild ist durch ovale bis runde Herde geprägt, die aus stecknadelkopfgroßen, meistens perifollikulär angeordneten Knötchen bestehen. Ein gleichzeitiges Vorkommen von papulonekrotischen Tuberkuliden ist selten (LEWANDOWSKY, 1916; VOLK, 1931).

Der Lichen scrofulosorum wird von Lever (1975) als Sarkoidose aufgefaßt.

Histologie: In der initialen Phase ist ein vorwiegend lymphocytäres Infiltrat vorhanden, welches später epitheloidzellig wird. Zuletzt tritt eine fibrotische Umwandung auf. Der Prozeß ist vornehmlich im perifollikulären Bereich lokalisiert. Kommt es überhaupt zu einer Verkäsung, so ist sie geringgradig (VOLK, 1931).

2. Papulonekrotisches Tuberkulid

Die papulonekrotischen Tuberkulide kommen als oberflächlich („Folliclis") oder tiefer („Acnitis") gelegene, livid-rote Knoten vor. Häufig besteht eine zentrale Nekrose. Prädilektionsstellen sind der Glutäalbereich und die Extremitäten (GEHRELS u. KALKOFF, 1964).

Histologie: Der nekrotische Herd ist peripher von einem lymphohistiocytären Infiltrat umschlossen. Tuberkuloide Strukturen sind selten (GANS u. STEIGLEDER, 1955). Die Nekrose (keine Verkäsung) nimmt ihren Ausgang von den Gefäßen des mittleren und tiefen Corium. Diese weisen endarteriitische bzw. endophlebitische Veränderungen auf. Je nach der Lokalisation des Infiltrates wird die Epidermis nur parakeratotisch, oder sie wird in den nekrotischen Prozeß mit einbezogen (GANS u. STEIGLEDER, 1955).

Differentialdiagnostisch lassen sich die papulonekrotischen Tuberkulide von der Pityriasis lichenoides et varioliformis, die ebenfalls einer Vasculitis entspricht (KRÜGER u. WEISE, 1959), nicht trennen. Beide Dermatosen gehören zu der Gruppe der allergischen Vasculitiden.

---

[1] Das Erythema induratum Bazin wird im Kapitel „Entzündliche Erkrankungen der Subcutis" abgehandelt.

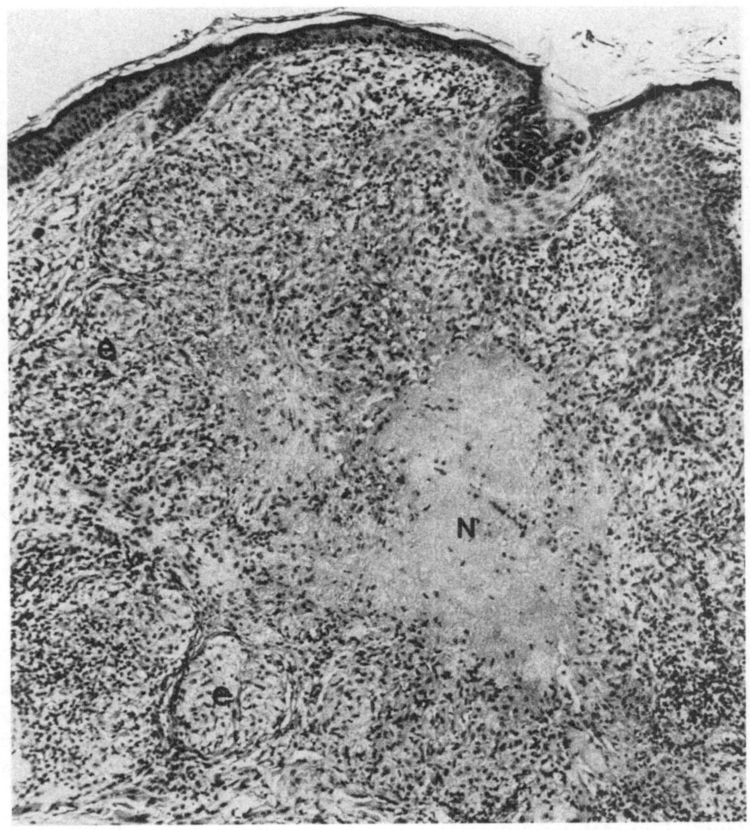

Abb. 4. Lupus miliaris disseminatus faciei: Ausgiebige nekrotische Zone (N), von epitheloidzelligen Granulomen (e) umgeben. Hämalaun-Eosin. Vergr. 73×

3. Lupus miliaris disseminatus faciei

Bei Lupus miliaris disseminatus faciei ist fast ausschließlich das Gesicht befallen. Es handelt sich um hanfkorngroße, bräunlich-rote, halbkugelige, später „pustulös" erscheinende Knötchen. Eine tuberkulöse Ätiologie wird in der jüngsten Zeit abgelehnt (STRAUS, 1954; FLEGEL, 1957, 1962; SIMON, 1968, 1975).

Histologie: Das histologische Bild ist weitgehend durch typisch aussehende epitheloidzellige Granulome im oberen und mittleren Corium ausgeprägt. Dabei finden sich zentral nekrotische Zonen, an die sich ein epitheloidzelliger Mantel mit Langhans'schen Riesenzellen und weiter peripher ein lymphohistiocytäres Infiltrat anschließen (Abb. 4).

Die *differentialdiagnostische* Abgrenzung gegenüber dem Rosacea-ähnlichen Tuberkulid (LEWANDOWSKY, 1916) ist schwierig (GEHRELS u. KALKOFF, 1964).

Eine weitgehende Übereinstimmung besteht darin, daß das Rosacea-ähnliche Tuberkulid der Acne rosacea zuzuordnen ist (s. dort).

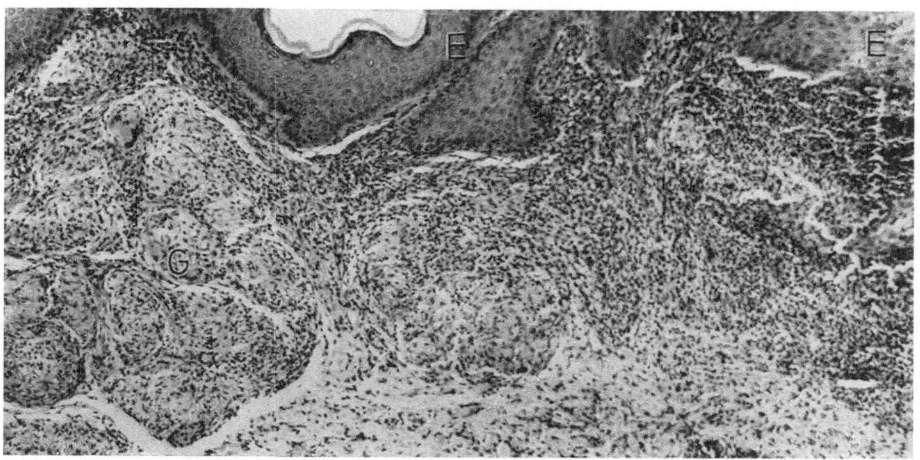

Abb. 5. Schwimmbadgranulom: Konglomerat der epitheloidzelligen Granulome (*G*), von einem entzündlichen Infiltrat umgeben. Seitlich gewucherte Epidermis (*E*). Vergr. 100×

C. Schwimmbadgranulom

Nach einer Verletzung im Schwimmbad (HELLERSTRÖM, 1961; SOMMER et al., 1962; PHILPOTT et al., 1963), in der See (ZELIGMAN, 1972; JOLLY u. SEABURY, 1972) oder beim Reinigen eines Aquariums (SCHOLZ-JORDAN et al., 1974) kann es vorzugsweise im Knie- und Ellenbogenbereich zur Bildung von indolenten, bläulich-roten, teils konfluierenden, manchmal exulcerierten Knötchen und Papeln kommen. Der *Erreger* ist das *Mycobacterium balnei* (*marinum*).

Histologie: Die initiale Veränderung ist ein entzündliches Infiltrat, das sich aus lymphoiden Zellen, polymorphkernigen Leukocyten und Histiocyten zusammensetzt (PHILPOTT et al., 1963). Die Epidermis ist etwas verdickt, hyperkeratotisch, gelegentlich auch parakeratotisch (ZELIGMAN, 1972).

Erst in einer späteren Phase (Abb. 5) entstehen epitheloidzellige Granulome mit Riesenzellen vom Typ Langhans. Eine Verkäsung ist entweder selten (SOMMER et al., 1962; SCHOLZ-JORDAN et al., 1974) oder fehlt (HELLERSTRÖM, 1961; PHILPOTT et al., 1963). Öfter kommt es zu einer pseudoepitheliomatösen Wucherung der Epidermis. Die säurefesten Mycobakterien sind nur in kleiner Zahl in Makrophagen vorhanden, oft aber auch gar nicht nachweisbar.

Differentialdiagnostisch muß das Schwimmbadgranulom vor allem von der Tuberculosis cutis luposa und Tuberculosis cutis verrucosa abgegrenzt werden (s. Tabelle 1 S. 152). Dies ist nur bakteriologisch möglich (Mycobacterium balnei hat im Gegensatz zu Mycobacterium tuberculosis sein Wachstumsoptimum bei 31° C).

D. Lepra

Lepra ist eine durch Mycobacterium leprae hervorgerufene chronische Erkrankung. Sie besitzt, bedingt durch die Immunitätslage des Wirtes, verschiedene klinische und histologische Verlaufsformen (KHANOLKAR, 1964; RIDLEY u. JOPLING, 1966; AZULAY, 1971; MANSFIELD u. BINFORD, 1976).

Form	Immunitätslage	Lepromin-Reaktion
Lepromatöse Lepra	Niedrig	Negativ
Dimorphe (borderline) Lepra	Übergang von geringer zu höherer Immunität	
a) Lepromatosaform (BL)		Negativ
b) Echter dimorpher Typ (BB)		Negativ bis schwach positiv
c) Tuberkuloider Typ (BT)		Schwach positiv
Tuberkuloide Lepra	Hoch	Positiv

Der Erreger, Mycobacterium leprae, läßt sich am besten mit der Färbung nach FITE darstellen (FITE et al., 1947).[2] Da die Leprabakterien weniger säurefest als Mycobacterium tuberculosis sind, ist beim Entfärben Vorsicht geboten, um falsch negative Ergebnisse zu vermeiden.

Die Inkubationszeit beträgt durchschnittlich drei Jahre.

Die *lepromatöse Lepra* ist klinisch durch zentral depigmentierte Maculae und eine Neigung zur symmetrischen Verteilung über den ganzen Körper gekennzeichnet. Die Flecken gehen oft in papulöse und knotige Effloreszenzen über und können dadurch im Gesichtsbereich zur Facies leontina führen (MANSON-BAHR, 1960; JOB, 1965; JOPLING u. HARMAN, 1975). Eine mit Sensibilisierungsstörungen einhergehende Polyneuritis (JOB, 1965) sowie eine Beteiligung der inneren Organe kommt fast regelmäßig vor (POWELL u. SWAN, 1955; JOB, 1965; JOPLING u. HARMAN, 1975). Auch plötzliche Reaktivierung mit Fieberschüben (SIMONS, 1952) sowie Gelenkschmerzen und schmerzhafte, subcutan gelegene Knoten [Erythema nodosum leprosum (CANIZARES et al., 1962; REA u. LEAN, 1975)], nekrotisierende Vasculitiden (Lucio-Phänomen) oder/und Erythema multiforme-ähnliche Bilder (AZULAY, 1971) werden beobachtet.

Die Hauterscheinungen bei *tuberkuloider Lepra* sind spärlich und oft auf nur wenige Hautherde mit Beteiligung der peripheren Nerven beschränkt (JOB, 1965; JOPLING u. HARMAN, 1975). Es handelt sich meistens um asymmetrische, hyperpigmentierte, zentral oft depigmentierte, anästhetische Herde (BÜNGELER u. FERNANDEZ, 1930 (2); SIMONS, 1952; COCHRANE, 1957). Auch Nervenbeteiligungen ohne Hautveränderungen können vorkommen (JOB, 1965). Der Befall der inneren Organe ist im Gegensatz zur Lepra lepromatosa selten (POWELL u. SWAN, 1955).

Die *dimorphe Lepra* ist eine nicht stabile Form und geht später entweder in die lepromatöse oder die tuberkuloide Form über. Zur Klinik der dimorphen Lepra s. u. a. bei HOLUBAR u. KOWALENKO (1963) und bei RIDLEY u. JOPLING (1966).

Histologie[3]: Die frühesten pathologischen Veränderungen sind uncharakteristisch. Dort, wo die Mycobakterien eingedrungen sind, kommt es zur Emigration von polymorphkernigen Leukocyten und Monocyten, die die Mycobakterien phagocytieren und desintegrieren (KHANOLKAR, 1964). Danach tritt eine Vermehrung von Histiocyten und Lymphocyten, vornehmlich in der Umgebung feiner cutaner Nerven auf. Diese als indeterminierte Form der Lepra bezeichnete Phase zeigt ein perineurales Infiltrat, bestehend aus Lymphocyten, Histiocyten (KHANOLKAR, 1964; AZULAY, 1971), sowie auch eosinophilen und neutrophilen Leukocyten. Auch Plasmazellen kommen vor. Gelegentlich findet man vereinzelt säure-

---

[2] Über die Färbung des Mycobacterium leprae nach RIO HORTEGA s. bei SANCHEZ, 1956. Über die Fluorescenzfärbung mit Auramin s. bei HAGEMANN (1938) und MANSFIELD (1970).

[3] Historischer Überblick bei FITE u. MANSFIELD (1969).

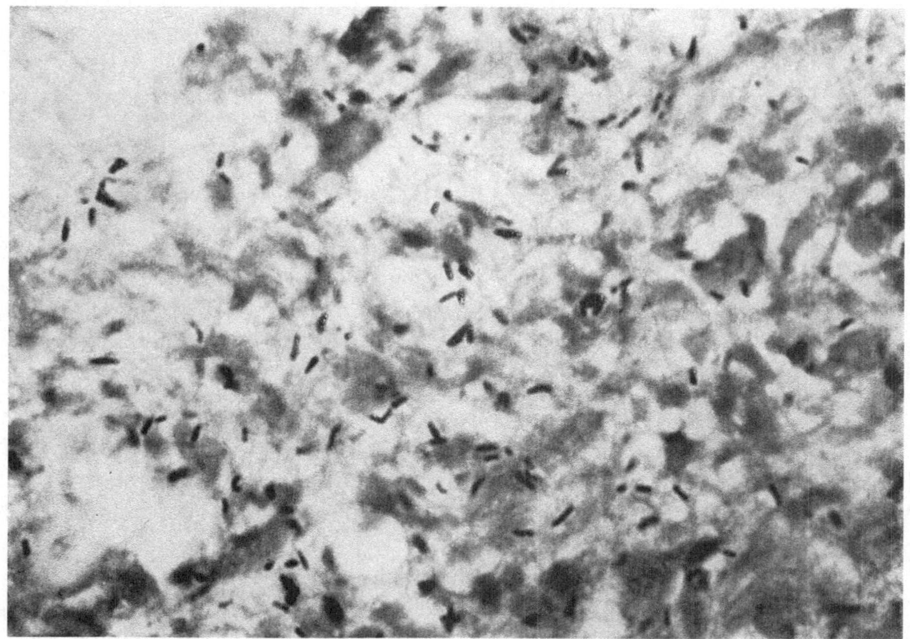

Abb. 6. Lepromatöse Lepra: Zahlreiche Bazillen. Fite-Färbung. Vergr. 1360×. (Dr. L. Shapiro Columbia University, New York)

feste Mycobakterien, die in den Schwann'schen Zellen lokalisiert sind (Azulay, 1971). Die Epidermis zeigt kaum Veränderungen außer einer Herabsetzung des Melaningehaltes (Job et al., 1972). Die indeterminierte Lepra kann in jede andere Form von Lepra übergehen oder auch spontan abheilen (Büngeler, 1943 (1, 2); Roulet, 1956; Azulay, 1971).

Nach Khanolkar (1964) vermehren sich die eingedrungenen Mycobakterien initial im Axoplasma der Nervenfasern der Haut, gelangen anschließend in den endoneuralen Raum und werden dort von Makrophagen (Histiocyten) phagocytiert. Diese wiederum wandeln sich bei der niedrigen Immunitätslage des Wirtes in Virchow'sche Leprazellen, bei hoher Immunitätslage in Epitheloidzellen.

1. Lepromatöse Lepra

Das histologische Bild der lepromatösen Lepra wird von einem monomorphen, histiocytären Infiltrat im Corium, z. T. auch in der Subcutis beherrscht. Die Histiocyten, die oft Mycobakterien in ihrem Zelleib aufweisen, wandeln sich in Virchow-sche Zellen mit einem schaumig bzw. wabig wirkenden Cytoplasma als Zeichen einer lipoiden Degeneration. Gleichzeitig entstehen Granulome (Leprome), die neben Histiocyten auch Plasmazellen und lymphoide Zellen aufweisen (Abb. 7). Selten kommen Fremdkörperriesenzellen mit lipoider Degeneration des Cytoplasma in alten Herden vor (Azulay, 1971). In Gefrierschnitten ist das Cytoplasma der Virchow'schen Zellen sudanophil. Mit dem Alter der Efflorescenz

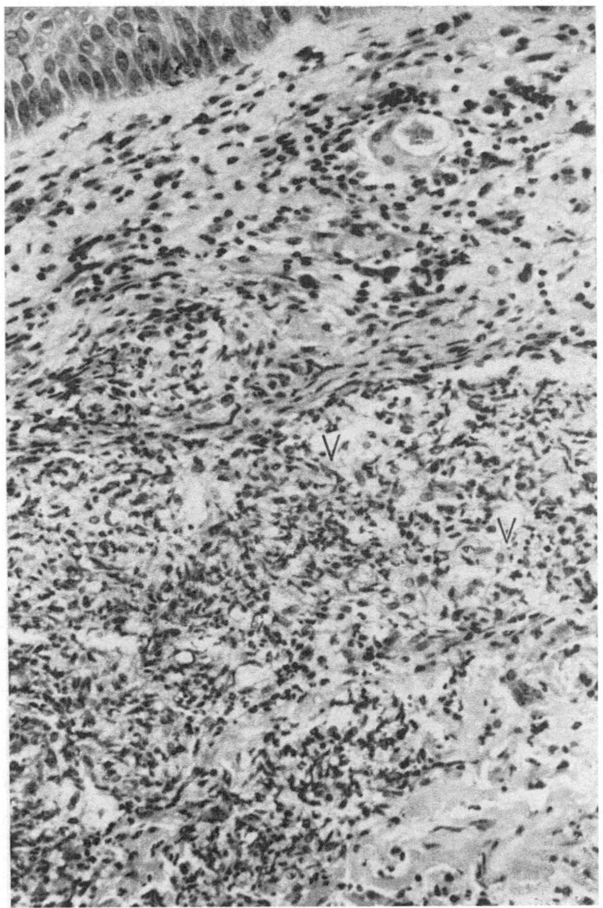

Abb. 7. Lepromatöse Lepra: Granulom mit Virchow'schen Zellen (*V*). Hämalaun-Eosin und Fite-Faraco. Vergr. 224×. (Dr. V. M. TORRES, Dept. Med., University Hospital, Puerto Rico)

nimmt auch der Grad der lipoiden Degeneration zu. In sehr frischen Herden fehlt sie (AZULAY, 1971).

Elektronenmikroskopische Untersuchungen haben ergeben, daß das vacuolige Aussehen des Cytoplasma in Hämalaun-Eosinschnitten durch die herausgelösten Bakterienfragmente, Lipidkugeln und Glykogenpartikelansammlungen bedingt ist (HAENSCH u. SCHMALBRUCH, 1971).

Das Infiltrat ist sowohl diffus im Corium als auch um die Hautanhangsgebilde und insbesondere um die Nerven lokalisiert. Die Epidermis ist oft atrophisch und immer durch einen schmalen Streifen Bindegewebe (Unna'sches Band) von dem im Corium liegenden Infiltrat getrennt.

Die Mycobakterien sind immer nachweisbar (Abb. 6). Sie liegen intracellulär in Virchow'schen Zellen, Schwann'schen Zellen und gelegentlich Endothelzellen oder auch extracellulär (AZULAY, 1971). Sie färben sich durch die Färbung nach FITE rot. Außerdem können amorph aussehende, rot gefärbte „Globi" vorhanden sein, die aus einem cellulären Detritus, aus Lipiden und Mycobakterien bestehen

(KHANOLKAR, 1964). In der klinisch normal aussehenden Haut sind oft Mycobakterien nachweisbar (REA et al., 1975)[4].

Gelegentlich ist die Zahl der Histiocyten so groß, daß das Bild einem Histiocytom ähnelt. Diese von WADE als histioide Variante der lepromatösen Lepra herausgestellte Form zeigt knotige und plaqueartige Efflorescenzen oft flüchtiger Natur (CHAUDHURY et al., 1972). Die Infiltratzellen bestehen hauptsächlich aus spindelförmigen Histiocyten, die knäuelförmig zusammenliegen und oft von einer Pseudokapsel umgeben sind (CHAUDHURY et al., 1972; DESIKAN u. IYER, 1972; KROLL u. SHAPIRO, 1973; BOPP u. BAKOS, 1975). In der Umgebung der Knoten können klassische Leprainfiltrate gefunden werden.

Einige Autoren (u.a. AZULAY, 1971; BOPP u. BAKOS, 1975) sehen keinen Grund für die Herausstellung der histioiden Lepra als einer besonderen Variante der lepromatösen Lepra.

2. Tuberkuloide Lepra

Das histologische Substrat der tuberkuloiden Lepra ist das epitheloidzellige (tuberkuloide) Granulom mit Riesenzellen vornehmlich vom Typ Langhans, ggf. auch vom Fremdkörpertyp. Es ist der Ausdruck einer optimalen Abwehrlage des Organismus. Die Mitsuda-Reaktion ist in beinahe 100% aller getesteten Fälle positiv (BÜNGELER (2), 1943). Das Granulom kann von reichlichen Lymphocyten umgeben sein, es kann auch, wie bei der Sarkoidose, „nackt" sein (AZULAY, 1971). Die Granulome liegen im Corium und können unmittelbar bis zur Epidermis reichen (AZULAY, 1971; JOB, 1965). Selten kommen sie in der Subcutis vor. Die Nerven sind fast immer durch das Infiltrat destruiert. Intracelluläre Lipiddegeneration kommt nicht vor [(Sudan-III-Färbung der Gefrierschnitte, 100% negativ (AZULAY, 1971)]. Mycobakterien sind selten (7% nach AZULAY, 1971), „Globi" nicht nachweisbar (MANSON-BAHR, 1960; AZULAY, 1971).

In seltenen Fällen bei sehr hohem Immunitätsgrad kann es zur Verkäsung in den Nerven kommen. Noch seltener ist eine fibrinoide Degeneration mit Granuloma anulare-ähnlichen histologischen Bildern (AZULAY, 1971).

3. Dimorphe (Borderline) Lepra

Der Dimorphismus im patho-histologischen Bild ist durch Veränderungen bedingt, die einerseits charakteristische Züge der tuberkuloiden, andererseits der lepromatösen Lepra aufweisen. So findet man bei dieser Form sowohl eine freie subepidermale Zone mit typischem lepromatösem Infiltrat im oberen Corium als auch epitheloidzellige Granulome mit Riesenzellen und Lymphocyten in tiefer gelegenen Teilen. Auch sind Mycobakterien in verschieden großer Zahl vorhanden (HOLUBAR u. KOWALENKO, 1963; KHANOLKAR, 1964; AZULAY, 1971). In Gefrierschnitten ist die lipoide Degeneration selten vorhanden (7% nach AZULAY, 1971). Je nach der Immunitätslage des Wirtes überwiegt entweder das lepromatöse (lepro-

---

[4] Den ultrastrukturellen Untersuchungsergebnissen von ORFANOS (1966) zufolge, die WEISER et al. (1970) nicht ganz bestätigen konnten, kommt es bei Lepra lepromatosa zu einem nicht vollständigen Abbau der Mycobakterien, was auf alterierte lysosomale Strukturen zurückzuführen ist.

matöse Form der dimorphen Lepra) oder das tuberkuloide Bild (tuberkuloide
Form der dimorphen Lepra).

Differentialdiagnose (s. Tabelle 1, S. 152). Die Abgrenzung der lepromatösen
Lepra ist durch den Nachweis der Mycobakterien leicht. Schwierigkeiten bereitet
die Trennung der tuberkuloiden Lepra von anderen epitheloidzelligen Granulomen. Hier hilft in erster Linie die Destruktion der Nerven durch das Infiltrat,
was fast immer bei tuberkuloider Lepra vorkommt. Gelegentlich sind Nekrosen
und Abszeßbildungen in den Nerven zu sehen. Dagegen kommen oberflächliche
Nekrosen und Ulcerationen bei der tuberkuloiden Lepra nicht vor (WIERSEMA u.
BINFORD, 1972).

4. Erythema nodosum leprosum

Bei der Reaktivierung der Lepra lepromatosa entstehen u.a. auch schmerzhafte, erythematöse Knoten, die manchmal exulcerieren. Dabei entleert sich ein
bakterienhaltiges Material (JOB, 1965).

Histologisch liegt eine Panniculitis mit exsudativer Reaktion vor. Man findet
in der Subcutis kleine Ansammlungen von Virchow'schen Zellen, umgeben mit
neutrophilen Leukocyten (AZULAY, 1971; REA u. LEVAN, 1975), sowie geringe
Vasculitis, gelegentlich mit Erythrocytenextravasaten (REA u. LEVAN, 1975). Die
Mycobakterien sind fragmentiert und kommen in sehr kleiner Zahl vor (AZULAY,
1971).

Beim Lucio-Phänomen beherrscht eine nekrotisierende Vasculitis der kleinen
corialen Gefäße (AZULAY, 1971) mit einem stärkeren neutrophilen Infiltrat das
histologische Bild.

Literatur

A. Tuberculosis cutis und *B. Tuberkulide*

Aplas, A.: Über das Mycobacterium tuberculosis im Gewebe der Tuberculosis cutis luposa.
Arch. klin. exp. Derm. **224**, 385 (1966).

Civatte, J.: Histopathologie cutanée. Paris: Edition médicales Flammarion 1967.

Dostrovsky, A., Sagher, F.: Dermatological complications of B.C.G. vaccination. Brit. J. Derm.
75, 181 (1963).

Ehring, F., Heite, H.-J.: 30 Jahre Hauttuberkulose-Fürsorge in Westfalen zeigen die Möglichkeiten und Grenzen einer organisierten Krankheitsbekämpfung. Tuberk.-Arzt **14**, 487 (1960).

Eickstedt, V.: Tuberculosis cutis colliquativa. Zbl. Haut- u. Geschl.-Kr. **78**, 401 (1952).

Flegel, H.: Zur Spezifität einiger tuberkuloid-granulomatöser Hautaffektionen. Wissenschaft.
Z. Friedrich-Schiller-Univ. (Jena) **6**, 23 (1957).

Flegel, H.: Die Stellung der Tuberkulide im Rahmen der Tuberkulose. Derm. Wschr. **145**, 609
(1962).

Gans, O., Steigleder, G. K.: Histologie der Hautkrankheiten, II. Aufl., Bd. I. Berlin-Göttingen-
Heidelberg: Springer 1955.

Gehrels, P. E., Kalkoff, K. W.: Hauttuberkulose. In: Handbuch der Tuberkulose, Bd. IV (Hein,
J., Kleinschmidt, H., Uhlinger, E., Hrsg.). Stuttgart: Thieme 1964.

Gohn, A., Kudlich, H.: Handbuch der Kindertuberkulose, Bd. I, S. 20. Leipzig: Thieme 1930.

Gottron, H. A.: Hauttuberkulose. In: Die Tuberkulose (Deist, H., Krauss, H., Hrsg.). Stuttgart:
Enke 1951.

Gutterman, J., Mavligit, G., McBride, Ch., Frei, E., Hersh, E. M.: BCG stimulation of immune
responsiveness in patients with malignant melanoma. Cancer (Philad.) **32**, 321 (1973).

Hasche-Klünder, G.: Die Erkrankungen der Weichteile und der Hand bei der Halslymph-knotentuberkulose. Dtsch. med. Wschr. **78**, 199 (1953).

Humphrey, H. J., White, R. G.: Immunology for students of medicine. Oxford and Edinburgh: Blackwell Scientific Publ. 1970.

Huriez, C., Pelcé, P. H.: Les traitements actuels des tuberculoses cutanées. Paris: Masson & Cie. 1957.

Jadassohn, J.: Die Tuberkulose der Haut. In: Handbuch der Hautkrankheiten (Mracek, Hrsg.). Wien: Alfred Hölder 1907.

Kalkoff, K. W.: Zur Behandlung der Hauttuberkulose mit Tb I/698/E. In: Chemotherapie der Tuberkulose mit den Thiosemikarbazonen, von G. Domagk, S. 142–172. Stuttgart: Thieme 1950.

Kalkoff, K. W., Holtz, K. H.: Zur Mikromorphologie des intracytoplasmatischen Lipopigmentes (Ceroid) bei Sarkoidose und anderen Granulomen. Hautarzt **15**, 544 (1964).

Kogoj, F.: Die Tuberkulinreaktion als Kriterium für die Klassifikation von Hauttuberkulosen. Neučno društvo SR Bosne i Hercegovine, Radovi XXI, Sarajevo 1963, S. 5–15.

Krüger, H., Weise, H. J.: Über klinische und histologische Beziehungen bestimmter Formen der Parapsoriasis guttata zur allergischen Vasculitis (Ruiter). Derm. Wschr. **140**, 813 (1959).

Lever, W. F.: Histopathology of the skin, 5th edit., S. 276ff. Philadelphia: Lippincot Company 1975.

Lewandowsky, F.: Die Tuberkulose der Haut. Berlin: Springer 1916.

Maguire, A.: Lupus murinus. The discovery, diagnosis and treatment of seventeen cases of lupus murinus. Brit. J. Derm. **80**, 419 (1968).

Marcussen, P. V.: Lupus vulgaris following BCG vaccination. Brit. J. Derm. **66**, 121 (1954).

Montgomery, H.: Histopathology of various types of cutaneous tubercolosis. Arch. Derm. Syph. (Chic.) **35**, 698 (1937).

Nagy, E., Mészáros, Cs., Somlyói, I.: Nach BCG-Vaccination aufgetretener Lichen scrophulo-sorum. Z. Haut- u. Geschl.-Kr. **47**, 859 (1972).

Röckl, H.: Die Bedeutung der Histopathologie für die Diagnostik knotiger Unterschenkel-dermatosen. Hautarzt **19**, 540 (1968).

Rössle, R.: Tuberkulose. Beitr. Klin. Tuberk. **86**, 1 (1941).

Schuermann, H., Greither, A., Hornstein, O.: Krankheiten der Mundschleimhaut und der Lippe, III. Aufl. München-Berlin-Wien: Urban & Schwarzenberg 1966.

Simon, N.: Mykobakterienbefunde bei den sog. Tuberkuliden. XIII. Int. Dermatol. Kongr., Bd. II, S. 1312, 1968 (Jadassohn, W., Schirren, C. G., Hrsg.).

Simon, N.: Ist der Lupus miliaris disseminatus tuberkulöser Ätiologie? Hautarzt **26**, 625 (1975).

Schermer, D. R., Simpson, C. G., Haserick, J. R., van Ordstrand, H. S.: Tuberculosis cutis miliaris acuta generalisata. Arch. Derm. Syph. (Chic.) **99**, 64 (1969).

Spiess, H.: Schutzimpfungen, II. Aufl. Stuttgart: Thieme 1966.

Straus, H.: Katamnestische Untersuchungen von Fällen mit Tuberkulid. Dermatologica (Basel) **198**, 414 (1954).

Villasor, R. P.: The clinical use of BCG vaccine in stimulating host resistance to cancer. J. Philipp. med. Ass. **41**, 619 (1965).

Vogt, D.: Die Tuberkuloseschutzimpfung. In: Handbuch der Schutzimpfungen (Herrlich, A., Hrsg.). Berlin-Heidelberg-New York: Springer 1965.

Volk, R.: Tuberkulose der Haut, Bd. X/1, S. 1. In: Handbuch der Haut- und Geschlechtskrank-heiten (Jadassohn, J., Hrsg.). Berlin: Springer 1931.

Vortel, V.: Der morphologische Ablauf der Reaktion nach BCG-Impfung. Virchows Arch. path. Anat. **336**, 46 (1962).

Wagner, G.: Die Bedeutung soziologischer Momente bei der Bekämpfung der Hauttuberkulose. Med. Welt **17**, 630 (1966).

Welton, W. A., Helwig, E. B., Winer, L. H.: Granulomatous dermatoses. Washington: Armed Forces Inst. of Pathology 1960.

C. Schwimmbadgranulom

Hellerström, S.: Über die Schwimmbadinfektionen durch Mycobacterien verschiedener Art. Hautarzt **12**, 473 (1961).

Jolly, H. W., Seabury, J. H.: Infections with mycobacterium marinum. Arch. Derm. **106**, 32 (1972).

Philpott, J. A., Woodburne, A. R., Philpott, O. S., Schaefer, W. B., Mollohan, C. S.: Swimming pool granuloma. Arch. Derm. **88**, 158 (1963).

Sommer, A. F., Williams, R. M., Mandel, A. D.: Mycobacterium balnei infection. Arch. Derm. **86**, 316 (1962).

Scholz-Jordan, D., Fasske, E., Schröder, K. H.: Chronische Infektion durch Mycobacterium marinum aus einem Aquarium. Z. Hautkr. **49**, 9 (1974).

Zeligman, I.: Mycobacterium marinum granuloma. Arch. Derm. **106**, 26 (1972).

D. Lepra

Azulay, R. D.: Histopathology of skin lesions in leprosy. Int. J. Leprosy **39**, 244 (1971).

Bopp, C., Bakos, L.: The histoid variety of lepromatous leprosy. Arch. Derm. Forsch. **252**, 1 (1975).

Büngeler, W.: (1) Die pathologische Anatomie der Lepra. II. Mitteilung: Die pathologische Histologie der Lepra. Virchows Arch. path. Anat. **310**, 491 (1943).

Büngeler, W.: (2) Die pathologische Anatomie der Lepra. III. Mitteilung: Über pathologisch-anatomische Befunde bei der tuberkuloiden Lepra und beim uncharakteristischen Infiltrat. Virchows Arch. path. Anat. **310**, 566 (1943).

Büngeler, W., Fernandez, I. M.: (1) Untersuchungen über den klinischen Verlauf und die histo-logischen Veränderungen allergischer Reaktionen bei der Lepra. I. Mitteilung. Virchows Arch. path. Anat. **305**, 236 (1939).

Büngeler, W., Fernandez, I. M.: (2) Untersuchungen über den klinischen Verlauf und die histo-logischen Veränderungen allergischer Reaktionen bei der Lepra. II. Mitteilung. Virchows Arch. path. Anat. **305**, 474 (1939).

Canizares, O., Costello, M., Gigli, I.: Erythema nodosum type of lepra reaction. Arch. Derm. **85**, 29 (1962).

Chaudhury, D. S., Chaudhury, M., Armah, K.: Histoid variety of lepromatous leprosy. Lepr. Rev. **42**, 203 (1972).

Cochrane, R. G.: bei: Joint Meeting of Leprosy, Los Angeles County General Hospital. Arch. Derm. **76**, 125 (1957).

Desikan, K. V., Iyer, C. G. S.: Histoid variety of lepromatous leprosy. A histopathologic study Int. J. Leprosy **40**, 149 (1972).

Fite, G. L., Cambre, P. J., Turner, M. H.: Procedure for demonstrating lepra bacilli in paraffin sections. Arch. Path. **43**, 624 (1947).

Fite, G. L., Mansfield, R. E.: The role of histology in the study of leprosy. Arch. Derm. **100**, 478 (1969).

Haensch, R., Schmalbruch, H.: Zur Morphologie der Leprazellen. Arch. Derm. Forsch. **241**, 179 (1971).

Hagemann, P. K. H.: Fluorescenzfärbung von Tuberkelbakterien mit Auramin. Münch. med. Wschr. **85**, 1066 (1938).

Holubar, K., Kowalenko, W.: Über einen Fall dimorpher Lepra. Hautarzt **14**, 402 (1963).

Job, C. K.: An outline of the pathology of leprosy. Int. J. Leprosy **33**, 533 (1965).

Job, C. K., Nayar, A., Narayanan, J. S.: Electronmicroscopic study of hypopigmented lesions in Leprosy. Brit. J. Derm. **87**, 200 (1972).

Jopling, W. H., Harman, R. R. M.: Leprosy. In: Textbook of dermatology, ed. by Rook, Wilkinson, Ebling, p. 680. Blackwell: Oxford-Edinburgh 1975.

Khanolkar, V. R.,: In: Leprosy in theory and practice, by R. G. Cochrane, T. F. Davey, eds. 2, p. 125. Baltimore: Williams & Wilkins 1964.

Kroll, J. J., Shapiro, L.: The histoid variety of lepromatous leprosy. Int. J. Derm. **12**, 74 (1973).

Mansfield, R. E.: An improved of fluorochrome staining of mycobacteria in tissues and smears. Amer. J. clin. Path. **53**, 394 (1970).

Mansfield, R. E., Binford, C. H.: The histopathologic diagnosis of leprosy. Sth. med. J. (Bgham, Ala.) **69**, 986 (1976).

Manson-Bahr, Ph.: Manson's tropical diseases, 5th, ed., p. 524. London: Vassell 1960.

Orfanos, C.: Neue Befunde an der Lepra lepromatosa. Arch. klin. exp. Derm. **225**, 218 (1966).

Powell, C. S., Swan, L. K.: Leprosy: Pathologic changes observed in fifty consecutive necropsies. Amer. J. Path. **31**, 1131 (1955).

Rea, T. H., Gottlieb, B., Levan, B. E.: Apparently normal skin in lepromatous leprosy. Histopathological findings. Arch. Derm. **111**, 1571 (1975).

Rea, T. H., Levan, N. E.: Erythema nodosum leprosum in a general hospital. Arch. Derm. **111**, 1575 (1975).

Ridley, D. S., Jopling, W. H.: Classification of leprosy according to immunity. A five-group system. Int. J. Leprosy **34**, 255 (1966).

Roulet, F. C.: Die infektiösen „spezifischen" Granulome. In: Handbuch der allgemeinen Pathologie, hrsg. von F. Büchner, E. Lotterer, F. C. Roulet, Bd. VII/1. Berlin-Göttingen-Heidelberg: Springer 1956.

Sanchez, J.: Staining of mycobacterium leprae by the Rio Hortega silver method in frozen and paraffin section. Int. J. Leprosy **21**, 1598 (1956). Zit. n. Montgomery, H.

Simons, R. D. G. Ph.: Leprosy. In: Handbuch of tropical diseases and medical mycology, ed. by Simons, R. D. G. Ph., Vol. I, pp. 464ff. Amsterdam: Elsevier 1952.

Weiser, G., Propst, A., Zelger, J., Höllworth, M.: Zur Klinik und Morphologie der Lepra. Hautarzt **21**, 123 (1970).

Wiersema, J. P., Binford, C. H.: The identification of leprosy among epitheloid cell granulomas of the skin. Int. J. Leprosy **40**, 10 (1972).

Physikalisch bedingte Hautreaktionen

Von F. VAKILZADEH, Münster

A. Hautschädigungen durch ultraviolettes, sichtbares und infrarotes Licht

I. Hautschädigung durch das Ultraviolett (UV)

Die histologisch untersuchten Hautreaktionen auf das UV-Licht beziehen sich auf das kurzwellige UV mit $\lambda < 315$ nm und das langwellige UV mit λ 315–400 nm (KIMMIG u. WISKEMANN, 1959).

1. Hautreaktion auf das kurzwellige Ultraviolett (UV-B)

Makroskopisch entwickelt sich nach etwa 1–7 Stunden (MIESCHER, 1960) ein Erythem, bei intensiver Bestrahlung ein Ödem, Bläschen und Blasen (ROST u. KELLER, 1929; MIESCHER, 1960). Die Abheilung erfolgt nach einigen Tagen mit Schuppung und Hyperpigmentierung. Im Blasenbereich selbst kann dagegen eine Hypopigmentierung auftreten.

Histologie: Das histologische Aussehen ist nicht spezifisch und hängt von dem Ausmaß der Strahleneinwirkung ab[1]. Bei schwachem Reaktionsgrad ist nur die obere Epidermis betroffen. Man findet vacuolisierte Keratinocyten mit pyknotischen Kernen (Sunburn cells) (Abb. 1) (MIESCHER, 1957; WILLIS u. CYLUS, 1977), so daß eine gewisse Ähnlichkeit mit dyskeratotischen Zellen gegeben ist (DANIELS et al., 1961)[2]. Im Corium ist ein perivasculäres Infiltrat aus Rundzellen, dem gelegentlich polymorphkernige Leukocyten beigemengt sind (WILLIS u. CYLUS, 1977) zu finden.

Bei stark ausgeprägten Reaktionen ist die Epidermis blasig abgehoben und achromisch. Im Corium sind die Gefäße erweitert. Gelegentlich kommt es zur Kernpyknose der endothelialen Zellen. Erythrocytenaustritte sowie perivasale Leukocytenansammlungen wurden ebenfalls beobachtet (ROST u. KELLER, 1929; MIESCHER, 1957, 1960).

2. Hautreaktion auf das langwellige Ultraviolett (UV-A)

Klinisch handelt es sich um ein grau-rotes Erythem (maximal nach 2 Std), welches zusammen mit einer kurzdauernden Schwellung auftreten kann (MIESCHER, 1957).

---

[1] Noch bevor die lichtmikroskopischen Veränderungen auftreten, läßt sich histochemisch in den Zellen des Stratum basale das normalerweise nicht nachweisbare Glycogen darstellen (DANIELS et al., 1961).

[2] NIX et al. (1965) haben etwa 72 Std nach UV-Bestrahlung signifikant vergrößerte Nukleolen beobachtet.

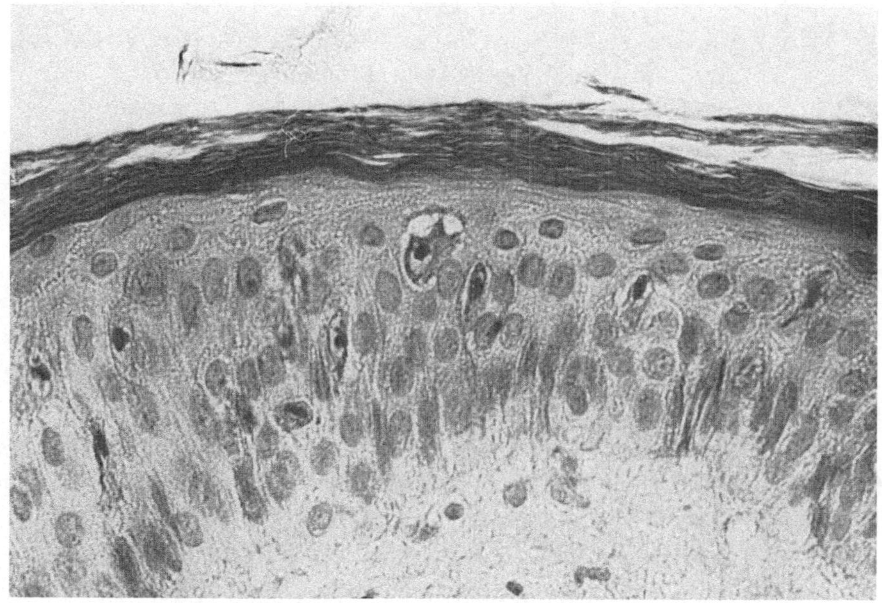

Abb. 1. Sonnenbrand-Zelle (sog. sunburn-cell): Hämalaun-Eosin. Vergr. 160× (Prof. Dr. E. G. JUNG, Mannheim)

Histologie: Die Epidermis bleibt praktisch unbeteiligt (MIESCHER, 1957, 1960; WILLIS u. CYLUS, 1977). Vorherrschend sind dagegen coriale Veränderungen mit einem Ödem und Erweiterung der subepidermalen Gefäße. Die Endothelzellen sind oft abgeschliffen, die Kerne pyknotisch (MIESCHER, 1957, 1960). Ein perivasculäres, vorwiegend rundzelliges Infiltrat, wie bei der Reaktion auf UV-B ist im oberen Corium zu beobachten (WILLIS u. CYLUS, 1977).

II. Hautschädigung durch das sichtbare und infrarote Licht

Die durch das langwellige sichtbare und das infrarote Licht hervorgerufene Reaktion beruht im wesentlichen auf der thermischen Wirkung der Strahlen (MIESCHER, 1957).

Histologie: Die Intensität der Veränderungen bei der Einwirkung des sichtbaren Lichtes (weißes Licht) und des kurzwelligen infraroten Lichtes bewegt sich von der ödematös aufgelockerten basalen Epidermis bis zur Nekrose mit blasiger Abhebung.

In der Cutis bildet sich eine leukocytäre Demarkationszone mit nachfolgender Abstoßung des nekrotischen Gewebes. Außerhalb dieser Zone sind die elastischen Fasern beinahe unverändert, die Schweißdrüsen dagegen teils oder ganz destruiert (JADASSOHN, 1926; MIESCHER et al., 1936).

Das langwellige Infrarot soll, außer zu einer epidermalen Nekrose mit subepidermaler Spaltbildung und intrapapillären Blutungen, zur Achromie und Schrumpfung der Fibrocyten und endothelialen Zellen führen. MIESCHER et al. (1936) konnten eine Demarkationslinie nicht beobachten.

III. Hautschädigung durch Sonnenlicht

Die Reaktion der Haut auf das Sonnenlicht kann man in 3 Gruppen unterteilen:

1. akute Reaktion auf die einmalige übermäßige Sonnenbestrahlung: Erythema solare (Sonnenbrand),
2. chronisch rezidivierende Reaktion: polymorphe Lichtdermatose (PLD) und
3. Reaktion auf chronische Einwirkung der Sonnenstrahlen: chronische Schäden.

1. Erythema solare

Die entstehenden Hautveränderungen sind die Summation der Schädigung durch UV, sichtbare und infrarote Strahlen. JOHNSEN u. DANIELS (1969) bringen die solare Dermatitis ursächlich mit der UV-bedingten Lysosomenruptur in Zusammenhang.

Histologie: Die erste histologisch sichtbare Veränderung ist die Erweiterung der Gefäße des oberen Corium. Später treten die epidermalen Veränderungen in Form von Vacuolisierung der Keratinocyten und Pyknose der Kerne hinzu (Sunburn cells). Es führt schließlich zu dem schwammartig aussehenden Stratum spinosum. Die Basalzellschicht zeigt manchmal eine rege mitotische Aktivität, wie bei einer Bestrahlung mit kurzwelligem UV (DANIELS et al., 1961). Im Corium sind die Gefäße von einem Infiltrat aus lymphoiden Zellen, Fibroblasten und polymorphkernigen Leukocyten umgeben. Auch eine Einwanderung der Leukocyten in die Epidermis kommt vor.

Auf eine 2–3wöchige wiederholte Lichteinwirkung reagiert die Epidermis mit eine Acanthose und Hyperkeratose (Lichtschwiele) (MIESCHER, 1930; JUNG, 1975).

2. Polymorphe Lichtdermatose (PLD)

Die PLD ist eine chronisch rezidivierende Dermatose, bei deren Entstehung dem Sonnenlicht eine ausschlaggebende Bedeutung zukommt. Die klinischen Bilder sind nicht einheitlich. Man unterscheidet papulöse, papulovasiculöse, ekzematöse und plaque-artige Veränderungen, die auch gelegentlich gleichzeitig oder hintereinander auftreten können. Auch Erythematodes-ähnliche Veränderungen werden beschrieben. Sie treten rezidivierend auf und zwar an sonnenreichen Tagen des Jahres an belichteten Hautpartien. Später können sie auch auf nicht belichtete Hautregionen übergreifen (McGRAE u. PERRY, 1963; FRAIN-BELL et al., 1973; CLORIUS u. JUNG, 1975). Frauen erkranken wesentlich häufiger [nach FRAIN-BELL et al. (1973) 91%] als Männer (CLORIUS u. JUNG, 1975).

Histologie: Das histologische Bild ist uncharakteristisch und abhängig von dem klinischen Bild (McGRAE u. PERRY, 1963). Bei ekzematösen Veränderungen ist das Bild z. B. ähnlich wie ein akutes bzw. subakutes Ekzem. Bei Erythematodes-ähnlichen Veränderungen ist das Bild von einem discoiden Erythematodes kaum zu unterscheiden (CAHN et al., 1953; WEBER, 1958).

Im allgemeinen zeigt die Epidermis eine Atrophie mit Hyperkeratose und parakeratotischen Einlagerungen (LAMB et al., 1950, 1957). Follikuläre Hyperkeratosen treten unter Umständen, besonders aber bei der erythematösen Form, auf. Die Basalzellschicht zeigt gelegentlich eine hydropische Degeneration (CAHN et al., 1953; LAMB et al., 1957). Im Corium sind hauptsächlich erweiterte Gefäße, Ödem sowie seltener Erythrocytenextravasate zu beobachten. Perivasculär kommen Infiltrate, vorwiegend aus mononukleären Zellen sowie gelegentlich auch eosinophile Leukocyten vor. Außerdem findet man eine basophile Degeneration der Bindegewebsfasern (LAMB, 1950).

Bei plaque-artigen Herden, die klinisch schon ein stärkeres Infiltrat vermuten lassen, findet man histologisch Bilder, die an ein malignes Lymphom erinnern (LAMB et al., 1957). Diese Form der polymorphen Lichtdermatose wird als *aktinisches Retikuloid* bezeichnet (s. Bd. 7/2).

Differentialdiagnose: Die Diagnose kann nicht histologisch sondern nur durch Anamnese, Klinik, Morphologie und Ausschluß anderer ähnlicher Erkrankungen gestellt werden (CLORIUS u. JUNG, 1975). Abgrenzung gegenüber Porphyrien geschieht durch den Nachweis eines normalen Porphyrinstoffwechsels.

Eine Trennung der Erythematodes-ähnlichen PLD von einem discoiden Erythematodes ist durch immunfluorescenzmikroskopische Untersuchung möglich (FISHER et al., 1970).

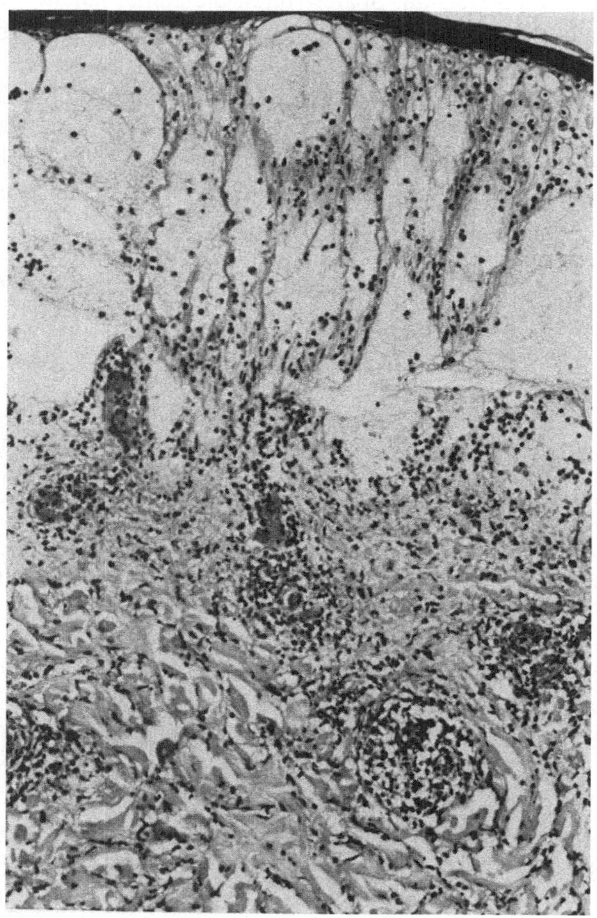

Abb. 2. Hydroa vacciniforme: subepidermale Blase mit Nekrose der Epidermis. Perivasculäres lymphocytäres Infiltrat. Hämalaun-Eosin. Vergr. 112×

3. Chronische Schäden

Wiederholte, übermäßige Sonnenbestrahlung über Jahre kann Lichtschäden verursachen, die allgemein als eine vorzeitige Alterung der Haut (Landmannshaut) bezeichnet wird und mit Praecancerosen und bösartigen Tumoren einhergehen kann. Hierzu gehören: senile Elastose (s. S. 339), senile Keratose (s. Bd. 7/2), Cheilitis actinica, Carcinome der Haut (s. Bd. 7/2), aktinische Porokeratose (s. S. 223) und andere mehr.

IV. Hydroa vacciniforme

Hydroa vacciniforme ist eine seltene Erkrankung, die im sonnenreichen Frühjahr und Sommer schubweise auftritt, um in sonnenarmer Jahreszeit abzuheilen. Sie beginnt fast immer im Kindesalter. Mit zunehmendem Alter werden die Krankheitsschübe schwächer und klingen schließlich völlig ab (McGrae u. Perry, 1963). Das männliche Geschlecht ist bevorzugt befallen.

Anfangs treten an belichteten Hautregionen rote Flecken auf (Musger, 1971), die sehr bald Papulovesikel, gedellte Bläschen, Pusteln, später braune Krusten aufweisen und schließlich narbig abheilen (McGrae u. Perry, 1963; Musger, 1971; Jaschke et al., 1975).

Histologie: Das Bild wird beherrscht von einer subepidermalen Blase mit Nekrose der Epidermis und des darunterliegenden Corium. Ein entzündliches Infiltrat aus vorwiegend polymorphkernigen Leukocyten (Musger, 1971; Jaschke et al., 1975) umgibt, bzw. durchsetzt die Nekrose. Die Gefäße zeigen ein perivasculäres lymphohistiocytäres Infiltrat (Abb. 2) (Musger, 1971).

Differentialdiagnostisch ist Hydroa vacciniforme durch den Nachweis eines normalen Porphyrinstoffwechsels von den Porphyrien zu trennen.

McGrae u. Perry (1963), Musger, (1971); Jeschke u. Mitarb. (1975) betrachten die Hydroa vacciniforme als eine Erkrankung sui generis. Nach diesen Autoren sind für ihre Einordnung in die Gruppe der polymorphen Lichtdermatosen (PLD) die gemeinsamen Eigenschaften, nämlich Provokation durch das Sonnenlicht, normaler Porphyrinstoffwechsel und gute Ansprechbarkeit auf Antimalariamittel nicht ausreichend. Außerdem stimmen klinischer Verlauf, Histologie und Geschlechtsverteilung nicht mit PLD überein (McGrae u. Perry, 1963).

B. Hautschädigungen durch ionisierende Strahlen

Die durch die Einwirkung von Radium- bzw. Röntgenstrahlen hervorgerufenen Hautveränderungen sind in eine akute und eine chronische Radiodermatitis zu unterteilen. Der chronischen Radiodermatitis kann eine akute Phase vorausgehen (sekundär chronische), oder sie fängt bei wiederholter Einwirkung minimaler Strahlendosen als eine primär-chronische Form an.

1. Akute Radiodermatitis

Makroskopisch treten, auch nach einmaliger Bestrahlung, mehrere (bis zu vier) aufeinanderfolgende Erythemwellen auf, wobei bei schwacher Reaktion einige Wellen ausfallen, bei sehr starker Reaktion dagegen alle zu einer intervallosen Rötung verschmelzen (Miescher, 1925).

Als Ausdruck einer schweren Schädigung kommt es zur Ausbildung von Blasen und zu torpiden Röntgengeschwüren[3].

---

[3] Bei Dosen von 400–500 r ist ein temporärer und bei Dosen über 700 r ein definitiver Haarausfall zu beobachten (u. a. Warren, 1943).

Histologie: Die Keratinocyten sind geschwollen, oft mehrkernig, außerdem sind pathologische Mitosen anzutreffen (MIESCHER, 1925). Die Vielkernigkeit (nach ZOLLINGER (1960) relativ selten) ist jedoch nicht als Ausdruck einer Malignität zu werten (MONTGOMERY, 1967). Öfters wurde eine Verflüssigungsnekrose der Basalzellschicht beobachtet.

Das Corium ist vornehmlich in seinem oberen Teil ödematös und enthält große Fibroblasten mit blasig aufgetriebenen Kernen. Die anfänglich nur erweiterten Gefäße zeigen später geschwollene, evtl. binukleäre sowie z. T. abgelöste Endothelzellen. Außerdem kann eine endotheliale Proliferation bis zum Lumenverschluß eintreten. SCHOBER (1955) hat besonders auf die ringförmige Venenwandnekrose hingewiesen.

Die aus mononucleären Zellen und teilweise auch aus polymorphkernigen Leukocyten bestehenden Infiltrate liegen vorwiegend in perifollikulären Gebieten und um Schweißdrüsen, wobei MIESCHER (1925), besonders in der initialen Phase, ein leukocytäres Infiltrat im Schweißdrüseninterstitium hervorhebt.

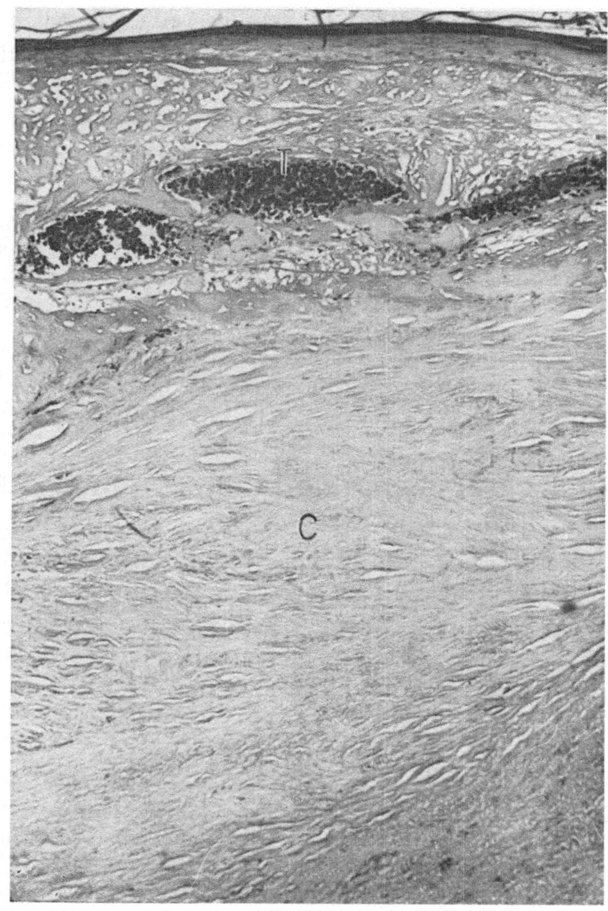

Abb. 3. Chronische Radiodermitis: gut sichtbare Teleangiektasien (*T*) im subepidermalen Bereich. Das übrige Corium (*C*) wirkt hyalinisiert und ist auffällig zellarm. Hämalaun-Eosin. Vergr. 88×

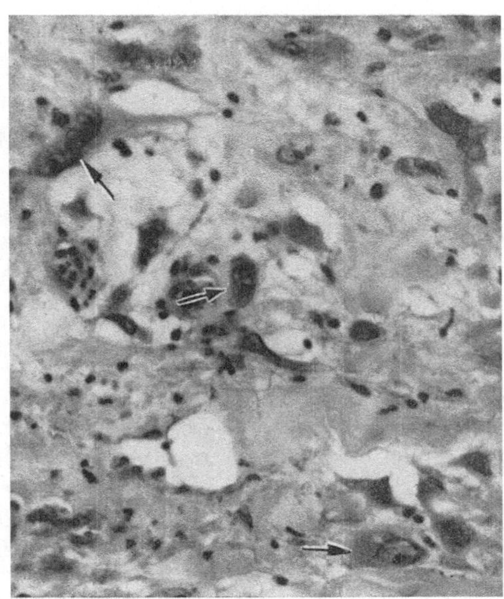

Abb. 4. Chronische Radiodermitis: große Bindegewebszellen mit ausgeprägter Kernschwellung (↗). Hämalaun-Eosin. Vergr. 224×

Als Ausdruck einer schweren Schädigung kann sich das akute Röntgenulcus bilden, bei dem die demarkierende Granulationsgewebszone zwischen Nekrose und der übrigen Cutis charakteristischerweise fehlt (ZOLLINGER, 1960).

2. Chronische Radiodermatitis

Makroskopisch ist die Haut durch Atrophie, fleckförmige Pigmentierung und Teleangiektasien geprägt. Durch ein geringes Trauma (z.B. Probebiopsie, Verletzung) können Ulcera mit einer schlechten Heilungstendenz auftreten.

Auch wenn die Radiodermatitis ganz allgemein als eine Präcancerose (ANDRADE, 1964) aufzufassen ist, ist erst das Auftreten warzenförmiger, circumscripter Keratosen als echte präcanceröse Erscheinung zu interpretieren (MONTGOMERY, 1967). Es entwickeln sich in der Regel nur gering differenzierte Stachelzellencarcinome, die von Sarkomen oft kaum zu unterscheiden sind. Auch Pseudosarkome des Bindegewebes kommen vor (STOUT, 1948; VAKILZADEH u. RUPEC, 1970).

Histologie: Die wesentlichen Veränderungen sind im Corium (MIESCHER, 1928; ZOLLINGER, 1960). Das Bindegewebe des auffällig zellarmen Corium wirkt homogenisiert (Abb. 3). Die Fibroblasten besitzen oft große, geschwollene, chromatinarme, evtl. auch mehrere Kerne (Abb. 4). Gelegentlich lassen sich dicht gepackte Fasern nachweisen, die sich färberisch wie elastische Fasern verhalten (elastoide Degeneration).

Die Gefäße im tiefen Corium zeigen im wesentlichen eine fibrotische Wandverdickung mit manchmal stark eingeengter Lichtung (Abb. 5). Thrombosen mit nachfolgender Rekanalisierung wurden ebenfalls beobachtet. Perivasale Infiltrate sind in der Regel nicht vorhanden (MONTGOMERY, 1967). Im oberen Corium sind die Gefäße erweitert (Abb. 3) (MIESCHER et al., 1954); ihre dünne Wand besteht lediglich aus dem Endothel und einer Bindegewebsmembran mit Resten der Basalmembran (Abb. 6) (ZOLLINGER, 1960).

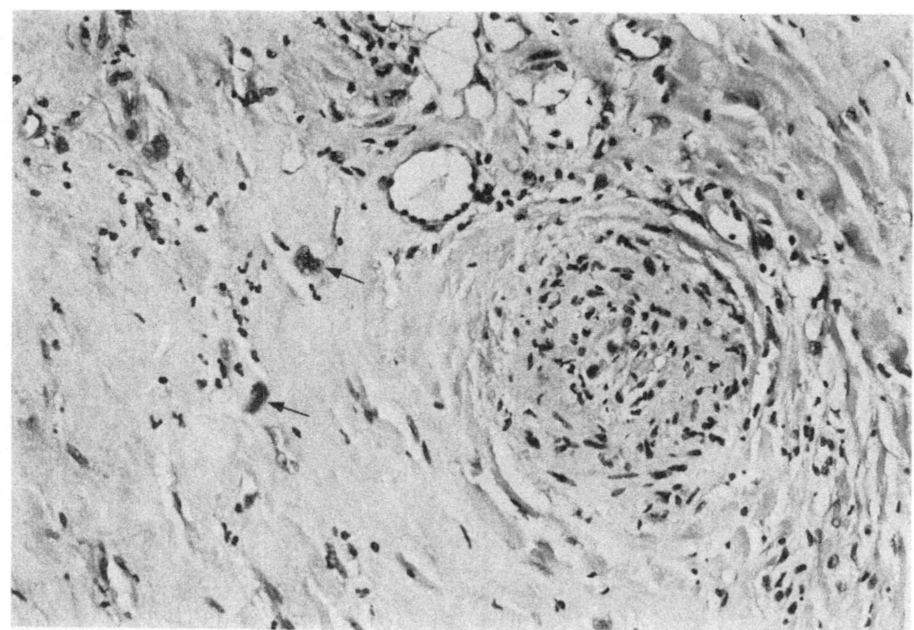

Abb. 5. Chronische Radiodermitis: fibrotische Wandverdickung mit Einengung der Lichtung des im tiefen Corium gelegenen Gefäßes. Kernschwellung der Bindegewebszellen (↗). Hämalaun-Eosin. Vergr. 175×

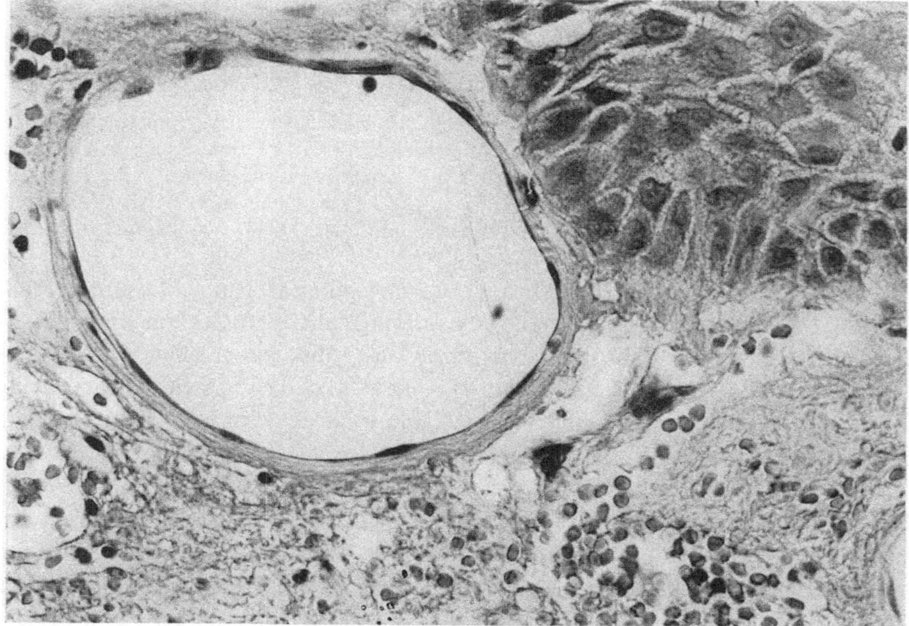

Abb. 6. Chronische Radiodermitis: Teleangiektasien im oberen Corium mit Bindegewebsmembran. Hämalaun-Eosin. Vergr. 458×

Die Epidermis kann ungleichmäßig dick, teils atrophisch, teils acanthotisch und oft parakeratotisch verhornt sein. Durch ungeordneten Aufbau sowie durch Zellkernatypien und Einzelzellverhornung entsteht manchmal ein der senilen Keratose vergleichbares Bild. Die Basalzellschicht der Epidermis ist streckenweise pigmentiert. Das Pigment weist aber keine Tendenz auf, bis in die Hornschicht durchzudringen (WARREN, 1944).

Die Haarfollikel und die Talgdrüsen sind bei der chronischen Radiodermatitis nicht mehr nachweisbar (MONTAGNA u. CHASE, 1956). Von den Schweißdrüsen sind manchmal nur noch Reste in Form kleiner, lumenloser Zellaggregate vorhanden. Beim Spätulcus läßt sich, wie beim akut entstandenen Ulcus, am Nekroserand keine Abwehrentzündung nachweisen.

Differentialdiagnostisch ist die Radiodermatitis von den Präcancerosen (vor allem M. Bowen) sowie wegen ähnlicher corialer Veränderungen von Lichen sclerosus et atrophicus und Sklerodermie anhand der charakteristischen Strahlenvasopathie zu trennen.

C. Verbrennungen

Das klinische und feingewebliche Aussehen der verbrannten Haut ist durch die Intensität der Hitze und durch die Dauer der Einwirkung bestimmt.

Man unterscheidet im wesentlichen folgende 3 Stadien der Verbrennung:

1. Rötung, 2. Blasenbildung und 3. totale Zerstörung epithelialer Hautanteile (ALLGÖWER u. SIEGRIST, 1957).

Für die Beurteilung histologischer Präparate sind die Klassifikationskriterien von HAM (1944) vorzuziehen. Danach erstreckt sich beim ersten Grad der Schaden hauptsächlich auf die Epidermis, beim zweiten Grad bleiben nur das tiefere Corium und die tiefer gelegenen Teile der Haarfollikel und Schweißdrüsen verschont. Beim dritten Grad werden auch diese Strukturen zerstört.

Histologie

Verbrennung I. Grades

Die in diesem Stadium auf die Epidermis beschränkten Veränderungen sind in der Basalzellschicht durch eine Vacuolisierung und durch acidophile Transformation des Cytoplasma, in höheren Schichten dagegen durch Kernveränderungen gekennzeichnet. Dabei finden sich Kernschwellungen oder auch Kernrupturen sowie Chromatinverdichtungen (MORITZ, 1947). Intraepidermale Blasen können vorkommen (GORDON et al., 1946).

Die Gefäße des Stratum papillare sind erweitert und mit Erythrocyten gefüllt. Eine perivasale, entzündliche Infiltration fehlt (GORDON et al., 1946). Anschließend kommt es in der subepidermalen Zone zu einer Ödembildung, die gleichzeitig als initiale Phase der für das folgende Stadium charakteristischen Blasenbildung zu werten ist [4].

Verbrennung II. Grades

Die Epidermis ist entweder blasig abgehoben oder zerstört. Die Blasendecke besteht im wesentlichen aus der nekrotischen Epidermis mit intakt aussehendem

---

[4] Eine erhöhte Permeabilität der Gefäße erfolgt erst bei einer Gewebstemperatur von 41–45° C (SEVITT, 1954).

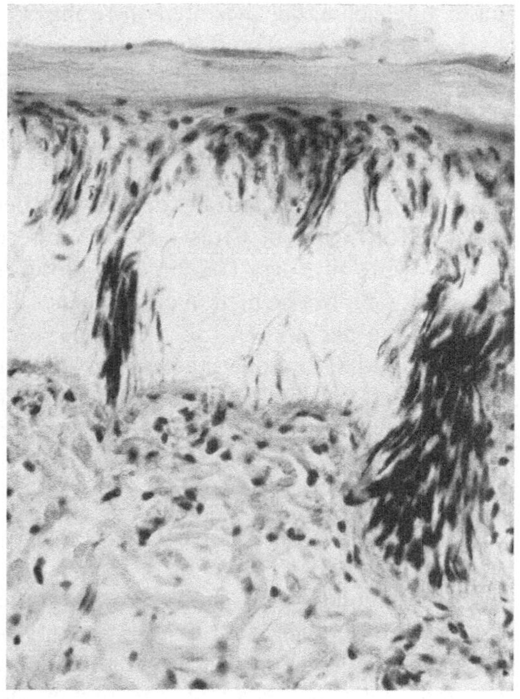

Abb. 7. Subepidermale Blase 4 Std nach Verbrühung mit kochendem Wasser (Prof. Dr. A. ALGÖWER, Chirurg.-Univ.-Klinik Basel)

Stratum corneum (HALL et al., 1946). Es kommt zu Beginn der blasigen Abhebung, sowie später am Blasenrand, zur fadenförmigen Ausziehung der basalen Zellen (Abb. 7) (SCHOLLMEYER, 1961). RAZNATOVSKY (1969) beobachtete auch intraepidermale Blasenbildung[5].

Bei schwerer Verbrennung II. Grades ist das Kollagen des oberen Corium in eine homogene basophile Masse umgewandelt (GORDON et al., 1946; CUPPAGE et al., 1973).

Die Haarfollikel sind in ihrem oberen Drittel nekrotisch. In den Blutgefäßen kann es zur Hämolyse sowie zur Abschilferung der Endothelien kommen.

Verbrennung III. Grades

Die Epidermis ist bis auf Reste basaler Zellen zerstört. Das coriale Kollagen wirkt homogenisiert, wobei in tiefen Schichten die hyalinisierten Bindegewebsfasern durch das Ödem voneinander getrennt sind (GORDON et al., 1946; CUPPAGE et al., 1973). Im Corium verbliebene Kernreste sowie die noch erhaltenen Keratinocyten zeigen eine Palisadenstellung (GANS u. STEIGLEDER, 1955).

Die Haarfollikel und die Schweißdrüsen sind, bis auf noch vitale Schweißdrüsenstücke in der Subcutis, zerstört. Dadurch tritt eine Verzögerung im Heilungsprozeß auf, im Gegensatz zu Verbrennungen II. Grades (GORDON et al., 1946).

---

[5]) Nach STOUGHTON (1956) kann sich durch Hitzeeinwirkung eine Acantholyse entwickeln.

Nach 24 bis 48 Std kommt es zur Demarkation der irreversiblen Veränderungen (MORITZ, 1947)[6].

Anhang: Erythema ab igne

Das Erythema ab igne (Erythema a calore) entwickelt sich nach wiederholter Hitzeexposition. Es handelt sich um retikuläre, rötlich-braun pigmentierte, selten schuppende Flecken. Bläschen werden nur ausnahmsweise beobachtet (BAZEX et al., 1963; FINLAYSON et al., 1966).

Histologie: Die Epidermis ist etwas verschmälert und hyperkeratotisch. Eine Parakeratose tritt nach FINLAYSON et al. (1966) nicht auf. Im Stratum spinosum sind die Keratinocyten vacuolisiert und besitzen manchmal monströs aussehende, bizarre Kerne, die an die Kerne bei Morbus Bowen erinnern (BAZEX et al., 1963). Die Basalzellschicht fällt durch ihren Pigmentreichtum auf. Außerdem kommen im oberen Corium nekrotisierende Capillaritis und perivasales Infiltrat, bestehend aus mononucleären Zellen, z.T. zerfallenen polymorphkernigen Leukocyten sowie Makrophagen vor (BAZEX et al., 1963). Die Makrophagen enthalten oft ein eisenhaltiges Pigment. Später werden die Papillargefäße von einem lymphohistiocytären Infiltrat umgeben.

FINLAYSON et al. (1966) sowie JOHNSON u. BUTTERWORTH (1971) haben besonders auf die sekundäre Elastosis hingewiesen. Für die Pathogenese sind möglicherweise die Lysosomen von Bedeutung (FINLAYSON et al., 1966).

D. Hautschädigungen durch den elektrischen Strom

Je nach der Stromstärke sind entweder die Epidermis oder auch das ganze Corium, die Subcutis sowie die Muskulatur betroffen. Meistens liegt ein blau-grauer, derber, oft eingesunkener, schmerzloser Herd vor (Strommarke). Es kann aber auch zu Veränderungen kommen, die Brandblasen gleichen (Jellinek, 1932; 1955; KOEPPEN u. GESTNER, 1935; SCHWARZ, 1960; SELLIER, 1975).

Histologie: Das Ausmaß der Schädigung kann von diskreten feingeweblichen Veränderungen bis zur Verkohlung mit Brandkraterbildung reichen (WEIMANN, 1927). In der Epidermis lassen sich ausgezogene, senkrecht zur Basis orientierte Kerne besonders in der Basalzellschicht nachweisen (KAWAMURA, 1921; JELLINEK, 1932; KOEPPEN u. GESTNER, 1935), jedoch nur innerhalb der ersten 10 Std nach der Verletzung (PIOCH, 1968)[7].

In der Hornschicht sind Hohlräume, die vornehmlich von den Schweißdrüsenausführungsgängen ausgehen (WEIMANN, 1927) (Abb. 8). Auch die Epidermis kann vom darunterliegenden Corium abgehoben sein.

---

[6]) Zur Pathohistologie der Verbrennungen durch Atombombenexplosion, wobei es sich um die Einwirkung sehr hoher Temperaturen in extrem kurzer Zeit handelt, s. LIEBOW et al., 1949; MESSERSCHMIDT, 1960. Einen experimentellen Beitrag zu dieser Fragestellung haben HOGG et al. (1950) geliefert.

[7]) Eine vergleichbare Kernverformung ist auch nach Hitzeeinwirkung (ULMANN, 1932; KOEPPEN u. GESTNER, 1935; BÖHM, 1966) und Laugenverätzungen des Verdauungstraktes (PROBST, 1955) beobachtet worden.

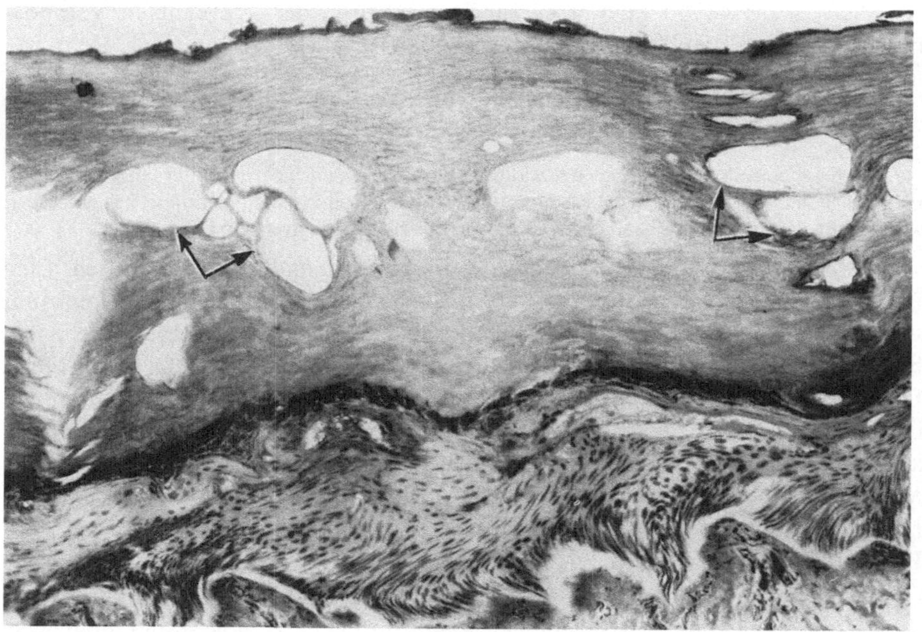

Abb. 8. Strommarke: mehrere Hohlräume im Stratum corneum, die von Schweißdrüsengängen ausgehen (↖↗). Fadenförmig ausgezogene, senkrecht zur Basalmembran orientierte Kerne der basalen Keratinocyten. Vergr. 88×. (Prof. Dr. A. ZIMOLO, Pathologisches Institut Zagreb)

Das coriale Bindegewebe wirkt homogenisiert. Fasern, die färberisch elastischen Fasern gleichen, lassen sich vermehrt nachweisen, was für ihre mögliche Neubildung sprechen dürfte (WINER u. LEVIN, 1958).

Die Gefäße der Strommarke sind eng und blutarm (WEIMANN, 1927). Nach etwa 14 Std wird eine leukocytäre Abgrenzungszone erkennbar (PIOCH, 1968).

Einen Überblick über das Ausmaß der Stromschädigung ermöglicht der histochemische Nachweis von DPN-Diaphorase (PIOCH, 1966).

Differentialdiagnose: Die durch elektrischen Strom bedingten Hautverletzungen sind im wesentlichen auf die Joulsche Wärme zurückzuführen (KOEPPEN u. GESTNER, 1935; GESTNER, 1935; PIOCH, 1966, 1968; SELLIER, 1975) und histologisch von den Verbrennungen nicht sicher zu trennen. Auch der Nachweis von Metallen (Metallisation) bringt keine eindeutige Klärung (SELLIER, 1966)[8].

E. Hautschädigungen durch niedrige Temperaturen

Bei der Kälteeinwirkung sind prinzipiell zwei Reaktionsformen möglich:
I. Die Reaktion auf eine abnormale Kälte.
II. Eine abnormale Reaktion auf Kälte (CHAMPION, 1969).

---

[8]) Nach BÖHM (1970) führt die Untersuchung der Strommarke mittels Rasterelektronenmikroskopie und Elektronenstrahlmikrosonde zur Klärung der Diagnose.

I. Die Reaktion auf abnormale Kälte

Erfrierung (Congelatio)

Die Haut ist anfänglich blaß, wachsartig und kalt. Bei Wiedererwärmung tritt eine reaktive Hyperämie auf. In schweren Fällen wird die Epidermis blasig abgehoben, wobei sich anschließend Geschwüre mit schlechter Heilungstendenz bilden. Bei schwersten Kälteschäden kommt es zu Nekrosen, die als feuchte oder trockene Gangrän verlaufen (GANS u. STEIGLEDER, 1955; FRIEDMAN u. KRITZLER, 1947).

Die Erfrierungen werden als thermische Schädigung aufgefaßt und dementsprechend (s. Verbrennungen) auch unterteilt (GOLDHAN, 1940). Man unterscheidet Dermatitis congelationis erythematosa, Dermatitis congelationis bullosa und Gangränbildung (STAEMMLER, 1942, 1944).

Histologie: Im wesentlichen sind Früh- und Spätveränderungen zu unterscheiden, obwohl eine exakte Trennung nicht möglich ist.

Frühveränderungen: Die Keratinocyten sind vacuolisiert und zeigen Mehrkernigkeit oder bizarr aussehende Kerne. Es kann zur Nekrose der oberen Zellschichten der Epidermis kommen (FRIEDMAN, 1945). Die bei schweren Verlaufsformen entstandenen Blasen liegen subepidermal und enthalten neben dem präcipitierten Protein Erythrocyten und polymorphkernige Leukocyten (FRIEDMAN u. KRITZLER, 1947).

Kleinere Gefäße sind oft durch ein hyalines Material und Erythrocyten obturiert. Die vacuolig aufgetriebenen, endothelialen Zellen zeigen pyknotische, manchmal auch fragmentierte Kerne. Die Gefäßwandung wirkt hyalinisiert(ULMAN, 1932; FRIEDMAN u. KRITZLER, 1947)[9].

Bei den *Spätveränderungen* (nach etwa 2 Wochen) ist die Epidermis teils dünn, teils acanthotisch und oft mit einer verdickten Hornschicht bedeckt. Von der Hyperkeratose bleiben die supraseboglandulären Follikelportionen nicht verschont. Die Nekrose dehnt sich, vom Grad der Kälteschädigung abhängig, auf die Epidermis oder auch auf die tieferen Schichten der Haut aus. Selten ist eine hyperplastische Wucherung der Epidermis am Rande der nekrotischen Bezirke zu beobachten.

Die Blutgefäße können bereits organisierte und rekanalisierte Thromben enthalten. Es können adventitielle Proliferation und Rundzelleninfiltrate mit beigemengten eosinophilen Leukocyten, jedoch ohne Entwicklung einer echten Periarteriitis vorkommen (FRIEDMAN, 1945, 1965; FRIEDMAN u. KRITZLER, 1947).

In den älteren Herden ist das ganze Corium sklerotisch und nur mäßig infiltriert.

II. Die abnormale Reaktion auf Kälte

In diesem Abschnitt soll nur die *Perniosis* als Beispiel einer abnormalen Reaktion auf die Kälteeinwirkung erwähnt werden. Dabei handelt es sich um Schädigungen durch Temperaturschwankungen, die normalerweise nicht zu pathologischen Veränderungen führen (STAEMMLER, 1944). Man hat versucht das Auftreten der Perniosis mit einer funktionellen Minderwertigkeit des Gefäßsystems zu erklären.

Das klinische Bild ist bestimmt durch erythematöse und ödematöse Plaques sowie durch in der Haut gelegene Knoten, die besonders an den Unterschenkeln auftreten. Blasenbildung sowie Ulcera kommen ebenfalls vor.

---

[9]) Beim „trench foot" hat FRIEDMAN (1945) auf blutgefüllte Gefäße des oberen Corium und des periglandulären Bereichs, ähnlich wie bei der Rieckerschen Peristasis, hingewiesen.

Histologie: Die oft verbreiterte Epidermis ist durch ein unterschiedlich stark ausgeprägtes intra- und intercelluläres Ödem aufgelockert. Das ödematöse Corium zeigt aufgequollene, teils fragmentierte Bindegewebsfasern (HODARA, 1906; KORTING u. WEBER, 1964). Im Bereich der Gefäße findet man eine gewucherte Intima sowie perivasale, lympho- und leukocytäre Infiltrate (ALLEN et. al., 1962). Nicht nur auf dem Höhepunkt der Perniosis (HODARA, 1906), sondern auch in ihrer späten Phase (GANS u. STEIGLEDER, 1955) bilden sich hyaline und gemischte Thromben, und dies führt zu Nekrosen mit einer demarkierenden, aus Granulationsgewebe bestehenden Zone.

Literatur

A. Hautschädigung durch ultraviolettes, sichtbares und infrarotes Licht

Cahn, M. M., Levy, E. J., Shaffer, B., Beerman, H.: Lupus erythematosus and polymorphous light eruptions. J. invest. Derm. **21**, 375 (1953).

Clorius, R., Jung, E. G.: Die polymorphe Lichtdermatose. Z. Haut- u. Geschl.-Kr. **133**, 291 (1975).

Daniels, F., Jr., Brophy, D., Lobitz, W. C., Jr.: Histochemical responses of human skin following ultraviolet irradiation. J. invest. Derm. **37**, 351 (1961)

Fisher, D. A., Epstein, J. H., Kay, D. N., Tuffanelli, D. L.: Polymorphous light eruption and lupus erythematodes. Arch. Derm. **101**, 458 (1970).

Frain-Bell, W., Dickson, A., Herd, J., Sturrock, I.: The action spectrum in polymorphic light eruption. Brit. J. Derm. **89**, 243 (1973).

Gans, O., Steigleder, G. K.: Histologie der Hautkrankheiten, II. Aufl. Berlin-Göttingen-Heidelberg: Springer 1955.

Jadassohn, W.: Experimentelle Untersuchungen über die Wirkung von kurzwelligem Ultrarot auf die Haut. Arch. Derm. Syph. (Berl.) **152**, 113 (1926).

Jaschke, E., Reinken, L., Frisch, H.: Hydroa vacciniforme Bazin. Hautarzt **26**, 11 (1975).

Johnson, B. E., Daniels, F.: Lysosomes and the reactions of skin to ultraviolet radiation. J. invest. Derm. **53**, 85 (1969).

Jung, E. G.: Sun and skin. Dermatologica (Basel) **151**, 257 (1975).

Kimmig, J., Wiskemann, A.: Lichtbiologie und Lichttherapie. In: Handbuch der Haut- und Geschlechtskrankheiten, Ergänzungsband V/2, S. 1021 ff. (Jadassohn, J., Hrsg.). Berlin-Göttingen-Heidelberg: Springer 1959.

Lamb, J. H., Shelmire, B., Cooper, Z., Morgan, R. J., Keaty, C.: Solar dermatitis. Arch. Derm. Syph. (Chic.) **62**, 1 (1950).

Lamb, J. H., Jones, Ph. E., Maxwell, Th. B.: Solar dermatitis. Arch. Derm. **75**, 171 (1957).

McGrae, J. D., Perry, H. O.: Chronic polymorphic light eruption. Acta derm.-venereol. (Stockh.) **43**, 364 (1963).

Miescher, G.: Das Problem des Lichtschutzes und Lichtgewöhnung. Strahlentherapie **35**, 403 (1930).

Miescher, G.: Zur Histologie der lichtbedingten Reaktionen. Dermatologica (Basel) **115**, 345 (1957).

Miescher, G.: Biologie und Pathologie des sichtbaren Lichtes, des Ultravioletts und des Infrarots. In: Handbuch der allgemeinen Pathologie, S. 288 ff. (Büchner, F., Letterer, E., Roulet, F., Hrsg.). Berlin-Göttingen-Heidelberg: Springer 1960.

Miescher, G., Hardmeyer, E., Guggenheim, L.: Über die Wirkung des weißen und infraroten Lichtes auf die Haut. Arch. Derm. Syph. (Berl.) **174**, 445 (1936).

Musger, A.: Zur nosologischen Stellung der als Hydroa vacciniforme bezeichneten Hautveränderungen. Z. Haut- u. Geschl.-Kr. **46**, 1 (1971).

Nix, T. E., Jr., Nordquist, R. E., Scott, J. R., Everett, M. A.: An ultrastructural study of nucleolar enlargement following ultraviolet irradiation of human epidermis. J. invest. Derm. **45**, 114 (1965).

Rost, G. A., Keller, Ph.: Die Wirkung des Lichtes auf die gesunde und kranke Haut. In: Handbuch der Haut- und Geschlechtskrankheiten, Bd. V/2, S. 1 ff. (Jadassohn, J., Hrsg.). Berlin: Springer 1929.

Weber, G.: Zur Klinik und Differentialdiagnose der erythematodes-ähnlichen Lichtdermatose. Hautarzt 9, 400 (1958).
Willis, I., Cylus, L.: UVA erythema in skin: is it a sunburn? J. invest. Derm. 68, 128 (1977).

B. Hautschädigung durch ionisierende Strahlen

Andrade, R.: Die präcanceröse und canceröse Wucherung von Epidermis und Anhangsgebilden. In: Handbuch der Haut- und Geschlechtskrankheiten, Ergänzungsband I/2, (Jadassohn, J., Hrsg.), S. 356. Berlin-Heidelberg-New York: Springer 1964.
Miescher, G.: Die Histologie der akuten Röntgendermatitis (Röntgenerytheme) mit besonderer Berücksichtigung der Teilungsvorgänge. Arch. Derm. Syph. (Berl.) 148, 540 (1925).
Miescher, G.: Röntgenbiologie der gesunden und kranken Haut. Arch. Derm. Syph. (Berl.) 155, 43 (1928).
Miescher, G., Plüss, J., Weder, B.: Die Röntgenteleangiektasie als Spätsymptom. Strahlentherapie 94, 223 (1954).
Montagna, W., Chase, H. B.: Histology and cytochemistry of human skin. X. X-irradiation of the scalp. Amer. J. Anat. 99, 415 (1956).
Montgomery, H.: Dermatopathology, Bd. I. New York-Evanston-London: Hoeber medical division, Harper & Row 1967.
Schober, R.: Mesenchymale Gewebsreaktionen am vorbestrahlten Mamma-Carcinom. Strahlentherapie 98, 366 (1955).
Stout, A. P.: Fibrosarcoma: A malignant tumor of the fibroblasts. Cancer (Philad.) 1, 30 (1948).
Vakilzadeh, F., Rupec, M.: Pseudosarkom. Z. Haut- u. Geschl.-Kr. 45, 15 (1970).
Warren, S.: Effect of radiation on normal cell (skin). Arch. Path. 35, 340 (1943).
Warren, S.: The histopathology of radiation lesions. Physiol. Rev. 24, 225 (1944).
Zollinger, H. V.: Radiohistologie and Radiohistopathologie. In: Handbuch der allgemeinen Pathologie, Bd. X/1 (Büchner, F., Letterer, E., Roulet, F., Hrsg.), p. 127 ff. Berlin-Göttingen-Heidelberg: Springer 1960.

C. Verbrennungen

Allgöwer, M., Siegrist, J.: Verbrennungen. Berlin-Göttingen-Heidelberg: Springer 1957.
Bazex, Salvador, Dupré, Parant, Christol: Erythéme à calore. Bull. Soc. franç. Derm. Syph. 70, 296 (1963).
Cuppage, F. E., Leape, L. L., Tate, A.: Morphologic changes in rhesus monkey skin after acute burn. Arch. Path. 95, 402 (1973).
Finlayson, G. R., Sams, W. M., Jr., Smith, J. G., Jr.: Erythema ab igne: a histo-pathological study. J. invest. Derm. 46, 104 (1966).
Gans, O., Steigleder, G. K.: Histologie der Hautkrankheiten, 2. Aufl. Berlin-Göttingen-Heidelberg: Springer 1955
Gordon, J., Hall, R. A. Heggie, R. M., Horne, E. A.: A histological and bacteriological study of healing burns with an enquiry into the significance of local infection. J. Path. Bact. 58, 51 (1946).
Ham, A. W.: Experimental study of histopathology of burn, with particular reference to sites of fluid loss in burn of different depth. Ann. Surg. 120, 689 (1944).
Hogg, L., Payne, J. T., Pearse, H. E.: Experimental flash burns. The pathologic aspects. Arch. Path. 49, 266 (1950).
Johnson, W. C., Butterworth, Th.: Erythema ab igne elastosis. Arch. Derm. 104, 130 (1971).
Liebow, A. A., Warren, S., Coursey, E. D.: Pathology of anatomic bomb casualties. Amer. J. Path. 25, 853 (1949).
Messerschmidt, O.: Auswirkungen atomarer Detonationen auf den Menschen. München: Karl Thiemig 1960.
Moritz, A. R.: Studies of thermal injury. III. The pathology and pathogenesis of cutaneous burns. Amer. J. Path. 23, 915 (1947).
Raznatovsky, I. M.: Histopathology of skin burns. Vestn. Derm. Vener. 43, 35 (1969).
Schollmeyer, W.: Zur histologischen Differentialdiagnose der Hautblasen nach Hitzeeinwirkung und nach Barbituratvergiftung. Dtsch. Z. ges. gerichtl. Med. 51, 180 (1961).
Sevitt, S.: Local vascular changes in burned skin. Proc. roy. Soc. Med. 47, 225 (1954).

Stoughton, R. B.: Disruption of epithelial cells by heat and specific chemical agents. J. invest. Derm. 27, 395 (1956).

D. Hautschädigungen durch den elektrischen Strom

Böhm, E.: Zur Frage der Spezifität von Epithelausziehungen im Stratum germinativum der Haut. Dtsch. Z. ges. gerichtl. Med. 59, 22 (1966).

Böhm, E.: Untersuchungen an experimentellen Stromverletzungen mit Elektronenstrahlen. Z. Rechtsmedizin 67, 293 (1970).

Gestner, H.: Untersuchungen über elektrische Strommarken im Vergleich zu experimentell erzeugten Wärmeverletzungen der Haut. II. Mitteilung: Wärmemarken und histochemischer Metallnachweis. Virchows Arch. path. Anat. 295, 691 (1935).

Jellinek, S.: Elektrische Verletzungen. Klinik und Histopathologie. Leipzig: J. Ambrosius Bart 1932.

Jellinek, S.: Anschauliche Feststellungen zum Problem der elektrischen Strommarke. Beitr. gerichtl. Med. 20, 56 (1955).

Kawamura, I.: Elektropathologische Histologie. Virchows Arch. path. Anat. 231, 570 (1921).

Koeppen, S., Gestner, H.: Untersuchungen über elektrische Strommarken im Vergleich zu experimentell erzeugten Wärmeverletzungen der Haut. I. Mitteilung. Virchows Arch. path. Anat. 295, 679 (1935).

Pioch, W.: Histologisch-histochemische Untersuchungen zur Identifizierung von Strommarken. Dtsch. Z. ges. gerichtl. Med. 57, 165 (1966).

Pioch, W.: Zur gerichtsmedizinischen Untersuchung von Tötungsdelikten durch elektrischen Strom. Arch. Kriminol. 142, 143 (1968).

Probst, A.: Über die Ursachen der Kernverformung in Strommarken. Frankfurt. Z. Path. 66, 113 (1955).

Sellier, K.: Untersuchungen an Strommarken in Abhängigkeit von der Stromstärke und der Einwirkungsdauer. 1. Metallnachweis und Temperaturmessung. Dtsch. Z. ges. gerichtl. Med. 57, 161 (1966).

Sellier, K.: Schäden und Tod durch Elektrizität. In: Gerichtliche Medizin (Mueller, B., Hrsg.) II. Aufl., Bd. I, S. 538. Berlin-Göttingen-Heidelberg: Springer 1975.

Weimann, W.: Zur Histopathologie der Hautveränderungen durch elektrischen Strom. Dtsch. Z. ges. gerichtl. Med. 9, 587 (1927).

Winer, L. H., Levin, G. H.: Changes in the skin as a result of electric current. Arch. Derm. 78, 386 (1958).

E. Hautschädigungen durch niedrige Temperaturen

Allen, E. V., Barker, N. W., Hines, E. A., Jr.: Peripheral vascular diseases, 3rd ed. Philadelphia: Saunders 1962.

Champion, R. H.: Cutaneous reactions to cold. In: Textbook of dermatology (Rook, A., Wilkinson, D. S., Ebling, F. J. G., eds.), Vol. I, pp. 334–342. Oxford and Edinburgh: Blackwell Scientific Publications 1969.

Friedman, N. B.: The pathology of trench foot. Amer. J. Path. 21, 387 (1945).

Friedman, N. B.: The reaction of tissue to cold. Amer. J. clin. Path. 16, 634 (1946).

Friedman, N. B., Kritzler, R. A.: The pathology of high-altitude frostbite. Amer. J. Path. 23, 173 (1947).

Gans, O., Steigleder, G. K.: Histologie der Hautkrankheiten, II. Aufl., Bd. I. Berlin-Göttingen-Heidelberg: Springer 1955.

Goldhan, R.: Erfrierungen. Dtsch. med. Wschr. 66, 58 (1940).

Hodara, M.: Histologische Studie über drei Fälle von Frostbeulen. Mh. prakt. Derm. 42, 447 (1906).

Korting, G. W., Weber, G.: Perniosis marginata. Z. Haut- u. Geschl.-Kr. 36, 53 (1964).

Staemmler, M.: Über anatomische Folgeerscheinungen örtlicher Erfrierungen. Virchows Arch. path. Anat. 312, 501 (1942).

Staemmler, M.: Die Erfrierung. Leipzig: Thieme 1944.

Ulmann, K.: Thermische Schädigungen. In: Handbuch der Haut- u. Geschl.-Kr., Bd. IV/1 (Jadassohn, J. Hrsg.), S. 171 ff. Berlin: Springer 1932.

Histopathologie der cutanen Syphilisformen und der übrigen Spirochätosen

Von E. GROSSHANS, Strasbourg, Frankreich

Einleitung

Zwischen den zahlreichen Hauterscheinungen der Spirochätosen, sei es die erworbene Syphilis, die gewöhnlich durch Geschlechtsverkehr übertragen wird, oder seien es die übrigen Spirochätosen, die in den tropischen Ländern oft schon im Kindesalter endemisch auftreten, bestehen nur unerhebliche Unterschiede. Die Spezifität der histopathologischen Bilder ist umstritten; so kann die histologische Differentialdiagnose zwischen Lues und anderen Hautkrankheiten, wie Tuberkulose, Mykosen u. a. oder anderen entzündlichen und proliferativen Erkrankungen unbekannter Ätiologie, wie Sarkoidose, Hautretikulosen u. a. selbst dem erfahrenen Beobachter Schwierigkeiten bereiten. Nur der Nachweis von Treponema pallidum bringt den Beweis für die luetische Natur der für die histologische Untersuchung excidierten verdächtigen Läsion. Diese Nachweismethode ist jedoch unzuverlässig; sie variiert von einem, dem gleichen Krankheitsstadium entsprechenden Präparat zum anderen und wird meistens durch Silberniederschläge und Versilberung zahlreicher anderer argentaffiner Gewebsteile, wie Gitterfasern oder Fortsätze der epidermalen Melanocyten u. a. erschwert.

Durch die Fortschritte der Lues-Serologie hat die Histopathologie an Bedeutung weiter verloren. Probeexcisionen stammen im allgemeinen von Hauteffloreszenzen der Sekundärperiode, die klinisch nicht diagnostiziert wurden. Ohne genaue klinische Angaben kann der Pathologe in größte Verlegenheit geraten.

UNNA (1894) hat die Bedeutung der Plasmazellen in der Histogenese der luetischen Hautläsionen hervorgehoben; seine Auffassung wurde später heftig kritisiert und oft mißverstanden. An seiner Beschreibung der Syphilis ist nur wenig zu korrigieren und die Autoren, die sich in der Folge mit der Histopathologie der Syphilis beschäftigten, haben sich fast ausschließlich um eine genauere Darstellung der cytologischen Zusammensetzung der Infiltrate bemüht. Die irreführende Behauptung, die Syphilis sei hauptsächlich oder ausschließlich durch ein perivasculäres plasmacytäres Infiltrat mit Entzündung der Gefäßwandungen gekennzeichnet, ist nicht ausdrücklich in UNNA's Arbeit zu lesen; er hat sowohl die besondere Rolle der Plasmazellen, als auch die Beteiligung anderer Zellarten und ihre Beziehungen zueinander beschrieben.

Ausführliche Beschreibungen der Histopathologie der Syphilis finden sich bei GANS (1925) sowie GANS und STEIGLEDER (1955) und in der französischen Literatur bei DE JONG (1931) und CIVATTE (1934). Die Verfasser anderer Arbeiten verweisen wiederholt auf diese umfassenden Darstellungen.

Zu diesen allgemeinen Betrachtungen über die Syphilis sei noch hinzugefügt, daß sich seit der Einführung des Penicillins sowie prophylaktischer Maßnahmen die Häufigkeit der Syphilisstadien stark geändert hat. Die primären und sekundären Stadien der Syphilis sind noch immer häufig, dagegen sind Fälle von Lues connata und die cutanen tertiären Syphilisstadien selten geworden und kommen deshalb nur noch ausnahmsweise zur mikroskopischen Untersuchung.

Manche Fragen, wie die nach der luetischen Ätiologie der Leukoplakia oris oder nach der Existenz quaternärer Syphilide, werden dem Pathologen nicht oder kaum mehr gestellt. Schließlich kann man sich fragen, ob sich die Histomorphologie der erworbenen Syphilis in den letzten Jahrzehnten unter dem Einfluß der zahlreichen Pharmaka nicht überhaupt grundsätzlich verändert hat und ob unsere heutigen Beobachtungen noch mit den Schlußfolgerungen von UNNA, CIVATTE u. a. verglichen werden dürfen. Auch die Auffassung über die Rolle der Plasmazellen und der Lymphocyten hat sich in immunbiologischer Hinsicht geändert.

A. Erworbene Syphilis (Lues acquisita)

I. Primäre Syphilis: „Ulcus durum"

In den meisten Fällen tritt die erste Hautläsion etwa drei Wochen nach der Ansteckung auf. Bevor sich der Schanker mit seiner eigentümlichen Härte vollständig ausgebildet hat, aber auch nach ungenügender Behandlung (NOTOWICZ,

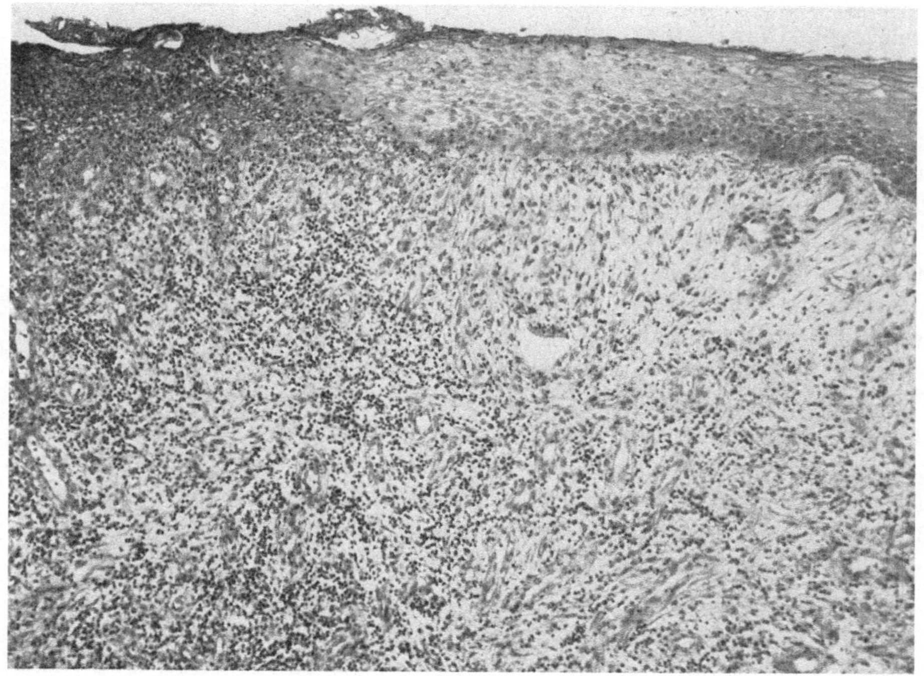

Abb. 1. (a) Frischer Primäreffekt; zu beachten sind der flache Übergang vom Rand zur Oberfläche der Erosion und die kompakte Zellinfiltration (95×)

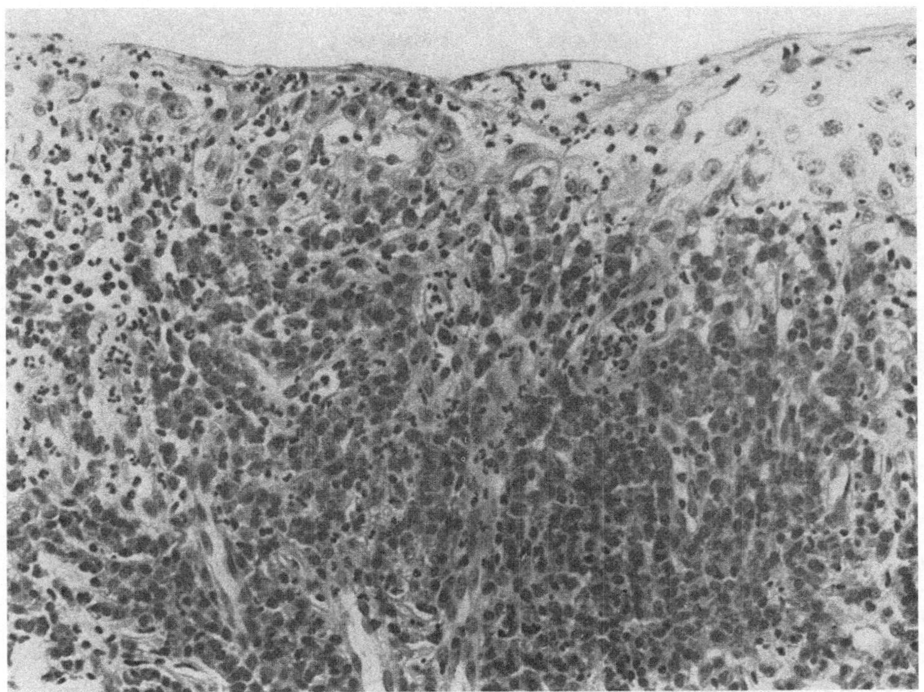

Abb. 1. (b) Seropositiver Primäraffekt; vergrößerte Aufnahme des Ulcusrandes (240×); beachte der flache Übergang zur Oberfläche der Erosion (links) und die kompakte plasmacelluläre Infiltration. Polymorphkernige Leukocyten und Plasmazellen durchdringen die zerfallende Epidermis

MENKE und Mit.), besteht manchmal eine entzündliche Papel ohne geschwürige Veränderung der Haut- oder Schleimhautoberfläche. In diesem Anfangsstadium ist die Zellinfiltration die gleiche wie beim vollausgebildeten Ulcus durum: die entzündliche Reaktion ist nicht durch die Epidermisschädigung bedingt, und das primäre Syphilid ist nicht als Geschwür anzusehen (UNNA; PINKUS und MEHREGAN.

Im Bereich der gesamten Cutis entwickelt sich eine dichte, nicht ödematöse Zellinfiltration, die nicht auf das Gebiet unter der epidermalen Läsion beschränkt bleibt. Sie breitet sich unter der umliegenden gesunden Epidermis und im Corium bis zur Subcutis aus (Abb. 1).

Im kompakten Zentrum konfluieren die Infiltrate ohne nekrotischen Zerfall; in der Umgebung dringen sie den Blutgefäßen und Lymphbahnen entlang vor und bilden mehr oder weniger gut umschriebene hülsenartige Zellansammlungen, die nicht nur perivasculär angelagert sind, sondern auch in die Gefäßwände eindringen (Abb. 2).

Die konstante Gefäßbeteiligung, besonders der Venen und Lymphgefäße, erleichtert die Diagnose. Im Zentrum des Infiltrats beobachtet man eine starke Vermehrung der Blutcapillaren, die mit die Capillarwand nicht durchwandernden Leukocyten durchsetzt sind. Die Endothelzellen sind geschwollen und können das Lumen vollständig verlegen; das diese Capillaren umgebende kollagene fibrilläre Gewebe ist infolge der Zellinfiltration vollständig aufgefasert und nur

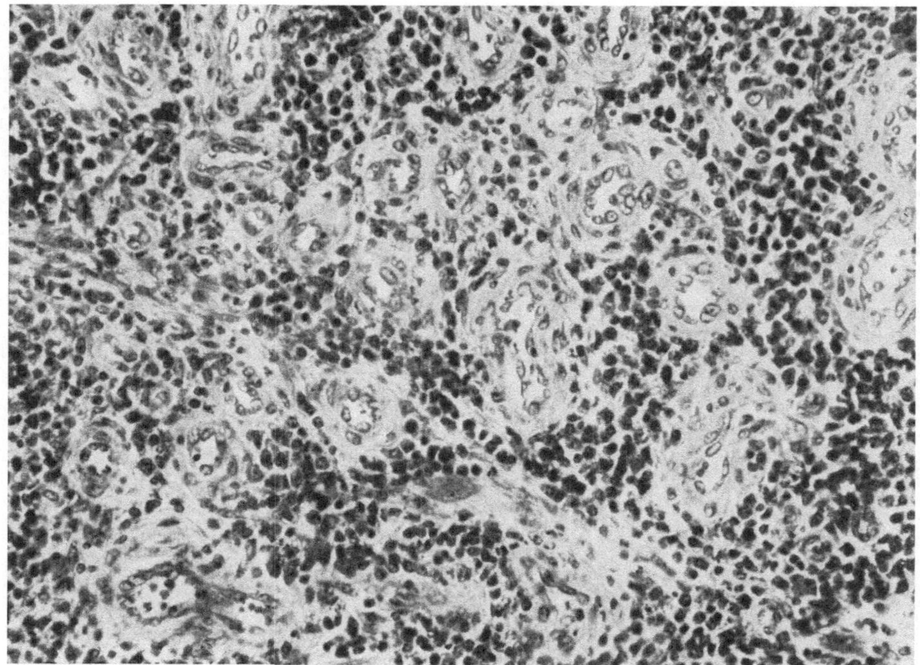

Abb. 2. Seronegatives Ulcus durum der Vorhaut: vorwiegend plasmacelluläre Zellinfiltration; Endothelitis und beginnende Fibrose der Gefäßwandungen; Treponemennachweis im Dunkelfeld positiv (240×)

noch durch Trichromfärbung oder Gitterfaserversilberung erkennbar. Weder Nekrosen oder Thrombosen dieser Capillaren werden beobachtet. Die Beteiligung größerer Gefäße läßt sich deutlicher in den strahlenförmigen Infiltraten außerhalb des Zentrums und in der Tiefe der Cutis feststellen: die Endothelien sind nicht nur geschwollen, sondern wuchern in das Gefäßlumen; von der Gefäßwand bleiben oft nur noch die orceinophilen Elasticafasern übrig.

Das Infiltrat erfaßt auch die Lymphgefäße; sie sind stets stark erweitert und besonders im Zentrum und unter der Epidermis von Entzündungszellen umgeben. Der Endothelsaum ist wie bei den Blutcapillaren geschwollen und kann sich vollständig in das Gefäßlumen hinein ablösen. Dieses eigenartige Bild trifft zusammen mit dem Eindringen von mononucleären Zellen des Infiltrats in das Lumen der Lymphgefäße: manche Lymphcapillaren sind mit Lymphocyten und Plasmazellen vollständig verstopft, andere sind nur erweitert und mit gut erhaltenem Endothel ausgekleidet (Abb. 3).

Die infiltrierenden Zellen sind hauptsächlich Lymphocyten und Plasmazellen, aber auch andere Zellen wie Fibrocyten, histiocytäre Makrophagen, Mastzellen u. a. können in geringerer Anzahl anwesend sein. Die Lymphocyten scheinen anfangs bei frischen Primäraffekten zu überwiegen; sie durchsetzen die Gefäßwände, die dadurch aufgetrieben werden und liegen in allen Gewebsspalten des Corium verstreut. Die Plasmazellen erscheinen später und dominieren erst im vollentwickelten Schanker. Im dichten zentralen Infiltrat liegen sie in quantitativ

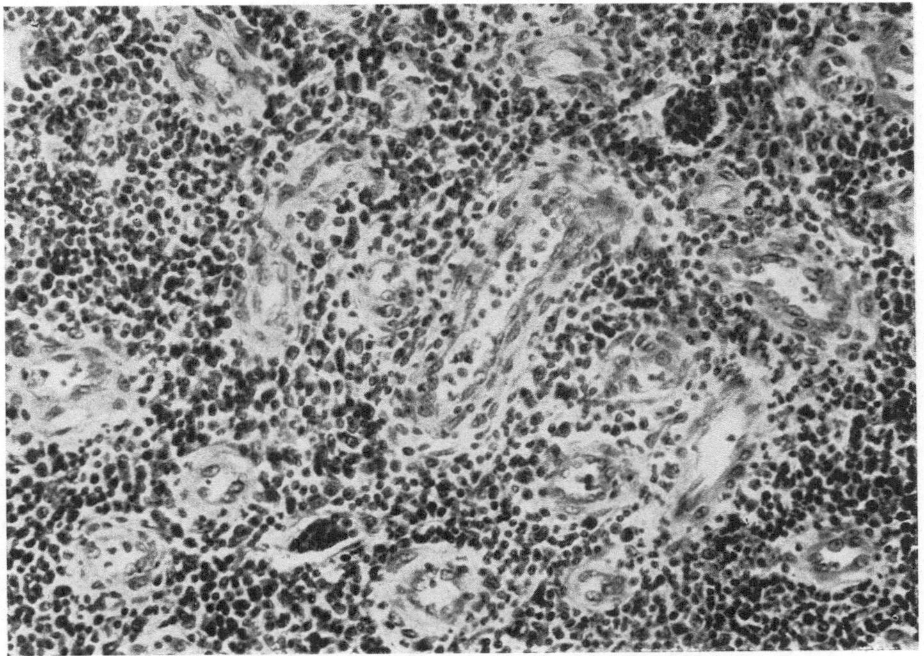

Abb. 3. Wie Abb. 2: Zellinfarkte in den Lymphgefäßen (240×)

unterschiedlichem Verhältnis zu den Lymphocyten unregelmäßig verteilt; in den persivasculären Infiltraten liegen sie fast immer peripher, durch einige Lymphocytenschichten von der inneren Gefäßwand getrennt. Sie sind von ungleicher Größe, oft komprimiert und polygonal geformt.

Die Epidermis zerfällt nach und nach bis zur Bildung einer geschwürigen Erosion. Der Rand ist glatt, ohne saumartige epitheliale Ausstülpung wie bei echten Hautgeschwüren (Abb. 1.) Am Rand der Erosion ist die Epidermis, besonders deren Reteleisten, verdickt und die Stachelzellschicht ist leicht spongiotisch verändert; die Hornschicht enthält einige parakeratotische Lamellen. Allmählich verschwinden die suprapapillären Anteile der Epidermis: die Stachelzellen werden hydropisch und zerfallen; zahlreiche entzündliche Zellen, darunter Plasmazellen, durchdringen den benachbarten Rand.

Der Grund des Ulcus durum ist mit einer dünnen Schicht belegt, die aus nekrotischem Zelldetritus, Fibrin und einigen immigrierten Leukocyten besteht. Die bis zur Oberfläche reichenden Capillaren können hier nekrotisch zerfallen oder thrombotisch verlegt sein; oft beobachtet man hier extravasale Erythrocyten, die nach GANS und STEIGLEDER die eigentümliche Farbe des Ulcus durum bedingen. Bei geschwürigen, meist extragenitalen Primäraffekten kann der Belag der primären Erosion eitrig und borkig sein. Bei stark pyogener Superinfektion bricht in manchen Fällen ein ödematöses, unspezifisch aussehendes Granulationsgewebe durch den Epidermisdefekt durch.

Die Veränderungen des Bindegewebes und der Elastica werden nach Abklingen der massiven Infiltration während der Rückbildung des Ulcus durum deutlicher

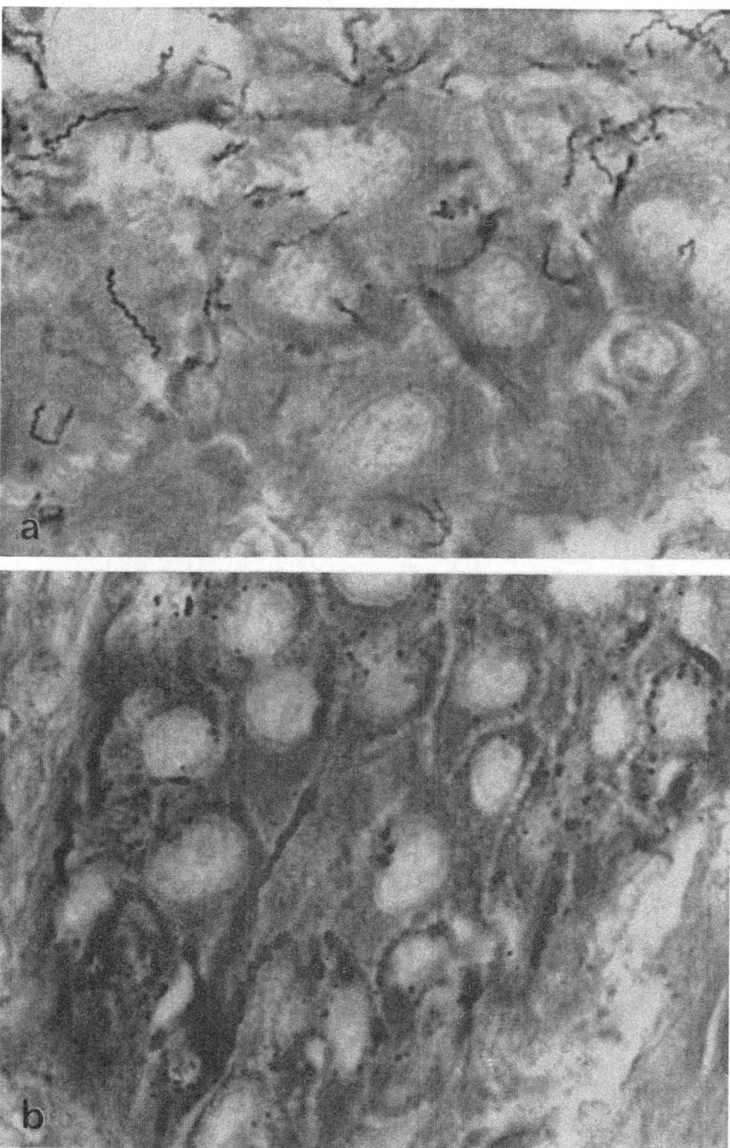

Abb. 4. (a) Treponemennachweis in der Epidermis im Ulcusrand (Levaditi-Verfahren, Ölimmersion, 1500×). (b) Zum Vergleich, Darstellung der Melanocyten-Fortsätze und der Pigmentgranula mit derselben Versilberungsmethode (Ölimmersion, 1500×)

sichtbar. Dicke Kollagenbündel durchziehen die Infiltrate und führen allmählich zur Sklerose, die für die bleibende Verhärtung des Ulcusnarbe verantwortlich ist. In der Cutis verschwindet die Elastica sehr frühzeitig, in den Gefäßwandungen bleibt sie mehr oder weniger geschädigt erhalten. Die Sklerose des heilenden Ulcus durchsetzt allmählich die Infiltrate, in denen epitheloide Zellen, zahlreiche Fibrocyten und sogar Fremdkörperriesenzellen erst die Lymphocyten, später auch die Plasmazellen verdrängen. Solange eine Verhärtung besteht, bleiben die kleinen Blut- und Lymphgefäße von Plasmazellen umgeben.

Verschiedene *Versilberungsverfahren* ermöglichen die Spirochätendarstellung im Ulcus durum: die Imprägnierungen nach LEVADITI, KRAJIAN oder WARTHIN geben meistens zuverlässige Resultate. Bei der Versilberung nach LEVADITI werden die excidierten Gewebsstückchen nach Formolfixierung in die Silberlösung gelegt und erst später nach angemessener Behandlung in Paraffin eingebettet und geschnitten. Im Allgemeinen sind die Treponemen schwach färbbar (Treponema „pallidum"): in den Schnittpräparaten sind sie hellbraun bis violett-schwarz gefärbt. Eine zeitsparende Methode wurde kürzlich von ITO, OHTANI und HABA empfohlen: mit diesem Verfahren sind die anderen argentaffinen Gewebsteile der Haut (Gitter- und Nervenfasern) nur gelblich angefärbt und können nicht mit Treponemen verwechselt werden.

Die Treponemen können auch in Gefrierschnitten mit Hilfe der direkten Immunofluorescenz nachgewiesen werden (EDWARDS; YOBS und Mitarb.).

Mit allen diesen Methoden sind Treponemen in den Randgebieten der luetischen Erosion leicht zu finden, besonders in den Intercellulärräumen der tiefen Epidermis (Abb. 4) und der Cutis sowie im aufgelockerten perivasculären Bindegewebe. Der Nachweis der Erregers in der geschwürigen Erosion fällt hingegen fast immer negativ aus.

Mit Hilfe *elektronenmikroskopischer Untersuchungen* konnte die Lokalisation von Treponema pallidum im Gewebe besser bestimmt werden: intracellulär verlagerte, membranumgebene Spirochäten finden sich im Primäraffekt vorzugsweise in Capillarendothelien, Histiocyten, Granulocyten, seltener in Lymphocyten und Plasmazellen; in der Epidermis liegen sie in den erweiterten Intercellulärräumen und innerhalb der Keratinocyten (METZ und METZ; SYKES, MILLER und KALAN). OVCINNIKOV und DELEKTORSKIJ gelang es, T. pallidum in den Nerven nachzuweisen. Sie vermuten, daß das Vorkommen von Treponemen in den Nervenfasern wahrscheinlich für die Schmerzlosigkeit des Ulcus durum verantwortlich ist.

Differentialdiagnose: Die mikroskopische Darstellung der Spirochäten wäre die ideale Lösung des Problems der histopathologischen Differentialdiagnose; leider sind die technischen Vorgänge oft unzuverlässig und nicht alle Primäraffekte enthalten nachweisbare Treponemen.

Das *Ulcus molle* ist in Europa keine Seltenheit mehr; es ist durch ein akutentzündliches ödematöses Granulationsgewebe gekennzeichnet; der nekrotische Zerfall der Epidermis ist ausgeprägter, aber die Gefäßveränderungen unterscheiden sich kaum von denjenigen der Lues. Eine lympho-plasmacelluläre Infiltration bildet die tiefste Schicht des Granulationsgewebes: sie kann miliare Vereiterungsfoci enthalten. Beim *Granuloma inguinale* beruht die Diagnose auf einer starken epithelialen Hyperplasie und auf der Anwesenheit von Donovan'schen Körperchen. Der Primäraffekt der *Lymphopathia venerea* ist zu flüchtig, um häufiger excidiert zu werden.

Größere Schwierigkeiten ergeben sich gegenüber unspezifischen entzündlichen Läsionen oder kleinen traumatischen Verletzungen im genitalen oder perianalen Bereich. Eine Vermehrung der Blutcapillaren, Veränderungen der Endothelien, eine plasmacelluläre Infiltration u. a. können auch hierbei beobachtet werden und haben deshalb keine entscheidende Bedeutung: beim Schanker ist das Infiltrat im

Verhältnis zur Epidermisschädigung ausgeprägter, bei unspezifischen geschwürigen Erosionen ist der Zerfall der Epithelien erheblicher; aber solche relative Unterschiede sind nicht immer einfach abzuschätzen.

II. Sekundäre Syphilis

Die erste Hauterscheinung dieser Periode, die oft unbemerkt bleibt, bis die ersten papulösen Efflorescenzen den Körper übersäen, ist die *Roseola*. Im histologischen Präparat einer Macula sind nur unspezifische Veränderungen zu sehen: die Blutgefäße sind erweitert und von einem dünnen Mantel bestehend aus Lymphocyten und proliferierten pervasculären Bindegewebszellen umgeben. Wenn das maculöse Exanthem bei der Herxheimer'schen Reaktion exacerbiert, können einige polynucleäre Leukocyten inmitten der mononucleären Entzündungszellen in der ödematös aufgelockerten Pericytenwand auftreten. Die Epidermis bleibt unversehrt. Nur wenn sich Plasmazellen an dieser Infiltration beteiligen, wird der Verdacht auf die luetische Ätiologie gelenkt.

Der histopathologische Polymorphismus der *papulösen Syphilide* bereitet dem Pathologen große Schwierigkeiten. Zahlreiche Sonderformen, durch ihren anatomischen Sitz oder durch ihre Entwicklung bedingt, wurden von UNNA und später von GANS und STEIGLEDER neben den *rein papulösen Syphiliden* beschrieben. Wie CIVATTE (1934) sind wir der Meinung, daß es sich in mikroskopischer Hinsicht nur um Varianten von zwei verschiedenen Formen handelt: der *papulösen Syphilide* bei denen die Vielfalt am größten ist, und der *breiten Kondylome*, die an Kontaktstellen und Übergangsstellen zur Schleimhaut lokalisiert sind.

1. Papulöse Syphilide

Der Prototyp der papulösen Syphilide ist vor allem durch ein ausgeprägtes Zellinfiltrat gekennzeichnet, dessen Topographie von CIVATTE mit einem Nagel verglichen wurde. Das papulöse Syphilid breitet sich unter der Epidermis über mehrere Papillen hinweg aus und sinkt mehr oder weniger senkrecht in die Tiefe der Cutis, wobei es dem Gefäßverlauf folgt und zahlreichen perivasculären Ausläufern gleicht, die im Schnittpräparat inselförmig aussehen (Abb. 5). Das Gefäß im Zentrum jeden Infiltrates weist die gleichen Wandveränderungen wie im Ulcus durum auf; die Endothelschwellung mit Verengung des Gefäßlumens führt aber selten zur vollständigen Obliteration; die Pericytenwand der Capillaren, sowie die Media und Adventitia der größeren Gefäße sind durch die eingelagerten Zellen aufgetrieben. Die Lymphgefäße sind weniger als beim Ulcus durum betroffen.

Die auftretenden Zelltypen sind zahlreich, und ihre Zusammensetzung ändert sich mit dem Entwicklungsstadium. Anfangs findet man überwiegend Lymphocyten, die kleine dichte Knötchen um die Gefäße der Cutis bilden; im Bereich der ursprünglichen Infiltrate erscheinen Plasmazellen, die sich allmählich mit den Lymphocyten mischen oder kleine isolierte, ebenfalls scharf abgesetzte Zellnester in der Umgebung von Gefäßen bilden.

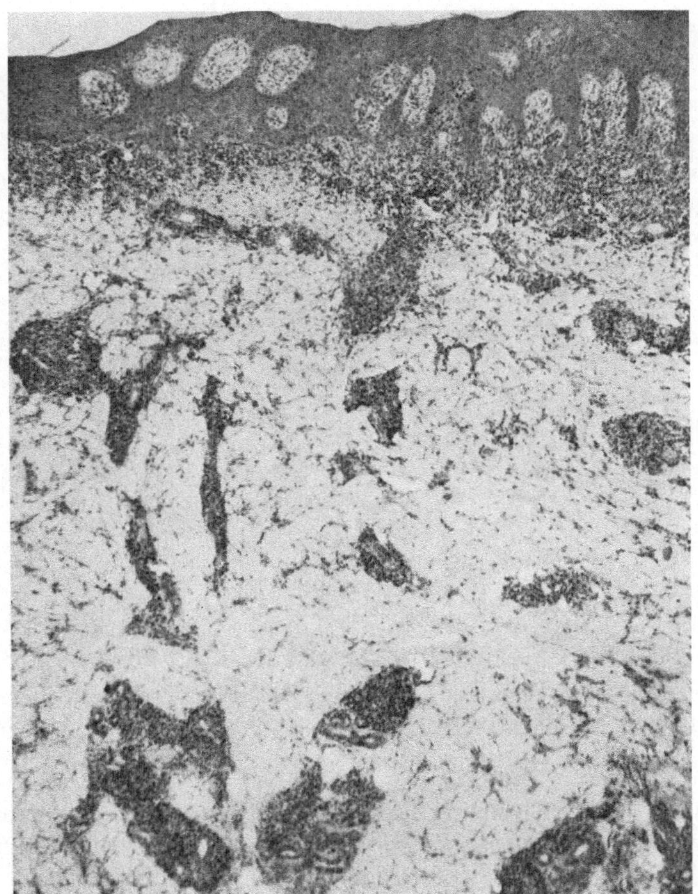

Abb. 5. Sekundäre Syphilis, papulöse Efflorescenz; das Infiltrat ist inselförming um die Blutgefäße verteilt (37,5×)

Auch neugebildete Bindegewebszellen sind am Aufbau dieser kleinen Entzündungsherde beteiligt. Interessante Veränderungen sind an den protoplasmareichen Plasmazellen zu bemerken, die, nach unserer Meinung, auf eine erhöhte Aktivität hinweisen. Bei diesen Zellen besteht immer eine auffallende Anisocytose, die mit dem Altern der syphilitischen Papel noch zunimmt; das Archoplasma zeichnet sich deutlich von dem zur Zellmembran verdrängten basophilen Plasma ab. Das Cytoplasma ist mitunter vakuolisiert, oft ungenau begrenzt und weist kurze Fortsätze auf; diese können sich ablösen und als kleine basophile Reste zwischen den Zellen liegen; dieses sogenannte Klasmatosephänomen ist in den an Plasmazellen reichen Condylomate lata noch ausgeprägter. Doppelkernige Plasmazellen sind nicht selten (Abb. 6).

Wenn diese Anisocytose auch die anderen mononucleären Zellen der Infiltrate betrifft, kann histologisch das Bild einer malignen Hämoblastose vorgetäuscht werden (COCHRAN, THOMSON und Mitarb.).

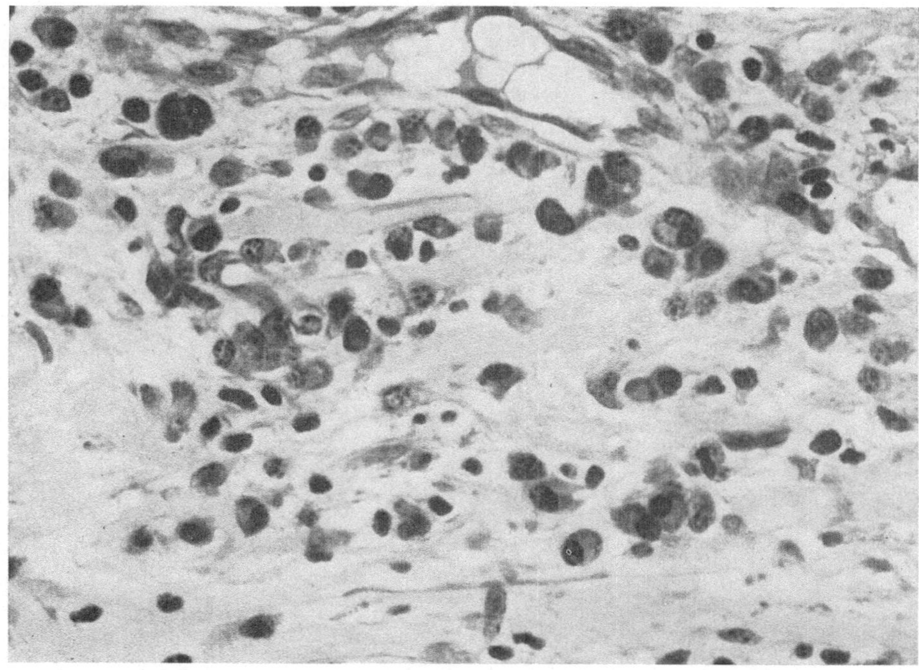

Abb. 6. Syphilitische sekundäre Papel mit polymorphen Plasmazellen (cytoplasmische Fortsätze.
doppelkernige Zellen, Vacuolenbildung, Russelsche Körperchen ...) (600×)

Diese inselförmigen lympho-plasmacellulären Infiltrate können außer die Gefäße auch die Schweißdrüsenknäuel und die Nerven der tiefen Dermis sowie vereinzelte Capillaren des Fettgewebes umgeben. Größere Gefäße, wie subcutane Venen, sind meistens nur bei großknotigen Syphiliden verändert, bei denen der Schwerpunkt der Zellinfiltration bis zum Fettgewebe oder zum Unterhautzellgewebe verschoben ist. Panvasculitische Veränderungen mit Intimawucherung der Venen und auch der Arterien stechen in solchen Fällen im histologischen Befund hervor.

Die Epidermis, die Haarfollikel, das Bindegewebe und dessen elastischer Anteil sind gewöhnlich bei papulösen Syphiliden nicht beeinträchtigt. Die Zellinfiltration ist um die papillären und subpapillären Gefäße und um die Basalmembran der Follikel herum am stärksten ausgeprägt, hier können unter Umständen Zellen durch Exocytose bis in die nächstgelegenen Epithelschichten wandern. Die kollagenen und elastischen Fasern sind durch die Zellinfiltration verdrängt oder verdeckt, aber nicht unbedingt zerstört. Gewöhnlich hinterläßt die sekundäre einfache Papel außer Pigmentveränderungen keine Narbe, was bei einer ausgeprägten Bindegewebsschädigung nicht der Fall wäre.

Es ist weiter zu betonen, daß in den sekundären Syphiliden die Blutgefäße nicht unbedingt geschädigt sind und daß die Plasmazellen in den entzündlichen Infiltraten des Corium vollständig fehlen können (ABELL, MARKS und WILSON-JONES). In solchen Fällen ohne kennzeichende Merkmale, die leider nicht selten sind und den histologischen Polymorphismus noch vergrößern, sind die Versuche,

die Treponemen auf Paraffin- oder Kryostatschnitte dazustellen, wünschenswert
(Jeerapaet und Ackerman).

Bei unmittelbarer Beteiligung bestimmter Hautstrukturen am pathologischen
Prozeß können verschiedene *histologische Sonderformen* entstehen, die in einigen
Fällen besonderen klinischen Erscheinungsformen entsprechen, wie z.B. acnei-
forme Syphilide, Lichen syphiliticus und Anetodermia maculosa luetica.

a) Sonderformen mit ausgeprägter Epidermisschädigung

Die Hornschicht der papulösen Syphilide löst sich gewöhnlich von der ge-
wölbten Oberfläche ab und ein fein-schuppiges Kränzchen mit einigen abgeflach-
ten Zellkernen, im französischen Schrifttum als „collerette de Biett" bekannt,
entsteht am Rande der Papel.

Im Fall des *psoriasiformen Syphilids* sind die interpapillären Reteleisten akanthotisch verlängert und der Papillarkörper ist ödematös; die Intercellulär-Räume
der Reteleisten und der suprapapillären Epidermis sind ebenfalls ödematös erweitert und von entzündlichen Zellen durchsetzt. Das Stratum granulosum verschwindet, die Hornschicht wird parakeratotisch. Darunter können sich echte
Kogoj'sche spongiforme Pusteln bilden: die Einwanderung von polymorphkernigen Leukocyten in kleine Hohlräume, die durch den Zerfall isolierter Stachelzellen und den Zusammenfluß der ödematösen Saftspalten entstehen, vermag das
Bild einer psoriatischen Efflorescenz vorzutäuschen; die Stachelschicht der Reteleisten kann jedoch andere Zellnester mit lympho-plasmacellulärem Inhalt beher-
bergen, und in der Dermis ist die Zellinfiltration viel zu dicht, als daß eine Psoriasis
differentialdiagnostisch in Frage käme. Wenn die Leukocytenauswanderung und
der Zerfall der Epidermis weiter zunehmen, bilden sich auf der Oberfläche eitrige
Krusten (krustöse Syphilide). Bei vollständigem Epithelschwund, wie beim
ulcerösen Syphilid bedeckt eine lockere Masse aus Fibrin, Zelltrümmern, Eiter-
zellen und zerfallenen Hornlamellen den Grund der geschwürigen Läsion. Je
erheblicher die Epidermisschädigung ist, desto unspezifischer wird die cutane
Zellinfiltration. Nur in der Tiefe der Cutis und unter der umgebenden gesunden
Epidermis sind die typischen perivasculären Infiltrate und Gefäßveränderungen
zu finden. Bei der *syphilitischen Rupia* erreichen diese Haut- und Gefäßveränderungen ihre vollständige Ausbildung.

Erwähnenswert ist das Bild der sogenannten *Lues maligna*, bei der Epidermis
und Dermis geschwürig zerfallen, das entzündliche Infiltrat meist unspezifisch ist
und die Gefäße nur durch den nekrotischen Zerfall der Haut zerstört werden; in
solchen Fällen bleibt jeder Versuch, Treponemen nachzuweisen, vergeblich. Die
nosologischen Ansichten über die Lues maligna weichen erheblich voneinander
ab, und so gibt es keine einheitlichen histologischen Beschreibungen. Adam und
Korting betonen beispielsweise die Ausdehnung der Zellinfiltration bis ins Fettgewebe und die geringfügige Gefäßschädigung. Nach diesen Autoren sind die
Plasmazellen zahlreich vertreten, im Gegensatz zur Auffassung von Degos et al.,
die praktisch keine plasmacelluläre Beteiligung, dagegen eine erhebliche, für den
nekrotischen Zerfall der Haut verantwortliche, diffuse Vasculitis obliterans beobachten konnten.

Histologische Anzeichen für eine luetische Ätiologie fehlen auch bei den
varicelliformen bzw. varioliformen Syphiliden: die Epithelveränderungen sind auf

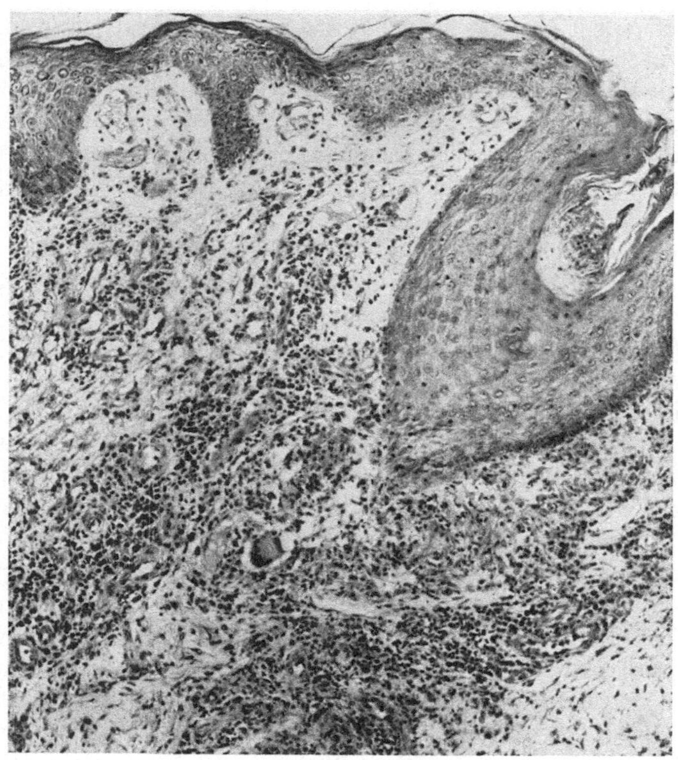

Abb. 7. Sekundäre Syphilis; follikuläre Efflorescenz: perifollikuläre Zellinfiltration mit Riesenzellen, perivasculäre Infiltrate und vorwiegend Palsmazellen (95×)

einen kleinen Bezirk beschränkt, und die Epidermis scheint sich in zentrifugaler
Richtung durch seröse, später eitrige Bläschen oder kleine (spongiforme) Pusteln
mit Kerntrümmern und aufgeblähten Stachelzellen aufzulösen. Die entzündliche
Reaktion des Corium ist unbedeutend und bietet keinen Anhalt für eine spezifische
Entzündung.

Die *palmo-plantaren luetischen Papeln* können dem histologischen Bild des
klinischen Prototypus der papulösen Syphilide entsprechen; oft sind sie von einer
dicken Hornschwiele überzogen.

b) *Sonderformen mit ausgeprägter Haarfollikel- und Coriumschädigung*

Die follikulären papulösen Syphilide treten als kleinpapulöse, miliare, extra-
follikuläre Syphilide (Lichen syphiliticus) auf. Das mikroskopische Bild ist dabei
ganz verschieden. Das Infiltrat ist ebenfalls dicht, scharf umschrieben und verteilt
sich um die schräge Achse des Follikels bis zur Haarwurzel hinunter. Die Entzündungszellen zerstören die epithelialen Haarscheiden und die Talgdrüsen; das
Haar behält nur eine unvollständige innere Haarscheide oder liegt sogar frei im
Infiltrat. Das Ostium ist erweitert und durch einen Hornpfropf verschlossen. Am
Aufbau der Infiltrate sind nicht nur Lymphocyten und Plasmazellen beteiligt,
sondern auch, in hohem Prozentsatz, polynucleäre Leukocyten, Mastzellen, Binde-

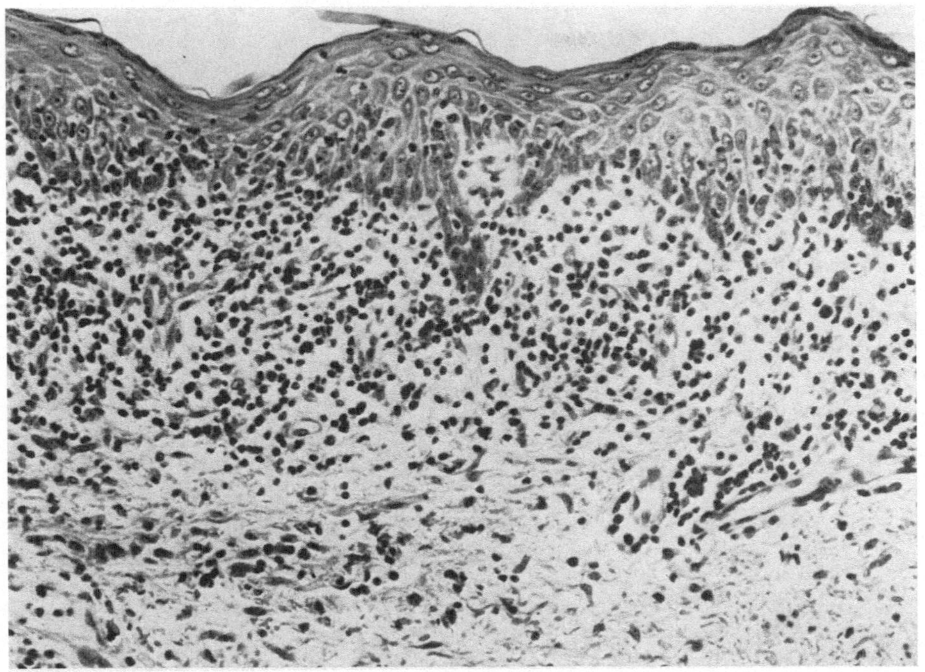

Abb. 8. Mikropapulöse Syphilis: ausschließlich peribasale lymphocytäre Zellinfiltration ohne histologische Specifität (240×)

gewebszellen, Epitheloidzellen und mehrkernige Riesenzellen vom Langhans'schen oder vom Fremdkörpertyp. Die Gefäße sind wie bei den papulösen Syphiliden verändert, die elastischen Fasern zerfallen in diesem granulomatösen, tuberkuloiden Infiltrat, in dem sogar kleine nekrotische Herde auftreten können (Abb. 7.)

Den lichenoiden Papeln außerhalb der Haarfollikel entspricht auch oft ein besonderes histologisches Bild. In den meisten Fällen ist die Epidermis über einigen Papillen verdickt, die sinusoide dermoepidermale Grenze ist verstrichen. Das darunterliegende Infiltrat bleibt auf die Breite der veränderten Epidermis beschränkt und sendet nur kurze Ausläufer in die umgebende Cutis; es liegt der Basalmembran eng an und dringt in die untersten Stachelzellschichten ein (Abb. 8). Die Vortäuschung eines Lichen ruber planus kann perfekt sein: doch fehlt fast immer die Hypergranulose, die Hornschicht enthält Kernreste, das Infiltrat ist nicht rein lymphocytär und enthält oft eingentümlich alleinstehende Langhans'sche Riesenzellen. Bei einer besonderen Form dieser lichenoiden Papeln ist umgekehrt die Epidermis atrophisch vorgewölbt und darunter, im Bereich von 3–4 Papillen, liegt ein kleines epitheloidzelliges Knötchen mit Riesenzellen und einigen Lymphocyten. Bei scharf begrenzten Epitheloidzellinseln kann die Differentialdiagnose gegenüber Boeckschem Sarkoid, oder Lichen nitidus, oder bei beginnender Verkäsung, gegenüber Tuberculosis cutis lichenoides unlösbar sein. Aber solche *sarkoide Granulome* (Abb. 9) können im entzündlichen Infiltrat jeder sekundären Syphilis entstehen und gehören nicht ausschließlich zum histologischen Befund

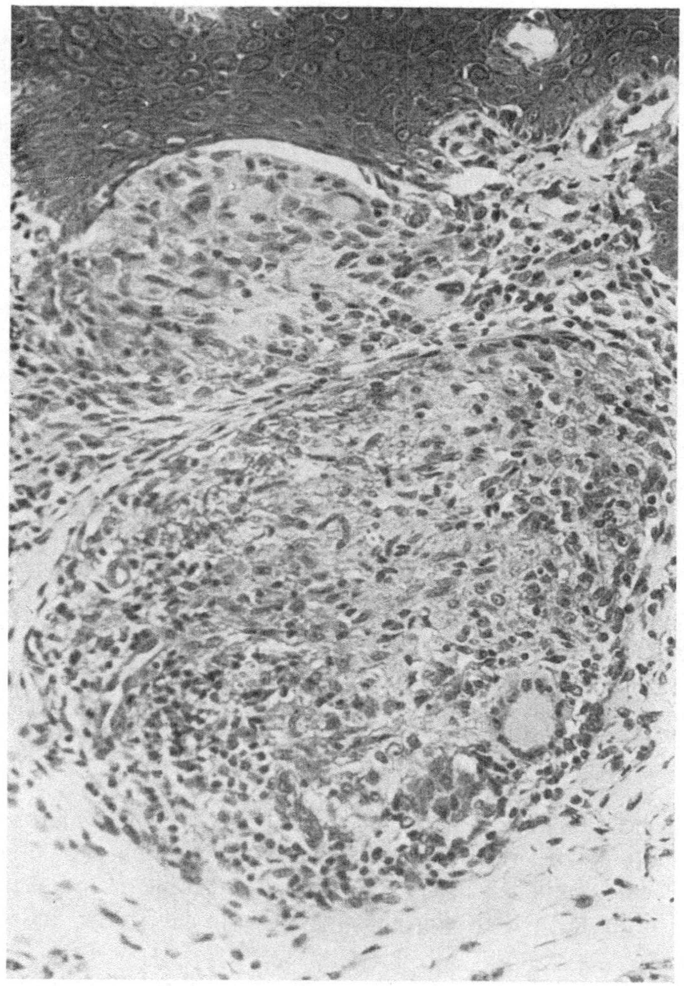

Abb. 9. Lichenoide Syphilis sarkoider Struktur (240×)

der kleinpapulösen (peri-) follikulären Syphilide (LANTIS, PETROZZI und HURLEY; SINGH, KAUR und Mitarb.).

Beim *acneiformen Syphilid* beobachtet man einen eitrigen Zerfall der Haarfollikel, wobei sich ein Abscess unter dem ostialen Hornpfropf bildet. Der Abscess kann sich auch perifollikulär im subepidermalen Bereich oder in der äußeren Haarscheide (MIKHAIL und CHAPEL) bilden. In solchen Fällen ist die entzündliche Reaktion immer tuberkuloider Art.

Die Affinität der luetischen Entzündung zu den folliculären Anhangsgebilden der Haut ist auch für die *Alopecia syphilitica* verantwortlich: das Infiltrat betrifft den unteren Teil mehrerer Haarfollikel im gleichen Hautbezirk; die telogene Rückbildung der Follikel wird dadurch beschleunigt und die Haarschäfte werden ausgestoßen. Die Zellinfiltration besteht fast ausschließlich aus Lymphocyten; weder Nekrose noch Vernarbung können beobachtet werden (Abb. 10). In den

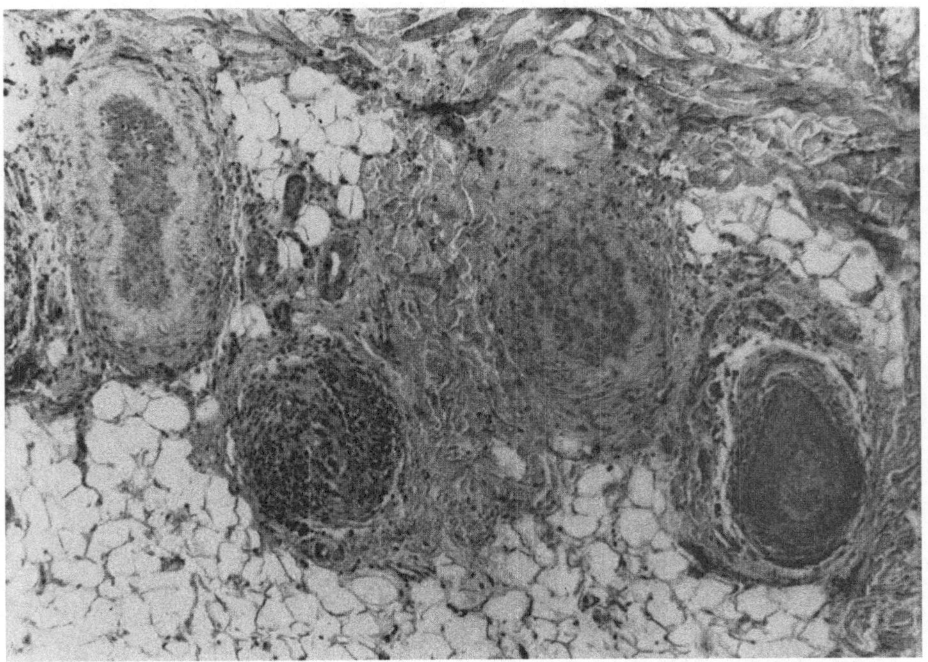

Abb. 10. Alopecia luetica der sekundären Syphilis: perifollikuläre lymphocytäre Infiltrate und
telogene Rückbildung mehrerer Haarfollikel (95×)

perifollikulären Blutgefäßen findet man die üblichen Veränderungen (GRAHAM,
JAHNSON und HELWIG).

2. Condyloma latum

Die breiten Condylome sind durch eine starke Epidermiswucherung und eine
ödematöse plasmacelluläre Zellinfiltration des Corium gekennzeichnet. Die Reteleisten sind akanthotisch verlängert und oft unregelmäßig verzweigt. Die Differentialdiagnose gegenüber spitzen Condylomen und sogar carcinoiden Papillo-
matosen kann schwierig sein: bei wuchernden oder erosiven periorifiziellen
Epidermisschädigungen befinden sich stets zahlreiche Plasmazellen im entzündlichen Infiltrat, deren Anwesenheit differentialdiagnostisch kaum verwertet werden kann (Abb. 11).

In den wuchernden Reteleisten sind die Stachelzellen stärker als die Intercellularräume ödematös vergrößert; auf der ebenen Oberfläche schwindet die
Granulosa vollständig, und durch den ödematösen Zerfall der Hornzellen bilden
sich kleine spongiforme Hohlräume, die Leukocyten, Fibrin, Kernreste und
pyogene Kokken enthalten. Bei erosiven, breiten Kondylomen verschwindet
auch der suprapapilläre Anteil der Epidermis, und die exsudativen Absonde-
rungen durch die freigelegten Papillen bilden eine eitrige oder nekrotische Kruste.
Der Papillarkörper ist der Epidermiswucherung entsprechend umgebildet: das

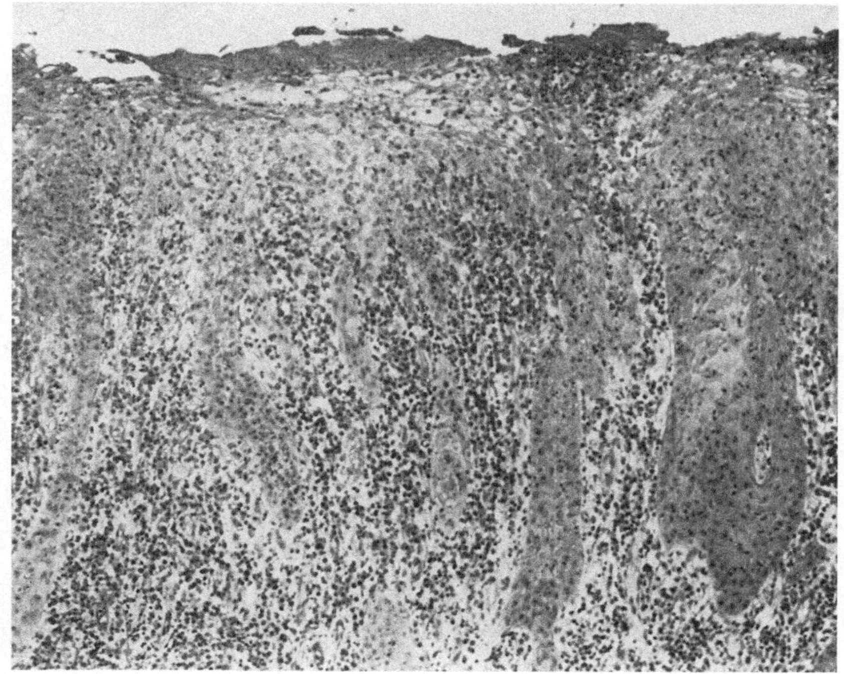

Abb. 11. Sekundäre Syphilis: Condyloma latum der Vulva mit Erosion der Oberfläche (95×)

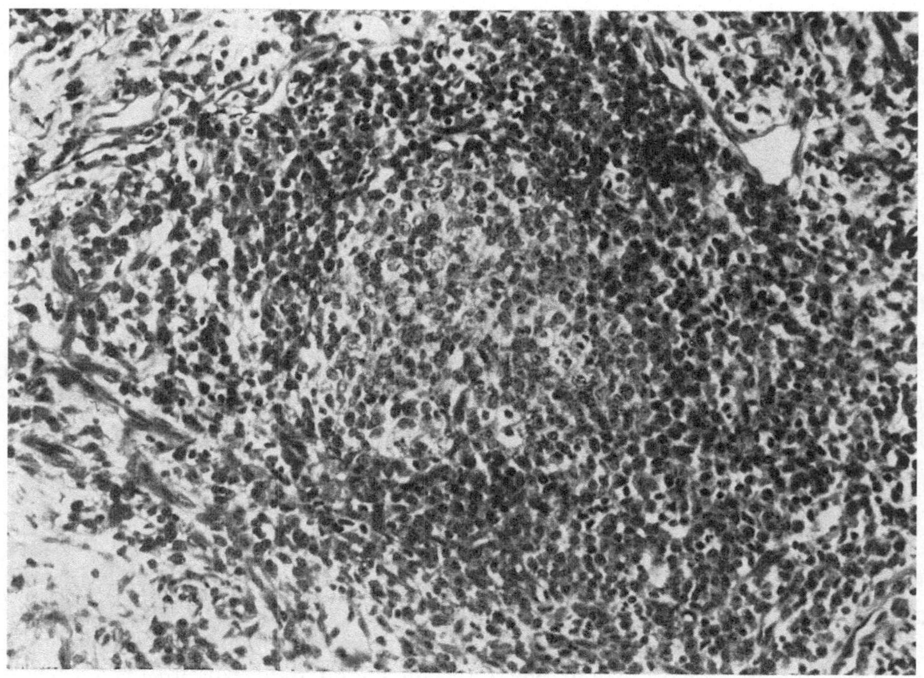

Abb. 12. Breites Condylom der Leistenbeuge: kompakte plasmacelluläre Infiltration mit Reticulumzellen im Zentrum (lymphadenoide Struktur) (240×)

Bindegewebe ist hier ödematös aufgelockert, enthält einzelne Plasmazellen und erweiterte Capillaren mit geschwollenen Endothelien. Der Schwerpunkt der Zellinfiltration liegt tiefer: das Infiltrat ist ebenso dicht wie beim Ulcus durum und besteht hauptsächlich aus Plasmazellen. Die Blutgefäße sind zahlreich und stets verändert, aber auch die Lymphgefäße sind erweitert, was bei den papulösen Syphiliden nicht der Fall ist. Wie beim Schanker, kann man auch hier die Loslösung des Endothelsaums der Lymphgefäße, von denen einige kleine Zellinfarkte enthalten, beobachten.

Der pseudo-maligne Pleomorphismus der Plasmazellen ist noch deutlicher als bei den rein papulösen Syphiliden. Zwischen den Zellen findet man oft Russell'sche Körperchen, wie sie auch sonst bei plasmacellulären Hautinfiltrationen beschrieben wurden (TAPPEINER, PFLEGER und WOLFF); es ist schwer zu beurteilen, ob diese Körperchen durch Klasmatose der Plasmazellen oder durch aktive Sekretion entstehen. In diesem dichten Infiltrat erscheinen, besonders bei großen nässenden Kondylomen, follikuläre lymphadenoide Entzündungsherde. Im Zentrum eines solchen Herdes treten entweder Lymphocyten oder große retikuläre Zellen auf; diese zentrale Zellanhäufung ist scharf abgegrenzt und von Plasmazellen umgeben. Das Bild eines stimulierten Lymphknotenfollikels mit seinem Fleming'schen Zentrum kann genau nachgeahmt sein (Abb. 12).

Bei den sogenannten „*plaques muqueuses*" der Schleimhaut zerfallen die Epithelzellen des ödematös aufgelockerten Gewebes mit Auswanderung polymorphkerniger Leukocyten; das Infiltrat des Coriums besteht nur aus Plasmazellen.

Die *Spirochätendarstellung* erfolgt hierbei meist ohne Schwierigkeiten, besonders in der Tiefe der Epidermis und um die erweiterten Blut- und Lymphgefäße des Papillarkörpers herum. HASEGAWA hat die breiten Kondylome elektronenmikroskopisch untersucht: die Treponemen sind hauptsächlich im Corium sehr zahlreich; in den Keratinocyten und in den Plasmazellen hingegen konnte er sie nicht auffinden.

Klinisch wurden zahlreiche Übergangsformen zwischen papulösen Syphiliden und breiten Kondylomen beschrieben. In histologischer Hinsicht weisen diese Übergangsformen keine grundsätzlichen Unterschiede auf.

Anhang: Rückbildung der sekundären Hauteffloreszenzen der Syphilis

Es ist nicht einfach zu beurteilen, ob eine Struktur bereits einem Heilungsprozess oder noch dem aktiven Stadium der Krankheit entspricht. Im allgemeinen kann man aber doch sagen, daß während der Rückbildung histologische Bilder entstehen, welche die Merkmale der tertiären Syphilis tragen.

Das entzündliche Infiltrat verzeiht sich zuerst im subepidermalen Bereich und hinterläßt ein zellreiches Bindegewebe mit vermehrten Blutcapillaren und einer diffusen Infiltration von Histiocyten und Fibroblasten, die Papillarkörper und Reteleisten verdrängen. Das Infiltrat im oberen und mittleren Corium verschwindet später, aber sogar nach vollständiger klinischer Rückbildung sind histologisch noch perivasculäre Plasmazellen in der Cutis zu finden. Bei den großpapulösen

Syphiliden, den breiten Kondylomen, und den perifollikulären Papeln tritt häufig eine tuberkuloide Umwandlung der Infiltrate auf: Epitheloidzellen und Langhans'sche Riesenzellen durchsetzen die plasmacelluläre Infiltration oder drängen sich zu kleinen Knötchen zusammen.

Wenn das entzündliche Infiltrat das Bindegewebe zerstört hat, kann die syphilitische Hauterscheinung eine Narbe hinterlassen: das ist meistens bei ulcerösen, papulo-pustulösen und acneiformen Syphiliden der Fall. Wenn die Bindegewebsschädigung an den elastischen Fasern ausgeprägter ist, entsteht eine atrophische maculöse Narbe (Anetodermia luetica, „vergetures rondes"): die orceinophilen Fasern schwinden vollständig und verdickte Bruchstücke können in Fremdkörperriesenzellen oder in den persistierenden Infiltraten nachgewiesen werden. Wie GANS und STEIGLEDER betonen, vermag diese Atrophie weit über die Grenzen der Zellinfiltration hinauszugehen.

Pigmentverschiebungen werden auch sehr häufig nach Rückbildung der sekundären Syphilide beobachtet: die breiten Kondylome hinterlassen gewöhnlich depigmentierte weiße Makeln, wobei das Melanin in der Epidermis fehlt. Die Pigmentgranula liegen interstitiell im Papillarkörper oder sind von Chromatophoren phagocytiert. Die angrenzende Epidermis ist gewöhnlich hyperpigmentiert. Eine ausgeprägte Hyperpigmentierung der unteren Stachelzellschichten ist das einzige histologische Merkmal der Pigmentsyphilis.

III. Tertiäre Syphilis

Der klinischen Unterscheidung von tubero-ulcero-serpiginösen tertiären Syphiliden und gummösen Syphiliden entspricht auch eine histopathologische Unterscheidung.

1. Tubero-ulceröse Syphilide

Es bestehen nur geringe Abweichungen zwischen einer großen sekundären Papel im Endstadium und einem tertiären nodulären Syphilid. Die Veränderungen betreffen die Cutis in ganzer Höhe. Kleine gummöse nekrotische Herde erscheinen im tuberkuloiden Granulationsgewebe; Gefäßveränderungen sind häufiger und stärker ausgeprägt, die narbenbildende Sklerose erscheint immer im histologischen Befund (Abb. 13 u. 14).

Die Zellinfiltration ist diffus und nimmt ausnahmsweise eine follikuläre Anordnung wie im echten Tuberkelknötchen an. Die Epitheloidzellen und Langhans'schen Zellen bilden hellere Streifen oder Flecken unter den lympho-plasmacellulären Infiltraten, die durch die früh eintretende Sklerose zersetzt sind. Die kollagenen Bündel sind verdickt, die Elastica zerfällt allmählich. Die Gefäße, insbesondere die Venen, werden vollständig zerstört; ihre Wandungen verschwinden im entzündlichen Infiltrat (Panphlebitis obliterans) und werden durch wirbelförmiges, zellreiches Bindegewebe ersetzt (Abb. 15). Mittels der Orcein-Giemsa Färbung kann die zerstückelte und aufgefaserte Elastica in bereits vernarbten Knotensyphiliden noch dargestellt werden. PINKUS und MEHREGAN empfehlen

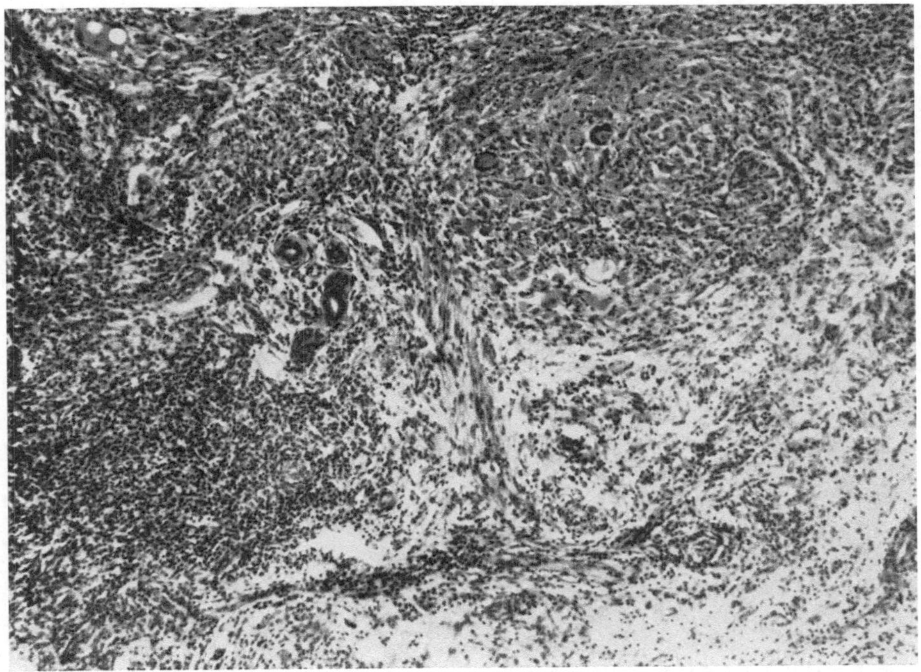

Abb. 13. Tertiäre Syphilis, tubero-ulceröse Syphilis: polymorphe Zellinfiltration mit Beteiligung epitheloider und Langhans'scher Riesenzellen und Bindegewebsneubildung (95×)

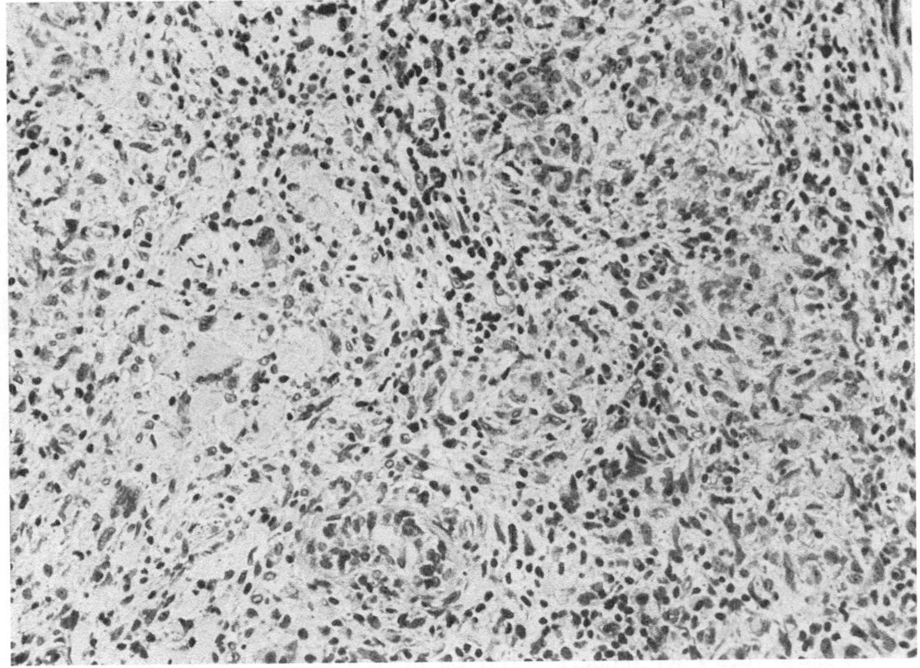

Abb. 14. Tubero-ulceröse tertiäre Syphilis: cytologischer Aufbau des Infiltrates (240×)

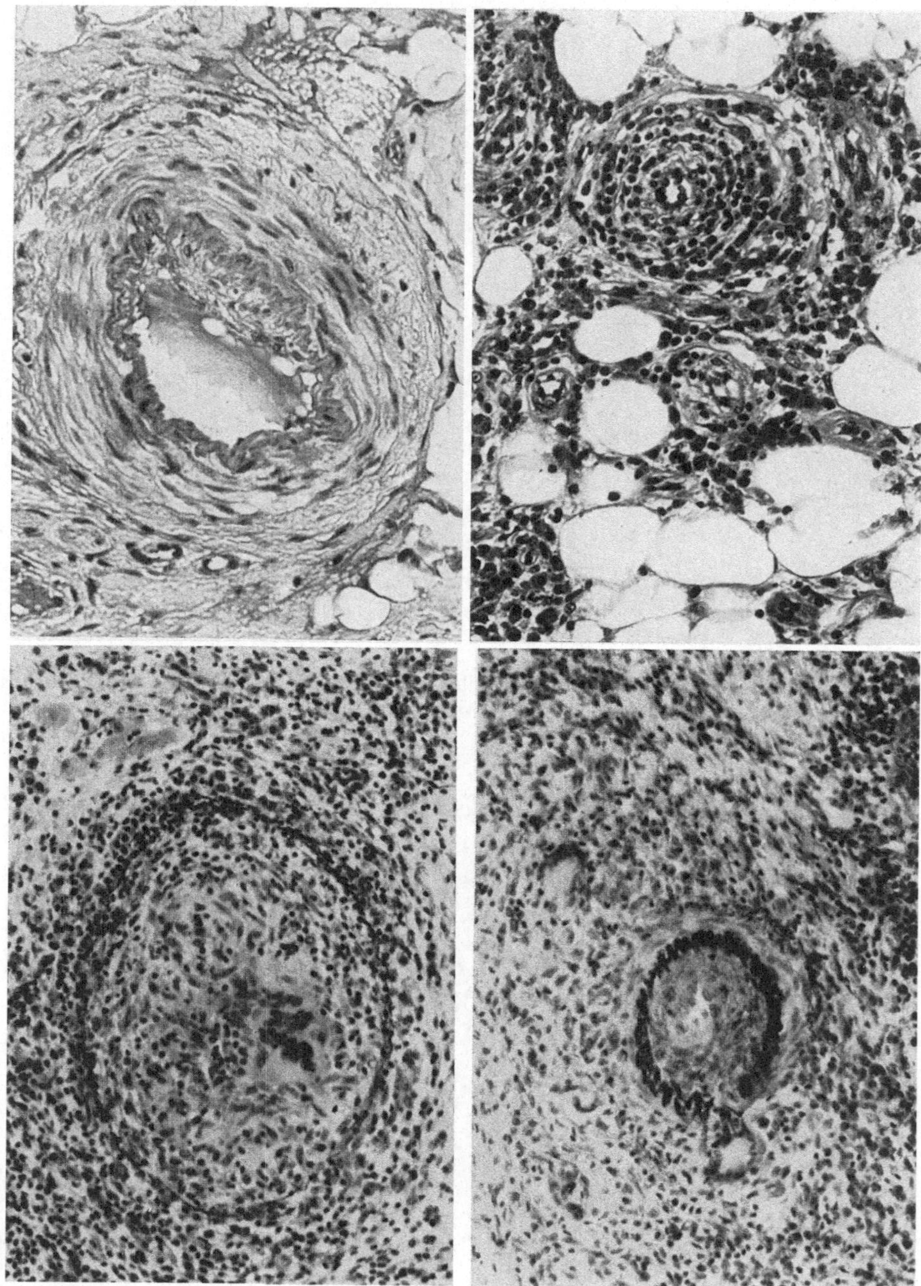

Abb. 15. Gefäßveränderungen in einem Fall tubero-ulceröser Syphilis (240×)

dieses Verfahren für die ätiologische Diagnose chronischer Granulationsgeschwülste, in denen der Erregernachweis nicht gelingt.

In diesem luetischen Tuberkel können überall kleine nekrotische Herde erscheinen, die oft mit der Verkäsung einer Riesenzelle beginnen. Die Stelle des

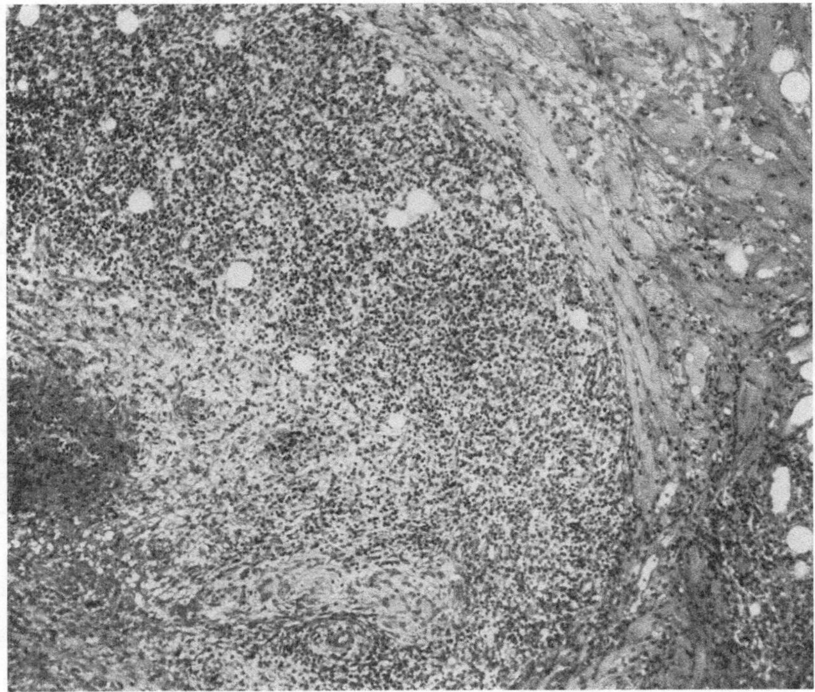

Abb. 16. Subcutanes syphilitisches Gumma: links das gummöse Zentrum, in der Mitte das dichte lymphoplasmacelluläre Infiltrat mit einigen Riesen und epitheloiden Zellen, rechts die Bindegewebsneubildung (37,5×)

Gewebszerfalls entspricht nicht unbedingt einem verlegten Gefäß oder dem Zentrum eines luetischen Tuberkels, und das Vorkommen zahlreicher Nekrosen ist deswegen nicht nur auf eine Unterbrechung der Durchblutung zurückzuführen (LEVER). Das erweichte Gewebe wird durch geschwürige oder fistelartige Epidermiswunden abgestoßen. Diese fokale, gummöse Nekrose tritt aber nicht unbedingt in allen Fällen auf: die Epidermis kann außerdem auch wie bei sekundären Syphiliden eitrig oder nekrotisch zerfallen; im Endstadium ist sie stark atrophisch.

2. Syphilitisches Gumma

Hier steht die gummöse Nekrose im Vordergrund; das gummöse Syphilom liegt tiefer und grenzt an subcutane Venen, die immer die strukturellen Merkmale der Phlebitis obliterans aufweisen. Beim reifen Gumma konfluieren meist mehrere zerfallene Herde, wodurch die Läsion histologisch eine polyzyklische Begrenzung erhält. Das Granulationsgewebe umgibt es in nahezu konzentrischen Schichten (Abb. 16): innen eine helle Schicht aus Fibrinfäden, Zelldetritus und feinen Kollagen- oder Gitterfasern, dann ein dichtes gefäßreiches Infiltrat mit Epitheloidzellen, Fremdkörperriesenzellen, Lymphocyten, zahlreichen Plasmazellen, Bindegewebszellen u.a., weiter außen die vernarbende Sklerose, die strahlenförmige

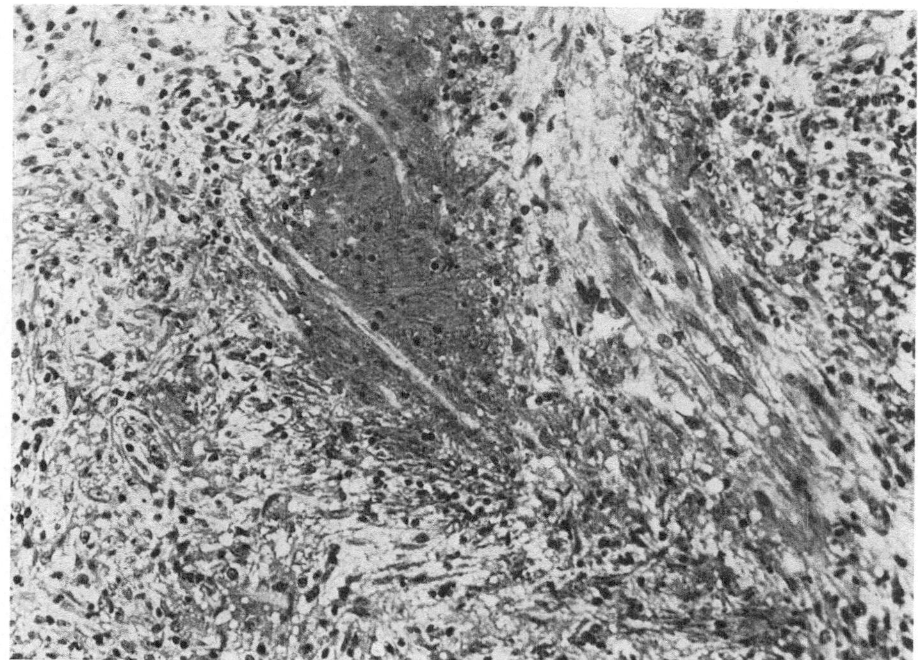

Abb. 17. Syphilitisches Gumma: im gummösen Zentrum ist der Gewebszerfall unvollständig,
Zellreste und Kollagenbündel bestehen in der Nekrose (240×)

Ausläufer in das Infiltrat und die gesunde Haut sendet und für die verstümmelnde
Retraktion verantwortlich ist. Wenn das Gumma erweicht ist und die Oberfläche
erreicht, zerfällt die Epidermis wie bei den tubero-ulcerösen Syphiliden. Der Treponemennachweis gelingt fast niemals.

Differentialdiagnostisch ist die gummöse Nekrose von der tuberkulösen Verkäsung nicht leicht zu unterscheiden: die Nekrose ist nicht so vollständig und
erscheint etwas faserig; sie ist weniger deutlich abgegrenzt und strahlt stärker
zwischen das Faserwerk der Cutis aus; die Zell- und Kernreste, die elastischen
und kollagenen Fasern bleiben länger darin erhalten als in der käsigen Nekrose;
der gummöse Zerfall beginnt nicht in den tuberkuloiden Infiltraten und scheint
nicht in unmittelbarer Beziehung zu der diffusen spezifischen Angiitis zu stehen;
die Kalkablagerungen sind seltener als bei der Verkäsung; die vernarbende Bindegewebsneubildung ist stärker ausgeprägt und tritt früher auf als in der Umgebung
der verkäsenden Nekrose; schließlich sind die Plasmazellen bei der Tuberkulose
selten und die Fremdkörperriesenzellen bei der Syphilis häufiger (Abb. 17). Aber
diese Unterschiede müssen mit Vorbehalt beurteilt werden. Viele Autoren messen
ihnen nicht nur für die Differentialdiagnose der Lues und der Tuberkulose, sondern auch im Falle einer durch Eiterkokken, Mykobakterien oder Pilze bedingten
gummösen Nekrose keine entscheidende Bedeutung zu. Nur der Nachweis des
Krankheitserregers vermag hier die differentialdiagnostischen Schwierigkeiten zu
beseitigen.

Die *juxtaartikulären Knoten* gehören zum tertiären Stadium der erworbenen Syphilis; aber sie werden viel häufiger bei den endemischen Spirochätosen, wie der Frambösie, beobachtet. Die frisch gebildeten Knoten bestehen fast ausschließlich aus kompaktem ungeordnetem Bindegewebe; die Läsion ist gut umschrieben, und der Übergang der Gewebsneubildung zur gesunden Haut ist nicht so progressiv wie im Fall eines Hautfibroms. Eine diskrete Zellinfiltration aus Lymphocyten, Plasmazellen, zahlreichen Fibroblasten und vereinzelten kleinen Riesenzellen durchsetzt diffus das Fibrokollagen-Gewebe. Die Gefäße sind, wie gewöhnlich, verändert, und die entzündlichen Zellen infiltrieren vorzugsweise das perivasculäre Bindegewebe. Bei älteren Knoten beobachtet man ein Überhandnehmen des kollagen Bindegewebes, das immer zellärmer wird und schließlich nur noch aus hyalinen Bündeln besteht. Das elastische Fasernetz verschwindet vollständig. Nach LEVER kann das Zentrum im Endstadium hohl werden und sich mit einem amorphen Material anfüllen, das gelegentlich Cholesterinspalten enthalten kann. Im äußeren Umkreis bestehen die plasmacellulären Infiltrate am längsten.

B. Angeborene Syphilis (Lues connata)

Fälle von Lues connata sind äußerst selten geworden, und es ist schwierig, Probeexcisionsmaterial zu gewinnen. Die Hauterscheinungen haben im allgemeinen — mit Ausnahme des Pemphigus syphiliticus neonatorum — das gleiche klinische und histologische Aussehen wir bei erworbener sekundärer Syphilis; nur die plasmacelluläre Beteiligung ist geringer (LEVER).

Pemphigus syphiliticus neonatorum: In den bullösen Hautefflorescenzen der Handflächen und Fußsohlen und in den Rhagaden der Übergangszonen zur Schleimhaut (Mundwinkel, Nasenflügel, perianaler Bereich ...) besteht immer eine akut entzündliche Reaktion mit zahlreichen polynucleären Leukocyten, die im Epidermisepithel und unter der Hornschicht kleine spongiforme Abscesse bilden. In den Schleimhautrhagaden zerfällt die Epidermis zu einer eitrigen Kruste. Beim palma-plantaren Pemphigus bilden sich die Blasen durch Zusammenfluß intraepithelialer Bläschen (GANS und STEIGLEDER), die durch ödematöse Auflockerung der Intercellularräume und der Stachelzellen entstehen und später die Hornschicht abheben. Die Letztere kann auch völlig zerfallen. Das Infiltrat ist ebenso dicht wie bei der sekundären Syphilis, besteht aber hauptsächlich aus Lymphocyten in manschettenartiger Anordnung um die Gefäße herum, deren Wandungen durch die infiltrierenden Zellen aufgefasert sind. Die Gefäße sind stark vermehrt, ihre Endothelzellen wuchern und können das Lumen verlegen. Das Fehlen der Plasmazellen steht mit den immunbiologischen Vorgängen der intraplacentaren Infektion des Fetus im Zusammenhang; bei späteren Hauterscheinungen der Lues connata treten auch Plasmazellen in den Infiltraten auf.

Die *Versilberungsmethoden* zeigen immer einen reichlichen Spirochätengehalt der Schnittpräparate, nicht nur in der zerfallenden Epidermis und um perivasculären Bereich, sondern nach GANS und STEIGLEDER auch in den Schweißdrüsen, den Haarfollikeln, den Hautmuskeln und den Nerven.

C. Endemische Spirochätosen

Die Histopathologie der endemischen Spirochätosen erbringt ebenfalls einen kleinen Beitrag zur Theorie der Einheitlichkeit der Spirochätosen (MALGRAS, BASSET u. Mitarb.). Es bestehen nämlich keine grundsätzlichen mikroskopischen Unterschiede zwischen diesen Spirochätosen und der sog. venerischen Syphilis.

1. Endemische Syphilis (Bejel)

Die „endemische Syphilis" wird hauptsächlich in den trockenen Tropenländern wie West-Afrika, Arabien, Naher Osten u. a. beobachtet. Die Krankheit tritt im Kindesalter auf. Die initiale Läsion bleibt gewöhnlich unbemerkt; die Mund- und Lippenschleimhaut und die perigenitalen Bezirke sind später bevorzugt betroffen; auf der glatten Haut sind meistens trockene schuppende, selten geschwürige Läsionen zu beobachten. Die Treponemen sind im Dunkelfeld und auf versilberten Paraffinschnitten sehr zahlreich. Das histologische Bild zeigt eine epidermale Hyperplasie, die nicht so ausgeprägt ist wie bei der Frambösie; die Infiltrate, insbesondere in den Schleimhäuten, stehen oft in lichenoider Verbindung mit der Epidermis; die Plasmazellen überwiegen überall und die Gefäße bleiben unbeinträchtigt.

2. Frambösie (pian, yaws)

Die Frambösie kommt derzeit hauptsächlich in den tropischen Gebieten Afrikas, ferner in Indien, Malaysia und Südamerika vor. Der Erreger ist die Treponema pertenue.

Besonders bei den wuchernden primo-sekundären Efflorescenzen der Frambösie („Mama pian", sekundäre Frambösiome) beobachtet man eine papillomatöse Hyperplasie der Epidermis wie bei den breiten Condylomen, aber das oberflächliche Infiltrat entspricht mehr dem akut-entzündlichen Typ. Zahlreiche polymorphkernige Leukocyten durchwandern die wuchernde Epidermis und bilden kleine intraepitheliale Abscesse (Abb. 18). Die Plasmazellen überwiegen im Corium, aber die inselförmigen perivasculären Infiltrate sind nicht so scharf umschrieben und bleiben oft auf den Papillarkörper beschränkt (DUPONT und DUBOIS). Die Gefäßveränderungen sind sogar im tertiären gummösen Geschwür viel weniger ausgeprägt. Die gummöse Nekrose kann zu großen Verstümmelungen, besonders im Nasen- und Lippenbereich, führen („gangosa pian"). Die Ausdehnung des nekrotischen Zerfalls scheint auch hier unabhängig von der Gefäßbeteiligung zu sein. Wie bei der Syphilis, spielt die Unterbrechung der Durchblutung in der Histogenese der Nekrose kaum eine Rolle.

Schon bei den sekundären Frambösiomen können schmerzhafte, leicht serpiginöse Keratosen der Fußsohlen und eine Depigmentierung der Handflächen oder anderer Hautbezirke auftreten (BROWNE). An den Fußsohlen überwiegen die Epidermisveränderungen mit den histologischen Merkmalen einer psoriasiformen Papel. An den depigmentierten Stellen zeigen sich im histologischen Bild abgeflachte Reteleisten, ein Schwund des Melaningehaltes der Epidermis, darunter

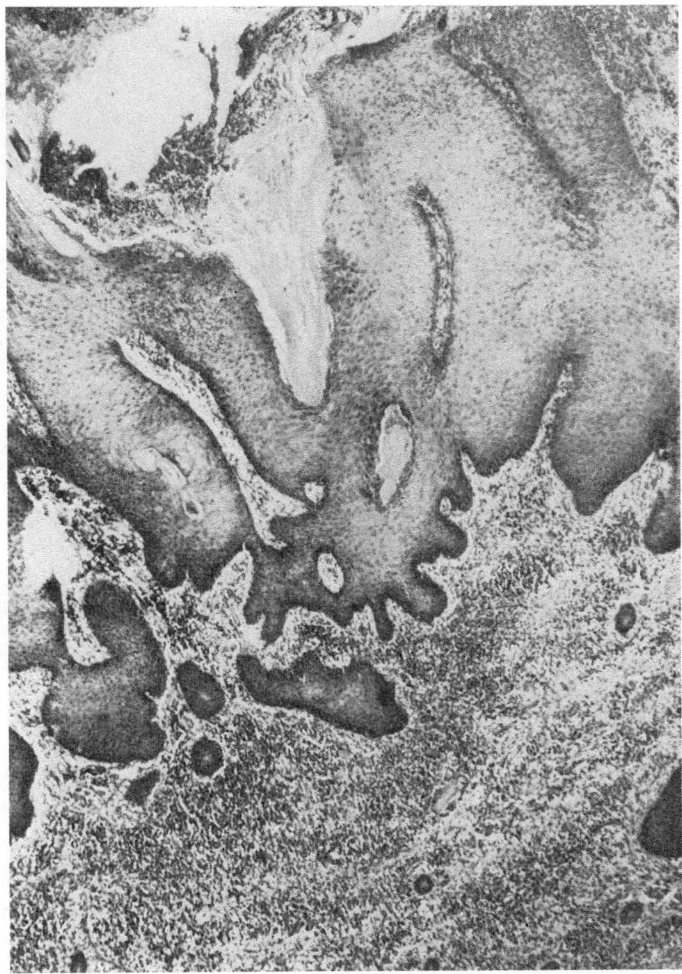

Abb. 18. Sekundäre Frambösie: starke Hyperplasie der Epidermis mit intra-epithelialen Abscessen und diffuse plasmacelluläre Infiltration des Coriums (48×)

narbige Veränderungen der Cutis, die längere Zeit mit Rundzellen infiltriert bleiben. Die Versilberung zeigt immer eine große Anzahl von Treponemen (T. pertenue), fast ausschließlich in der Epidermis der primo-sekundären Hauterscheinungen.

3. Pinta

Die Pinta (Erreger: T. carateum) ist eine endemische Spirochätose Mittel- und Südamerikas. Hierbei gelingt der Treponemennachweis auf Schnittpräparaten bis in die spätesten Stadien der Krankheit. Die strukturellen Merkmale der Primäraffekte und der sekundären Pintiden sind die gleichen: die Epidermis, besonders ihre Reteleisten, ist akanthotisch verdickt und mit Lymphocyten durch-

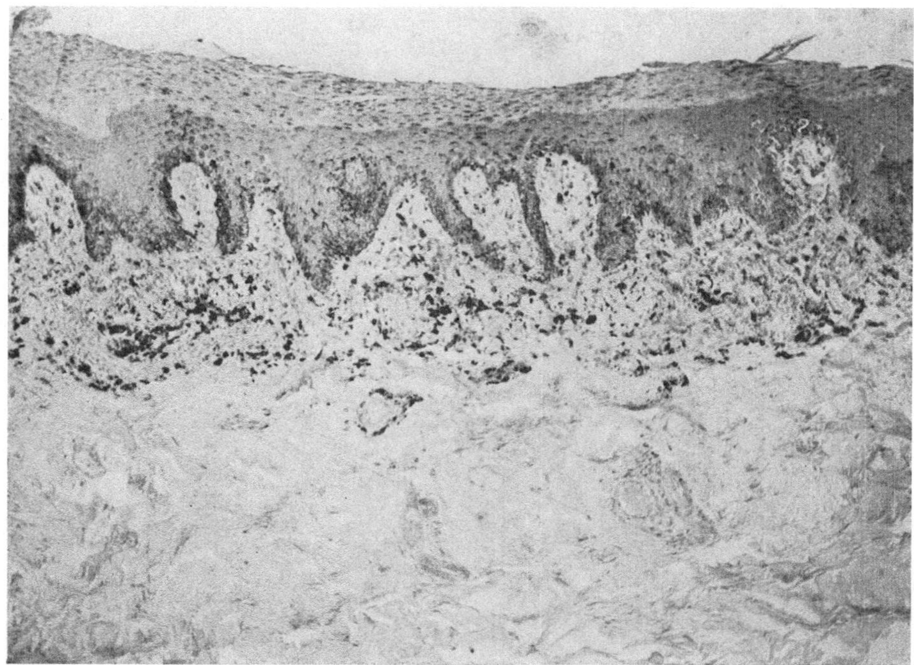

Abb. 19. Pintoide Pigmentverschiebung in einem Fall von Bejel aus West-Afrika: unregelmäßige Acanthose mit Pigmentverlust der Epidermis, starke Melaninablagerung im Corium (der (Treponemennachweis war in der Hornschicht positiv) (95×)

setzt; die Hornschicht ist parakeratotisch; die Cutis ist mit Plasmazellen, Lymphocyten und Bindegewebszellen perivasculär infiltriert; die Gefäßveränderungen, die sich auf eine Anschwellung der Endothelzellen und eine Infiltration der Wandungen beschränken, stehen nicht im Vordergrund wie bei der Syphilis.

Die Pigmentverschiebung tritt sehr frühzeitig auf (PARDO-CASTELLO und FERRER). Schon in primären Efflorescenzen beobachtet man einen Schwund des epithelialen Pigments und eine Vermehrung der Chromatophoren im Papillarkörper. Im Spätstadium wird die Epidermis atrophisch, und das Melanin verschwindet vollständig; darunter ist die Cutis narbig verändert. Die Treponemen sind nachweisbar, solange die geringste entzündliche Reaktion besteht: sie sind aber nur in der Epidermis zu finden. Beim Schimpansen hingegen, dem diese Krankheit experimentell übertragen werden kann (CHANDLER, KAUFFMANN und KUHN), dringen die Treponemen bis in die obere Cutis hinein vor. Im Spätstadium ist die Haut hyperpigmentiert oder bleibt normal gefärbt.

Die vitiligoartigen Pigmentverschiebungen (Abb. 19), sowie die juxtaartikulären Knoten, können in gleicher Weise bei der Frambösie, dem Bejel und der Pinta vorkommen. Im Gegensatz zur Frambösie und zum Bejel weist die Pinta jedoch niemals einen nekrotischen Verlauf auf; die Gefäßveränderungen sind diskret oder fehlen bei diesen nicht-venerischen Spirochätosen. Aber im allgemeinen erscheint es trotz den von HASSELMANN beschriebenen differentialdiagnostischen Kriterien unmöglich, die nicht-venerischen Spirochätosen histologisch zu unterscheiden. Die klinischen Unterschiede sind auf geographische, klimatische und oekologische Bedingungen zurückzuführen (Wadji Kanan und Ezzat Kandil): feuchte Hitze begünstigt die entzündlichen Wucherungen der Frambösie, eine Abname der Luftfeuchtigkeit verdrängt die Krankheitserscheinung des Bejels auf die Schleimhäute, die Verbesserung des Lebensstandards und der Hygiene (öffentliche Gesundheitspflege) hemmt die endemische Verbreitung dieser Spirochätosen im Kindesalter, beschränkt die Ansteckungsmöglichkeiten und schafft, im Falle der venerischen Syphilis, den Treponemen so ungünstige Bedingungen, daß die Übertragung der Krankheit nur noch auf dem Weg des Geschlechtsverkehrs möglich ist.

Literatur

Abell, E., Marks, R., Wilson-Jones, E.: Secondary syphilis: a clinico-pathological review. Brit. J. Derm. **93**, 53 (1975).

Adam, W., Korting, G. W.: Lues maligna. Arch. klin. exp. Derm. **210**, 14 (1960).

Browne, S. G.: Depigmentation in yaws. Derm. Tropica **1**, 148 (1962).

Chandler, F. W., Kaufmann, A. F., Kuhn III, U. S. G.: The histopathology of experimental pinta in the chimpanzee. J. invest. Derm. **58**, 103 (1972).

Civatte, A.: Anatomie pathologique générale de la syphilis. Paris: Encyclopédie médico-chirurgicale 1934.

Cochran, R. E. I., Thomson, J., Fleming, K. A., Strong, A. M. M.: Histology simulating reticulosis in secondary syphilis. Brit. J. Derm. **95**, 251 (1976).

Degos, R., Touraine, R., Collart, P., Daniel, F., Audebert, G.: Syphilis maligne précoce d'évolution mortelle (avec examen anatomique). Bull. Soc. franç. Derm. Syph. **77**, 10 (1970).

De Jong, I.: Anatomie pathologique générale de la syphilis. In: Traité de la Syphilis, II. von Jeanselme, E. Paris: G. Doin et Cie 1931.

Dupont, A., Dubois, A.: Contribution à l'histopathologie du pian. Ann. Soc. belge Méd. trop. (Brussel) **20**, Nr. 4 (1940).

Edwards, E. A.: Detecting Treponema pallidum in primary lesions by the fluorescent antibody technique. Publ. Hlth Rep. **77**, 427 (1962).

Gans, O., Steigleder, G. K.: Histologie der Hautkrankheiten, II. Aufl. Berlin-Göttingen-Heidelberg: Springer 1955.

Graham, J. H., Johnson, W. C., Helwig, E. B.: Dermal pathology. Hagerstown (Maryland): Harper and Row 1972.

Hasegawa, T.: Electron microscopic observations on the lesions of condyloma latum. Brit. J. Derm. **81**, 367 (1969).

Hasselmann, C. M.: Studien über die Histopathologie von Pinta, Frambösie und Syphilis. Arch. klin. exp. Derm. **201** 1 (1955).

Ito, K., Ohtani, M., Haba, T.: Über eine zeitsparende Methode zur Anfärbung von Treponema pallidum in Geweben. Hautarzt **20**, 85 (1969).

Jeerapaet, P., Ackerman, A. B.: Histologic patterns of secondary syphilis. Arch. Derm. **107**, 373 (1973).

Lantis, L. R., Petrozzi, J. W., Hurley, H. J.: Sarcoid granuloma in secondary syphilis. Arch. Derm. **99**, 748 (1969).

Lever, W. F., Schaumburg-Lever, G.: Histopathology of the skin. Philadelphia-Toronto: J. B. Lippincott 1975.

Malgras, J., Basset, A., Maleville, J., Bergoend, H., Basset, M., Ermolieff, S.: Etude d'une souche de tréponèmes isolée de pian en Côte d'Ivoire. Bull. Soc. path. exot. **63**, 652 (1970).

Metz, J., Metz, G.: Elektronenmikroskopischer Nachweis von Treponema pallidum in Hautefflorescenzen der unbehandelten Lues I und II. Arch. Derm. Forsch. **243**, 241 (1972).

Mikhail, G. R., Chapel, T. A.: Follicular papulopustular syphilid. Arch. Derm **100**, 471 (1969).

Notowicz, A., Menke, H. E., Stolz, E., Vuzevski, V. D.: Solitary papular lesions on the penis in insufficiently treated early syphilis. Dermatologica (Basel) **150**, 26 (1975).

Ovycinnikov, N. M., Delektorskij, V. V.: Treponema pallidum in nerve fibers. Brit. J. vener. Dis. **51**, 10 (1975).

Pardo-Castello, V., Ferrer, I.: Pinta. Arch. Derm. Syph. (Chic.) **45**, 843 (1942).

Pinkus, H., Mehregan, A. H.: A guide to Dermato-histopathology, II. Aufl. New-York: Appleton-Century 1976.

Singh, R., Kaur, D., Parames Waran, M.: Sarcoidal reaction of the skin in syphilis. Brit. J. vener. Dis. **47**, 209 (1971).

Sykes, J. A., Miller, J. N., Kalan, A. J.: Treponema pallidum within cells of a primary chancre from a human female. Brit. J. vener. Dis. **50**, 40 (1974).

Tappeiner, J., Pfleger, L., Wolff, K.: Das Vorkommen und histochemische Verhalten von Russelschen Körperchen bei plasmacellulären Hautinfiltraten. Arch. klin. exp. Derm. **222**, 71 (1965).

Unna, P. G.: Die Histopathologie der Hautkrankheiten. Berlin: A. Hirschwald 1894.

Yobs, A. R., Brown, L., Hunter, E. F.: Fluorescent antibody technique in early syphilis. Arch. Path. **77**, 220 (1964).

Wadji Kanan, M., Ezzat Kandil: Bejel or non venereal endemis syphilis. Brit. J. Derm. **84**, 461 (1971).

Zweiter Teil

Hautkrankheiten unbekannter Aetiologie und polyaetiologisch bedingte Dermatosen

Vorwiegend epidermale Dermatosen

Von U. W. Schnyder, Heidelberg

Einleitung

Bei diesen Erkrankungen liegen die histopathologischen Veränderungen vorwiegend in der Epidermis. Der Grund, sie hier zu besprechen, ist somit rein topographischer Art, wie überhaupt in diesem Buch die Hautkrankheiten unbekannter oder unklarer Ätiologie nach topographischen Gesichtspunkten zusammengefaßt und abgehandelt werden. Dies dürfte dem Pathologen, der mit der Systematik der Hautkrankheiten meist wenig vertraut ist, die Orientierung erleichtern. Die vorwiegend epidermalen Dermatosen lassen sich zwanglos folgenden vier Gruppen zuordnen:

A. Ichthyosen
B. Follikuläre Verhornungsstörungen
C. Mit Parakeratose einhergehende Verhornungsstörungen
D. Mit Dyskeratose einhergehende Verhornungsstörungen.

Dabei werden alle diejenigen Hautkrankheiten, die auch mit Para- oder Dyskeratose einhergehen, deren Schwergewicht aber topographisch sowohl in der Epidermis als auch in der Cutis liegt, im Kapitel „Dermo-epidermale Erkrankungen" abgehandelt. In diesen vier Unterkapiteln werden zudem nur die histopathologischen Aspekte der häufigeren Dermatosen besprochen. Für weitere, außerordentlich seltene Verhornungsstörungen muß auf die Darstellung von A. Greither im Ergänzungswerk, Bd. III/2, des Handbuches der Haut- und Geschlechtskrankheiten von J. Jadassohn verwiesen werden. Schließlich wird in diesem Kapitel noch die Acanthosis nigricans abgehandelt, die ebenfalls zu den vorwiegend epidermalen Dermatosen gezählt werden kann.

A. Ichthyosen

Unter dem Begriff Ichthyosis werden die diffusen Verhornungsstörungen der Haut subsummiert. Sie sind vorwiegend vererbt, doch sind in den letzten Jahren auch ichthyotische Zustände beschrieben worden, die wahrscheinlich nicht genetisch fixiert sind. Der wichtigste Vertreter der zweiten Gruppe ist die paraneoplastische Ichthyose v. a. beim Morbus Hodgkin. Ihr elektronenmikroskopisches Bild weicht eindeutig von den Veränderungen bei autosomal-dominanter Ichthyosis vulgaris ab (Perrot et al.).

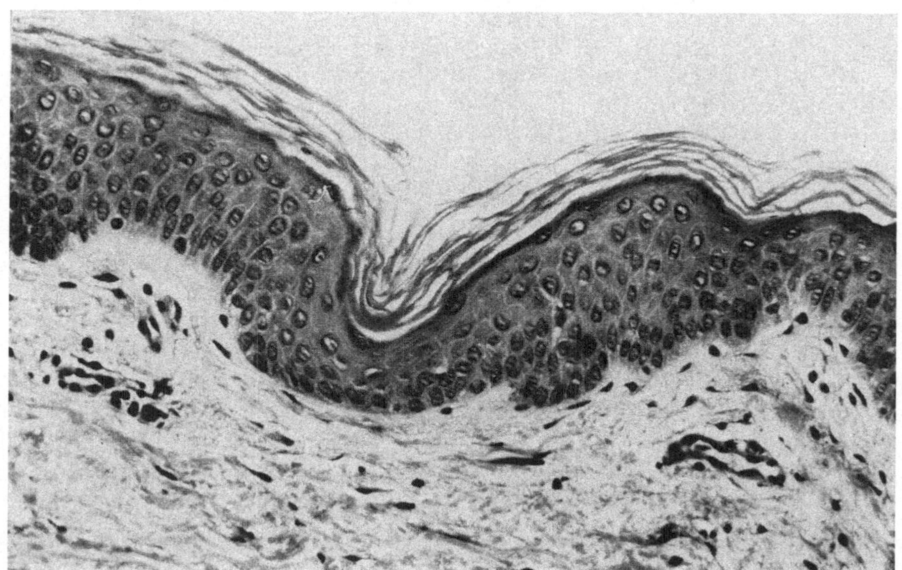

Abb. 1. Autosomal-dominante Ichthyosis vulgaris. Proliferierendes Epithel ohne Stratum granulosum. H. E. (Aus: HOFBAUER, M., SCHNYDER, U. W.: Hautarzt **25**, 319 (1974))

Klinisch kann man bei den hereditären Ichthyosen vier Typen unterscheiden (SCHNYDER, 1970):

1. Die *Ichthyosis vulgaris* mit ihren Untertypen I. simplex, I. nitida, I. serpentina und I. vulgaris pt. hystrix. Dazu gehören die autosomal-dominante und die x-chromosomal vererbten Ichthyosen.

2. *Ichthyosis congenita* (Erythrodermie congenitale ichthyosiforme type sec). Diese Ichthyose kann entweder nur das Integument befallen oder mit neuro-ektodermalen Störungen einhergehen (Sjögren-Larsson-Syndrom; Rud-Syndrom). Die schweren Fälle (I. congenita gravis, Keratoma malignum) führen in der Regel vor Erreichung des 1. Lebensjahres zum Tode.

3. *Ichthyosis hystrix.* Die hystrixartigen Ichthyosen bilden keine nosologische Entität. Der bekannteste Vertreter ist die Erythrodermie congénitale ichthyosiforme vom bullösen Typ.

4. *Übergangsfälle.* In diese Gruppe werden zweckmäßigerweise diejenigen Ichthyosen eingereiht, welche sich klinisch nicht zwanglos in die ersten drei Gruppen einordnen lassen.

Histopathologie

Die histologische Untersuchung ist heute für die genaue Typisierung der Ichthyosen unerläßlich. Erst in den letzten Jahren wurden die lichtmikroskopischen Kriterien der Ichthyosen systematisch bearbeitet (SCHNYDER, 1964; WELLS u. KERR, 1966; FROST u. VAN SCOTT, 1966; KUOKKANEN, 1969; FEINSTEIN, ACKERMAN u. ZIPRKOWSKI, 1970).

Es zeigt sich, daß die wichtigsten klinischen Typen mit folgenden histopathologischen Bildern einhergehen können:

1. *Retentionshyperkeratose.* Bei diesem Typ ist die Epidermis eher verschmälert, die Reteleisten sind verstrichen und die mitotische Aktivität ist vermindert. Das Stratum granulosum fehlt oder ist auf eine Zellreihe reduziert. Die Hornschicht ist homogen, unregelmäßig verbreitert und frei von Kerneinschlüssen. Follikuläre

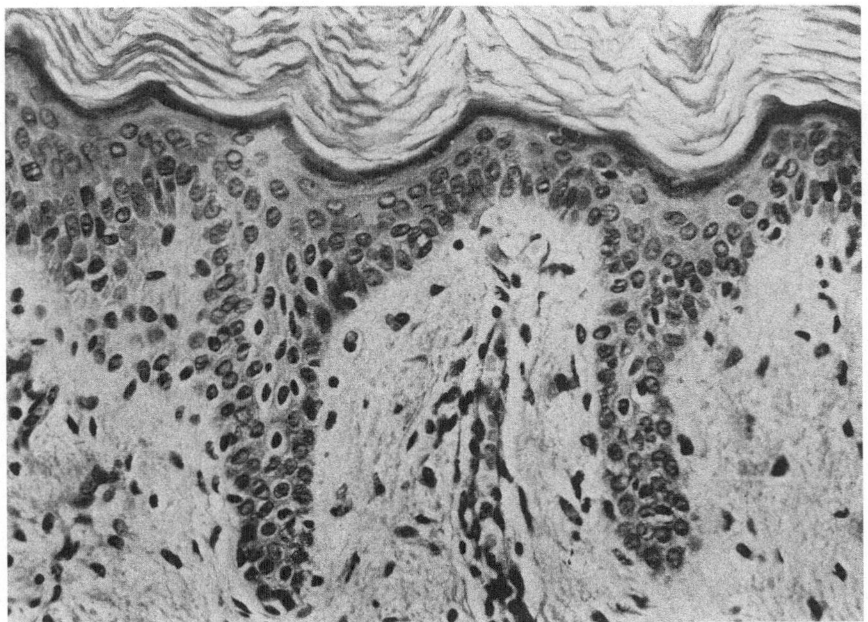

Abb. 2. X-chromosomal-rezessive Ichthyose. Unauffälliges Epithel mit gut erkennbarem Stratum granulosum. H. E. (Aus: HOFBAUER, M., SCHNYDER, U. W.: Hautarzt **25**, 319 (1974))

Keratosen kommen vor. Der Papillarkörper enthält um die subpapillären Gefäße herum diskrete lymphomonocytäre Infiltrate. Die Talgdrüsen sind eher vermindert. Die Schweißdrüsen sind normal ausgebildet.

Der beschriebene Typ der Retentionshyperkeratose ist typisch für die *auto-somal-dominante Ichthyose* (ADI). Man findet ihn auch bei Ichthyosen im Rahmen einer Ektodermaldysplasie (SCHNYDER, 1970).

Mit FEINSTEIN et al. sowie KUOKKANEN sind wir der Meinung, daß die Epidermis auch bei der *x-chromosomalen Ichthyose* (XRI) eher eine Tendenz zur Atrophie zeigt, das gut mit den zellkinetischen Ergebnissen von FROST übereinstimmt, der bei der XRI eine transit-time von 14–16 Tagen (ADI 10–14 Tage) fand. Der wesentliche Unterschied liegt im Stratum granulosum, das bei der ADI praktisch fehlt, während bei der XRI die Körnerschicht von normaler Breite oder sogar verbreitert ist. Ferner ist bei letzterer das lamelläre Stratum corneum kompakter und eher dicker als bei der ADI. Follikuläre Keratosen hingegen kommen, entsprechend dem klinischen Bild, nur bei ADI vor.

Eindeutig lassen sich im Zweifelsfall ADI und XRI elektronenmikroskopisch unterscheiden. Die ADI geht u. a. mit einem Defekt der Keratohyalinsynthese einher, welcher bei der XRI fehlt. In dem höchstens einreihigen Stratum granulosum werden nur geringe Mengen eines atypischen, krümelig oder schwammartig erscheinenden Materials gebildet, an dessen Synthese Polyribosomen beteiligt zu sein scheinen (ANTON-LAMPRECHT, 1973, 1974).

2. *Proliferationshyperkeratose*. Bei diesem Typ zeigt die Epidermis proliferative Vorgänge. Die Reteleisten sind plump und verlängert. Das Stratum Malpighi

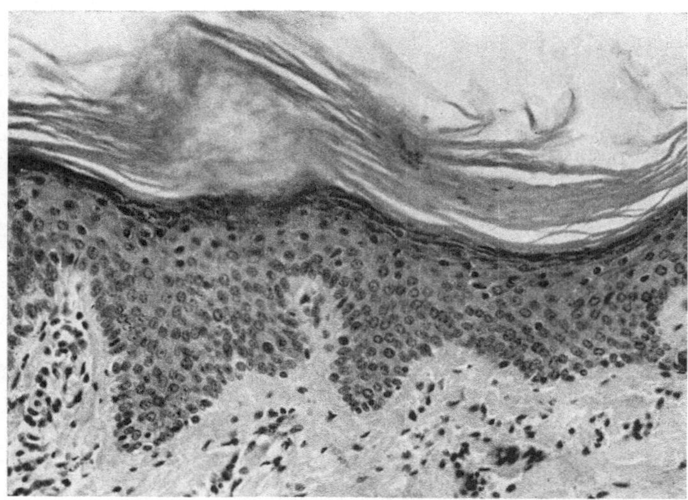

Abb. 3. Proliferationshyperkeratose bei Ichthyosis congenita. H. E.

ist verbreitert und die mitotische Aktivität ist gesteigert. Das Stratum granulosum ist auf drei und mehr Zellreihen verbreitert. Die darüberliegende Hornschicht ist unregelmäßig verdickt und mit parakeratotischen Einschlüssen herdförmig durchsetzt. Follikuläre Keratosen kommen nicht vor. Der Papillarkörper ist meist leicht ödematös und mit lympho-histiocytären Infiltraten angeschoppt. Die Hautanhangsgebilde lassen keine pathologischen Veränderungen erkennen (FROST u. VAN SCOTT; SCHNYDER u. KONRAD; WELLS u. KERR). Proliferationshyperkeratose kommt bei allen Formen der Ichthyosis congenita vor.

3. *Acanthokeratolytische (epidermolytische) Hyperkeratose.* Die Epidermis ist acanthotisch verdickt und die Reteleisten sind sowohl verlängert als auch verbreitert. Die Stachelzellen der tieferen Schichten des Stratum Malpighi zeigen eine leichte Polymorphie und Hyperchromie der Zellkerne. Die mitotische Aktivität in dieser Zone ist eindeutig erhöht. Im oberen Drittel des Stratum spinosum finden sich acantholytische (epidermolytische) Erscheinungen, wobei dieser Prozeß subcorneal am stärksten in Erscheinung tritt. In dieser Zone verwischen sich die Zellgrenzen. Das Cytoplasma ist mit in der Hämalaun-Eosinfärbung gut sichtbaren basophilen Körnern verschiedener Größe und schalenartigen Gebilden durchsetzt, die vorwiegend um Kernmaterial herum liegen (granulöse Degeneration nach LAPIÈRE). Elektronenmikroskopisch handelt es sich bei diesem baso philen Material nach WEIBEL u. SCHNYDER, sowie nach ISHIBASHI u. KLINGMÜLLER um Komplexe von Keratohyalingranula und Tonofilamentenaggregaten. Über der acantholytischen Zone kommt das Stratum lucidum meist gut zur Darstellung. Darüber liegt je nach Excisionsstelle eine verbreiterte, etwas aufgelockerte Hornschicht, die nur stellenweise parakeratotische Einschlüsse enthält. An hystrixartigen Stellen ist die Hornschicht kegelartig verdickt. Blasige Elemente zeigen das gleiche Bild, doch führt die Auflösung der Zellgrenzen hier zu oberflächlichen intraepidermalen Bläschen und Blasen. Der Papillarkörper ist mit Lymphocyten und Histiocyten locker durchsetzt. Die Hautanhangsgebilde sind in wechselnder Zahl vorhanden (LAPIÈRE, 1932, 1953).

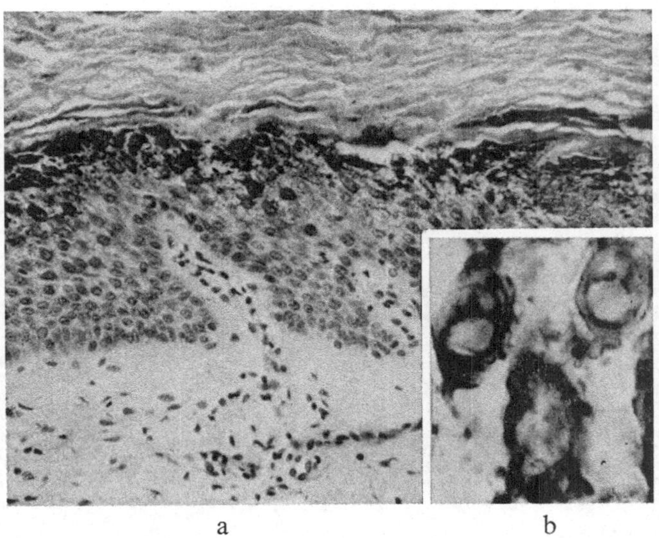

Abb. 4a u. b. Acanthokeratolyse bei bullöser Erythrodermie congénitale ichthyosiforme.
(a) Übersicht; (b) Detailaufnahme aus der granulösen Degenerationszone. H. E.

Acanthokeratolytische (epidermolytische) Hyperkeratosen sind typisch für die
bullöse Form der Erythrodermie congénitale ichthyosiforme. Man findet sie auch
beim epidermalen Naevus, der genetisch ein weiteres Phaen der bullösen Form der
Erythrodermie congénitale ichthyosiforme darstellt (SCHNYDER, 1964). Schließlich
beobachtete man sie bei einer seltenen hereditären Palmo-Plantarkeratose, die
wahrscheinlich genetisch auch zu den beiden erwähnten hereditären Verhornungsstörungen gehört (KLAUS, WEINSTEIN u. FROST; VOERNER). In den letzten Jahren
wurden im Schrifttum auch eine Reihe von naevoiden und erworbenen Acantho-
keratolysen beschrieben (vgl. Tabelle 1, modifiziert nach PLEWIG u. CHRISTOPHERS).

Tabelle 1. Acanthokeratolyse (epidermolytische Hyperkeratose) bei verschiedenen Dermatosen
und Tumoren

Hereditär (monomer)	Naevoid (hamartomartig)	Erworben

Bullöse Erythrodermie
  congénitale ichthyosiforme
	Acanthokeratolysom
	  (isoliert)
		als epidermale Reaktion über:
		  Seb. Warze

Keratoma palmoplantare
  Typ Voerner
	Acanthokeratolysom
	  (disseminiert)
		Keratosis solaris
		  Granuloma anulare

Naevus hystricoides	Acanthokeratolysom
	  (follikulär-naevoid)
		Lichen amyloidosus
		  Carcinoma spinocellulare

Die Acanthokeratolyse (epidermolytische Hyperkeratose) ist somit keineswegs
pathognomonisch für die bullöse Erythrodermie congénitale ichthyosiforme und
ihre genetischen Äquivalente, wie man noch vor 12 Jahren angenommen hatte.

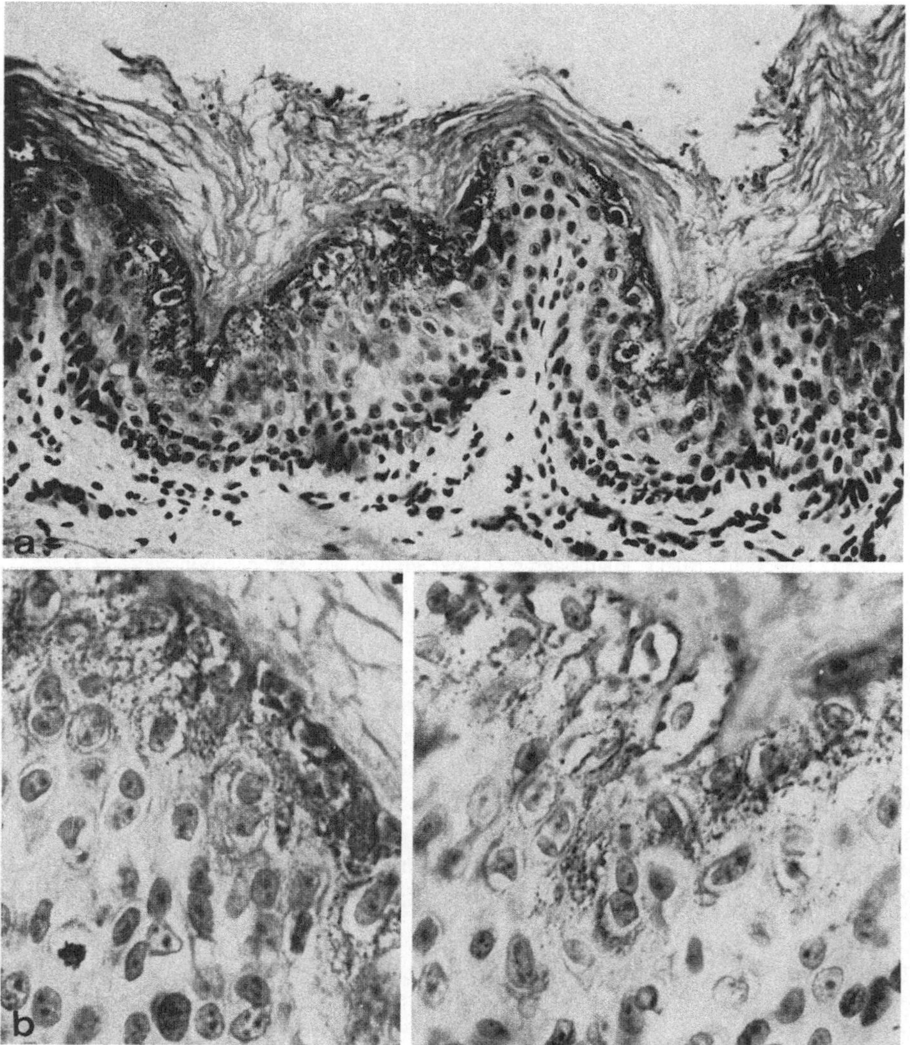

Abb. 5a u. b. Hyperkeratosen mit vakuolärer Degeneration. (a) Str. granulosum mit blasig auf-
getriebenen Zellen, teils zweikernig (Pfeile). H. E. (b) Details: Schalenbildung, zweikernige
Zellen, Mitose (*). H. E. (Aus: Anton-LAMPRECHT, I., CURTH, H. O., SCHNYDER, U. W.: Arch.
Derm. Forsch. **146**, 77 (1973))

4. *Hyperkeratose mit vakuolärer Degeneration.* Bei der Überarbeitung der von
CURTH u. MACKLIN 1954 beschriebenen Familie mit Ichthyosis hystrix fielen uns
eigenartige Veränderungen auf, die man unter dem Oberbegriff „Hyperkeratose
mit vacuolärer Degeneration" subsummieren kann. Analoge histologische Veränderungen bildet WILSON-JONES in Abb. 37,15 (Seite 1159) im Rook-Wilkinson-
Eblingschen Textbuch der Dermatologie (2. Auflage) ab. Die Schnitte eines
weiteren histologisch analogen Falles schickte mir vor einiger Zeit Prof. LEO-

NARDI, Frankfurt a. M., so daß ich annehmen möchte, daß solche Veränderungen nicht allzu selten sind.

Histologie: Bei der Hyperkeratose mit vacuolärer Degeneration ist die Epidermis acanthotisch verdickt. Die Oberfläche der Epidermis ist teils grobhöckrig, teils sägezahnartig konfiguriert. Darüber liegen mächtige, hysterixartige Hornkegel, die aus locker und blasig-wabig angeordneten Hornlamellen bestehen. Parakeratotische Kernreste sind selten. Der Schwerpunkt der pathologischen Störung liegt in der subcornealen Zone. Das 2–3schichtige Stratum granulosum besteht fast durchwegs aus blasig aufgetriebenen Zellen, die perinucleär ödematisiert sind und eine periphere Schale erkennen lassen, an die von der Innenseite her staubartige Keratohyalingranula angelagert zu sein scheinen. Häufig findet man ferner kaffeebohnenartig beisammenliegende Zellkerne, die von einer gemeinsamen Schale umschlossen sind. Im Stratum basale und im Stratum spinosum ist die mitotische Aktivität erhöht. Die dermalen Veränderungen hingegen sind unauffällig und uncharakteristisch. Auf der Höhe des subpapillären Gefäßnetzes liegt perivasculär ein lockeres lympho-histiocytäres Infiltrat. Die Haarfollikel sind stellenweise atrophisch und deformiert, während die Schweißdrüsen gut ausgebildet sind.

Die *Elektronenmikroskopie* zeigt noch überzeugender, daß es sich um eine spezielle Verhornungsstörung handelt, die von der Acanthokeratolys abgegrenzt werden muß (ANTON-LAMPRECHT et al., 1973; ANTON-LAMPRECHT u. SCHNYDER, 1974). Die Hyperkeratose mit vacuolärer Degeneration unterscheidet sich von allen bekannten hereditären Ichthyosen durch a) Ausbildung konzentrischer, geschlossener Tonofibrillenschalen, b) zweikernige Zellen in den suprabasalen Lagen der Epidermis als Folge von Zellteilungsstörungen bei erhöhter Teilungsrate der Keratinocyten.

B. Follikuläre Keratosen

Die wichtigsten follikulären Keratosen sind die Pityriasis rubra pilaris (Devergie) und das Ulerythema ophryogenes (Unna-Taenzer). Beide Krankheiten sind selten.

1. Pityriasis rubra pilaris

Erstbeschreibung: DEVERGIE (1857)

Klinik: Die Dermatose ist einerseits durch zahlreiche follikuläre Hyperkeratosen gekennzeichnet, die vor allem an den Fingerrücken einen charakteristischen Aspekt annehmen; andererseits kommt es zur Ausprägung flächiger lichenoider Rötungen, über denen sich kleieförmige (pityriasiforme) Schuppen ablösen. Die Palmae und Plantae sind flächig hyperkeratotisch und die Nägel verdickt, aufgesplittert und quergefurcht. In der Regel handelt es sich um ein Leiden, welches nur das Integument befällt, doch sind vereinzelt auch auf den hautnahen Schleimhäuten analoge Knötchen beobachtet worden. Der Allgemeinzustand ist nicht beeinträchtigt. Die hereditäre Pityriasis rubra pilaris beginnt in der frühen Jugend und wird autosomal-dominant vererbt (KIERLAND u. KULWIN). Daneben gibt es aber auch symptomatische Formen, die entweder zum Formenkreis der Psoriasis, des Lichen ruber accuminatus oder der Mycosis fungoides gehören. Von 57 Fällen dieser Art waren durchschnittlich 2,3 Jahre später 29 (49%) beschwerdefrei

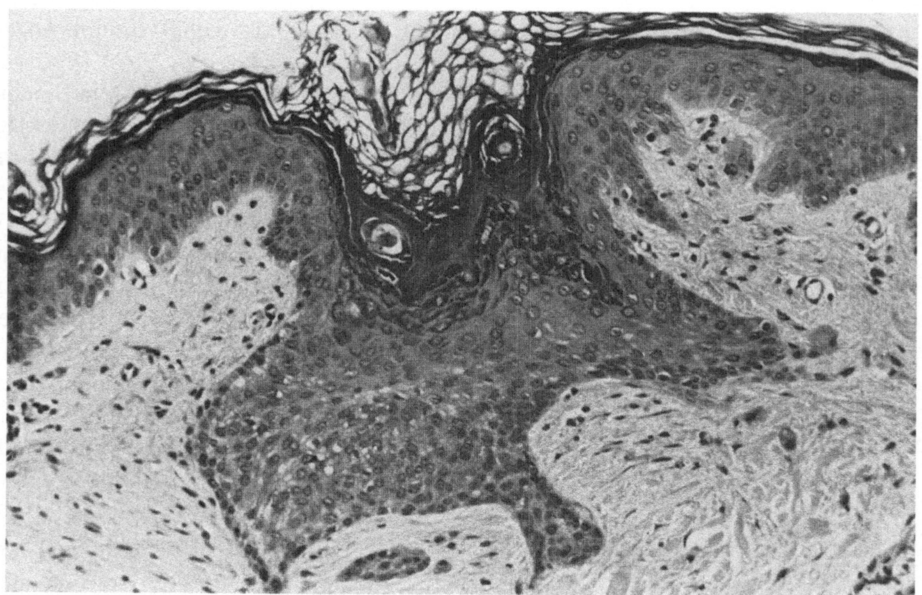

Abb. 6. Pityriasis rubra pilaris. Acanthose mit follikulärer Hyperkeratose. Beachte das verbreiterte Stratum granulosum. H. E.

(DAVIDSON et al.). Für die erbliche Form wird ein Vitamin A-Mangel diskutiert (BRUNSTING u. SHEARD; LEITNER).

Histologie: GANS u. STEIGLEDER geben auf Grund eigener Erfahrung und der Arbeiten von DELBANCO u. UNNA, jr., sowie MARX folgende Beschreibung: Die primäre Papel ist entweder follikulärer, periporaler oder einfach epidermaler Natur. Die Hornschicht kann auf das 2- bis 10fache der Norm verbreitert sein. Sie besteht aus übereinandergelagerten, regelrecht verhornten Lamellen. An den hyperkeratotischen Stellen ist sowohl das Stratum granulosum als auch das Stratum spinosum verbreitert. Die mitotische Aktivität im Stratum basale ist vermehrt. Nach PORTER u. SHUSTER ist der epidermale Turn-over stark erhöht. Die Verhornungsanomalie tritt besonders an den Haarbalg- und Talgdrüsenausführungsgängen hervor. Diese sind vielfach zylindrisch oder kugelförmig erweitert und mit dicken, geschichteten Hornlamellen angefüllt. Auch in den Follikeltrichtern sind das Stratum spinosum und das Stratum granulosum stark verbreitert. Die Hornlamellen bilden in der Mitte der Follikelöffnungen stachelartig hervorragende Hornkegel, was klinisch zum Bild der so kennzeichnenden Hornstacheln führt. Das Haar wird durch die Hornmassen zurückgehalten, geknickt oder auch spiralig gewunden, fällt aber schließlich meistens aus. Ähnliche Hornpfröpfe finden sich in den Schweißdrüsenausführungsgängen. Die Haarbalgmuskeln sind meist stark vergrößert, die Schweißdrüsen trotz der Hyperkeratose ihrer Ausführungsgänge kaum verändert, während die Talgdrüsen meist untergehen. Je nach dem klinischen Bild liegen im Papillarkörper banale entzündliche Veränderungen von wechselnder Intensität.

Differentialdiagnose: Bei Verdacht auf Psoriasis empfiehlt es sich, nicht nur follikuläre Papeln zu untersuchen, sondern auch eine Probeexcision aus dem Rand einer flächigen oder lichenoiden Efflorescenz zu machen. Letztere läßt dann oft den psoriatischen Charakter der Dermatose erkennen. Schwierig bis unmöglich kann hingegen histologisch die Abgrenzung gegen den Licher ruber accuminatus sein, während sich die Diagnose Mycosis fungoides aus dem anderen Gewebsbild ergibt (s. dort).

2. Ulerythema ophryogenes

Erstbeschreibung: Klinik — TAENZER (1889); Histologie — UNNA 1894)

Klinik: Schon in der Kindheit treten in den lateralen Hälften der Augenbrauen, präauriculär in netzartig oder diffus geröteter Haut kleine follikuläre Hornkegelchen auf, die sich reibeisenartig anfühlen. Die Anomalie kann sich auf die Stirne und die Streckseiten der Oberarme ausdehnen. In fortgeschrittenen Fällen führt der Prozeß zur Atrophie der Haut und zum Ausfall der Augenbrauen. Die Affektion wird autosomal-dominant vererbt. Klinisch wird das Ulerythem nicht selten als seborrhoisches Ekzem verkannt.

Histologie: Das Wesentliche und Primäre ist eine Verdickung der Hornschicht über und in der ausgebuchteten Follikelmündung. Das Epithel im Bereich des Follikelostiums ist verschmälert, das Stratum granulosum bleibt hingegen gut ausgebildet. Der lamellär gebaute Hornpfropf überragt bisweilen die Umgebung und wird von einem Haarschaft durchbrochen, falls dieser nicht unter dem Hornkegel stecken bleibt und abgelenkt wird. Der mittlere und untere Follikelanteil atrophiert meist samt der dazugehörenden Talgdrüse. Ostiofollikulär findet sich im umgebenden Bindegewebe eine mäßige, auch die Follikelwandung arrodierende Infiltration von Lymphocyten, Histiocyten, Plasmazellen, Mastzellen und Fremdkörperriesenzellen. Im erythematösen Stadium sind v. a. perifollikulär die Blutgefäße des Papillarkörpers und der mittleren Cutis dilatiert. Soweit deckt sich das Bild des Ulerythema ophryogenes mit demjenigen der *Keratosis suprafollicularis* (Keratosis pilaris). Beim Ulerythem wird aber zusätzlich das interfollikuläre Epithel atrophisch und die cutan-vasculäre Entzündung ist stärker und flächiger angeordnet als bei der nicht atrophisierenden follikulären Keratose (HECHT; MARX; UNNA).

C. Mit Parakeratose einhergehende Verhornungsstörungen

Von den vorwiegend epidermalen Dermatosen, die durch eine Parakeratose charakterisiert sind, soll nur die Porokeratosis Mibelli besprochen werden.

1. Porokeratosis Mibelli

Erstbeschreibung: MIBELLI (1893)

Klinik: Es handelt sich um eine sehr seltene Verhornungsstörung. Die Veränderungen sitzen besonders an den Wangen und Unterschenkeln, doch sind auch generalisierte Formen beschrieben worden. Die Herde entwickeln sich aus einer papulösen Primärefflorescenz durch langsames peripheres Weiterwachsen und Verschmelzung konfluierender Herde. Die Läsionen werden in typischen Fällen von einer keratotischen Randleiste begrenzt. Nach einer Zusammenstellung von

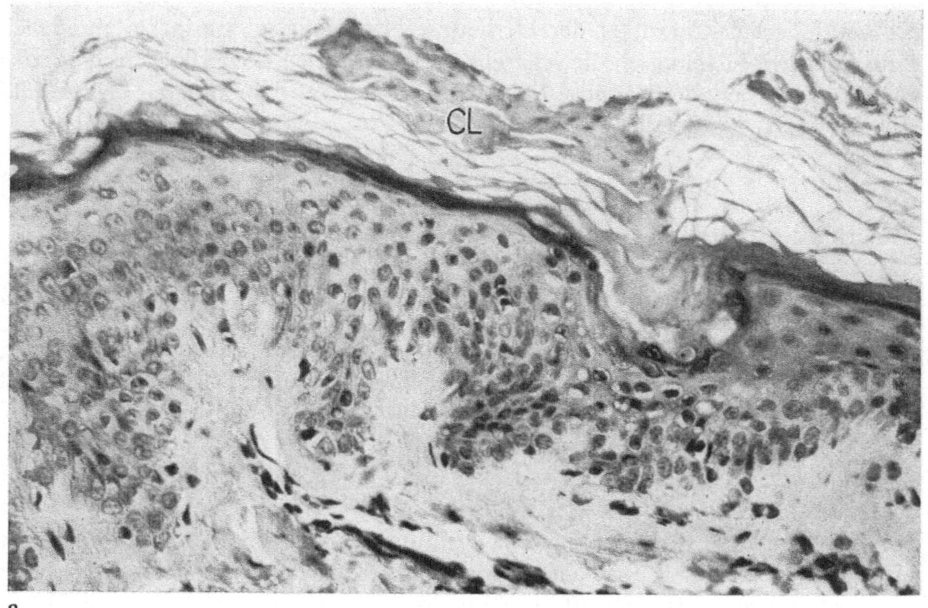

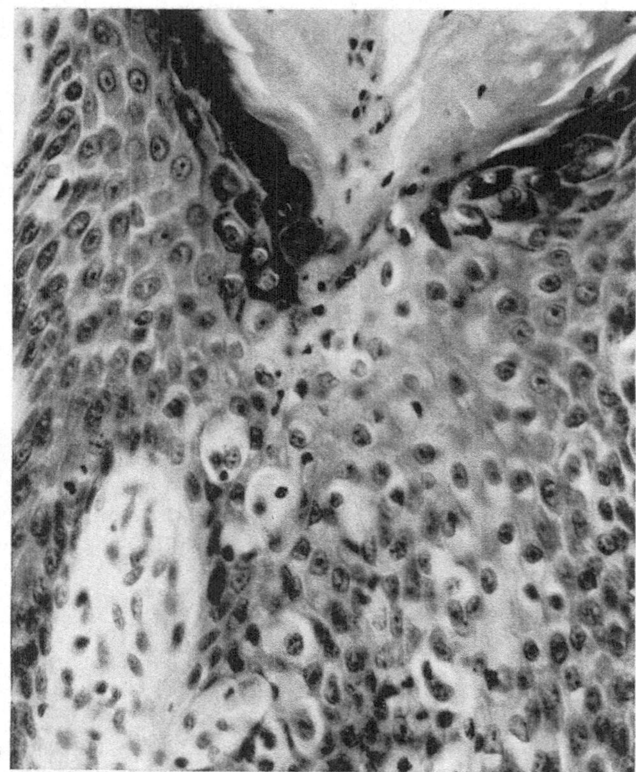

Abb. 7a u. b. Porokeratosis Mibelli. (a) Übersicht mit rauchfahnenartiger Cornoidlamelle (CL) MASSON-GOLDNER. (b) Pyknotische Veränderungen der Keratinocyten an der Basis einer Cornoidlamelle. FEULGEN

GOERTTLER und JUNG entstehen auf dem Boden einer Porokeratosis MIBELLI in 7% der Fälle Carcinome. Das Leiden wird autosomal-dominant vererbt (BOPP, KÚTA). In den letzten Jahren sind analoge Veränderungen an den lichtexponierten Stellen der Haut (Gesicht, Arme) beschrieben worden, die klinisch an eine chronisch atrophisierende Lichtdermatose denken lassen, aber histologisch das gleiche Bild wie die erbliche Porokeratosis zeigen. Man hat für solche Fälle die Bezeichnung „actinic porokeratosis" vorgeschlagen (ANDERSON u. CHERNOSKY, REED u. LEONE). Naturgemäß findet man aktinische Porokeratosen vorwiegend bei älteren Leuten, die stark der Sonne ausgesetzt waren.

Histologie: Im Schnittpräparat drängen sich an umschriebenen Stellen unterschiedlich stark ausgeprägte Acanthosezapfen coriumwärts vor, aus denen sog. Kornoidlamellen mit parakeratotischen Einschlüssen wie „Rauchfahnen" über die Oberfläche der Epidermis hinausragen. Manchmal sind die Kornoidlamellen nur auf wenigen Stufenschnitten sichtbar. Das kornoide Material färbt sich u. a. stark positiv mit Gram, Diazo-Farbstoffen, Eosin, Pikrinsäure und DDD-Reagenz auf SH- und SS-Gruppen, während die Kerneinschlüsse eine starke Affinität zu allen Kernfarbstoffen haben (CREFELD; SAUNDERS). Direkt unter der Kornoidlamelle fehlt sowohl die phospholipidhaltige Grenzbarriere als auch das Stratum granulosum. Die an die Basis der Kornoidlamellen angrenzenden Keratinocyten zeigen schwere pyknotische Erscheinungen. *Elektronenoptisch* kommt es zur Degeneration der cytoplasmatischen Organellen, Vacuolisierung des Cytoplasmas und Schrumpfung der Zellkerne (MANN et al.; SATO et al.). In der Umgebung der reaktiv verdickten acanthotischen Epidermis enthält der Papillarkörper lockere lymphohistiocytäre Infiltrate. Eine gesetzmäßige topographische Beziehung der Verhornungsstörung zu den Schweißdrüsen- und Follikelostien besteht nicht (BOPP; KÚTA; MIESCHER). SATO et al. weisen darauf hin, daß bei der aktinischen Porokeratose die Elastose und die entzündlichen Infiltrate stärker ausgeprägt sind als bei der hereditären Porokeratosis Mibelli.

Histogenese: MIBELLI vermutet, daß der Prozeß in den Schweißdrüsenausführungsgängen beginnt, was aber von BOPP und MIESHCER an Hand von Serienschnitten widerlegt wurde. Andere Autoren wollten den Beginn in die Follikelostien verlegen, was aber auch nicht bestätigt wurde. Die unbekannte pathogene Noxe scheint vielmehr an irgendeiner Stelle der Epidermis primär zu einer umschriebenen Schädigung von Keratinocyten führen zu können. Die Folge davon ist eine umschriebene unvollständige, d.h. parakeratotische Verhornung. Wahrscheinlich induziert die Schädigung der Keratinocyten auch die reaktive Acanthose ähnlich der Stimulierung der Epidermopoese nach Schädigung der oberflächlich gelegenen Keratinocyten infolge Stripping. Nach einer gewissen Zeit muß sich der pathogene Faktor dann wohl plötzlich zentrifugalwärts in der Epidermis ausbreiten, was das Umkippen der Kornoidlamellen und die zentrifugale Ausbreitung des ganzen Prozesses erklären würde.

D. Mit Dyskeratose einhergehende Dermatosen

Zu dieser Gruppe gehören u. a. die Dyskeratosis follicularis (Dariersche Krankheit) und der Pemphigus chronicus benignus (Hailey-Haileysche Krankheit). Beide Dermatosen werden autosomal-dominant vererbt. Sie werden meist erst im 1. oder 2. Dezennium manifest. Die Diskussion, ob die Dariersche und die Hailey-Haileysche Krankheit zwei verschiedene nosologische Entitäten repräsentieren, oder ob sie nur verschiedene Phaene ein und derselben autosomal-dominanten Mutation darstellen, ist noch nicht abgeschlossen (DEGOS u. CIVATTE; DUPONT; FEUERMAN-

POGORZELSKI, FINNERUD u. SZYMANSKY; GANOR u. SAGHER; JABLONSKA u. CHOR-
ZELSKI). Das histologische Bild der beiden Krankheiten zeigt vor allem quantitative
Unterschiede.

1. Dyskeratosis follicularis

Erstbeschreibung: DARIER (1896)

Klinik: Primär treten stecknadelkopfgroße, keratotische Papeln in größerer oder kleinerer
Zahl, teils herdförmig, teils disseminiert auf, die sich vergrößern, miteinander konfluieren und
papillomatös wuchern können. Prädilektionsstellen sind Brustmitte, dorsale Schweißrinne,
Axillar- und Inguinalfalten sowie die Flanken. An den Handrücken können Verrucae planae-
artige Papeln auftreten, wie man sie auch bei der *Acrokeratosis verruciformis* Hopf sieht. Die
Volae manus sind häufig von keratotischen Pfröpfen durchsetzt, die in die Papillarleisten ein-
gelassen sind. Die Nägel können dystrophisch sein. Selten greift der Prozeß auf die hautnahen
Schleimhäute über. Außerdem gibt es unilaterale, linear oder zosteriform angeordnete Fälle.

Histologisch lassen sich folgende Veränderungen in wechselndem Ausmaß beobachten (DARIER; DOUWES; NEUMANN; PIERARD u. KINT):

1. Acanthose mit suprabasalen acantholytischen Spalten
3. Papillomatose
3. Dyskeratose mit Corps ronds- und Grains-Bildung
4. Hyperkeratose
5. Pigmentschwund unter den Efflorescenzen und
6. Begleitinfiltrat im Papillarkörper.

Verbunden mit einer Proliferation der Basalzellen kommt es zu suprabasalen
Spaltbildungen acantholytischer Genese. Die Hohlräume enthalten also auch dyskeratotisch verhornende acantholytische Zellen. Induktiv kommt es weiter zu
einer Papillomatose des Papillarkörpers, wobei von Basalzellen überzogene Papillen in die acantholytischen Spalten hineinragen. In wechselndem Ausmaß finden
sich ferner vor allem im Stratum spinosum und granulosum rundliche Körper, die
von einer doppelkonturierten Membran umgeben werden und einen homogenisierten Kern enthalten. Es handelt sich dabei um sog. „Corps ronds", die aus
Keratinocyten entstehen (CAULFIELD u. WILGRAM; CHARLES; FORSSMANN et al.;
KINT u. PIÉRARD; MANN u. HAYE; SATO et al.). GOTTLIEB und LUTZNER kommen
aufgrund elektronenoptischer Befunde außerdem zum Schluß, daß die Genmuta-
tion primär zu einer abnormen cytoplasmatischen Vacuolisierung der Basalzellen
und Spinosumzellen mit Aggregierung der Tonofibrillen führe. Aus solchen Zellen
entstehen wahrscheinlich im weiteren Verlauf der Keratinisierung die „Corps
ronds". Ferner findet man vorwiegend in hyperkeratotischen Hornmassen sog.
„Grains", d.h. Gebilde, welche aus einem plattgedrückten, haferkornähnlichen
Kern bestehen, der von einem Plasmasaum umhüllt ist. Das Stratum corneum ist
entweder plattenförmig verdickt oder es bildet einen Hornpfropf, der sich tief in
die Epidermis einsenkt. Solche Pfröpfe bestehen aus einem lamellär gebauten
peripheren Anteil mit Corps ronds und einem homogenen zentralen Anteil, der mit
Grains angeschoppt ist. Unter vollentwickelten Efflorescenzen verschwindet das
Melanin völlig, sei es durch Abfluß in die Keratinocyten oder durch Abtropfen in
den Papillarkörper (MU; NEUMANN; DOUWES). In fortgeschrittenen Fällen findet
sich zudem eine beträchtliche celluläre Infiltration im Papillarkörper und in den

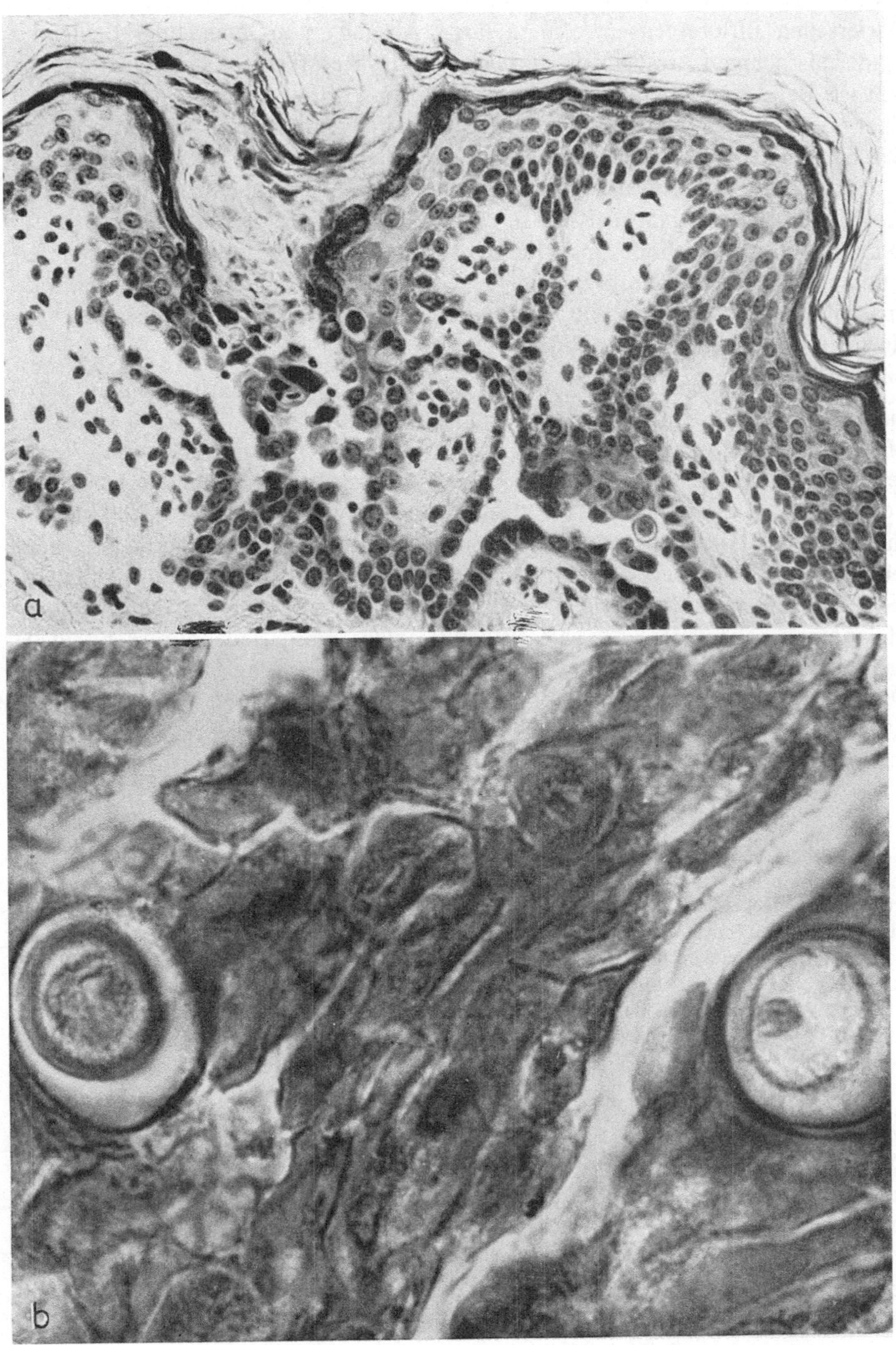

Abb. 8a u. b. Dyskeratosis follicularis Darier. (a) Suprabasale Acantholyse. Spaltbildung mit Corps ronds und Grains. H. E. (b) Corps ronds SH-Färbung

angrenzenden Partien des Stratum reticulare. Neben Lymphocyten sieht man Plasma- und Mastzellen, sowie neutrophile und eosinophile Leukocyten. Die Darierschen Efflorescenzen können ihren Ausgang von irgendeiner Stelle der Epidermis nehmen, weshalb die Bezeichnung Dyskeratosis follicularis zu eng gefaßt ist. Bei der vegetierenden Form des Morbus Darier kommt es zusätzlich zu einer pseudocarcinomatösen Hyperplasie in den Papillarkörper hinein, während sich bei der blasigen Form acantholytische Spalten in größere Blasen umwandeln.

Bei der *Acrokeratosis verruciformis Hopf*, die wahrscheinlich zum Formenkreis des Morbus Darier gehört (KRAUSE u. EHLERS; JORDAN u. SPIER; NIORDSON u. SYLVEST, WAISMAN), findet man meist nur eine Acanthose mit angedeuteter Papillomatose sowie eine Verbreiterung des Stratum granulosum mit Hyperkeratose. Spaltbildung, Corps ronds und Grains werden bei diesen acral lokalisierten warzigen Veränderungen nur ausnahmsweise beobachtet.

Differentialdiagnostisch muß der Morbus Darier gegen den Pemphigus chronicus hereditarius, die „Transient Acantholytic Dermatosis" (GROVER) und die „Benign Papular Acantholytic Dermatosis" (HEAPHY-TUCKER-WINKELMANN) abgegrenzt werden (s. dort). Ferner können warzige Tumoren mit Darier-artigen Veränderungen einhergehen, so daß man von „warzigen Dyskeratomen" gesprochen hat (SZYMANSKI; TRITSCH). Herdförmige acantholytische Dyskeratose wurde ferner über Basaliomen, Chondrodermatitis nodularis, Comedonen, Histiocytomen, Klarzellenacanthom (eigene Beobachtung), Naevi pigmentosi und malignen Melanomen beobachtet (ACKERMANN). Für solche umschriebene intraepitheliale Prozesse wird im amerikanischen Schrifttum die Bezeichnung „Focal Acantolytic Dyskeratosis" gebraucht.

2. Pemphigus chronicus benignus hereditarius
Erstbeschreibung: HAILEY u. HAILEY (1939)

Klinik: Meist im mittleren Alter treten einzeln oder gruppiert, rasch mit einer Schuppenkruste sich bedeckende Bläschen auf, die sich zentrifugal vergrößern, konfluieren und zirzinäre oder nummuläre Herde bilden. Wenn sich die Schuppenkruste ablöst, treten erosiv-nässende Plaques auf. Im Zentrum haben die Herde eine deutliche Tendenz zur Abheilung. Es empfiehlt sich deshalb, die Excision in die Randabschnitte zu legen. Der Verlauf ist chronisch, wobei freie Intervalle vorkommen. Prädilektionsstellen sind Nacken, Axillar- und Inguinalfalten. Der Allgemeinzustand ist nicht beeinträchtigt. Klinisch muß der Pemphigus chronicus benignus hereditarius in erster Linie gegen die Dyskeratosis follicularis und das nummuläre Ekzem abgegrenzt werden.

Histopathologie: Wie bei der Dyskeratosis follicularis kommt es zu suprabasalen acantholytischen Spalt- und Blasenbildungen. Elongierte Papillen, die von Basalzellen überdeckt sind, ragen in die Blasen hinein, während Epithelzapfen auch in das Corium vordringen. Die PAS-Grenzmembran ist immer vorhanden. Obwohl die Acantholyse ihren Schwerpunkt suprabasal hat, findet man auch in den oberen Schichten des Stratum spinosum acantholytische Erscheinungen. Solche Zellverbände werden allerdings nur lose zusammengehalten, da die intercellulären Verbindungen gelockert sind. Ihr Cytoplasma und die Zellkerne sind meist auffallend gut erhalten. Stellenweise findet man sogar mitotische Zellteilungsfiguren. Die Tendenz der acantholytischen Zellen zu verhornen ist gering, solange die Blasen-

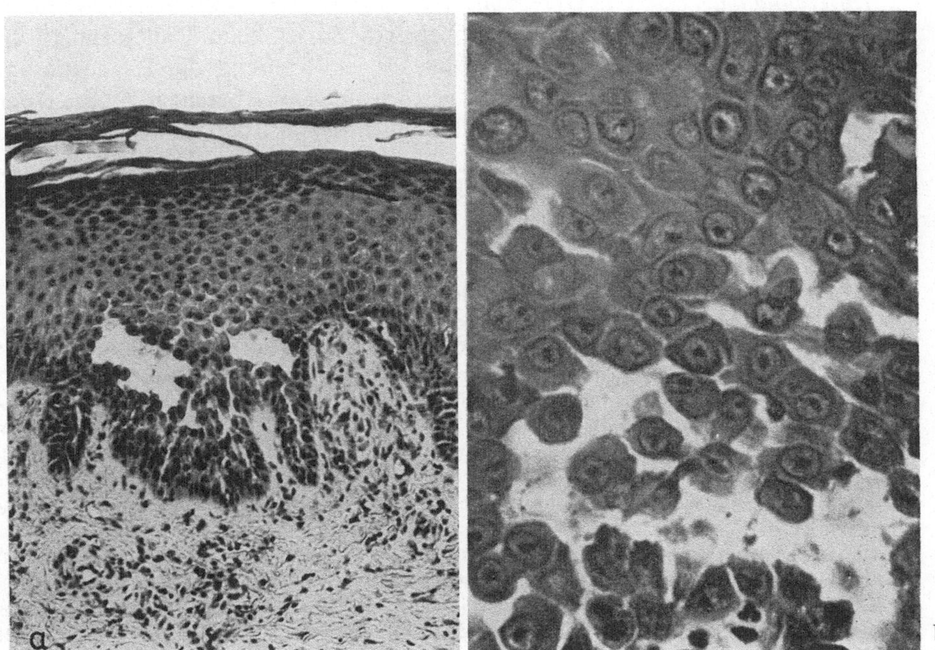

Abb. 9a u. b. Pemphigus chronicus benignus hereditarius. (a) Übersicht mit suprabasaler Acantholyse. H. E. (b) Detail: acantholytische Zellen und Corps rond-artige Zelle (C). H. E.

decke erhalten ist. Dennoch haben sie eine gewisse Potenz zu frühzeitiger Verhornung (s. auch EM-Befunde), da sporadisch Zellelemente entstehen, die den Corps ronds ähnlich sind. Wenn die Blasendecke aufplatzt, können zudem vor allem in den Randabschnitten von Blasen kontinuierlich aus den Keratinocyten Grains entstehen. Die erhaltene Blasendecke verhornt hyper-, para- oder orthokeratotisch. Die Basalzellenschicht zeigt auch unter den Blasen durchgehend eine normale Pigmentierung. In bezug auf die Pigmentverteilung unter der Acantholyse verhält sich somit der Pemphigus chronicus benignus hereditarius biologisch anders als die Dyskeratosis follicularis. Der Papillarkörper und die angrenzende Cutis sind meist erheblich mit Lymphocyten, Monocyten und vereinzelt auch Leukocyten angeschoppt, während das Kollagen, die Elastica, sowie die Gefäße und Nerven normal erscheinen (DOUWES; HAILEY u. HAILEY; HERZBERG; POLANO; THIES, MERKER u. FASSBINDER; WINER u. LEEB).

Elektronenmikroskopisch fanden GOTTLIEB u. LUTZNER einerseits Acantholyse und andererseits abnorme Verhornung sowohl in den Basalzellen als auch in den Keratinocyten. Während WILGRAM et al. und DUPONT für den Zusammenbruch der Zellkontakte eine primäre Trennung der Tonofilamente von den Desmosomen verantwortlich machen, vermuten NÜRNBERGER u. MÜLLER primär eine genetisch fixierte Fehlbildung der Intercellulärsubstanz, da die Desmosomen auch in der Umgebung frischer Blasen sowohl zwischen den Keratinocyten als auch zwischen den Basalzellen fehlten. Die Basalzellen waren nur zur Basalmembran hin durch Halbdesmosomen normal verankert.

Differentialdiagnose: Die Unterschiede zur Dyskeratosis follicularis sind histologisch mehr quantitativer als qualitativer Art. So ist beim Hailey-Hailey die Dyskeratose bedeutend geringer als beim Darier, während die Pigmentierung beim Ersteren normal, beim Zweiten gestört ist. Die Abgrenzung gegen den Pemphigus vulgaris wird histologisch unmöglich, wenn dyskeratotische Erscheinungen fehlen. Einfach dürfte hingegen die Differentialdiagnose gegen das nummuläre Ekzem sein, als welches nicht selten als Pemphigus chronicus benignus hereditarius klinisch verkannt wird.

Anhang: Acanthosis nigricans

Klinik: Die Dermatose ist charakterisiert durch eine sich bis zur Papillomatose steigernde Verdickung, Vergröberung und Fältelung der Haut, die mit Hyperpigmentierung und Hyperkeratose einhergeht. Prädilektionsstellen sind außer den seitlichen Ansatzstellen des Halses die Axillen, Ellenbeugen und die Inguinalfalten. In ausgedehnten Fällen werden auch Lippen, Anogenitalgegend und Nabel befallen.

CURTH hat erkannt, daß die Acanthosis nigricans teils eine Krankheit sui generis, teils Symptom eines Grundleidens darstellt. So unterscheidet man heute drei Haupttypen der Acanthosis nigricans (CURTH; HEITE u. HINTZ):

1. *Die Acanthosis nigricans juvenilis benigna,* welche schon bei Kindern und Jugendlichen manifest wird und autosomal-recessiv vererbt wird.

2. *Die Acanthosis nigricans maligna* kommt im höheren Alter vor und steht in praktisch 100% aller Fälle im Zusammenhang mit einem inneren Carcinom. In der Mehrzahl der Fälle handelt es sich um ein Adenocarcinom des Magen-Darm-Traktes, seltener um ein Lungen- oder Ovarialcarcinom (CURTH, HILBERG u. MACHACEK; MASSON u. MONTGOMERY). Nach Entfernung des Primärtumors bilden sich die Hauterscheinungen zurück, um bei einem lokalen Rezidiv oder bei Metastasierung wieder in Erscheinung zu treten. Die Acanthosis nigricans maligna gehört somit zu den paraneoplastischen Dermatosen im engeren Sinne. DE BACKER und KINT fanden elektronenoptisch keine Anhaltspunkte für eine viröse Genese der malignen Acanthosis nigricans.

3. *Die Pseudoacanthosis nigricans,* welche man bei Fettleibigen und Endokrinopathien gelegentlich beobachten kann.

Ferner kommen Acanthosis nigricans-artige Veränderungen bei verschiedenen seltenen Neuro-Ektodermal-Syndromen vor.

Histologie: Die verschiedenen Typen der Acanthosis nigricans haben das gleiche histologische Bild. Dieses setzt sich aus folgenden Elementen zusammen:

1. kolbig oder konisch konfigurierte Papillen,
2. Hyperpigmentierung des Stratum basale,
3. Verbreiterung des Stratum spinosum,
4. verschmälertes oder fehlendes Stratum granulosum und
5. lamelläre Hyperkeratose.

Der Papillarkörper ist unregelmäßig konfiguriert. Einmal finden sich lange schmale, in der oberen Partie kolbig aufgetriebene, daneben aber auch nach oben konisch nach Art eines gotischen Spitzbogens auslaufende Papillen, die sich unterteilen können. Die Bindegewebsfasern des Papillarkörpers erscheinen im Vergleich mit den größeren kollagenen Balken des Stratum reticulare ungewöhnlich zart und fein. Bei längerem Bestand kommt es im Bereich der Papillen zur Atrophie der Elastica. Banale entzündliche Infiltrate lassen sich nur inkonstant beobachten.

Das Stratum basale ist stark pigmentiert, wobei Melanin sowohl epidermiswärts als auch in die Cutis abfließen kann. Das Stratum spinosum ist vor allem zwischen den Papillen bis auf acht und mehr Zellreihen verbreitert, wobei sich dann relativ

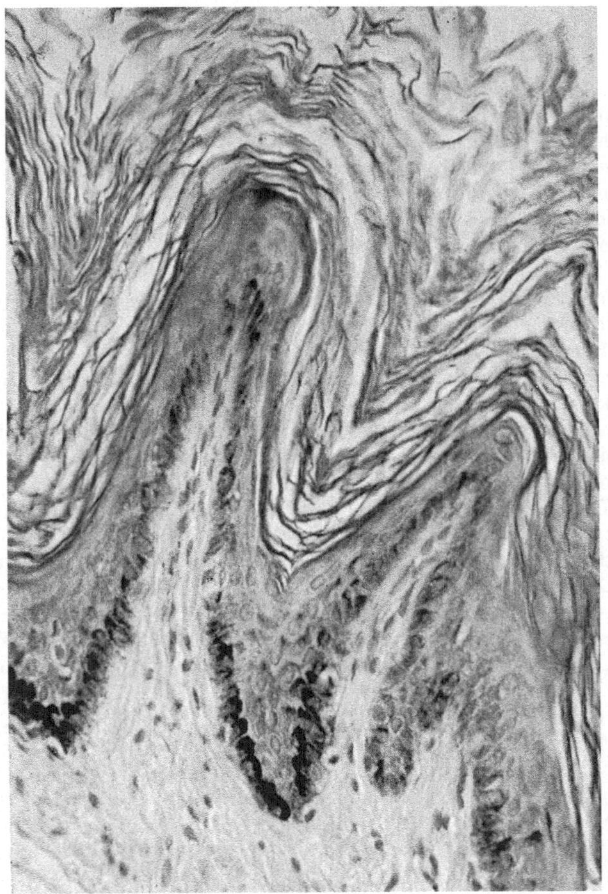

Abb. 10. Acanthosis nigricans. Silberpigmentfärbung (Tipor-Pap)

häufig Mitosen beobachten lassen. Das Stratum granulosum ist streckenweise verschmälert, streckenweise sogar ganz fehlend. Die Epidermisoberfläche ist entsprechend der Architektur des Papillarkörpers unregelmäßig höckerig konfiguriert und die darüberliegende Hornschicht auf das Mehrfache der Norm verbreitert und lamellär gebaut. Parakeratotische Einschlüsse fehlen.

Das histologische Bild weicht oft nicht von demjenigen des verrukösen Naevus ab. Elektronenmikroskopisch fanden VISSIAN et al. bei Acanthosis nigricans juvenilis Veränderungen in den Keratinocyten, die an die Verhältnisse bei der bullösen Erythrodermie congénitale ichthyosiforme erinnern.

JANOVSKY vermutete die primären Veränderungen in der Hypertrophie der Stachelzellschicht, weshalb er die Affektion Acanthosis nigricans nannte. DARIER hingegen sah in der Hypertrophie der Papillen das Primäre und schlug deshalb die wahrscheinlich pathogenetisch richtige Bezeichnung Dystrophie et papillaris pigmentosa vor, die sich jedoch gegenüber der geläufigeren Etikette Acanthosis nigricans nicht durchsetzen konnte.

Literatur

A. Ichthyosen

Anton-Lamprecht, I.: Zur Ultrastruktur hereditärer Verhornungsstörungen. III. Autosomal-dominante Ichthyosis vulgaris. Arch. Derm. Forsch. **248**, 149 (1973).

Anton-Lamprecht, I.: Zur Ultrastruktur hereditärer Verhornungsstörungen. IV. X-chromosomal-recessive Ichthyosis. Arch. Derm. Forsch. **248**, 361 (1974).

Anton-Lamprecht, I., Curth, H. O., Schnyder, U. W.: Zur Ultrastruktur hereditärer Verhornungsstörungen. II. Ichthyosis hystrix Typ Curth-Macklin. Arch. Derm. Forsch. **246**, 77 (1973).

Anton-Lamprecht, I., Schnyder, U. W.: Ultrastructure of inborn errors of keratinization. VI. Inherited ichthyoses — a model system for heterogeneities in keratinization disturbances. Arch. Derm. Forsch. **250**, 207 (1974).

Curth, H. O., Macklin, M. T.: The genetic basis of various types of ichthyosis in a family group. Amer. J. hum. Genet. **6**, 371 (1954).

Feinstein, A., Ackerman, A. B., Ziprkowski, L.: Histology of autosomal dominant ichthyosis vulgaris and X-linked ichthyosis. Arch. Derm. Syph. (Chic.) **101**, 524 (1970).

Frost, P.: Ichthyosiform dermatoses. J. invest. Derm. **60**, 541 (1973).

Frost, P., Scott, E. J. van: The ichthyosiform dermatoses. Classification based on anatomical and biometric observations. Arch. Derm. (Chic.) **94**, 113 (1966).

Hofbauer, M., Schnyder, U. W.: Zur Differentialdiagnose von autosomal-dominanter Ichthyosis vulgaris und X-chromosomaler Ichthyose. Hautarzt **25**, 319 (1974)

Ishabashi, Y., Klingmüller, G.: Erythrodermia ichthyosisformis congenita bullosa Brocq: III. Elektronenmikroskopische Untersuchung der Granularschicht. Arch. klin. exp. Derm. **233**, 11 (1968). Kuokkanen, K.: Ichthyosis vulgaris. Acta derm.-venereol. (Stockh.) **49**, Suppl. 62 (1969).

Kuokkanen, K.: Ichthyosis vulgaris. Acta derm.-venereol. (Stockh.) **49**, Suppl. 62 (1969).

Lapière, S.: Epidermolyse ichthyosiforme congénitale (Erythrodermie ichthyosiforme congénitale forme bulleuse de Broq). Ann. Derm. Syph. (Paris) **3**, 401 (1932).

Lapière, S.: Les génodermatoses hyperkératosiques de type bulleux. Ann. Derm. Syph. (Paris) **80**, 597 (1953).

Perrot, H., Schmitt, D., Thivolet, J.: Ichthyose paranéoplasique. Etude ultrastructurale. Ann. Derm. Syph. (Paris) **103**, 413 (1976).

Plewig, G., Christophers, E.: Nevoid follicular epidermolytic hyperkeratosis. Arch. Derm. (Chic.) **111**, 223 (1975).

Schnyder, U. W.: Zur Histogenetik der granulösen Degeneration. Path. et Microbiol. (Basel) **27**, 486 (1964).

Schnyder, U. W., Konrad, B.: Zur Histogenetik der Ichthyosen. Hautarzt **18**, 445 (1967).

Schnyder, U. W.: Inherited Ichthyoses. Arch. Derm. Syph. (Chic.) **102**, 240 (1970).

Voerner, A.: Zur Kenntnis des Keratoma hereditarium plamare et plantare. Arch. Derm. Syph. (Berl.) **56**, 3 (1901).

Weibel, E., Schnyder, U. W.: Zur Histochemie und Elektronenmikroskopie der bullösen Erythrodermie congénitale ichthyosiforme. Arch. klin. exp. **225**, 286 (1966).

Wells, R. S., Kerr, C. B.: The histology of ichthyosis. J. invest. Derm. **46**, 530 (1966).

B. Follikuläre Keratosen

Brunsting, L. A., Sheard, C.: Dark adaption in pityriasis rubra pilaris. Arch. Derm. Syph. (Chic.) **43**, 42 (1941).

Davidson, C. L., Winkelmann, R. K., Kierland, R. R.: Pityriasis Rubra Pilaris. Arch. Derm. (Chic.) **100**, 175 (1969).

Delbanco, E., Unna, P., jr.: Zur Klinik und Histologie der Pityriasis rubra pilaris Devergie. Arch. Derm. Syph. (Berl.) **135**, 133 (1921).

Devergie, A.: Traité pratique des maladies de la peau. Paris: Masson & Cie. 1857.

Harper, R. A., Rispler, J.: Pityriasis Rubra Pilaris Epidermal Cells in Vitro. A comparision with normal and psoriatic cells. Arch. Derm. Res. **260**, 253 (1977).

Hecht, H.: Keratosis pilaris rubra atrophicans faciei. Arch. Derm. Syph. (Chic.) **58**, 41 (1948).

Kierland, R. R., Kulwin, M. H.: Pityriasis rubra pilaris: A clinical study. Arch. Derm. Syph. (Chic.) **61**, 925 (1950).

Leitner, Z. A.: Vitamin A and pityriasis rubra pilaris. Brit. J. Derm. **59**, 407 (1947).

Marx, W.: Beitrag zur Histologie des Ulerythema ophryogenes. Arch. Derm. Syph. (Berl.) **163**, 6 (1931).

Niemi, K. M., Kousa, M., Storgards, K., Karvonen, J.: Pityriasis rubra pilaris. A clinico-pathological study with a special reference to autoradiography and histocompatibility antigens. Dermatologica (Basel) **152**, 109 (1976).

Porter, D., Shuster, S.: Epidermal renewal and amino acids in Psoriasis and Pityriasis Rubra Pilaris. Arch. Derm. (Chic.) **98**, 339 (1968).

Taenzer, P.: Über das ulerythema ophryogenes. Mbl. Prakt. Derm. **8**, 14 (1889).

Unna, P. G.: Die Histopathologie der Hautkrankheiten. Berlin: August Hirschwald 1894.

C. Mit Parakeratose einhergehende Verhornungsstörungen

1. Porokeratosis Mibelli

Anderson, D. A., Chernosky, M. E.: Disseminated superficial actinic porokeratosis. Arch. Derm. Syph. (Chic.) **99**, 408 (1969).

Bopp, C.: Paraceratose de Mibelli. Tese da Faculdade de Medicina da Universidade de Pôrto Alegre 1953.

Crefeld, W.: Zur Histogenese der Parakeratosis Mibelli. Z. Haut- u. Geschl.-Kr. **44**, 453 (1969).

Goerttler, E. A., Jung, E. G.: Parakeratosis Mibelli and skin carcinoma. Humangenetik **26**, 291 (1975).

Kúta, A.: Porokeratosis Mibelli-Resphighi. Z. Tschechosl. Akad. Wiss. **75**, Heft 4 (1965) Prag.

Mann, P. R., Cort, D. F., Fairburn, E. A., Abdel-Aziz A.: Ultrastructural studies on two cases of porokeratosis of Mibelli. Brit. J. Derm. **90**, 607 (1974).

Mibelli, V.: Beitrag zum Studium der Hyperkeratosen der Knäueldrüsengänge (Porokera-tosis). Mh. prakt. Derm. **17**, 417 (1893).

Mibelli, V.: Contributo allo studio della hypercheratosi dei canali sudoriferi (Porokeratosis). G. ital. Mal. vener. **28**, 313 (1893).

Miescher, G.: Über „Porokeratosis Mibelli". Arch. Derm. Syph. (Berl.) **181**, 532 (1941).

Reed, R. J., Leone, Ph.: Porokeratosis — A mutant clonal? Keratosis of the epidermis. Arch. Derm. Syph. (Chic.) **101**, 340 (1970).

Sato, A., Anton-Lamprecht, I., Schnyder, U. W.: Ultrastructure of inborn errors of keratini-zation. VII. Porokeratosis Mibelli and disseminated superficial porokeratosis. Arch. Derm. Res. **255**, 271 (1976).

Saunders, Th. S.: Porokeratosis. A disease of epidermal eccrine sweatduct units. Arch. Derm. Syph. (Chic.) **84**, 980 (1961)

D. Mit Dyskeratose einhergehende Dermatosen

1. Dyskeratosis follicularis

Ackermann, A. B.: Focal acantholytic dykeratosis. Arch. Derm. (Chic.) **106**, 702 (1972).

Caulfield, J. B., Wilgram, G. F.: An electron microscope study of dyskeratosis and acantho-lysis in Darier's disease. J. invest. Derm. **41**, 57 (1963).

Charles, A.: An electron microscope study of Darier's disease. Dermatologia (Basel) **122**, 107 (1961).

Darier, F. J.: Note sur l'anatomie pathologique de la maladie dite la psorospermose follicu-laire végétante à propos d'un cas nouveau. Ann. Derm. Syph. (Paris) **VII**, 742 (1896).

Douwes, F. R.: Zur Histologie und Histochemie des Morbus Darier. Arch. klin. exp. Derm. **233**, 309 (1968).

Forssmann, W. G., Holzmann, H., Hoede, N.: Elektronenmikroskopische Untersuchungen an der Haut beim Morbus Darier. Z. Haut- u. Geschl.-Kr. **42**, 175, 211 (1967).

Gottlieb, S. K., Lutzner, M. A.: Darier's disease. An electron microscopic study. Arch. Derm. (Chic.) **107**, 225 (1973).

Hopf, G.: Über die bei der Darierschen Krankheit an Händen und Füßen vorkommenden Keratosen. Acta derm.-venereol. (Stockh.) **13**, 720 (1932).

Jordan, P., Spier, H. W.: Morbus Darier' Veränderungen als Späterscheinungen bei Akrokeratosis verruciformis. Arch. Derm. Syph. (Berl.) **189**, 441 (1949).

Mann, P. R., Haye, K. R.: An electron microscopic study on the acantholytic and dyskeratotic processes in Darier's disease. Brit. J. Derm. **82**, 561 (1970).

Szymanski, F. J.: A benign cutaneous tumor resembling Darier's disease. Arch. Derm. (Chic.) **75**, 575 (1957).

Tritsch, H.: Beitrag, zur Darier-ähnlichen Atypie des Keratoma senile (sogenanntes warziges Dyskeratom). Arch. klin. exp. Derm. **210**, 280 (1960).

Kint, A., Piérard, J.: Maladie de Darier. Aspects au microscope électronique. Arch. belges Derm. **20**, 40 (1964).

Krause, W., Ehlers, G.: Über die Beziehung zwischen Akrokeratosis verruciformis Hopf und Dyskeratosis follicularis vegetans Darier. Hautarzt **20**, 397 (1969).

Mu, J. W.: Beitrag zur Untersuchung der Pigmentverhältnisse beim M. Darier. Acta derm.-venereol. (Stockh.) **11**, 365 (1931).

Neumann, H.: Über die Primäreffloreszenz beim M. Darier. Arch. Derm. Syph. (Berl.) **180**, 204 (1940).

Niordson, A. M., Sylvest, B.: Dyskeratosis follicularis and acrokeratosis verruciformis. Arch. Derm. Syph. (Chic.) **92**, 166 (1965).

Piérard, J., Kint, A.: Die Darier'sche Krankheit. Arch. klin. exp. Derm. **231**, 382 (1968).

Sato, A., Anton-Lamprecht, I., Schnyder, U. W.: Ultrastructure of Dyskeratosis in Morbus Darier. J. Cutan. Dis. **4**, 173 (1977).

Waisman, M.: Verruciform manifestations of keratosis follicularis: Including a reappraisal of hard nevi (Unna). Arch. Derm. Syph. (Chic.) **81**, 1 (1960).

2. *Pemphigus chronicus benignus hereditarius*

Degos, R., Civatte, J.: Pemphigus bénin de Hailey-Hailey et maladie de Darier bulleuse. Bull. Soc. franç. Derm. Syph. **67**, 854 (1960).

Douwes, F. R.: Zur Histologie und Histochemie des Pemphigus benignus chronicus hereditarius. Arch. klin. exp. Derm. **234**, 399 (1969).

Dupont, A.: Note sur l'histologie du pemphigus familial héréditaire bénin. Ann. Derm. Syph. (Paris) **78**, 703 (1951).

Dupont, A.: Sind Dyskeratosis follicularis Darier und Pemphigus familiaris benignus Hailey-Hailey zwei verschiedene Krankheiten? Hautarzt **11**, 75 (1960).

Feuerman-Pogorzelski, E. J.: Zur Frage des Pemphigus familiaris chronicus benignus Hailey-Hailey. Hautarzt **13**, 210 (1962).

Finnerud, C. W., Szymansky, F. J.: Chronic benign familial pemphigus, a probable variant of keratosis follicularis. Arch. Derm. Syph. (Chic.) **61**, 737 (1950).

Ganor, S., Sagher, F.: Keratosis follicularis (Darier) and familial benign chronic pemphigus (Hailey-Hailey) in the same patient. Brit. J. Derm. **77**, 24 (1965).

Gottlieb, S. K., Lutzner, M. A.: Hailey-Hailey disease — An electron microscopic study. J. invest. Derm. **54**, 368 (1970).

Hailey, H., Hailey, H.: Familial benign chronic pemphigus. Arch. Derm. Syph. (Chic.) **39**, 679 (1939).

Herzberg, J. J.: Pemphigus Gougerot/Hailey-Hailey. Arch. klin. exp. Derm. **202**, 21 (1955).

Jablonska, S., Chorzelski, T.: Zur Klassifikation des Pemphigus Hailey-Hailey. Seine Beziehungen zum Pemphigus vulgaris und zur vesikulösen Variante des Morbus Darier. Dermatologica (Basel) **117**, 24 (1958).

Nürnberger, F., Müller, G.: Elektronenmikroskopische Untersuchungen über die Akantholyse bei Pemphigus familiaris benignus. Arch. klin. exp. Derm. **228**, 208 (1967).

Piérard, J., Kint, A.: Pemphigus familial bénin chronique (Maladie de Hailey-Hailey). Etude au microscope électronique. Dermatologica (Basel) **139**, 1 (1969).

Polano, M. K.: Pemphigus benignus familiaris (with special reference to the histological diagnosis). Dermatologica (Basel) **135**, 66 (1967).

Thies, W., Merker, H. J., Fassbinder, K.: Zur Kasuistik des Pemphigus chronicus benignus (Hailey-Hailey) unter Berücksichtigung elektronenmikroskopischer Befunde. Hautarzt **23**, 244 (1972).

Winer, I. H., Leeb, A. J.: Benign familial pemphigus. Cytology and nosology. Arch. Derm. Syph. (Chic.) **67**, 77 (1953).

Wilgram, G. F., Caulfield, J. B., Lever, W. F.: An electron microscopic study of acantholysis in pemphigus vulgaris. J. invest. Derm. **36**, 373 (1961).

Anhang: *Acanthosis nigricans*

Curth, H. O., Hilberg, A. W., Machacek, G. F.: The site and histology of the cancer associated with malignant acanthosis nigricans. Cancer **15**, 364 (1962).

Curth, H. O.: Die Probleme der Akanthosis nigricans. Hautarzt **14**, 433 (1964).

Darier, F. J.: Dystrophile papillaire et pigmentaire. Ann. Derm. Syph. (Paris) **IV**, 865 (1893).

De Backer, J., Kint, A.: Malignant acanthosis nigricans with multiple verrucous formations. Arch. belge. Derm. Syph. **27**, 317 (1971).

Heite, H. J., Hintz, H.: „Papillomatosis cutis", eine analytisch-nosologische Studie. Arch. klin. exp. Derm. **222**, 254 (1965).

Janovsky, N. A.: Acanthosis nigricans. Internationaler Atlas seltener Hautkrankheiten 1890. Zit. nach Gans, O., Steigleder, G. K.: Histologie der Hautkrankheiten, Bd. I. Berlin-Göttingen-Heidelberg: Springer 1955.

Masson, J. C., Montgomery, H.: Relationship of acanthosis nigricans to abdominal malignancy: Report of cases, including one in which the primary growth was in the pelvis. Amer. J. Obstet. Gynec. **32**, 717 (1936).

Vissian, L., Vaillaud, J. C., Lapeyre, L.: Le naevus verruqueux ou ichthyose hystrix, image clinique optique et électronique de l'acanthosis nigricans juvénile. Bull. Soc. Franc. Derm. Syph. **80**, 658 (1974).

Bullöse Dermatosen

Von U. W. SCHNYDER, Heidelberg

Unter dem Begriff „Bullöse Dermatosen" versteht man Hautkrankheiten, welche mit Blasenbildung einhergehen. Verschiedene histogenetische Vorgänge wie Acantholyse, Acanthokeratolyse, Cytolyse, Epidermolyse und Spongiose können zur Blasenbildung Anlaß geben. Im vorliegenden Kapitel werden außer den „Hereditären Epidermolysen" nur die acantholytischen und epidermolytischen Blasenkrankheiten besprochen.

A. Epidermolysis bullosa hereditaria (E.b.h.)

Definition: unter dem Oberbegriff Epidermolysis bullosa hereditaria (E.b.h.) versteht man monomer vererbte Krankheiten mit lokalisierter oder generalisierter Neigung des Integumentes zur Blasenbildung.

Klinisch kann man nicht vernarbende und vernarbende Epidermolysen unterscheiden. Genetisch gibt es dominante, recessive und x-chromosomal vererbte Epidermolysen. Am XV. Int. Dermatologenkongreß 1977 in Mexico hat die Heidelberger Arbeitsgruppe (SCHNYDER u. ANTON-LAMPRECHT) folgende klinischgenetische Klassifizierung vorgeschlagen:

I. Nichtvernarbende Epidermolysen

1. Autosomal-dominante Typen

- a) Epidermolysis bullosa simplex (KÖBNER 1886)
- b) Epidermolysis bullosa simplex (WEBER 1926, COCKAYNE 1938)
- c) Epidermolysis bullosa simplex „Ogna" (GEDDE-DAHL 1970/71)
- d) Epidermolysis bullosa simplex with mottled pigmentation (FISCHER u. GEDDE-DAHL 1977)

2. Autosomal-recessive Typen

- a) Epidermolysis bullosa gravis („letalis") (HERLITZ 1935)
- b) Epidermolysis bullosa atrophicans generalisata (HASHIMOTO, SCHNYDER u. ANTON-LAMPRECHT 1977)
- c) Epidermolysis bullosa atrophicans localisata (SCHNYDER u. ANTON-LAMPRECHT 1977)
- d) Epidermolysis bullosa progressiva (GEDDE-DAHL 1970)

3. X-chromosomal recessiver Typ

- a) Dystrophia bullosa hereditaria, Typus maculatus (MENDES DA COSTA u. VAN DER VALK 1908, WOERDEMANN 1957)

II. Vernarbende Epidermolysen

1. Autosomal-dominante Typen

- a) Epidermolysis bullosa dystrophica albopapuloidea (PASINI 1928)
- b) Epidermolysis bullosa dystrophica (COCKAYNE 1933, TOURAINE 1942)
- c) Congenital localized absence of skin and associated abnormalitis resembling epidermolysis bullosa (BART et al. 1966)

2. Autosomal-recessive Typen

- a) Epidermolysis bullosa dystrophica (HALLOPEAU 1898, SIEMENS 1921)
- b) Epidermolysis bullosa dystrophica inversa (GEDDE-DAHL 1971)

Im folgenden soll die Histologie und das ultrastrukturelle Verhalten der verschiedenen Typen angesprochen werden.

I. Nicht vernarbende Epidermolysen

1. Autosomal-dominante Typen

a) Epidermolysis bullosa simplex (Köbner)

Primär kommt es infolge Cytolyse zu einer suprabasalen Spaltbildung, die zur Desintegration des Stratum basale führt. Das Exsudat ist primär aphlegmasisch. Das Blasendach besteht aus den oberen Schichten des Stratum Malpighi, dem Stratum granulosum und dem Stratum corneum. Die dem Blasencavum zugekehrten Spinosum-Zellen sind ausgefranst und zeigen degenerative Veränderungen. Der Papillarkörper im Bereich des Blasengrundes bleibt in seiner ursprünglichen Gestalt erhalten. Gelegentlich ist er etwas ödematös, aber im Gegensatz zu den dystrophischen Epidermolysen fehlen Umbauvorgänge am cutanen Bindegewebe, und auch die Elastica bleibt unverändert (JOHNSON u. TEST; PEARSON (1962); SCHNYDER, JUNG u. SALAMON). Damit unterscheidet sich die Köbner-Blase lokalisatorisch eindeutig von der *Reibeblase*, die in den oberen Abschnitten des Stratum spinosum lokalisiert ist (HUNTER et al.).

b) Epidermolysis bullosa simplex (Weber-Cockayne)

Die histologischen Veränderungen entsprechen denjenigen bei Epidermolysis bullosa simplex (KÖBNER).

c) Epidermolysis bullosa simplex „Ogna" (Gedde-Dahl)

Dieser bis jetzt nur in Süd-West-Norwegen beobachtete Typ wurde noch nicht pathologisch-anatomisch untersucht.

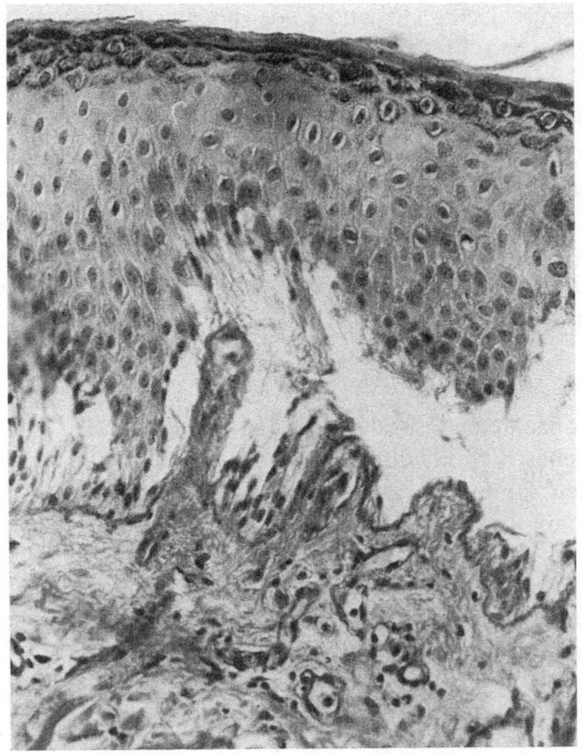

Abb. 1. Epidermolysis bullosa simplex (KÖBNER). Suprabasale Blasenbildung. H. E. 250×

d) Epidermolysis bullosa simplex with mottled pigmentation
(Fischer u. Gedde-Dahl)

Nach FISCHER u. GEDDE-DAHL ist die Blase suprabasal lokalisiert. Die PAS-Basalmembran ist überall erhalten, während die Basalzellen teilweise geschädigt sind.

2. Autosomal-recessive Typen

a) Epidermolysis bullosa gravis („letalis")

Dieser 1935 von HERLITZ beschriebene Typ wurde in den letzten Jahren besonders intensiv untersucht. Lichtmikroskopisch sieht man eine subepidermale Blase ohne Umbauvorgänge im Papillarkörper. Histologisch können solche Blasen nicht von entsprechenden Veränderungen bei den prognostisch günstigeren recessiv-dystrophischen Typen abgegrenzt werden. Mit Hilfe des EM kann man jedoch den Typ Herlitz ohne größere Schwierigkeiten diagnostizieren, da er durch junktionale Blasenbildung zwischen Basalzellen und Basallamina gekennzeichnet ist (HASHIMOTO *et al.* IV/1976; PEARSON *et al.* 1974). Man kann somit in solchen Fällen mit Hilfe des Elektronenmikroskopes schon in der Frühphase der Erkrankung entscheiden, ob es sich um eine Epidermolyse vom Typ Herlitz mit einer quo ad vitam schlechten Prognose oder um eine der prognostisch günstigeren recessiv-dystrophischen Epidermolysen handelt.

b) Epidermolysis bullosa atrophicans generalisata

Dieser Typ, den wir kürzlich auch bei einer 42jährigen Frau beobachten konnten, ist wahrscheinlich häufiger, als man bisher angenommen hat. Lichtmikroskopisch geht er mit subepidermaler, elektronenmikroskopisch mit junktionaler Blasenbildung einher (HASHIMOTO, SCHNYDER u. ANTON-LAMPRECHT). Wie beim Typ Herlitz sind die Halbdesmosomen in breiten Abschnitten fehlend oder nur rudimentär angelegt (HASHIMOTO et al. IV/1976).

c) Epidermolysis bullosa atrophicans localisata

Kürzlich beobachteten SCHNYDER u. ANTON-LAMPRECHT eine 28jährige Frau mit ausschließlicher Blasenbildung im Bereich der Füße und Unterschenkel. An den Druckstellen kommt es zu hyperkeratotischen Plaques. Ferner geht das Krankheitsbild mit Nageldeformitäten und Schmelzanomalien einher. Histologisch geht dieser Typ mit subepidermaler Blasenbildung einher. Elektronenmikroskopisch liegt ebenfalls junktionale Blasenbildung vor. Insbesondere der lokalisierte Typ zeigt eindeutig, daß die junktionale Blasenbildung für den Herlitz'schen Typ nicht pathognomonisch ist.

d) Epidermolysis bullosa progressiva (s. neurotrophica)

Dieser ebenfalls von GEDDE-DAHL 1970/71 beschriebene Typ, der sich klinisch eindeutig von allen anderen Epidermolysistypen abhebt, geht histologisch mit suprabasaler Blasenbildung einher (GEDDE-DAHL: persönliche Mitteilung).

3. X-chromosomal-recessiver Typ

Dystrophia bullosa hereditaria, Typus maculatus

Dieser x-chromosomal vererbte Epidermolysistyp geht mit Blasenbildung im mittleren Drittel des Stratum Malpighi einher (WOERDEMAN).

II. Vernarbende Epidermolysen

1. Autosomal-dominante Typen

a) und b) Epidermolysis bullosa dystrophica albopapuloidea (Pasini) — Epidermolysis bullosa dystrophica (Cockayne-Touraine)

Bei beiden Typen kommt es lichtmikroskopisch primär in der dermo-epidermalen Verbindungszone zur Blasenbildung. Die cutanen Umbauvorgänge entsprechen denjenigen der recessiv-dystrophischen Epidermolysen vom Typ Hallopeau-Siemens (SCHNYDER u. EICHHOFF). Elektronenoptisch liegt bei beiden Typen die EM-Basalmembran im Bereich des Blasendaches an den Basalzellen. Beim Typ Cockayne-Touraine sind zudem die „anchoring fibrils" (Verankerungsfibrillen) an den Prädilektionsstellen nur rudimentär ausgebildet, während sie

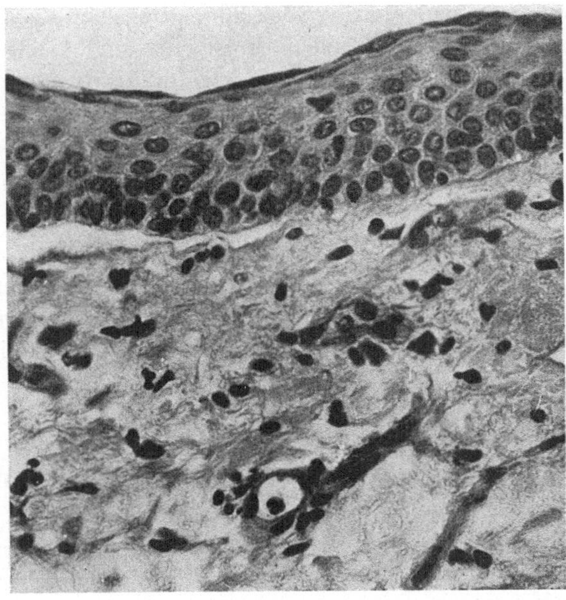

Abb. 2. Recessiv-dystrophische Epidermolysis bullosa Hallopeau-Siemens. Subepidermale Blasenbildung. Beachte die Aufspaltung der PAS-reaktiven Grenzmembran. PAS, 160× [Aus: SCHNYDER, U. W., et al., Arch. klin. exp. Derm. **220**, 46 (1964)]

beim Typ Pasini im Bereich des ganzen Integumentes quantitativ vermindert und qualitativ rudimentär angelegt sind (HASHIMOTO et al. I/1976; HASHIMOTO et al. II/1976). Wir sind der Meinung, daß es sich hierbei um den primären Strukturdefekt dieser dominant vererbten Krankheit handelt (ANTON-LAMPRECHT u. SCHNYDER). Die für den Pasini-Typ charakteristischen albo-papuloiden Efflorescenzen bestehen histologisch aus verbreiterten und homogenisierten Kollagenbündeln. Im Bereich solcher Papeln fehlt die Elastica (GÖTZ u. MEINICKE).

c) Congenital Localized Absence of Skin and Associated Abnormalitis Resembling Epidermolysis bullosa (Bart et al., 1966)

Dieser Typ wurde leider bisher nicht licht- und elektronenmikroskopisch untersucht.

2. Autosomal-recessive Typen

a) Epidermolysis bullosa dystrophica (Hallopeau-Siemens)

Bei diesem Typ löst sich die atrophische Epidermis von der Cutis ab. Die Reteleisten sind verstrichen. Die PAS-positive Grenzmembran kann sich im Blasenwinkel aufspalten und teils dem Blasengrund, teils dem Blasendach anlagern. Elektronenoptisch bleibt die Basalmembran an den Basalzellen haften (BRIGGAMAN u. WHEELER; PEARSON 1962; HASHIMOTO et al. III/1976). Auch bei diesem Typ sind „anchoring fibrils" vermindert, doch sind wir im Gegensatz zu BRIGGAMAN u. WHEELER der Meinung, daß beim Typ Hallopeau-Siemens die Verankerungsfasern sekundär vermindert sind. Der Blaseninhalt besteht aus serösem Exsudat, dem primär kaum entzündliche Zellen beigemengt sind. Schwere degenerative Veränderungen finden sich in der oberen Cutis, die fibrös umgewandelt ist und eine Rarefizierung der Elastica erkennen läßt. Die Papillen sind subtotal bis total verstrichen. Der Papillarkörper enthält meist ein lympho-histiozytäres Infiltrat geringen Ausmaßes (PEARSON 1962; SCHNYDER, JUNG u. SALAMON).

b) Epidermolysis bullosa dystrophica inversa

Auch dieser 1970/71 von GEDDE-DAHL beschriebene Typ scheint nicht vereinzelt vorzukommen (HASHIMOTO, ANTON-LAMPRECHT u. HOFBAUER). Die histologischen und elektronenmikroskopischen Befunde entsprechen denjenigen beim Typ Hallopeau-Siemens.

B. Acantholytische Hautkrankheiten

Zu dieser Gruppe gehören die Krankheiten, welche mit einer primären Acantholyse, d.h. dem Verschwinden der Intercellularbrücken einhergehen, was zum Verlust des Zusammenhaltes zwischen den Keratinocyten führt (CIVATTE). Es sind dies außer dem Pemphigus vulgaris der Pemphigus vegetans, der Pemphigus foliaceus und der Pemphigus erythematosus, der Pemphigus chronicus benignus hereditarius (HAILEY-HAILEY), die Dyskeratosis follicularis DARIER, ferner die „Transient acantholytic dermatosis" (GROVER) und die von HEAPHY u. Mitarb. beschriebene „Benign papular acantholytic dermatosis". Die wesentlichen klinischen, genetischen, histologischen und immunologischen Charakteristika der mit Acantholyse einhergehenden Hautkrankheiten sind in der nachfolgenden Tabelle 1 zusammengestellt. TZANCK hat 1948 gezeigt, daß man beim Pemphigus

Tabelle 1. Acantholytische

Krankheit	Klinische Morphe	Prädilektionsstellen
Pemphigus vulgaris	Blasen, Erosionen	ganzes Integument, hautnahe Schleimhäute
Pemphigus vegetans	wie I, zusätzlich vegetierende Plaques	Faltenregionen
Pemphigus foliaceus et erythematosus	erythemato-squamöse Plaques	seborrhoische Lokalisationsstellen
Pemphigus HAILEY-HAILEY	nässende erythemato-squamöse Plaques	intraclaviculär, inguinal
Dyskeratosis follicularis DARIER	keratotische Papeln	Stamm, Gesicht Extremitäten
Transient acantholytic dermatosis GROVER	papulo-vesikulöses Exanthem	ganzes Integument

vulgaris die Acantholyse auch im Blasengrundausstrichpräparat (Tzanck-Test) nachweisen kann. Bei den übrigen Pemphigusformen hingegen versagt diese Methode in der Regel, da die acantholytischen Erscheinungen quantitativ nicht so stark ausgeprägt sind wie beim Pemphigus vulgaris (STEIGLEDER).

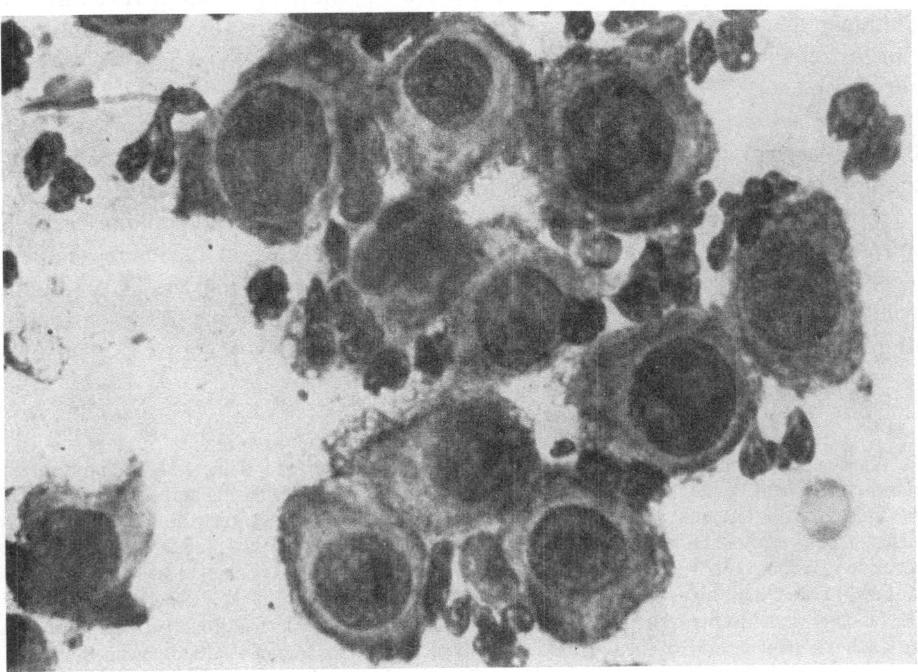

Abb. 3. Pemphigus vulgaris. Positiver Tzanck-Test. Giemsa 1000×

Hautkrankheiten

Verlauf	Prognose quo ad vitam	Vererbung	Histologie	Immunpath. Geschehen nachweisbar
chronisch	zweifelhaft bis schlecht	—	suprabasale Acantholyse	ja
chronisch	wie I	—	suprabasale Acantholyse intraepitheliale eosinophile Abscesse	ja
chronisch	Spontanheilung möglich	—	subcorneale Acantholyse	ja
chronisch	gut	+	suprabasale Acantholyse mit geringer Dyskeratose	nein
chronisch	gut	+	suprabasale Acantholyse mit Dyskeratose	nein
transitorisch	gut	—	suprabasale Acantholyse	wahrscheinlich nein

1964 haben BEUTNER u. JORDON mit der Immunofluorescenztechnik gegen Epithelbestandteile gerichtete Serumantikörper bei Patienten mit Pemphigus nachgewiesen. Die Pemphigusantikörper fixieren sich entlang der Begrenzung der epithelialen Zellen. Sie verbinden sich mit geschichtetem Pflasterepithel, reagieren aber auch mit tierischen Plattenepithelien. Da sie sich in vivo und in vitro auch an Plattenepithelien des Spenders anlagern, sind sie als Autoantikörper anzusehen. Für Einzelheiten sei auf das Spezialkapitel „Immunfluoreszenz" von S. JABLONSKA verwiesen.

Die *Pemphigusdiagnostik* stützt sich somit heute auf a) das klinische Bild, b) das Blasenausstrichpräparat (Tzanck-Test), c) die Histologie und d) den direkten und indirekten Nachweis von Pemphigusantikörpern.

Mit der Histologie kann nicht nur die Gruppendiagnose Pemphigus gestellt werden, sondern sie erlaubt zusammen mit dem klinischen Bild auch eine genauere Typisierung des Pemphigus, was prognostisch von Bedeutung ist. Es empfiehlt sich, frische Blasen zu excidieren und nicht Randexcisionen aus größeren Blasen zu machen.

1. Pemphigus vulgaris

Klinik: Das Integument ist übersät mit zahlreichen größeren und kleineren Blasen mit serös-hämorrhagischem Exsudat. Die Blasen sitzen im Gegensatz zur Dermatitis herpetiformis primär in klinisch normal aussehender Haut. Sekundär bilden sich allerdings auch um die Pemphigusblasen herum gerötete Höfe. Die Blasendecke reißt leicht ein, und an ihre Stelle tritt eine langsam heilende Erosion. Durch Reiben einer nichtbefallenen Hautstelle läßt sich eine Blase provozieren (Nikolskisches Phänomen). Die Schleimhäute sind häufig mitbeteiligt. Mit zunehmender Dauer des Leidens verschlechtert sich der Allgemeinzustand. Bei Spontanverlauf sterben die Patienten an Kachexie oder interkurrenten Krankheiten. Heute lassen sich solche Patienten mit Steroiden und Cytostatica über Jahre stabilisieren. Heilungen sind beobachtet worden. In den letzten Jahren sind auch prognostisch gutartige medikamentös ausgelöste Pemphigusfälle z.B. nach D-Penicillamin und Rifambicin beobachtet worden.
Klinische Differentialdiagnose: Dermatitis herpetiformis und bullöses Pemphigoid.

Histologie: Die Pemphigusblase ist charakterisiert durch eine intraepidermale Acantholyse, was seit CIVATTE von vielen Forschern bestätigt wurde. Wir folgen der Beschreibung von LEVER: Die früheste histologische Veränderung ist ein intercelluläres Ödem zwischen Stratum basale und der darüber liegenden Zellschicht. Wenn das intercelluläre Ödem zunimmt, entwickelt sich eine suprabasale Spalte. Auch die Intercellularbrücken zwischen den Basalzellen gehen weitgehend verloren, so daß die Basalzellschicht wie eine „Reihe von Grabsteinen" aussieht (DIRECTOR). In vielen Blasen besteht aber der Boden, besonders in der Mitte der Blase, aus mehreren Zellschichten, ein Phänomen, das wahrscheinlich durch Regeneration von Epidermiszellen bedingt ist, doch kommt es nie zu subcornealen Blasen. Da die Zellen am Blasengrund und am Blasendach ihre Intercellularbrücken verlieren, lösen sich ganze Zellgruppen und einzelne Zellen in die Blasenhöhle (Acantholyse) ab. Solche Zellen zeigen degenerative Veränderungen wie Größenzunahme, Verdichtung des peripheren Cytoplasma und Kernhyperchromasie. Der Grad der Acantholyse ist von Fall zu Fall verschieden. In älteren Blasen wird der Papillarkörper grobpapillär, und zwischen den Papillen wachsen solide Epidermisstränge in den Papillarkörper ein. Die Acantholyse kann auf das Epithel der Haarfollikel, der Talgdrüsen und der Schweißdrüsenausführungsgänge über-

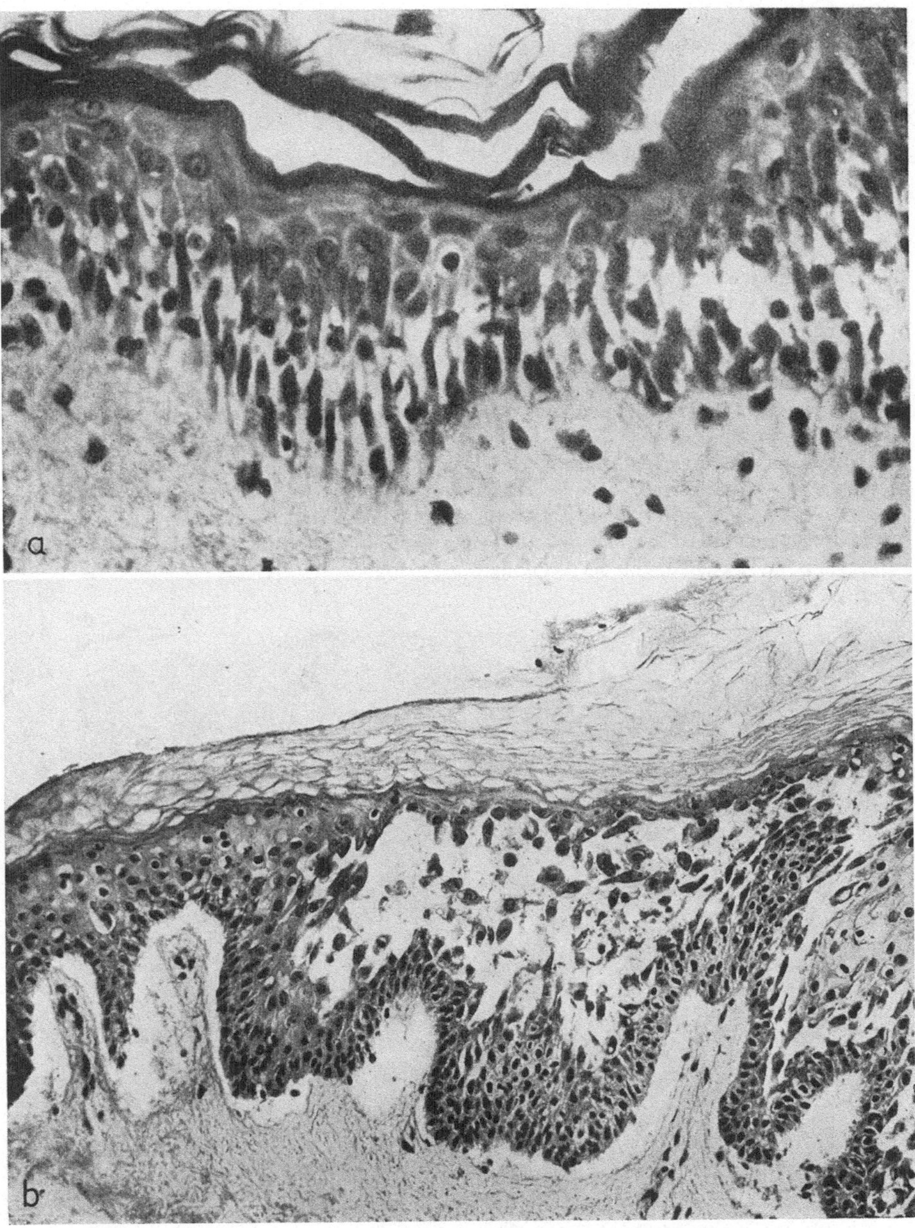

Abb. 4a u. b. Pemphigus vulgaris. (a) Initiale Veränderungen: suprabasales intercelluläres Ödem. (Aus: Lever, W. F., Handbuch der Haut- und Geschlechtskrankheiten, Ergänzungswerk, Bd. II/2, S. 615. Berlin-Heidelberg-New York: Springer 1965). (b) Suprabasale acantholytische Blase. H. E. 160×

greifen. Analog reagiert die Mundschleimhaut. Die PAS-positive Grenzmembran bleibt immer erhalten, und die cutanen Veränderungen sind in der Regel gering. Der Papillarkörper ist leicht ödematös und je älter die Blase, desto mehr kann er mit Lymphocyten, neutrophilen Leukocyten und Eosinophilen angeschoppt sein, doch nimmt die Zellinfiltration nie das Ausmaß an wie beim Pemphigus vegetans Neumann. Eosinophile Spongiose kann andererseits auch ein histologisches Frühsymptom des Pemphigus vulgaris (und des Pemphigus foliaceus) sein (EMMERSON u. WILSON-JONES; KNIGHT, DELANEY u. BLACK).

Histologische Differentialdiagnose: Formenkreis der acantholytischen Blasenkrankheiten.

Elektronenmikroskopie: WILGRAM, CAULFIELD u. LEVER (1961) nahmen an, daß sich primär die Tonofilamente in den Epidermiszellen von ihren Desmosomen ablösen und die letzteren dann zugrunde gehen. Da die Halbdesmosomen, welche die Basalzellen mit der Basalmembran verbinden, erhalten bleiben, erklärt sich, warum die Basalzellen an der Basalmembran haften bleiben. BRAUN-FALCO u. VOGELL beobachteten aber (1965), daß schon in klinisch normal aussehender Haut die desmosomalen Kontakte vermindert sind und es zu einer Umordnung des Tonofilamentsystems kommt. Die noch vorhandenen Desmosomen sind einfacher strukturiert als in normaler Epidermis. BRAUN-FALCO u. VOGELL meinen, daß die primäre Störung beim Pemphigus auf einem weitgehenden Verlust der Fähigkeit der Epidermiszellen zur Ausbildung desmosomaler Kontakte beruht. Die Veränderungen am Tonofilamentsystem wären demnach sekundärer Art. HASHIMOTO, TENN u. LEVER konnten kürzlich mit Rutheniumrot zeigen, daß sich die Intercellularsubstanz bei der Acantholyse zuerst in den nichtdesmosomalen Abschnitten auflöst, was sie so deuten, daß der Pemphigus primär ein extracelluläres Phänomen ist.

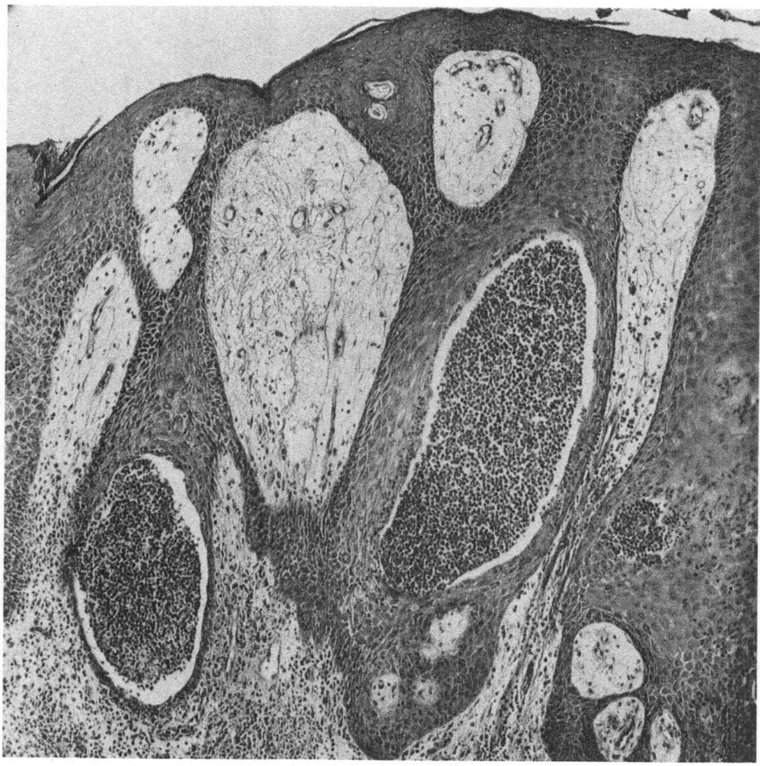

Abb. 5. Pemphigus vegetans. Es findet sich beträchtliche nach unten gerichtete Proliferation der Epidermis mit Bildung von intraepidermalen Eosinophil-Abscessen (50×). (Aus: LEVER, W. F., Handbuch der Haut- und Geschlechtskrankheiten, Ergänzungswerk, Bd. II/2. Abb. 22. Berlin-Heidelberg-New York: Springer 1965)

2. Pemphigus vegetans

Erstbeschreibung: NEUMANN (1876)

Wahrscheinlich repräsentiert er eine morphologische Variante des Pemphigus vulgaris. Die meisten Autoren billigen ihm keine nosologische Sonderstellung zu.

Histologie: Im Prinzip haben die Blasen qualitativ das gleiche Aussehen wie beim Pemphigus vulgaris, doch findet man eine stärkere Papillomatose des Kapillarkörpers und eine massive Wucherung von Epithelsträngen in die Cutis hinein. Richtungsweisend sind intraepidermale Abscesse, die fast ausschließlich aus Eosinophilen bestehen. Solche Abscesse liegen sowohl in den relativ oberflächlichen Epithelabschnitten als auch in den Epithelsträngen, welche in die Cutis vordringen. Die Acantholyse tritt im Gewebsbild oft zurück, hingegen findet man meist in den suprabasalen Abschnitten ein intercelluläres Ödem, wie es für Frühstadien des Pemphigus vegetans typisch ist. Die unter dem vegetierenden Epithel liegenden Cutisabschnitte sind mehr oder weniger mit Eosinophilen, neutrophilen Leukocyten, aber auch mit Lymphocyten, Histiocyten und Mastzellen angeschoppt. Analoge Veränderungen macht nach RÖCKL die Pyodermie végétante (HALLOPEAU). In älteren Efflorescenzen hingegen fehlen eosinophile Abscesse. Es findet sich dann ein relativ uncharakteristisches Bild mit papillärer Acanthose, die von einer hyperkeratotischen Hornschicht überlagert wird.

3. Pemphigus foliaceus und Pemphigus erythematosus (Senear-Usher-Syndrom)

Erstbeschreibung: SENEAR u. USHER (1926)

Der Pemphigus foliaceus stellt ein Krankheitsbild dar, das sich vom Pemphigus vulgaris und Pemphigus vegetans sowohl im klinischen Aussehen, im Verlauf und in der Prognose als auch im histologischen Bild unterscheidet. Vorerst treten erythemato-squamöse und bullöse Veränderungen am Kopf und Stamm auf. Im weiteren Verlauf kann die ganze Hautoberfläche im Sinne einer universellen Exfoliation befallen werden. Das klinische Bild ähnelt dann dem einer exfoliierenden Erythrodermie mit positivem Nikolski-Phänomen. Sekundär bilden sich hyperkeratotische Schuppen. Die Mundschleimhaut wird in der Regel nicht befallen.
1926 haben SENEAR u. USHER über Fälle berichtet, welche klinisch dem Erythematodes und dem seborrhoischen Ekzem ähnlich waren, die sie aber wegen der Tendenz zur Blasenbildung Pemphigus erythematosus nannten. PERRY vertrat als erster die Meinung, daß der Pemphigus erythematosus eine lokalisierte Form des Pemphigus foliaceus darstelle. Auch PERCIVAL stellte 1949 fest, daß Pemphigus foliaceus und Pemphigus erythematosus dieselben Krankheiten sind, deren Schwere über einen großen Spielraum variieren kann, da beide Formen ineinander übergehen können und die Histologie die gleiche ist. LEVER definierte wie GRAY u. PERCIVAL den Pemphigus erythematosus (Senear-Usher-Syndrom) als ein Frühstadium des Pemphigus foliaceus, dessen Hauterscheinungen im Gesicht und am Stamm lokalisiert sind und klinisch-morphologisch sowohl Beziehungen zum Lupus erythematodes als auch zum seborrhoischen Ekzem haben.

Klinische Differentialdiagnose: Seborrhoisches Ekzem; Seborrhoisches Pemphigoid; Lupus erythematodes; Dermatitis exfoliativa; Erythrodermien anderer Genese.

Histologie: Die Histologie des Pemphigus foliaceus und Pemphigus erythematosus ist identisch. Die ersten Veränderungen sind acantholytische Prozesse im Stratum granulosum und in den oberen Schichten des Stratum Malpighi. Eigentliche Blasenbildung ist selten. Häufiger kommt es zu Spaltbildungen, wobei sich

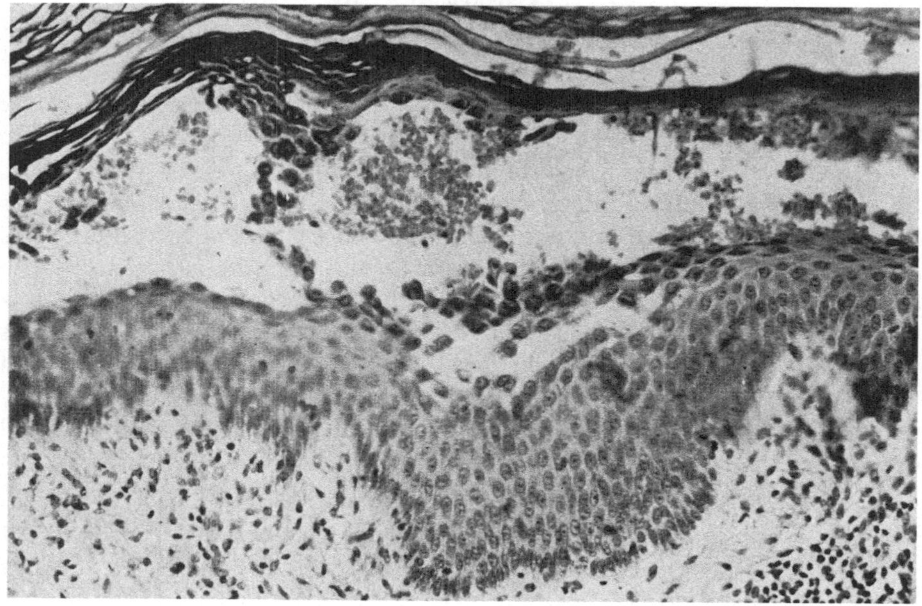

Abb. 6. Pemphigus erythematosus. Subcorneale Acantholyse. H. E. 250×

die Hornschicht über den acantholytischen Zonen leicht ablöst, wodurch die histologische Diagnosestellung erschwert wird. Die Acantholyse kann sekundär auf die mittleren Abschnitte des Stratum Malpighi übergreifen, doch sieht man nie eine suprabasale Acantholyse wie beim Pemphigus vulgaris. In älteren Herden wird die Epidermis acanthotisch und papillär, wobei es zu hyper-, para- und dyskeratotischer Verhornung mit „Grains" wie bei der Dyskeratosis follicularis Darier kommt. Der epidermale Prozeß geht mit relativ geringen cutan-vasculären Veränderungen einher. Der Papillarkörper ist ödematös und die subpapillären Gefäße sind mehr oder weniger dilatiert. Die entzündliche Begleitreaktion setzt sich aus neutrophilen Leukocyten, Eosinophilen und Lymphocyten zusammen (FURTADO; PERRY u. BRUNSTING; TAPPEINER u. WODNIANSKY).

Immunfluorescenz: s. entsprechendes Spezialkapitel.

Anhang: Fogo selvagem (Brasilianischer Pemphigus)

Diese Krankheit kommt in Brasilien endemisch vor. Sie ist dem Pemphigus foliaceus klinisch und histologisch ähnlich. Ein infektiöses Agens wird vermutet.

4. Pemphigus chronicus benignus hereditarius

Diese hereditäre Pemphigusform wird zusammen mit der Dyskeratosis follicularis (DARIER) im Kapitel „Vorwiegend epidermale Dermatosen" besprochen.

5. Dyskeratosis follicularis

Diese Genodermatose wird im Kapitel „Vorwiegend epidermale Dermatosen" abgehandelt.

6. Transient Acantholytic Dermatosis

Erstbeschreibung: GROVER (1970)

Klinik: Pruriginöses, diskretes erythematopapulöses und papulo-vesikulöses Exanthem vorwiegend am Stamm, das nach einigen Wochen spontan abklingt. Die Ätiologie ist unbekannt. Die 1967 von HEAPHY et al. beschriebene „Benign Papular Acantholytic Dermatosis" ist wahrscheinlich eine Variante der „Transient Acantholytic Dermatosis".

Histologie: Die papulo-vesiculösen Efflorescenzen gehen mit einer umschriebenen suprabasalen Acantholyse einher. In etwa der Hälfte aller Fälle fand man dyskeratotische Verhornung mit Corps ronds und Grains (WOLFF). So ergeben sich histologisch in erster Linie Beziehungen zur Dyskeratosis follicularis (DARIER) und zum Pemphigus chronicus benignus hereditarius (HAILEY-HAILEY). Die Acantholyse kann mit dem *Tzanck-Test* leicht cytologisch nachgewiesen werden. Die bisher untersuchten Fälle waren fluorescenzimmunologisch negativ (GROVER; CHALET et al.).

C. Epidermolytische Bullosen

Unter dem Oberbegriff „epidermolytische Bullosen" fassen wir diejenigen Blasenkrankheiten zusammen, welche lichtmikroskopisch durch eine Spaltbildung im Bereich der dermo-epidermalen Verbindungszone zustandekommen. Dank immunologischen und elektronenmikroskopischen Untersuchungen wissen wir heute, daß verschiedene pathogenetische Mechanismen zum lichtmikroskopischen Phänomen der Epidermolyse führen können.

1. Dermatitis herpetiformis

Erstbeschreibung: DUHRING (1883); BROCQ (1888)

Sie ist die polymorphste Dermatose außer der Syphilis, weshalb sie Brocq *Dermatite polymorphe douloureuse* genannt hat. CIVATTE hat sie auf Grund histologischer Kriterien von der Pemphigusgruppe abgegrenzt. Ferner wurden aus dem klinischen Sammeltopf der Dermatite polymorphe douloureuse auf Grund histologischer, immunologischer, genetischer und elektronenoptischer Befunde mindestens vier Krankheitsbilder herausgehoben, nämlich die Dermatitis herpetiformis juvenilis, die Pustulosis subcornealis (SNEDDON-WILKINSON), das bullöse Pemphigoid (LEVER) und die Ichthyosis linearis circumflexa (COMEL). Ferner konnte immunpathologisch gezeigt werden, daß es „intermediäre resp. gemischte Formen" von Dermatitis herpetiformis und bullösem Pemphigoid gibt (ENG u. MONCADA,

JABLONSKA et al. (1976)), genau so wie Übergangsfälle (*Mixed Bullous Disease*) zwischen Dermatitis herpetiformis und Pemphigus vulgaris existieren, worauf unseres Wissens erstmals FLODEN u. GENTELE 1955 aufmerksam machten (Neuere Beobachtungen und Literatur s. bei BARRANCO). Retrospektiv haben also diejenigen Dermatologen Recht behalten, welche Vorbehalte gegen die unitaristische These der Dermatite polymorphe douloureuse angemeldet hatten.

Klinik: Die Dermatitis herpetiformis ist eine chronisch rezidivierende Krankheit, deren Hauterscheinungen polymorph sind. Sie bestehen aus rötlichen Flächen, die oft eine urticarielle Komponente aufweisen und eine serpiginöse Begrenzung haben. Auf diesen Plaques entwickeln sich entweder diffus oder gruppiert (herpetiform!) Papeln, Bläschen sowie kleine, pralle Blasen. Die Hauterscheinungen sind vor allem an den Streckseiten der Extremitäten, an den Schultern, in der Sacralgegend und am Gesäß lokalisiert. Sie jucken, und ihrem Auftreten geht ein Gefühl des Brennens voraus. 1966 machten MARKS, SHUSTER u. WATSON auf Dünndarmveränderungen bei Dermatitis herpetiformis aufmerksam, die sich histologisch von solchen bei idiopathischer Sprue bzw. Zöliakie nicht mit Sicherheit abgrenzen lassen. Analoge Befunde sind in den letzten Jahren von verschiedenen Arbeitsgruppen erhoben worden (Lit. bei ALEXANDER).

Die *klinische Differentialdiagnose* umfaßt je nach Stadium den Pemphigus vulgaris, das Alterspemphigoid, aber auch urticarielle Exantheme, Ekzeme verschiedener Genese sowie die Prurigo.

Histopathologie: Die Blasenbildung erfolgt primär subepidermal. Diese von CIVATTE herausgearbeitete Feststellung ist das wichtigste Unterscheidungsmerkmal gegenüber den acantholytischen Pemphigusblasen. Sekundär können allerdings auch bei der Dermatitis herpetiformis Blasen intraepidermal — ja selbst subcorneal — liegen (DEGOS u. CIVATTE). Für die Abhebung der Epidermis macht LEVER den Flüssigkeitsdruck verantwortlich, weshalb er die Duhring-Blase unter die „Druckblasen" einreiht. Der Belgier PIÉRARD (1963) zeigte, daß die klinisch entzündete Umgebung von Duhring-Blasen und nichtblasige erythematöse Plaques histologisch ein typischeres Bild zeigen als Blasen. Die frühesten Veränderungen bestehen aus einer Ansammlung von Neutrophilen und Eosinophilen innerhalb ödematisierter Papillen. In den obersten Abschnitten der Papillen bilden sich Mikroabscesse. Gleichzeitig degeneriert das Kollagen in den Papillen, was eine Kontinuitätsdurchtrennung zwischen Papillenkuppen und darüberliegender Epidermis zur Folge hat. Vorerst bleiben die interpapillären Reteleisten noch mit dem Stratum papillare der Dermis in Verbindung, so daß die Bläschen multilokulär sind. Bereits nach 24–36 Std reißen aber nach MAC VICAR die Verbindungen der Reteleisten unter dem intrapapillären Druck ab, so daß es zur Bildung unilokulärer Blasen kommt. Die Blasenbildung ist somit primär multilokulär und wird erst sekundär unilokulär. Die PAS-Membran bleibt am Blasendach liegen (PRUNIÉRAS, MAC VICAR et al.). Der Blasengrund ist ödematös, doch bleibt die Struktur des Papillarkörpers vorerst erhalten. In älteren Blasen flachen allerdings die Papillen ab. Die oberen Schichten der Dermis sind mehr oder weniger dicht infiltriert mit neutrophilen und eosinophilen Leukocyten, Histiocyten und Lymphocyten. Herdförmig können die Leukocyten Zeichen von Leukocytoklasie aufweisen. Der Blaseninhalt besteht aus serösem Exsudat, neutrophilen Leukocyten und Eosinophilen. Letztere können bis zu 60% ausmachen. Im Bereich des Blasendaches ist die Epidermis abgeflacht. Die Verschmälerung kommt durch eine progressive Nekrose des Stratum basale und der suprabasalen Keratinocyten zustande. Nach unseren Erfahrungen entstehen jedoch nie massive Nekrolysen, wie man sie z.B. bei der Necrolysis toxica und beim Erythema exsudativum multiforme sieht.

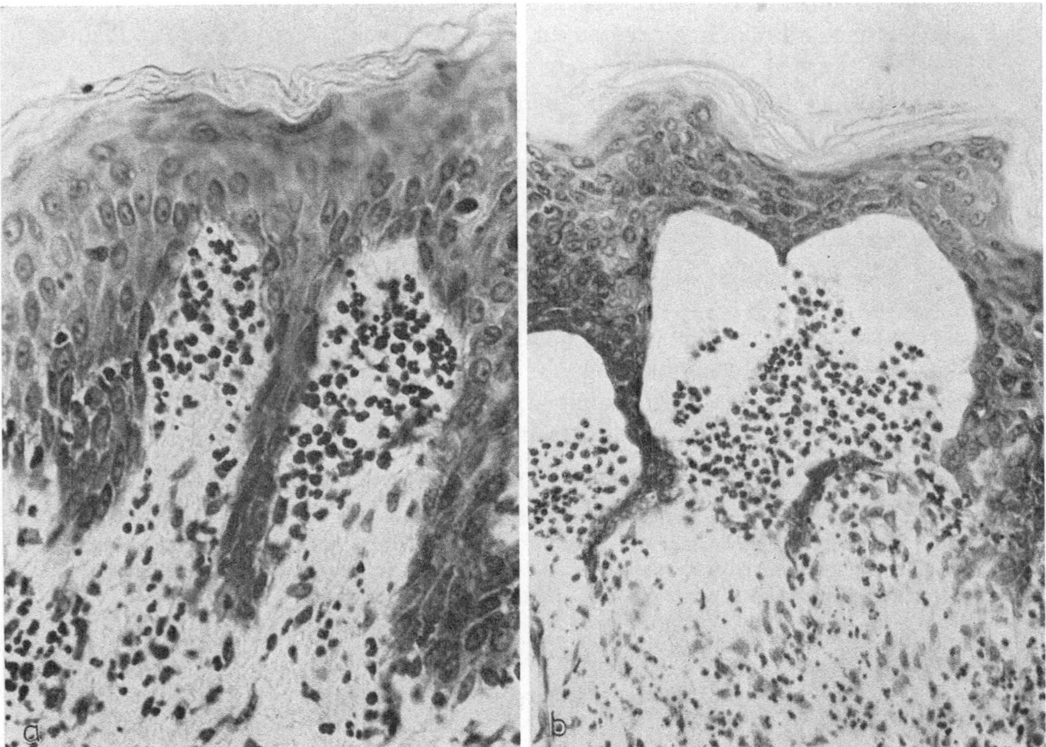

Abb. 7a u. b. Dermatitis herpetiformis Duhring. (a) Papilläre leukocytäre Abscesse. H. E., 160×.
(b) Subepidermale Duhring-Blase. H. E. 160×

Die *histologischen Leitkriterien* sind somit:

— Subepidermale Blasenbildung
— Papilläre Mikroabscesse
— Dermale Infiltration mit Leukocyten und Eosinophilen.

Während PIÉRARD u. Mitarb. glauben, daß erythematöse Plaques und peri-
bullöse Abschnitte in der Regel das typische histopathologische Substrat mit allen
Leitkriterien aufweisen, vertreten JABLONSKA u. CHORZELSKI (1963), sowie CONNOR,
MARKS u. WILSON JONES die Auffassung, daß papilläre Mikroabscesse, sowie
dermale Infiltrate bestehend aus Leukocyten und Eosinophilen — wenn auch in
geringerem Ausmaß — auch beim Alterspemphigoid und dem bullösen Erythema
exsudativum multiforme vorkommen.

Für die Praxis wichtig ist, daß möglichst frische erythematöse Plaques biop-
siert werden und daß die histologische Diagnostik eines blasigen Elementes wenig
aufschlußreich ist, insbesondere wenn es um die Frage Dermatitis herpetiformis
— Alterspemphigoid — Erythema exsudativum multiforme geht. Hingegen erlaubt die Untersuchung eines blasigen Elementes in der Regel ohne Schwierigkeiten die Abgrenzung gegen den Pemphigus. So wird man zum Ausschluß eines

Pemphigus außer einem Tzanck-Test ein blasiges Element excidieren; um aber die subepidermalen Bullosen einzugrenzen, muß zusätzlich eine erythematöse Plaque untersucht werden.

Die positive Jod-Kaliprobe bei Dermatitis herpetiformis zeigt nach SCHNYDER, TAUGNER u. ROSSBACH das gleiche Bild wie erythematöse Plaques.

FRY u. SEAH haben kürzlich die Wertigkeit der verschiedenen diagnostischen Labormethoden bei Dermatitis herpetiformis untersucht. Ihrer Meinung nach ist die Histologie heute für die Diagnosestellung — wenn man von der Abgrenzung gegen die acantholytischen Blasenkrankheiten absieht — eher von untergeordneter Bedeutung. So wiesen nur 17% aller Biopsien mit gesicherter Dermatitis herpetiformis alle drei, 23% zwei und 53% nur eines der drei Leitkriterien auf, während 6% der Probeexcisionen histologisch typische Veränderungen überhaupt vermissen ließen. Für die Abgrenzung gegen das „Bullöse Pemphigoid" und das Erythema exsudativum ist die direkte Immunfluorescenz unerläßlich.

Immunfluorescenzbefunde: s. entsprechendes Spezialkapitel.

Elektronenmikroskopisch finden sich am Blasengrund konstant degenerative Veränderungen am fibrillären Bindegewebe und die Basalmembran fehlt. In erythematösen Randabschnitten sind diese Veränderungen nur inkonstant zu beobachten. Die Blase entsteht unter der dermoepidermalen Grenze (BELLONE u. CAPUTO; JAKUBOWICZ, DABROWSKI u. MACIEJEWSKI).

2. Dermatitis herpetiformis juvenilis

Klinisch ist diese Dermatose gekennzeichnet durch papulöse und vesikulöse Effloreszenzen in unveränderter Haut. Die bis erbsengroßen Blasen enthalten meist ein seröses, seltener ein hämorrhagisches Exsudat. Sie sind in typischen Fällen traubenartig gruppiert. Abheilung erfolgt ohne Narbenbildung.

Das *histologische Bild* entspricht demjenigen der Dermatitis herpetiformis beim Erwachsenen (BREHM, PAUL u. SCHMITT). ALEXANDER macht allerdings auf erhebliche nekrobiotische Vorgänge im Bereich des Blasendaches aufmerksam.

Schon KIM und WINKELMANN haben vermutet, daß solche Fälle nicht einfach eine Dermatitis herpetiformis im Kindesalter darstellen. Dank der *Immunpathologie* weiß man heute, daß es Fälle gibt, die sich fluorescenzimmunologisch entweder wie die Dermatitis herpetiformis im Erwachsenenalter oder wie das bullöse Pemphigoid verhalten (s. bei JABLONSKA et al. und im entsprechenden Spezialkapitel dieses Buches, das von der gleichen Autorin verfaßt ist). Ferner beobachtete man immunologisch „stumme" Fälle, bei denen man mit den heutigen Methoden weder gegen Basalmembran gerichtete, noch in vivo gebundene Antikörper nachweisen konnte.

3. Herpes gestationis

Klinik: Meistens beginnt das Leiden in der zweiten Schwangerschaftshälfte mit einem unstillbaren Juckreiz. Danach entwickeln sich papulo-vesiculöse Effloreszenzen, die sich ins Vollbild mit serpiginös begrenzten erythematösen und großblasigen Hauterscheinungen umwandeln. Das Abdomen ist meist stärker befallen als die Extremitäten. Die Krankheit erlischt in der Regel 1–6 Monate nach der Entbindung. Bei erneuter Schwangerschaft kommt es zu zeitlich antizipierten Rezidiven (RUSSEL u. THORNE).

Klinische Differentialdiagnose: Dermatitis herpetiformis, Erythema exsudativum multiforme, bullöses Pemphigoid.

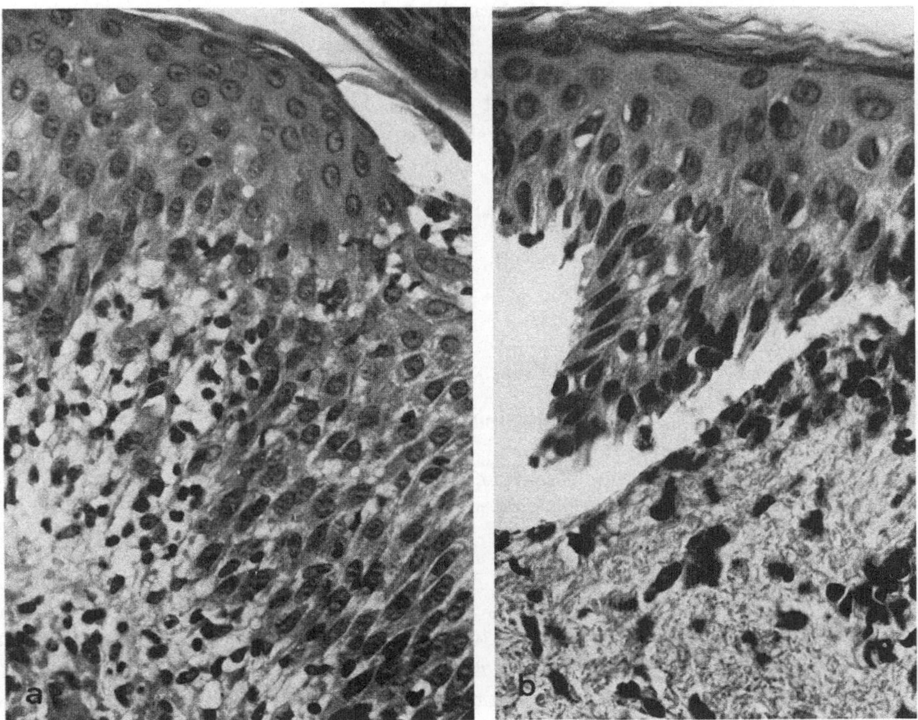

Abb. 8. (a) Herpes gestationis. Histologisches Bild aus einem erythematösen Bezirk (18. Krankheitstag). H. E. × 250; (b) Histologisches Bild einer am 31. Krankheitstag exzidierten Blase. H. E. × 250. Aus: SCHÖPF et al., Hautarzt **27**, 481–487 (1976)

Histologie: Der Herpes gestationis gehört zu den subepidermalen Blasenkrankheiten. SCHAUMBURG-LEVER et al. lokalisieren den primären Schaden auf Grund elektronenoptischer Beobachtungen ins Stratum basale, das schwere Zellschädigungen aufweist, wodurch es zur Abhebung der Epidermis vom Papillarkörper kommt. Die Basallamina bleibt am Blasenboden liegen. Es handelt sich somit um eine sog. junktionale Blase, wie man sie u. a. beim „epidermalen Typ" des Erythema exsudativum multiforme gefunden hat. Im Gegensatz zum Letzteren und zur Dermatitis herpetiformis findet man jedoch im Blasendach Spongioseherde, die mit Eosinophilen angeschoppt sind. Die Papillen sind ödematös und der Papillarkörper ist ebenfalls mit Eosinophilen sowie mit Makrophagen v. a. perivasculär durchsetzt. Eine lichtoptisch faßbare Gefäßschädigung besteht nicht (JABLONSKA et al., PIÉRARD et al., SCHAUMBURG-LEVER et al., SCHÖPF et al.).

Die *histologischen Leitkriterien* sind somit:

— Subepidermale Blasenbildung
— Spongiose mit Eosinophilen
— Unspez. dermales Infiltrat mit Eosinophilen.

Erst mit immunologischen Methoden konnte man in den letzten Jahren diese Krankheit eindeutig von der Dermatitis herpetiformis abgrenzen. Für die *immunologischen Befunde* sei auf das entsprechende Spezialkapitel von S. JABLONSKA verwiesen.

4. Pemphigoide

Drei weitere blasige Dermatosen könnten auf Grund histologischer Kriterien von der Pemphigusgruppe abgetrennt werden. Die meisten Autoren bezeichnen diese Fälle heute als Pemphigoide. Es sind diese:

— das bullöse Pemphigoid,

— das benigne Schleimhautpemphigoid und

— das seborrhoische Pemphigoid.

Bullöses Pemphigoid

Erstbeschreibung: LEVER (1953)

Klinik: Diese Bullose ist eine chronische, relativ gutartige und in ihrer Dauer begrenzte Erkrankung. Die Blasen können recht groß werden und haben oft eine unregelmäßige Gestalt. Primär sind sie prall. Sekundär werden sie schlaff. Im Gegensatz zum Pemphigus reepithelialisieren aufgebrochene Blasen ohne Hinterlassung von Narben relativ schnell. Die Blasen bilden sich teils auf normal aussehender Haut, teils auf erythematösen Plaques. Meistens geht die Krankheit mit Juckreiz einher. Die Schleimhäute werden in etwa ein Drittel aller Fälle befallen, doch ist z.B. die Mundschleimhaut im Gegensatz zum Pemphigus vulgaris nur ausnahmsweise schon zu Beginn des Leidens erkrankt. Das Durchschnittsalter liegt bei 65 Jahren.

Von den *Laboratoriumsuntersuchungen* sind diagnostisch außer der Histologie die direkte und insbesondere die indirekte Immunfluorescenzmethode richtungsweisend. Im Gegensatz zu Pemphigusseren, die gegen das Stratum spinosum gerichtete Antikörper enthalten, lassen sich beim bullösen Pemphigoid spezifische gegen die Basalmembran gerichtete Antikörper nachweisen. Die immunpathologischen Befunde werden im entsprechenden Spezialkapitel von JABLONSKA besprochen.

Die *klinische Differentialdiagnose* umfaßt in erster Linie den Pemphigus vulgaris, die Dermatitis herpetiformis und das Erythema exsudativum multiforme.

Histologie: Die Blase liegt wie bei der Dermatitis herpetiformis und beim Erythema exsudativum multiforme subepidermal. Die Abgrenzung gegen den Pemphigus ist somit histologisch ohne Schwierigkeiten möglich. Die frühesten Veränderungen sind nach RITZENFELD subepidermale Mikrovacuolen. Durch Zusammenfließen solcher Mikrovacuolen bilden sich sekundär subepidermale Blasen. Je älter die excidierte Blase, desto größer ist die Wahrscheinlichkeit, daß man am Blasengrund Zeichen epidermaler Regeneration findet. In frischen Blasen ist die abgelöste Epidermis meist noch intakt; je älter die Efflorescenz ist, desto eher findet man im Bereich des Blasendaches Zeichen epidermaler Nekrobiose und Nekrose. Die Blase selbst enthält außer Fibrin und ganz vereinzelt nekrotischen Epidermiszellen in unterschiedlicher Zahl neutrophile Leukocyten, Eosinophile und Lymphocyten. Die dermalen Veränderungen sind unterschiedlicher Art. Wenn eine Blase excidiert wurde, die auf klinisch normal aussehender Haut entstand, sind die entzündlichen Veränderungen gering. Hingegen zeigt der Papillarkörper und das angrenzende Stratum reticulare ein beträchtliches Ödem mit perivasculären Infiltraten aus Neutrophilen, Eosinophilen und Lymphocyten, wenn es sich um Blassen handelt, die auf erythematösem Grund entstanden sind. Der Papillarkörper bleibt in seiner Kontur mindestens primär erhalten und wird von der PAS-

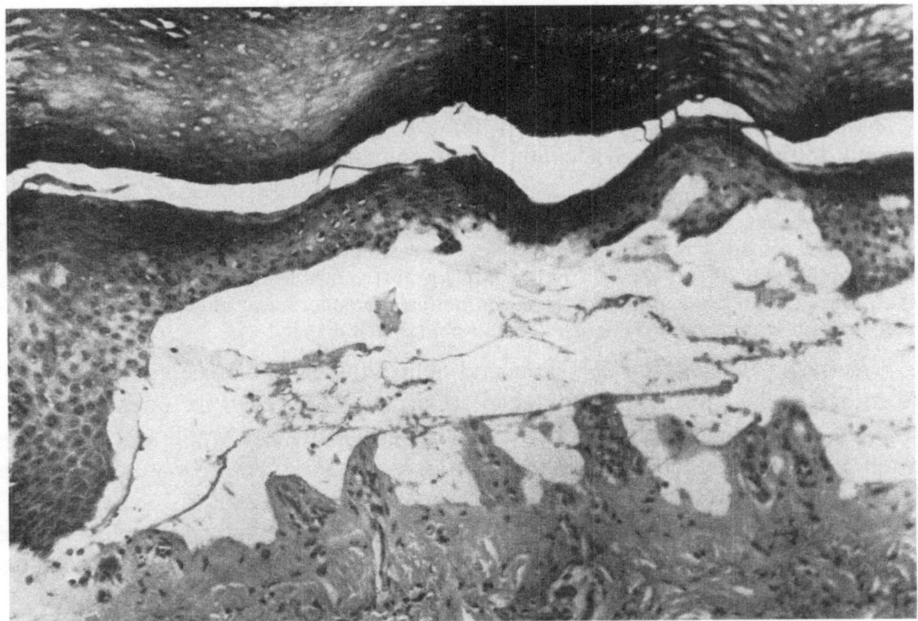

Abb. 9. Bullöses Pemphigoid. Subepidermale Blase mit unspezifisch cutanvasculärer Entzündung. H. E. 160×

positiven Grenzmembran überdeckt (LEVER). Die Ähnlichkeit mit Blasen bei Erythema exsudativum multiforme beruht auf der Tendenz der Epidermis, im Bereich der Blasendecke zu nekrotisieren und dem mehr perivasculär angeordneten Infiltrat im Papillarkörper, doch glauben JABLONSKA u. CHORZELSKI, auch beim bullösen Pemphigoid intrapapilläre Abscesse gefunden zu haben, wie sie für die Dermatitis herpetiformis typisch sind.

Histologische Differentialdiagnose: Sie umfaßt die Dermatitis herpetiformis und das Erythema exsudativum multiforme. Der Histopathologe wird oft die erwähnten differentialdiagnostischen Möglichkeiten offenlassen müssen, da er das Alter der excidierten Blase und ihre klinische Beschaffenheit nicht kennt. Epidermale Nekrosen sprechen eher für ein bullöses Pemphigoid und Erythema exsudativum, papilläre Abscesse von neutrophilen Leukocyten und Eosinophilen eher für Dermatitis herpetiformis und gegen ein bullöses Pemphigoid. Da man heute dank der Immunfluorescenz das bullöse Pemphigoid aus der Gruppe der subepidermalen Bullosen herausheben kann, hat der Kliniker heute andere Möglichkeiten, die Differentialdiagnose einzugrenzen.

Elektronenmikroskopie: Beim Pemphigoid scheint die Blasenbildung primär im intermembranösen Raum stattzufinden, während die Basallamina am Blasengrund sichtbar bleibt. Wie bei der Dermatitis herpetiformis kommt es sekundär zu degenerativen Veränderungen an den Basalzellen. Der grundsätzliche Unterschied zur Dermatitis herpetiformis liegt somit einerseits in der unterschiedlichen Lokalisation der Blase und andererseits im unterschiedlichen Verhalten der Basalmembran (BRAUN-FALCO u. RUPEC; CAPUTO, BELLONE u. CROSTI; JAKUBOWICZ, DABROWSKI u. MACIEJEWSKI; KOBAYASI).

Benignes Schleimhautpemphigoid

Erstbeschreibung: Lever (1944)

Synonyma: Pemphigus conjunctivae, vernarbendes Schleimhautpemphigoid, Dermatite bulleuse muco-synéchiante et atrophiante.

Klinik: Die Leitsymptome sind bevorzugtes Auftreten an den Schleimhäuten (Conjunctiven, Mundschleimhaut, Oesophagusschleimhaut). Neigung zur Narbenbildung, Hauterscheinungen (Blasen und vernarbende erythematöse Plaques) sowie chronischer Verlauf. Die Prognose ist quoad vitam gut. In den gleichen Formenkreis gehört wahrscheinlich das Pemphigoid vom *Typ Brunsting-Perry*, das durch vernarbende bullöse Veränderungen an der behaarten Kopfhaut und am Rumpf ohne Schleimhautbefall charakterisiert ist.

Histologie: Die Blasen der Haut und Schleimhäute bilden sich subepidermal. Acantholytische Erscheinungen fehlen. Der Papillarkörper ist ödematös, verstrichen und enthält meist ein beträchtliches Infiltrat aus Lymphocyten, Histiocyten und Plasmazellen. Auffällig ist die fibröse Reaktion, welche wahrscheinlich für die Narbenbildung verantwortlich ist (Lever; Lortat-Jacob).

Elektronenoptisch zeigen sich beim benignen Schleimhautpemphigoid die wesentlichen Veränderungen in der Basallamina, die infolge eines starken Ödems der oberen Dermis verloren geht (Caputo, Bellone u. Crosti).

Immunfluorescenz: s. entsprechendes Spezialkapitel.

Seborrhoisches Pemphigoid

Erstbeschreibung: Schnyder (1966)

Klinik: Das klinische Bild entspricht demjenigen des Pemphigus erythematosus (Senear-Usher-Syndrom) mit erythemato-squamösen Plaques in lockerer Aussaat im Bereich der seborrhoischen Regionen des Stammes. Schuppende Plaques zeigen, wie das Senear-Usher-Syndrom, ein positives Tapetenphänomen. Andere Plaques sind erodiert. Bei den von uns beobachteten Fällen dieser Art handelte es sich um Frauen im 7. Dezennium, die über sporadische Blasenbildung berichteten. Subjektiv geht diese chronische Dermatose mit leichtem Juckreiz einher. Der Allgemeinzustand ist nicht reduziert. Der indirekte Immunfluoreszenztest gegen Basalmembranmaterial fiel in einem Fall positiv aus. Die übrigen Laboratoriumsbefunde waren nicht richtungsweisend.

Die *klinische Differentialdiagnose* umfaßt den Pemphigus erythematosus (Senear-Usher-Syndrom).

Histologisch findet man subepidermale Spalten und Blasen mit und ohne Entzündung im Corium. Die PAS-positive Basalmembran liegt dem Papillarkörper an. Der Letztere kann perivasculär entzündliche Infiltrate enthalten, die aus Neutrophilen, Eosinophilen und Lymphocyten bestehen. In den entzündlich infiltrierten Abschnitten ist die Elastica rarefiziert. Auf Grund der subepidermalen Spalt- und Blasenbildung sowie des positiven Immunfluorescenztestes gegen Material der Basalmembran muß diese Bullose gegen den Pemphigus erythematosus abgegrenzt werden.

5. Erythema exsudativum multiforme

Klinik: Das Erythema exsudativum multiforme ist eine Reaktionsform der Haut auf vielfältige Reize (réaction cutanée). Die Primärefflorescenz ist eine erythematöse urticarielle Papel,

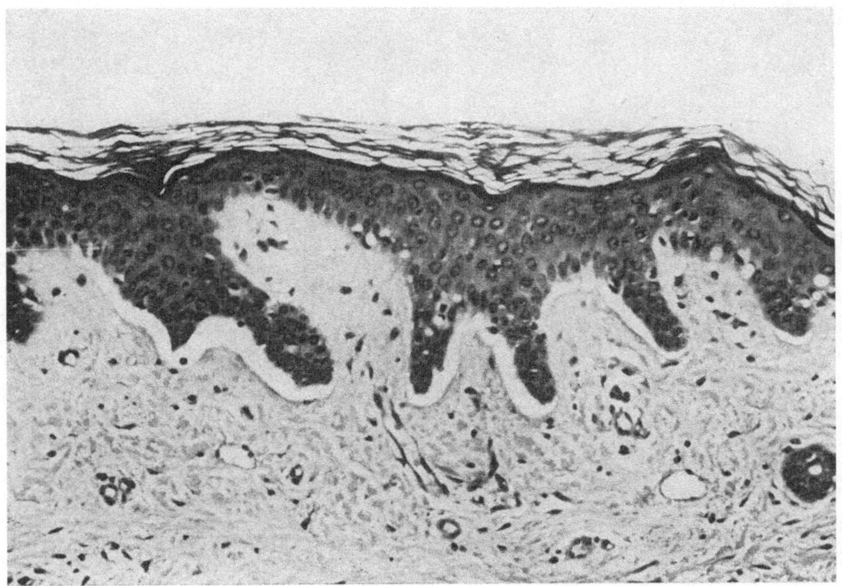

Abb. 10. Seborrhoisches Pemphigoid. Subepidermale Blase. H. E. 160×

die sich zentrifugal vergrößert. Bei älteren Efflorescenzen ist das Zentrum leicht eingesunken und livid verfärbt, während der Saum hellrot und leicht erhaben ist (Erythema iris). Durch Zusammenfließen von Efflorescenzen kommt es zu figurierten und gyrierten Erythemen. Bläschen- und Blasenbildung ist kein seltenes Ereignis. Selbst hämorrhagische Infarzierung kommt vor, so daß der Beiname ,,multiforme" verständlich ist. Schubweises Auftreten bedingt ferner Größen- und Altersunterschiede der Efflorescenzen. Das idiopathische Erythema exsudativum multiforme Hebra ist eine Erkrankung des jugendlichen Alters, tritt vor allem im Frühjahr und Herbst auf und heilt nach 2–4 Wochen spontan ab. Neben der idiopathischen Form, welche an Händen und Unterarmen, ferner am Hals und im Gesicht lokalisiert ist, gibt es aber auch Formen, welche mit Schleimhauterscheinungen einhergehen (Ectodermose érosive pluriorificielle Fiessinger; Stevens-Johnson-Syndrom). Ob diese muco-cutaneo-ocularen Syndrome Extremvarianten der Hebraschen Erkrankung oder eigenständige Krankheitsbilder darstellen, ist noch nicht geklärt (SCHUPPLI). Ferner können Erythema exsudativum multiforme-artige Efflorescenzen im Rahmen einer Aphthose und eines Behçet-Syndromes auftreten.

Zu den symptomatischen Formen gehören die Erythema exsudativum multiforme-artigen Arzneimittelexantheme, wie man sie vor allem nach Einnahme von Barbituraten, Pyrazolonderivaten und Sulfonamiden sieht. Auch Trichophytide können Erythema-exsudativumanultiforme-artigen Charakter haben.

Die *klinische Differentialdiagnose* umfaßt außer der Urticaria, den Ekzemen, der Dermatitis herpetiformis und dem Pemphigus auch die Aphthose, die Maul- und Klauenseuche sowie die Lues II. Fließende Übergänge finden sich ferner zur Necrolysis toxica (LYELL).

Histologie: Das pathologisch-anatomische Substrat ist ebenso vielfältig wie das klinische Bild. Die ersten Erscheinungen sind beim dermalen Typ ein papilläres Ödem sowie ein perivasculäres entzündliches Infiltrat im Papillarkörper und in den oberen Schichten des Stratum reticulare. Das Ödem liegt primär im Papillarkörper und breitet sich sekundär im Stratum basale und Stratum spinosum intercellulär aus. Das intercelluläre Ödem ist für das Erythema exsudativum multiforme hochcharakteristisch (PINKUS), führt aber nicht zur Spongiose wie beim Ekzem, sondern zur Pyknose der Keratinocyten und schließlich zur Nekrobiose.

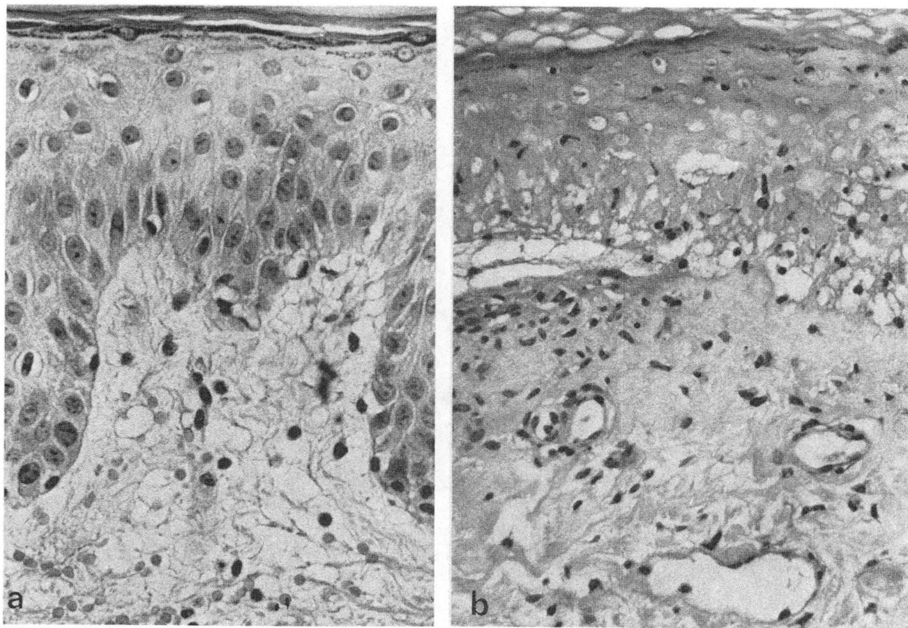

Abb. 11a u. b. Erythema exsudativum multiforme. (a) dermaler Typ mit subepidermaler Blasenbildung. H. E. 250× ; (b) epidermaler Typ mit Nekrolyse der Epidermis. H. E. 250×

Letztere ist beim Stevens-Johnson-Syndrom am ausgeprägtesten, kommt aber auch bei den übrigen Formen vor (COSTELLO; VAN DER MEIREN). Das papilläre Ödem kann wie bei der Dermatitis herpetiformis und beim bullösen Pemphigoid zur Druckblase führen. Die Blase liegt primär subepidermal, und die PAS-positive Membran bleibt am Blasendach liegen (MAC VICAR et al.). Der Blaseninhalt ist arm an Fibrin und Zellen. Acantholytische Veränderungen fehlen, hingegen enthält die Blase Lymphocyten, Histiocyten und vereinzelt neutrophile Leukocyten. Eosinophile sind selten. Beim eben beschriebenen sog. „dermalen Typ" kommt es nach PEARSON elektronenoptisch zu einer Schädigung des fibrillären Bindegewebes der Papillen und als Folge davon zur dermalen Blasenbildung mit Abhebung der Epidermis einschließlich der Basallamina.

Nach ORFANOS et al. gibt es außerdem einen sog. „epidermalen Typ", bei welchem die Epidermis primär geschädigt wird. Die nekrolytischen Veränderungen in der Epidermis haben kürzlich auch ACKERMAN et al. an den Beginn des Geschehens gestellt. Zum „epidermalen Typ" gehören wohl die Befunde von CAULFIELD u. WILGRAM, resp. BELLONE u. CAPUTO, die elektronenoptisch eine dermolytische Blase mit Basalmembranmaterial am Blasenboden fanden. Wenn man ORFANOS et al. beipflichtet, daß es beim Erythema exsudativum sowohl einen epidermalen als auch einen dermalen Blasentyp gibt, lassen sich die bisher widersprüchlichen EM-Befunde zwanglos den beiden Typen zuordnen. Ungelöst bleibt die Frage, ob bei ein- und demselben Patienten nur einer oder auch beide Blasentypen vorkommen können. BEDI u. PINKUS vertreten die Meinung, daß die beiden Typen nur verschiedene Expressivitätsgrade ein und desselben Geschehens repräsentieren. Sowohl der dermale als auch der epidermale Typ gehen mit einer Gefäßschädigung einher, die lichtmikroskopisch zur Endothelschwellung führt. Als Ausdruck einer erhöhten Kapillardurchlässigkeit kommt es zu Ödembildung, Fibrinexsudation, Erythrocytenextravasaten und lymphohistiocytärer Entzündung. Leukocyten und Leukocytoklasie sieht man nach unserer Erfahrung jedoch nur bei Erythema exsudativum multiforme-artiger Vasculitis, nicht aber beim Erythema exsudativum multiforme verum.

Die *histologischen Leitkriterien* dieser klinisch vielfältigen Dermatose sind somit:
— Primär dermales Ödem (beim dermalen Typ)
— Primäre epidermale Nekrolyse (beim epidermalen Typ)
— Dermale Endothelschwellung, Erythrocytenextravasate, Fibrinexsudation, lympho-histiocytäre Entzündung (beim dermalen und epidermalen Typ)
— Vasculitis leucocytoclastica-artige Veränderungen in der oberen Dermis (bei Erythema exsudativum multiforme-artiger Vasculitis).

Dazu kommt als weiteres histomorphologisches Kriterium die negative Immunfluorescenz gegen das Basalmembranmaterial.

Differentialdiagnose: Die meisten Autoren sind sich darüber einig, daß sich das histologische Substrat der Dermatitis herpetiformis, des bullösen Pemphigoides und des Erythema exsudativum multiforme in älteren Efflorescenzen immer mehr angleicht, so daß dann die Abgrenzung der drei genannten Krankheiten unmöglich werden kann. Leukocytäre Mikroabscesse in den Papillen und hohe Gewebseosinophilie sprechen gegen Erythema exsudativum multiforme und für Dermatitis herpetiformis. Im Zweifelsfall wird man die Immunpathologie heranziehen. Negative Immunfluorescenz gegen Basalmembranmaterial spricht bei frischen Efflorescenzen gegen bullöses Pemphigoid und für Erythema exsudativum multiforme. Interessehalber sei noch erwähnt, daß die Paravaccinia ein dem Erythema exsudativum multiforme ähnliches histologisches Bild machen kann.

6. Necrolysis toxica acuta

Erstbeschreibung: Dermatitis exfoliativa neonatorum —
RITTER VON RITTERSHAIN (1878) Toxic epidermal necrolysis LYELL (1956)

Klinik: Der Prozeß setzt meist schlagartig mit heftigem Brennen ein. Dann erscheinen morbilliforme, scarlatiniforme Ausschläge, welche sich in Stunden bis Tagen zu großflächigen Flecken mit Blasen umwandeln. Nach 3–5 Tagen ist der Höhepunkt erreicht. Zahlreiche großflächige Blasen platzen im Bereich des ganzen Integumentes und bieten sich dem Betrachter als erosive Flächen dar. Die kritische Phase, mit einer Letalität um 30%, dauert etwa 14 Tage. Sie wird durch Plasma-, Elektrolyt- und Wasserverlust, Superinfektion und Hyperpyrexie beherrscht. Überlebt der Patient die dramatische Phase, setzt die reparative Phase ein, die 2–3 Wochen dauert.

KOBLENZER hat sich am entschiedensten dafür eingesetzt, daß die Dermatitis exfoliativa neonatorum und die Necrolysis toxica acuta beim Erwachsenen eine polyätiologische Entität darstellen. Während die Necrolyse im Kindesalter offenbar in den meisten Fällen durch ein Toxin von Staphylokokken der Phagengruppe II ausgelöst wird (im amerikanischen Schrifttum wird für solche Fälle auch die Bezeichnung „Staphylococcal Scalded Skin Syndrome" verwendet), muß

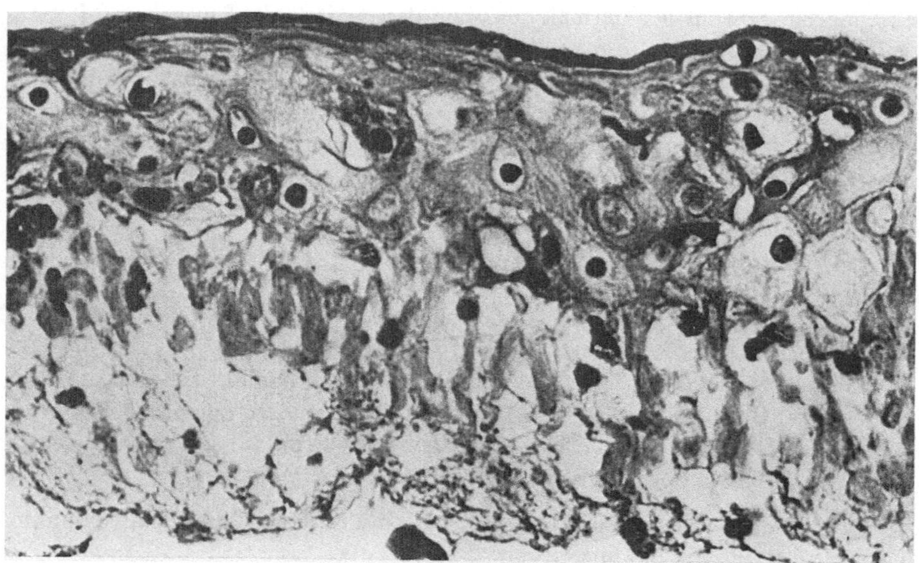

Abb. 12. Necrolysis toxica Lyell. Epidermale Nekrolyse. H. E. 250× [Aus: TRITSCH, H., Arch. klin. exp. Derm. **237**, 295 (1970)]

die Erkrankung im Erwachsenenalter als polyätiologische reaction cutanée auf Medikamente, Infekte, Staphylokokken u. a. m. aufgefaßt werden.

Die *klinische Differentialdiagnose* umfaßt beim Kleinkind in erster Linie die Impetigo contagiosa, während bei Erwachsenen vor allem die Abgrenzung gegen das Stevens-Johnson-Syndrom Schwierigkeiten machen kann.

Histopathologie: Auch histologisch kann man zwanglos zwei Phasen unterscheiden, nämlich eine erste, *nekrobiotische Phase* und eine zweite, *reaktiv-reparaitve Phase* (ACHTEN u. LEDOUX-CORBUSIER; BRAUN-FALCO; LYELL; TRITSCH). Die nekrobiotische Phase ist durch nekrobiotische Vorgänge der Epidermis charakterisiert, welche zu Coagulations- oder Colliquationsnekrosen führen. Die Hornschicht bleibt erhalten. Darunter verliert die Epidermis den schichtweisen Aufbau. Nekrobiotische Stachelzellen zeigen hydropische oder ballonierende Degeneration. Die Keratohyalingranula lösen sich auf, während die Tonofibrillen sowohl polarisationsoptisch als auch ultrastrukturell erhalten bleiben. Auch die Basalzellen degenerieren hydropisch, und es kann zu subepidermaler Vesikelbildung kommen. AMON u. DIMOND postulierten, daß bei der staphylogenen Necrolyse das Maximum der Zellschädigung in den oberen Partien des Stratum spinosum liege, während bei den endogen ausgelösten Fällen die Zellschädigung in den basalen und suprabasalen Epidermisabschnitten am stärksten sei. Wenn die ganze Epidermis nekrotisch wird, kommt es zur Epidermolyse. Seltener erfaßt die Nekrobiose nur die oberen Epidermisschichten, so daß es zu einer intraepidermalen Kontinuitätsdurchtrennung kommt (superfizielle Variante nach LYELL). In Extremfällen kommt es in der Epidermis sogar zu acantholytischen Vorgängen, die sich auch mit dem Tzanck-Test nachweisen lassen. Aber auch die epithelialen Anhangsgebilde (Haarfollikel und Talgdrüsen) können mitbefallen sein. Nach

Braun-Falco ist die äußere Haarwurzelscheide empfindlicher als die Talgdrüsen. Selbst die ekkrinen Schweißdrüsenendstücke können Zeichen hydropischer Degeneration aufweisen. Im Gegensatz zu den schweren Veränderungen der epithelialen Anteile der Haut steht die geringe celluläre Reaktion der Cutis. Nur vereinzelt findet man neutrophile Leukocyten und Lymphocyten, die vorwiegend perivasculär liegen. Die Leukocyten zeigen zudem Zeichen von Leukocytoklasie. Die kollagenen und elastischen Fasern hingegen sind weitgehend intakt, während die cutanen Blutgefäße Wandverquellung, Endothelschwellung und perivasculäres Ödem mit Erythrocytendiapedese aufweisen können.

Die *reaktiv-reparative Phase* ist durch Reepidermisierung gekennzeichnet, die über Acanthose und Orthohyperkeratose schließlich wieder zu normalen Verhältnissen führt. Die Gefäße und Capillaren im oberen und mittleren Drittel des Stratum reticulare, gehen nun mit einer perivasculären entzündlichen Infiltration einher. Die cellulären Elemente bestehen hauptsächlich aus Lymphocyten und Histiocyten, während neutrophile und eosinophile Leukocyten stark zurücktreten.

Histologische Differentialdiagnose: Während beim Lyell-Syndrom in der akuten Phase die celluläre cutan-vasculäre Reaktion im Vergleich mit den schweren nekrobiotischen epidermalen Veränderungen sehr gering sind — man spricht von einer „dissociation dermo-épidermique" — finden sich bei fixen bullösen Arzneimittelexanthemen neben der epidermalen Nekrobiose bzw. Nekrose auch stärkere perivasculäre, lymphohistiocytäre Infiltrate. Schwierigkeiten kann ferner die Abgrenzung gegen das Erythema exsudativum multiforme machen, bei welchem aber wie beim fixen Arzneimittelexanthem die cutan-vasculäre Infiltration gut ausgeprägt ist. Von theoretischem Interesse ist die Tatsache, daß toxische Epikutanteste, thermische und physikalische Schädigungen der Haut zu analogen Bildern führen können.

7. Weitere epidermolytische Dermatosen

Die Gruppe der epidermolytischen Hautkrankheiten umfaßt ferner die Porphyria congenita Günther und die Porphyria cutanea tarda. Diese beiden Krankheiten werden im Kapitel „Stoffwechselerkrankungen der Haut" besprochen. Ferner können der Lichen ruber, der Lichen sclerosus et atrophicus sowie der Lupus erythematodes gelegentlich durch Epidermolyse blasig werden. Für Einzelheiten sei auf die entsprechenden Kapitel verwiesen.

Literatur

A. Epidermolysis bullosa hereditaria

Briggaman, R. A., Wheeler, C. E.: Epidermolysis bullosa dystrophica-recessive: a possible role of anchoring fibrils in the pathogenesis. J. invest. Derm. **65**, 203 (1975).

Fischer, T., Gedde-Dahl, T., Jr.: Epidermolysis bullosa simplex with mottled pigmentation: A new dominant syndrome. I. Clinical and histological features. Clin. Genet., in press 1977.

Gedde-Dahl, T.: Epidermolysis bullosa. A clinical, genetic and epidemiological study. Oslo-Bergen-Tromsö: Universitetsforlaget 1970 and Baltimore: The John Hopkins Press 1971.

Götz, H., Meinicke, K.: Zur Klinik und Therapie der Epidermolysis bullosa et albo-papuloidea Pasini. Derm. Wschr. **131**, 481 (1955).

Hashimoto, I., Anton-Lamprecht, I., Gedde-Dahl, T., Schnyder, U. W.: Ultrastructural studies in epidermolysis bullosa hereditaria. I. Dominant dystrophic type of Pasini. Arch. Derm. Forsch. **252**, 167 (1975).
Hashimoto, I., Anton-Lamprecht, I., Hofbauer, M.: Epidermolysis bullosa dystrophica inversa: Bericht über zwei Geschwisterfälle. Hautarzt **27**, 532 (1976).
Hashimoto, I., Gedde-Dahl, T., Schnyder, U. W., Anton-Lamprecht, I.: Ultrastructural studies in epidermolysis bullosa hereditaria. II. Dominant dystrophic type of Cockayne and Touraine. Arch. Derm. Res. **255**, 285 (1976).
Hashimoto, I., Gedde-Dahl, T., Schnyder, U. W., Anton-Lamprecht, I.: Ultrastructural studies in epidermolysis bullosa hereditaria. IV. Recessive dystrophic types with junctional blistering (infantile or Herlitz-Pearson type and adult type). Arch. Derm. Res. **257**, 17 (1976).
Hashimoto, I., Schnyder, U. W., Anton-Lamprecht, I.: Epidermolysis bullosa hereditaria with junctional blistering in an adult. Dermatologica (Basel) **152**, 72 (1976).
Hashimoto, I., Schnyder, U. W., Anton-Lamprecht, I., Gedde-Dahl, T., Ward, S.: Ultrastructural studies in epidermolysis bullosa hereditaria. III. Recessive dystrophic types with dermolytic blistering (Hallopeau-Siemens types and inverse type). Arch. Derm. Res. **256**, 137 (1976).
Hunter, J. A. A., McVittle, E., Comaish, J. S.: Light and electron microscopic studies of physical injury to the skin. Brit. J. Derm. **90**, 491 (1974).
Johnson, St. A. M., Test, A. R.: Epidermolysis bullosa simplex of the hands and the feet. Arch. Derm. Syph. (Chic.) **53**, 610 (1946).
Pearson, R. W.: Studies on the pathogenesis of epidermolysis bullosa. J. invest. Derm. **39**, 551 (1962).
Pearson, R. W., Potter, B., Strauss, F.: Epidermolysis bullosa hereditaria letalis. Clinical and histological manifestations and course of the disease. Arch. Derm. **109**, 349 (1974).
Schnyder, U. W., Eichhoff, E.: Zur Klinik und Genetik der dominant dystrophischen Epidermolysis bullosa hereditaria. Arch. klin. exp. Derm. **218**, 62 (1964).
Schnyder, U. W., Jung, E. G., Salamon, T.: Zur Klassifizierung, Histogenetik, Gerinnungsphysiologie und Therapie der hereditären Epidermolysen. Arch. klin. exp. Derm. **220**, 38 (1964).
Woerdeman, M. J.: Dystrophia bullosa hereditaria, Typus maculatus. Proc. XI. Internat. Congr. Derm. Acta derm.-venereol. (Stockh.) **11**, 678 (1957).

B. Acantholytische Bullosen

Beutner, E. H., Jordon, R. E.: Demonstration of skin antibodies in sera of pemphigus vulgaris patients by indirect immunofluorescent staining. Proc. Soc. exp. Biol. (N. Y.) **117**, 505 (1964).
Beutner, E. H., Jordon, R. E., Chorzelski, T. P.: The immunopathology of pemphigus and bolluus pemphigoid. J. invest. Derm. **51**, 63 (1968).
Braun-Falco, O.: The pathology of blister formation. In: Year book of dermatology, ed. by Kopf, A. W. and Andrade, R., pp. 6. Chicago: Year Book 1969.
Chalet, M., Grover, R., Ackerman, A. B.: Transient Acantholytic Dermatosis. A Reevaluation. Arch. Derm. (Chic.) **113**, 431 (1977).
Chorzelski, T. P., Maciejowski, E., Jablonska, S., Mento, F. J. de, Grover, R. W., Holubar, K., Beutner, E. H.: Coexistence of pemphigus and bullous pemphigoid. Arch. Derm. **109**, 849 (1974).
Civatte, A.: III. Structure histologique de la bulle des pemphigus vrais. Ann. Derm. Syph. (Paris) **8**, série 3, 16 (1943).
Director, W.: Pemphigus vulgaris: a clinicopathological study. Arch. Derm. Syph. (Chic.) **65**, 155 (1952).
Emmerson, R. W., Wilson-Jones, E.: Eosinophilic spongiosis in pemphigus. A report of an unusual histological change in pemphigus. Arch. Derm. **97**, 252 (1968).
Furtado, T. Q.: Histopathology of pemphigus foliaceus. Arch. Derm. Syph. (Chic.) **80**, 66 (1959).
Gray, A. M. A.: Pemphigus of Senear-Usher type. Proc. roy. Soc. Med. **31**, 871 (1938).
Grover, R. W.: Transient acantholytic dermatosis. Arch. Derm. **101**, 426 (1970).
Hashimoto, K., Tenn, M., Lever, W. F.: An ultrastructural study of cell junctions in pemphigus vulgaris. Arch. Derm. Syph. (Chic.) **101**, 287 (1970).

Heaphy, M. R., Tucker, S. B., Winkelmann, R. K.: Benign papular acantholytic dermatosis. Arch. Derm. **112**, 814 (1976).

Knight, A. G., Delaney, T. J., Black, M. M.: Eosinophilic spongiosis, a clinical, histological and immunfluorescent correlation. Brit. J. Derm. **93**, 13 (1975).

Lever, W. F.: Pemphigus and pemphigoid. Springfield: Charles C. Thomas 1965.

Lever, W. F.: Pemphigus. Pemphigoid. Pemphigus familiaris benignus. In: Handbuch der Haut- und Geschlechtskrankheiten, Ergänzungswerk, Bd. II/2, S. 608. Berlin-Heidelberg-New York: Springer 1965.

Neumann, I.: Beitrag zur Kenntniss des Pemphigus. Med. Jb. Wien IV, 409 (1876). Wien. med. Jb. 409 (1876).

Percival, G. H.: Diagnostic histologique du pemphigus foliacé et du syndrome de Senear-Usher. Arch. belges Derm. **5**, 278 (1949).

Perry, H. O., Brunsting, L. A.: Pemphigus foliaceus: further observations. Arch. Derm. Syph. (Chic.) **91**, 10 (1965).

Röckl, H.: Über die Pyodermite végétante von Hallopeau als benigne Form des Pemphigus vegetans von Neumann nebst einigen Bemerkungen zur Pyostomatitis vegetans von McCarthy. Arch. klin. exp. Derm. **218**, 574 (1964).

Senear, F. E., Usher, B.: An unusual type of pemphigus combining features of lupus erythematosus. Arch. Derm. Syph. (Chic.) **13**, 761 (1926).

Steigleder, G. K.: Zur Differentialdiagnose des Pemphigus vulgaris aus dem Blasengrundausstrich. Arch. klin. exp. Derm. **202**, 1 (1955).

Tappeiner, J., Wodniansky, P.: Das „Senear-Usher-Syndrom". Arch. klin. exp. Derm. **205**, 161 (1957).

Tzanck, A.: Le cytodiagnostic immédiat en dermatologie. Ann. Derm. Syph. (Paris) **8**, 205 (1948).

Wilgram, G. E., Caulfield, J. B., Lever, W.: An electron microscopic study of acantholysis in pemphigus vulgaris. J. invest. Derm. **36**, 373 (1961).

Wolff, K.: Transient acantholytic dermatosis (Grover). Derm. Mschr. **158**, 533 (1972).

C. Epidermolytische Bullosen

1. Dermatitis herpetiformis

Alexander, J.: Dermatitis herpetiformis. London-Philadelphia-Toronto: W. B. Saunders Comp. Ltd. 1975.

Barranco, V. P.: Mixed bullous disease. Arch. Derm. **110**, 221 (1974).

Bellone, A. G., Caputo, R.: Aspetti ultrastrutturali della dermatite erpetiforme di Duhring. G. ital. Derm. Sif. **107**, 173 (1966).

Brocq, L.: De la dermatite herpétiforme de Duhring. Ann. Derm. Syph. (Paris) **9**/1, 65, 135, 209, 305, 433, 493 (1888).

Civatte, A.: Diagnostic histopathologique de la dermatite polymorphe douloureuse ou maladie de Duhring-Brocq. Ann. Derm. Syph. (Paris) **3**, 1 (1943).

Connor, B. L., Marks, R., Wilson-Jones, E.: Dermatitis herpetiformis: histological discriminants. Trans. A. R. St. John's Hosp. Derm. Soc. **58**, 191 (1972).

Degos, R., Civatte, J.: Unusual histological appearences in Duhring-Brocq's disease. Brit. J. Derm. **73**, 295 (1961).

Duhring, L. A.: Dr. Duhring's papers on dermatitis herpetiformis (published between 1883 and 1891). In: Selected monographs on dermatology, 196 pp. London: New Sydenham Society 1893.

Eng, A. M., Moncada, B.: Bullous pemphigoid and dermatitis herpetiformis. Histopathologic differentiation of bullous pemphigoid and dermatitis herpetiformis. Arch. Derm. **110**, 51 (1974).

Fry, L., Seah, P. P.: Dermatitis herpetiformis: an evaluation of diagnostic criteria. Brit. J. Derm. **90**, 137 (1974).

Jablonska, S., Chorzelski, T.: Kann das histologische Bild die Grundlage zur Differenzierung des Morbus Duhring mit dem Pemphigoid und Erythema multiforme darstellen? Derm. Wschr. **146**, 590 (1963).

Jablonska, S., Chorzelski, T. P., Beutner, E. H., Maciejowska, E., Rzesa, G.: Dermatitis herpetiformis and bullous pemphigoid. Intermediate and mixed forms. Arch. Derm. **112**, 45 (1976).

Jakubowicz, K., Dabrowski, J., Maciejewski, W.: Elektronenmikroskopische Untersuchungen bei bullösem Pemphigoid und Dermatitis herpetiformis Duhring. Arch. klin. exp. Derm. **238**, 272 (1970).

Mac Vicar, D. N., Graham, J. H., Burgoon, C. F., Jr.: Dermatitis herpetiformis, erythema multiforme and bullous pemphigoid: a comparative histopathological and histochemical study. J. invest. Derm. **41**, 289 (1963).

Marks, J.: De l'aspect histologique des plaques érythémateuses de la dermatite herpetiforme de Duhring. Ann. Derm. Syph. (Paris) **90**, 121 (1963).

Marks, J., Shuster, S., Watson, A. J.: Small-bowel changes in dermatitis herpetiformis. Lancet **II**, 1280 (1966).

Marks, J., Whimster, I.: Histologic diagnosis of dermatitis herpetiformis, bullous pemphigoid and erythema multiforme. Brit. J. Derm. **73**, 253 (1961).

Pruniéras, M.: Aspects histologiques de la membrane basale de l'épiderme dans l'eczéma et dans la dermatite de Duhring-Brocq. Presse méd. **62**, 307 (1954).

Schnyder, U. W., Taugner, M., Rossbach, J.: Zur Histologie pathologischer Jod-Reaktionen der Haut. Dermatologica (Basel) **139**, 266 (1969).

2. Dermatitis herpetiformis juvenilis

Alexander, J.: Dermatitis herpetiformis. London-Philadelphia-Toronto: W. B. Saunders Comp. Ltd. 1975.

Brehm, K., Paul, E., Schmitt, H.: Zur nosologischen Stellung der bullösen Variante der Dermatitis herpetiformis des Kindes. Histologische, immunfluorescenzhistologische und elektronenmikroskopische Untersuchungen. Hautarzt **25**, 379 (1974).

Jablonska, S., Chorzelski, T., Beutner, E. H., Blaszczyk, M.: Juvenile dermatitis herpetiformis in the light of immunfluorescence studies. Brit. J. Derm. **85**, 307 (1971).

Kim, R., Winkelmann, R. K.: Dermatitis herpetiformis in children. Arch. Derm. **83**, 895 (1961).

3. Herpes gestationis

Hertz, K. C., Katz, I., Maize, J., Ackermann, A. B.: Herpes gestationis. A clinicopathologic study. Arch. Derm. **112**, 1543 (1976).

JABLONSKA, S., Chorzelski, Z. P., Maciejowska, E., Jarzabek-Chorzelska, M., Beutner, E. H.: Immunologic phenomena in herpes gestationis. Their pathogenic and diagnostic significance. J. Derm. (Tokyo) **2**, 149 (1975).

Piérard, J., Thiery, M., Kint, A.: Histologie et Ultrastructure de l'Herpes Gestationis. Arch. belges Derm. **25**, 321 (1969).

Russell, B., Thorne, N. A.: Herpes gestationis. Brit. J. Derm. **69**, 339 (1957).

Schaumburg-Lever, G., Saffold, O. E., Orfanos, C. E., Lever, W. F.: Herpes gestationis. Histology and ultrastructure. Arch. Derm. **107**, 887 (1973).

Schöpf, E., Seelig, H. P., Clorius, R., Sheikh, M., Bersch, A.: Herpes gestationis. Immunpathologische Untersuchungen bei Mutter und Kind. Hautarzt **27**, 481 (1976).

4. Pemphigoide

Braun-Falco, O., Rupec, M.: Elektronenmikroskopische Untersuchungen zur Dynamik der Blasenbildung bei bullösem Pemphigoid. Arch. klin. exp. Derm. **230**, 1 (1967).

Brunsting, L. A., Perry, H. O.: Benign Pemphigoid? A Report of Seven Cases with Chronic, Scarring, Herpetiform Plaques About the Head and Neck. Arch. Derm. (Chic.) **74**, 489 (1957).

Caputo, R., Bellone, A. G., Crosti, C.: Pathogenesis of the blister in cicatricial pemphigoid and in bullous pemphigoid. Arch. Derm. Forsch. **247**, 181 (1973).

Jablonska, S., Chorzelski, T.: Kann das histologische Bild die Grundlage zur Differenzierung des Morbus Duhring mit dem Pemphigoid und Erythema multiforme darstellen? Derm. Wschr. **146**, 590 (1963).

Jakubowicz, K., Dabrowski, J., Maciejewski, W.: Elektronenmikroskopische Untersuchungen bei bullösem Pemphigoid und Dermatitis herpetiformis Duhring. Arch. klin. exp. Derm. **238**, 272 (1970).

Kobayasi, T.: The dermo-epidermal junction in bullous pemphigoid. Dermatologica (Basel) **134**, 157 (1967).

Lever, W. F.: Pemphigus conjunctivae with scarring of the skin. Arch. Derm. Syph. (Chic.) **46**, 875 (1942); **49**, 113 (1944).

Lever, W. F.: Pemphigus. Medicine (Balt.) **32**, 1 (1953).

Lever, W. F.: Pemphigus and Pemphigoid. Springfield: Charles C. Thomas 1965.

Lortat-Jacob, E.: Benign mucosal pemphigoid. Dermatite bulleuse muco-synéchiante et atrophiante. Brit. J. Derm. **70**, 361 (1958); Bull. Soc. franç. Derm. Syph. **65**, 381 (1958).

Ritzenfeld, P.: Zur Histologie der Entstehung subepidermaler Blasen. Arch. klin. exp. Derm. **216**, 521 (1953).

Schnyder, U. W.: Pemphigoide séborrhéique. Entité nosologique nouvelle? Bull. Soc. franç. Derm. Syph. **76**, 320 (1969).

5. Erythema exsudativum multiforme

Ackerman, A. B., Penneys, N. S., Clark, W. H.: Erythema multiforme exsudativum: Distinctive pathological process. Brit. J. Derm. **84**, 554 (1971).

Bedi, T. R., Pinkus, H.: Histopathological spectrum of erythema multiforme. Brit. J. Derm. **95**, 243 (1976).

Bellone, A. G., Caputo, R.: Aspetti ultrastrutturali della lesione bollosa nell'eritema polimorpho. G. ital. Derm. Sif. **109**, 1 (1968).

Caulfield, J. B., Wilgram, G. F.: An electron microscopic study of blister formation in erythema multiforme. J. invest. Derm. **39**, 307 (1962).

Civatte, A.: Diagnostic histopathologique de la dermatite polymorphe douloureuse ou maladie de Duhring-Brocq. IV. Structure histologique de la bulle de l'érythème polymorphe. Ann. Derm. Syph. (Paris) **3**, 1 (1943).

Costello, M. J.: Erythema multiforme exsudativum. J. invest. Derm. **8**, 127 (1947).

Gans, O.: Die Histologie polymorpher exsudativer Dermatosen in ihrer Beziehung zur speziellen Ätiologie. Arch. Derm. Syph. (Berl.) **130**, 15 (1921).

Mac Vicar, D. N., Graham, J. H., Burgoon, C. F.: Dermatitis herpetiformis, erythema multiforme and bullous pemphigoid: A comparative histopathological and histochemical study. J. invest. Derm. **41**, 289 (1963).

Orfanos, C. E., Schaumburg-Lever, G., Lever, W. F.: Dermal and epidermal types of erythema multiforme. A histopathologic study of 24 cases. Arch. Derm. **109**, 682 (1974).

Pearson, R. W.: Epidermolysis bullosa, porphyria cutanea tarda and erythema multiforme. In: Zelickson, A. S. (ed.), Ultrastructure of normal and abnormal skin. Philadelphia: Lea & Febiger 1967.

Piérard, J., Dupont, A., Fontaine, A.: Les critères du diagnostic histopathologique de la dermatite herpétiforme de Duhring et de l'érythème polymorphe. Arch. belges Derm. **13**, 370 (1957).

van der Meiren, I.: Zur Klinik und Histologie des Erytheme exsudativum multiforme. Hautarzt **11**, 246 (1960).

Schuppli, R.: Erythema exsudativum multiforme. In: Handbuch der Haut- und Geschlechtskrankheiten, Ergänzungswerk, Bd. II/2, S. 57. Berlin-Heidelberg-New York: Springer 1965.

6. Necrolysis toxica acuta

Achten, G., Ledoux-Corbusier, M.: Toxic epidermal necrolysis de Lyell — aspects histologiques. Arch. belges Derm. **26**, 97 (1970).

Amon, R. B., Dimond, R. L.: Toxic epidermal necrolysis. Rapid differentiation between staphylococcal- and drug-induced disease. Arch. Derm. **111**, 1433 (1975).

Braun-Falco, O.: Histopathologie des Lyell-Syndroms. In: Das Lyell-Syndrom (Braun-Falco, O., Bandmann, H.J., Hrsg.). Bern-Stuttgart-Wien: Verlag Hans Huber 1970.

Koblenzer, P. J.: Acute epidermal necrolysis (Ritter von Rittershain-Lyell). A clinicopathologic study. Arch. Derm. **95**, 608 (1967).

Lyell, A.: Toxic epidermal necrolysis. Brit. J. Derm. **68**, 355 (1956).

Ritter von Rittershain, G.: Die exfoliative Dermatitis jüngerer Säuglinge. Centralzeitung Kinderheilk. **2**, 3 (1878).

Tritsch, H.: Nekrolyse als histopathologisches Phänomen. Arch. klin. exp. Derm. **237**, 295 (1970).

Dermo-epidermale Erkrankungen

Von U. W. Schnyder, Heidelberg

In diesem Kapitel werden solche Hautkrankheiten besprochen, die sich sowohl in der Epidermis als auch in der darunterliegenden Cutis abspielen. Die Krankheiten dieser Art lassen sich in folgende Hauptgruppen einteilen:

A. Genodermatosen
B. Lichen
C. Bindegewebskrankheiten
D. Psoriasiforme Dermatosen
E. Pustulosen
F. Ekzem
G. Histologisch dem Ekzem nahestehende Dermatosen
H. Erkrankungen der Schweißdrüsen
I. Arzneimittelbedingte Dermatosen
K. Varia

A. Genodermatosen

1. Xeroderma pigmentosum

Klinik: An den lichtexponierten Stellen kommt es primär zu Erythemen und vesiculösen Eruptionen. Atrophie der Epidermis, Dyschromie, elastotische Degeneration und Teleangiektasien folgen. Solche poikilodermatischen Veränderungen erinnern an Radiodermitis chronica und lichtatrophische Haut, treten jedoch schon in den beiden ersten Lebensdekaden auf. In den poikilodermatischen Hautbezirken kommt es schließlich zu bös- und gutartigen Neubildungen wie planen und verrukösen Präcancerosen, Basaliomen und Spinaliomen. Beobachtet wurden aber auch Melanome, Leukämien, Fibrosarkome, Angiome, Fibrome, Histiocytome, Neurofibrome u.a. Das Xeroderma pigmentosum, welches auch mit Idiotie einhergehen kann (De Sanctis-Caccione-Syndrom), wird autosomal-recessiv vererbt. Das Wirkungsspektrum des Lichtes liegt bei 2810 bis 3020 A. Neuere Untersuchungen (Cleaver, 1969; Jung, 1970) haben gezeigt, daß der genetische Defekt in einem Fehler des Repair-Vorganges liegt. Genetisch handelt es sich um eine heterogene Krankheitsgruppe. Die verschiedenen Typen gehen mit einem unterschiedlichen DNS-Repair-Defekt einher (Cleaver, 1973; Jung, 1973).

Histologie: Die Veränderungen sind für das Xeroderma pigmentosum nicht pathognomonisch. Entsprechend der klinischen Evolution lassen sich mit Hadida et al. sowie Montgomery u. Reuter folgende Stadien unterscheiden: Das *erythematöse Stadium* ist gekennzeichnet durch perivasculäre entzündliche Veränderungen, die mit Gefäßdilatation einhergehen. Das Infiltrat setzt sich aus Lymphocyten und Histiocyten zusammen. Im erythemato-pigmentierten Stadium kommen Hyper- und Parakeratose, vascuoläre Degeneration von Basal- und Spinosumzellen sowie Hyperpigmentierung der Basalzellen hinzu, wobei das Melanin sowohl in die Spinosumzellen abfließen kann als auch in die Cutis abtropft und hier teils intra- teils extracellulär liegenbleibt. Die übrigen dermalen Veränderungen entsprechen denjenigen des ersten Stadiums. Das *Stadium atrophicum* ist charakterisiert durch Atrophie der Epidermis und Cutis, wie man sie auch bei der aktinischen Elastose der Haut findet (s. dort). In Abweichung von diesen Veränderungen zeigen die cutanen Gefäße aber eine deutliche Tendenz zur Proliferation. *Im hyperplastischen Stadium* überwiegen proliferative Vorgänge der Epidermis und Cutis. So kommt es herdförmig in der Epidermis zu präcancerösen Veränderungen im engeren Sinne, während sich in der Cutis Angiome, Fibrome, Neurome u.a.m. bilden. Das Tumorstadium schließlich ist charakterisiert durch die Realisierung epidermaler und/oder mesodermaler Tumoren.

Elektronenmikroskopisch fanden CAPUTO u. CALIFANO in der Epidermis eine erhöhte Zahl mitotischer Zellen, Unregelmäßigkeiten in der Kernmorphologie, Zunahme und atypische Verteilung der Mitochondrien, des endoplasmatischen Reticulums und der Tonofilamente sowie dyskeratotische Veränderungen in den Basalzellen. GUERRIER et al. untersuchten in erster Linie das Pigmentsystem und fanden abnorme Melanocyten mit einem extensiven Polymorphismus der Melanosomen.

2. Hyperkeratosis follicularis et parafollicularis in cutem penetrans (Morbus Kyrle)

Erstbeschreibung: KYRLE (1916)

Während im vergangenen Jahrzehnt mehrfach zur Frage der klinischen und histologischen Identität zwischen dem Morbus Kyrle und dem unter 3. zu besprechenden Elastoma intrapapillare perforans verruciforme Stellung genommen wurde, wird heute allgemein anerkannt, daß es sich hierbei um zwei eigenständige Krankheiten handelt (BANDMANN u. SCHMID; HAUSS u.a.m.).

Klinik: Die Primäreffloreszenz ist ein follikuläres oder interfollikuläres Hornknötchen, das sich gewissermaßen in die Haut hineinbohrt. Schließlich nimmt es verrukösen Charakter an, konfluiert gelegentlich mit analogen Effloreszenzen in der Nachbarschaft, woraus polycyclische Herde resultieren können. Verliert ein Herd seine verrukösen Auflagerungen, so bleibt ein schüsselförmiger Substanzverlust in der Epidermis zurück mit nässender oder leicht blutender Basis, der schließlich unter Hinterlassung einer eingezogenen hyperpigmentierten Narbe abheilt. Die disseminierte Anordnung der Effloreszenzen vor allem an den unteren Extremitäten steht im Vordergrund, doch können grundsätzlich alle Körperstellen befallen werden.

Einzelne familiäre Fälle weisen darauf hin, daß es sich um eine Erbkrankheit handelt. Der Erbgang ist allerdings noch nicht geklärt.

Klinische Differentialdiagnose: Dyskeratosis follicularis Darier, Psoriasis punctata, Lichen ruber acuminatus, Keratosis follicularis contagiosa (BROOKE), Pityriasis rubra pilaris, Porokeratosis Mibelli, Porokeratosis Mantoux.

Histologie: Wir folgen den Beschreibungen von CONSTANTINE u. CARTER; PRAKKEN sowie TAPPEINER, WOLFF u. SCHREINER: Im Vordergrund steht eine umschriebene Hyperkeratose, die follikulär in einem Schweißdrüsenporus oder im Bereich interfollikulärer Epidermisabschnitte lokalisiert ist. Die darunterliegende Epidermis ist verdünnt und wird durch die hyperkeratotischen Massen gegen das Corium verdrängt und schließlich von diesen durchbrochen. Der Prozeß resultiert also nicht nur in einer umschriebenen Anhäufung von Hornmaterial an der Epi-

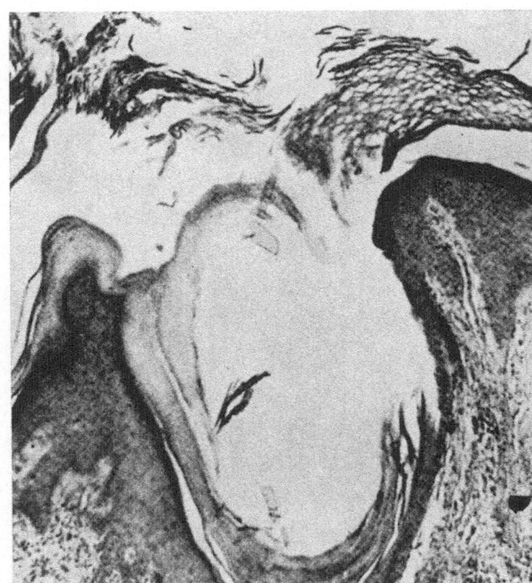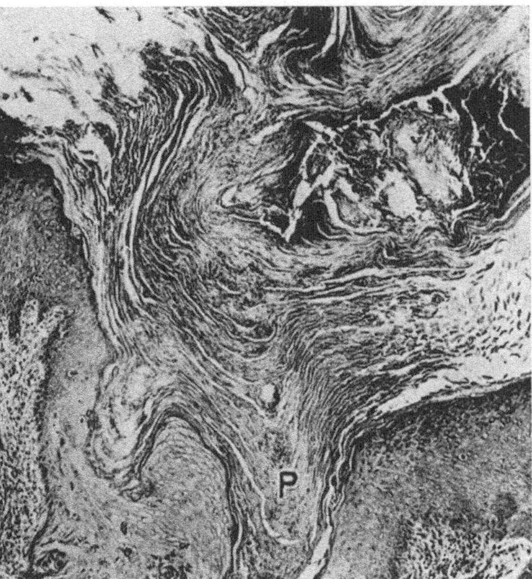

Abb.1a u. b. Hyperkeratosis follicularis in cutem penetrans. (a) Hyperkeratotischer Hornpfropf bohrt sich in atrophische Epidermis. H.E. (Aus: BANDMANN, H.J., SCHMID, A.H., Hautarzt **19**, 261 (1968)). (b) Doppelkraterartige Vertiefung des Epithels mit mächtigem Hornpfropf und zentraler parakeratotischer Säule (P). Der Pfeil weist auf die überstürzte Verhornungszone hin. H.E. (Aus: TAPPEINER, J., WOLFF, K., SCHREINER, E., Hautarzt **20**, 299 (1969))

dermisoberfläche, sondern auch in einer Expansion dieses Hornpfropfes gegen die tieferen Epithelschichten, wobei die Verschmälerung des zentralen, unter dem Hornpfropf gelegenen Epithelstreifens und der Durchbruch der Hornmassen in das Corium graduelle Stadien ein und desselben Vorganges darstellen. Der Hornpfropf stellt eine umschriebene, aus tellerstoßartig geschichteten Hornlamellen bestehende Keratinmasse dar (GRACIANSKY et al.). Unter dem Pfropf ist die Epidermis mehr oder weniger verschmälert. Am tiefsten Punkt der Epitheleinsenkung kommt es zu Verlust der epidermalen Schichtung. Einzelne Keratinocyten zeigen eine überstürzte Keratinisation, und das Stratum granulosum fehlt. Je tiefer sich der Hornpfropf vorschiebt, desto mehr verschmälert sich das eingedellte Epithel. Schließlich schwindet es vollständig, so daß die Hornmassen in die Cutis einbrechen. Das cutane Bindegewebe reagiert entweder mit einer Fremdkörperentzündung oder mit einem granulomatösen Infiltrat, bestehend aus Lymphocyten, Plasmazellen und Eosinophilen. Die Elastica erscheint an Stellen, in welchen entzündliche Veränderungen fehlen, unverändert; Im Bereich entzündlicher Infiltrate ist sie rarefiziert oder völlig verschwunden. Nirgends findet man wie beim Elastoma intrapapillare eine Ballung Resorcin-Fuchsin-positiver Massen.

3. Elastoma intrapapillare perforans verruciforme

Erstbeschreibung: LUTZ (1955); MIESCHER (1955)

Synonyma: Elastosis perforans serpiginosa, Keratosis follicularis serpiginosa, Morbus Lutz-Miescher.

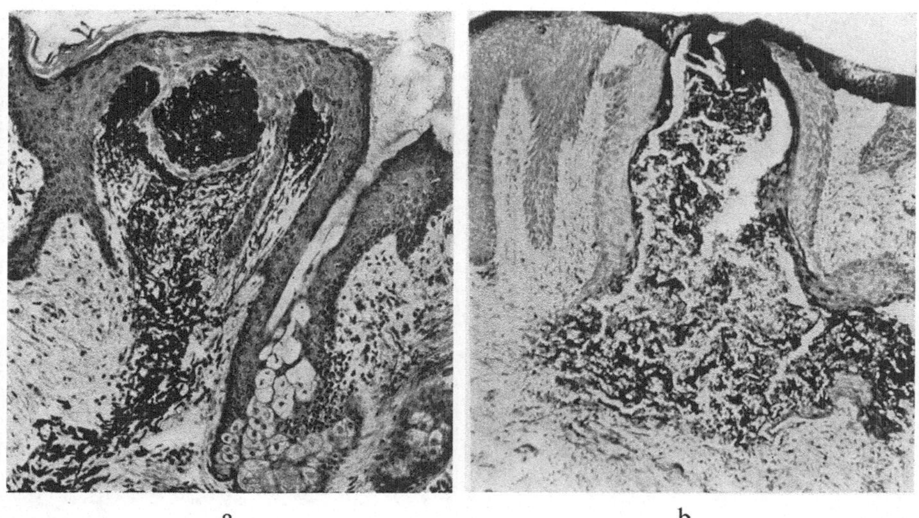

a   b

Abb. 2a u. b. Elastoma intrapapillare perforans verruciforme. (a) Intrapapilläres Elastom. (Aus: MIESCHER, G., Hautarzt **7**, 197 (1956)). (b) Perforation strukturloser Massen durch die Epidermis, Trichromfärbung nach Goldner. (Aus: HERZBERG, J.J., Hautarzt **12**, 344 (1961))

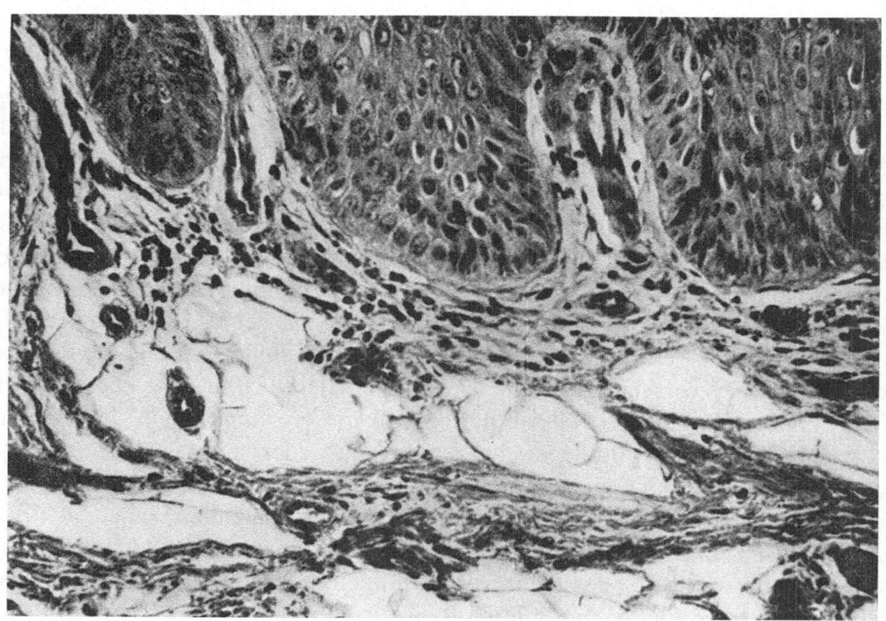

Abb. 3. Focal dermal hypoplasia: Akanthotische Epidermis, Papillen eng, mit wandverdickten, zellreichen Capillaren. Lipomatose im Stratum subpapillare. H.E. 64× (Aus: BRAUN-FALCO, O., MARGHESCU, S., Arch. klin. exp. Derm. **221**, 557 (1965))

Klinik: Die Veränderungen sitzen in der überwiegenden Zahl der Fälle in der Nackenhaut und am Halsansatz. Die keratotischen Papeln bilden in der Regel polycyclische bzw. serpiginöse Leisten. Daneben gibt es aber auch Papeln, die zu unregelmäßig begrenzten Gruppen aggregiert sind. Häufig ist das Leiden mit anderen kongenitalen Mißbildungen kombiniert. Beobachtet wurde Vergesellschaftung mit Mongolismus, Osteogenesis imperfecta, Cutis laxa bzw. Ehlers-Danlos-Syndrom, Marfan-Syndrom, Pseudoxanthoma elasticum, Rothmund-Thomson-Syndrom, Akrogerie Gottron u.a.m. (Literatur bei BANDMANN u. SCHMID; KORTING). Die Hauterscheinungen treten im Kindes- oder Jugendlichenalter auf. Wahrscheinlich handelt es sich um eine Genodermatose. Der Erbgang ist unklar.

Histologie: Während beim Morbus Kyrle Hornkegel in die Cutis penetrieren, perforiert beim Morbus Lutz-Miescher Material, das sich mit Resorcin-Fuchsin, Aldehyd-Fuchsin und Orcein positiv anfärbt, durch die Epidermis an die Hautoberfläche. Dieses Material läßt sich mit Elastase verdauen (HASHIMOTO u. HILL). COHEN u. HASHIMOTO sowie MEVES u. VOGEL konnten ferner elektronenmikroskopisch zeigen, daß es sich um Elastin handelt. Im Papillarkörper sind die elastischen Fasern verdickt und bilden in einzelnen Papillen Knäuel bzw. Pakete, welche transepidermal, parafollikulär oder transfollikulär ausgestoßen werden. Im Bereich der Perforationskanäle wird das elastotische Material nekrobiotisch. Die Pfröpfe bestehen aus eosinophil sich anfärbenden elastischen Fasern, desquamierten Epithelzellen und Bindegewebsschollen. In der Umgebung perforierender nekrobiotischer Pfröpfe ist das Epithel unregelmäßig acanthotisch verdickt. Solche Epithelabschnitte werden von einem hyper- und parakeratotischen Hornpfropf überdeckt. Im cutanen Bindegewebe liegt eine Entzündung vom Fremdkörpertyp (HABER; HERZBERG; MEHREGAN; MIESCHER; WORINGER u. LAUGIER).

In den letzten Jahren sind eine Reihe von Elastoma perforans-artigen Veränderungen beschrieben worden, die im Verlauf eine Penicillaminbehandlung wegen Wilsonscher Erkrankungen aufgetreten sind (Literatur bei KIRSCH u. HUKILL).

4. Focal dermal hypoplasia-Syndrom

Erstbeschreibung: GOLTZ et al. (1962); GORLIN (1963)

Seit 1962/63 sind fast 50 Fälle dieser Art publiziert worden, so daß kein Zweifel mehr besteht, daß es sich dabei um eine fest umrissene Entität handelt. Wahrscheinlich wird dieses Syndrom x-chromosomal-dominant vererbt. Die männliche Geschlechtskonstitution XY ist bei entsprechender genetischer Belastung ein Letalfaktor. Für eine Chromosomenanomalie liegen keine sicheren Anhaltspunkte vor.

Klinik: Am auffälligsten sind die Hautveränderungen. In meist einseitiger Anordnung finden sich teils streifen- und bandförmige entzündlich-atrophisierende Effloreszenzen, teils hernienartige Ausstülpungen, ferner Haut- und Schleimhautpapillome. Dazu kommen Skeletveränderungen (90%), Zahnanomalien (58%), Augenanomalien (46%), sowie körperliche resp. geistige Retardierung (22%). Übersichten bei GOLTZ et al. sowie BRAUN-FALCO u. HOFMANN. Die Erscheinungen sind entweder kongenital oder treten in frühester Kindheit in Erscheinung. Das Syndrom muß gegen die kongenitalen Poikilodermien, den Naevus lipomatosus superficialis Hoffman-Zurhelle, die anhydrotischen und hidrotischen Ektodermaldysplasien, sowie gegen die Incontinentia pigmenti Bloch-Sulzberger abgegrenzt werden.

Histologie: Der Schwerpunkt der Veränderungen liegt in der Übergangszone zwischen Papillarkörper und Stratum reticulare. Dort findet sich eine Anreicherung von Fettzellen, die ihren Ausgang vom perivasculären Raum zu nehmen scheint. In Extremfällen ersetzt das Fettgewebe die ganze Cutis, so daß nur noch ein schmales fibrilläres Band unter der Epidermis erhalten bleibt. Im Papillar-

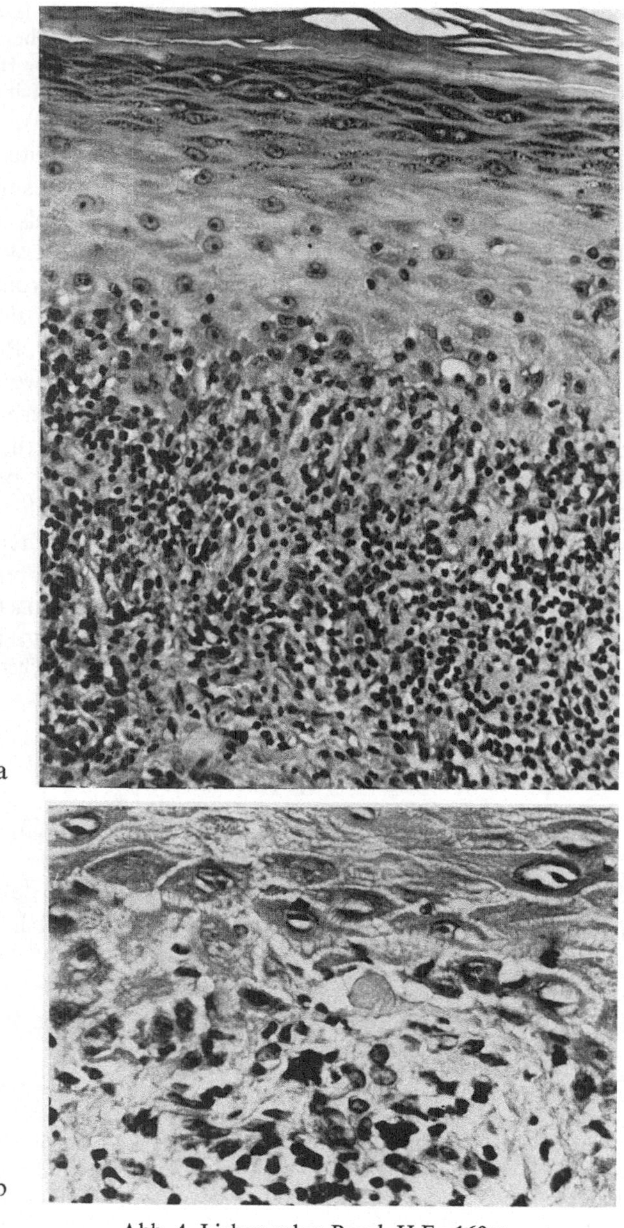

Abb. 4. Lichen ruber-Papel. H.E., 160×

körper sind zudem die Capillaren verdickt und zellreich. Pericapillär besteht oft
ein mucoides Ödem. Im Papillarkörper findet man meist keine elastischen Fasern
mehr, während die Elastica in der verdünnten Cutis unterhalb des neugebildeten
Fettlagers erhalten bleibt. Der Umbauprozeß geht mit einer lockeren Entzündung
vom lymphohistiocytären Typ einher. Ein weiteres Charakteristikum ist die „Dissociation dermo-épidermique", reagiert doch die Epidermis über der hypoplasti-

schen Cutis mit einer deutlichen Acanthose (BRAUN-FALCO u. MARGHESCU; GOLTZ, HENDERSON, HITCH u. OTT; SALAMON, JEVTIC u. LAZOVIC).

Differentialdiagnose: Ähnliche bis identische Bilder macht der Naevus lipomatosus cutaneus superficialis (HOFFMAN-ZURHELLE), da auch hier das subcutane Fettgewebe die Cutis infiltriert und bis an die Epidermis heran ersetzt, doch ist bei der „Fokalen dermalen Hypoplasie" die Epidermis acanthotisch verbreitert.

B. Lichen

1. Lichen ruber

Klink: Die Primärefflorescenz ist eine polygonale, leicht erhabene Papel von livid-roter bis braun-roter Farbe. Die Oberfläche hat meist einen wachsartigen Glanz. Folgende klinische Typen lassen sich unterscheiden: 1. Lichen ruber exanthematicus, 2. Lichen ruber linearis s. striatus, 3. Lichen ruber anularis, 4. Lichen ruber atrophicus, 5. Lichen ruber follicularis, 6. Lichen ruber bullosus, 7. Lichen ruber capillitii und 8. Lichen ruber mucosae. Subjektiv geht diese Dermatose meist mit Juckreiz einher. Die Ätiologie ist unbekannt.

Die *klinische Differentialdiagnose* umfaßt außer den exanthematischen Krankheiten die linearen Naevi, den Morbus Boeck, die verschiedenen entzündlichen und nichtentzündlichen follikulären Keratosen, den Lupus erythematodes, die Leukoplakie sowie die Lues II und III. Da der Lichen ruber eine starke Tendenz zur sekundären Ekzematisation hat, überwiegen klinisch oft ekzematöse und prurigiöse Erscheinungen.

Histologie: Das Bild des Lichen ruber ist typisch, wenn auch nicht absolut pathognomonisch. Die wesentlichen Charakteristika haben folgende Autoren herausgearbeitet: ALTMAN u. PERRY; ELLIS; GOUGEROT u. A. CIVATTE; OBERSTE-LEHN; PAUTRIER; SABOURAUD (1910!); WINER u. LEVITT.

Die Hornschicht ist über der Papel plattenartig verdickt und homogenisiert. Nur beim Lichen ruber verrucosus kann sie parakeratotische Einschlüsse enthalten. Die Verbreiterung des Stratum granulosum ist im Zentrum der Efflorescenz am stärksten und die Keratohyalinkörner sind nicht nur vermehrt, sondern auch von unregelmäßiger Größe. Die Acanthose beschränkt sich meist auf eine zipfelförmige Elongation der Reteleisten. Beim Lichen ruber atrophicus ist die Epidermis hingegen verschmälert, während sie beim Lichen ruber verrucosus Veränderungen wie bei einer pseudocarcinomatösen Hyperplasie zeigen kann. Charakteristisch ist die Dissoziation und Zerstörung des Stratum basale (sog. Hydropische Degeneration). Nach ELLIS ist die hydropische Degeneration der Basalzellschicht lichtmikroskopisch der konstanteste Befund (100%). An zweiter Stelle folgt mit 93% die Verbreiterung des Stratum granulosum. Durch Degeneration und Untergang der Basalzellen kann es zu subepidermalen Spaltbildungen (Josephschen Räumen) und Blasen (Lichen ruber pemphigoides) kommen. Als Ausdruck der starken Umbauvorgänge in dieser Zone findet man elektronenmikroskopisch außer degenerativen Vorgängen an den Basalzellen Verfaltungen und Multiplikationen der Basallamina (s. bei EBNER u. GEBHARDT (1976)). Dies ist auch der Grund, warum man im Stratum spinosum beim Lichen ruber kaum Mitosen findet, wie überhaupt die Spinosumzellen ein helles eosinophiles Cytoplasma aufweisen, was auf eine verlangsamte Verhornung hinweist. Nach BLACK u. WILSON-JONES ist die Aktivität der Atmungsfermente Bernsteinsäuredehydrogenase, Cytochromoxydase und

NAD-Diaphorase deutlich erniedrigt. Sie vermuten, daß der epidermale „turnover" reduziert ist. Außer beim Lichen ruber verrucosus durchsetzt bei den übrigen Lichen ruber-Formen den Papillarkörper ein teppichartiges Infiltrat, welches sich einerseits bis ans Epithel vorschiebt und andererseits auf der Höhe des subpapillären Gefäßnetzes abbricht. Je älter die Efflorescenz, desto mehr setzt sich das Infiltrat von der Epidermis ab und desto stärker ist die Pigmentinsuffizienz. Das Infiltrat besteht nach BERGER et al. überwiegend aus Lymphocyten und aus einem relativ großen Anteil von Zellen, die färberisch Eigenschaften von monocytogenen Makrophagen aufweisen. Nach EBNER (1973) sind die Lymphocyten teils stimuliert. Daneben fand er histochemisch und elektronenmikroskopisch zahlreiche Monocyten und Gewebsmakrophagen. Regelmäßig fand er auch einzelne Plasma- und Mastzellen, dermale LANGERHANS-Zellen, ferner neutrophile und gelegentlich auch eosinophile Leukocyten, ja sogar sog. „LUTZNER-Zellen".

Jüngere Efflorescenzen können tuberkuloiden Bau aufweisen, während ältere Herde oft Mastzellen enthalten (LUHMER u. STEIGLEDER). Wenn sich im Schrifttum sehr wenig über das Verhalten des Infiltrates in bezug auf das Alter der Efflorescenz findet, so haben wir doch den Eindruck, daß beim Lichen ruber grundsätzlich die epidermalen Veränderungen konstanter sind als die entzündlichen. Dies zeigt sich auch, wenn der Lichen ruber z.B. mit Steroidokklusivverbänden behandelt wird. Als erstes schwinden dann die entzündlichen Infiltrate, während die epidermalen Veränderungen (Schwund der Basalzellschicht, Verbreiterung des Stratum granulosum, Hyperkeratose) viel länger persistieren (SCHNYDER u. KOTNIK). Im Bereich der Infiltratzone sind die Gefäße erweitert und die Elastica zeigt Zeichen von Rarefizierung. In alten Efflorescenzen kann sie im Bereich des Papillarkörpers völlig verschwinden. Ferner konnten EBNER u. KRAFT in der Infiltratzone licht-, immunfluorescenz- und elektronenmikroskopisch intra- und perivasculär, sowie in der dermoepidermalen Grenzzone Fibrin nachweisen. Verbleiben noch die sog. Kolloidkörperchen: Schon GANS (1925) erwähnt in der Epidermis und Cutis von Lichen ruber homogene, kolloidige Schollen. GOUGEROT u. CIVATTE nannten sie hyaline Einschlußkörperchen, die sich u.a. mit PAS nach Vorverdauung mit Diastase und RN-ase positiv, mit der Feulgen-Färbung negativ verhalten. GOLTZ u. HULT schließen daraus, daß diese Körperchen große Mengen eines glykoproteidhaltigen Materials enthalten. Solche sog. kolloide oder hyaline Körperchen („Civatte bodies") konnten außer bei Lichen ruber auch bei Lupus erythematodes, Beckerscher Melanose, Lentigo maligna DUBREUILH, ulceromutilierender Neuropathie und Lichen urticatus nachgewiesen werden. Elektronenmikroskopisch haben sie einen fibrillären Aufbau. Sie enthalten häufig Zellorganellen wie z.B. Mitochondrien oder Melanosomen. Sowohl ANTON-LAMPRECHT u. TILGEN als auch EBNER u. GEBHART (1972) nehmen eine epidermale Genese an. Die Bezeichnung „fibrilläre Körperchen" wäre deshalb adäquater.

Beim Lichen ruber capillitii kommt es zu einer follikulären Keratose, welche die Follikelausführungsgänge verstopft. Führt eine follikuläre Keratose an und für sich schon zur Atrophie der Haarfollikel und Talgdrüsen, so lagern sich beim Lichen ruber des Haarbodens zusätzlich um die Haarbulbi herum mantelförmige Infiltrate an, welche das Follikelepithel arrodieren und schließlich zerstören (SPIER u. KEILIG). Endstadien des Lichen ruber capillitii zeigen ein Bild, das sich mikroskopisch nicht mehr von der Pseudopelade Brocq unterscheidet. Der Lichen ruber mucosae macht Veränderungen durch, die denjenigen des Lichen ruber cutis entsprechen (GOUGEROT u. CIVATTE).

Die wesentlichen *Leitkriterien* des Lichen ruber sind somit:

- Hyperkeratose mit Homogenisierung des Stratum corneum
- Verbreiterung des Stratum granulosum
- Verbreiterung oder Atrophie des Stratum spinosum
- Verminderung der mitotischen Aktivität
- Hydropische Degeneration des Stratum basale
- Bandförmiges Infiltrat direkt unter den epidermalen Veränderungen, bestehend aus Lymphocyten, Makrophagen u.a.m.
- Pigmentinsuffizienz
- Rarefizierung bzw. Zerstörung der Elastica im Stratum papillare
- Fibrilläre Körperchen (sog. Civatte bodies) in der dermoepidermalen Verbindungszone.

Histologische Differentialdiagnose: Auf Grund einer histologischen Untersuchung kann in der Regel der Lichen ruber — wenn wir von Spätstadien des Lichen ruber capillitii und dem Lichen ruber verrucosus absehen — ohne weiteres diagnostiziert werden. Schwierigkeiten macht gelegentlich die Abgrenzung gegen den Lupus erythematodes, dessen epidermale Veränderungen sich manchmal nicht oder kaum von denjenigen des Lichen ruber unterscheiden. Hingegen liegen die cutan-vasculären Infiltrate beim Lupus erythematodes nicht bandförmig unter dem Epithel, sondern herdförmig in den oberen und mittleren Schichten der Cutis. Auch die Abgrenzung gegen die verruköse Präcancerose (Lichen planus like Keratosis) kann Schwierigkeiten machen, hingegen dürfte dem Erfahreneren die Abgrenzung gegen die Purpura lichenoides (GOUGEROT-BLUM) keine Schwierigkeiten bereiten. HABER u. SARKANY befaßten sich speziell mit der Abgrenzung des Lichen ruber planus vom Lichen simplex (Neurodermitis circumscripta). Diese beiden Krankheiten können praktisch identische Veränderungen machen, da sich der verruköse Lichen ruber besonders gerne ekzematisiert, was sich auch im histologischen Bild niederschlägt. Man findet dann Veränderungen, die für ein chronisches Ekzem sprechen (s. dort). Auch die Lues II kann Lichen ruberartige Bilder produzieren (s. dort).

Auch Medikamente (vor allem Atebrin und Gold) können Lichen ruberartige Exantheme machen (MEARA; WILSON; WINER u. LEEB). Das histologische Bild ist meist etwas atypisch.

2. Lichen nitidus (Granuloma nitidum)

Klinik: Die Primärefflorescenz ist ein rundes oder polygonales Knötchen, das in der Regel keine Weiterentwicklung erfährt. Entzündliche Veränderungen fehlen. Am häufigsten werden diese Läsionen am Penisschaft beobachtet, doch können sie auch generalisiert auftreten, wobei dann die Beugeseiten der Gelenke bevorzugt werden.

Histologie: Im Papillarkörper liegt ein scharf begrenztes tuberkuloides Granulom, das der Epidermis angepreßt erscheint. Das Infiltrat besteht aus lymphomonocytoiden Zellen, zahlreichen Epitheloidzellen, Plasmazellen und vereinzelten mehrkernigen Riesenzellen vom Langhans-Typ. Im Bereich des Infiltrates sind

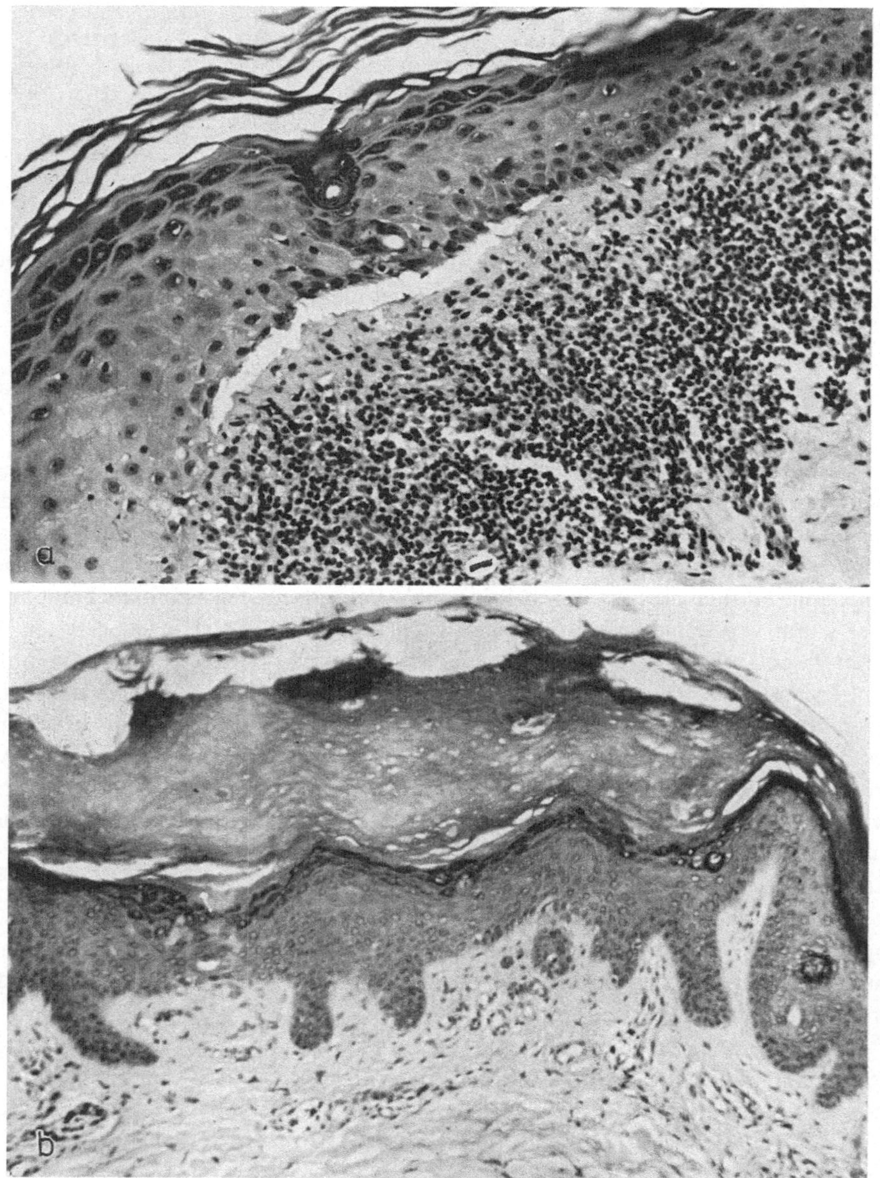

Abb. 5a u. b. Lichen ruber. (a) Efflorescenz mit Josephschem Raum. H.E., 250×. (b) Lichen ruber accuminatus. Überwiegen der epidermalen Veränderungen. H.E., 160×

einzelne, teilweise erweiterte dünnwandige Blutgefäße sichtbar. Analoge Veränderungen kann der Lichen ruber planus im Initialstadium machen. Beim Lichen nitidus bleibt aber das kugelige Granulom auch in späteren Stadien bestehen. Die über dem Knötchen liegende Epidermis ist verschmälert und die Basalzellschicht zeigt Zeichen von Colliquation. Nicht selten kommt es zwischen Epidermis

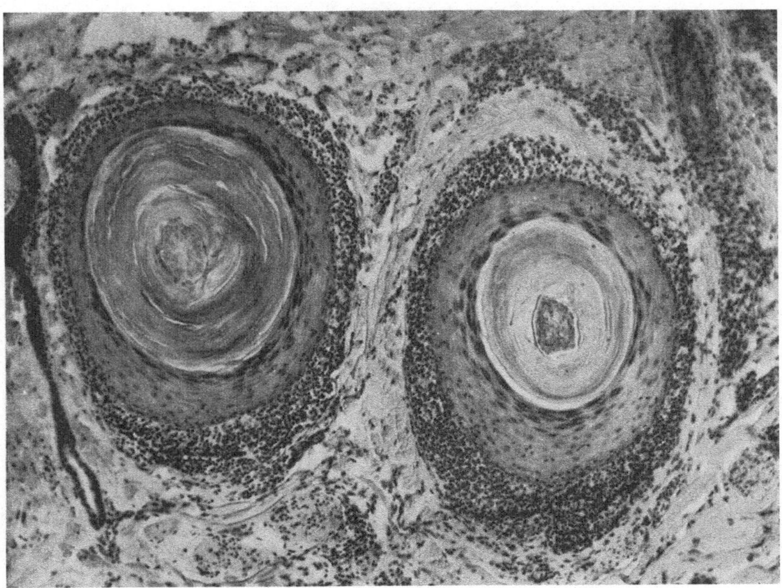

Abb. 6. Lichen ruber capillitii. H.E., 160×

und cutanem Knötchen zu einer Spaltbildung, wie man sie auch beim Lichen ruber sehen kann. Die ganze Efflorescenz, welche man in ihrem klassischen Aufbau oft nur auf Stufenschnitten erfassen kann, wird von einer leicht verdickten Hornschicht überdeckt, die im Gegensatz zum Lichen ruber auch parakeratotische Einschlüsse enthalten kann.

Differentialdiagnose: Die Unterscheidung von einer Lichen ruber-Papel kann nur durch den tuberkuloiden Aufbau der Nitidus-Papel getroffen werden. Eine gewisse Ähnlichkeit besteht auch mit dem Lichen scrophulosorum und mit dem miliaren papulösen Syphilid. Abgesehen von den bei letzterem selten fehlenden Plasmazellen und den viel stärker ausgesprochenen entzündlichen Veränderungen bei beiden spezifischen Hautveränderungen gibt vor allem die Lokalisation des Infiltrates einen Anhaltspunkt. Beim Lichen nitidus liegt das Granulom direkt unter der Epidermis, beim Lichen scrophulosorum und beim miliaren papulösen Syphilid hingegen perifollikulär oder um die Schweißdrüsenausführungsgänge herum.

Elektronenmikroskopisch imponiert nach BERGER, BERGER und FLUX das subepidermale Infiltrat durch eine ungewöhnliche Variabilität seiner Zellen. Diese weisen teils Zeichen erhöhter Zelleistung, teils Zeichen beginnender regressiver Veränderungen auf. Neben lympho-histiocytären Zellen findet man vor allem Epitheloidzellen und Riesenzellen vom LANGHANS-Typ sowie plasmacytoide Zellen mit starker sekretorischer Leistung. Die perivasculär gelegenen monocytoiden Zellen wandern wahrscheinlich aus den Blutgefäßen aus und wandeln sich in Histiocyten um. In den erweiterten Intercellulärräumen der Epidermis finden sich regelmäßige lymphoide und monocytoide Zellen. Die Basallamina ist durchgehend vorhanden, was auf eine rasche Regeneration der Basalmembran schließen läßt. Eine eindeutige Abgrenzung gegen den Lichen ruber ist elektronenmikroskopisch nicht möglich.

Nosologische Stellung des Lichen nitidus: Während ältere Autoren auf Grund des tuberkuloiden Baues des Lichen nitidus-Knötchens glaubten, daß diese Affek-

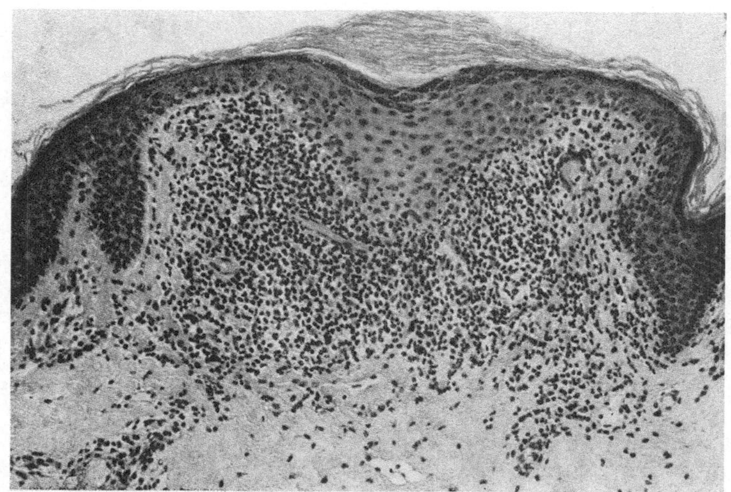

Abb. 7. Lichen nitidus. H.E. (Aus: STORCK, H., Arch. klin. exp. Derm. **219**, 1017 (1964))

tion in den Formenkreis der Tuberkulose gehört, nimmt man seit CIVATTE (1927) an, daß es sich beim Lichen nitidus wahrscheinlich um eine Variante des Lichen ruber planus handelt (ELLIS u. HILL; TAPPEINER). BERGER, BERGER u. FLUX halten es für verfrüht, die klinische Entität des Lichen nitidus aufzugeben, solange die Ätiologie und Pathogenese des Lichen ruber und des Lichen nitidus noch ungeklärt sind.

3. Lichen sclerosus et atrophicus — Kraurosis vulvae — Blanitis xerotica obliterans — Sklerolichen Gougerot

Klinik: Die Primäreffloreszenz des Lichen sclerosus ist eine linsengroße, scharf begrenzte, porzellanfarbige, in die Haut eingelassene, derbe Makel mit atrophischer Oberfläche. Solche Effloreszenzen finden sich in lockerer Aussaat in der Halsgegend, in der Schulterregion, am Stamm und in der Sacralgegend. Gelegentlich schließen sich einzelne Herde zu größeren Plaques zusammen. Die exquisit chronische Krankheit tritt meist erst im höheren Alter auf. Das Allgemeinbefinden ist nicht beeinträchtigt.

Die *Kraurosis vulvae* und die *Balanitis xerotica obliterans* werden heute als umschriebene Formen des Lichen sclerosus aufgefaßt, da ihnen das gleiche histologische Substrat zugrunde liegt. Sie nehmen klinisch insofern eine Sonderstellung ein, als auf ihrem Boden relativ häufig Carcinome entstehen (HÖFS; LAYMON; BALUS; SUURMOND).

Klinische Differentialdiagnose: Sklerodermie en gouttes und en plaques; Lichen ruber atrophicans.

Histologie: Primär entsteht ein Ödem in den subepidermalen Abschnitten der Cutis, das von einem bandförmigen lymphocytären Infiltrat, dem auch Plasmazellen und vereinzelt Mastzellen beigemengt sein können, gegen die nichtbefallenen Abschnitte des Corium begrenzt wird. Wahrscheinlich handelt es sich um ein Lymphödem, wofür erweiterte Lymphgefäße sprechen. Die Epidermis zeigt schon in Frühstadien eine Druckatrophie, die mit follikulärer und interfollikulärer Hyperkeratose einhergeht. Ferner weist die Basalzellenschicht Zeichen von Colliquation und Nekrose auf. Charakteristisch ist das Abrücken elastischer Fasern aus der sub-

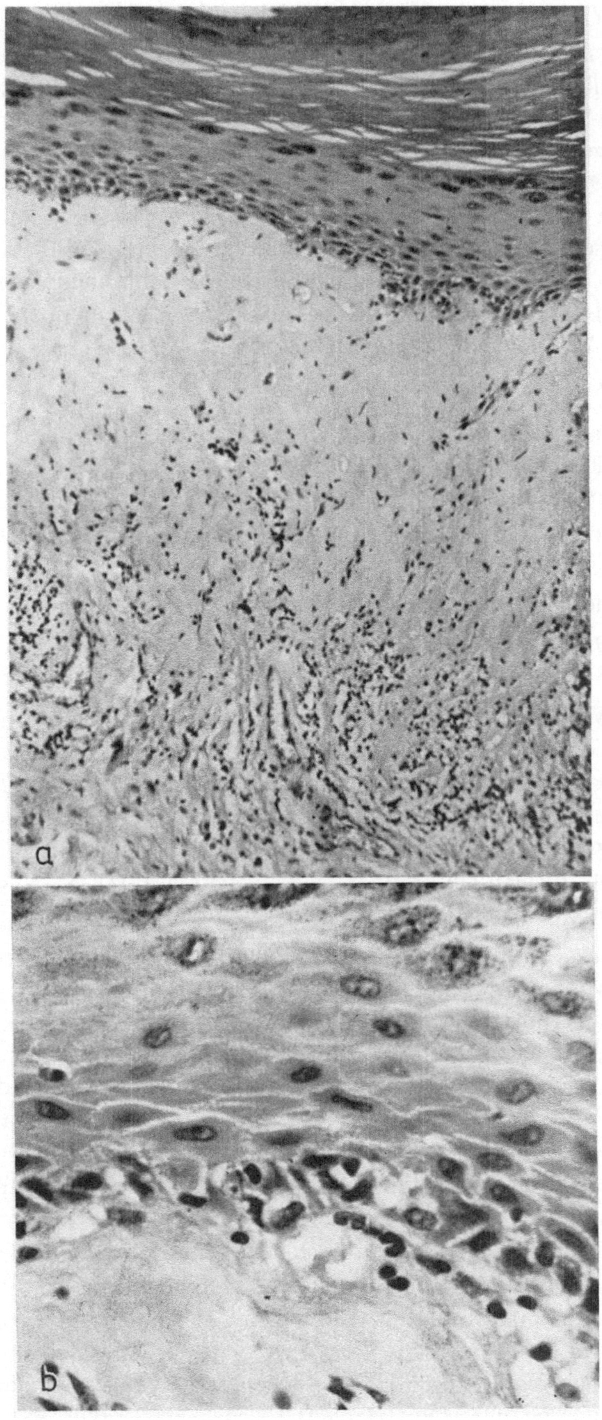

Abb. 8a u. b. Lichen sclerosus. (a) Übersicht. H.E., 100×. (b) Colliquation des Stratum basale. H.E., 250×

epidermalen Ödemzone und ihre Kondensation im oberen Drittel des Stratum reticulare (MIESCHER; MONTGOMERY u. HILL; NOMLAND). Die kernarme Ödemzone enthält geschwollene und homogenisierte Kollagenfasern, die sich nur noch leicht anfärben. Nach HERZBERG, MEYER-ROHN und UNNA werden in dieser Zone Röntgenstrahlen vermindert absorbiert, während bei der Sklerodermie die Absorption erhöht ist. Das wahrscheinlich lymphogene Ödem führt somit nicht zu einer Sklerose, wie man ursprünglich angenommen hatte. Hingegen kann es unter Umständen zu Pseudoblasen (PIPER) und echten subepidermalen Blasen (GOTTSCHALK u. COOPER) kommen, wenn die Epidermis durch den Ödemdruck vom Papillarkörper abgerissen wird. Die Wände der kleineren Gefäße im oberen Corium zeigen degenerative Veränderungen (HUNDEIKER).

Die *histologischen Leitkriterien* sind somit:

– Atrophie der Epidermis mit hydropischer Degeneration des Stratum basale, Verbreiterung des Stratum granulosum sowie follikuläre und interfollikuläre Hyperkeratose
– Lymphödem des Papillarkörpers mit Homogenisierung der Bindegewebsfasern (sog. „ground glass" Ödem)
– Schwund der elastischen Fasern in der Ödemzone
– Bandförmiges Infiltrat vorwiegend vom lymphocytären Typ unter der Ödemzone.

Für das Verständnis der histopathologischen Verhältnisse sind u.a. folgende elektronenmikroskopische Befunde von Bedeutung: Degenerative Veränderungen der Basalzellen mit Kondensierung und Homogenisierung von Tonofibrillen – Verdickung und Multiplikation der Basallamina – gut ausgebildete Anchoring fibrils – Durchmesser der Kollagenfibrillen in der Ödemzone vermindert – dazwischen Protofibrillen (FORSSMANN et al.; KINT u. GEERTS; KLUG u. SÖNNICHSEN; MANN u. COWAN).

Histologische Differentialdiagnose: Sie umfaßt die Sklerodermie, die Acrodermatitis atrophicans, den Lichen ruber planus und den Lupus erythematodes. Bei der Sklerodermie findet man eine Vermehrung der kollagenen Fasern in der ganzen Cutis, die nicht zu einem Schwund der Elastica führt. Die entzündlichen Infiltrate liegen im Gegensatz zum Lichen sclerosus im ganzen Corium verstreut. Epidermale Veränderungen, welche beim Lichen sclerosus sehr ausgeprägt sind, finden sich – wenn überhaupt – nur im Stadium atrophicans. Zudem fehlen follikuläre Keratosen vollständig. Die Sklerodermie ist ferner durch endarteriitische Erscheinungen charakterisiert. Zur Acrodermatitis atrophicans und zur Anetodermia maculosa Jadassohn bestehen keine klinischen, wohl aber histologische Beziehungen. Der entzündliche Prozeß liegt bei der Sklerodermie im ganzen Corium, führt aber zur Atrophie mit subepidermalen Venektasien. Die epidermalen Veränderungen des Lichen ruber planus sind denjenigen des Lichen sclerosus ähnlich bis identisch. Beim Lichen ruber fehlt aber der Schwund der Elastica und das beim Lichen sclerosus so charakteristische Lymphödem. Ähnlichkeit kann wegen der follikulären Hyperkeratosen und des Ödems auch mit dem Lupus erythematodes gegeben sein, um so mehr als letzterer ebenfalls mit degenerativen Veränderungen der Basalzellschicht einhergeht. Doch bleibt beim

Lupus erythematodes die Elastica weitgehend erhalten, und das entzündliche Infiltrat greift auch auf die tieferen Abschnitte des Stratum reticulare über.

Nosologische Stellung des Lichen sclerosus et atrophicus: MIESCHER vertritt die Meinung, daß der Lichen sclerosus weder eine bestimmte Form der Sklerodermie noch eine Abart des Lichen ruber darstellt, sondern ein Morbus sui generis ist. Nun gibt es aber Fälle, welche histologisch sowohl Veränderungen im Sinne einer Sklerodermie als auch eines Lichen sclerosus bzw. Lichen ruber aufweisen, ja selbst Beobachtungen (HERZBERG, MEYER-ROHN u. UNNA), wo auf ein und demselben Patienten Veränderungen vorkommen, die histologisch teils das Bild eines Lichen ruber, teils Veränderungen im Sinne eines Lichen sclerosus bzw. einer Sklerodermie zeigen. Solche Fälle sind wohl die Ausnahme, doch zeigen sie, daß die nosologische Eigenständigkeit des Lichen sclerosus nach wie vor fragwürdig ist. GOUGEROT hat solche Übergangsfälle (faits de passage) *Sklerolichen* (lichéno-sclérodermie) genannt.

C. Bindegewebskrankheiten

1. Lupus erythematodes (LE)

Unter der Bezeichnung Lupus erythematodes (LE) faßt man auf Grund gewisser klinischer und histologischer Eigentümlichkeiten eine Gruppe meist chronischer, seltener akut oder subakut verlaufender Erkrankungen zusammen, deren nosologische Entität noch umstritten ist.

Während der LE chronicus (LE discoides) — nach unserem heutigen Wissen — ausschließlich die Haut befällt, sind beim akuten LE (systematisierten LE) Hauterscheinungen nur eines von vielen fakultativen Symptomen einer schweren Allgemeinerkrankung. Die Arbeitshypothese von KLEMPERER et al., daß der systematisierte LE zusammen mit der progressiven Sklerodermie, der Periarteriitis nodosa und dem rheumatischen Fieber (später wurden auch die primär-chronische Polyarthritis und die Dermatomyositis hinzugefügt) auf Grund fibrinoider Alterationen der Kollagenfasern zur Gruppe der „collagen diseases" gehöre, trifft zum mindesten für den systematisierten LE in der ursprünglichen Konzeption nicht zu, denn es wurde seither wahrscheinlich gemacht, daß den Veränderungen an den Kollagenfasern beim systematisierten LE keine primäre pathogenetische Bedeutung zukommt.

Ob der LE discoides und der systematisierte LE eine gemeinsame Ätiologie haben, ist fraglich. Für den systematisierten LE nimmt man heute ein Autoimmungeschehen an. Wenn überhaupt, so geht der LE chronicus nur selten in den systematisierten LE über (Literatur s. bei DUBOIS).

Klinik: Der LE discoides tritt meist symmetrisch unter Bevorzugung der lichtexponierten Stellen im Gesicht, an den Ohren, am behaarten Kopf, an den Handrücken, seltener auch in der Schulterregion auf. Er beginnt mit hellroten Flecken, die sich allmählich kreisförmig ausdehnen und nach einiger Zeit im Zentrum unter Abblassung atrophisch einsinken. Je chronischer die Herde, desto größer die Tendenz zur Verhornung. Der akute, systematisierte LE tritt hingegen exanthematisch auf; seine Hauterscheinungen sind flüchtig und bestehen meist aus livid-roten, gelegentlich hämorrhagisch infarzierten Makeln verschiedener Größe und Form. Im Vordergrund stehen die Allgemeinbeschwerden: hohes Fieber, verminderter Allgemeinzustand, Polyarthritis usw. Die subakute Form gleicht dermatologisch mehr dem LE discoides. Der medikamentös induzierte systematisierte LE unterscheidet sich dermatologisch nicht von den Fällen anderer Ursache.

Die *klinische Differentialdiagnose* des LE discoides umfaßt außer der Rosacea den Pemphigus foliaceus (Senear-Usher-Syndrom), Präcancerosen, polymorphe Lichtdermatose, Lichen ruber, Psoriasis u.a.m. Die Hauterscheinungen des systematisierten LE sind uncharakteristischer und lassen unter anderem an Arzneimittelexanthem, M. Boeck und Purpura denken. Der Hautarzt tut gut daran, die Diagnose LE discoides histologisch abzusichern. Die Probeexcision ist bei dieser Form die Methode der Wahl. Hingegen hat die pathologisch-anatomische Untersuchung von Hautveränderungen bei Verdacht auf systematisierten LE an Bedeutung eingebüßt, weil heute andere Methoden (Blutsenkung, Blutbild, Immunfluorescenz, LE-Zellen, Rheumaserologie) weit verläßlicher sind, um die Diagnose stellen zu können, andererseits flüchtige Hauterscheinungen erfahrungsgemäß auch histologisch ein recht uncharakteristisches Bild zeigen. MONTGOMERY fordert grundsätzlich Excisionen aus unbehandelten Effloreszenzen, die mindestens 4—6 Wochen alt sind, „because the very early stage is not diagnostic".

Histologie: Die Gewebeveränderungen des LE wurden von A. CIVATTE; CLARK et al.; ELLIS u. BUNDICK; GANS; KYRLE; McCRIGHT u. MONTGOMERY, MARTEN u. BLACKBURN; PRUNIÉRAS, TUFFANELLI et al. sowie von WATRIN et al. im Verlaufe der Jahrzehnte herausgearbeitet.

Die *histologischen Leitsymptome* lassen sich wie folgt schematisieren:

A. *Epidermale Veränderungen*
 1. Hydropische Degeneration des Stratum basale
 2. Atrophie (Hypertrophie) des Stratum spinosum
 3. Interfollikuläre Hyperkeratose mit Verbreiterung des Stratum granulosum

B. *Veränderungen der Hautanhangsgebilde*
 1. Follikuläre Keratose
 2. Atrophie der Haarfollikel
 3. Atrophie der Talgdrüsen

C. *Dermale Veränderungen*
 1. Quellung der PAS-reaktiven Membran
 2. Ödem
 3. Teleangiektasien
 4. Entzündliche Infiltrate
 5. Pigmentinsuffizienz
 6. Fibrinoide und hyaline Degeneration
 7. Rarefizierung und Schwund der Elastica
 8. Hämatoxylinkörperchen

Epidermale Veränderungen (A) fand MONTGOMERY in über 90% seiner Fälle. Ebenso konstant waren in älteren Herden follikuläre Keratosen, Atrophie der Haarfollikel und Talgdrüsen (B). Die dermalen Veränderungen (C) gehören zu den histologischen Initialsymptomen. Die ersten Zeichen überhaupt sind ein meistens auf den Papillarkörper beschränktes Ödem, das mit Dilatation der Blut- und Lymphgefäße einhergeht. Schon frühzeitig zeigen die Endothelien Quellungserscheinungen. Ebenfalls zu den Frühsymptomen gehört die celluläre Infiltration des Coriums. Die ersten Zellen sind neutrophile Leukocyten, die aber sehr bald durch Lymphocyten und monocytoide Zellen verdrängt werden. Erythocytenextravasate findet man vorwiegend bei systematisiertem LE. Die vollausgebildeten entzündlichen Infiltrate liegen sowohl perivasculär als auch um die Hautanhangsgebilde herum. Sie bestehen zu mehr als 90% aus Leukocyten. Vereinzelt findet

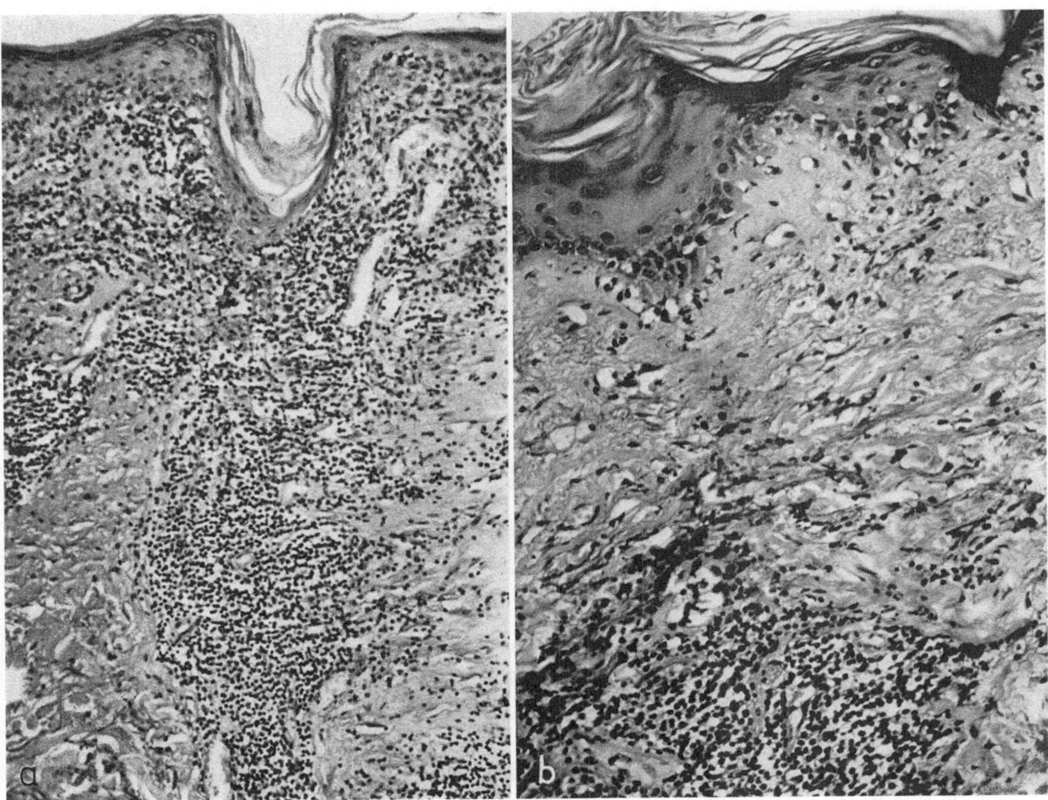

Abb. 9a u. b. Lupus erythematodes. (a) Übersicht. H.E., 100×. (b) Atrophie der Epidermis mit Colliquation des Stratum basale. H.E., 160×

man auch Leukocyten und monocytoide Zellen. Je länger ein Herd persistiert, desto massiver ist die entzündliche Infiltration. Die PAS-reaktive Basalmembran schwillt mit zunehmendem Alter der Efflorescenz zuerst wolkig an. Dem initialen Quellungsvorgang folgen Hyalinisierung und schließlich scholliger Zerfall der Membran (BRAUN-FALCO; PRUNIÉRAS). Häufiger beim systematisierten als beim discoiden LE findet man eine Endothelproliferation mäßigen Grades im Bereich der tieferen cutanen Gefäße. Fibrinoide und hyaline Degeneration von cutanen Gefäßen ist ein seltenes Ereignis. Man findet solche Prozesse etwas häufiger beim systematisierten LE, doch sind sie auch hier keineswegs die Regel. Etwa die Hälfte aller Fälle geht mit Pigmentinsuffizienz einher. Die Elastica ist häufig aufgesplittert, aber nur im Bereich entzündlicher Infiltrate kann es zum vollständigen Schwund kommen. Als nahezu pathognomonisches Zeichen für systematisierten LE wertet BRAUN-FALCO die sog. Hämatoxylinkörperchen („hematoxilin bodies"). Im Gegensatz zum Endokard, den Nieren und Lymphknoten findet man sie allerdings relativ selten in der Haut. Morphologisch handelt es sich um unterschiedlich große und unterschiedlich konfigurierte, homogene oder mehr wolkige Gebilde, die durch starke Basophilie auffallen. Sie liegen vor allem in den Randzonen von Herden mit fibrinoider Degeneration. Als wesentliche Bestandteile enthalten sie

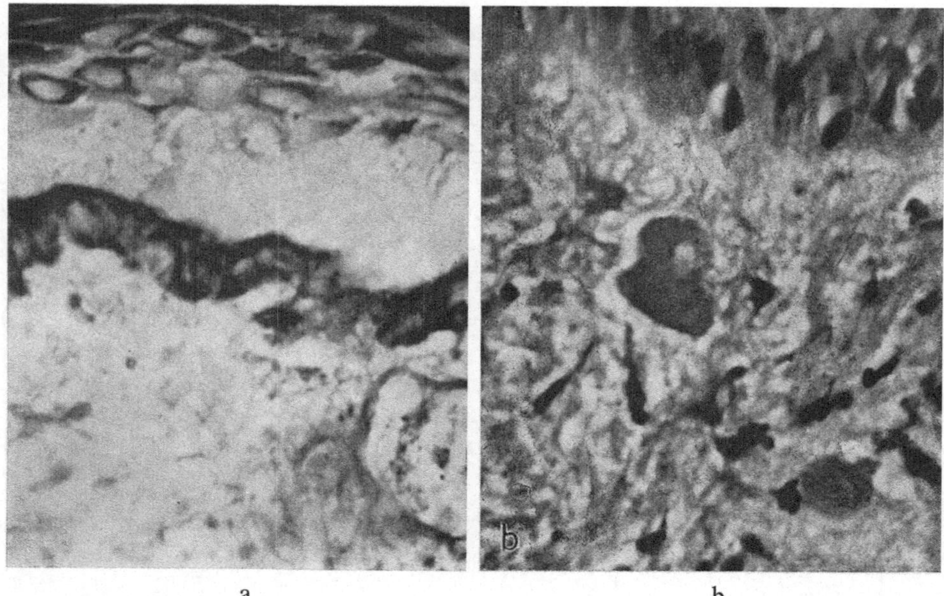

a   b

Abb. 10a u. b. Systemischer Lupus erythematodes. (a) Wolkenartige Quellung der PAS-reaktiven Basalmembran der Haut. PAS. (b) Hämatoxylin-Körperchen in der Haut. H.E. (Aus:
BRAUN-FALCO, O., Dtsch. med. Wschr. **90**, 2269 (1965))

außer Desoxyribonucleinsäure (DNS) Gammaglobulin (?), ferner eine Kohlen-
hydratkomponente sowie proteingebundene Sulfhydril- und Disulfidgruppen. Sie
stellen wahrscheinlich das morphologische Resultat einer immunologischen Reaktion der antinucleären Autoantikörper dar, die mit den Kernen von alterierten
mesenchymalen Kernen reagieren.

Wenn auch die histologischen Veränderungen vor allem der Epidermis und
der Hautanhangsgebilde beim discoiden LE in der Regel stärker ausgeprägt sind
als beim systematisierten LE, so kann doch auf Grund des histologischen Bildes
nicht auf die Form des LE geschlossen werden, da das Gewebsbild mehr vom
Alter der untersuchten Efflorescenz abhängt als von der Form der Krankheit.

Histologische Differentialdiagnose: Sie umfaßt alle Dermatosen, die mit einer
hydropischen Degeneration einhergehen, d.h. den Lichen sclerosus et atrophicus,
dessen dermale Veränderungen aber eine klare Abgrenzung gegen den LE erlauben; die Dermatomyositis und die kongenitalen Poikilodermien. Beide Dermatosen machen Hautveränderungen durch, welche sich histologisch nicht von denjenigen des LE unterscheiden. Ebenfalls mit hydropischer Degeneration geht das
Erythema dyschromicum perstans (ASHY-Syndrom) einher, doch fehlen bei dieser
seltenen Dermatose, die in diesem Buch nicht speziell besprochen wird, die follikulären Hyperkeratosen. Auch die Abgrenzung gegen den Lichen ruber kann u.U.
Schwierigkeiten machen, da die epidermalen Veränderungen überlappen können,
doch gehen beim LE die Infiltrate tiefer. Zudem fehlen beim Lichen ruber dermale
Ödembildung und Teleangiektasien. Histologisch unmöglich kann die Abgrenzung
gegen die „Polymorphe Lichtdermatose" sein, die ebenfalls mit LE-artigen Ver-

änderungen einhergehen kann. Actinische Keratosen können LE-ähnliche Bilder
machen, doch zeigt die Epidermis bei actinischen der Präcancerose in der Regel
Zell- und Kernatypie, sowie eine Stromareaktion, die auf die epidermisnahen Cutisabschnitte beschränkt bleibt. Wenn epidermale Veränderungen fehlen, muß in
erster Linie die „Lymphocytic infiltration JESSNER-KANOF" in Betracht gezogen
werden.

Spezielle Formen des Lupus erythematodes

Beim *LE discoides verrucosus* findet sich an Stelle einer epidermalen Atrophie
eine beträchtliche Acanthose, die bis zur pseudoepithelialen Hyperplasie gehen
kann. Hingegen sind alle anderen mikroskopischen Symptome des LE vorhanden.
Der *LE mucosae* macht ein Bild, das sich mikroskopisch meist nicht vom Lichen
ruber mucosae abgrenzen läßt (GISSLEN u. HEYDEN).

Beim *LE bullosus* kommt es infolge starker Ödembildung im Papillarkörper
zu einer subepidermalen Druckblase. Die Neigung zur Blasenbildung ist beim
systematisierten LE größer als beim chronisch discoiden LE (KOGOJ).

Beim *LE capillitii* entstehen intrafollikuläre Hornpfröpfe, die sekundär zur
Atrophie der Haarfollikel und der dazugehörenden Talgdrüsen führen. Fort-
geschrittene Stadien unterscheiden sich weder klinisch noch histologisch von einem
Status pseudopeladicus anderer Genese (LAYMON).

Beim *LE profundus* (Kaposi-Irgang) fehlen die epidermalen und follikulären
Veränderungen. Die cutanen, vor allem aber die subcutanen Infiltrate können
granulomatösen Charakter annehmen, so daß Bilder entstehen, die an das Sarkoid
Darier-Roussy erinnern (ARNOLD; SCHIRREN u. EGGERT; TUFFANELLI). Möglicherweise gehört auch ein Teil der Fälle von „Lymphocytic infiltration Jessner-Kanof"
zum Formenkreis des LE profundus.

Immunfluorescenzbefunde bei LE: s. entsprechendes Spezialkapitel.

2. Dermatomyositis

Erstbeschreibung: WAGNER (1863); UNVERRICHT (1887)

Klinisch handelt es sich um eine akut, subakut oder chronisch verlaufende Systemerkrankung,
charakterisiert durch unbestimmte Prodromalsymptome, gefolgt von Ödemen. Dermatitiden, einer
nichteitrigen Entzündung multipler Gruppen quergestreifter Muskulatur und polytopen Gefäßveränderungen.

Die *dermatologische Symptomatologie* hat keine direkten topographischen Beziehungen zu
Lokalisation und Ausdehnung der myositischen Herde. Charakteristisch sind fleckförmige, unscharf begrenzte lividrote Erytheme, die eine gewisse Bevorzugung der Periorbitalgegend, der
mittleren Gesichtspartie, der Oberlippe, der Ellenbogen- und Kniegegend, sowie der Haut über
den Grund-, Mittel- und Endgelenken der Finger erkennen lassen. Die Erytheme können schon
früh von Teleangiektasien und fleckförmigen Teleangiektasien durchsetzt sein. Poikilodermie-
artige Zustände (Poikilodermatomyositis Typ Petges-Cléjat) können resultieren. Männer und
Frauen werden etwa gleichhäufig befallen. Die durchschnittliche Krankheitsdauer beträgt 2 Jahre
(Schwankungsbreite 1 Woche bis 30 Jahre). Die Letalität liegt bei 66%; sie ist bei Beginn im
Kindesalter niedriger, bei Beginn im Erwachsenenalter höher.

Paraneoplastische Dermatomyositis: Nach einer Zusammenstellung von HOLZMANN wurde
in 61,8% ein Tumor nach dem Erscheinen der Dermatomyositis erfaßt, in 19,7% vorher und in
11,6% gleichzeitig, während in 6,9% aller Fälle nicht eruiert werden konnte, in welchem Zeitpunkt der Tumor diagnostiziert wurde.

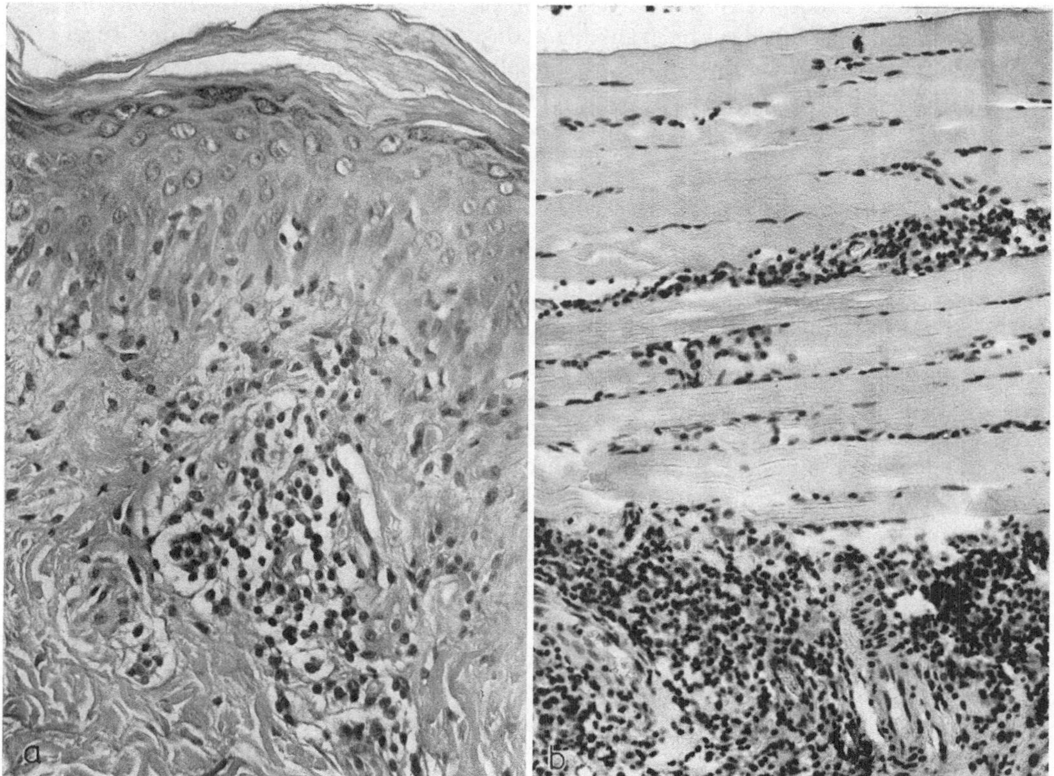

Abb. 11a u. b. Dermatomyositis. (a) Haut mit unspezifischem Infiltrat. H.E., 250×. (b) Interstitielle Myositis. H.E., 250×

Laboratoriumsbefunde: Die BKS ist meist mittelgradig beschleunigt. Das weiße Blutbild ist uncharakteristisch. In Abhängigkeit von der Aktivität des Krankheitsprozesses finden sich folgende Serumveränderungen im Sinne einer „Muskelkonstellation": Geringe bis mittelgradige Erhöhung der Aldolase, der SGOT und der SGPT, der LDH und der Kreatinphosphokinase. Auch der Kreatin/Kreatininstoffwechsel gibt Hinweise auf Umfang der Aktivität des myositischen Prozesses (GERTLER et al.). Hingegen fallen die antinucleären Faktoren, das LE-Phänomen und die Rheumaserologie nur vereinzelt positiv aus.

Histologie: Ohne klinische Hinweise sind die mikroskopischen Befunde aus der Haut und der quergestreiften Muskulatur nur bedingt verwertbar.

In frischen Efflorescenzen findet man gelegentlich Bilder, die sich nicht von solchen bei akutem Lupus erythematodes unterscheiden lassen (JANIS u. WINKELMANN; KINNEY u. MAHER; O'LEARY u. WAISMAN). In der Regel fehlen aber epidermale Veränderungen. Hingegen sind die cutanen Blut- und Lymphgefäße stark erweitert, und es findet sich im Stratum papillare und subpapillare ein Ödem erheblichen Ausmaßes. Die prall mit Blut angeschoppten Gefäße sind von Rundzellinfiltraten umscheidet, die auch Erythrocyten enthalten können. Mit zunehmender Dauer des Krankheitsprozesses kommt es an den cutanen Gefäßen, wie bei den Sklerodermien, zu Wandsklerosierung und endarteriitischen Prozessen. Fibrinoide Degeneration wird jedoch kaum beobachtet. Das cutane Bindegewebe zeigt — wenn auch in geringerem Ausmaß — ebenfalls Umbauerscheinungen. Sekundär kann der Prozeß auf die Subcutis übergreifen und zu Steatonekrosen führen. In fortgeschrittenen Stadien wird die Epidermis atrophisch und verhornt hyper- oder parakeratotisch. Entsprechend dem klinischen Befund ist dann die Basalzellschicht entweder hyper- oder hypopigmentiert. Ist letzteres der Fall, so finden sich im Corium meist reichlich Chromatophoren (BANKER u. VICTOR, BOLCK; MÜLLER u. WALDMANN; PASCHER; SCHUERMANN; WAINGER u. LEVER; APLAS; DOWLING u. FREUDENTHAL; VAN DER MEIREN u. COËRS).

Um richtungsweisende *Muskelbiopsien* zu bekommen, empfiehlt es sich, das EMG als „Suchmethode" zur Lokalisation myositischer Herde einzusetzen. Die histologischen Veränderungen scheinen den klinischen Beschwerden nachzuhinken, da man während klinischer Remissionen oft noch auf recht ausgeprägte myositische Befunde stößt. In klassischen Fällen sind die Muskelfasern durch ein Ödem auseinandergedrängt und das Interstitium wird herdförmig von lymphomonocytären Infiltraten durchsetzt. Die Myofibrillen zeigen unter Verlust der Querstreifung entweder eine homogenschollige oder feingranuläre Degeneration. Die Muskelbündel sind herdförmig atrophisch, und die Kerne des Sarkolemms erscheinen in solchen Abschnitten vermehrt. Schließlich kommt es zu interstitiellen Sklerosierungen mit oder ohne Kalkeinlagerungen. Die meist dilatierten Gefäße zeigen entweder nur Endothelschwellung oder Endothelproliferation bzw. eine PAS-positive Wandverquellung (LE COULANT u. TEXIER). Analoge Muskelveränderungen findet man auch bei der progressiven Sklerodermie und beim akuten Lupus erythematodes (EVERETT u. CURTIS; VIGNOS et al.).

Immunfluorescenzmikroskopie: s. entsprechendes Spezialkapitel.

Nach allem stellt die Dermatomyositis ein polyätiologisches Syndrom dar. Die Hypothese, daß es sich um ein Autoimmunungsgeschehen handelt, ist nach wie vor die wahrscheinlichste (BARDAWIL et al.). Pathogenetisch nimmt PASCHER 1. eine Dermatomyositis bei malignem innerem Tumor, 2. eine mit einer „Kollagenkrankheit" kombinierte Form und 3. eine idiopathische Form an.

3. Poikilodermien

Die Bezeichnung „Poikilodermie" ist ein Sammelbegriff für ätiologisch und nosologisch verschiedenartige Krankheitsbilder und Syndrome, denen die Buntscheckigkeit des dermatologischen Bildes gemeinsam ist, die sich aber sonst wesentlich unterscheiden.

Klinisch kann man folgende Hauptgruppen unterscheiden:

Kongenitale Poikilodermien

Dazu gehören das *Thomson-* und *Rothmund-Syndrom*, sowie das *Bloom-Syndrom* (Congenital Teleangiectatic Erythema Resembling Lupus Erythematosus Dwarfs).

MARGHESCU u. BRAUN-FALCO zählten ferner dazu gewisse kongenitale ektodermale Dysplasien mit Katarakt, die sich nicht ohne Zwang dem Rothmund- oder Werner-Syndrom zuordnen lassen, weiter die *Dyskeratosis congenita Cole-Engman*, die *Dystrophia bullosa, typus maculatus*, welche wir bei den hereditären Epidermolysen besprochen haben und kongenitale Poikilodermien, die mit warzigen Keratosen einhergehen. BAZEX u. DUPRÊ schließen in diese Gruppe auch die *Progeria Hutchinson-Gilford*, die *Akrogerie Gottron*, sowie die anhidrotischen und

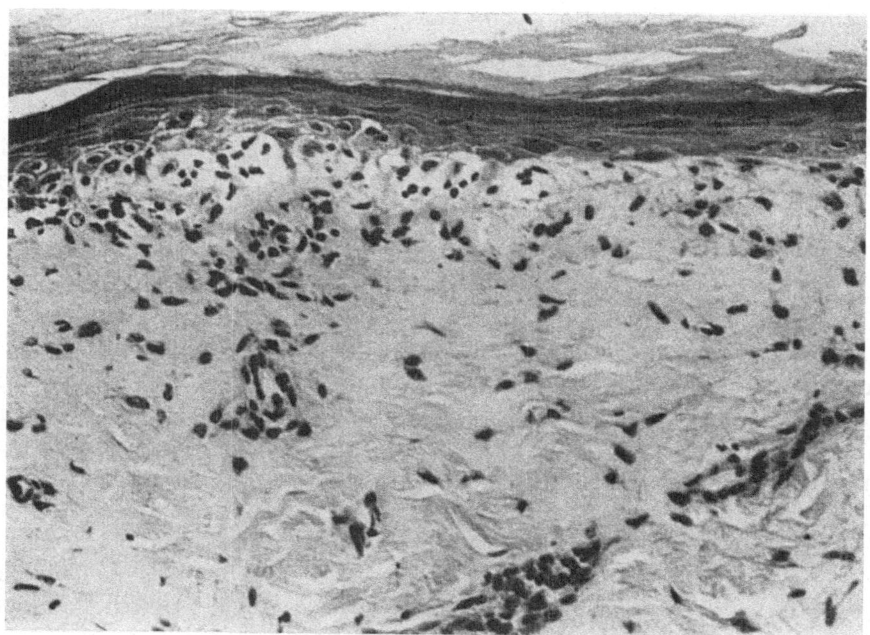

Abb. 12. Poikilodermia congenita. H.E., 160×

hidrotischen Ektodermadysplasien ein. Die kongenitalen Poikilodermien sind somit weder klinisch noch genetisch einheitlicher Art.

Histologie des THOMSON- *und* ROTHMUND-*Syndromes:* Zu den ersten Symptomen gehört die hydropische Degeneration der Basalzellenschicht, eine Verflachung der Reteleisten und ein bandförmiges vorwiegend lymphocytäres Infiltrat im Papillarkörper. Die Körnerschicht ist eher verbreitert, und über der Epidermis liegt eine verdickte, lamellär gebaute Hornschicht ohne parakeratotische Einschlüsse. Im Gegensatz zum Lupus erythematodes kommt es nie zu follikulären Hyperkeratosen. Die Spätstadien sind gekennzeichnet durch Atrophie der Epidermis mit dyskeratotischen Keratinocyten, Teleangiektasien im Bereich des subpapillären Gefäßnetzes und Pigmentinsuffizienz. Entzündliche Veränderungen fehlen (ROOK u. STEVANOVIĆ; SCHIRREN u. NASEMANN; THANNHAUSER).

Symptomatische Poikilodermien

Poikilodermatische Hautveränderungen können unter anderem die Dermatomyositis der Lupus erythematodes, die Mycosis fungoides und die Parapsoriasis lichenoides machen. Die Mehrzahl der Autoren ist heute der Meinung, daß auch die von JACOBI beschriebene Poikilodermia atrophicans vascularis Ausdruck einer der genannten Grundkrankheiten sei.

Für die *Histologie* der poikilodermatischen Veränderungen bei den genannten Grundkrankheiten sei auf die entsprechenden Kapitel verwiesen.

Außerdem gibt es umschriebene poikilodermatische Veränderungen, z.B. die *Poikilodermie réticulée et pigmentaire de la face et du cou.* Sie gehört nach unseren heutigen Erkenntnissen zum Formenkreis der Riehlschen Melanose. Schließlich kann es nach Röntgenbestrahlung zu poikilodermatischen Veränderungen kommen.

4. Sklerodermien

Unter dem Oberbegriff Sklerodermien werden verschiedene Krankheitsbilder zusammengefaßt, die durch eine Verhärtung der Haut charakterisiert sind. Man unterscheidet folgende Typen:

1. Circumscripte Formen
 a) Morphaea (Sclérodermie en plaques),
 b) Bandförmige Skelrodermie (Sclérodermie en bande),
 c) Säbelhiebförmige Sklerodermie (Sclérodermie en coup de sabre).

2. Progressive Formen
 a) Sklerodactylie (progressiv systemic sclerosis),
 b) Generalisierte oder diffuse Sklerodermie.

3. Mixed connective tissue disease (Sharp-Syndrom).

Für Fälle mit RAYNAUD-Symptomatologie, Arthritis, Myositis und geschwollenen Händen, die mit einem hohen Titer von antinucleären Faktoren einhergehen, haben SHARP, sowie MINKIN u. RABHAHN die Bezeichnung „*Mixed connective tissue disease*" vorgeschlagen. Solche Fälle reagieren nach bisherigen Erfahrungen gut auf Prednison. Sie haben im Gegensatz zu den progressiven Sklerodermien eine quoad vitam gute Prognose. Im deutschen Schrifttum findet sich hierzu eine gute Übersicht mit eigener Erfahrung bei ROSENTHAL u. MÜLLER.

Die *circumscripten Formen* sind häufiger und haben eine quoad vitam gute Prognose, während die progressiven Formen meist tödlich verlaufende Systemerkrankungen des Gefäßbindegewebes des Gesamtorganismus darstellen. Auch bei den letzteren stellt der Bindegewebsreichtum der Haut dieses Organ in den Mittelpunkt des Geschehens, doch können in unterschiedlicher Ausprägung fast sämtliche Organe, insbesondere Muskulatur, Herz, Intestinaltrakt und Lungen, aber auch Gelenke, Nieren und innersekretorische Drüsen befallen werden. Von der klassischen Sklerodaktylie werden zwei Untertypen abgegrenzt: 1. das *CRST-Syndrom*, welches mit Calcinosis, Raynaud-artigen Beschwerden, Sklerodaktylie und Osler-artigen Teleangiektasien einhergeht und 2. das *Thibièrge-Weissenbach-Syndrom*, das mit sekundären Kalkeinlagerungen in Gelenknähe einhergeht.

Eine sichere nosologische Abgrenzung der circumscripten von den progressiven Sklerodermien ist trotz der unterschiedlichen Prognose nicht möglich, da morphologische und biochemische Differenzierungsmöglichkeiten derzeit fehlen.

Die *klinische Differentialdiagnose* ist umfangreich. So muß die Morphaea gegen den Lichen sclerosus et atrophicus und das sklerodermiforme Basaliom, die bandförmige Sklerodermie gegen die Melorheostosis Léri und die säbelhiebförmige Sklerodermie gegen die Hemiatrophie faciei Romberg abgegrenzt werden. Andererseits hat die Sklerodaktylie klinisch Ähnlichkeit mit dem Skleromyxödem Gottron und dem Werner-Syndrom, während die diffuse Form als Addisonsche Krankheit imponieren kann.

Laboratoriumsbefunde: Bei den circumscripten Formen findet man humoral keine pathologischen Befunde, während die progressiven Formen mit einer Blutsenkungsbeschleunigung einhergehen können. Das Blutbild ist bei den letzteren nicht spezifisch verändert, hingegen besteht gelegentlich eine leichte Anämie. Fermentaktivität (Aldolase, SGOT, SGPT, LDH, Kreatinphosphokinase und Phosphohexoisomerase) ist nur bei starker Muskelbeteiligung und dann wie bei der Dermatomyositis nachweisbar. Der LE-Zelltest und die Rheumaserologie fallen in der Regel negativ aus. Bei schwerem Verlauf können die γ-Globuline auf Kosten der Albumine vermehrt sein. Die Ätiologie der Sklerodermien ist unbekannt. Für die progressiven Formen wurden in neuerer Zeit außer einem Autoimmungeschehen eine Neurovasculopathie und eine Dysenzymie im Bereich der kollagenen Zwischensubstanz vermutet.

Histopathologie: An dieser Stelle sollen nur die cutanen und muskulären Veränderungen der Sklerodermien besprochen werden. Für die visceralen Befunde sei auf die entsprechenden Kapitel in diesem Werk verwiesen. Die verschiedenen Sklerodermieformen zeigen im Prinzip die gleichen pathologisch-anatomischen Veränderungen. PAUTRIER u. LEVY schreiben dazu: „l'étude histologique des sclérodermies est difficile et décevante. On peut trouver des lésions comparables

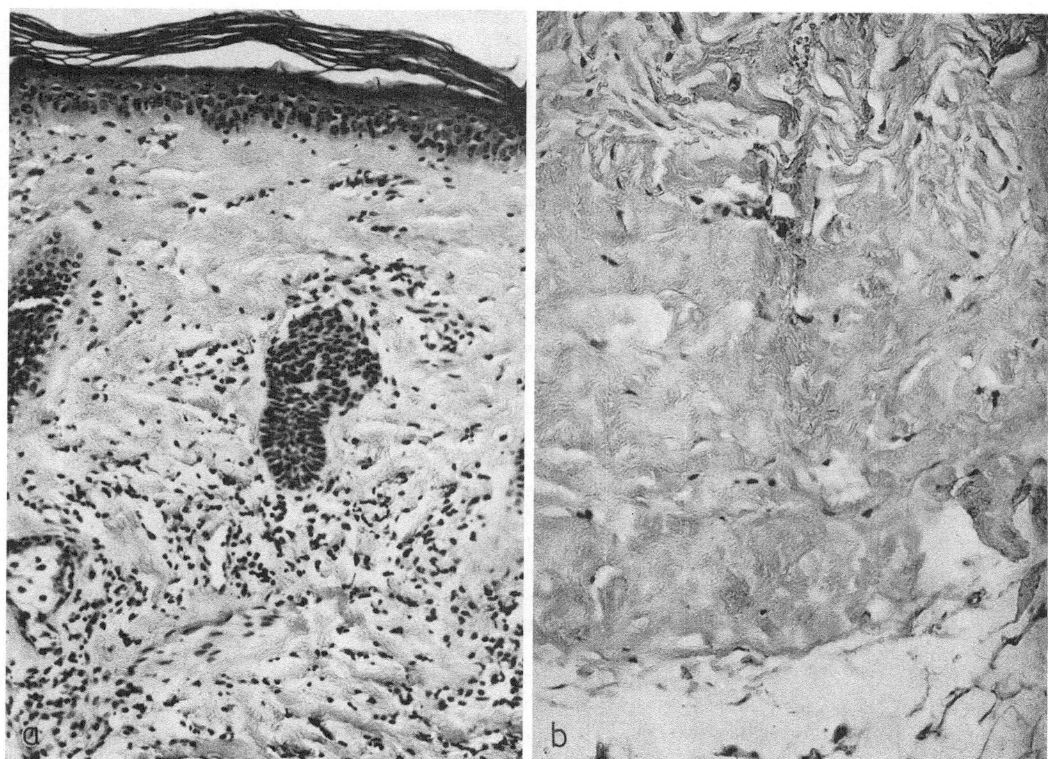

Abb. 13a u. b. Sklerodermie. (a) Entzündliches Stadium. H.E., 160×. (b) Sklerotisches Stadium. H.E., 250×

sinon identiques dans les diverses formes cliniques. On peut aussi, dans la même catégorie de faits cliniques, trouver des images histologiques fort différentes. Et enfin, dans certains cas, le microscope est impuissant à nous réléver une altération morbide dans un tissu qui cependant a été prélevé en plein dans une lésion sclérodermique". Diese wenigen Sätze umschreiben die Grenzen und Möglichkeiten der histologischen Diagnostik bei den Sklerodermien.

Im *Anfangsstadium* (Stadium oedematosum) fällt eine Dickenzunahme des Corium mit Verbreiterung, Verquellung und Homogenisierung der kollagenen Fasern auf, die wie beim Scleroedema adultorum Buschke mit einer Vermehrung der sauren Mucopolysaccharide interfibrillär und im Bereich der Gefäße einhergeht. Mit fortschreitender Fibrosierung erscheinen die Kollagenbündel kompakter gebaut und parallel zur Oberfläche gestreckt, wobei eine ausgeprägte Kernarmut und eine relative Vermehrung der unversehrten elastischen Fasern imponieren. Das fibrilläre Bindegewebe im Papillarkörper wird zudem ersetzt durch ein kompakt gebautes, teilweise homogenisiertes Bindegewebe. Im *Stadium atrophicum* sind schließlich auch die Subcutis und die Hautanhangsgebilde in den Sklerosierungsprozeß eingeschlossen, wodurch es zum Kriterium des „Höherrückens der Schweißdrüsen" kommt (KORTING). Statt nahe der Corium-Subcutisgrenze zu liegen, sind die Schweißdrüsenacini von sklerotischen kollagenen Bündel ummauert. Infolge der Bindegewebsapposition auf Kosten des Fettgewebes kommt es zudem zu einer unregelmäßigen Verzahnung zwischen Cutis und Subcutis. Je älter der Prozeß, desto mehr verschwinden die Talgdrüsen, Haarfollikel und auch die Schweißdrüsen. Die Silberretikulinfasern sind nicht vermehrt. Auch in den fortgeschrittenen Stadien bleiben die elastischen Fasern — wenn auch stellenweise fragmentiert — erhalten. Das zweite Kardinalsymptom wird durch Gefäßveränderungen repräsentiert. Auffällig ist die Gefäßarmut im Bereich des Papillarkörpers (PAUTRIER u. WORINGER). In erster Linie zeigen aber die tieferen cutanen und subcutanen Gefäße pathologische Veränderungen (vegetierende endarteriitische Prozesse, Phlebosklerosen, sklerosierte Capillaren). Fibrinoide Verquellungen gehören jedoch im Bereich des Integumentes zur Ausnahme. Während die progressiven Formen sowie die lineären und säbelhiebförmigen Sklerodermien fast immer mit Gefäßveränderungen einhergehen, vermißt man sie bei der Morphaea fast vollständig (ISHIKAWA u. MORI). Das dritte Element ist die Entzündung. Bei der Morphaea ist sie vor allem im Bereich des „lilac ring" anzutreffen, während sie bei den übrigen Sklerodermieformen zurücktritt oder überhaupt fehlt. Die Infiltrate sind primär vom lymphocytären Charakter. In älteren Herden lassen sich auch Plasmazellen und Mastzellen beobachten. Die Infiltrate liegen vorwiegend perivasculär, aber auch zwischen den kollagenen Faserzügen. Die epidermalen Veränderungen (Hyperkeratose, Schwund der Reteleisten, Hyperpigmentierung des Stratum basale) sind sekundärer Art und treten erst in fortgeschrittenen Stadien in Erscheinung (FISHER u. RODMAN; GOETZ; JABLONSKA; O'LEARY, MONTGOMERY u. RAGSDALE; SCHNYDER u. SCHRÖTER).

Die *histologischen Leitkriterien* sind somit:

- Verdickung und Hyalinisierung der kollagenen Faser. Verminderung der Fibroblastenkerne. Apposition cutanen Bindegewebes an der Cutis-Subcutisgrenze. Als Folge davon: Atrophie resp. Schwund der Haarfollikel und Talgdrüsen, Ummauerung der Schweißdrüsenacini mit hyalinisiertem Kollagen
- Gefäßveränderungen: Ödem der Gefäßwände, Gefäßwandsklerose, Endarteriitis, Phlebosklerose
- Cutane Entzündung vom lymphocytären Charakter.

Ein abweichendes Bild macht die sog. *bullöse Sklerodermie*. Man findet bei ihr teilweise Bilder, wie sie für die Sklerodermien typisch sind, teilweise aber Veränderungen, wie man sie beim Lichen sclerosus et atrophicus findet. Subepidermale Blasen treten nur in Lichen sclerosus-artigen Herden auf (GARB u. SIMS).

Die lichtmikroskopischen Veränderungen der quergestreiften Muskulatur entsprechen denjenigen der Dermatomyositis (FREUDENTHAL).

Histologische Differentialdiagnose: An erster Stelle steht die Abgrenzung gegen den Lichen sclerosus. Bei der Sklerodermie fehlen Atrophie der Epidermis, follikuläre Hyperkeratosen, hydropische Degeneration der Basalzellen und subepidermales Ödem mit Schwund der Elastica, so daß die histologische Unterscheidung dieser klinisch ähnlichen Affektionen keine Schwierigkeiten machen sollte. Bei der seltenen Skleropoikilodermie beobachtet man histologisch epidermale Veränderungen, wie man sie beim akuten Lupus erythematodes findet (s. dort). Bei der Dermatomyositis kommen nur unspezifische perivasculäre Infiltrate ohne

Kollagenveränderungen vor. Das Skleromyxödem ist gekennzeichnet durch Einlagerung saurer Mucopolysaccharide im Bereich des Stratum reticulare, die mit reger Aktivität der Fibroblasten einhergeht.

Schwierig bis unmöglich kann die histologische Abgrenzung des Scleroedema adultorum Buschke (s. dort) vom Stadium oedematosum einer Sklerodermie sein. Auf Grund des klinischen Bildes dürfte es jedoch ohne Schwierigkeiten möglich sein, die beiden Krankheitsbilder zu differenzieren. Histologisch eindeutig kann die Sklerodermie hingegen vom Sclerema neonatorum (s. dort) abgegrenzt werden.

Immunfluorescenzbefunde: s. entsprechendes Spezialkapitel.

Elektronenmikroskopie: Die morphologische Struktur der Kollagenfibrillen ist hinsichtlich Periodizität und Querstreifung normal. Hingegen konnte sowohl bei den circumscripten als auch bei den progressiven Formen ein gehäuftes Vorkommen dünner, sonst unauffälliger Fibrillen festgestellt werden (RUPEC u. BRAUN-FALCO; KORTING, HOLZMANN u. FORSSMANN; HOLZMANN u. KORTING; VOGEL u. MEVES; BAHR; GROSS u. SCHMITT; HAYES u. RODNAN; KOBAYASI u. ASBOE-HANSEN). Dieses Phänomen wird mit einer vermehrten Kollagenneubildung in Zusammenhang gebracht und scheint der einzige elektronenmikroskopische Befund sowohl für die circumscripten als auch für die progressiven Sklerodermien zu sein (KEECH). Auf eine Fibrillogenese ohne direkte celluläre Beteiligung deutet das Fehlen einer Vermehrung von Fibroblasten hin. So unterliegt es keinem Zweifel, daß die Fibrillenneubildung bei den Sklerodermien extracellulär induziert wird. Damit scheint dem interfibrillären Raum die Hauptbedeutung für die Neubildung der Fibrillen zuzukommen. Damit konnte aber auch per exclusionem gezeigt werden, daß wir nur von biochemischer Seite her eine Klärung der Pathogenese dieser Krankheitsgruppe erwarten können.

5. Atrophodermia (Pasini-Pierini)

Erstbeschreibung: PASINI (1923); PIERINI u. VIVOLI (1936)

Klinik: Die Läsionen, welche hauptsächlich bei Jugendlichen auftreten, sind vorwiegend am Rücken lokalisiert. Die Herde sind bläulich-braun und leicht eingesunken. Sklerodermatische Veränderungen können vorhanden sein. Subjektive Symptome fehlen. Ausführliche Diskussion und Literatur bei PIERINI et al. (1970).

Das *histologische Bild* entspricht demjenigen der Sklerodermien, wobei allerdings Gefäßveränderungen und entzündliche Erscheinungen vermißt werden.

Die Mehrzahl der Autoren (BRÜNAUER; CANIZARES et al.; JABLONSKA u. SZCZEPANSKI; MILLER; QUIROGA u. WOSCOFF) ist der Meinung, daß es sich um eine Variante der Morphaea handelt, die möglicherweise mit der von GOUGEROT beschriebenen Sclérodermie atypique lilacée identisch ist. KOGOJ hingegen postuliert, daß die sog. Atrophodermie sich möglicherweise aufsplittert in eine idiopathische, von der Sklerodermie unabhängige progressive Form – die in der Hemiatrophia faciei Romberg ihr Analogon hätte – und eine Variante, welche zum Formenkreis der Sklerodermie gehört.

D. Psoriasiforme Dermatosen

1. Psoriasis

Klinik: Die Psoriasis ist eine häufige Krankheit (Morbidität etwa 1%). Die klassische Form ist die Psoriasis en plaques, doch gibt es mindestens zehn verschiedene klinische Typen, die ihre eigene Differentialdiagnose haben (vgl. Tabelle 1). Mit Sicherheit ist die Psoriasis eine erbliche Dispositionskrankheit, die durch verschiedene Faktoren wie mechanische Reizung, Infekt oder psychische Traumen ausgelöst und unterhalten werden kann. Wohl ist erst eine kleine Zahl der auslösenden Faktoren bekannt. Im Regelfall erübrigt sich, die Diagnose durch eine Probeexcision zu sichern, doch gibt — wie Tabelle 1 zeigt — der Formreichtum dieser Dermatose wiederholt Anlaß, die klinische Vermutungsdiagnose histologisch abzusichern. Dies ist vor allem bei den erythrodermatischen, palmo-plantaren und pustulösen Formen der Fall.

Tabelle 1. Klinischer Typ und klinische Differentialdiagnose der Psoriasis

Klinischer Typ	Klinische Differentialdiagnose
Psoriasis punctata	Lues II
Psoriasis guttata	Lues II, Parapsoriasis guttata
Psoriasis nummularis (en plaques)	seborrhoisches Ekzem
Psoriasis gyrata	Lues III, Mycosis fungoides
Psoriasis verrucosa	Lichen ruber verrucosus, Lichénification géante
Psoriasis inversa	Ekzem, Intertrigo
Psoriasis erythrodermatica	Erythrodermien anderer Genese, Mycosis fungoides, Sézary-Syndrom
Psoriasis palmo-plantaris (Typ Barber)	Ekzem, Epidermophytie, Lues II, Bakterid Andrews
Psoriasis pustulosa (Typ Zumbusch)	Candidiasis
Acrodermatitis continua Hallopeau	Candidiasis

Tabelle 2. Histopathologische Differentialdiagnose der verschiedenen psoriasiformen Reaktionen (modifiziert nach PINKUS, 1965)

	Seborrhoisches Ekzem	Psoriasis vulgaris	Psoriasis pustulosa palmo-plantaris Typ Barber	Acrodermatitis continua Hallopeau	Psoriasis pustulosa disseminata Typ Zumbusch
Typ	—	I	II	II	II
Parakeratose	$\pm$	$+\rightarrow+++$	$\pm$	$+$	$+$
Munro-Abscesse	$\pm$	$+\rightarrow+++$	—	—	—
Spongiforme Pusteln	$\pm$	$\pm\rightarrow+$	$+$	$++$	$++$
Intraepidermale Pusteln	$\pm$	$\pm--$	$+++$	$+++$	$+++$
Psoriasiforme Acanthose	$\pm$	$+\rightarrow+++$	—	$-\rightarrow+$	$+$
Seröses Exsudat	$\pm$	$+\rightarrow+++$	$+++$	$+++$	$+++$
Leukocytäre Exsudate	$\pm$	$+\rightarrow+++$	$+++$	$+++$	$+++$
Papilläres Ödem	$\pm$	$+\rightarrow+++$	—	$+$	$+$
Entzündliches Infiltrat	$+$	$+\rightarrow+++$	$++$	$++$	$++$
Spongiose	$+$	—	—	—	—
Acantholyse	—	—	—	—	$\pm$

Histologie: Wie aus Tabelle 2 hervorgeht, kann man mikroskopisch zwei verschiedene Extremtypen unterscheiden, nämlich a) die psoriatische Reaktion im engeren Sinne (Typus I) und b) die spongiforme Pustel im Rahmen einer psoriatischen Reaktion (Typus II, Tabelle 1). Wir verdanken unsere Kenntnis über die beiden Reaktionstypen in erster Linie den folgenden Autoren: BARBER; BRAUN-FALCO; BURKS u. MONTGOMERY; CIVATTE; GORDON u. JOHNSON; GRÜTZ; HASLUND; KOGOJ; LAPIÈRE; MUNRO; PINKUS u. MEHREGAN sowie SHELLEY u. KIRSCHBAUM.

In den letzten Jahren wurde auch die Variabilität der psoriatischen Reaktion untersucht und quantifiziert. Dabei ergab sich u. a. eine positive Korrelation zwischen mitotischer Aktivität und Ausmaß der Parakeratose (COX u. WATSON). SOLTANI u. VAN SCOTT fanden nicht nur eine unterschiedliche mitotische Aktivität zwischen verschiedenen und sogar in ein und derselben Efflorescenz, sondern auch eine höhere mitotische Aktivität, desto schmäler das Stratum granulosum ausgebildet war.

Psoriatische Reaktion im engeren Sinne (Typ I)

Histologie: Die Papillen sind verlängert und oft an der Spitze breiter als an der Basis. Das Papillenstroma ist ödematös; seine Gefäße sind erweitert und mit Blutzellelementen angeschoppt. In frischen Efflorescenzen enthalten die Papillen reichlich Leukocyten. Je älter jedoch die Hautveränderungen, desto mehr besteht das papilläre Infiltrat aus Lymphocyten und Histiocyten. Plasmazellen und Eosinophile sind selten. Nach HUNDEIKER besteht das Infiltrat vorwiegend aus neutrophilen Granulocyten und wenig Lymphocyten, ferner aus Zellen, die sich fermenthistochemisch wie Blutmonocyten verhalten. Auch das Gefäßsystem zeigt pathologische Veränderungen. ILLIG u. KOOPS konnten mit histologischen Flachschnittserien zeigen, daß die Capillarhöhe — entsprechend der Verlängerung der Papillen — bis auf das Dreifache zunahmen kann. Die auch capillarmikroskopisch faßbare Konvolutbildung in den Papillen beruht zur Hauptsache auf einer enormen Verlängerung und dicht gewundenen Schlängelung präexistenter Gefäße, daneben aber auch auf einer abnormen Vernetzung durch Capillarsprossung resp. Capillar-Neubildung. *Ultrastrukturell* finden sich keine Unterschiede zwischen Capillaren bei Psoriasis vulgaris und Psoriasis pustulosa (BRAVERMAN u. YEN). Am augenfälligsten ist die sog. psoriasiforme Acanthose des Epithels. Die Reteleisten sind birnenförmig elongiert und oft an ihrer Basis schmäler als an der Spitze. Das Stratum basale ist frei von degenerativen Veränderungen. Über den Papillen ist die Epidermis verschmälert. In klassischen Fällen liegt über den Papillenspitzen nur eine bis drei Zellreihen abgeplatteter Stachelzellen. Im Bereich der Reteleisten fällt der Reichtum an Mitosen auf, was damit zusammenhängt, daß bei der Psoriasis die Turnover-Zeit der Epidermiszellen von 26 bis 28 Tagen auf 3 bis 4 Tage reduziert ist (VAN SCOTT u. EKEL). GOODWIN et al. haben kürzlich gezeigt, daß das Verhältnis „Mitosen : thymidinmarkierten Zellen" in psoriatischer Epidermis 1:12, in klinisch unauffälliger Haut von Psoriatikern 1:190 gegen 1:450 bei nichtpsoriatischen Kontrollpersonen beträgt. Die Zahl markierter Zellen ist somit in psoriatischer Haut 12mal größer als in normaler Haut. Aber auch die klinisch unauffällige Haut von Psoriatikern zeigt eine gegenüber der Norm ver-

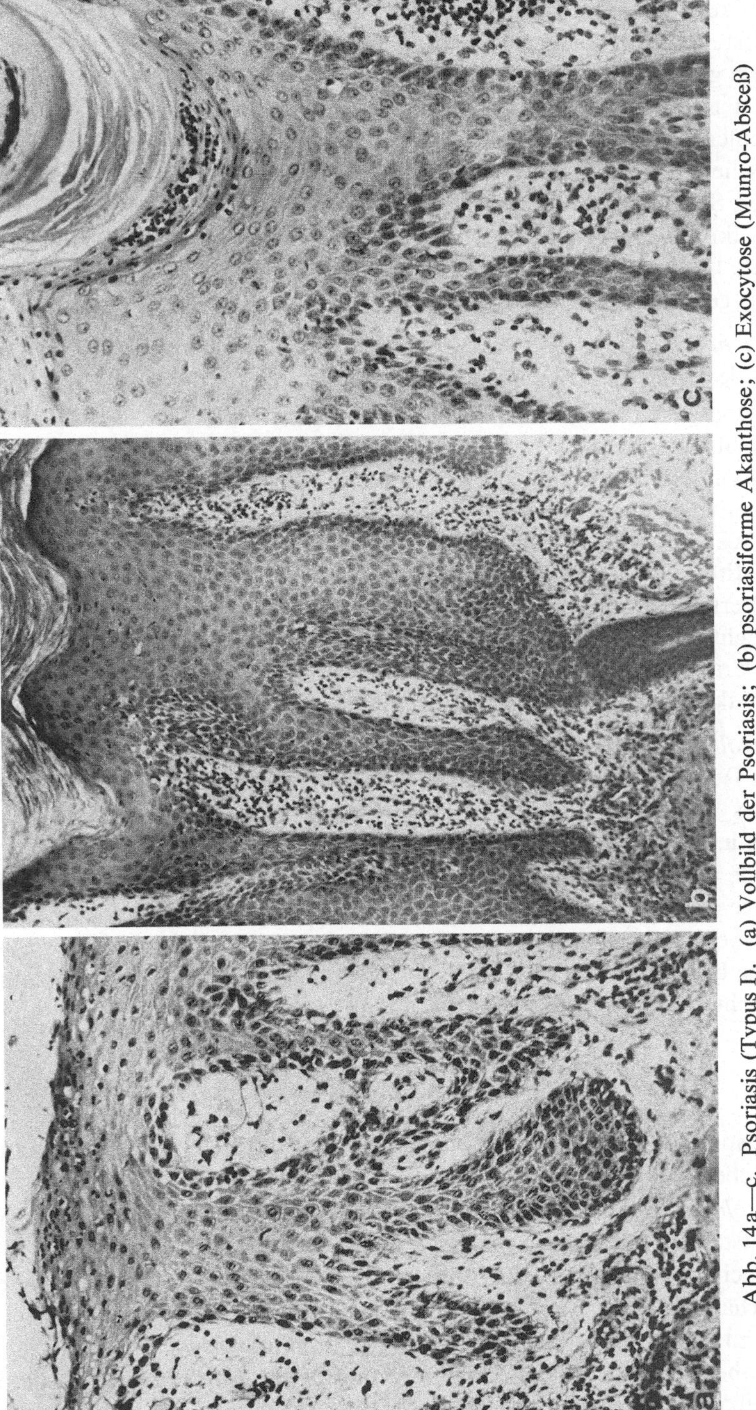

Abb. 14a—c. Psoriasis (Typus I). (a) Vollbild der Psoriasis; (b) psoriasiforme Akanthose; (c) Exocytose (Munro-Absceß)

doppelte Einbaurate. Dieser autoradiographische Befund ergänzt die klassische Beobachtung von MADDEN aus dem Jahre 1941, der in nichtbefallener Haut von Psoriatikern diskrete, doch im Prinzip die gleichen Veränderungen fand wie in manifesten Efflorescenzen. Wo die Epidermis parakeratotisch verhornt, ist das Stratum granulosum verschwunden. Die Hornschicht selber ist mehr oder weniger verbreitert, lamellär strukturiert und lufthaltig (was klinisch das Kerzentropfenphänomen bedingt). In älteren Herden ist die Parakeratose stärker ausgeprägt als in frischen Efflorescenzen. Hingegen findet man in jüngeren Läsionen in den unteren Schichten der Hornschicht häufiger leukocytäre Abscesse (sog. Munrosche Mikroabscesse). Die Leukocyten immigrieren von den Papillen aus durch die schmale Epidermis in die Hornschicht hinein (sog. Exocytose). Ihr Fehlen spricht nicht gegen Psoriasis.

Die *histologischen Leitkriterien* der nichtpustulösen Psoriasis (Typ I) sind somit in dermoepidermaler Richtung:

- Hochgestellte schmale Papillen mit Ödem und erweiterten sowie gewundenen Capillaren
- Lympho-histiocytäre Infiltrate des Stratum papillare
- Initial-Leukocyten im Bereich der Papillenspitzen
- Acanthose mit birnenförmig elongierten Reteleisten
- Mitotische Aktivität der Epidermis vermehrt
- Verschmälerung der Epidermis über den Papillenspitzen
- Schwund des Stratum granulosum
- Parakeratotisches Stratum corneum
- leukocytäre Abscesse im Stratum corneum (sog. Munro-Abscesse).

Histologische Differentialdiagnose der psoriatischen Reaktion im engeren Sinne (Typus I): Man findet diesen Reaktionstyp vor allem in frischen Herden, während sich das Bild älterer Herde demjenigen eines chronischen Ekzems angleicht. PINKUS u. MEHREGAN machten ferner darauf aufmerksam, daß histologisch auch fließende Übergänge zum seborrhoischen Ekzem bestehen. Zur Abgrenzung gegen den ekzematösen Formenkreis kann das Auffinden von spongiotischen Veränderungen behilflich sein, die gegen Psoriasis sprechen. Bei der Parapsoriasis guttata zeigt die Epidermis Zeichen von Zellschädigung. Zudem ist die Verhornung kaum oder nicht gestört.

Pustulöse psoriatische Reaktion (Typ II)

Die spongiforme Pustel wurde vom jugoslawischen Dermatologen KOGOJ (1938) beschrieben.

Histologie: Die Pustel liegt in den obersten Schichten des Stratum Malpighi und entsteht durch eine massive Leukocytenimmigration (Exocytose) in ödematöse Stachelzellen, wobei die Zellkerne langsam zugrunde gehen, die Zellwände aber erhalten bleiben. RUPEC konnte elektronenmikroskopisch zeigen, daß es primär zu einer Cytolyse kommt, die in der perinucleären Zone der Keratinocyten in den oberen Schichten des Stratum spinosum und Stratum granulosum beginnt. Die Leukocytenimmigration erfolgt erst sekundär. Mit zunehmender Anschoppung des spongiformen Zellwandgeflechtes mit Leukocyten kommt es vorerst in

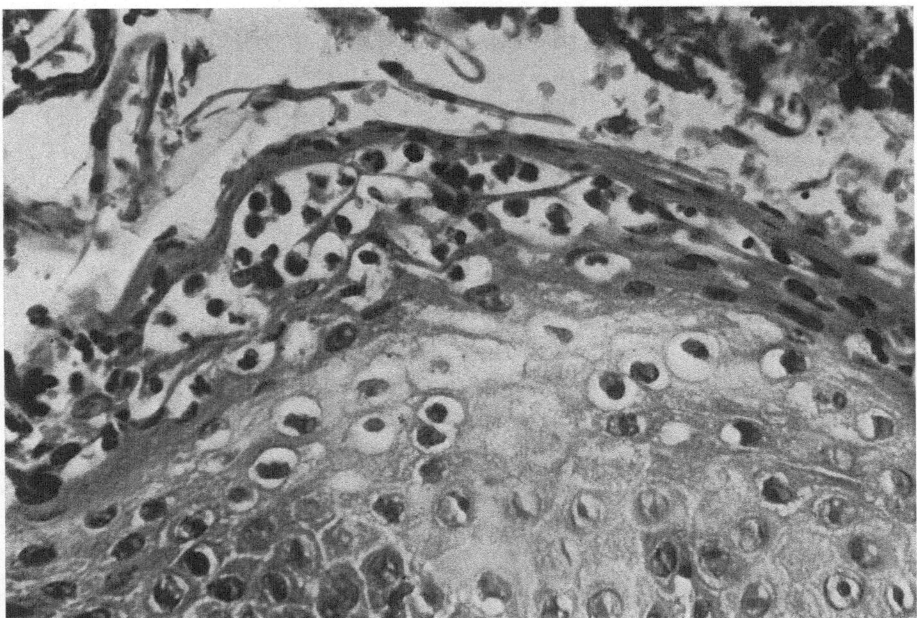

Abb. 15. Psoriasis (Typus II). Spongiforme Pustel. H.E., 250×

den zentralen Abschnitten zur Abscedierung. Schließlich trocknen die Pusteln aus und die Leukocyten wandern in die Hornschicht aus, wo sie dann als Munro-Mikroabscesse imponieren. Abgesehen von diesen überaus charakteristischen Veränderungen zeigen Epidermis und Cutis die gleichen Veränderungen, wie sie auch beim Typus I vorkommen. Der Typus II ist somit wahrscheinlich nur die extreme Variante des Typus I der psoriatischen Reaktion.

Formenkreis der spongiformen Pustel: Solche Pusteln kommen vor bei der Psoriasis pustulosa (Typ ZUMBUSCH) und der Acrodermatitis continua HALLOPEAU, nicht aber bei der Psoriasis pustulosa palmo-plantaris (Typ BARBER). Auch beim psoriasiformen Syphilid findet man spongiforme Pusteln (s. dort). Die Pusteln der palmo-plantaren Psoriasis sind histologisch unilokulär. Sie sehen gleich aus wie bei der Pustulosis palmo-plantaris (Bakterid ANDREWS). Die spongiforme Pustelbildung ist auch nicht für Psoriasis pathognomonisch, gehen doch frische Efflorescenzen der Haut und der hautnahen Schleimhäute beim REITER-Syndrom, sowie die Lingua geographica (s. bei DAWSON) ebenfalls mit spongiformer Pustelbildung einher.

Immunfluorescenzbefunde: s. entsprechendes Spezialkapitel.

Histogenese: Nach wie vor ist nicht geklärt, ob die psoriatische Reaktion ihren Anfang in der Cutis oder in der Epidermis nimmt. Für beide Hypothesen lassen sich gewichtige Argumente anfügen (s. bei BRAUN-FALCO und STEIGLEDER). In den letzten Jahren wurde auch diskutiert, ob der Primärdefekt in einem Mangel an Adenosin 3′-, 5′-Monophosphat (cyclinisches AMP) liegen könnte, da VOORHEES et al. in psoriatischer Epidermis eine signifikante Verminderung von zyklischem AMP fanden. Dieser Befund konnte jedoch von anderen Forschergruppen nicht durchwegs bestätigt werden.

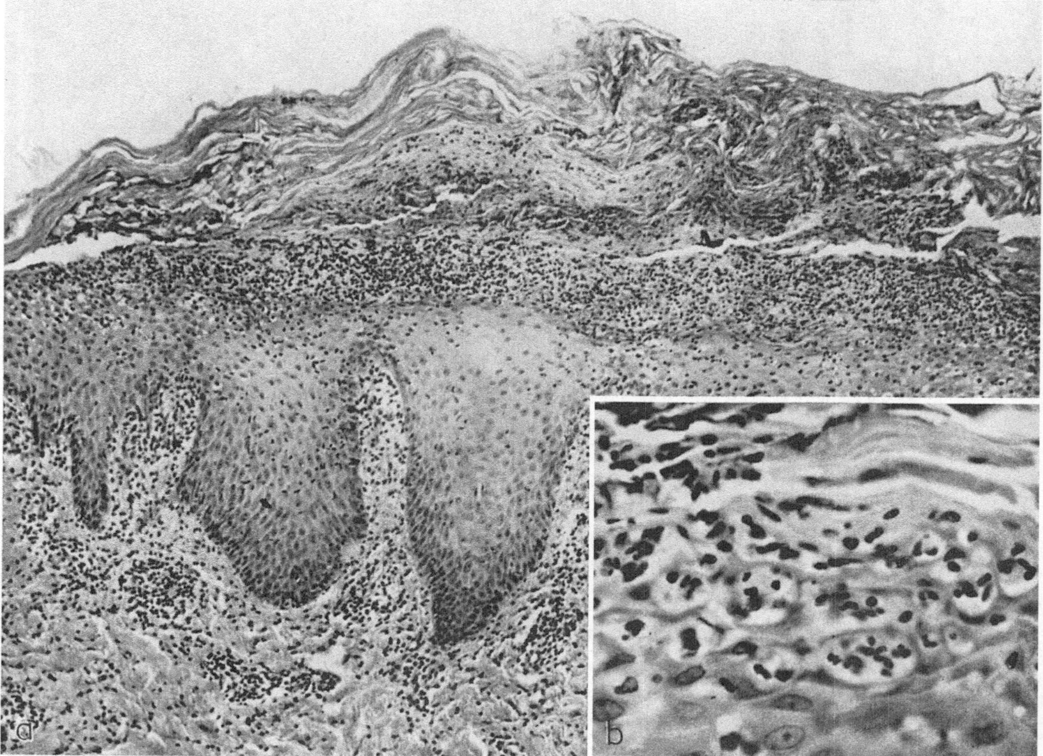

Abb. 16a u. b. Reiter-Syndrom. (a) Übersicht. H.E. (b) Spongiforme Pustel. H.E. (Aufnahmen
freundlicherweise überlassen von Prof. A. KREBS, Bern)

Anhang

Auf eine spezielle Besprechung der *Impetigo herpeformis* wird verzichtet, da nach der heutigen Auffassung dieses Krankheitsbild sowohl klinisch als auch histologisch in der Psoriasis
pustulosa, Typus Zumbusch aufgeht (KATZENELLENBOGEN u. FEUERMANN; KOCH; YAMADA u.
YOSHINAGA).

2. Hautveränderungen beim Reiter-Syndrom

Klinik: Die typische Trias besteht aus Urethritis, Conjunctivitis und Arthritis. In weniger als
einem Drittel aller Fälle finden sich zusätzlich Haut- resp. Schleimhautveränderungen vor allem
an den Palmae und Plantae, seltener am Stamm und an der Glans (Balanitis circinata). Die Hautveränderungen — früher Keratosis blenorrhagica genannt — bestehen aus livid-roten Plaques
mit Pusteln, die austrocknen und sekundär verhornen. Die Ursache des Reiter-Syndroms ist
unbekannt (Literatur bei SCONKA). Die früher vermuteten Zusammenhänge mit der Gonorrhoe
bleiben unklar. In den letzten Jahren besteht in der Dermatologie die Tendenz, das Reiter-Syndrom in den Formenkreis der Psoriasis einzubeziehen, da die Hautveränderungen sowohl klinisch
als auch histologisch der Psoriasis pustulosa nahestehen.

Histologie: Pustulöse Hautveränderungen zeigen mikroskopisch das Bild der
spongiformen Pustel (PERRY u. MAYNE; WEINBERGER et al.). Je älter die Efflorescenz, desto mehr verhornt die acanthotische Epidermis parakeratotisch. Die Hornschicht kann mehrere Millimeter dick werden. In älteren Efflorescenzen findet

man keine spongiformen Pusteln mehr, und das Bild gleicht sich dann je länger desto mehr der klassischen Psoriasis (Typus I) an. MONTGOMERY weist darauf hin, daß man in Frühstadien beim Reiter-Syndrom neben spongiformen Pusteln im Epithel auch ekzematoide Veränderungen mit Spongiose findet. Auffällig sei zudem der andere Typ der Parakeratose und das Fehlen von Mitosen. MONTGOMERY, der sich am entschiedensten gegen die These wendet, das Reiter-Syndrom in den Formenkreis der Psoriasis einzubeziehen, gibt ferner zu bedenken, daß u.a. auch die Acrodermatitis enteropathica und der Lichen Vidal mikroskopisch psoriasiforme Bilder machen können.

Auch die *Balanitis circinata,* die zum Formenkreis des Reiter-Syndroms gehört, geht mit einer spongiformen Pustelbildung einher.

3. Parapsoriasis

Unter der Bezeichnung Parapsoriasis hat BROCQ 1902 die folgenden, z.T. schon früher von anderen Autoren unter anderen Namen beschriebenen Dermatosen zusammengefaßt:

1. Parapsoriasis guttata (Pityriasis lichenoides chronica Juliusberg und Pityriasis lichenoides et varioliformis acuta Mucha-Habermann).
2. Parapsoriasis en plaques (Xanthoerythrodermia perstans).
3. Parapsoriasis lichenoides (Parakeratosis variegata; Lichen variegatus).

Hinsichtlich der nosologischen Einordnung besteht dahingehend Einigkeit, daß die Parapsoriasis guttata weder klinisch noch histologisch verwandschaftliche Beziehungen zur Parapsoriasis en plaques und Parapsoriasis lichenoides hat. So gehen die Parapsoriasis guttata nie, die beiden anderen Parapsoriasisformen aber gelegentlich in eine Mycosis fungoides über. Da die akute Mucha-Habermannsche Form sich histologisch auf Grund vasculitischer Veränderungen von der chronischen Juliusbergschen Form unterscheidet, möchte sie SZYMANSKI aus der Parapsoriasisgruppe herausnehmen. Da jedoch zwischen der chronischen und der akuten Form mannigfache klinische Übergänge bestehen, ist an ihrer nosologischen Zusammengehörigkeit nicht zu zweifeln (MARKS; BLACK u. WILSONJONES). Die nosologische Stellung der sehr seltenen Parapsoriasis lichenoides ist noch unklar. CIVATTE (1951, 1957) billigt ihr eine Sonderstellung zu, während nach MUSGER (1966) ein Teil der so bezeichneten Fälle als retikuläre Variante zur Parapsoriasis guttata gehört, die übrigen Fälle jedoch enge Beziehungen zur Parapsoriasis en plaques aufweisen. Solange wir über die Ätiologie dieser Erkrankungen nichts wissen bzw. unsere Kenntnisse sich nur auf das klinische Bild, den Verlauf und die Histologie abstützen, wird es nicht möglich sein, zur Nosologie dieser an und für sich seltenen Krankheitsgruppe endgültig Stellung zu nehmen. Ob sich unter dem Begriff „Parapsoriasis" zwei oder mehrere Entitäten verbergen, kann somit heute nicht endgültig entschieden werden.

Parapsoriasis guttata

Klinik: Zu diesem Krankheitsbild gehören die Pityriasis lichenoides chronica Juliusberg und die Pityriasis lichenoides acuta Mucha-Habermann. Häufig findet man Efflorescenzen beider

Varianten auf ein und demselben Patienten. Die Primärefflorescenz ist eine linsen- bis pfennig-große, anfangs lachsrote, später gelblichbraune oder braunrote, leicht erhabene Makel, die sich nach einigen Tagen mit einer oblatenartigen Schuppe bedeckt. Bei der akuten Mucha-Habermannschen Form werden einzelne oder alle Efflorescenzen vesiculo-hämorrhagisch (varioliform!). In der Regel ist der Allgemeinzustand nicht gestört. Nur die sehr seltene ulceronecrotisierende Form geht mit Fieber einher. Anhaltspunkte für eine Systemaffektion fehlen.

Klinische Differentialdiagnose: Papulonekrotisches Tuberkulid, papulo-squamöses Syphilid, Psoriasis guttata.

Histologie: Wegen des cyclischen Charakters und der Akuität der einzelnen Efflorescenzen muß das pathologisch-anatomische Bild unterschiedlich sein. Erst die Analyse verschiedener Entwicklungsstadien gibt einen Einblick in die Morpho-dynamik des exsudativen Entzündungsablaufes (GRIMMER). Bei der chronischen Form liegt eine kompakte parakeratotische Hornlade über einem nur leicht acan-thotischen Epithel, das von einem banalen lymphocytären perivasculären Infiltrat mit mäßigem Ödem unterschichtet wird. Das Stratum spinosum kann schon in chronischen Fällen Veränderungen zeigen, die sich mit den Stichworten intra-celluläres Ödem, verminderte Anfärbbarkeit der Zellkerne, Intercellularbrücken und Zellmembranen zusammenfassen lassen. In die geschädigte Epidermis strö-men wie bei der Psoriasis von den Papillen aus celluläre Elemente ein, die aus monocytoiden Elementen und Lymphocyten bestehen, während die Exocytose bei der Psoriasis leukocytärer Art ist (CIVATTE). MARKS u. BLACK fanden in 72% Parakeratose, in 69% Exocytose monocytoider Zellen in die Epidermis und in 57% herdförmige Zellnekrose in der Epidermis. Auf Grund autoradiographischer Untersuchungen darf man ferner annehmen, daß die Parakeratose eine Folge der epidermalen Zellschädigung ist. Seit 1960 wurden zudem mehr als 25 Fälle von Pityriasis lichenoides mit einem polymorphen Infiltrat publiziert, das an ein malignes Lymphom erinnert (Übersicht bei BLACK u. WILSON JONES). Auf Grund des gutartigen klinischen Verlaufes dürfte es sich hierbei um eine pseudomaligne lymphomartige Gewebereaktion handeln. Je akuter die Efflorescenzen, desto stär-ker sind die nekrobiotischen Erscheinungen in der Epidermis. Bei der Mucha-Habermannschen Form kommt es regelmäßig zu intraepidermalen Nekrobiosen, gelegentlich zu nekrobiotischen Bläschen und schließlich zur totalen Nekrose, d.h. zu einem umschriebenen Epitheldefekt, der von Fibrin mit Epitheltrümmern überdeckt wird (GARTMANN u. GOERGEN; PIÉRARD u. VAN STEENBERGEN; SENEAR u. OLIVER). Die mehrkammerigen Bläschen zeigen nach NASEMANN et al. vor-wiegend retikuläre und nur selten ballonierende Degeneration, keine multinucle-ären epithelialen Riesenzellen und keine Kerneinschlußkörper, was sie von den Bläschen der Herpesgruppe unterscheidet. Bei der chronischen Verlaufsform fehlen in der Regel vasculitische Erscheinungen, während solche bei der akuten und ulceronekrotisierenden Form oft, aber nicht immer beobachtet werden können. Nach SYMANSKI kommt es an den dermalen Gefäßen zu Endothelproliferation mit Verschluß des Gefäßlumens, ferner zu perivasculären lympho-histiocytären Infil-traten, die in die Gefäßwände eindringen und zu Erythrocyten-Diapedese. Im modernen amerikanischen Schrifttum wird auf Grund dieser Arbeit die Mucha-Habermannsche Form oft zusammen mit der Purpura chronica et progressiva bei den lymphocytären Vasculitiden abgehandelt. BURKE et al.; DEGOS et al. sowie KRÜGER u. WEISE fanden aber bei akuten und ulcero-nekrotisierenden Formen sogar leukocytoclastische Gefäßveränderungen. KRÜGER u. WEISE vermuten des-

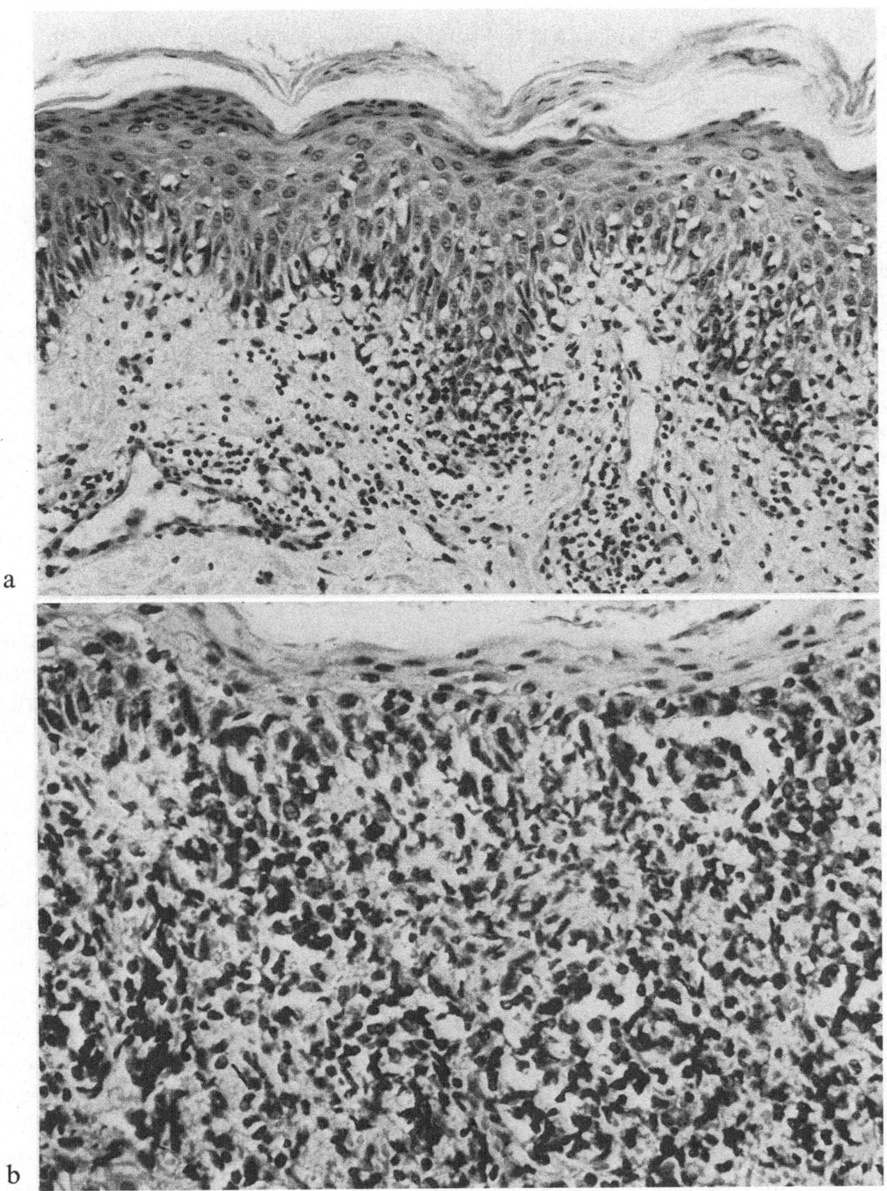

Abb. 17a u. b. Parapsoriasis guttata. (a) Übliches Bild mit beginnender epidermaler Zellschädigung und unspezifisch cutanvasculärer Entzündung. H.E. (b) Vollbild mit epidermaler Zellschädigung und pseudolymphomartigem Infiltrat. H.E.

halb enge Beziehungen zwischen Mucha-Habermannscher Form und Vasculitis leucocytoclastica Ruiter. Mit MARKS, BLACK u. WILSON JONES sowie NASEMANN et al. sind wir der Meinung, daß noch keineswegs bewiesen ist, daß vasculitischen Prozessen in der Pathogenese der Parapsoriasis guttata (Pityriasis lichenoides) eine zentrale Bedeutung zukommt.

Die *histologische Differentialdiagnose* umfaßt je nach Akuität des Geschehens außer der Psoriasis die lymphocytären und leukocytoclastischen Vasculitiden, bläschenartige Virusinfektionen der Herpesgruppe sowie lymphoretikuläre Hyperplasien und Neoplasien.

Parapsoriasis en plaques

Klinik: Die Dermatose ist charakterisiert durch runde bis ovale oder streifenförmige, in den Spaltrichtungen der Haut angeordnete, meist nicht juckende und nur wenig oder gar nicht schuppende Herde von gelb- bis rosaroter Farbe, die zentral oft eigenartig gerunzelt, fast atrophisch erscheinen. Prädilektionsstellen sind der Rumpf und die Extremitäten. Schon lange weiß man, daß solche Fälle in eine Mycosis fungoides übergehen können. SAMMAN ist der Meinung, daß der Begriff der Parapsoriasis en plaques folgende Krankheitsbilder umfaßt: eine häufigere gutartige Form, die heute oft *Parapsoriasis digitiformis* genannt wird und eine seltenere großflächige Form, die potentiell maligne ist. BONVALET et al. sind auch der Meinung, daß die kleinfleckige oder digitiforme Parapsoriasis eine gutartige Dermatose darstellt. Bei der prämalignen Gruppe unterscheiden sich jedoch zwei klinische Formen (*P. en grandes plaques simples* und *P. en grandes plaques poikilodermiques*). Die Erstere soll nur ausnahmsweise, die zweite jedoch relativ häufig in eine Mycosis fungoides übergehen.

Die *klinische Differentialdiagnose* umfaßt in erster Linie das seborrhoische Ekzem, das seborrhoische Ekzematid und umschriebene Poikilodermien.

Histologie: Im Gegensatz zur Parapsoriatis guttata ist bei der Parapsoriasis en plaques das mikroskopische Bild eintönig und im Vergleich mit den klinischen Erscheinungen eher diskret. Im Vordergrund steht ein entzündliches Infiltrat vom lymphocytären Typ im Papillarkörper. Wohl sind die Reteleisten gelegentlich fingerförmig verlängert, doch ist vor allem das Stratum spinosum zwischen den Reteleisten verbreitert. Epidermale Nekrobiosen — typisch für die Guttata-Form — fehlen völlig; zudem ist der Prozeß flächig. Nur sporadisch findet man in einzelnen Papillen Lymphocyten und monocytoide Zellen, welche in die unteren Schichten der Epidermis vordringen und hier (nur auf Stufenschnitten aufzufinden!) scharf umschriebene monocytoide Abscesse bilden, wie sie auch bei der Mycosis fungoides vorkommen (sog. Pautriersche Mikroabscesse). Außerdem kann man in der Epidermis hier und dort kleine spongiotische Herde beobachten. BONVALET et al. sind der Meinung, daß das entzündliche Infiltrat bei den prämalignen Formen stärker ausgeprägt ist als beim gutartigen digitiformen Typ. Während beim letzteren die Histologie in 52% unspezifisch war, sind die Gewebsveränderungen bei den prämalignen Formen nur in 17 resp. 10% unspezifisch gewesen. Umgekehrt fanden sie histologisch beim digitiformen Typ nie Verdacht auf Mycosis fungoides, bei den prämalignen Formen hingegen in 27 resp. 45%. LUTZNER et al. fanden elektronenmikroskopisch in 6 von 8 Fällen von Parapsoriasis en plaques sog. Mycosis fungoides-Zellen, was ebenfalls für die engen Beziehungen dieser Dermatose zur Mycosis fungoides spricht.

Histologische Differentialdiagnose: Die Parapsoriasis en plaques gehört cum grano salis zu den Dermatosen, die histologisch ein ekzematoides Bild machen. Die Parapsoriasis en plaques geht jedoch trotz ihrer Chronizität kaum mit einer Acanthose einher. So ist selbst beim seborrhoischen Ekzem, das histologisch der Parapsoriasis am nächsten steht, die Acanthose und Hyper- bzw. Parakeratose viel stärker ausgeprägt. Die Abgrenzung gegen Frühstadien der Mycosis fungoides kann unmöglich sein, da auch diese im Stadium I nicht mit einem pathognomo-

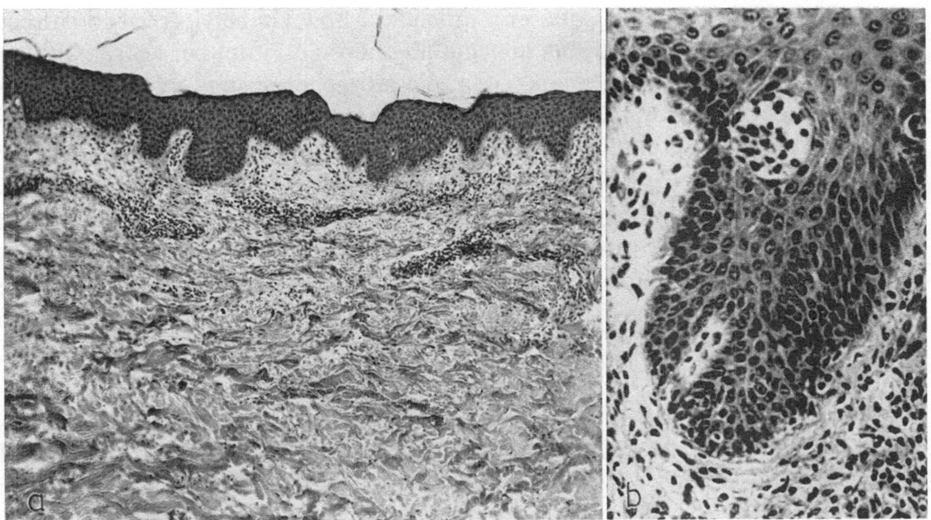

Abb. 18a u. b. Parapsoriasis en plaques. (a) Übersicht: praktisch normale Epidermis und eher diskrete cutan-vasculäre Entzündung auf der Höhe des subpapillären Gefäßnetzes. H.E., 100×. (b) Pautrierscher Mikroabsceß. H.E., 250×

nischen Bild einhergeht. Hingegen kann histologisch die klinische Verdachtsdiagnose Parapsoriasis lichenoides ohne Schwierigkeiten bestätigt werden, wenn ein klinisch atrophisches Element zur mikroskopischen Untersuchung gelangt, weil die Atrophie der Epidermis richtungsweisend ist.

Parapsoriasis lichenoides (variegata)

Klinik: Die Dermatose setzt sich aus teils diffus, teils fleckenförmig geröteten, teils normalfarbenen, teils hyperpigmentierten Bezirken mit gruppierten lichenoiden Knötchen, poikilodermatischen Plaques und atrophischen Herden zusammen. Die Krankheit kann Jahrzehnte lang bestehen bleiben und schließlich in eine Mycosis fungoides übergehen.

Klinische Differentialdiagnose: Lichen ruber, Mycosis fungoides, Poikilodermia atrophicans vascularis.

Histologie: Lichenoide Efflorescenzen zeigen Veränderungen, wie sie bei der Parapsoriasis guttata vorkommen. In den poikilodermatischen Partien sind die subpapillären Gefäße besonders stark erweitert, während die übrigen Elemente die gleichen sind wie bei der Parapsoriasis en plaques. Histologisch typisch sind Bezirke, in welchen die Epidermis auf breiten Strecken auf wenige Zellschichten verschmälert ist.

E. Pustulöse Dermatosen

Bei den abakteriellen Pustulosen ist die histopathologische Untersuchung diagnostisch die Methode der Wahl, während bei den infektiösen Pustulosen die mikrobiologischen Methoden diagnostisch im Vordergrund stehen.

Von den abakteriellen Pustulosen wurden im Kapitel D bereits die psoriatische Pustel, die Pustel bei Acrodermatitis continua und die Pustel bei Morbus Reiter abgehandelt. Bei allen drei Krankheiten, die möglicherweise nosologisch zusammengehören oder zum mindesten enge Beziehungen zueinander haben, kommt es histopathologisch zum Bild der sog. spongiformen Pustel.

Im vorliegenden Kapitel werden zwei Krankheitsbilder besprochen, die klinisch und patho-anatomisch mit primärer Pustelbildung einhergehen. Es handelt sich einerseits um die Pustulosis subcornealis (Sneddon-Wilkinson), die in vielen Lehrbüchern und auch in der von mir redigierten 1. Auflage der Histopathologie bei den Blasenkrankheiten abgehandelt wird, andererseits um die Pustulosis palmaris et plantaris (Bakterid Andrews), deren nosologische Stellung noch nicht endgültig geklärt ist.

Ebenfalls bei den abakteriellen Pustulosen könnten die toxische Dermatitis pustulosa, das Pyoderma gangraenosum und die Halogenoderme (Bromo- und Jododerm) abgehandelt werden, stehen doch auch bei diesen Krankheiten Pusteln am Beginn des Geschehens. Aus systematischen Gründen werden jedoch die toxische Dermatitis pustulosa im Ekzemkapitel (S. 308), das Pyoderma gangraenosum bei den Vasculären Erkrankungen (S. 370) und die Halogenoderme bei den Arzneimittelbedingten Dermatosen (S. 318) besprochen.

1. Pustulosis subcornealis

Erstbeschreibung: SNEDDON u. WILKINSON (1956)

Klinik: Die subcorneale Pustulose läßt sich nur auf Grund der klinischen und histologischen Kriterien gegenüber anderen blasen- und pustelbildenden Dermatosen abgrenzen und ist gekennzeichnet durch linsen- bis erbsengroße Pusteln, die primär oder sekundär durch Eintrübung von Bläschen entstehen. Die Efflorescenzen sind mehr oder weniger symmetrisch über das ganze Integument unter Bevorzugung der Leisten- und Armbeugen verteilt. Schleimhäute sowie Handteller und Fußsohlen können in den Krankheitsprozeß einbezogen sein. Der Verlauf ist in der Regel chronisch. Der Allgemeinzustand der Patienten ist kaum beeinträchtigt. Frauen erkranken doppelt bis dreifach so häufig wie Männer (SNEDDON, 1977).

Klinische Differentialdiagnose: Klinisch besteht Ähnlichkeit mit der Dermatitis herpetiformis, dem Pemphigus Senear-Usher, der Psoriasis pustulosa resp. der Impetigo herpetiformis.

Histologie: Das Bild ist gekennzeichnet durch subcorneale Pusteln, die mit polymorphkernigen neutrophilen Leukocyten angeschoppt sind. Dem Infiltrat können vereinzelt Eosinophile beigemengt sein. In älteren Efflorescenzen findet man meist in den Randabschnitten der Pusteln acantholytische Zellen (SCHUPPENER u. THAL; SCHRÖPL). Die Acantholyse ist sekundär und wahrscheinlich eine Folge der im Pustelinhalt vorhandenen proteolytischen Enzyme (BURNS u. FINE). Unter der subcornealen Pustel ist die Epidermis leicht acanthotisch. Vereinzelt liegen neutrophile Leukocyten zwischen den Epidermiszellen. Die oberen Abschnitte der Cutis enthalten in wechselndem Ausmaß perivasculäre Infiltrate, bestehend aus Lymphocyten, Histiocyten, neutrophilen Leukocyten und vereinzelt Eosinophilen (DUPERRAT; THEUNE). Elektronenmikroskopisch konnten METZ u. SCHRÖPL zeigen, daß die Pusteln nicht durch Acantholyse, sondern durch Cytolyse einzelner Granulosazellen mit nachfolgender Granulocyteninvasion entstehen.

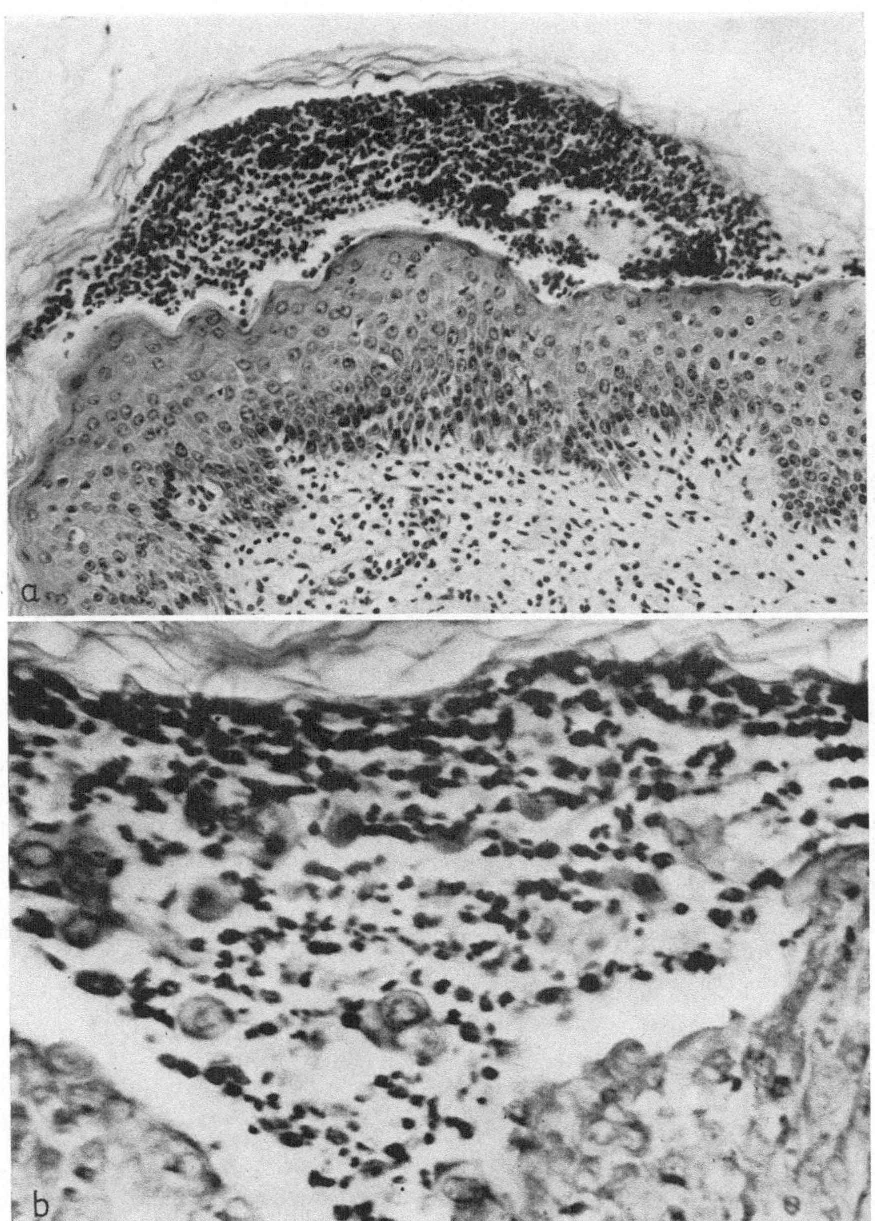

Abb. 19a u. b. Subcorneal pustular dermatosis. (a) Übersicht. GIEMSA 160×. (b) Celluläre Blasenelemente: Leukocyten und akantholytische Zellen. GIEMSA. 400×

Histologische Differentialdiagnose: Die Impetigo contagiosa hat das gleiche histopathologische Substrat wie die Pustulosis subcornealis, was von praktischer Bedeutung sein kann, da die Impetigo circinata klinisch Ähnlichkeit mit der Pustulosis subcornealis annehmen kann. Ferner kann histologisch die Abgrenzung gegen den Pemphigus seborrhoicus Schwierigkeiten bereiten, wobei bei letzterem

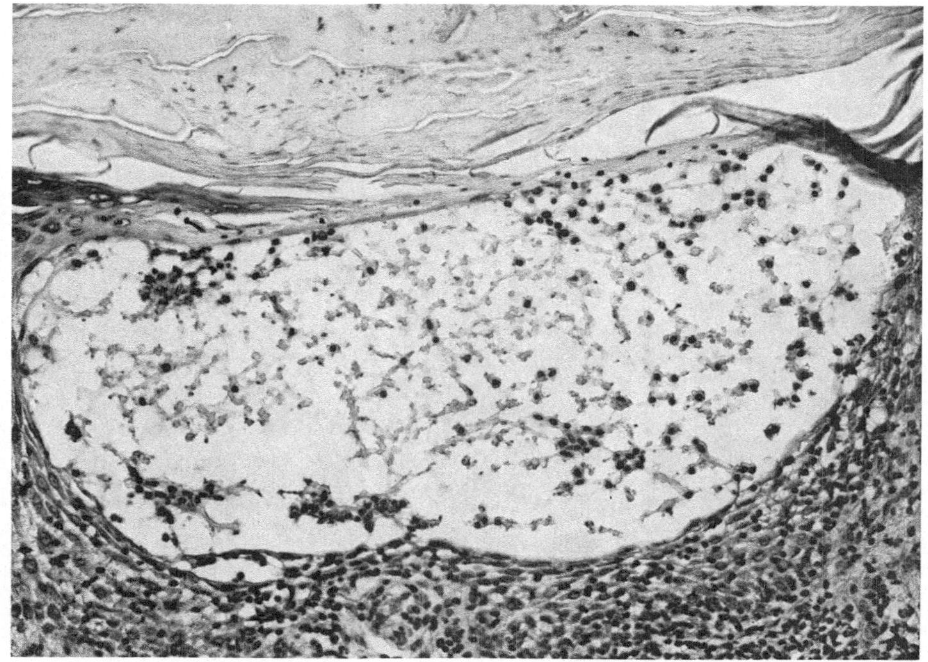

Abb. 20. Bakterid Andrews. Intraepidermale Blase. H.E., 160×

die Acantholyse stärker und die subcorneale Pustulose geringer sind (FEUERMAN-POGORZELSKI). Klinisch dürfte jedoch die Abgrenzung dieser beiden Krankheitsbilder kaum Schwierigkeiten bereiten. Schließlich spricht spongiforme Pustelbildung gegen Pustulosis subcornealis und für Psoriasis pustulosa resp. Impetigo herpetiformis.

Die üblichen Laboruntersuchungen geben keine richtungsweisenden Befunde. Die Pusteln sind primär steril, können sich aber sekundär mit Staphylokokken und gelegentlich Streptokokken besiedeln. Die Ätiologie dieser Dermatose liegt noch im Dunkeln.

2. Pustulosis palmaris et plantaris (Bakterid Andrews)

Erstbeschreibung: ANDREWS (1935)

Klinik: Das Bakterid Andrews ist eine Erkrankung des mittleren Alters. Die Hautveränderungen beginnen gewöhnlich symmetrisch in den mittleren Anteilen der Palmae und Plantae. Zuerst schießen in gesunder Haut stecknadelkopfgroße Bläschen auf, die sich pustulös umwandeln. Das Wachstum der Herde erfolgt durch Apposition. Die sterilen Pusteln trocknen schließlich ohne aufzuplatzen aus. Das Leiden zeigt einen chronisch-rezidivierenden Verlauf. ANDREWS fand in der Mehrzahl seiner Fälle einen Focus, nach dessen Beseitigung die Pustulose schlagartig abheilte, weshalb er diese Dermatose als Bakterid auffaßte.

Klinische Differentialdiagnose: Epidermophytie. Acrodermatitis continua Hallopeau. Psoriasis pustulosa palmarum et plantarum. Dyshidrotisches Ekzem.

Histologie: Leitsymptom sind in der Epidermis gelegene Pusteln mit auffallend geringer entzündlicher Reaktion im umgebenden Epithel und im darunterliegenden Papillarkörper. Die Pusteln liegen subcorneal, sind aber allseitig von Epithel umgeben. Ihr tangentialer Durchmesser zur Hautoberfläche ist größer als der vertikale. Vollentwickelte Pusteln sind meistens einkammerig. Ihr Inhalt besteht aus polynucleären Leukocyten und degenerierten Epithelzellen. In unmittelbarer Nähe der Pusteln ist das Epithel mit Leukocyten infiltriert, doch nimmt deren Zahl schon in geringer Entfernung der Pusteln ab. Das Epithel über Pusteln kann spongiotische Veränderungen aufweisen. Die darüberliegende Hornschicht bleibt bemerkenswert lange frei von parakeratotischen Einschlüssen. Häufig reagiert die Epidermis im Bereich der Pustulose mit einer leichten bis mäßigen Acanthose. Die papilläre Zellinfiltration bleibt immer gering und besteht aus Lymphocyten und Leukocyten (ANDREWS; VELTMAN u. SCHUERMANN; WEISE).

Nach LAMPE u. UNDEUTSCH kann man eine betont monocytäre Frühphase und eine vorwiegend leukocytäre Spätphase unterscheiden. Dem entspricht klinisch das vesiculöse Vorstadium mit nachfolgender pustulöser Umwandlung.

Histologische Differentialdiagnose: Die intraepidermale Pustel des Bakterid ist leicht gegen spongiforme Pusteln und Munro-Abscesse abzugrenzen, wie sie bei pustulöser Psoriasis und Acrodermatitis continua vorkommen. Es empfiehlt sich, in solchen Fällen zudem eine PAS-Färbung zu machen, um eine Mykose auszuschließen.

F. Ekzem

Definition: Nach MIESCHER (1962) ist das Ekzem eine nichtkontangiöse Epidermodermitis, welche auf Grund einer besonderen Reaktionsbereitschaft durch äußere oder innere, bekannte oder noch unbekannte Reize zustande kommt. Der Vorgang ist klinisch charakterisiert durch Rötung, Knötchen, Bläschen, Nässen, Schuppenbildung, Lichenifikation, histologisch durch herdförmige Spongiose, Acanthose und Parakeratose. Subjektiv besteht ein mehr oder weniger ausgeprägter Pruritus. Als weitere charakteristische Merkmale kommen hinzu: Anordnung in Flecken oder größeren Herden mit unregelmäßigen, in der Regel unscharfen Konturen, Verlauf in Schüben und Neigung zu Chronizität.

In Anlehnung an die Zürcher Schule unterteilen wir die Ekzeme in folgende Gruppen:

Kontaktekzeme
Mikrobiell-parasitäre Ekzeme
Seborrhoisches Ekzem
Kryptogenetische Ekzeme
Neurodermitis atopica

Die Ekzeme sind weder pathogenetisch, noch ätiologisch einheitlicher Art. Die Kontaktekzeme lassen sich zudem in allergische und toxische Formen unterteilen. Die ersteren gehören reaktologisch zu den Allergien vom Spättyp. Es handelt sich hierbei um celluläre Immunreaktionen, die histopathologisch durch eine lympho-monocytäre Entzündung charakterisiert sind. Immunkompetente T-Lymphocyten, die mit einem entsprechenden Antigen reagieren, werden zur Produktion von Mediatoren (Lymphokininen) angeregt. Treten solche T-Lymphocyten in Kontakt mit einem Antigen, so werden wenige Stunden später aus diesen Zellen u.a. folgende Faktoren freigesetzt: Lymphocyten-transformierender Faktor, Makrophagen-Migrations-hemmender Faktor, cytotoxischer Faktor, Histamin-freisetzender Faktor. Die biologische Wirksamkeit dieser Faktoren erklärt das stereotype licht- und elektronenmikroskopische Phänomen der cellulären Immunreaktion, zu welcher auch die kontaktallergische Ekzemreaktion gehört (BANDMANN, 1967; CARR et al.; METZ, 1970; FLAX et al.; BRAUN-FALCO u. WOLFF; OFUJI u. TABATA; OFUJI u. MINAMI). Während die Pathogenese und Ätiologie der seborrhoischen und kryptogenetischen Ekzeme noch völlig im Dunkeln liegt, nimmt die Neurodermitis atopica (atopic dermatitis; Prurigo Besnier) unter den Ekzemen insofern eine Sonderstellung ein, als sie obligat durch eine genetische Disposition festgelegt und fakultativ durch eine überdurchschnittliche Neigung zur Reaginbildung (IgE) charakterisiert ist. Inwieweit aber die Reaginbildung für das Hautgeschehen pathogenetisch von Bedeutung ist, entzieht sich noch unseren Kenntnissen.

Histologie: Lange Zeit sind die sich gegenseitig keineswegs deckenden Beschreibungen von UNNA (1894, 1905) und BESNIER (1900) maßgebend gewesen. Nach BESNIER beginnt der Vorgang im akuten Schub mit Hyperämie und einem Ödem des Papillarkörpers und der subepidermalen Schicht. Das Ödem greift auf die darüberliegende Epidermis über, drängt ihre Zellen auseinander, wobei ihre Verbindungen z.T. erhalten bleiben, z.T. schließlich einreißen. Unmittelbar über der Basalzellenschicht entstehen so von Serum erfüllte Räume, welche das spongiotische Ekzembläschen darstellen. Durch das interstitielle Ödem und die mitotische Aktivität der angrenzenden Partien kommt es sekundär zur Acanthose und parakeratotischen Verhornung. UNNA (1894, 1905) hingegen hat das chronische Ekzem beschrieben, das durch folgende drei Elemente charakterisiert sei: Parakeratose, Acanthose und fakultativ spongioide Umwandlung. Letztere beobachtete es nur bei nässendem Ekzem.

Während BESNIER den Beginn in den Papillarkörper verlegt, nahm UNNA an, daß sich die ersten Veränderungen in der subcornealen Zone abspielen. Auf Grund weiterer Untersuchungen am Menschen kam A. CIVATTE zum Schluß, daß die Spongiose nicht das Primäre darstelle, sondern daß sie sich als Folge einer umschriebenen primären Zellschädigung in der subcornealen Zone (vésiculette primordiale) entwickle. Solche vésiculettes primordiales fanden aber DUPERRAT; MIESCHER; TZANCK und MELKI bei allen Formen des Ekzems, den trockenen, nässenden erythematösen, seborrhoischen, ja selbst bei der Pityriasis rosea.

Nachdem man mit Hilfe der Läppchenprobe (Patch-Test) das *allergische Kontaktekzem* herdfern reproduzieren konnte, lag es nahe, den zeitlichen Ablauf der Kontaktreaktion an diesem Modell histologisch zu analysieren. Die bahnbrechenden Untersuchungen verdanken wir MIESCHER und seinem Schüler BANDMANN, ferner CHARPY, STAHL u. CHASTELAIN in Frankreich, WILHELM, SARKANY u. CALNAN in England, sowie MILLER in den Vereinigten Staaten. Es ist gleichgültig, welches Hapten man verwendet, da bei entsprechender Sensibilisierung alle Haptene die gleichen Bilder hervorrufen. Nur eine Voraussetzung muß erfüllt sein: die Testsubstanz darf nicht toxisch reizen.

Je nach Grad der Sensibilisierung und Einwirkungsdauer des Haptens bilden sich zunächst um die Gefäße im oberen Corium zellige Infiltrate, aus welchen einzelne Zellen in die intercellulär ödematös aufgelockerte Epidermis eindringen. Die Spongiose ist anfänglich nur umschrieben basal vorhanden. Sie dehnt sich innerhalb von 1 bis 3 Tagen im Stratum spinosum aus und kann sich zu einem spongiotischen Bläschen umwandeln. Durch Einreißen von Intercellularbrücken kann es sekundär zu multiloculären intraepidermalen sog. Willanschen Bläschen kommen. Die PAS-positive Basalmembran stellt sich an denjenigen Stellen, wo Zellen vom Papillarkörper her in die Epidermis eindringen, nicht mehr dar. Nach 3 bis 7 Tagen verschwindet die Spongiose, und man sieht intraepidermal keine aus dem Corium stammenden Zellen mehr. Die Epidermis wird nun acanthotisch und verhornt parakeratotisch. Die zelligen Infiltrate im oberen Corium werden dichter und orientieren sich perivasculär. MIESCHER hat die invadierenden Zellen als Lymphocyten angesprochen. BANDMANN konnte zeigen, daß ein Teil dieser Zellen peroxydasepositive Monocyten sind, während die übrigen Zellen verschiedene Esterasen enthalten.

Experimentell wurde die Kontaktsensibilisierung in erster Linie am Meerschweinchen untersucht (vgl. hierzu HUNZIKER; STORCK).

Die Parallelen zum menschlichen Kontaktekzem sind mannigfach.

Die *toxischen Reaktionsbilder* sind komplexer. Nach MIESCHER lassen sich folgende Typen unterscheiden:

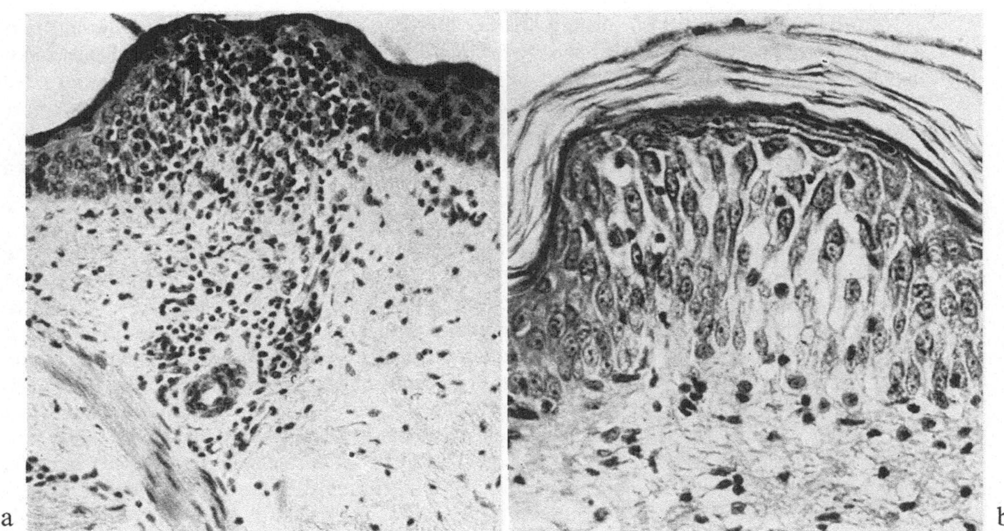

Abb. 21a u. b. Allergisches Kontaktekzem. (a) Celluläre Immigration. 1% Panthesin in Wasser nach 8 Std. H.E. (b) Interstitielles Ödem der Epidermis (Spongiose). Terpentindunstprobe 10% in Olivenöl nach 24 Std. H.E. (Aus: MIESCHER, G., In: Handbuch der Haut- und Geschlechtskrankheiten, Ergänzungswerk, Bd. II/1, S. 22. 1962).

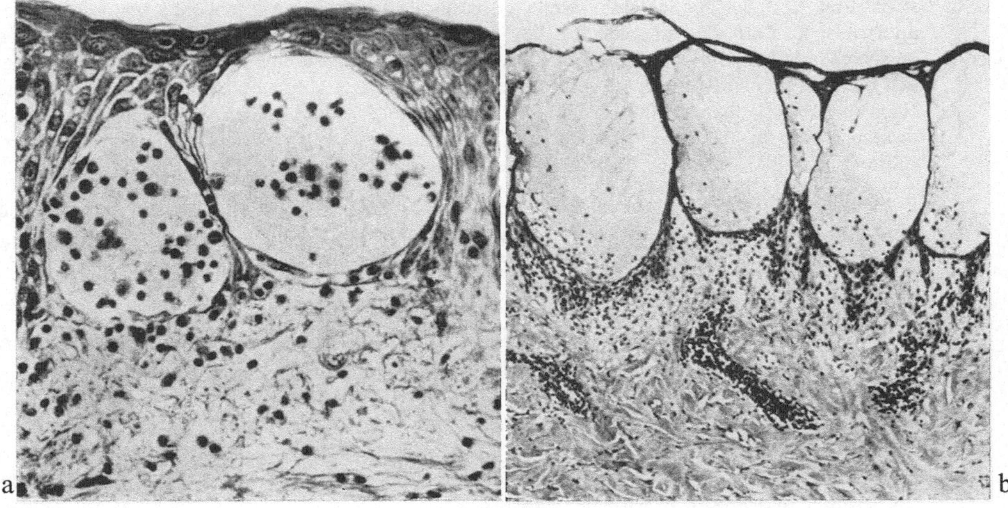

Abb. 22a u. b. Allergisches Kontaktekzem. (a) Spongiotische Bläschen. 1% Trotyl in Aceton nach 24 Std. H.E. (b) Willansche Bläschen. Primelblatt nach 24 Std. H.E. (Aus: MIESCHER, G., In: Handbuch der Haut- und Geschlechtskrankheiten, Ergänzungswerk, Bd. II/1, S. 24 1962).

1. Flächige, von der Oberfläche aus sich entwickelnde achromische Nekrose, deren Tiefenausdehnung in der Epidermis von der Intensität der Wirkung abhängt. Beispiel: Jod, Senfpflaster, Wärme.

2. Flächige Nekrose mit vacuolärem Zerfall der Epithelzellen, wobei pseudospongiotische Bilder entstehen können. Beispiel: UV-Reaktion, phototoxische Reaktion.

3. Von der Oberfläche ausgehende Blasen- und Pustelbildung mit Dissoziierung und partiellem Untergang der Epidermiszellen (Achromie, Kernpyknose). Im Blasenraum liegen meist reichlich polynucleäre Leukocyten, welche die tieferen Epidermisschichten durchwandern. In den tieferen Zellagen findet sich ein geringes intercelluläres Ödem ohne ausgesprochene Spongiose (spongiose à petites mailles). Beispiele: Crotonöl, Gold, Kaliumjodid, Sublimat.

4. Akantholytische Dissoziierung, wodurch es zu ausgedehnten intraepidermalen Blasen kommt, die von dissoziierten Zellen erfüllt sind. Beispiele: Alkalitoxische Reaktion, Cantharidenpflaster, Jod.

5. Subcorneale Bildung von Blasen und Blasensystemen durch spongiotische Dissoziierung der Epithelzellen, deren Kerne zum Teil pyknotisch schrumpfen. Einwanderung von Rundzellen in die Blasenräume. Die Umgebung der „pyknotischen Spongiose" kann normal sein, oder es entsteht eine spongiotische Auflockerung, welche bis zur Basalschicht reichen kann. Leukocyten fehlen oder treten stark zurück. Beispiel: Crotonöl. Die Histopathologie der toxischen Rektionen ist somit mannigfaltig und wahrscheinlich mit den fünf geschilderten Typen noch nicht erschöpft. Gemeinsam ist ihnen der Beginn von der Oberfläche aus, wobei eine primäre Zellschädigung fast immer im Vordergrund steht. Als regelmäßige Begleiterscheinung tritt eine Immigration von Leukocyten hinzu (TZANCK u. MELKI). Damit wird auch wahrscheinlich, daß die achromische Spongiose vom Typus der vésicullete primordiale Ausdruck eines toxischen Geschehens ist.

Während METZ (1972) licht- und elektronenmikroskopisch auch beim Menschen grundsätzliche Unterschiede zwischen allergischen und toxischen Läppchenproben fand, vertreten z.B. GROSSHANS u. FOUSSEREAU, sowie NATER u. HOEDEMAEKER die Meinung, daß es morphologisch keine absoluten Kriterien der allergischen und toxischen Ekzemproben gibt. NATER u. HOEDEMAEKER sind zudem der Meinung, daß die Unterschiede primär quantitativer Natur sind. Diese Schlußfolgerungen decken sich weitgehend mit den Ausführungen des Pathologen LETTERER, der die Meinung vertritt, daß zwischen toxischer und allergischer Reaktion morphologisch kein grundsätzlicher Unterschied besteht. Die allergisch-hyperergische Reaktion kann an der Zelle strukturell das gleiche Schädigungsmuster zustande bringen wie irgendein organisches oder anorganisches Gift. Zudem spielt für die Morphe der Reizfolge die Reizstärke des Toxins von dessen chemischen und physikalischen Konstitution abhängig ist, eine Rolle, während die Heftigkeit der allergischen Reaktion vom Grad der Sensibilisierung abhängig ist. Das Querschnittsbild einer Gewebeschädigung läßt aus den erwähnten Gründen somit keinen verbindlich unterscheidenden Schluß auf die toxische oder allergische Natur zu. Nur der zeitliche Ablauf und die Reizstärke lassen eine Aussage zu über die primär toxische oder allergische Art der Reaktion.

Beim *genuinen Kontaktekzem* liegen die Verhältnisse komplizierter, da die verschiedenen Phasen simultan an verschiedenen Orten ablaufen und man rein allergische, allergisch-toxische, toxisch-allergische und rein toxische Formen unterscheiden muß.

Dementsprechend findet man auch in der *akuten Phase* häufig mikroskopisch ein Gemisch von allergischen und toxischen Veränderungen. Im Prinzip aber sind die epidermalen und cutanvasculären Vorgänge die gleichen wie beim experimentellen Testekzem (s. dort).

Beim *chronischen Ekzem*, welcher Genese es auch immer ist, verschwindet die Spongiose weitgehend, und es kommt zu einer mehr oder weniger stark ausgeprägten Acanthose, die manchmal psoriasiformen Charakter annimmt. Die mitotische Aktivität ist erhöht und die Verhornung im subakuten Zustand meist parakeratotisch, während beim trockenen chronischen Ekzem hyperkeratotische Vorgänge überwiegen und sich meist nur noch an einigen Stellen in der unregelmäßig verbreiterten Hornschicht parakeratotische Einschlüsse finden. Dementsprechend ist im subakuten Zustand das Stratum granulosum meist völlig verschwunden, beim trockenen und licheninfizierten Ekzem hingegen unregelmäßig verbreitert. Auch bei diesen Formen kann man in den subcornealen Abschnitten vésiculettes primordiales beobachten. Je chronischer das Ekzem, desto stärker

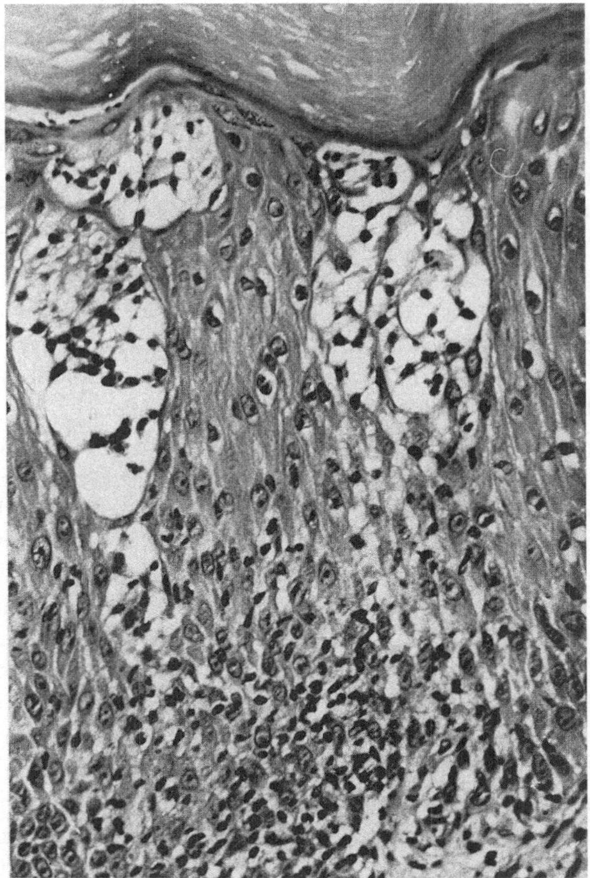

Abb. 23. Willansche Bläschen bei Kontaktekzem. H.E. 250×.

werden die cutanvasculären Veränderungen. Meist findet man eine beträchtliche Vermehrung von Fibroblasten und Histiocyten, die sich mit Lymphocyten und auch Leukocyten vermischen (GANS u. STEIGLEDER; KREIBICH). Auch die fixen Zellen und die Capillaren sind vermehrt. Die elastischen Fasern werden durch die Umbauvorgänge wohl verdrängt, aber nicht zerstört.

Spezielle, wenn auch keineswegs pathognomonische Bilder machen folgende Ekzemformen:

Dyshidrosiforme Ekzeme: Die besonderen anatomischen Verhältnisse an den Palmae und Plantae haben zur Folge, daß die sponiotischen Bläschen und Blasen die kräftige Hornschicht nicht zu durchbrechen vermögen. Die ursprüngliche Annahme eines Zusammenhanges der Bläschen mit den Schweißdrüsenausführungsgängen ist nicht bestätigt worden. Die Veränderungen in der Cutis hingegen treten an Bedeutung zurück, ja sie können anfänglich sogar fehlen. Erst in älteren Bläschen, die stärker mit Leukocyten angeschoppt sind, nehmen auch die dermalen entzündlichen Erscheinungen zu. Sie sind aber immer schwächer entwickelt als etwa beim kontaktallergischen Ekzem. In mykotischen Dyhidrosen lassen sich mit der PAS-Färbung in den Bläschen und in den umgebenden Epithelzellen Mycelfäden nachweisen. Dyshidrotische Mykide hingegen unterscheiden sich nicht von Dyshidrosen anderer Genese (GANS u. STEIGLEDER; MIESCHER (1962); SIMONS).

Beim *fotoallergischen Ekzem* sollen die cutan-vasculären Veränderungen stärker in Erscheinung treten als beim kontaktallergischen Ekzem. Zudem greifen die Infiltrate auf die tieferen Schichten der Cutis über (HERMAN u. SAMS; EPSTEIN; JUNG u. HARDMEIER).

Das *impetiginisierte Ekzem* (superinfiziertes Ekzem) geht mikroskopisch mit einer Acanthose, Spongiose und lymphomonocytoider, cutan-vasculärer Entzündung einher. Zusätzlich finden sich subcorneal leukocytäre Abscesse mit grampositiven Kokken. Der Papillarkörper und das acanthotische Epithel sind locker mit neutrophilen Leukocyten durchsetzt (CIVATTE).

Das *Eczema madidans* ist ein chronisch-nässendes Ekzem, bei welchem durch fortgesetzte Wirkung unbekannter pathogener Noxen (Mikroben? Herdantigene?) der reparative Aufbau der Epidermis nicht mehr zustande kommt. Der exsudative Flüssigkeitsstrom schwemmt die wenig widerstandsfähigen Hornzellen immer wieder weg, so daß der Epitheldefekt schließlich die Papillenspitzen erreicht. Der Papillarkörper liegt dann herdförmig zwischen erhaltenen acanthotischen Reteleisten frei, so daß anhaltend seröse Flüssigkeit an die Oberfläche abgegeben werden kann. CIVATTE nennt diese Erscheinung Sodbrunnenphänomen (puits de Dévergie).

Das *nummuläre Ekzem*, obwohl klinisch zu den chronischen Ekzemen gehörend, zeigt histologisch im wesentlichen das Bild des vesiculären Ekzems (MILLER), wobei allerdings die Epidermis wie beim subakuten und chronischen Ekzem acanthotisch verbreitert ist. Die cellulären Elemente sind die gleichen wie bei den übrigen Ekzemformen, doch sind die Infiltrate mit Leukocyten vermischt.

Beim *seborrhoischen Ekzem* findet man neben herdförmiger Parakeratose eine unterschiedlich ausgeprägte Acanthose bei fehlendem oder verschmälertem Stratum granulosum. Die Reteleisten sind angedeutet elongiert und die suprapapillären Epidermisabschnitte sind verschmälert, während Spongiose nur andeutungsweise vorhanden und gelegentlich mit diskreter Exocytose von Rundzellen aus der Dermis verbunden ist (GAY-PIETRO u. GONZALES; METZ; NIKOLOWSKI; PINKUS u. MEHREGAN).

Bei der *Neurodermitis atopica* (atopic dermatitis; Prurigo Besnier) variiert das histologische Bild sowohl nach dem Alter des Patienten (PROSE u. SEDLIS) als auch nach dem klinischen Bild. Je nachdem, ob ekzematoide, lichenoide oder pruriginöse Veränderungen excidiert werden, findet man mehr Veränderungen, wie sie für das akute, subakute oder chronische Ekzem oder die Prurigo typisch sind (SCHNYDER u. BORELLI; SHAFFER u. BEERMAN). Im cutan-vasculären Infiltrat sind Eosinophile nach STEIGLEDER u. INDERWISCH recht häufig.

Bei *ekzematösen Erythrodermien* findet man histologisch die gleichen Veränderungen wie beim chronischen Ekzem. Das cutanvasculäre Infiltrat jedoch nimmt mit zunehmender Chronizität mehr granulomatösen Charakter an, so daß dann die Abgrenzung gegen Mycosis fungoides schwierig werden kann. Eine spezielle Form der Erythrodermie ist die *Dermatitis exfoliativa*, die ätiologisch

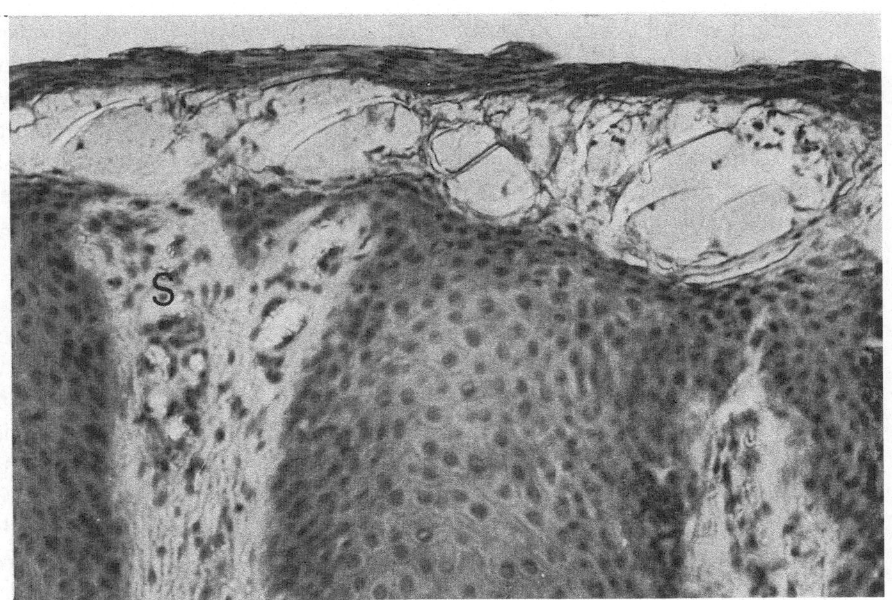

Abb. 24. Chron. Ekzem: Sodbrunnenphänomen (S). H.E. 250×

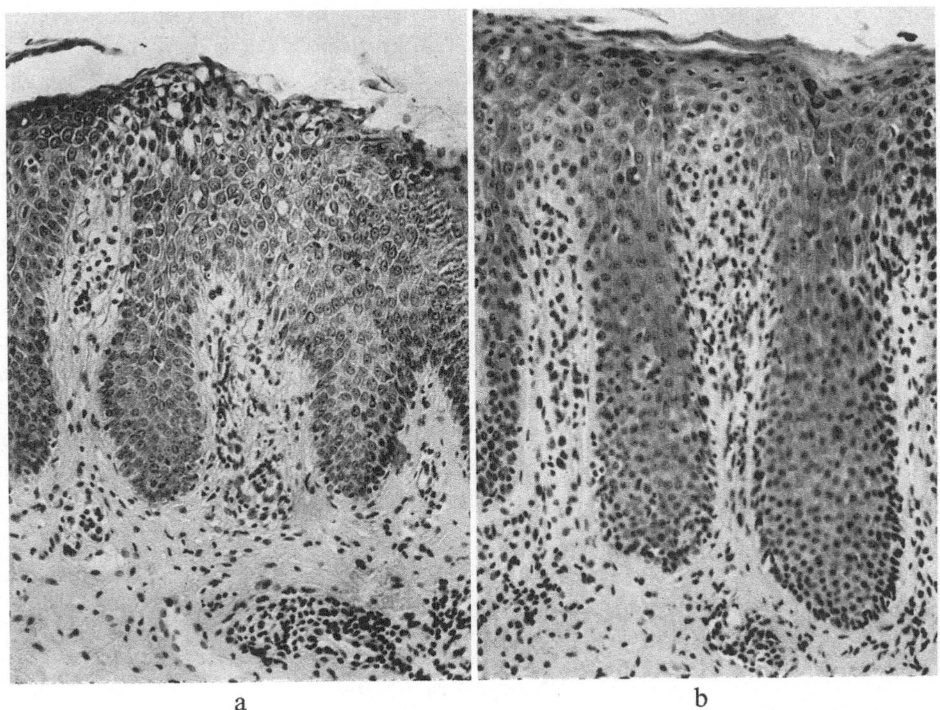

a   b

Abb. 25a u. b. Neurodermitis atopica. (a) Subakute Veränderungen: Spongiose, Akanthose und cutan-vasculäre Entzündung. H.E., 100×. (b) Chronische Veränderungen: psoriasiforme Akanthose mit cutan-vasculärer Entzündung. H.E., 160× (Aus: SCHNYDER, U.W., BORELLI, H., In: Handbuch der Haut- und Geschlechtskrankheiten, Ergänzungswerk, Bd. II/1, S. 242. Berlin-Heidelberg-New York: Springer 1962).

keine Einheit darstellt. Von 66 Biopsien waren nach ABRAHAMS et al. $^2/_3$ unspezifisch, 12 psoriasiform, 7 lymphom-leukämieartig, 2 uncharakteristisch und je 1 Biopsie verdächtig auf Pityriasis rubra pilaris, Lichen ruber und Lupus erythematodes. Auch NICOLIS u. HELWIG kommen an einem noch größeren Biopsiematerial zum Schluß, daß in solchen Fällen immer eine Probeexcision gemacht werden sollte. In etwa $^1/_5$ aller Fälle war die exfoliative Dermatitis Ausdruck einer Mycosis fungoides oder einer malignen Lymphomatose. In seltenen Fällen steht histologisch hinter einer exfoliativen Dermatitis aber auch eine Psoriasis oder ein Lichen ruber.

Histologische Differentialdiagnose: Wohl kann auf Grund des histologischen Bildes mit annähernder Sicherheit auf das Stadium des Ekzems geschlossen werden, doch kann mit Hilfe der Histologie niemals die Art des Ekzemes bestimmt werden, da alle ekzematösen Erkrankungen mit dem gleichen pathologisch-anatomischen Substrat einhergehen. Ekzematoide Bilder machen außerdem die *Parapsoriasis*, die *Pityriasis rosea*, die *Prurigo simplex* und das *Gianotti-Crosti-Syndrom* (Acrodermatitis papulosa infantum). Im akuten vesiculösen Stadium können sich Schwierigkeiten in bezug auf die Abgrenzungen gegen die *viralen Blasenerkrankungen* ergeben, die aber mit einer ballonierenden Degeneration einhergehen. Spongiotische Bläschen mit atypischen mononucleären Zellen können Pautriersche Mikroabscesse vortäuschen, was aber nicht zur Fehldiagnose *Mycosis fungoides* verleiten darf. Das impetiginisierte Ekzem kann histologisch ein Bild machen, welches sich nicht von einer „*Subcorneal pustular dermatosis*" unterscheidet. Es empfiehlt sich dann, die pustulösen Abschnitte sorgfältig auf pseudo-acantholytische Zellen abzusuchen. Finden sich solche Zellen mit Leukocyten vermischt, so spricht das für Subcorneal pustular dermatosis und gegen impetiginisiertes Ekzem. Doch nur eine klinische Überprüfung bringt die endgültige Klärung. Schwierigkeiten kann auch die mikroskopische Abgrenzung gegen die *Dermatitis herpetiformis* machen, da die Duhringsche Erkrankung über längere Zeit hinweg sowohl klinisch als auch histologisch unter dem Bild eines Ekzems verlaufen kann. Der *Lichen Vidal*, vor allem im Bereich der Unterschenkelstreckseiten, muß gegen den *Lichen ruber verrucosus* abgegrenzt werden. Wenn degenerative Veränderungen im Bereich der Basalzellenschicht fehlen, kann die Unterscheidung zwischen den beiden Krankheiten histologisch manchmal nicht mehr getroffen werden, da die epidermalen und cutan-vasculären Veränderungen identisch sein können. Schwierig kann schließlich die Abgrenzung Psoriasis-seborrhoisches Ekzem sein. Spongiosen sprechen in solchen Fällen für seborrhoisches Ekzem (PINKUS u. MEHREGAN).

G. Histologisch dem Ekzem nahestehende Dermatosen

1. Prurigo-Krankheiten

Im modernen Schrifttum (Übersichten s. bei GREITHER; KOGOJ; SCHNYDER) werden die Prurigo-Krankheiten in Ermangelung anderer verbindlicher Kriterien nach dem Verlauf klassifiziert. Demnach unterscheidet man außer der Prurigo acuta, subakut bis chronisch verlaufende Prurigo-Formen und die Prurigo nodularis Hyde. Die letztere stellt nach GREITHER den Prototyp der chronischen Prurigo dar.

Prurigo acuta

Synonyma: Strophulus; Lichen urticatus; Urticaria papulosa

Klinik: Die akute Prurigo ist v. a. eine Erkrankung des Kindesalters. Die Eruption tritt plötzlich in Erscheinung und bildet sich in der Regel ebenso rasch wieder zurück. Gelegentlich tritt der Ausschlag schubweise auf, so daß es wie bei den Varizellen zum Auftreten von Efflorescenzen verschiedenen Alters kommt. Die Primärefflorescenz ist eine 1–1,5 cm große, lachsrote, urtikarielle Papel mit einem zentralen Bläschen, das sich in eine Blase umwandeln kann (sog. Prurigo bullosa). Die Zahl der Einzelefflorescenzen ist nicht besonders groß. Sie schwankt in der Regel zwischen 10 und 20. Befallen werden sowohl der Stamm als auch die Extremitäten. Die akute Prurigo im Erwachsenenalter wird Prurigo simplex temporanea (TOMMASOLI) genannt.

Die *klinische Differentialdiagnose* umfaßt in erster Linie die Epizoonosen und die Dermatitis herpetiformis.

Histologie: Bei der akuten Prurigo findet man herdförmig in den subkornealen Abschnitten vorerst ein intercelluläres Ödem, das sich zu einer Seropapel, d.h. einem mit Serum und Leukocyten angeschoppten uni- oder multilokulären Bläschen weiterentwickelt. In unmittelbarer Umgebung der Seropapel ist die Epidermis leicht acanthotisch und parakeratotisch verhornend. Die dermalen Veränderungen liegen hauptsächlich im Papillarkörper und im oberen Drittel des Stratum reticulare. Dort finden sich in ödematösem Bindegewebe dilatierte Blutgefäße, die von einem eher lockeren Infiltrat umgeben sind, das sich vorwiegend aus Lymphocyten und Histiocyten zusammensetzt, aber auch Eosinophile enthalten kann. Zerkratzte Efflorescenzen zeigen eine umschriebene Erosion, die von Serum, Leukocyten und Epitheldetritus überlagert wird (BAZEX et al.; GREITHER; KOGOJ; OCAMPE u. COLLADO).

SHAFFER et al. haben schon 1954 gezeigt, daß die histologischen Veränderungen der akuten Prurigo weitgehend positiven Testreaktionen gegen Insektenallergene bei demselben Patienten entsprechen. BAZEX u. DUPRÉ haben dann 1966 histologisch gezeigt, daß viele Fälle von Strophulus durch Insekten, insbesondere durch Wanzen oder Thrombidien bedingt sind. Liegt eine Epizoonose vor, läßt sich dies meist auch histologisch belegen.

Prurigo subacuta et chronica

Klinik: Die Primärefflorescenz ist eine juckende urtikarielle Papel mit einem Durchmesser von etwa 5 mm, die kurze Zeit nach ihrer Entstehung aufgekratzt wird. Über der Excoriation bildet sich ein umschriebenes, punktförmiges Krüstchen, das sich nach einigen Tagen ablöst und meist eine kleine depigmentierte Narbe mit einem hyperpigmentierten Rand hinterläßt. Im Gegensatz zum Strophulus werden vorwiegend Erwachsene befallen und die Prädilektionsstellen dieser Dermatose sind die Streckseiten der Extremitäten. Wie beim Strophulus bleiben die Schleimhäute frei. Je chronischer die Prurigo, desto häufiger treten Schlafstörungen auf, welche das Allgemeinbefinden der Patienten erheblich beeinträchtigen können. Das psychische Verhalten dieser Patienten ist zudem auffällig. Neurotische Störungen können die Persönlichkeit solcher Prurigo-Kranken weitgehend verändern.

Die *klinische Differentialdiagnose* umfaßt ein weites Spektrum von Hautkrankheiten, von denen hier außer der Dermatitis herpetiformis und den Epizoonosen nur die Parapsoriasis guttata, das papulonekrotische Tuberkulid und die Vasculitis necroticans erwähnt werden sollen.

Das *histologische Bild* ist wie beim Strophulus charakterisiert durch eine Seropapel, doch ist die Primärefflorescenz schwerer zu fassen als bei der akuten Form (GREITHER). UEHARA und OFUJI betonen, daß die Seropapeln praktisch immer im Bereich eines Follikels lokalisiert sind. Neurohistologisch kommt es wie bei einer Reihe anderer juckender Erkrankungen infolge exsudativer Vorgänge zu einer vorübergehenden Maskierung der Nervenausbreitung in der Haut, degenerativen Faserveränderungen und zum Untergang nervöser Elemente. Mit Eintritt der Heilungsphase setzen reparative Vorgänge an der geschädigten subepithelialen Nervenausbreitung ein (TRITSCH u. KANTNER).

Prurigo nodularis

Erstbeschreibung HYDE (1909)

Klinik: Über das ganze Integument zerstreut finden sich bis kirschgroße, derbe Knoten von Hautfarbe. Die Oberfläche der Knoten ist keratotisch. Diese seltene, stark juckende Dermatose tritt meist erst bei älteren Menschen auf und zeichnet sich durch Therapieresistenz aus. Die Ätiologie ist unbekannt.

Histologie: Das Gewebsbild ist gekennzeichnet durch: 1. eine umschriebene pseudocarcinomatöse Papillomatose mit Hyper- und Parakeratose, 2. ein unspezifisches cutan-vasculäres Infiltrat und 3. eine Hyperplasie der Nervenfibrillen und der Schwannschen Zellen. In der Hämalaun-Eosinfärbung scheint das cutane Infiltrat besonders reich an Fibroblasten zu sein. Mit der Silberimprägnationsmethode läßt sich jedoch unschwer erkennen, daß es sich bei den sog. Fibroblasten um gewucherte neurale Elemente handelt (COWAN; DUPONT; PAUTRIER; THIES). Analoge Veränderungen hat COWAN bei der Neurodermitis circumscripta gefunden. Elektronenmikroskopisch fanden FEUERMAN u. SANDBANK deutliche Schädigungen der Schwannschen Zellen und der Zylinderachsen (s. auch bei KLUG u. GÜNTHER).

Histologische Differentialdiagnose: Die Abgrenzung gegen die hypertrophische Neurodermitis circumscripta (lichénification géante) und gegen das Keratoacanthom ergibt sich aus dem Vergleich mit dem klinischen Bild.

2. Pityriasis rosea

Erstbeschreibung: GIBERT (1890)

Klinik: Die Primärefflorescenz ist ein leicht erhabener rosaroter Fleck, der sich peripherwärts rasch vergrößert. Nach einigen Tagen sinkt das Zentrum leicht ein. Am Rand bleibt die Hornschicht haften, während sie im Zentrum absplittert, so daß es zu einer Colleretteschuppung kommt. Der Primärherd ist meist größer als die exanthematisch auftretenden Sekundärherde, die vorwiegend am Stamm und den proximalen Extremitätsabschnitten lokalisiert sind. Die Schleimhäute werden nie befallen und der Allgemeinzustand ist nicht beeinträchtigt. Subjektiv besteht leichter Juckreiz. Die Affektion heilt in 6–8 Wochen spontan ab. Die Ätiologie ist unbekannt. Literatur bei BJÖRNBERG u. HELLGREN.
Klinische Differentialdiagnose: Arzneimittelexantheme, pityriasisfomres Ekzematid Darier, Lues II (Roseola), Urticaria.

Histologie: BUNCH u. TILLEY haben als einzige diese Dermatose histologisch genauer untersucht. Sie fanden in der überwiegenden Mehrzahl ihrer Fälle eine ekzematoides Bild mit Parakeratose, Acanthose, Spongiose und Bläschenbildung, vereinzelt intraepidermale Pusteln sowie ein dermales Infiltrat, das aus Lymphocyten und monocytoiden Zellen besteht. In einzelnen Fällen (Spätstadien) sahen sie psoriasiforme und Lichen ruber-artige Veränderungen. Das histologische Bild ist somit nicht pathognomonisch.

Differentialdiagnose: Ekzeme und alle histologisch dem Ekzem nahestehenden Dermatosen; ferner die Parapsoriasis guttata (Pityriasis lichenoides).

3. Acrodermatitis papulosa infantum

Erstbeschreibung: GIANOTTI u. CROSTI (1955)

Klinik: Diese Dermatose tritt nur bei Kindern auf und befällt unter Bevorzugung der Streckseiten symmetrisch die Acren. Die Primärefflorescenz ist eine einzelnstehende, bis linsengroße, kupferrote, lichenoide Papel, die sich hämorrhagisch infarzieren kann und sekundär pityriasiform schuppt. Die Efflorescenzen haben keine Tendenz zur Konfluation. Das Exanthem heilt spontan in 4–6 Wochen ab. Fast immer geht die Krankheit mit einer Schwellung der hautnahen Lymphknoten einher; seltener ist sie mit Hepato- und Splenomegalie kombiniert. Die Körpertemperatur ist leicht bis mittelstark erhöht und das weiße Blutbild zeigt eine relative Lymphomonocytose. Dem Geschehen gehen oft eine Angina, Enterocolitis oder Pockenimpfung voraus. Bemühungen um den Nachweis einer Virusinfektion blieben erfolglos (s. bei SCHIRREN u. MÜTTER; WINKELMANN u. BOURLOND). Australia-Antigen ist etwa 10 Tage nach Beginn der Hauteruption während mindestens zwei Monaten nachweisbar (GIANOTTI 1973).

Histologie: Die Epidermis zeigt eine sägezahnartige Acanthose mit herdförmiger Spongiose und Bläschenbildung. Schildchenförmig verhornt die Epidermis hyper- und parakeratotisch. Der Papillarkörper und das angrenzende Stratum reticulare sind unter der Acanthose stark ödematös und perivasculär auffallend dicht mit Lymphocyten, mono-histiocytären Zellen und vereinzelt auch Eosinophilen angeschoppt. In älteren Efflorescenzen kann man Erythrocytenextravasate beobachten. Histologisch kommt es somit im Bereich der papulösen Efflorescenzen zu einer ekzematoiden Reaktion.

H. Erkrankungen der Schweißdrüsen

1. Miliaria cristallina (Sudamina)

Klinik: Im Verlauf fieberhafter Erkrankungen oder nach Anlegen eines feuchten Wickels schießen in Verbindung mit Schweißausbrüchen über den Körper disseminierte, stecknadelkopfgroße, wasserklare Bläschen auf. Subjektive Symptome fehlen. Das vesiculöse Exanthem trocknet nach kurzer Zeit ein und heilt spontan ab.

Histologie: Die initialen Veränderungen sind paraporal im Stratum granulosum oder Stratum corneum liegende spongiotische Bläschen, die nach LOEWENTHAL durch hypertonische Kochsalzlösung im Schweiß zustande kommen sollen. Erst sekundär kommt es wahrscheinlich zu ostiofollikulären hyper- und parakeratotischen Hornpfröpfen, die lange Zeit für die Entstehung der kristallinen Miliaria primär verantwortlich gemacht wurden (O'BRIEN, 1950; ROBINSON; SHELLEY u. HORVATH; STEWART; SULZBERGER u. HERRMANN). Durch Rückstauung des

Schweißes dilatiert und rupturiert schließlich die Wand der Drüsenausführungsgänge proximal vom Hornpfropf. Im Ostium der ekkrinen Schweißdrüsenausführungsgänge fanden CORMIA u. KUYKENDALL; DOBSON u. LOBITZ, sowie HAM-
BRICK zudem PAS-positives, diastaseresistentes Material, das sie ätiologisch für
die Miliaria verantwortlich machten. LOEWENTHAL konnte jedoch zeigen, daß
auch 15 von 23 Kontrollpersonen analoge PAS-positive, diastaseresistente Schollen
aufwiesen, womit die kausale Bedeutung dieses histochemischen Befundes ebenfalls in Frage gestellt ist. Im Gegensatz zur Miliaria rubra fehlen bei der kristallinen
Miliaria primär entzündliche Erscheinungen.

2. Miliaria rubra (prickly heat)

Klinik: Am Stamm schießen nach starken Schweißausbrüchen oder körperlicher Tätigkeit
in der Hitze massenhaft intensiv rote Knötchen oder stecknadelkopfgroße klare Bläschen mit
einem hellroten Hof auf.

Histologie: Bei den Miliaria rubra sind die Schweißdrüsenostien durch ab-
geschilferte degenerierte Epithelien verstopft. Als Folge davon kommt es zur
Ausbildung intraepidermaler spongiotischer Bläschen.

Um die intraepidermalen Bläschen und die verstopften Schweißdrüsenausführungsgänge herum entsteht im Corium vorerst eine lymphocytäre, später
lympho-histiocytäre Entzündung (O'BRIEN, 1947; SHELLEY u. HORVATH; SULZ-
BERGER u. ZIMMERMANN). Bei der *Miliaria pustulosa* kommt es zu leukocytären
Abscessen um die rupturierten Schweißdrüsenausführungsgänge herum.

Die *Miliaria profunda* hingegen ist eine seltene Erkrankung der Schweißdrüsen,
die auf dem Boden einer Anhidrose entsteht. Die Bläschen liegen bei dieser Mili-
ariaform in den tiefen Abschnitten der Epidermis oder sogar subepidermal
(O'BRIEN, 1947).

3. Miliaria apocrina (Fox-Fordyce Disease)

Klinik: Nach der Pubertät entstehen bei entsprechend disponierten Menschen in den Axillen,
am Mons pubis und um die Mamillen herum stark juckende halbkugelige, glänzende Papeln von
gelblicher oder bräunlicher Farbe, die zu größeren Plaques zusammenfließen. Die Krankheit
kommt vorwiegend bei Frauen vor und ist wahrscheinlich endokriner Genese.

Von oben nach unten kann man *histologisch* folgende Veränderungen finden:
Im Bereich der Papeln ist das Epithel unregelmäßig acanthotisch. In und um die
Follikel herum ist die Hornschicht verdickt und stellenweise parakeratotisch. Die
Haarfollikel zeigen stellenweise spongiotische Erscheinungen und um die Haut-
anhangsgebilde herum ist das kollagene Bindegewebe durch ein beträchtliches
Ödem aufgelockert. Die apokrinen Ausführungsgänge, welche in die Follikelostien einmünden, sind verstopft durch homogenes basophiles Material, das sich
PAS-positiv und Diastase-resistent verhält. Proximal von den Obstruktionsstellen
sind die apokrinen Ausführungsgänge dilatiert. Sie verlieren infolge Atrophie ihr
charakteristisches Epithel und enthalten ebenfalls homogenes basophiles Material.
An Rupturstellen fließt solches auch in das periglanduläre cutane Bindegewebe
ein, das ein Rundzellinfiltrat enthält, dem stellenweise Mastzellen beigemengt
sind (GRAHAM et al.; POÓE; GOUGEROT u. BLUM; MACMILLAN u. VICKERS; SCHMIDT;
SHELLEY u. LEVY; WINKELMANN u. MONTGOMERY).

Die *histologischen Leitsymptome* sind somit:

- Spongiotische Bläschen im Infundibulum des Haarfollikels, die sekundär zu Hyperkeratose und damit zur Verstopfung der Ausführungsgänge der apokrinen Drüsen führen. Diese Befunde können meist nur auf Serienschnitten erhoben werden.

- Dilatation und Ruptur der dermalen Drüsenausführungsgänge. Folge davon sind Ödem, Entzündung und Ablagerung saurer und neutraler Mucopolysaccharide.

J. Arzneimittelbedingte Dermatosen

Noch gibt es keine systematische Darstellung der Pharmakopathologie der Haut, wenn man von den XXIV Übersichten über „Drug Reactions" absieht, die von 1968–1974 in vierteljährigen Intervallen im British Journal of Dermatology erschienen sind. Die erste Übersicht dieser Art stammt von TURK u. BAKER, die letzte von ALMEYDA u. LEVANTINE. Wertvolle Informationen findet man diesbezüglich auch in „Meyler's Side Effects of Drugs".

Grundsätzlich können Pharmaka alle sog. „réactions cutanées" mimikrieren, was beinhaltet, daß das Spektrum der arzneimittelbedingten Dermatosen fast so umfangreich ist wie die nichtmedikamentös bedingte Pathologie der Haut. Zudem können selbst chemisch nicht miteinander verwandte Medikamente identische Hautveränderungen auslösen. Man kann deshalb weder klinisch noch histologisch vom Typ des jatrogenen Schädigungsmusters auf das auslösende Medikament Rückschlüsse ziehen. Ausnahmen wie die carbamidbedingte Pupura chronica progressiva bestätigen die Regel. Auch die Pathogenese der arzneimittelbedingten Dermatosen ist ebenso vielfältig wie ihr klinischer und pathologisch-anatomischer Polymorphismus. Am häufigsten und wohl auch am besten untersucht ist die Pathogenese der medikamentös bedingten allergischen und fotoallergischen Kontaktekzeme. An zweiter Stelle folgen häufigkeitsmäßig die toxogenen Kontaktekzeme (Eczema to Primary Irritants).

Diese Gegebenheiten führen dazu, daß die meisten arzneimittelbedingten Dermatosen – wenn überhaupt – bei den genuinen Krankheitsbildern abgehandelt werden. Insbesondere gilt dies für die folgenden arzneimittelbedingten Veränderungen der Haut und ihrer Anhaltsgebilde:

Atrophien	Neoplasien und Präcancerosen
Blasenkrankheiten	Pigmentstörungen
Ekzeme	Vasculopathien
Lichenoide Reaktionen	Alopecien
Lupus erythematodes	Nagelveränderungen
Nekrolysen	

Im folgenden werden nur das Fixe Arzneimittelexanthem und die Halogenoderme (Bromo- und Jododerm) abgehandelt. Auch in den meisten anderen zeitgenössischen Lehrbüchern der Histopathologie umfaßt dieses Kapitel – wenn es überhaupt aufgeführt ist – nur einige wenige Krankheitsbilder.

1. Fixes Arzneimittelexanthem

Erstbeschreibung: BROCQ (1894)

Klinik: Im Gegensatz zu den meisten Arzneimittelexanthemen macht das 1894 von BROCQ erkannte Fixe Arzneimittelexanthem sowohl klinisch als auch histologisch charakteristische Veränderungen, weshalb es hier speziell besprochen werden soll. Wenige Stunden nach Einnahme z.B. von Antipyrin treten an einer oder mehreren Stellen runde, scharf begrenzte, bis kindshandtellergroße Erythemflecke auf, die sich unter Hinterlassung einer braungelben Pigmentierung langsam zurückbilden. Bei jeder erneuten Einnahme des Medikamentes tritt die Reaktion an der gleichen Stelle wieder auf. Wahrscheinlich ist diese Exanthemform allergischer Genese. Außer Antipyrin machen auch folgende Arzneimittel Fixe Exantheme: Acetanilid, Antimonsalze, Arsphenamin, Chlor- und Oxytetracylin, Barbiturate, Bismuth, Goldsalze, Salicylate, Phenophthalein, Chinin, Sulfonamide u.a. Für die vollständige Liste der Arzneimittel, welche Fixe Arzneimittelexantheme provozieren können, sei auf die Zusammenstellungen von ENGELHARDT, sowie WELSH u. MITCHELL verwiesen.

Histologie: Eingehend haben sich STRITZLER u. KOPF mit der Morphodynamik des Fixen Exanthems befaßt. Im Frühstadium kann es zu subepidermaler Blasenbildung wie beim Erythema exsudativum multiforme kommen, wobei die Epidermis über der Blase nekrobiotische Erscheinungen aufweisen kann (s. auch bei TRITSCH et al.). Die Blase selbst enthält außer Serum nur einige Leukocyten und Lymphocyten, aber keine Eosinophilen. Die Papillen ragen in die Blase hinein und werden stellenweise noch von einem schmalen Saum nekrotisierter Epithelzellen überdeckt. Auch die über den Papillen liegende PAS-positive Grenzmembran ist stellenweise zerstört. Der ödematöse Papillarkörper enthält perivasculär anfänglich vorwiegend Lymphocyten, während Leukocyten und Eosinophile kaum in Erscheinung treten. Je älter die Efflorescenz, desto mehr überwiegen perivasculär histiocytäre Elemente. Zudem kommt es zu einer Pigmentinsuffizienz. Das Stratum reticulare bleibt in der Regel frei von entzündlichen Erscheinungen, während die Ausführungsgänge der ekkrinen Schweißdrüsen oft dilatiert und vacuolig degeneriert sind. CIVATTE, sowie STRITZLER u. KOPF beobachtente zudem in älteren Herden herdförmig eine vorzeitige intraepidermale Verhornung (Dyskeratose). Elektronenmikroskopische Untersuchungen bestätigen die dyskeratotische Natur dieser intraepidermalen Veränderungen (DOBBELEER u. ACHTEN; KOMURA et al.).

Histologische Differentialdiagnose: Das Frühstadium des Fixen Arzneimittelexanthems kann somit histologisch nicht von einem Erythema exsudativum multiforme unterschieden werden, während Spätstadien Veränderungen machen, die man unter dem Oberbegriff „Incontinentia pigmenti histologica" zusammenfassen kann.

2. Halogenoderme (Bromo- und Jododerm)

Klinik: Die tuberösen Bromo- und Jododerme entwickeln sich häufig auf dem Boden einer pemphigoiden oder acneiformen Halogenerkrankung der Haut. Nur gelegentlich und dann meist beim Bromoderm, treten die tuberösen Knoten in klinisch gesunder Haut auf. Beim Jododerm beginnt die Erkrankung gewöhnlich mit multiplen, rasch eitrig werdenden Blasen, die ulcerös werden und auf deren Boden dann die kugeligen Tumoren wuchern. Im Gegensatz zum Jododerm ist das meist sehr schmerzhafte Bromoderm fast ausschließlich auf den Streckseiten der Unterschenkel lokalisiert. Das klinische Bild und die Histologie geben wichtige Hinweise für die Diagnose. Für deren Bestätigung ist aber der anamnestische Nachweis der Halogenzufuhr und der spektrographische Halogennachweis im Harn, Serum oder Speichel notwendig. Oft gelingt der Halogennachweis im Urin erst nach Provokation mit Calciumthiosulfat. Die Pathogenese der Bromo- und Jododerme ist nach wie vor unklar. Außer einer allergischen Genese (BLOCH u. TENCHIO; ROSENBERG et al.) wird heute von anderen die sog. Abspaltungstheorie auf dem Boden eines Nierenschadens diskutiert (FREUND; KIMMIG; JUVIN, DUGOIS u. GAUTHIER). Letztere geht davon aus, daß die Hautveränderungen die Reaktion auf gewebefeindliches elementares Brom resp. Jod sind.

Histologie: Das Gewebebild ist gekennzeichnet durch eine reaktive Hyperplasie des Epithels mit intraepidermalen Abscessen und Dyskeratose. Herdförmig kann es im proliferierenden Epithel ferner zu acantholytischen Erscheinungen kommen. Die Epithelproliferation ist beim Jododerm gewöhnlich geringer als beim Bromoderm. Die ganze Cutis zeigt entzündliche Erscheinungen. Außer leukocytären Abscessen, denen mehr oder weniger Eosinophile beigemengt sind, findet man je nach Alter der Efflorescenz auch Lymphocyten, Histiocyten und Plasmazellen. Die Zahl der cutanen Gefäße ist vermehrt, und stellenweise kann Endothelproliferation beobachtet werden. Charakteristisch für die Bromoderme sind ferner cystische Formationen, die dicht unter der Epidermis liegen und mit konzentrisch geschichteten Hornmassen angeschoppt sind (FREUND; GOOS; LEIBEL; PERROUD u. DELACRÉTAZ; SCHIRREN u. WEHRMANN; TELLER).

Histologische Differentialdiagnose: Ähnliche bis identische Bilder machen der Pemphigus vegetans, die chronisch vegetierende Pyodermie und das Pyoderma gangraenosum.

K. Varia

1. Chondrodermatitis nodularis chronica helicis

Erstbeschreibung: WINKLER (1916)

Klinik: Am oberen Rand der Ohrmuschel, gelegentlich auch an der Anthelix, am Tragus, Antitragus oder an der Concha entwickelt sich ein bis 10 mm im Durchmesser haltender auf Druck schmerzhafter Knoten. Das Zentrum der Efflorescenz ist entweder erodiert oder wird von einem Hornkegel eingenommen. Gelegentlich entwickeln sich mehrere Efflorescenzen dieser Art.

Klinische Differentialdiagnose: Cornu cutaneum, verruköse Präcancerose, Warze. Richtungsweisend ist die starke Druckschmerzhaftigkeit. So können sich solche Patienten nicht auf dem kranken Ohr schlafen.

Die *Histologie* wurde u. a. von CAROL u. VAN HAREN; HERZBERG; McCONNELL; METZGER et al.; NEWCOMER et al.; PIPPIONE et al.; SCHUMAN u. HELWIG sowie WINKLER herausgearbeitet.

In den Randabschnitten sind die epidermalen Veränderungen charakterisiert durch eine pseudocarcinomatöse Acanthose mit Para- und Hyperkeratose. In der Mitte der Papel findet sich gewöhnlich ein rißartiger Epitheldefekt, welcher von Fibrin mit Leukocytentrümmern oder einem Hornpfropf überdeckt ist. Subbasal liegt eine in der van Gieson-Färbung gelbliche Nekrosezone, die von einem Granulationsgewebe umschlossen wird, das Riesenzellen enthalten kann. Auffällig in dieser Zone ist der starke Gefäßreichtum, der bis zur Bildung glomusartiger Formationen führen kann (HABER). Die Perichondritis schließlich ist

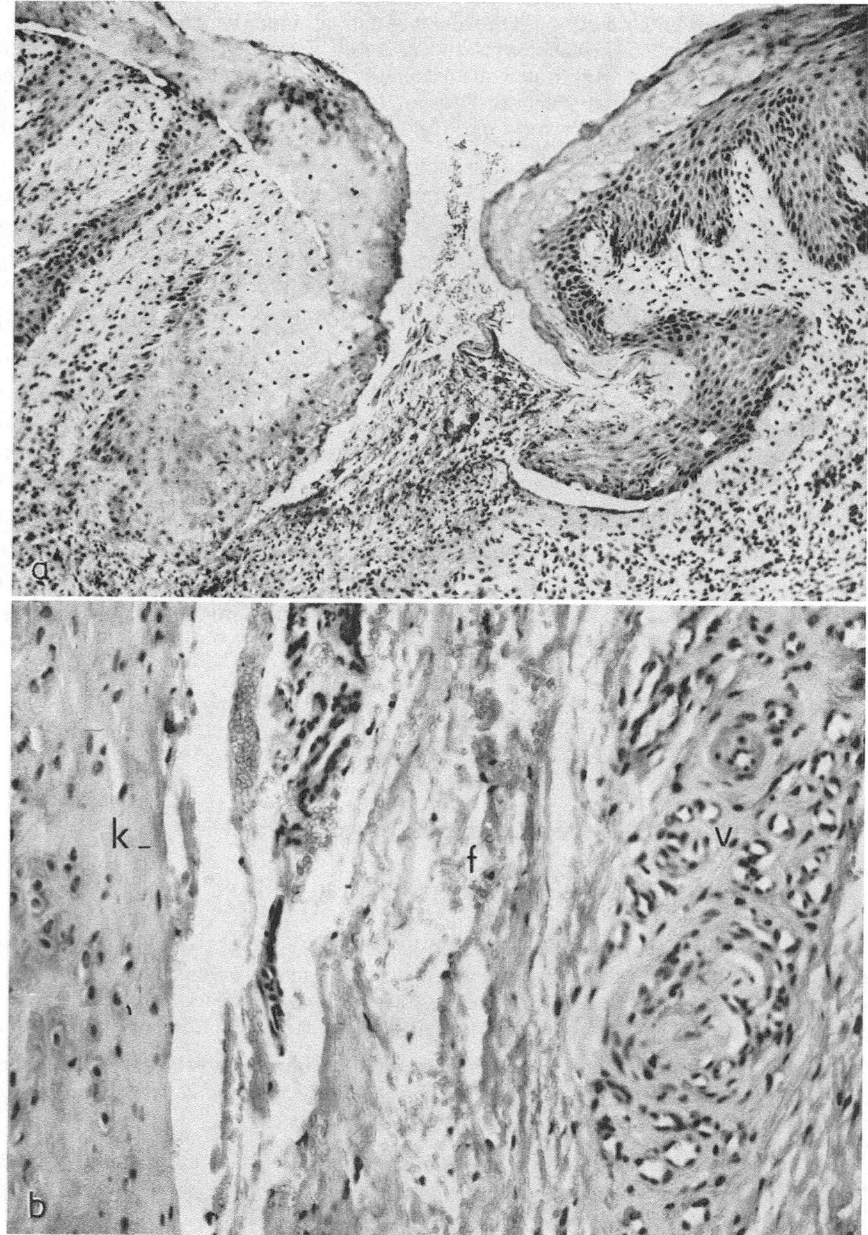

Abb. 26a u. b. Chondrodermatitis nodularis helicis. (a) Charakteristische Epidermisveränderungen H.E. (b) Perichondrale fibrinoide Nekrose (f), Knorpel (k), vasculäre Reaktion (v). H.E. (Aus: HABER, H., Hautarzt **11**, 122 (1960)).

gekennzeichnet durch eine erhebliche Zellproliferation. Der Feinbau des Knorpels geht über in ein zunächst schütteres, in der zelligen Struktur den Chondrocyten ähnliches Infiltrat. Dieses wandelt sich in unmittelbarer Nähe der Nekrobiosezone in das bereits erwähnte gefäßreiche Granulationsgewebe um. Im Bereich der perichondralen Zellproliferation finden sich zudem metachromatische Bezirke, die jedoch nicht den Feinbau versprengter Knorpelinseln aufweisen. Die Elastica fehlt in weiten Bereichen und ist in Form verklumpter Faserhaufen vom Krankheitsgeschehen abgedrängt. Der Ohrknorpel selbst kann degenerative Veränderungen aufweisen.

Für eine weitergehende Fotodokumentation sei auf das entsprechende Kapitel in Band 9, Seiten 30 – 33, der „Spezielle pathologische Anatomie" von DOERR, SEIFERT, UEHLINGER verwiesen, die 1975 erschienen ist.

Die *histologischen Leitkriterien* sind somit:

- Pseudocarcinomatöse Hyperplasie der Epidermis

- Herdförmige Nekrose des cutanen Bindegewebes

- Reaktive Entzündung und Gefäßproliferation in der Umgebung der cutanen Nekrosen

- Perichondritis

Histologische Differentialdiagnose: Die pseudocarcinomatöse Hyperplasie der Epidermis darf nicht zur Fehldiagnose einer Präcancerose verleiten. Bei Berücksichtigung der cutanen und perichondritischen Veränderungen dürfte sich jedoch diese Fehldiagnose vermeiden lassen.

Histogenese: So klar der histologische Aufbau der Chondrodermatitis nodularis ist, so unklar ist andererseits, wo der Prozeß beginnt. WINKLER nahm an, daß sich die primären Veränderungen im Ohrknorpel abspielen. GROPPER sowie NEWCOMER et al. konnten jedoch an Leichen nachweisen, daß analoge degenerative Veränderungen am Ohrknorpel auch bei Menschen vorkommen, die nicht an einer Chondrodermatitis nodularis leiden. CAROL u. VAN HAREN postulieren, daß sich die primären Veränderungen in der Epidermis abspielen und benennen das Leiden deshalb Clavus helicis. HABER, HALTER und MEIROWSKY hingegen, denen sich die Mehrzahl der Autoren heute anschließt, sehen in der dermalen Nekrobiose das erste pathologisch-anatomische Substrat. Wahrscheinlich begünstigen örtliche Anomalien des Knorpels in Verbindung mit einer lokalen Gefäßarmut im Bereich der Helix bei exogener Traumatisierung die Entstehung der cutanen Nekrose.

Literatur

A. Genodermatosen

1. Xeroderma pigmentosum

Caputo, R., Califano, A.: Ultrastructural changes in the epidermis of xeroderma pigmentosum lesions in various stages of development. Arch. Derm. Forsch. **241**, 364 (1971)

Cleaver, J.E.: Xeroderma pigmentosum: A human disease in which an initial stage of DNA repair is defective. Biochemistry **63**, 428 (1969)

Cleaver, J.E.: Xeroderma pigmentosum. Progress and regress. J. invest. Derm. **60**, 374 (1973).

Guerrier, C.J., Lutzner, M.A., Devico, V., Prunieras, M.: An electron microscopical study of the skin in 18 cases of xeroderma pigmentosum. Dermatologica (Basel) **146**, 211 (1973).

Hadida, E., Marill, F.G., Sayag, J.: Xeroderma pigmentosum. Ann. Derm. Syph. (Paris) **90**, 467 (1963).

Jung, E.G.: Bedeutung und Heterogenität des Syndroms Xeroderma pigmentosum. Hautarzt **24**, 175 (1973).

Montgomery, H., Reuter, M.J.: Xeroderma pigmentosum. Arch. Derm. Syph. (Chic.) **26**, 256 (1932).

2. Hyperkeratosis follicularis et parafollicularis in cutem penetrans (Morbus Kyrle)

Bandmann, H.J., Schmid, A.H.: Zur Differentialdiagnose der Hyperkeratosis follicularis et parafollicularis in cutem penetrans (Morbus Kyrle) gegenüber der Elastosis perforans serpiginosa (Morbus Lutz-Miescher). Hautarzt **19**, 259 (1968).
Constantine, V.S., Carter, V.H.: Kyrle's disease. II. Histopathologic findings in five cases and review of the literature. Arch. Derm. **97**, 633 (1968).
Graciansky, P. de, Boulle, S., Boulle, M., Dalton, J.: La maladie de Kyrle. Ann. Derm. Syph. (Paris) **82**, 8 (1955).
Hauss, H.: Keratosis follicularis serpiginosa Lutz (Elastoma intrapapillare perforans verruciforme Miescher) und Hyperkeratosis follicularis et parafollicularis in cutem penetrans Kyrle. Derm. Wschr. **147**, 550 (1963)
Kyrle, J.: Über einen ungewöhnlichen Fall von universeller follikulärer und parafollikulärer Hyperkeratose. Arch. Derm. Syph. (Berl.) **123**, 466 (1916).
Prakken, J.R.: Kyrle's Disease. Acta dermato-venereol. (Stockh.) **34**, 360 (1954).
Tappeiner, J., Wolff, K., Schreiner, E.: Morbus Kyrle. Hautarzt **20**, 296 (1969).

3. Elastoma intrapapillare perforans verruciforme

Cohen, A.S., Hashimoto, K.: Electron microscopic observations on the lesions of elastosis perforans serpiginosa. J. invest. Derm. **35**, 15 (1960).
Haber, H.: Miescher's elastoma: Elastoma intrapapillare perforans verruciforme. Brit. J. Derm. **71**, 85 (1959).
Hashimoto, K., Hill, W.R.: Elastosis perforans serpiginosa: A case report with histochemical and enzyme digestion studies. J. invest. Derm. **35**, 7 (1960).
Herzberg, J.J.: Elastosis perforans serpiginosa (Miescher). Hautarzt **12**, 340 (1961).
Kirsch, N., Hukill, P.B.: Elastosis perforans serpiginosa induced by penicillamine. Arch. Derm. **113**, 630 (1977).
Korting, G.W.: Elastosis perforans serpiginosa als ektodermales Randsymptom bei Cutis Laxa. Arch. klin. exp. Derm. **224**, 437 (1966).
Lutz, W.: Keratosis follicularis serpiginosa. Dermatologica (Basel) **106**, 318 (1953).
Mehregan, A.H.: Elastosis perforans serpiginosa, a review of he literature and report of eleven cases. Arch. Derm. Syph. (Chic.) **97**, 381 (1968).
Meves, C., Vogel, A.: Elektronenmikroskopische Untersuchungen an einem Fall von Elastosis perforans serpiginosa. Dermatologica (Basel) **145**, 210 (1973).
Miescher, G.: Elastoma intrapapillare perforans verruciforme. Dermatologica (Basel) **110**, 254 (1955).
Miescher, G.: Über einen weiteren Fall von Elastoma intrapapillare perforans verruciforme (Keratosis follicularis serpiginosa Lutz). Hautarzt **7**, 194 (1956).
Woringer, Fr., Laugier, P.: Maladie de Lutz-Miescher. Ann. Derm. Syph. (Paris) **87**, 601 (1960).

4. Focal dermal hypoplasia-Syndrom

Braun-Falco, O., Hofmann, C.: Das Goltz-Gorlin-Syndrom. Hautarzt **26**, 393 (1975).
Braun-Falco, O., Marghescu, S.: Über eine systematisierte naeviforme Atrophodermie. Arch. klin. exp. Derm. **221**, 549 (1965).
Goltz, R.W., Henderson, R.R., Hitch, J.M., Ott, J.E.: Focal dermal hypoplasia syndrome. Arch. Derm. Syph. (Chic.) **101**, 1 (1970).
Goltz, R.W., Peterson, W.C., Gorlin, R.J., Ravits, H.G.: Focal dermal hypoplasia. Arch. Derm. Syph. (Chic.) **86**, 708 (1962).
Gorlin, R.J., Meskin, L.H., Peterson, W.C., Jr., Goltz, R.W.: Focal dermal hypoplasia syndrome. Acta derm.-venereol. (Stockh.) **43**, 421 (1963).
Šalamon, T., Jevtič, Z., Lazovič, O.: Über eine eigenartige Form der Aplasia (Hypoplasia) Cutis congenita mit multiplen hypoplastischen Fehlbildungen. Arch. klin. exp. Derm. **217**, 295 (1963).

B. Lichen

1. Lichen ruber

Altman, J., Perry, H.O.: The variation and course of lichen planus. Arch. Derm. Syph. (Chic.) **84**, 179 (1961).

Anton-Lamprecht, I., Tilgen, W.: Zur Entstehung und Tonofibrillennatur der fibrillären Körper (sog. hyaline oder kolloide Körperchen). Arch. Derm. Forsch. **246**, 317 (1973).

Berger, H., Hundeiker, M., Engelhardt, A.W.: Über das Infiltrat im Lichen ruber-Herd. Arch. klin. exp. Derm. **235**, 394 (1969).

Black, M.M., Wilson-Jones, E.: The role of the epidermis in the histopathogenesis of lichen planus. Histochemical correlation. Arch. Derm. **105**, 81 (1972).

Ebner, H.: Untersuchungen über die celluläre Zusammensetzung des Lichen ruber planus-Infiltrates. Arch. Derm. Forsch. **247**, 309 (1973).

Ebner, H., Gebhart, W.: Beitrag zur Histochemie und Ultrastruktur der sog. hyalinen bzw. kolloiden Körperchen. Arch. Derm. Forsch. **242**, 153 (1972).

Ebner, H., Gebhart, W.: Epidermal changes in lichen planus. J. Cutan. Path. **3**, 167 (1976).

Ebner, H., Kraft, D.: Fibrinablagerungen beim Lichen ruber planus. Eine licht-, immunfluoreszenz- und elektronenmikroskopische Studie. Arch. Derm. Forsch. **243**, 305 (1972).

Ellis, F.A.: Histopathology of lichen planus based on analysis of one hundred biopsy specimens. J. invest. Derm. **48**, 143 (1967).

Goltz, R.W., Hult, A.: Zur histochemischen Natur der Kolloidkörperchen beim Lichen ruber planus. Hautarzt **14**, 355 (1963).

Gougerot, H., Civatte, A.: Critères cliniques et histologiques des lichens plans cutanés et muqueux: délimination. Ann. Derm. Syph. (Paris) **80**, 5 (1953).

Haber, H., Sarkany, I.: Hypertrophic lichen planus and lichen simplex. Trans. St. John's Hosp. derm. Soc. (Lond.) **41**, 61 (1958).

Luhmer, J., Steigleder, G.K.: Die Mastzellenzahl im Schweißdrüsengewebe in normaler Haut bei Psoriasis und Lichen ruber. Hautarzt **19**, 371 (1968).

Meara, R.H.: Lichenoid gold eruption. Brit. J. Derm. **65**, 222 (1953).

Oberste-Lehn, H.: Die morphologische Abgrenzung des Lichen planus. Arch. Derm. Syph. (Berl.) **198**, 449 (1954).

Pautrier, L.M.: Le Lichen Plan. Nouvelle Pratique Dermatologique, VII, p. 435. Paris: Masson édit. 1936.

Sabouraud, R.: Sur Quelques Points de l'Anatomie Pathologique du Lichen Plan de Wilson. Ann. Derm. (Paris) **1**, 491 (1910).

Sarkany, I., Caron, G.A., Jones, H.H.: Lichen planus pemphigoides. Trans. St. John's Hosp. derm. Soc. (Lond.) **50**, 50 (1964).

Schnyder, U.W., Kotnik-Zdraveva, G.: Untersuchungen zur Problematik von Halbseitenversuchen mit Lokalcorticoiden. Hautarzt **17**, 298 (1966).

Spier, H. W., Keilig, W.: Lichen ruber follicularis decalvans (Graham Little-Syndrom) und seine Beziehungen zur Pseudopelade Brocq. Der Hautarzt **4**, 457 (1953).

Wilson, D.J.: Eczematous and pigmentary lichenoid dermatitis. Atypical lichen planus; preliminary report. Arch. Derm. Syph. (Chic.) **54**, 377 (1946).

Winer, L.H., Leeb, A.J.: Lichenoid eruptions. A histopathological study. Arch. Derm. Syph. (Chic.) **70**, 274 (1954).

Winer, L.H., Levitt, H.: Lichen planus in the negroe. Arch. Derm. Syph. (Chic.) **56**, 437 (1947).

2. Lichen nitidus (Granuloma nitidum)

Berger, H., Berger, C., Flux, H.: Elektronenmikroskopische Befunde beim Lichen nitidus. Z. Hautkr. **49**, 341 (1974).

Civatte, A.: Lichen nitidus et lichen plan. Bull. Soc. franç. Derm. Syph. **34**, 667 (1927).

Ellis, F.A., Hill, W.F.: Is lichen nitidus a variety of lichen planus? Arch. Derm. Syph. (Chic.) **38**, 568 (1938).

Tappeiner, S.: Zur Stellung des Lichen nitidus im System der Hautkrankheiten. Dermatologica (Basel) **107**, 1 (1953).

3. Lichen sclerosus et atrophicus — Kraurosis vulvae — Balanitis xerotica obliterans —
Sklerolichen Gougerot

Balus, L.: Lichen sclerosus et atrophicus der Vulvagegend als präcanceröser Zustand. Hautarzt **22**, 199 (1971).

Forssmann, W.G., Holzmann, H., Cabré, J.: Elektronenmikroskopische Untersuchungen der Haut beim Lichen sklerosus et atrophicus. Arch. klin. exp. Derm. **220**, 584 (1964).

Gottschalk, H.R., Cooper, Z.K.: Lichen sclerosus et atrophicus with bullous lesions and extensive involvement. Arch. Derm. Syph. (Chic.) **55**, 433 (1947).

Gougerot, H.: Bord des sclerodérmies (en plaques ou en gouttes) et du lichen albus: la lichéno-sclérodermie. Bull. Soc. franç. Derm. Syph. **51**, 303 (1940).

Herzberg, J.J., Meyer-Rohn, J., Unna, P.J.: Sclérolichen Gougerot. Arch. klin. exp. Derm. **216**, 246 (1963).

Höfs, W.: Lichen sklerosus et atrophicus. Kraurosis vulvae und Balanitis xerotica obliterans. Derm. Wschr. **149**, 217 (1964).

Hundeiker, M.: Gefäßveränderungen beim Lichen sclerosus. Arch. Derm. Forsch. **247**, 271 (1973).

Kint, A., Geerts, M.L.: Lichen sclerosus et atrophicus. An electron microscopic study. J. Cutan. Path. **2**, 30 (1975).

Klug, H., Sönnichsen, N.: Elektronenoptische Untersuchungen bei Lichen sklerosus et atrophicus. Derm. Mschr. **158**, 641 (1972).

Laymon, C.W.: Lichen sclerosus et atrophicus and related disorders. Arch. Derm. Syph. (Chic.) **64**, 620 (1951).

Mann, P.R., Cowan, M.A.: Ultrastructural changes in four cases of lichen sclerosus et atrophicus. Brit. J. Derm. **89**, 223, (1973).

Miescher, G.: Weißfleckenkrankheit. Arch. Derm. Syph. (Berl.) **172**, 419 (1935).

Montgomery, H., Hill, W.R.: Lichen sclerosus et atrophicus. Arch. Derm. Syph. (Chic.) **42**, 775 (1940).

Nomland, R.: Lichen sclerosus et atrophicus (Hallopeau) and related cutaneous atrophies. Arch. Derm. Syph. (Chic.) **21**, 575 (1930).

Piper, H.G.: Lichen sclerosus et atrophicus partim bullosus. Derm. Wschr. **143**, 137 (1961).

Steigleder, G.K., Raab, W.P.: Lichen sclerosus et atrophicus. Arch. Derm. Syph. (Chic.) **84**, 219 (1961).

Suurmond, D.: Lichen sclerosus et atrophicus of the vulva. Arch. Derm. Syph. (Chic.) **90**, 143 (1964).

C. Bindegewebskrankheiten

1. Lupus erythematodes (LE)

Arnold, H.L.: Lupus erythematosus profundus: Commentary and report of four more cases. Arch. Derm. Syph. (Chic.) **73**, 15 (1956).

Braun-Falco, O.: Zur Morphologie und Pathogenese von Sklerodermie und systemischem Lupus erythematodes. Dtsch. med. Wschr. **90**, 2269 (1965).

Civatte, A.: Lupus erythemateux. In: Atlas d'Histopathologie cutanée. Paris: Masson et Cie., édit. 1957.

Clark, W.H., Reed, R.J., Mihm, M.C.: Lupus erythematosus. Histopathology of cutaneous lesions. Hum. Path. **4**, 157 (1973).

Dubois, E. (ed.): Lupus erythematosus. A review of the current status of discoid and systemic lupus erythematosus and their variants. (Second edition.) University of Southern California Press 1976.

Dubois, E., Friou, G.J., Chandor, S.: Rheumatoid nodules and rheumatoid granulomas in systemic lupus erythematosus. J. Amer. med. Ass. **22**, 515 (1972).

Ellis, F.A., Bundick, W.R.: Histology of lupus erythematosus. Arch. Derm. Syph. (Chic.) **70**, 311 (1954).

Gans, O.: Die Pathologie des Bindegewebes mit besonderer Berücksichtigung der Haut. Hautarzt **4**, 399 (1953).

Gisslen, H., Heyden, G.: Histological and histochemical investigations of lupus erythematosus in the skin and the oral mucosa. Acta derm.-venereol. (Stockh.) **55**, 57 (1975).

Hahn, B.H., Yardley, J.H., Stevens, M.B.: „Rheumatoid" nodules in systemic lupus erythematosus. Ann. intern. Med. **72**, 49 (1970).

Klemperer, P., Pollack, A.D., Baehr, G.: Pathology of disseminated lupus erythematosus. Arch. Path. **32**, 569 (1941).

Kobayasi, T., Asboe-Hansen, G.: Ultrastructure of systemic lupus erythematosus skin. Dermoepidermal junction. Acta derm.-venereol. (Stockh.) **53**, 417 (1973).

Kogoj, F.: Über eine blasige Abart des Erythematodes discoides. Dermatologica (Basel) **117**, 325 (1958).

Kyrle, J.: Beitrag zur Histologie des Lupus erythematodes. Arch. Derm. Syph. (Berl.) **94**, 309 (1909).

Laymon, C.W.: Lesions of the scalp in certain scaly dermatoses: Histologic study. Arch. Derm. Syph. (Chic.) **62**, 181 (1950).

Marten, R.H., Blackburn, E.V.: Lupus erythematosus: Clinical and histopathological studies in seventy-seven cases. Arch. Derm. Syph. (Chic.) **73**, 1 (1956).

Mc Creight, W.G., Montgomery, H.: Cutaneous changes in lupus erythematosus: Histopathologic aspects with special reference to vascular changes. Arch. Derm. Syph. (Chic.) **61**, 1 (1950).

Montgomery, H.: Pathology of lupus erythematosus. J. invest. Derm. **2**, 343 (1939).

Pruniéras, M.: Histologie des manifestations cutanées du lupus erythémateux systématisé. Presse méd. **64**, 772 (1956).

Pruniéras, M., Grupper, C., Durepaire, R., Beltzer-Garelly, E., Regnier, M.: Etude ultrastructurale de la peau dans 42 cas de lupus érythémateux. Presse méd. **78**, 2475 (1970).

Schirren, C.G., Eggert, D.: Beitrag zum Erythematodes profundus (Kaposi-Irgang). Arch. klin. exp. Derm. **216**, 541 (1963).

Tuffanelli, D.L.: Lupus erythematosus panniculitis (profundus). Arch. Derm. Syph. (Chic.) **103**, 231 (1971).

Tuffanelli, D.L., Kay, D., Fukuyama, K.: Dermal-epidermal junction in lupus erythematosus. Arch. Derm. Syph. (Chic.) **99**, 652 (1969).

Watrin, J., Dupperat, B., Beurey, J.: Le lupus érythémateux aigu. Etude anatomopathologique et hématologique. Rapport au VIIIe Congrès de l'Association des Dermatologistes et Syphiligraphes de langue francaise, Nancy-Vittel: Thomas éd. 1953.

2. Dermatomyositis

Aplas, V.: Zur Klinik, Pathogenese und Histologie der Dermatomyositis. Arch. Derm. Syph. (Berl.) **199**, 1 (1954).

Banker, B.Q., Victor, M.: Dermatomyositis (systemic angiopathy) of childhood. Medicine (Baltimore) **45**, 261 (1966).

Bardavil, W.A., Toy, B.L., Galins, N., Bayles, T.B.: Disseminated lupus erythematodes, sclerodermia and dermatomyositis as manifestation of sensitization to DNA protein. Amer. J. Path. **34**, 607 (1958).

Bolck, F.: Zur Morphologie des Lupus erythematodes, der Dermatomyositis und der Sklerodermie. Derm. Wschr. **155**, 3 (1969).

Coulant, P. Le, Texier, L.: Histological lesions of muscle in dermatomyositis: Differentiation from related musculo-cutaneous syndromes. Brit. J. Derm. **69**, 299 (1957).

Dowling, G.B., Freudenthal, W.: Dermatomyositis and poikiloderma atrophicans vascularis: A clinical and histological comparison. Brit. J. Derm. **50**, 519 (1938).

Everett, M.A., Curtis, A.C.: Dermatomyositis. Arch. intern. Med. **100**, 70 (1957).

Holzmann, H.: The relationship between progressive scleroderma, dermatomyositis and cancer. In: Cutane paraneoplastische Syndrome, hrsg. v. J.J. Herzberg, p. 45. Stuttgart: Fischer Verlag 1971

Janis, J.F., Winkelmann, R.K.: Histopathology of the skin in dermatomyositis. Arch. Derm. Syph. (Chic.) **97**, 640 (1968).

Kinney, T.D., Maher, M.M.: Dermatomyositis. Amer. J. Path. **16**, 561 (1940).

Madden, J.F.: Comparison of muscle biopsies and bone marrow examinations in dermatomyositis and lupus erythematosus. Arch. Derm. Syph. (Chic.) **62**, 192 (1950).

Meiren, L., Coërs, C. van der: Contribution a la clinique et l'histologie et l'électrophysiologie de la dermatomyositis. Etude de cinq cas. Arch. belges Derm. **16**, 1 (1960).

Müller, H., Waldmann, G.: Morphologische Befunde bei Dermatomyositis. Arch. klin. exp. Derm. **230**, 304 (1967).
O'Leary, P.A., Waisman, M.: Dermatomyositis. A study of forty cases. Arch. Derm. Syph. (Chic.) **41**, 1001 (1940).
Pascher, F.: Dermatomyositis. In: Handbuch der Haut- u. Geschlechtskrankheiten, Ergänzungswerk, Bd. II/2, S. 523 (Jadassohn, J., Hrsg.). Berlin-Heidelberg-New York: Springer 1965.
Schuermann, H.: Dermatomyositis. Ergebn. inn. Med. Kinderheilk., N.F. **10**, 427 (1958).
Unverricht, H.: Polymyositis acuta progressiva. Z. Klin. Med. **12**, 533 (1887).
Vignos, P.J., Bowling, G.F., Watkins, M.P.: Polymyositis. Arch. intern. Med. **114**, 263 (1964).
Wagner, E.: Fall einer seltenen Muskelkrankheit. Arch. Heilk. **4**, 282 (1863).
Wainger, C.K., Lever, W.F.: Dermatomyositis: a report of three cases with postmortem abservations. Arch. Derm. Syph. (Chic.) **59**, 196 (1949).

3. Poikilodermien

Bazex, A., Dupré, A.: «Acrogeria» (Type Gottron). Ann. Derm. Syph. (Paris) **82**, 604 (1955).
Marghescu, S., Braun-Falco, O.: Über die kongenitalen Poikilodermien. (Ein analytischer Versuch.) Derm. Wschr. **151**, 9 (1965).
Rook, A.D.R., Stevanović, D.: Poikiloderma congenitale. Rothmund-Thomson syndrome. Acta derm.-venereol. (Stockh.) **39**, 392 (1959).
Schirren, C.G., Nasemann, Th.: Poikiloderma congenitum Rothmund-Thomson. Hautarzt **13**, 536 (1962).
Thannhauser, S.J.: Werner's Syndrome und Rothmund's Syndrome. Ann. intern. Med. **23**, 559 (1945).

4. Sklerodermien

Bahr, G.: Elektronenoptische Untersuchungen bei Sklerodermie. Ärztl. Forsch. **10**, 255 (1956).
Fisher, E.R., Rodman, G.P.: Pathologic observations concerning the cutaneous lesion of progressive systemic sclerosis. Arthr. and Rheum. **3**, 536 (1960).
Freudenthal, W.: Generalized scleroderma and dermatomyositis. Brit. J. Derm. **52**, 289 (1940).
Gans, O.: Die Pathologie des Bindegewebes mit besonderer Berücksichtigung der Haut. Hautarzt **4**, 399 (1953).
Garb, J., Sims, Ch.F.: Scleroderma with bullous lesions. Dermatologica (Basel) **119**, 341 (1959).
Goetz, R.H.: The pathology of progressive systemic sclerosis. Clin. Proc. **4**, 337 (1945).
Gross, J., Schmitt, F.O.: The structure of human skin collagen as studied with the electron microscope. J. exp. Med. **88**, 555 (1948).
Hayes, R.L., Rodnan, G.P.: The ultrastructure of skin in progressive systemic sclerosis (scleroderma). Amer. J. Path. **63**, 433 (1971).
Holzmann, H., Korting, G.W.: Elektronenmikroskopische Untersuchungen der Haut bei der circumscripten Sklerodermie. Arch. klin. exp. Derm. **228**, 227 (1967).
Ishikawa, H., Mori, S.: Ein Beitrag zum histologischen Unterschied zwischen progressiver und circumscripter Sklerodermie. Hautarzt **23**, 404 (1972).
Jablonska, S.: Histopathology of scleroderma. In: Scleroderma and pseudoscleroderma. ed. by S. Jablonska. Polish Medical Publishers 1975 Warsaw. Distributed by Dowden, Hutchinson & Ross, Inc. Stroudsburg, Pennsylvania, USA.
Keech, M.K.: The effect of collagenase on the fixed and unfixed skin lesions of morphea: an electron microscopic study. J. Path. Bact. **77**, 351 (1959).
Kobayasi, T., Asboe-Hansen, G.: Ultrastructure of generalized scleroderma. Acta derm.-venereol. (Stockh.) **52**, 81 (1972).
Korting, G.W.: Über keloidartige Sklerodermie nebst Bemerkungen über das etagenmäßig differente Verhalten von einigen sklerodermischen Krankheitszuständen. Arch. Derm. Syph. (Berl.) **198**, 306 (1954).
Korting, G.W., Holzmann, H., Forssmann, G.W.: Zur Frage der Häufigkeitsverteilung der Fibrillendicke bei einigen Bindegewebskrankheiten. Arch. klin. exp. Derm. **223**, 105 (1965).
Minkin, W., Rabhan, N.: Mixed connective tissue disease. Arch. Derm. **112**, 1535 (1976).

O'Leary, P.A., Montgomery, H., Ragsdale, W.E.: Dermatohistopathology of various types of scleroderma. Arch. Derm. Syph. (Chic.) **75**, 78 (1957).

Pautrier, L.M., Lévy, G.: L'anatomie pathologique des sclérodermies. Bull. Soc. franç. Derm. Syph. **36**, 978 (1929).

Pautrier, L.M., Woringer, Fr.: Contribution au diagnostic histopathologique de la sclérodermie. Altérations du réseau vasculaire superficiel dans les états sclérodermiques. Bull. Soc. franç. Derm. Syph. **40**, 529 (1933).

Rosenthal, M., Müller, W.: Das Sharp-Syndrom ("mixed connective tissue disease"). Klinik, Diagnose und Verlauf. Schweiz. med. Wschr. **107**, 1163 (1977).

Rupec, M., Braun-Falco, O.: Elektronenmikroskopische Untersuchungen über das Verhalten der Kollagenfibrillen der Haut bei Sklerodermie. Arch. klin. exp. Derm. **218**, 543 (1964).

Schnyder, U.W., Schröter, R.: Progressive Sklerodermie und Dermatomyositis. In: Klinik der rheumatischen Erkrankungen (Schoen, R., Böni, A., Miehlke, K., Hrsg.), S. 290. Berlin-Heidelberg-New York: Springer 1970.

Sharp, G.C.: Mixed connective tissue disease. Bull. rheum. Dis. **25**, 828 (1975).

Vogel, A., Meves, C.: Elektronenmikrokopische Untersuchungen bei Sklerodermie. Dermatologica (Basel) **143**, 1 (1971).

5. Atrophodermia (Pasini-Pierini)

Brünauer, S.R.: Zur Terminologie der sog. „idiopathischen progressiven Atrophodermie von Pasini und Pierini" sowie über die Stellung dieser Affektion im System der Dermatosen. Hautarzt **15**, 108 (1964).

Canizares, O., Sachs, P., Jaimovich, L., Torres, V.M.: Idiopathic atrophoderma of Pasini and Pierini. Arch. Derm. Syph. (Chic.) **77**, 42 (1958).

Gougerot, H.: Sclérodermies atypiques: La forme lilacée non indurée en plaque ou en bande. Bull. Soc. franç. Derm. Syph. **39**, 1667 (1932).

Jablonska, S., Szczepanski, A.: Atrophoderma Pasini-Pierini: is it an entity? Dermatologica (Basel) **125**, 226 (1962).

Kogoj, F.: Qu'est-ce que la maladie de Pasini-Pierini? Ann. Derm. Syph. (Paris) **88**, 247 (1961).

Miller, R.F.: Idiopathic atrophoderma. Arch. Derm. Syph. (Chic.) **92**, 653 (1956).

Pasini, A.: Atrofodermia idiopatica progressiva. G. ital. Derm. Sif. **64**, 334 und 785 (1923).

Pierini, L.E., Abulafia, J., Mosto, S.J.: Atrophodermie idiopathique progressive et états voisins. Ann. Derm. Syph. (Paris) **97**, 391 (1970).

Pierini, L.E., Vivoli, D.: Atrofodermia idiopatica progressiva (Pasini). G. ital. Derm. Sif. **77**, 403 (1936).

Quiroga, M.I., Woscoff, A.: L'atrophodermie idiopathique progressive (Pasini-Pierini) et la sclérodermie atypique lilacée non indurée (Gougerot). Ann. Derm. Syph. (Paris) **88**, 507 (1961).

D. Psoriasiforme Dermatosen

1. Psoriasis

Barber, H.W.: Pustular psoriasis of the extremities. Brit. J. Derm. **45**, 113 (1933).

Beek, C.H., Reede, E.C. van: The nature and frequency of the histological changes found in psoriasis vulgaris. Arch. Derm. Forsch. **257**, 255 (1977).

Braun-Falco, O.: Neuere Aspekte zur Pathogenese der Hauterscheinungen bei Psoriasis vulgaris. Der Hautarzt **27**, 363 (1976). Dort weitere Lit. des gleichen Autors.

Braverman, I.M., Yen, A.: Ultrastructure of the capillary loops in the dermal papillae of psoriasis J. invest. Derm. **68**, 53 (1977).

Burks, J.W., Montgomery, H.: Histopathologic study of psoriasis. Arch. Derm. Syph. (Chic.) **48**, 479 (1943).

Cox, A.J., Watson, W.: Histological variations in lesions of psoriasis. Arch. Derm. **106**, 503 (1972).

Dawson, T.A.: Microscopic appearance of geographic tongue. Brit. J. Derm. **81**, 827 (1969).

Goodwin, P., Hamilton, S., Fry, L.: A comparison between DNA synthesis and mitosis in uninvolved psoriatic epidermis and normal epidermis. Brit. J. Derm. **89**, 613 (1973).

Gordon, M., Johnson, W.C.: Histopathology and histochemistry of psoriasis. Arch. Derm. **95**, 402 (1967).

Grütz, O.: Neue histologische Beiträge zum Psoriasisproblem. Arch. Derm. Syph. (Berl.) **177**, 246 (1938).

Haslund, P.: Die Histologie und Pathogenese der Psoriasis. Arch. Derm. Syph. (Berl.) **114**, 427 (1913).

Hundeiker, M.: Monocyten im Infiltrat des Psoriasisherdes. Dermatologica (Basel) **140**, 115 (1970).

Illig, L., Koops, G.: Die Blutgefäß-Reaktion bei der Psoriasis vulgaris. Histologische und capillarmikroskopische Untersuchungen. I. Mitteilung. Anatomische Rekonstruktion der „Psoriasis-Capillaren". Arch. klin. exp. Derm. **225**, 408 (1966).

Katzenellenbogen, I., Feuermann, E.J.: Psoriasis pustulosa and impetigo herpetiformis. Single or dual entity? Acta derm.-venereol. (Stockh.) **46**, 86 (1966).

Koch, F.: Zur Frage der Identität von Impetigo herpetiformis, Psoriasis pustulosa und Psoriasis vulgaris. Hautarzt **3**, 165 (1952).

Kogoj, F.: Die spongiforme (schwammige) Pustel. Derm. Wschr. **107**, 1485 (1938).

Kogoj, F.: Das klinische und histologische Bild der Acrodermatitis continua (Hallopeau). Arch. Derm. Syph. (Berl.) **193**, 417 (1951).

Lapière, S.: Les dermatoses à pustuloses spongiformes multiloculaires. Ann. Derm. Syph. (Paris) **88**, 481 (1961).

Madden, J.F.: Histologic studies of uninvolved skin of patients with psoriasis. Arch. Derm. Syph. **44**, 655 (1941).

Mehregan, A.H.: The primary histologic lesions of seborrheic dermatitis and psoriasis. J. invest. Derm. **46**, 109 (1966).

Munro, W.J.: Note sur l'Histopathologie du psoriasis. Ann. Derm. Syph. (Paris) **3**, 961 (1898).

Pinkus, H.: Psoriasis tissue reactions. Aust. J. Derm. **8**, 31 (1965).

Rupec, M.: Zur Ultrastruktur der spongiformen Pustel. Arch. klin. exp. Derm. **239**, 30 (1970).

Scott, E.J. van, Ekel, T.M.: Kinetics of hyperplasia in psoriasis. Arch. Derm. Syph. (Chic.) **88**, 373 (1963).

Shelley, W.B., Kirschbaum, J.O.: Generalized pustular psoriasis. Arch. Derm. Syph. (Chic.) **84**, 73 (1961).

Soltani, K., Scott, E.J. van: Patterns and sequence of tissue changes in incipient and evolving lesions of psoriasis. Arch. Derm. Syph. (Chic.) **106**, 484 (1972).

Steigleder, G.K.: Die Dynamik der Reaktionsweise psoriatischer Haut. Arch. klin. exp. Derm. **227**, 158 (1966).

Vorhees, J.J., Duell, E.A., Bass, L.J.: Decreased cyclic AMP in the epidermis of lesions of psoriasis. Arch. Derm. **105**, 695 (1972).

Yamada, M., Yoshinaga, H.: Ultrastructure of pustules in impetigo herpetiformis. J. Cutan. Path. **3**, 35 (1976).

2. Hautveränderungen beim Reiter-Syndrom

Csonka, G.W.: Reiter's syndrome: Theories and facts. Excerpta med. (Amst.), Sect. XIII, 381 (1959).

Khan, M.Y., Hall, W.H.: Progression of Reiter's syndrome to psoriatic arthritis. Arch. intern. Med. **116**, 911 (1965).

Perry, H.O., Mayne, J.G.: Psoriasis and Reiter's syndrome. Arch. Derm. Syph. (Chic.) **92**, 129 (1965).

Weinberger, H.W., Ropes, M.W., Kulka, J.P., Bauer, W.: Reiter's syndrome, clinical and pathological observations. Medicine (Baltimore) **41**, 35 (1962).

3. Parapsoriasis

Black, M.M., Wilson-Jones, E.: "Lymphomatoid" pityriasis lichenoides; a variant with histological features simulating a lymphoma. A clinical and histopathological study of 15 cases with details of long term follow up. Brit. J. Derm. **86**, 329 (1972).

Bonvalet, D., Colau-Gohm, K., Belaïch, S., Civatte, J., Degos, R.: Les différentes formes du Parapsoriasis en Plaques. A propos de 90 cas. Ann. Derm. Vénéréol. (Paris) **104**, 18 (1977).

Brocq, L.: Les Parapsoriasis. Ann. Derm. Syph. (Paris) **4**, (3), 313 (1902).

Burke, D.P., Adams, R.M., Arundell, F.D.: Febrile ulceronecrotic Mucha-Habermann's disease. Arch. Derm. **100**, 200 (1969).

Civatte, A.: Le cinquantenaire du parapsoriasis. Ann. Derm. Syph. (Paris) **78**, 5 (1951).

Degos, R., Duperrat, B., Daniel, F.: Le parapsoriasis ulcéro-nécrotique hyperthermique. Ann. Derm. Syph. (Paris) **93**, 481 (1966).

Gartmann, H., Georgen, S.: Pityriasis lichenoides acuta vesiculosa. Arch. klin. exp. Derm. **222**, 115 (1965).

Grimmer, H.: Parapsoriasis guttata Brocq. Z. Haut- u. Geschl.-Kr. **32**, XXI (1962).

Krüger, H., Weise, H.J.: Über klinische und histologische Beziehungen bestimmter Formen der Parapsoriasis guttata zur allergischen Vaskulitis (Ruiter). Derm. Wschr. **140**, 813 (1959).

Lutzner, M.A., Hobbs, J.W., Horvath, P.: Ultrastructure of abnormal cells in Sezary syndrome, Mycosis fungoides and parapsoriasis en plaque. Arch. Derm. **103**, 375 (1971).

Marks, R., Black, M., Wilson-Jones, E.: Pityriasis lichenoides: a reappraisal. Brit. J. Derm. **86**, 215 (1972).

Musger, A.: Zur Frage nach der nosologischen Stellung der Parapsoriasis lichenoides Brocq. Hautarzt **17**, 280 (1966).

Nasemann, Th., Markowski, R., Jakubowicz, K.: Zur histologischen Differentialdiagnose der Pityriasis lichenoides et varioliformis acuta Mucha-Habermann. Hautarzt **17**, 395 (1966).

Piérard, J., van Steenbergen, E.P.: A propos du Parapsoriasis varioliforme et de son Histologie. Ann. Derm. Syph. (Paris) **84**, 630 (1957).

Samman, P.D.: The natural history of parapsoriasis en plaques (chronic superficial dermatitis) and prereticulotic poikiloderma. Brit. J. Derm. **87**, 405 (1972).

Senear, F.E., Oliver, E.A.: Pityriasis lichenoides et varioliformis acuta (Habermann). Arch. Derm. Syph. (Chic.) **23**, 12 (1931).

Szymanski, F.J.: Pityriasis Lichenoides et Varioliformis acuta. Histopathological evidence that it is an entity distinct from parapsoriasis. Arch. Derm. **79**, 7 (1959).

E. Pustulöse Dermatosen

1. Pustulosis subcornealis

Burns, R.E., Fine, G.: Subcorneal pustular dermatosis. Arch. Derm. Syph. (Chic.) **80**, 72 (1959).

Duperrat, B.: Pustulose thoracique amicrobienne récidivante: maladie de Duhring? maladie de Sneddon-Wilkinson? Ann. Derm. Syph. (Paris) **84**, 514 (1957).

Feuerman-Pogorzelski, E.J.: Subcorneal pustular dermatosis Sneddon-Wilkinson with face lesions. Acta derm.-venereol. (Stockh.) **41**, 240 (1961).

Metz, J., Schröpl, F.: Elektronenmikroskopische Untersuchungen bei subcornealer pustulöser Dermatose. Arch. klin. exp. Derm. **236**, 190 (1970).

Schröpl, F.: Zur nosologischen Stellung der subcornealen pustulösen Dermatose. Hautarzt **13**, 107 (1962).

Schuppener, H.J., Thal, M.: Die subkorneale Pustulose. Hautarzt **10**, 312 (1959).

Sneddon, I.B., Wilkinson, D.S.: Subcorneal pustular dermatosis. Brit. J. Derm. **68**, 385 (1956).

Sneddon, I. B.: Subkorneale pustulöse Dermatose. Der Hautarzt **28**, 63 (1977).

Theune, J.: Zur Frage der subkornealen pustulösen Dermatosis. Derm. Wschr. **152**, 1033 (1966).

Wolff, K.: Ein Beitrag zur Nosologie der subcornealen pustulösen Dermatose (Sneddon-Wilkinson). Arch. klin. exp. Derm. **224**, 248 (1966).

2. Pustulosis palmaris et plantaris (Bakterid Andrews)

Andrews, G.C., Machacek, G.F.: Pustular bacterids of the hand and feet. Arch. Derm. Syph. (Chic.) **32**, 837 (1935).

Lampe, P., Undeutsch, W.: Cytochemische Untersuchungen zur Morphogenese des pustulösen Bacterids. Arch. Derm. Forsch. **244**, 550 (1972).

Veltman, G., Schuermann, H.: Das Bakterid von Andrews. Pustulosis palmaris et plantaris. Arch. klin. exp. Derm. **215**, 326 (1962).

Weise, H.M.: Beitrag zu Klinik und Krankheitsverlauf des pustulösen Bakterids. Z. Haut- u. Geschl.-Kr. **46**, 379 (1971).

F. Ekzem

Abrahams, I., McCarthy, J.T., Sanders, S.L.: 101 cases of exfoliative dermatitis. Arch. Derm. Syph. (Chic.) **87**, 96 (1963).

Bandmann, H.J.: Beitrag zur Histopathologie allergischer epikutaner Testreaktionen. Hautarzt **11**, 258, 310, 355, 393 (1960).

Bandmann, H.J.: Das histologische Bild der durch die Alkaliresistenzprobe (Burckhardt) ausgelösten Reaktion. Arch. klin. exp. Derm. **232**, 88 (1968).

Bandmann, H.J.: Monocyten bei experimentellem Kontaktekzem. (I. Beitrag zur Frage der Zusammensetzung entzündlicher Infiltrate bei allergischen Reaktionen der Haut). Hautarzt **18**, 122 (1967).

Besnier, E.: Eczéma. La pratique dermatologique **II**, 1 (1900).

Braun-Falco, O., Wolff, H.H.: Zur Ultrastruktur der menschlichen Epidermis bei der allergischen Epicutantestreaktion. Arch. Derm. Forsch. **240**, 23 (1971).

Carr, R.D., Scarpelli, D.G., Greider, M.H.: Allergic contact dermatitis. Light and electron microscopic study. Dermatologica (Basel) **137**, 358 (1968).

Charpy, J., Stahl, A., Chastelain, P.J.: Etude histologique et chronologique de la constitution de la lésion de l'eczéma. In: Charpy, J.: Le mécanisme physio-pathologique de l'eczéma. Paris: Masson & Cie. 1954.

Civatte, A.: Anatomie pathologique de l'eczéma. Bull. Soc. franç. Derm. Syph. **57**, 13 (1950).

Duperrat, B.: Etude anatomopathologique des dermatoses allergiques. Bull. Soc. franç. Derm. Syph. **57**, 32 (1950).

Epstein, S.: Chlorpromazine photosensitivity. Arch. Derm. **98**, 354 (1968).

Flax, M.H., Caulfield, J.B.: Cellular and vascular componente of allergic contact dermatitis: Light and electron microscopic observations. Amer. J. Path. **43**, 1031 (1963).

Gay-Prieto, J., Gonzales, G.G.: Histopathologia y estudo submicroscópico del eczema seborreico. Med. cutanea **2**, 223 (1968).

Grosshans, E., Foussereau, J.: Confrontation Anatomo-Clinique des Tests Epicutanés. Rev. franç. Allerg. **13**, 267 (1973).

Herman, P.S., Sams, W.M.: Cellular reactions in contact photoallergy. Int. Arch. Allergy **41**, 551 (1971).

Hunziker, N.: Experimental studies on guinea pig's eczema. Berlin-Heidelberg-New York: Springer 1969.

Jung, E.G., Hardmeier, T.: Zur Histologie der photoallergischen Testreaktion. Dermatologica (Basel) **135**, 243 (1967).

Kreibich, C.: Ekzeme und Dermatitiden. In: Jadassohn, J.: Handbuch der Haut- und Geschl.-Kr., Bd. VI/1, S. 1. Berlin: Springer 1927.

Letterer, E.: Abgrenzung des allergischen und toxischen Geschehens in morphologischer und funktioneller Sicht. Arch. klin. exp. Derm. **213**, 277 (1961).

Metz, J.: Ultrastruktur der Spongiose beim allergischen Kontaktekzem. Dermatologica (Basel) **141**, 315 (1970).

Metz, J.: Elektronenmikroskopische Untersuchungen an allergischen und toxischen Epicutantestreaktionen des Menschen. Arch. Derm. Forsch. **245**, 125 (1972).

Metz, J., Metz, G.: Zur Ultrastruktur der Epidermis bei seborrhoischem Ekzem. Arch. Derm. Forsch. **252**, 285 (1975).

Miescher, G.: Abgrenzung des allergischen und toxischen Geschehens in morphologischer und funktioneller Sicht. Arch. klin. exp. Derm. **213**, 297 (1961).

Metz, J.: Zur Histologie der ekzematösen Kontaktreaktion. Dermatologica (Basel) **104**, 215 (1952).

Miescher, G.: Ekzem: Histopathologie, Morphologie, Nosologie. In: Handbuch der Haut- und Geschl.-Kr., Ergänzungswerk, Bd. II/1. Berlin-Göttingen-Heidelberg: Springer 1962.

Miller, C.S.: Contact eczematous dermatitis and patch tests. Arch. Derm. Syph. (Chic.) **56**, 678 (1947).

Nater, J.P., Hoedemaeker, P.J.: Histological differences between irritant and allergic patch test reactions in man. Contact Derm. **2**, 247 (1976).

Nicolis, G.D., Helwig, E.B.: Exfoliative dermatitis. A clinicopathologic study of 135 cases. Arch. Derm. **108**, 788 (1973).

Nikolowski, W.: Über die differentielle Morphogenese des sog. seborrhoischen Ekzems. Arch. Derm. Syph. (Berl.) **196**, 501 (1953).

Ofuji, S., Minami, T.: A study on ultramicroscopic features of acute eczema. II. Findings in basal cell layer and dermo-epidermal junction. Acta derm. (Kyoto) **58**, 3 (1963).

Ofuji, S., Tabata, K.: Studies on ultramicroscopic features of acute eczema. I. Squamous cell layer. Acta derm. (Kyoto) **56**, 225 (1961).

Pinkus, H., Mehregan, A.H.: The primary histologic lesion of seborrheic dermatitis and psoriasis. J. invest. Derm. **46**, 109 (1966).

Prose, P.H., Sedlis, E.: Morphologic and histochemical studies of atopic eczema in infants and children. J. invest. Derm. **34**, 149 (1960).

Schnyder, U.W., Borelli, S.: Neurodermitis constitutionalis sive atopica (I). In: Handbuch der Haut- und Geschl.-Kr. v. J. Jadassohn, Ergänzungswerk, Bd. II/1, S. 228. Berlin-Göttingen-Heidelberg: Springer 1962.

Shaffer, B., Beermann, H.: Lichen simplex chronicus and its variants. A discussion of certain psychodynamic mechanisms and clinical and histopathologic correlations. Arch. Derm. **64**, 340 (1951).

Simons, R.D.G.: Investigations into dyshidroform eruptions. Basel/New York: Karger 1962.

Steigleder, G.K., Inderwisch, R.: Eosinophile Granulocyten in der Effloreszenz bei Psoriasis und Neurodermitis constitutionalis (atopische Dermatitis). Arch. Derm. Forsch. **254**, 253 (1975).

Storck, H.: Das experimentelle Ekzem. In: Handbuch der Haut- und Geschl.-Kr., Ergänzungswerk, Bd. II/1, S. 113. Berlin-Göttingen-Heidelberg: Springer 1962.

Tzanck, A., Melki, G.R.: Contribution à l'étude histologique des tests épicutanés. In: Le mécanisme physio-pathologique de l'eczéma (Charpy, J., Ed.), p. 109, Paris: Masson & Cie. 1954.

Unna, P.G.: Histopathologie der Hautkrankheiten. In: Orth, J., Lehrbuch der speziellen pathologischen Anatomie, Erg.-Band II. Berlin: August Hirschwald 1894.

Unna, P.G.: Ekzem. In: Mráček's Handbuch der Hautkrankheiten, Band II, S. 169, Wien: A. Hölder 1905.

Wilhelm, E., Sarkany, I., Calnan, C.D.: Studies in contact dermatitis. VI. Histology in the diagnosis of the patch test. Trans. St. John's Hosp. derm. Soc. (Lond.) **41**, 31 (1958).

G. Histologisch dem Ekzem nahestehende Dermatosen

1. Prurigo-Krankheiten

Bazex, A., Bazex, J., Broussy, F., Balas, D.: Etude anatomo-pathologique optique et ultrastructurale des papules de prurigo strophulus en phase de début. Bull. Soc. franç. Derm. Syph. **82**, 369 (1975).

Bazex, A., Dupré, A.: Le prurigo strophulus, syndrome parasitaire par piqure d'insectes. Modalités histologiques cliniques et évolutives. Ann. Derm. Syph. (Paris) **92**, 371 (1966).

Cowan, M.A.: Neurohistological changes in prurigo nodularis. Arch. Derm. Syph. (Chic.) **89**, 562, 754 (1964).

Dupont, Ad.: La composante nerveuse des papules de la lichénification circonscrite nodulaire chronique (prurigo de Hyde). Arch. belges Derm. **17**, 238 (1961).

Feuermann, E.J., Sandbank, M.: Prurigo nodularis. Histological and electron microscopical study. Arch. Derm. **111**, 1472 (1975).

Greither, A.: On the different forms of prurigo, pruritus-prurigo. In: Curr. Probl. Derm., Vol. 3. Basel: Karger Verlag 1970.

Hyde, J.N.: Diseases of the skin. London 1909.

Klug, H., Günther, W.: Prurigo nodularis Hyde: eine elektronenmikroskopische Untersuchung. Derm. Mschr. **162**, 485 (1976).

Kogoj, F.: Urticaria, Strophulus, Prurigo, Pruritus. Handbuch der Haut- und Geschl.-Kr., Ergänzungswerk, Band II/1, S. 475. Berlin-Göttingen-Heidelberg: Springer 1962.

Ocampo, F.A., Collado, C.M.: Acute infantile prurigo: clinico-pathological correlation in one hundred cases. Aust. J. Derm. **16**, 109 (1975).

Pautrier, L.M.: Le névrome de la lichenification circonscrite nodulaire chronique. Ann. Derm. Syph. (Paris) **5**, 897 (1934).

Schnyder, U.W.: Prurigo-Krankheiten. In: Fortschritte prakt. Derm. Ven., Bd. VII, S. 211, Berlin-Heidelberg-New York: Springer 1973.
Shaffer, B., Jacobson, C., Beerman, H.: Histopathologic correlation of lesions of papular urticaria and positive skin test reactions to insect antigens. Arch. Derm. Syph. 70, 437 (1954).
Thies, W.: Neurohistologische Studie zur Differentialdiagnose der Prurigo nodularis Hyde und anderer Formen umschriebener Lichenifikationen. Arch. klin. exp. Derm. 201, 539 (1955).
Tritsch, H., Kantner, M.: Neurohistologische Untersuchungen bei Prurigo simplex subacuta. Arch. klin. exp. Derm. 217, 355 (1963).
Uehara, M., Ofuji, S.: Primary eruption of prurigo simplex subacuta. Dermatologica (Basel) 153, 49 (1976).

2. Pityriasis rosea

Björnberg, A., Hellgren, L.: Pityriasis rosea. A statistical, clinical and laboratory investigation of 826 patients and matched healthy controls. Acta derm.-venereol. (Stockh.) 42, Suppl. 50 (1962).
Bunch, I.W., Tilley, J.C.: Pityriasis rosea. Arch. Derm. Syph. (Chic.) 84, 79 (1961).
Gibert, M.: Traité pratique des maladies de la peau et de la syphilis, 3e édit. Paris: Plon 1860.

3. Acrodermatitis papulosa infantum

Crosti, A., Gianotti, F.: Dermatose éruptive acro-située d'origine probablement virosique. Dermatologica (Basel) 115, 671 (1957).
Gianotti, F.: Papular acrodermatitis of childhood. An Australia antigen disease. Arch. Dis. Childh. 48, 794 (1973).
Reich, H.: Das Gianotti-Crosti-Syndrom. Hautarzt 14, 315 (1963).
Schirren, C.G., Mütter, M.: Die Akrodermatitis papulosa infantum (Gianotti-Crosti-Syndrom) im differentialdiagnostischen Grenzgebiet von Dermatologie und Pädiatrie. Mschr. Kinderheilk. 112, 65 (1964).
Winkelmann, R.K., Bourlond, A.: Infantile lichenoid acrodermatitis. Report of a case of Gianotti-Crosti-syndrome. Arch. Derm. 92, 398 (1965).

H. Erkrankungen der Schweißdrüsen

1. Miliaria cristallina (Sudamina)

Cormia, F.E., Kuykendall, V.: Predisposition in miliaria. Arch. Derm. Syph. (Chic.) 71, 625 (1955).
Dobson, R.L., Lobitz, W.: Some histochemical observations on the human eccrine sweat glands. II. The pathogenesis of miliaria. Arch. Derm. Syph. (Chic.) 75, 653 (1957).
Hambrick, G.W.: Periodic acid-Schiff positive material accumulating within the human of eccrine sweat glands. J. invest. Derm. 29, 213 (1957).
Loewenthal, L.J.A.: The pathogenesis of miliaria. Arch. Derm. 84, 2 (1961).
O'Brien, J.P.: The etiology of poral closure. J. invest. Derm. 15, 102 (1950)
Robinson, A.R.: Miliaria and sudamina. J. Cutan. Dis. 2, 362 (1884).
Shelley, W.B., Horvath, P.N.: Experimental miliaris in man. II. Production of weat retention anidorosis and miliaria crystallina by various kinds of injury. J. invest. Derm. 14, 9 (1950).
Stewart, W.M.: Troubles de la Perspiration Cutanée. Aspects cliniques, histologiques et physiopathologiques. Ann. Derm. Syph. (Paris) 93, 121 (1966).
Sulzberger, M.B., Herrmann, F.: The clinical significance of disturbances in the delivery of sweat. Springfield, Ill.: Charles C. Thomas 1954.

2. Miliaria rubra (prickly heat)

O'Brien, J.P.: A study of miliaria rubra, tropical anhidrosis and anhidrotic asthenia. Brit. J. Derm. 59, 125 (1947).
Shelly, W.B., Horvath, P.N.: Experimental miliaria in man. III. Production of miliaria rubra (prickly heat). J. invest. Derm. 14, 193 (1950).
Sulzberger, M.B., Zimmermann, H.M.: Studies on prickly heat. II. Experimental and histologic findings. J. invest. Derm. 7, 61 (1946).

3. Miliaria apocrina (Fox-Fordyce Disease)

Fox, G.H., Fordyce, J.A.: Two cases of a rare papular disease affecting the axillary region. J. cutan. Dis. **20**, 1 (1902).

Gougerot, H., Blum, P.: Maladie de Fox-Fordyce non prurigineuse. Bull. Soc. franç. Derm. Syph. **39**, 700 (1932).

Graham, J.H., Shaffer, J.C., Helwig, E.B.: Fox-Fordyce disease in male identical twins. Arch. Derm. Syph. (Chic.) **82**, 212 (1960).

MacMillan, D.C., Vickers, H.R.: Fox-Fordyce disease. Brit. J. Derm. **84**, 181 (1971).

Poóe, F.: Zur Histologie der Fox-Fordyce'schen Krankheit. Arch. Derm. Syph. (Berl.) **173**, 336 (1936).

Schmidt, P.W.: Histologische Studie über die Fox-Fordyce'sche Erkrankung. Arch. Derm. Syph. (Berl.) **154**, 655 (1928).

Shelley, W.B., Levy, E.J.: Apocrine sweat retention in man. II. Fox-Fordyce disease (apocrine miliaria). Arch. Derm. Syph. (Chic.) **73**, 38 (1958).

Winkelmann, R.K., Montgomery, H.: Fox-Fordyce disease. Arch. Derm. Syph. (Chic.) **74**, 63 (1956).

J. Arzneimittelbedingte Dermatosen

Almeyda, J., Levantine, A.: Drug reactions. XXIV. Cutaneous reactions to cytostatic agents. Brit. J. Derm. **90**, 239 (1974).

Dukes, M.N.G.: Meyler's side effects of drugs. Volume I-VIII (1957—1975) Amsterdam-Oxford: Excerpta Medica; New York: American Elsevier Publishing Co. INC.

Turk, J.L., Baker, H.: Drug reactions. I. A protein contaminant causing penicillin hypersensitivity. Brit. J. Derm. **80**, 199 (1968).

1. Fixes Arzneimittelexanthem

Brocq, L.: Eruption érythémato-pigmentée fixe due à l'antipyrine. Arch. Derm. Syph. (Paris) **5**, 308 (1894).

Civatte, A.: Les Dermatoses Allergiques (Tzanck, A., Sidi, E., Eds.). Paris: Masson & Cie. 1950.

Dobbeleer, G. de, Achten, G.: Fixed drug eruption: ultrastructural study of dyskeratotic cells. Brit. J. Derm. **96**, 239 (1977).

Engelhardt, A.W.: Die Diagnostik fixer Exantheme und deren auslösende Noxen. Hautarzt **11**, 49 (1960).

Komura, J., Yamada, M., Ofuji, S.: Ultrastructure of eosinophilic staining epidermal cells in toxic epidermal necrolysis and fixed drug eruption. Dermatologica (Basel) **139**, 41 (1969).

Stritzler, C., Kopf, A.W.: Fixed drug eruption caused by 8-chlorotheophylline in dramamine with clinical and histologic studies. J. invest. Derm. **34**, 319 (1960).

Tritsch, H., Orfanos, C., Lückerath, I.: Nekrolytische Arznei-Exantheme. Hautarzt **19**, 24 (1968).

Welsh, A.L., Mitchell, E.: The fixed eruption. Arch. Derm. Syph. (Chic.) **84**, 1004 (1961).

2. Halogenoderme (Bromo- und Jododerm)

Bloch, B., Tenchio, F.: Zur Klinik und Pathogenese des Bromoderma vegetans. Arch. Derm. Syph. (Berl.) **165**, 93 (1932).

Freund, F.: Zur Klinik der vegetierenden Jodausschläge unter besonderer Berücksichtigung des Schleimhautbefalles. Arch. Derm. Syph. (Berl.) **198**, 352 (1954).

Goos, M.: Bromoderma tuberosum mit Erhöhung der sauren Serumphosphatase. Hautarzt **22**, 30 (1971).

Juvin, H., Dugois, T., Gauthier, I.: Iodides végétantes graves à la suite d'une exploration bronchique à l'huile iodée. Bull. Soc. franç. Derm. Syph. **61**, 64 (1954).

Kimmig, J.: Ursache und Behandlung des Jododerma tuberosum. Hautarzt **2**, 78 (1951).

Leibel, K.: Bromoderma tuberosum. Derm. Wschr. **137**, 681 (1958).

Perroud, H., Delacrétaz, J.: Iodides végétantes. Ann. Derm. Vénéréol. (Paris) **104**, 154 (1977).

Rosenberg, F.R., Einbinder, J., Walzer, R.A., Nelson, C.T.: Vegetating iododerma. An immunologic mechanism. Arch. Derm. **105**, 900 (1972).

Schirren, C., Wehrmann, R.: Experimentelle Untersuchungen zur Ausscheidung von Brom bei Bromoderma tuberosum. Arch. klin. exp. Derm. **217**, 50 (1963).

Teller, H.: Bromoderma und Jododerma tuberosum. Derm. Wschr. **143**, 273 (1961).

K. Varia

1. Chondrodermatitis nodularis chronica helicis

Carol, W.L.L., van Haren, H.B.: Über Clavus helicis bzw. Chondrodermatitis nodularis chronica helicis. Dermatologica (Basel) **83**, 353 (1941).

Gropper, H.: Chondrodermatitis chronica nodularis helicis in Verbindung mit Studien am Ohrmuschelknorpel. Derm. Wschr. **130**, 979 (1954).

Haber, H.: Chondrodermatitis nodularis chronica helicis: Bericht über einige ungewöhnliche histologische Beobachtungen. Hautarzt **11**, 122 (1960).

Halter, K.: Zur Pathogenese der Chondrodermatitis nodularis chron. helicis. Derm. Z. **73**, 270 (1936).

Herzberg, J.J.: Zur Histogenese der Chondrodermatitis nodularis helicis Winkler. Hautarzt **9**, 495 (1958).

McConnell, E.M.: The histological appearances of chondrodermatitis chronica helicis. J. clin. Path. **10**, 46 (1957).

Meirowsky, E.: Zur Kenntnis der sog. Chondrodermatitis nodularis chronica helicis. Derm. Wschr. **88**, 289 (1929).

Metzger, St. A., Goodman, M. L.: Chondrodermatitis helicis: a clinical re-evaluation and pathological review. Laryngoscope **86**, 1402 (1976).

Newcomer, V.D., Steffen, C.G., Sternberg, T.H., Lichtenstein, L.: Chondrodermatitis nodularis chronica helicis. Arch. Derm. Syph. (Chic.) **68**, 241 (1953).

Pippione, M., Depaoli, M. A., Sartoris, S.: Contributo allo studio istologico della condrodermatite dell'elice. G. itl. derm. Minerva Derm. **109**, 580 (1974).

Shuman, R., Helwig, E.B.: Chondrodermatitis helicis: Chondrodermatitis nodularis chronica helicis. Amer. J. clin. Path. **24**, 126 (1954).

Winkler, M.: Knotenförmige Erkrankung am Helix. Chondrodermatitis nodularis chronica helicis. Arch. Derm. Syph. (Berl.) **121**, 278 (1916).

Vorwiegend cutane Dermatosen

Von U. W. SCHNYDER, Heidelberg

Von den Hauterkrankungen unklarer oder unbekannter Ätiologie spielen sich viele vorwiegend oder aussschließlich in der Cutis ab. Sie lassen sich in folgende fünf Gruppen unterteilen:

A. Erbkrankheiten (Genodermatosen).
B. Degenerative Erkrankungen.
C. Dermatosen, die mit unspezifischer Entzündung einhergehen.
D. Dermatosen, die mit granulomatöser Entzündung einhergehen.
E. Vasculäre Erkrankungen.

Das einzige verbindende Element dieser Vielzahl von Krankheiten ist die Topographie. Diese Grobeinteilung soll dem Pathologen eine leichtere Orientierung als die sonst in Dermatologischen Lehrbüchern befolgte Einteilung nach systematischen Gesichtspunkten erlauben.

A. Erbkrankheiten

1. Dermatochalasis

Synonyma: Cutis laxa; Elastolysis generalisata

Klinik: Unter Dermatochalasis versteht man in bestimmten Bezirken auftretende Veränderungen der Haut, die durch abnorme Faltenbildung und Schlaffheit gekennzeichnet sind. In den befallenen Arealen ist das Integument zu weit und in großen Falten abhebbar. Mit REED et al. unterscheidet man angeborene und erworbene Formen. Bei den erworbenen Formen wiederum kann man einen generalisierten und lokalisierte Typen unterscheiden. Die letzteren sind meist symptomatisch und entweder die Folge eines entzündlichen Geschehens (Lues, Sarkoidosis) oder einer anderen hereditären Systemkrankheit (Neurofibromatosis von Recklinghausen, Pseudoxanthoma elasticum). Die Dermatochalasis ist oft nur das auffälligste Symptom einer systemischen mesenchymalen Dysplasie. Kombination mit Cystocele; Dystopie von Leber, Milz und Coecum; Emphysem; Hernien; Herzfehlern; Hüftgelenksluxation; Minderwuchs; Thoraxdeformitäten u. a. wurden beobachtet. Die idiopathischen Formen werden teils dominant, teils recessiv vererbt (BEIGHTON).

Histologie: In Hämalaun-Eosin-gefärbten Schnittpräparaten lassen sich keine auffälligen Veränderungen erkennen. Hingegen fanden die meisten Autoren bei Verwendung von Färbemethoden zum Nachweis von Elastica ein Fehlen der Fasern im Papillarkörper und in der Umgebung der Haarfollikel. Auch im Stratum reticulare sind die elastischen Fasern vermindert und fragmentiert, jedoch nie verkalkt (GOLTZ et al.; HUKT et al.; VARIOT u. CAILLAUX). BRAUN-FALCO, RUPEC u. LINDLEY sind allerdings der Meinung, daß diesem Befund keine pathologische

Bedeutung zukommt, da bei Kleinkindern im Papillarkörper die Elastica noch kaum ausgebildet ist. Analoge Befunde, welche aber in der Aorta und in Lungenarterien, z.B. von GOLTZ et al., bei Erwachsenen erhoben wurden, sprechen m.E. aber doch dafür, daß dem Schwund der Elastica in der Haut pathogenetische Bedeutung zuzumessen ist. Als weiterer auffälliger Befund ist die Vermehrung der sauren Mucopolysaccharide vor allem im Papillarkörper zu erwähnen, worauf GOLTZ et al. aufmerksam machten.

Elektronenmikroskopisch fanden GOLTZ et al. in Bestätigung der lichtmikroskopischen Befunde degenerierte, stark osmiophile elastische Fasern. HASHIMOTO u. KANZAKI untersuchten kürzlich je einen Fall mit angeborener und erworbener Cutis laxa. Die elastischen Fasern der Cutis und der subcutanen Arterien und Venen ließen gleiche Veränderungen erkennen. Elastin war vermindert und Mikrofilamente waren über die ganze Faser hinweg sichtbar. Elektronendichtes Material fand sich ungleichmäßig innerhalb oder in der Nachbarschaft elastischer Fasern aggregiert, wobei beim kongenitalen Fall die Aggregation und Ablagerung stärker ausgeprägt war.

2. Ehlers-Danlos-Syndrom

Erstbeschreibung: EHLERS (1899); DANLOS (1908)

Klinik: Die Merkmalsträger leiden an einer Überdehnbarkeit (Cutis hyperelastica) und erhöhter Verletzlichkeit der Haut, ferner an Überstreckbarkeit der Gelenke, erhöhter Blutungsbereitschaft und Neigung zu visceralen Gefäßrupturen. Wahrscheinlich handelt es sich um ein heterogenes Syndrom (s. bei BEIGHTON; McKUSICK; UITTO u. LICHTENSTEIN).
Folgende 7 Typen werden heute unterschieden:

Typ	Bezeichnung	Erbgang	Biochem. Defekt
I	Gravis Typ	autosomal-dominant	unbekannt
II	Mitis Typ	autosomal-dominant	unbekannt
III	benigner, hypermobiler Typ	autosomal-dominant	unbekannt
IV	ekchymotischer Typ	autosomal-recessiv	Fehlen von Typ III Kollagen
V	x-chromosomaler Typ	x-chromosomal recessiv	Lysil-Oxidase-Mangel
VI	oculärer Typ	autosomal-recessiv	Lysil-Hydroxylase-Mangel
VII	Arthrochalasis multiplex cong.	autosomal-recessiv	p-Kollagen-Peptidase-Mangel

Histologie: Die Epidermis kann atrophisch sein. Nicht selten sieht man jedoch eine Verbreiterung des Stratum granulosum mit Hyperkeratose und leichter Acanthose. Die Papillen sind oft verstrichen und der Papillarkörper ist ödematös. Im Vordergrund des Geschehens stehen jedoch Veränderungen am Kollagen und der Elastica. Größtenteils fehlt die Anordnung der kollagenen Fasern in breiten Bündeln. Die Fasern selbst sind aufgesplittert oder fragmentiert. Die Grundsubstanz ist aufgelockert und ödematös, doch findet sich im Gegensatz zur Dermatochalasis nirgends eine Zunahme saurer Mucopolysaccharide.

Im Papillarkörper liegen herdförmige Elastomschollen, wie man sie auch beim Elastoma intrapapillare perforans verruciforme (s. dort) beobachten kann. In

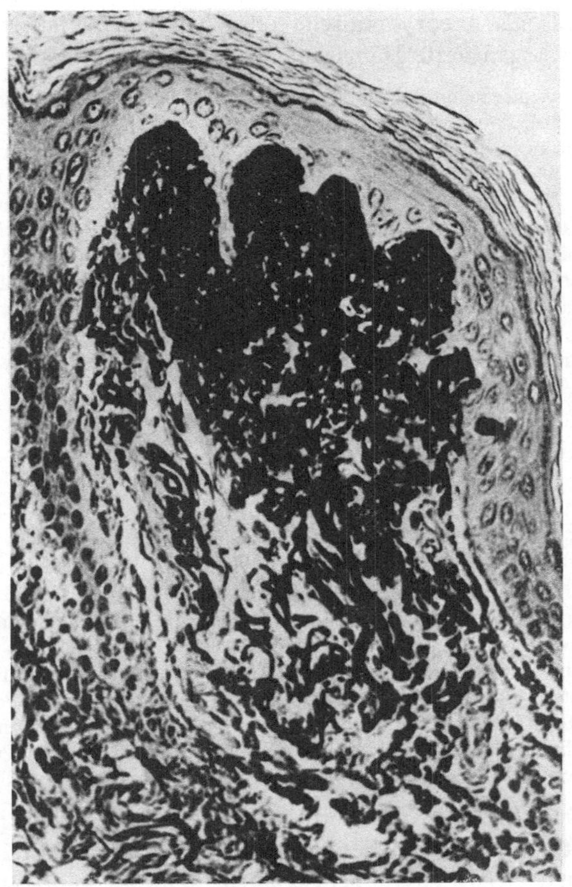

Abb. 1. Ehlers-Danlos-Syndrom. Haut vom Knie. Knotenförmige Anhäufung elastischer Fasern im Papillarkörper. (Aus: HEILMANN, K., KOLIG, G., Z. Kreisl.-Forsch. **60**, 524 (1971))

anderen Abschnitten enthält der Papillarkörper kondensierte Bündel langgestreckter elastischer Fasern. Auch das Stratum reticulare wird unregelmäßig von plumpen Bündeln elastischer Fasern durchsetzt, die verdickt, verklumpt, fragmentiert oder gar schlecht anfärbbar sind. Die Blut- und Lymphgefäße sind dilatiert und oft geschlängelt. Darüber hinaus kommt echte Gefäßneubildung vor. Auch die peripheren Nerven können degenerative Veränderungen zeigen. So kommt es an den größeren Ästchen zur Homogenisierung der Markscheiden und z.T. auch der Nervenfasern, während die kleineren Ästchen oft eine Proliferation der Schwannschen Scheiden und eine Vermehrung des Neurilemms sowie eine Verquellung der einzelnen Nervenfasern erkennen lassen (HEILMANN et al.; HULT et al.; HUSEBYE u. GETZ; JANSEN; KORTING u. GOTTRON). Die histologischen Veränderungen sind somit nicht pathognomonisch.

Die fibromartigen Tumoren zeigen histologisch einen vielgestaltigen Aufbau. Teils erweisen sie sich als kleine, von einer bindegewebigen Hülle umschlossene

Fettläppchen, teils als aneurysmatische oder lymphangiektatische Hohlräume, teils auch nur als organisierte Hämatome.

Elektronenmikroskopisch sind sowohl die Kollagenfibrillen als auch die elastischen Fasern unauffällig (HULT et al.; JANSEN; WECHSLER u. FISHER). JANSEN postulierte deshalb, daß das Ehlers-Danlos-Syndron durch eine ungenügende Verflechtung des kollagenen Fasersystems bedingt sei (defective wicker-work of the collagen). HEILMANN, NEMETSCHEK u. VÖLKL fanden anstelle kompakter Elastinlamellen unregelmäßige Anordnugen, die eine vorangegangene Fragmentierung des Elastins vermuten lassen. Des weiteren besitzt die sog. amorphe Elastinkomponente eine grobkörnige Struktur. Schließlich fiel dieser Forschergruppe auf, daß an der Peripherie des Elastins der Besatz aus sog. Mikrofibrillen fehlt oder nur in den Zwischenräumen anzutreffen ist. Auch am Elastin der Nierenarterien fanden HEILMANN u. Mitarb. ähnliche Verhältnisse. Abgesehen von der Anwesenheit gequollenen Kollagens im Bindegewebe der EDS-Haut und einer Vergesellschaftung mit feinsten Filamenten sowie einer Streuung der Fibrillendurchmesser erschien auch diesen Autoren das fibrillär geordnete Kollagen normal.

3. Pseudoxanthoma elasticum

Erstbeschreibung: BALZER (1884); DARIER (1896)

Klinik: Die charakteristischen Efflorescenzen sind rundliche oder ovale Makeln und Papeln von gelblicher Farbe (Pseudoxanthom!), die sich zu größeren oder kleineren Plaques gruppieren. Prädilektionsstellen sind die seitlichen Halspartien, die Axillargegend, das Abdomen, die Inguinalgegend, sowie die Lippen- und Analschleimhaut. Das Pseudoxanthoma elasticum ist wahrscheinlich das konstanteste Symptom einer Systemaffektion (Elastorrhexis). Befallen werden außer der Haut und den Schleimhäuten die Bruchsche Membran der Retina (Groenblad-Strandberg-Syndrom), aber auch der Magen-Darmtrakt und das kardiovasculäre System. POPE unterscheidet klinisch-genetisch zwei austosomal-dominante und zwei autosomal-recessive Typen.

Histologie: Das Bild wird von herdförmigen Veränderungen im Bereich der mittleren und unteren Abschnitte der Cutis beherrscht. In den befallenen Bezirken sind die elastischen Fasern zusammengeknäuelt, teilweise verdickt und fragmentiert. Sie verhalten sich basophil und sind meist verkalkt, was sich mit der van Kossaschen Färbung darstellen läßt. Die Fasern sind zudem zu unregelmäßigen Haufen zusammengeballt und oft spiralig oder korkzieherartig gewunden. Im Bereich solcher Knäuel findet sich gelegentlich eine Fremdkörperreaktion. Analoge Elasticaveränderungen lassen sich im Bereich der Bruchschen Membran, im Myokard, in der Aorta, in den mittelgroßen Arterien und im Magen-Darmtrakt nachweisen. Die Veränderungen des kollagenen Gewebes treten demgegenüber zurück. Die kollagenen Fassern sind gelegentlich etwas dicker und plumper als normal, doch fehlen degenerative Erscheinungen. Das Stratum reticulare in der Umgebung solcher Herde ist frei von pathologischen Veränderungen und auch die Epidermis über solchen Zonen zeigt einen völlig normalen Aufbau (DANIELSEN et al.; DARIER; FISHER et al.; GOODMAN et al.; LORIA et al.; MORAN u. LANSING; OHNO; TOURAINE, URBACH u. WOLFRAM; u. a. m.).

Differentialdiagnostisch muß das Pseudoxanthom in erster Linie gegen die aktinische Elastose abgegrenzt werden. Bei letzterer liegt der Prozeß nicht herdförmig in den unteren Abschnitten des Stratum reticulare, sondern diffus vorwiegend im Papillarkörper. Verkalkung der elastischen Fasern kommt nur bei Pseudoxanthoma elasticum vor, nicht hingegen bei aktinischer Elastose, Cutis laxa, Ehlers-Danlos-Syndrom und Elastosis perforans serpiginosa.

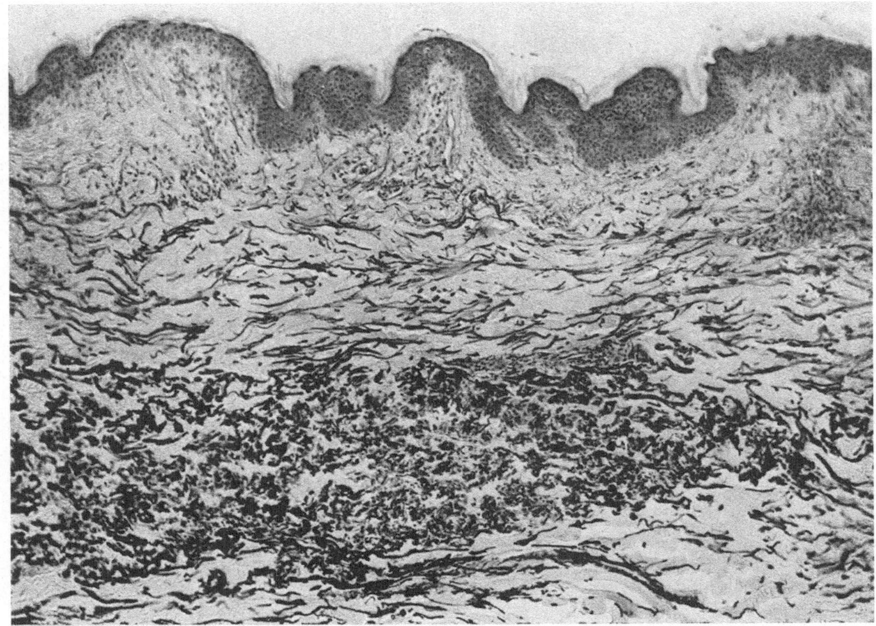

Abb. 2. Pseudoxanthoma elasticum. Elasticafärbung nach Weigert, 100×

Pathogenese: Während vieler Jahre drehte sich die Diskussion darum, ob es sich beim Pseudo-xanthom primär um eine Erkrankung des Kollagens oder des elastischen Systems handelt. Diese Frage ist heute dank biochemischer, vor allem aber elektronenmikroskopischer Unter-suchungen im Sinne einer Erkrankung der Elastica eindeutig gelöst. Während man ultrastrukturell am Kollagen keine auffälligen Veränderungen findet, zeigt das elastische Material degenerative Veränderungen mit Kalkinkrustationen (DANIELSEN et al.; HUANG et al.; LORIA et al.; MORAN u. LANSING; PIÉRARD u. KINT). Nach wie vor ungeklärt ist indessen, welche Rolle pathogenetisch dem Calciumstoffwechsel zukommt (Diskussion bei GOODMAN et al.).

B. Degenerative Dermatosen

Die Haut macht wie alle Organe des menschlichen Körpers einen Alterungs-prozeß durch. Dieser als Atrophia simplex cutis bezeichnete Prozeß kommt nur an den nicht dem Licht exponierten Körperstellen in reiner Form vor. Histologisch geht er mit einer Atrophie der Epidermis und einer Schrumpfung der Cutis einher. Die kollagenen Fasern werden einfaserig, wellig und kernarm, während das elastische Fasernetz ebenso wie die Schweißdrüsen auch im höheren Alter keine faßbaren pathologischen Veränderungen aufweisen (HILL u. MONTGOMERY; STRÖBEL). Völlig andere Veränderungen findet man an den lichtexponierten Haut-stellen, die im folgenden besprochen werden sollen.

1. Aktinische Elastose (Senile Elastose)

Klinik: Diese Veränderungen (Landmanns- oder Seemannshaut) treten insbesondere bei Menschen, die im Laufe des Lebens der Sonne und Witterungseinflüssen besonders ausgesetzt

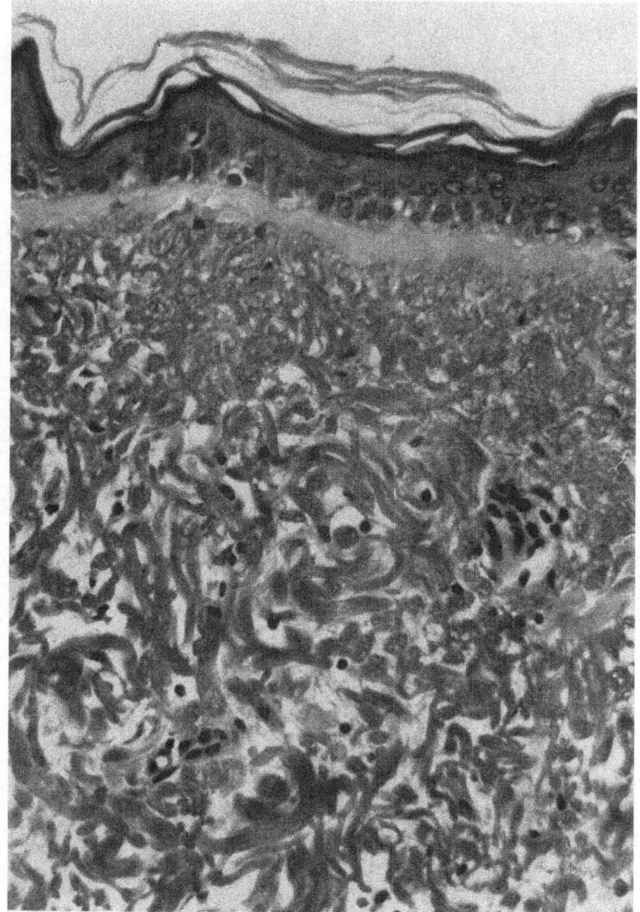

Abb. 3. Aktinische Elastose. Weigert 160×

waren, im Bereich des Gesichtes, Halses (Cutis rhomboidalis nuchae) und der Handrücken auf. Die Elastose kann schon im 3. Dezennium manifest werden. Sie schreitet mit zunehmendem Alter fort, weshalb sie auch senile-aktinische Elastose genannt wird.

Histologie: Im Papillarkörper und im oberen Drittel des Corium liegen plumpe, gewundene, teils fragmentierte Fasern, die verklumpen und schließlich zu scholligem Material zusammensintern. Entzündliche Erscheinungen fehlen. In Hämalaun-Eosinschnitten färben sie sich infolge ihrer Affinität zum basischen Farbstoff bläulich (sog. basophile Reaktion). Mit Resorcin-Fuchsin und Orcein verhalten sie sich wie elastisches Gewebe, während sie sich in der van Gieson-Färbung wie „Kolloid" gelb färben. Die Orceinophilie und Fuchsinophilie wird durch Vorbehandlung mit Elastase verhindert, hingegen durch Vorbehandlung mit Hyaluronidase nicht beeinflußt. Das elastische Material ist nicht argyrophil, hingegen stark PAS-positiv. Mit Toluidinblau färbt es sich ebenfalls intensiv an, jedoch verhält es sich nicht metachromatisch. Für eine Zunahme der neutralen und sauren Mucopolysaccharide im Rahmen des degenerativen Prozesses sprechen die stark positiv ausfallende Hale-Reaktion und die Zunahme Alzianblau-positiven Materials. Über der Elastosezone liegt regelmäßig ein dünner Streifen elasticafreien Gewebes (sog. Grenzstreifen), der von einer meist atrophischen Epidermis überdeckt wird.

Eine Sonderform der aktinischen Elastose stellt das sog. *Favre-Racouchot-Syndrom* dar (Elastéidose cutanée nodulaire à kystes et à comédons), welches vor allem über dem Jochbogen, ferner in der Schläfen- und Nackengegend auftritt. Histologisch findet man bei dieser Sonderform außer elastotischem Material reichlich Cysten, welche durch Erweiterung von Haarfollikel- und Schweißdrüsenausführungsgängen zustande kommen (FAVRE u. RACOUCHOT).

NIEBAUER u. STOCKINGER fanden in orceinophilen Abschnitten historöntgenographisch eine stark verminderte Strahlenabsorption, was besagt, daß in elastischen Zonen im Vergleich zum normalen Hautbindegewebe die Gewebedichte vermindert ist. Diese haben auch ein geringeres Trockengewicht. Beides sind Indizien dafür, daß es sich bei der aktinischen Elastose um einen zur Atrophie führenden Prozeß handelt. Auch elektronenmikroskopische Untersuchungen konnten die Frage nicht endgültig lösen, woher histogenetisch das elastotische Material kommt. Alle Untersuchungen dieser Art (BANFIELD u. BRINDLEY; BRAUN-FALCO; DANIELSEN u. KOBAYASI; KEECH, REED u. WOOD; MITCHELL; NIEBAUER u. STOCKINGER; STEVANOVIČ) zeigen, daß feinstrukturell eine Variationsbreite besteht, welche von normalen elastischen Fasern zu elastotischem Kolloid führt. Während die reife elastische Faser ein Zweikomponentensystem aus homogener elastischer Matrix und einer fibrillären Komponente (Mikrofibrillen) darstellt, treten bei der elastotischen Faser als drittes Strukturelement streifig-fibrilläre, schollenartige elektronendichte Einschlüsse hinzu. Aber auch an den kollagenen Fibrillen kann man die Degeneration bis zu amorphem Matrial verfolgen. Dieses wiederum bildet sekundär Verdichtungszonen aus, die dem lichtmikroskopisch faßbaren elasticapositiven Material entsprechen. Zunächst kommt es somit wahrscheinlich sowohl zu einer Schädigung der kollagenen als auch der elastischen Fasern. Aus den Restbausteinen bilden sich dann die elastotischen Bezirke, wobei zu berücksichtigen ist, daß ein Teil des elastotischen Materials wahrscheinlich eine gemeinsame Komponente der kollagenen und elastischen Fasern ist.

2. Striae cutis distensae (atrophicae)

Klinik: Es handelt sich um streifenförmige Atrophien der Haut von zunächst rosaroter, später gelbweißer Farbe mit einer glänzenden, zarten, leicht faltbaren Oberfläche. Sie entwickeln sich immer senkrecht zur Spannungsrichtung der Haut, an den Mammae z.B. in radiärer Richtung, am Bauch in konkaven Zügen um den Nabel herum und in der Lendengegend in horizontaler Richtung.

Histopathologie: In frischen Striae ist die Epidermis noch von normaler Breite. Nur im Stratum reticulare sind einzelne elastische Fasern fragmentiert und zusammengeschnurrt, während die Mehrzahl gestreckt erscheint. Die kollagenen Fasern verhalten sich unauffällig. Die cutanen Gefäße sind auffallend weit gestellt. doch fehlen entzündliche Infiltrate (GANS). Charakteristischer ist das Bild älterer Striae. In solchen Efflorescenzen sind die elastischen Fasern vollständig zugrunde gegangen, während sie in den Randzonen gequollen und spiralig zusammengerollt sind. Das Stratum reticulare ist im Bereich älterer Striae verschmälert. Über voll ausgebildeten Herden ist der Papillarkörper verstrichen und die darüberliegende Epidermis atrophisch (CHERNOSKY u. KNOX; GANS; HAUSER). Analoge Bilder machen Narbendehiszenzen (PINKUS, KERCH u. MEHREGAN).

Ätiologie und Pathogenese: Die älteren Autoren sahen in der mechanischen Überdehnung der Haut allein die Ursache für die Entstehung der Striae. Sie nahmen einer Zerreißung der

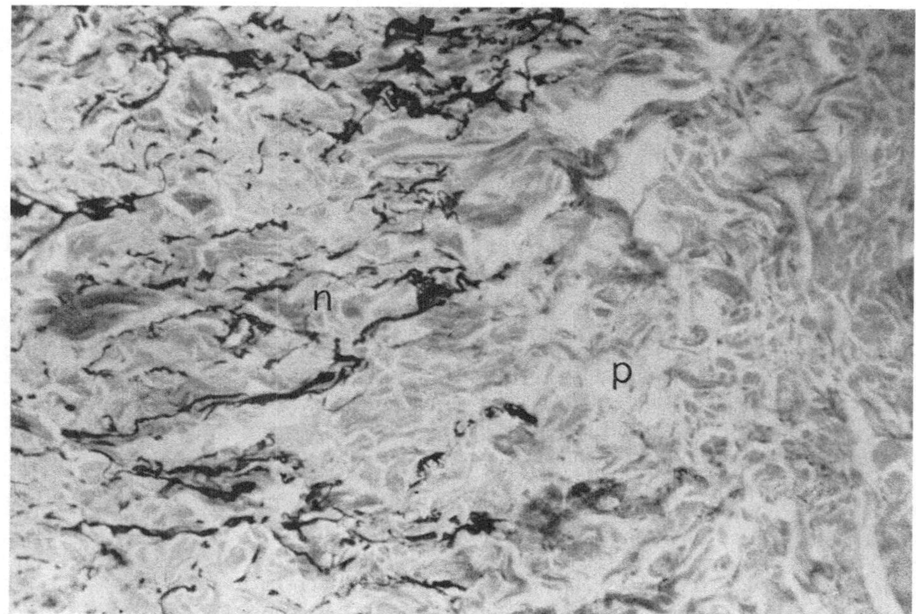

Abb. 4. Striae distensae (n normal, p pathologisch). Weigert, 250×

elastischen Fasern bzw. eine Umordnung derselben an. In den 30er Jahren wurden erstmals Stimmen laut, welche sich gegen eine ausschließlich mechanische Entstehung aussprachen (EBERT; MUSGER). Heute weiß man, daß Striae nicht nur im letzten Trimester der Schwangerschaft, sondern auch als Folge einer starken Gewichtszu- bzw. -abnahme, ferner in der Adoleszenz, im Anschluß an eine schwere Infektionskrankheit, beim Cushing-Syndrom, nach parenteraler ACTH-Medikation, im Verlauf einer inneren Cortisontherapie, nach längerer Einnahme von Isonicotinsäurehydrazid und sogar nach lokaler Anwendung von steroidhaltigen Externa auftreten können (SCHÖPF). Der gemeinsame pathogenetische Nenner dieser Striae verschiedenster Ätiologie ist wahrscheinlich eine erhöhte Glucocorticoidproduktion, die zu einer Schädigung des elastischen und kollagenen Systems an Stellen stärkerer Dehnung führt (HAUSER).

3. Pseudomilium colloidale (Milium colloidale)

Klinik: Im Gesicht finden sich in dichter oder lockerer Aussaat gelb-bräunliche, leicht verhärtete, transparent erscheinende Papeln, aus denen sich nach Anritzen eine geleeartige Masse entleert. PERCIVAL u. DUTHIE fanden im Schrifttum bis 1948 nur 50 Fälle dieser Art. Die überwiegende Anzahl der Krankheitsfälle wurde bei Erwachsenen festgestellt, doch existiert auch eine juvenile Form. Ferner kann es auch im Rahmen aktinischer Keratosen zur kolloiden Degeneration kommen (PIORKOWSKI).

Histopathologie: Die Epidermis ist verdünnt und verhornt hyperkeratotisch. Die Reteleisten sind in der Regel verstrichen. Im Stratum papillare liegen runde oder ovale Herde, die aus strukturlosen, sich in der Hämalaun-Eosinfärbung rosa anfärben, scharf gegen die tieferen Schichten der Cutis abgesetzten Massen bestehen. Diese sind fissuriert (Fixationseffekt!) und locker mit Fibroblasten und Kerntrümmern durchsetzt. In der van Gieson-Färbung nehmen die Einlagerungen einen zitronengelben Farbton an. Mit Toluidinblau färben sie sich orthochroma-

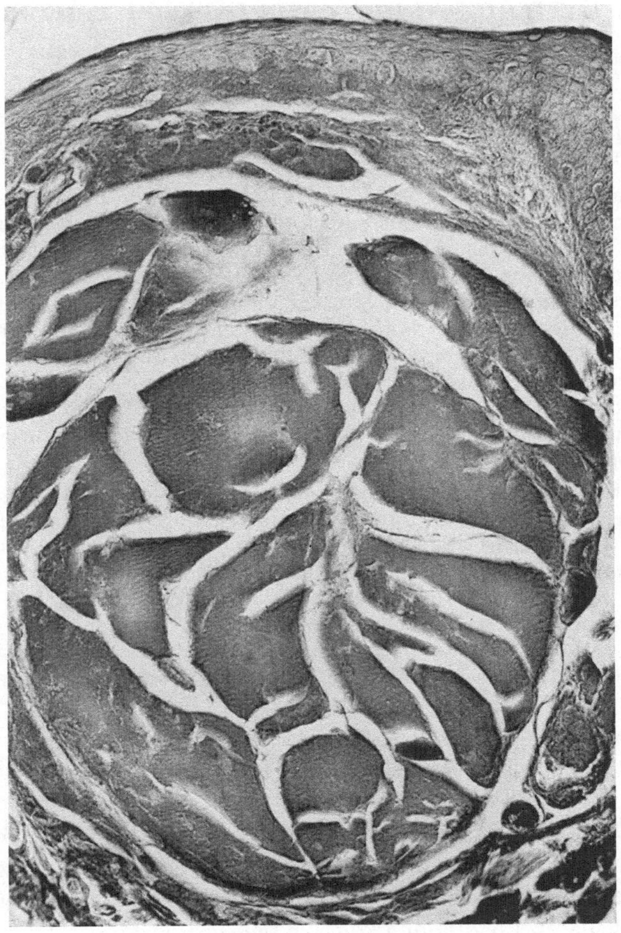

Abb. 5. Milium colloidale. Hale-PAS, 160×

tisch an, während die Färbeverfahren zum Nachweis von Amyloid und Mucin negativ ausfallen. In der Umgebung solcher Herde findet man gelegentlich Mastzellen (MIEDZINSKI et al.; PRAKKEN; SULLIVAN u. ELLIS). Histochemisch verhält sich das Kolloid wie Amyloid (GRAHAM u. MARQUES; HASHIMOTO et al. 1972), elektronenmikroskopisch jedoch kann es eindeutig von Amyloid abgegrenzt werden (HASHIMOTO et al. 1975).

Pathogenese: GANS (1925) sah im Pseudomilium colloidale das Endprodukt des Zerfalles kollagener Fasern, während ARNOLD (1943) annahm, daß es das Produkt eines degenerativen Prozesses sowohl der kollagenen als auch der elastischen Fasern sei. Dank der systematischen elektronenmikroskopischen und biochemischen Untersuchungen von K. HASHIMOTO et al. (1972; 1975) darf man heute annehmen, daß das Kolloid kein Degenerationsprodukt des Kollagens ist. Vielmehr wird es wahrscheinlich von den Fibroblasten synthetisiert. Biochemisch handelt es sich um ein Glykoprotein, das im Gegensatz zum Kollagen weder Hydroxyprolin, noch Hydroxylysin enthält. Wahrscheinlich müssen die familiären jugendlichen Fälle nosologisch und histogenetisch von den tardiven Formen abgegrenzt werden.

C. Dermatosen mit unspezifischer Entzündung

1. Acrodermatitis chronica atrophicans

Erstbeschreibung: PICK (1900); HERXHEIMER u. HARTMANN (1902)

Klinik: Im Bereich der befallenen Hautpartien ist die Epidermis zigarettenpapierähnlich verdünnt. Durch die atrophische Haut schimmern die darunterliegenden Gewebe bläulich-rot durch, wobei besonders die meist erweiterten cutanen Venen als dunkelblaue Stränge hervortreten. Die Krankheit befällt öfters symmetrisch, seltener einseitig (ein Viertel) in erster Linie die Extremitäten. Prädilektionsstellen sind besonders die Hand- und Fingerrücken mit den angrenzenden Partien der Vorderarme, ferner die Unterschenkel mit Fußrücken und Kniegegend. Gelegentlich erstreckt sich der Prozeß bis zum Hüftbeinkamm. An einzelnen Stellen, besonders über der Ulna, können sich fibröse Streifen oder derbe sog. fibroide Knoten entwickeln. Die Krankheit wird meist erst im vorgerückten Alter manifest. Frauen werden bevorzugt befallen. Der Allgemeinzustand ist nicht beeinträchtigt und die Hautveränderungen machen keine subjektiven Symptome.

Nach den heutigen Erkenntnissen handelt es sich um eine Allgemeinerkrankung wahrscheinlich infektiöser Genese (GÖTZ; HAUSER). Als Überträger wird Ixodes ricinus diskutiert. Zu den Hautveränderungen, welche das klinische Bild beherrschen, kommen Lymphadenitiden, die histologisch vorwiegend durch eine plasmacelluläre Proliferation im Rahmen eines Sinuskatarrhs ausgezeichnet sind, ferner reaktive Knochenmarksveränderungen (ebenfalls vorwiegend vom plasmacellulären Charakter), eine erhebliche Senkungsbeschleunigung sowie eine relative Vermehrung der γ- und auch der α_2-Globuline. In neuerer Zeit wurden zudem Patienten mit Acrodermatitis chronica atrophicans publiziert, die ein „Malignes Lymphom" entwickelten (BRAUN-FALCO; GEIGER, HAGEDORN u. PETERS; GOOS; KNOTH).

Differentialdiagnose: Bei ausschließlichem Befall der Handrücken kann eine Acrocyanose oder eine Perniosis vorgetäuscht werden. Sobald die Haut die typische Atrophie aufweist, ist jedoch keinerlei Verwechslung mehr möglich.

Histopathologie: Entsprechend dem klinischen Bild finden sich auch histologisch neben entzündlichen sowohl atrophische als auch reparative Vorgänge. Zunächst kommt es zu einer Erweiterung der Blut- und Lymphgefäße, die mit einer perivasculären Entzündung vom lympho-histiocytären Typ einhergeht. Bald jedoch bekommt das Infiltrat eine plasmacelluläre Note. Nur MONTGOMERY u. SULLIVAN stellen die plasmacelluläre Komponente in Abrede. Das Corium ist mäßig ödematös, während die Epidermis im Beginn noch nicht am Prozeß teilnimmt. Mit zunehmender Dauer der cutanen Entzündung kommt es vorerst zur Zerstörung des elastischen Fasernetzes und schließlich zur Atrophie der Cutis überhaupt. Das kollagene Bindegewebe erscheint anfänglich gequollen; seine Anfärbbarkeit verändert sich, und schließlich werden die kollagenen Fasern homogen und kernarm. Typisch ist ferner eine Parallelorientierung der kollagenen Fasern im oberen und mittleren Drittel des Stratum reticulare, während die kollagenen Fasern im unteren Drittel mehr scholligen Charakter annehmen. Je älter der Prozeß, desto mehr treten die atrophischen Vorgänge in den Vordergrund. Die Epidermis wird schmal und der Papillarkörper verstreicht, während von den Hautanhangsgebilden zuerst die Talgdrüsen, dann die Haarfollikel und schließlich die ekkrinen Schweißdrüsen schwinden (HAUSER; MONTGOMERY u. SULLIVAN; PAUTRIER u. DISS).

Einen anderen, aber in gleichartiger Weise sich wiederholenden Aufbau zeigen die sog. *fibroiden Knoten.* Im Zentrum finden sich breite hyalinisierte kollagene

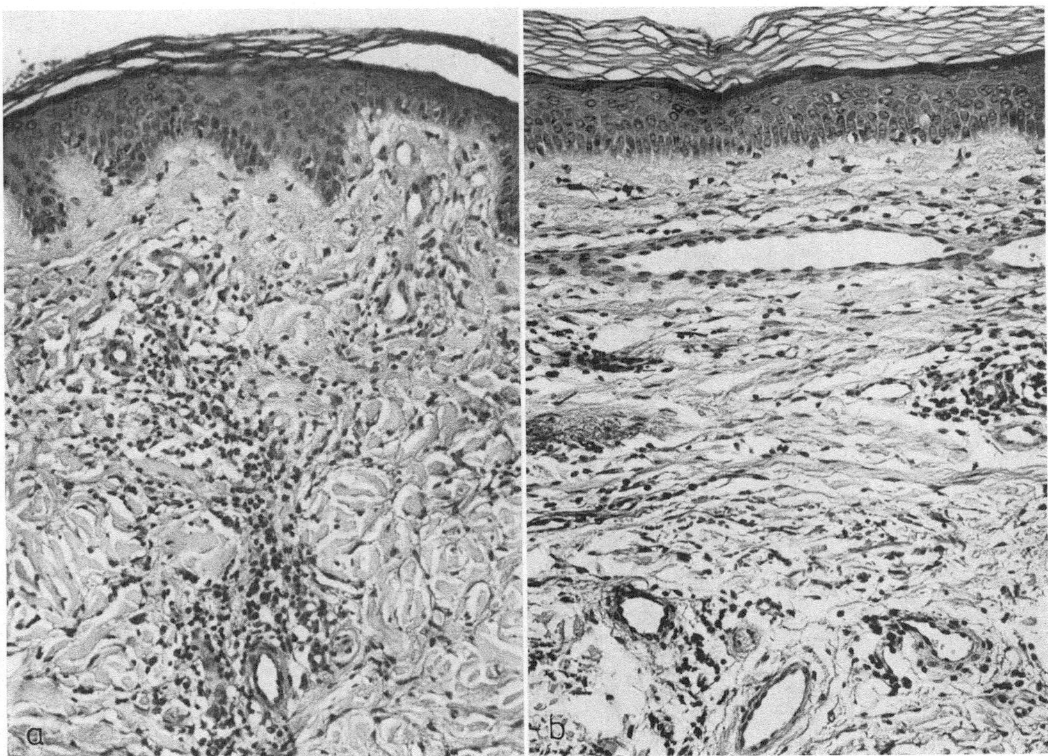

Abb. 6a u. b. Acrodermatitis atrophicans. (a) Frühstadium, H.E., 160× (b) Intermediärstadium mit Venektasien, H.E., 160×

Fasern, die z.T. zwiebelschalenförmig angeordnet sind, während die Knotenperipherie in unterschiedlichem Maße entzündliche Veränderungen aufweist. Die vorwiegend aus Rundzellen bestehenden Infiltrate greifen den Gefäßen entlang fingerförmig in die Knoten hinein (FURTADO; HARDMEIER).

Die *histologischen Leitkriterien* sind somit:

– Atrophie der Epidermis mit fakultativer Hyperkeratose
– Atrophie der Cutis und Subcutis
– Schwund der Hautanhangsgebilde (Haarfollikel und Talgdrüsen)
– Subpapilläre Venektasien
– Je nach Aktivität des Prozesses kleinzellige cutan-vasculäre Entzündung

Histologische Differentialdiagnose: Der plasmacelluläre Charakter der Entzündung muß immer an eine Acrodermatitis chronica atrophicans denken lassen. Spätstadien lassen sich kaum von einer Sklerodermie im Stadium atrophicans abgrenzen.

Das Fehlen einer Schichtung und zentraler Nekrosen unterscheidet die fibroiden Knoten von den rheumatischen Knötchen. Schwierig kann die Abgrenzung gegen frische Keloide sein, hingegen dürfte die Unterscheidung von Knötchen bei Gicht

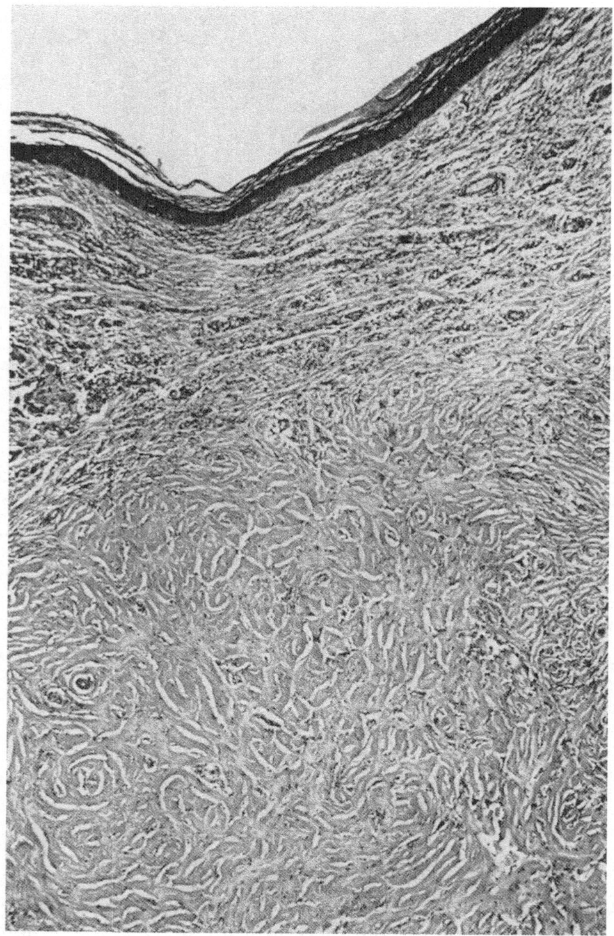

Abb. 7. Fibroider Knoten bei Acrodermatitis atrophicans. H.E., 160× (Aus: Hardmeier, Th., Arch. klin. exp. Derm. **232**, 373 (1968))

(s. dort), Xanthomen (s. dort) und Histiocytomen (s. dort) keine Schwierigkeiten bereiten.

2. Anetodermien

Unter dem Begriff Anetodermien faßt man fleckförmige Erkrankungen der Haut zusammen, die mit der Zeit atrophisch werden und dann entweder als Dellen oder hernienartige Vorwölbungen imponieren. Je nach dem Aspekt des Anfangsstadiums unterscheidet man einen *Typ Jadassohn* (Erythematöses Initialstadium), einen *Typ Pellizari* (Urtikarielles Initialstadium), einen *Typ Alexander* (Bullöses Initialstadium) und einen *Typ Schweninger-Buzzi*. Letzterer beginnt ohne erkennbares Initialstadium. DELUZENNE unterteilt die makulösen Anetodermien in primäre und sekundäre Formen. Die primären Anetodermien entstehen in gesunder Haut entweder assoziiert mit einer Hautkrankheit (Acrodermatitis atrophicans) oder im Rahmen einer allgemeinen Grundkrankheit (Infektionskrankheit; endokrine Störung). Die sekundären Anetodermien hingegen entstehen in loco im Anschluß an eine Syphilis oder Tuberkulose, eine Urticaria oder eine Purpura. Kürzlich beschrieben VARADI u. SAQUETON einen weiteren, *perifollikulären Typ*, der mit Schwund der Elastica einhergeht. Sie nennen ihn „Perifollikuläre Elastosis". Das Allgemeinbefinden der Patienten ist nicht gestört.

Histopathologie: Systematisch untersucht sind nur der Typus Jadassohn und der Typus Schweninger-Buzzi. Beim ersteren findet sich außer einem cutanen Ödem mäßigen Grades eine recht beträchtliche Gefäßerweiterung, die mit Endothelschwellung einhergeht. Perivasculär lagern sich zudem dichte Lymphocyten- oder Rundzellinfiltrate an. Befallen werden vor allem die Gefäße des Stratum subpapillare (OPPENHEIM; PAUTRIER u. DISS). In neuerer Zeit haben CRAMER sowie NEUMANN u. VACÁTKO zudem auf akute Gefäßveränderungen aufmerksam gemacht, wie man sie auch bei der Vasculitis „allergica" sieht. Für ein allergisches oder toxisches Geschehen finden sich jedoch klinisch keine Anhaltspunkte. Charakteristisch ist ferner der frühzeitig einsetzende Schwund der elastischen Fasern unter gleichzeitiger Atrophie der übrigen epidermalen und cutanen Gewebsanteile.

Beim Typus Schweninger-Buzzi hingegen vermißt man die initiale zellige Reaktion. Vielmehr stehen acellulär ablaufende Verquellungen des Kollagens im Vordergrund, die mit einem Schwund der Elastica einhergehen und als Volumenzunahme des Bindegewebes imponieren. Jedoch kommt diesen Kollagenveränderungen keine primäre Bedeutung zu, da sich elektronenmikroskopisch ein auffälliger Reichtum an dünnen Fibrillen findet, was im Zusammenhang mit der ebenfalls vorhandenen Vermehrung silberimprägnierbarer Fasern auf eine Steigerung der Fibrillenneubildung hinweist. Primär kommt es somit wahrscheinlich aus noch unbekannten Gründen zu physicochemischen Veränderungen der Grundsubstanz der Elastica, deren Umbau und Desintegration sekundär zu einer überschießenden Reparation führen (KORTING, CABRÉ u. HOLZMANN). Die perifollikuläre makulöse Anetodermie geht nach VARADI u. SAQUETON mit einem Schwund der Elastica in den perifollikulären Abschnitten der Cutis einher.

3. Erythema annulare centrifugum

Erstbeschreibung: DARIER (1916)

Klinik: Es handelt sich um annuläre und serpiginöse Erytheme, die mit einer colleretteartigen Schuppenkruste einhergehen können. Die Hautveränderungen persistieren Wochen bis Monate lang und rezidivieren. Ein Teil der Fälle war durch maligne Tumoren verursacht, wobei sowohl Karcinome als auch Sarkome, Retikulosen und Leukämien gefunden wurden (s. bei BÖNNIGER u. HAPPLE). Das Erythema annulare centrifugum gehört somit zu den fakultativ paraneoplastischen Dermatosen.

Histologie: ELLIS u. FRIEDMAN, sowie NORDENSKJÖLD u. WAHLGREN sahen ein geringes Ödem des Papillarkörpers. Das Kennzeichnende sollen krausenartige monocytäre Infiltrate um die Gefäße herum im oberen und mittleren Drittel des Stratum reticulare sein. NÖDL sowie GANS u. STEIGLEDER beobachteten darüber hinaus eine Verquellung des Kollagens und reichlich Eosinophile, die zudem Neigung zu Zerfall zeigten.

Differentialdiagnostisch spricht das Fehlen von Plasmazellen und Endothelschwellung gegen Lues II.

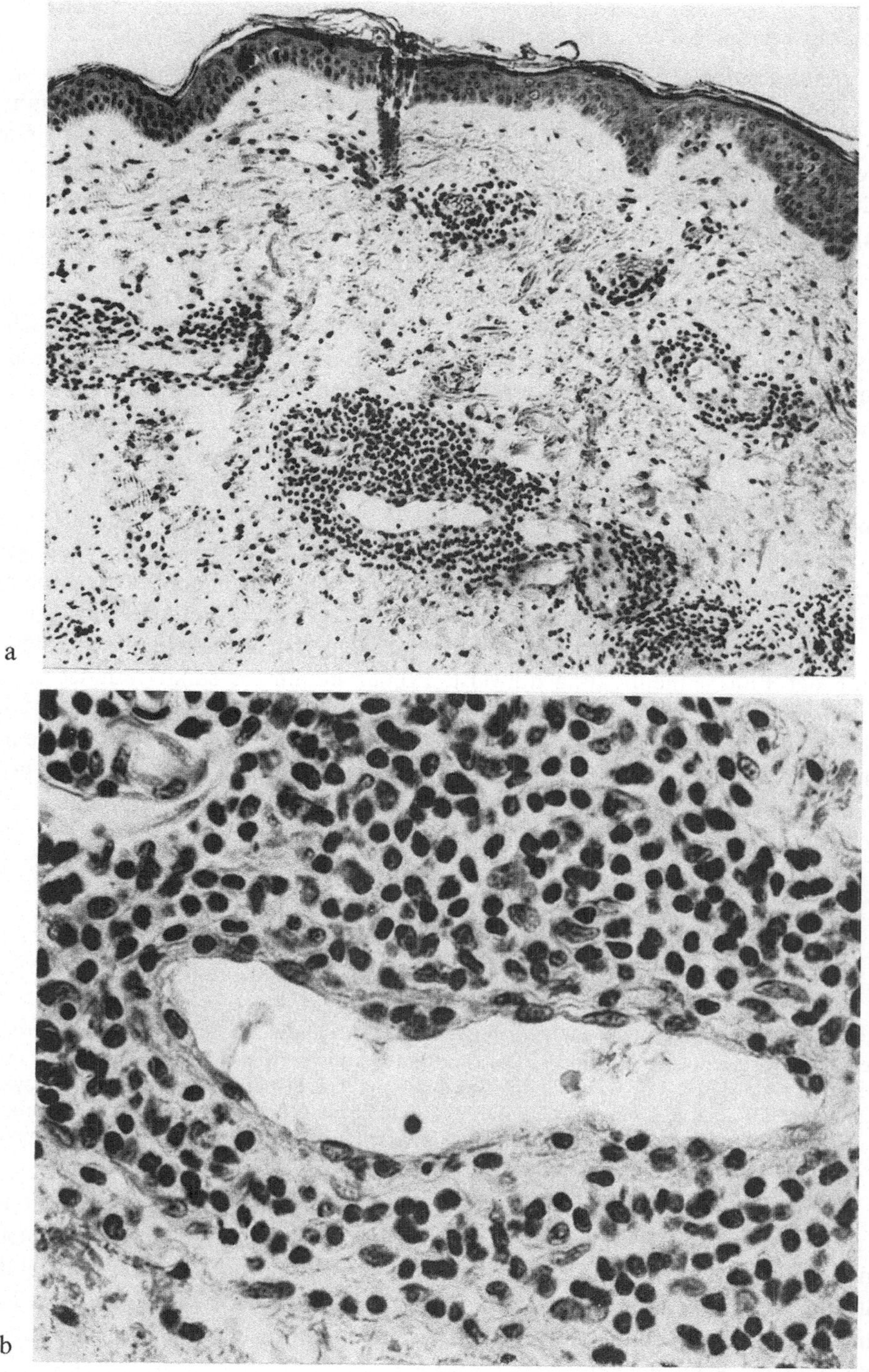

Abb. 8a u. b. Erythema annulare centrifugum (DARIER). (a) Übersicht mit krausenförmigen perivaskulären Infiltraten. (b) monocytoider Charakter der Infiltrate. Abbildungen freundlicherweise von Milton R., OKUN, Boston überlassen.

4. Rosacea. Tuberkuloide Rosacea. Periorale Dermatitis

Klinik: Der Formenkreis dieser kosmetisch störenden und häufigen Hautkrankheit umfaßt wahrscheinlich folgende Typen:

1. eine rein teleangiektatische Form (Couperose),
2. eine papulöse bzw. mikronoduläre Form, die besonders Frauen jüngeren und mittleren Alters befällt und klinisch dem Bild des Rosacea-ähnlichen Tuberkulides entspricht, sofern die papulösen Efflorescenzen unter dem Glasspatel einen lupoiden Farbton aufweisen,
3. die sog. Periorale Dermatitis und
4. die nur bei Männern auftretende glandulär-hyperplastische Form, welche mit einem Rhinophym einhergehen kann.

Klinisch kommen Übergänge (faits de passage) zwischen den ersten drei Formen vor und das Krankenbild kann im Verlauf auch einen Gestaltenwandel von einer Form in die andere durchmachen.

Die klinische *Differentialdiagnose* umfaßt in erster Linie das seborrhoische Ekzem und den Lupus erythematodes.

Histologie: Die bisherigen Untersuchungen befaßten sich fast ausschließlich mit der papulösen bzw. mikronodulären Form und den Fällen, die klinisch als Rosacea-ähnliches Tuberkulid Lewandowsky angesprochen wurden (APRA; VAN KETEL; LAYMON u. SCHOCH; MacKEE u. SULZBERGER; MARKS u. HARCOURT-WEBSTER; MIESCHER; SØBYE). Alle Untersucher sind sich darüber einig, daß man bei der papulösen bzw. mikronodulären Rosacea grundsätzlich die gleichen histologischen Veränderungen findet wie *bei der tuberkuloiden Rosacea.*

Die Epidermis ist am entzündlichen Prozeß, der sich fast ausschließlich in der Cutis abspielt, nicht beteiligt. Die Gefäße im Papillarkörper und Stratum reticulare sind auffallend weitgestellt. Nach SØBYE können sie Zeichen fibrinoider Degeneration aufweisen. Das zweite Element umfaßt peri- und paravasculäre entzündliche Infiltrate, die in erster Linie im Bereich des perifollikulären Gefäßnetzes liegen, jedoch auch die anderen cutanen Gefäße betreffen können. Biopsien von Fall zu Fall und sogar von verschiedenen Efflorescenzen bei ein und demselben Patienten unterscheiden sich dadurch, daß teilweise nur banale entzündliche Erscheinungen angetroffen werden. Das Infiltrat besteht dann entweder nur aus Lymphocyten, oder es ist mit Leukocyten vermischt, dem auch vereinzelt Plasmazellen und Eosinophile beigemengt sein können. In anderen Efflorescenzen wandeln sich die lymphocytären Infiltrate tuberkuloid um, wobei sich Formationen finden, die mikroskopisch dem klassischen, nicht verkäsenden Tuberkel entsprechen, andere wiederum nur im Zentrum eine epitheloidzellige Umwandlung aufweisen. Zu einer Verkäsung kommt es jedoch nie. Das Follikelepithel erweist sich als unbeteiligt oder nur sekundär durch die Entzündung beeinflußt. Der ganze Prozeß geht zudem mit einem Ödem leichten Grades einher. Während z.B. LAYMON banale Infiltrate in 87% fand, beobachtete MIESCHER in der Mehrzahl seines Krankengutes tuberkuloide Strukturen. Zudem fanden VAN KETEL, als auch LAYMON u. MIESCHER tuberkuloide Strukturen sowohl bei papulöser Rosacea als auch Rosacea-ähnlichem Tuberkulid, wie umgekehrt klinisch eindeutige Fälle von Rosacea-ähnlichem Tuberkulid histologisch teils mit banalen, teils mit tuberkuloiden Strukturen einhergingen. Da in tuberkulösen Granulomen bis jetzt weder direkt noch kulturell Tuberkelbacillen nachgewiesen werden konnten und solche Patienten auch kaum je eine innere Tuberkulose aufweisen, lehnt z.B. VAN KETEL die

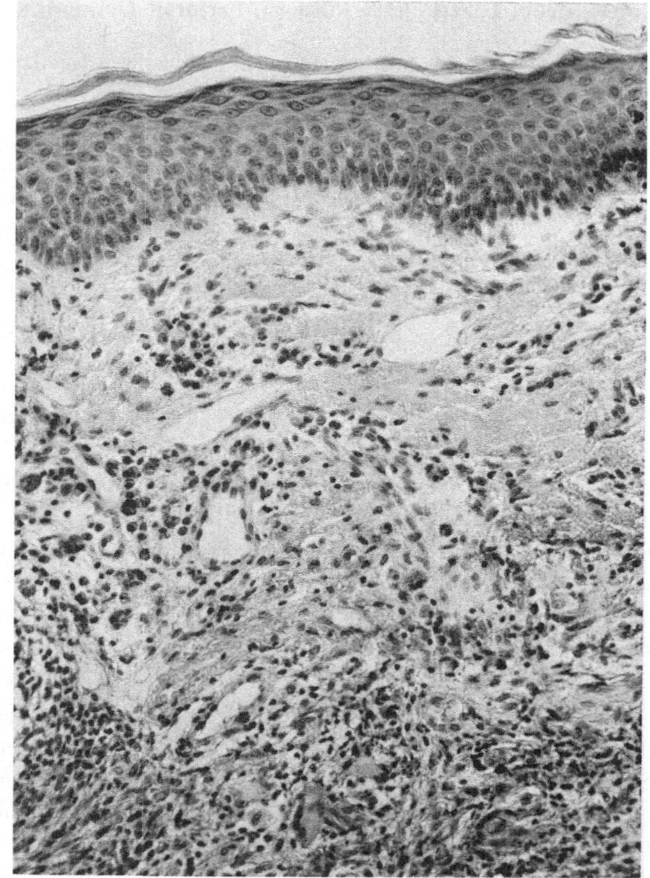

Abb. 9. Rosacea. H.E., 160×

Existenz einer Rosacea-Form ab, die als Tuberkulid aufgefaßt werden müßte, eine Meinung, der ich mich vorbehaltlos anschließe.

Unterschiedliche Angaben finden sich im Schrifttum über die sog. „*Periorale Dermatitis*", bei welcher STEIGLEDER u. STREMPEL histologisch Veränderungen wie bei der mikronodulären Rosacea fanden. MARKS u. BLACK hingegen kommen an Hand von 26 Probeexcisionen zum Schluß, daß die periorale Dermatitis histologisch von der Rosacea abweicht. Die englischen Autoren fanden in $^2/_3$ aller Biopsien im Follikelepithel spongiotische Veränderungen und in der Hälfte aller Gewebeproben Acanthose mit Parakeratose. Nach MARKS u. BLACK findet man somit bei der perioralen Dermatitis histologisch ekzematoide Veränderungen. Nach RÖCKL u. SCHUBERT finden sich keine Anhaltspunkte für einen ekzematösen Prozeß.

Die *histologische Differentialdiagnose* umfaßt bei den rein lymphocytären Formen den Lupus erythematodes, von welchem sie sich durch das Fehlen epidermaler Veränderungen unterscheidet. Die tuberkuloide Form hingegen muß gegen

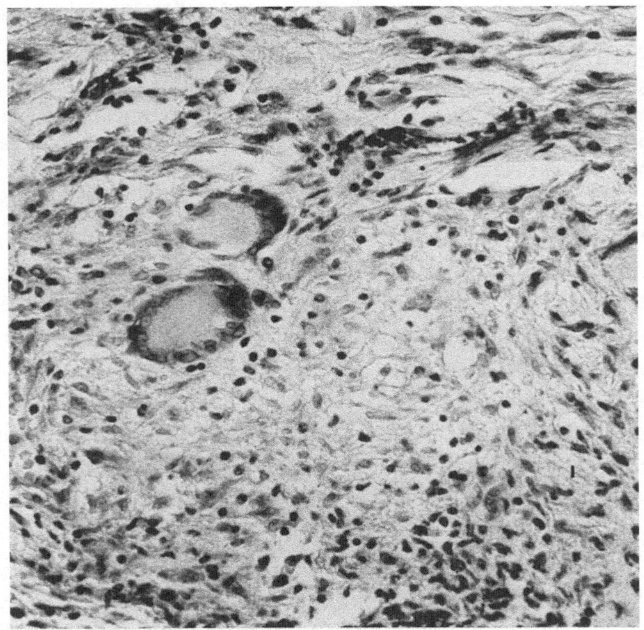

Abb. 10. Tuberkuloide Rosacea. Tuberkuloides Granulom. Giemsa, 250×

die Hauttuberkulose und das Boecksche Sarkoid abgegrenzt werden. Leicht ist die Unterscheidung vom Lupus miliaris faciei, der immer mit verkäsenden Tuberkeln einhergeht. Nur quantitative Unterschiede bestehen hingegen im Vergleich mit dem Boeckschen Sarkoid. In Zweifelsfällen empfiehlt es sich, den histologischen Befund mit dem klinischen Bild zu vergleichen.

Warum und unter welchen Umständen es allerdings bei der Rosacea histologisch zu tuberkuloiden Formationen kommen kann, bleibt ungeklärt. AYRES u. AYRES vermuteten einen Kausalzusammenhang zwischen tuberculoider Rosacea und Infektion mit Demodex. In neuerer Zeit haben auch GROSSHANS et al. histologisch gezeigt, daß eine epitheloidzellige Reaktion bei Rosacea durch Demodex folliculorum bedingt sein kann. Auch hat man bis jetzt ohne Erfolg versucht, durch Aufdeckung intestinaler Störungen Licht in die Ätio-Pathogenese der Rosacea zu bringen. Der hormonalen Regulation, speziell dem veränderten Zusammenspiel der Sexual- und Hypophysenhormone bei präklimakterischen und klimakterischen Frauen kommt wohl ebenfalls keine entscheidende Bedeutung zu, ebenso wenig wie okkulten Herdinfekten und der Hautflora. Darüber hinaus vermutete man, daß Witterungseinflüsse und gewisse Nahrungsmittel eine ursprüngliche Bedeutung haben könnten. Durch Vergleiche von Rosaceakollektiven mit Kontrollpatienten konnte aber in neuerer Zeit gezeigt werden, daß keinem dieser Faktoren eine entscheidende Bedeutung zuzumessen ist (W. BRAUN; SØBYE). So bleibt die Ätiologie dieser Krankheit vorerst ungeklärt, wenn auch das histologische Bild in hohem Maße auf einen hämatogenen Streuungsprozeß hinweist (MIESCHER).

5. Acne vulgaris

Klinik: Die Acne tritt während der Pubertät in Erscheinung und bleibt unter dauernder Neubildung von Efflorescenzen in wechselnder Intensität über mehrere Jahre bestehen. Die typische Primäreffloreszenz ist der Comedo (Mitesser). Sekundäreffloreszenzen sind Papeln, Pusteln,

Knoten, Narben und Hyperpigmentierungen. Bevorzugt befallen werden außer dem Gesicht die medialen Brust- und Rückenabschnitte.

Die typische Acne vulgaris ist leicht zu erkennen, doch machen auch Halogene (Brom, Jod), Steroide sowie Schmieröle, Teere, Pech und chlorierte Kohlenwasserstoffe acneiforme Exantheme. Anamnese, Lokalisation und Alter des Patienten führen meist zur richtigen Diagnose. Ferner muß die Acne vulgaris gegen die Rosacea und das acneiforme Syphilid abgegrenzt werden. Bei letzteren fehlen die Comedonen.

Histologie: In der älteren Literatur hat die mikroskopische Anatomie der Acne kaum Beachtung gefunden. In den letzten Jahren wurde nun v. a. von amerikanischen Autoren die Morphodynamik der Acne systematisch untersucht. Pathogenetisch steht der Comedo im Zentrum des Geschehens. Zu unterscheiden ist zwischen offenen und geschlossenen, sowie zwischen primären und sekundären Comedonen. Vor allem geschlossene Comedonen können sich in entzündliche Efflorescenzen umwandeln. Dabei kommt es nicht selten zu einer Rupturierung des Comedo. Es ist dabei nicht ganz sicher, ob die Rupturierung die Folge oder die Ursache der entzündlichen Reaktion ist (KNUTSON). Kommt es nur oberflächlich zu entzündlichen Reaktionen, entstehen entzündliche Pusteln. Liegen die entzündlichen Veränderungen tiefer, so kommt es klinisch zu entzündlichen Papeln bzw. Knoten. Durch Kapselbildung können im Gefolge der entzündlichen Umwandlung und der Rupturierung sekundäre Comedonen entstehen (Lit. bei KLIGMAN 1974). Die Comedonen enthalten teils parakeratotisch verhornende Zellen und transparente Schattenzellen (PLEWIG), teils Haarreste und/oder Reste von Talgdrüsenausführungsgängen, degenerierte Talgdrüsenläppchen (STEIGLEDER u. BLOMEYER), sowie Mikroorganismen. Offene Comedonen enthalten mehr Mikroorganismen als geschlossene. Unter den Bakterien überwiegen Corynebacterium acnes Typ I und II sowie verschiedene Staphylokokkenstämme. Diese Mikroorganismen bilden eine Reihe von Ektofermenten, von denen am bekanntesten die Lipasen (FRENKEL u. SHEN) sind, die besonders in geschlossenen Comedonen die Triglyceride fast völlig in freie Fettsäuren aufspalten.

Von den Veränderungen bei der Comedonenbildung ist das Akroinfundibulum relativ wenig betroffen. Die Folge davon ist, daß die offenen Comedonen in der Regel seltener sind als die geschlossenen. Die alte „Korkentheorie", die davon ausgeht, daß es zu einem Verschluß des Ostiums kommt und daß es dann durch Rückstauung des Talgdrüsensekretes zur Bildung einer Talgdrüsencyste kommt, muß dementsprechend heute abgelehnt werden. Das wesentlichste Problem bei der Comedonenbildung scheint die geringe Dehiszenz der Hornzellen im Talgdrüsenausführungsgang zu sein. Die Hornzellen hängen fest aneinander und bilden eine feste Masse. Die Ursache dieser geringen Dehiszenz scheint die Bildung eines „Zementes" zu sein, der im wesentlichen aus Polysacchariden besteht. Genauere Vorstellungen über diesen Mechanismus fehlen jedoch (PLEWIG u. KLIGMAN, 1975). Dazu kommt eine im Acnecomedo gegenüber normalen seboglandulären Follikelportionen gesteigerte Mitoserate. Es ist jedoch fragwürdig, ob es sich dabei um einen primären oder einen sekundären Effekt handelt, da sich normale supraglanduläre Follikelanteile bei Acnepatienten und Gesunden bezüglich der Mitoserate nicht unterscheiden (PLEWIG, FULTON u. KLIGMAN).

Die Ruptur des Comedo kann nicht allein durch den mechanischen Druck im geschlossenen Comedo erklärt werden. Vielmehr ist zu vermuten, daß auch Ektofermente von Mikroorganismen wie Hyaluronidase die Follikelwand durchlässiger

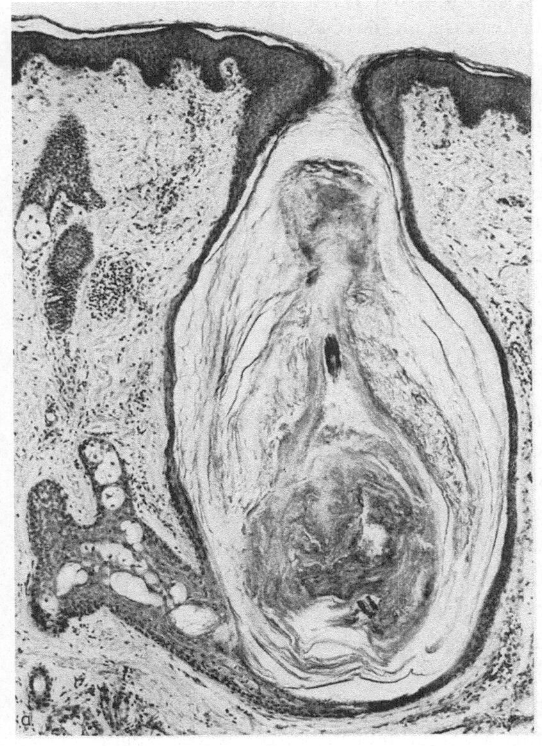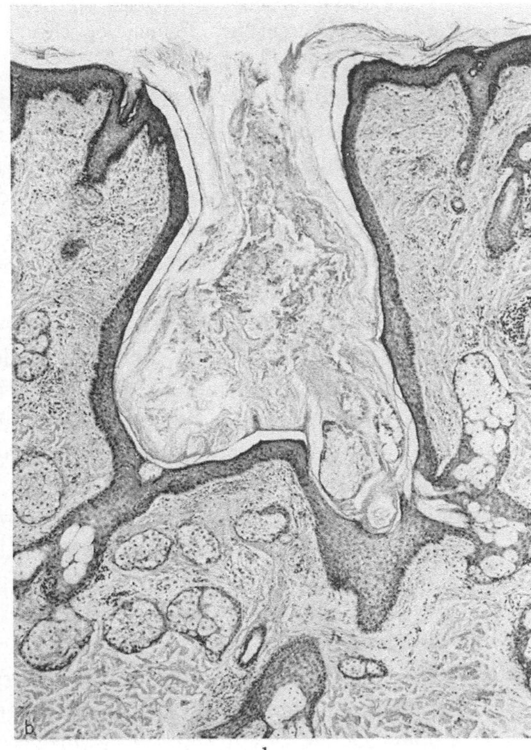

a   b

Abb. 11a u. b. Acne vulgaris. (a) Geschlossener Comedo. H.E., 110×. (b) Offener Comedo.
H.E., 90× (Abbildungen freundlicherweise überlassen von Priv.-Doz. Dr. PLEWIG, München)

machen (GOWLAND et al.). Das Ausmaß der Zerstörung des Comedo kann sehr
unterschiedlich sein. Wenn der Comedo den Substanzdefekt selbst wieder aus-
gleicht, entsteht ein sekundärer Comedo. Wird der Comedo jedoch nicht resti-
tuiert, so geben Hornmassen, Haare und evtl. auch Lipide Anlaß zu Fremdkörperreaktionen. Die entzündlichen Infiltrate können entweder rein leukocytär sein
oder auch Riesenzellen, Histiocyten und Lymphocyten enthalten. Besonders bei
Zerstörung des Comedos kommt es zu Narbenbildung.

Pathogenese: Nach Modellversuchen (LORINCZ et al.; KLIGMAN u. KATZ) und nach experimentellen Erfahrungen am Menschen (GLOOR u. HABEDANK), ist davon auszugehen, daß die
mittelkettigen freien Fettsäuren und das Squalen comedogen wirken. Da die freien Fettsäuren
durch mikrobielle Lipasen aus Triglyceriden freigesetzt werden, haben die lipaseproduzierenden
Mikroorganismen eine indirekte comedogene Wirkung. Squalen scheint in den Hautoberflächen-
lipiden zudem vermehrt zu sein (Lit. s. bei CUNLIFFE u. COTTERILL). Der zweite pathogenetisch
bedeutsame Faktor muß die Bereitschaft des Organismus sein, auf diese Substanzen mit einer
Follikelhyperkeratose zu antworten. Im Gegensatz zu früheren Auffassungen (FREINKEL et al.;
STRAUSS u. POCHI) scheinen jedoch die freien Fettsäuren für die entzündliche Reaktion selbst
keine wesentliche Rolle zu spielen (GLOOR u. HABEDANK; FULTON; PUHVEL u. SAKOMOTO).

6. Urticaria. Quincke-Ödem

Klinik: Diese Krankheiten gehen mit einem massiven Ödem des Hautbindegewebes einher.
Bei der akuten und chronischen Urticaria kommt es zur Ausbildung umschriebener Quaddeln,

die sich durch Flüchtigkeit auszeichnen. Beim Quincke-Ödem durchsetzt das Ödem mehr diffus die tieferen Hautschichten. Immunologisch sind die Urticaria und das Quincke-Ödem anaphylaktische Reaktionen (Typ I).

Das *histologische Bild* zeigt anfänglich ein Ödem, das bei der Urticaria simplex in den oberen, beim Quincke-Ödem in den tieferen Schichten des Coriums und in der Subcutis liegt. Die cutanen Gefäße sind weitgestellt und mit Blutzellelementen angeschoppt. Je älter die Efflorescenz, desto mehr findet man in der Umgebung der weitgestellten Gefäße Lymphocyten und Leukocyten, die auch mit einzelnen Mastzellen und Plasmazellen vermischt sein können. Als Folge des cutanen Ödems degenerieren schließlich die Basalzellen der Epidermis vacuolig (BEALL; GANS u. STEIGLEDER; JADASSOHN u. ROTHE; TÖRÖK u. LEHNER; TÖRÖK u. KENNEDY). Nach ILLIG (1967) unterscheidet sich die cholinergische Urticaria nicht von den übrigen Urticariaformen. Dabei konnte auch kein Hinweis auf eine miliariaähnliche Verstopfung der Schweißausführungsgänge und keine Beziehung zwischen Schweißdrüsen, Ausführungsgängen und entzündlichen Infiltraten aufgedeckt werden. 1970 untersuchte ILLIG an 54 Probeexcisionen auch den Ablauf der cellulären Reaktion bei der *Druckurticaria*. Regelmäßig fand er auf dem Höhepunkt der Reaktion eine polymorphkernige Entzündung mit starker Eosinophilenbeteiligung bis zu reinen Eosinophileninfiltraten. Die Zellreaktion spielt sich wie beim Quincke-Ödem im mittleren oder unteren Corium bzw. in der Subcutis ab. Alle Neutrophilen und Eosinophilen stammen aus der Blutbahn und die Auswanderung ging der klinischen Reaktion parallel. Im Beginn überwog die Emigration der Neutrophilen, später oft diejenige der Eosinophilen. Leukocytoclasie konnte immer nachgewiesen werden, während eine Mastzelldegranulation weder regelmäßig noch in Abhängigkeit von einem bestimmten Reaktionsstadium beobachtet werden konnte. Die sehr seltene *Urticaria bullosa* geht nach VAN DER MEIREN u. ACHTEN einerseits mit multilokulären intraepidermalen Blasen, andererseits mit einem starken dermalen Ödem einher. Spongiotische und nekrolytische Erscheinungen fehlten. Die Abgrenzung solcher Fälle gegen die Dermatitis herpetiformis und das Erythema exsudativum multiforme macht somit histologisch keine Schwierigkeiten.

Aus dem histologischen Bild können keine Rückschlüsse auf die Ätiologie gezogen werden, wie überhaupt das Gewebebild der Urticaria unspezifisch ist. Die Ursachen sind meist allergischer oder toxischer Art, wobei Mediatoren wie Histamin, Serotonin u. a. m. freigesetzt werden, welche für die Bildung der Urticaria unmittelbar verantwortlich sind.

D. Granulomatöse Erkrankungen

1. Sarkoidose (Besnier-Boeck-Schaumann)

Die Priorität der Erstbeschreibung gebührt ERNEST BESNIER, während CAESAR BOECK die erste umfassende histologische Beschreibung der Sarkoidose gab. Das Verdienst, die Sarkoidose als Allgemeinkrankheit in vollem Umfang erkannt zu haben, kommt dem schwedischen Dermatologen JÖRGEN SCHAUMANN zu. Aber auch in neuester Zeit haben Hautärzte wesentliche Beiträge zur Sarkoidose gebracht. Erinnert sei an den Norweger KVEIM, dessen Testreaktion einen weiteren

Meilenstein in der Sarkoidoseforschung darstellt. Größere Darstellungen über die Hautveränderungen der Sarkoidose verdanken wir ferner PAUTRIER (1940), KALKOFF (1950), FUNK (1958) und BLUEFARB (1960). Die Auffassungen vom Wesen der Sarkoidose sind nach wie vor unterschiedlich. Im wesentlichen gibt es folgende drei Hypothesen:

1. die Sarkoidose ist ein polyätiologisches Syndrom, das durch zahlreiche belebte oder unbelebte Reizstoffe auf dem Boden einer anlagemäßigen sarkoiden Reaktionsbereitschaft ausgelöst wird;
2. die Sarkoidose wird durch ein noch unbekanntes spezifisches Agens ausgelöst, und
3. die Sarkoidose ist eine durch Tuberkelbakterien ausgelöste atypische Tuberkulose.

Es liegt auf der Hand, daß derartig unterschiedliche Auffassungen zu Verständnisschwierigkeiten über das führen, was nun eigentlich als Sarkoidose verstanden werden soll. Die Internationale Sarkoidosekonferenz hat deshalb 1962 in Washington diese Krankheit wie folgt definiert: Die Sarkoidose ist eine Allgemeinkrankheit, bei der sich in der Regel zunächst in den mediastinalen Lymphknoten charakteristische, aber nicht pathognomonische Granulome bilden. Die Granulomentwicklung kann auf Lungen und Bronchien und auch auf andere Organe übergreifen. Die Kveim-Reaktion, eine fehlende oder abgeschwächte Tuberkulinüberempfindlichkeit und Befunde wie Hypercalciurie und Hyperglobulinämie stellen wesentliche, mehr oder weniger zuverlässige Hilfsmittel für die Diagnose dar.

Die Kriterien für die Diagnose „genuine Sarkoidose" sind nur dann eindeutig erfüllt, wenn krankheitscharakteristische Granulome in mehr als einem Organ vorliegen, ferner ein Sarkoidose-spezifischer Krankheitsverlauf erkennbar ist und richtungsweisend immunologische und chemische Befunde (Kveim-Reaktion, Tuberkulinreaktion, Laborbefunde) vorliegen. Falls nur Krankheitsveränderungen eines Organes vorliegen, ist die Diagnose „Sarkoid" nicht gesichert, und es sollte dann einschränkend nur von „isolierter Organsarkoidose" gesprochen werden.

Das *klinische Bild* der Hautveränderungen ist außerordentlich polymorph. In der Regel unterscheidet man:

a) den Lupus pernio,
b) eine klein- und großknotige Form mit ihren Varianten und
c) eine erythrodermatische Form.

Dementsprechend umfaßt die *klinische Differentialdiagnose* ein breites Spektrum entzündlicher Hautkrankheiten, das hier nicht im einzelnen aufgeführt werden soll.

Histologie: Das Boeck-Knötchen in der Haut unterscheidet sich nicht von analogen Veränderungen in anderen Organen (LONGCOPE u. FREIMAN; RICKER u. CLARK; UEHLINGER). TAKAHASHI ist der Meinung, daß dem typischen Epitheloidzellgranulom eine Phase der diffusen lymphoretikulären Histiocytose vorausgeht. Die Unterschiede zum banalen Tuberkel sind lichtmikroskopisch ausschließlich quantitativer Natur. Im Sarkoidosegranulom sind die Epitheloidzellen lockerer und meistens mosaikartig angeordnet. Das Granulom wird in klassischen Fällen von einem Geflecht von Kollagen- und Retikulinfasern um-

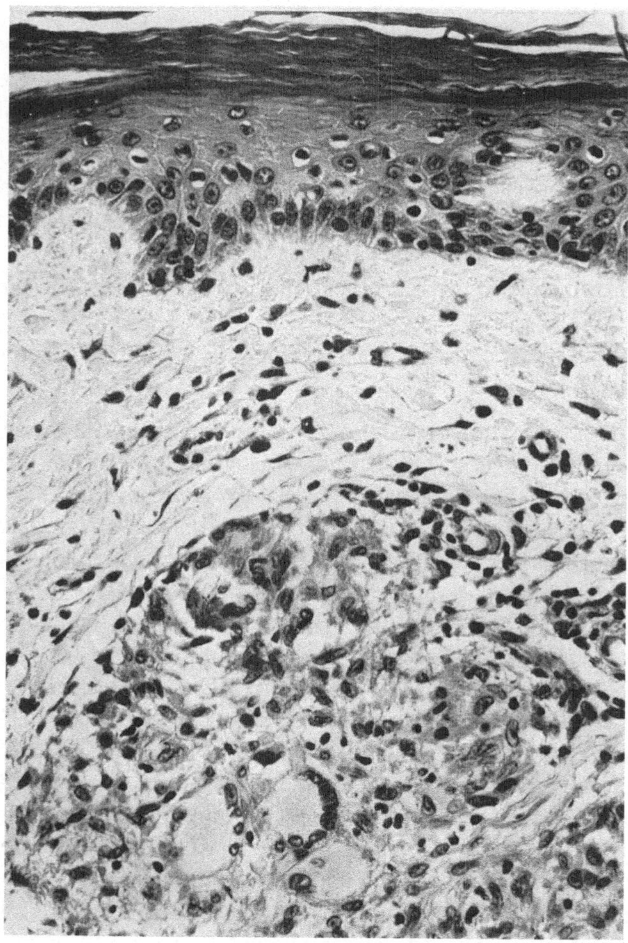

Abb. 12. Sarkoidose der Haut. H.E., 160×

sponnen. Die für den Tuberkel typische zentrale Nekrose fehlt, und der periphere Lymphocytensaum ist eher spärlich ausgebildet. Mastzellen finden sich gehäuft v. a. an der Peripherie der Granulome sowie, in geringerem Maße, innerhalb der perivasculären „Rundzellinfiltrate", und zwar besonders in solchen Herden, die bereits eine deutliche Fibrosierungstendenz erkennen lassen (BERGER u. HUNDEIKER). Langhanssche Riesenzellen kommen auch im Sarkoidosegranulom vor. Die Epitheloidzellen sind größer und zeigen einen hellen blasigen, ovalen oder länglichen Kern mit einer feinkörnigen Chromatinverteilung und etwas vergrößerten Nucleolen. Elektronenmikroskopisch wandelt sich die Epitheloidzelle über eine Vacuolisierung unter Produktion von Glykoproteiden und deren Eindichtung zu einer Zelle um, welche die Eigenschaft zur Sekretion einer granulären oder faserigen Substanz zeigt (GUSEK). Lichtmikroskopisch seit 1941 bekannt sind die sog. Asteroidkörperchen (SCHAUMANN), die man auch beim Lupus vulgaris, der Tuberculosis verrucosa cutis, der Necrobiosis lipoidica und der lupoiden

Rosacea findet (NISHIYAMA). Nach UEHLINGER (1964) ist jeder Typ dieser Einschlußkörper ein Glied in einer Entwicklungsreihe, die mit Centrosphären beginnt, über Riesencentrosphären und Asteroidkörper schließlich bei den verkalkten Schaumannschen Körperchen endet. Weniger gut bekannt sind PAS-positive und auch mit der Giemsa-Färbung darstellbare Einschlüsse in der Knötchenperipherie von Hautherden, auf welche 1961 APLAS aufmerksam machte. HOLTZ u. KALKOFF haben gezeigt, daß diese tropfenförmigen und granulären Einschlüsse ein Lipopigment darstellen, das dem Ceroid nahesteht. Das Boeck-Knötchen liegt im Corium oder im angrenzenden subcutanen Fettgewebe, so daß sich Bilder ergeben können, die man früher als Sarkoid Darier-Roussy bezeichnete. Solche Veränderungen können aber sowohl bei der Sarkoidose, als auch beim Erythema induratum Bazin und der Panniculitis Weber-Christian vorkommen. Das sog. Sarkoid Darier-Roussy repräsentiert somit kein Krankheitsbild sui generis, sondern ein pathologisch-anatomisches Zustandsbild. Während die Sarkoidose in die Subcutis einbrechen kann, bleiben die Granulome immer durch einen schmalen Streifen fibrillären Bindegewebes von der kräftig ausgebildeten Epidermis abgesetzt, ganz im Gegensatz zum Tuberkulom, das sich bis an die Epidermis heranschiebt. Für die *histologische Differentialdiagnose* sei im übrigen auf die Kapitel „Hauttuberkulosen" „Fremdkörpergranulome" und „Kutane Syphilisformen" verwiesen.

Kveim-Test: STEIGLEDER, SILVA u. NELSON konnten zeigen, daß ein klinisch positiver Kveim-Test nicht immer mit einem entsprechenden histologischen Korrelat einhergeht und umgekehrt. Es empfiehlt sich somit, klinisch sowohl positive als auch negative Kveim-Teste histologisch zu verifizieren. Positive Teste zeigen entweder Granulome, die sich nicht von genuinen Sarkoidosegranulomen unterscheiden oder tuberkuloide Granulome mit oder ohne zentrale Nekrose, während der Kveim-Test negativ befunden werden muß, wenn entweder nur eine banale Entzündung, eine lympho-retikuläre Reaktion, eine Fibrose oder eine Entzündung vom Fremdkörpertyp vorliegen. Zur Stellung des Kveim-Tests in der Diagnostik der Boeckschen Sarkoidose s. bei RUPEC, KORB u. BEHREND.

2. Granulomatosis idiopathica

Zum Formenkreis der Granulomatosis idiopathica gehören nach WAGNER u. OBERSTE-LEHN die *Cheilitis granulomatosa* (MIESCHER), die *Pareiitis granulomatosa* und das sog. *Melkersson-Rosenthal-Syndrom* (s. bei HORNSTEIN 1973).

Histologie: Das Gewebebild zeigt eine ziemlich große Variationsbreite, da die Intensität der Vorgänge und ihre „spezifische" Differenzierung erheblichen Schwankungen unterliegen. Das mikroskopische Bild ist durch eine Entzündung und ein Ödem charakterisiert. Die teils diffusen, teils knötchenförmigen Infiltrate lagern sich entweder an submuköse Gefäße an oder ummauern sie. Die Mehrzahl der Infiltrate besteht aus Lymphocyten und einigen Histiocyten. SCHUERMANN sah stellenweise auch retikuläre Verbände von Plasmazellen. Solche Granulome vom „lymphonodulär-plasmacellulären Typ" kommen nach HORNSTEIN (1955) in erster Linie in stark ödematösem Gewebe wie z.B. in den Augenlidern vor. Ferner findet man oft erst auf Stufenschnitten granulomatöse Formationen von mehr oder weniger tuberkuloidem Charakter, die aus epitheloiden Zellen bestehen, welche von Lymphocyten durchsetzt und eingerahmt sind. Zuweilen begegnet

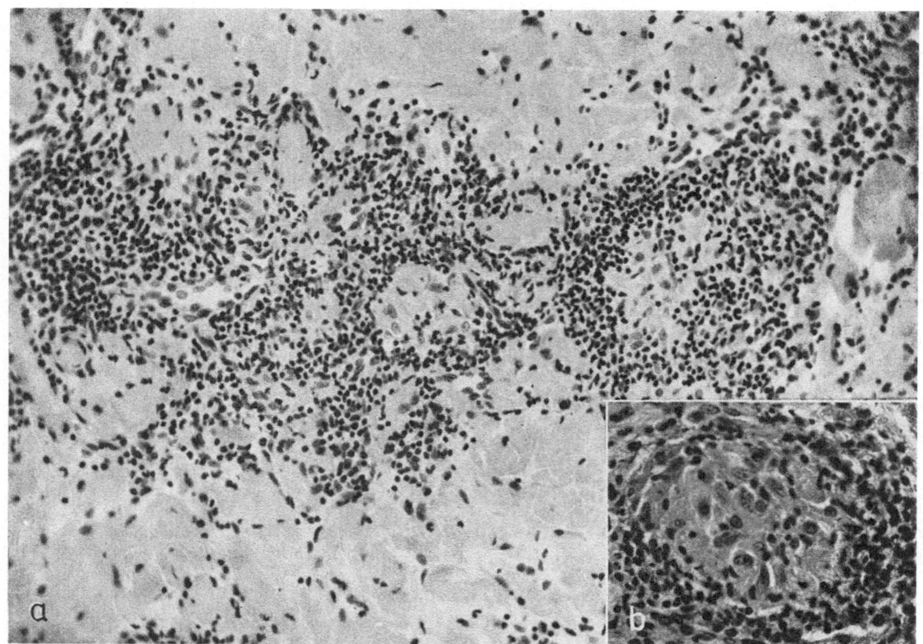

Abb. 13a u. b. Cheilitis granulomatosa. H.E. (a) Übersicht. (b) Epitheloidzelliges Granulom.

man auch Riesenzellen vom Langhans-Typ. Die Knötchen sind bald rundlich, bald walzenförmig, wobei sie die submukösen Gefäße meist eine längere Strecke weit mantelförmig umschließen. Im Bereich der Zunge — nicht aber in der Lippen- und Wangenschleimhaut — heilt der Prozeß unter Hinterlassung einer herdförmigen bindegewebigen Sklerose ab (HORNSTEIN; LAYMON; MIESCHER; SCHUERMANN; TOURAINE).

3. Granuloma anulare

Klinik: Das Granuloma anulare besteht aus leicht erhabenen Ringen, die sich aus erbsgroßen, alabasterfarbenen Knötchen zusammensetzen, welche einen zentralen Anteil normaler Haut umschließen. Die Knötchen fühlen sich derb an und verursachen keine Beschwerden. Die klassischen Prädilektionsstellen sind Hand-, Finger und Fußrücken sowie der Hals. Eine ganze Reihe von atypischen Formen wurde beschrieben (siehe bei REINHARD et al. und VISSIAN). Eine Beteiligung der Schleimhäute ist nicht bekannt; das Allgemeinbefinden ist nicht beeinträchtigt. Das generalisierte Granuloma anulare geht oft mit einer diabetischen Stoffwechsellage einher (HAIM et al.). Die Erkrankung tritt in allen Lebensphasen auf. Die Einzeleff lorescenzen bleiben über Wochen bis Monate unter langsamer Vergrößerung bestehen. Nach einer Probeexcision kann es zur spontanen Abheilung kommen.

Histologie: In klassischen Fällen zeigt das Granuloma anulare folgenden Aufbau: die Epidermis kann normal, leicht verdickt oder auch verdünnt sein. In allen Abschnitten des Coriums — gelegentlich auch in der Subcutis — liegen mehr oder weniger parallel zur Hautoberfläche angeordnet, unregelmäßig begrenzte Nekrosezonen. Diese zeigen verschiedene Grade des Zellunterganges. So kann das Kollagen noch mehr oder weniger normal erscheinen, während andere kolla-

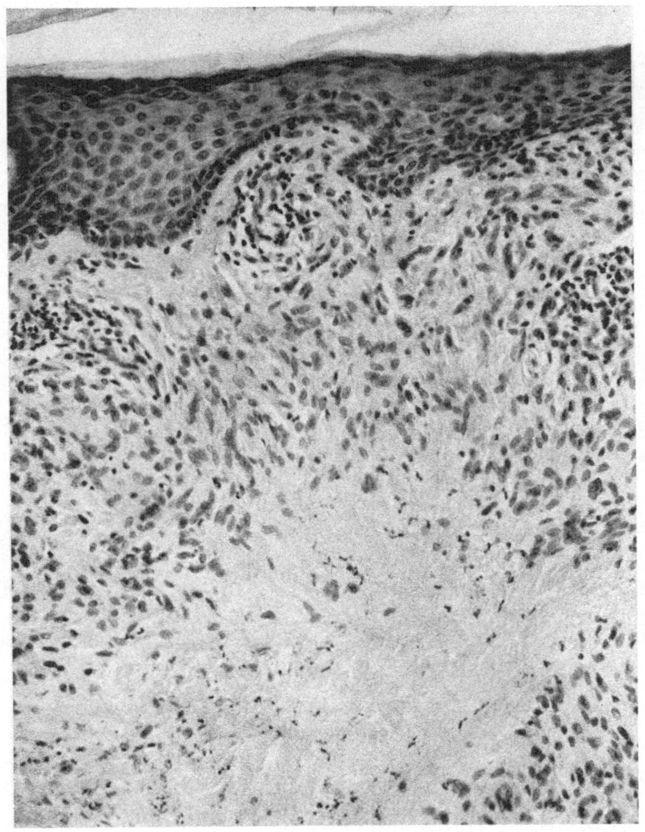

Abb. 14. Granuloma anulare. H.E., 160×

gene Fasern homogenisiert, fragmentiert oder granulär degeneriert sind. Zwischen den nekrobiotischen und nekrotischen Fasern liegt ein Depot saurer Mucopolysaccharide, das sich besonders gut mit der Alzianblau-PAS-Methode darstellen läßt. Wahrscheinlich handelt es sich um Hyaluronsäure. In etwa der Hälfte aller Fälle konnte BOGDASZEWSKA-CZABANOWSKA auch Fibrin feststellen. Ganz vereinzelt findet man auch diskrete Depots von Neutralfett. Um die oft seenartigen Nekrobiose- und Nekrosezonen herum liegt ein Infiltratwall, der aus Histiocyten, Fibroblasten und Lymphocyten besteht. Die bindegewebigen Zellen sind in der Regel palisadenförmig angeordnet. Riesenzellen vom Langhans-Typ kommen vor, sind aber selten. Der entzündliche Randwall ist in 72% vom mononucleären Typ, in 25% palisadenzellartig und in 3% epitheloidzellig (UMBERT u. WINKEL-MANN). Das elastische Fasernetz ist im Bereich der Nekrosen fragmentiert, in der peripheren Infiltratzone jedoch zerstört. In alten Effloreszenzen treten die degenerativen Erscheinungen des Bindegewebes immer mehr zurück, so daß dann das lymphohistiocytäre Element ganz das Feld beherrscht. Im Bereich der Infiltratzone ist die Vascularisation vermehrt. Endovasculitische Erscheinungen, wie sie bei der Necrobiosis lipoidica auftreten, fehlen jedoch (BOGDASZEWSKA-CZABA-NOWSKA; JAEGER; PRUNTY u. MONTGOMERY). Kürzlich beobachteten DAHL et al.

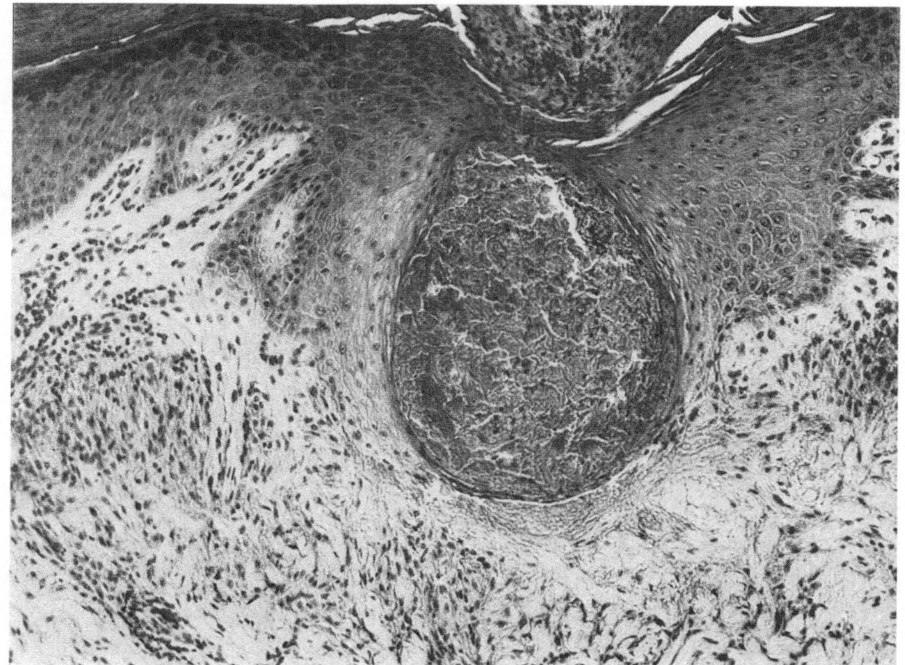

Abb. 15. Perforierendes Granuloma anulare. Abbildung freundlicherweise von Prof. DELA-CRÉTAZ, Lausanne überlassen

in solchen Effloreszenzen Gefäßwandnekrosen, fibrinoide Insudation sowie Verdickung resp. Verschluß von Gefäßwänden. Leukocytoclasie und Austritt von Erythrocyten wurden ebenfalls festgestellt. Zusammen mit positiven direkten Immunfluorescenzbefunden (IgM- und C_3-Depots in Gefäßwänden) sprechen diese Befunde nach DAHL et al. dafür, daß in der Pathogenese des Granuloma anulare eine immunglobulinbedingte Vasculitis eine Rolle spielt. Auf Grund elektronenmikroskopischer Untersuchungen postulieren jedoch WOLFF u. MACIEJEWSKI, daß die Nekrobiose des Kollagens ohne primäre Vasculitis ein initiales Ereignis beim Granuloma anulare darstellt. Über die quantitativen und qualitativen Unterschiede zur Necrobiosis lipoidica s. dort. Qualitativ analoge Bilder macht der sog. Nodulus rheumaticus.

Atypische Formen des Granuloma anulare

Unter atypischem Granuloma anulare versteht man Erscheinungsformen dieser Dermatose, die — abweichend von der Namensgebung anulär — in disseminierter Anordnung von multiplen Knötchen oder in Form tiefgelegener knotiger und plattenartiger Herde vorkommen. Die Zugehörigkeit zum Granuloma anulare basiert dabei lediglich auf dem identischen histologischen Substrat (REINHARD et al.).

Zu den atypischen Formen gehören außer den papulösen, plaqueartigen und subcutanen Formen auch das Granuloma anulare perforans, das 1952 von A. CIVATTE beschrieben wurde. Nach einer Zusammenstellung von GATTLEN und DELACRETAZ sind bis 1975 nur 10 gesicherte Fälle dieser Art publiziert worden.

Beim *Granuloma anulare perforans* liegt histologisch das Palisadenzell-Granulom im Papillarkörper und an umschriebener Stelle kommt es zur Perforation des Prozesses durch die Epidermis.

Differentialdiagnose: das perforierende Granuloma anulare muß abgegrenzt werden gegen alle anderen Krankheiten, die durch die Epidermis eliminiert werden. Es sind dies nach MEHREGAN

a) das Elastoma intrapapillare perforans verruciforme (vgl. S. 267),

b) das Collagenoma perforans verruciforme

c) die reaktive perforierende Kollagenose

d) das Osteoma perforans und

e) die Folliculitis perforans.

Ebenfalls ein abweichendes histologisches Bild macht das *Granuloma anulare profundum.* Im allgemeinen zeigt das subcutane Granuloma anulare auch einen dreizonalen Gewebsaufbau. Bemerkenswert ist jedoch die schon von JACOBI hervorgehobene enge Beziehung entzündlich veränderter Gefäße zum Nekrosezentrum. Daneben werden vermehrt Riesenzellen vom Fremdkörper- und/oder Langhans-Typ in den Randbezirken der Knötchen beobachtet (RUBIN u. LYNCH).

Differentialdiagnose: die Abgrenzung von den ebenfalls subcutan gelegenen Rheumaknoten scheitert meist an der weitgehenden klinischen und histologischen Isomorphie.

Die *Ätiologie* des Granuloma anulare ist unbekannt. Erwogen wurde lange Zeit ein Tuberkulid (Diskussion bei MONTGOMERY). Heute neigt die Mehrzahl der Autoren der Ansicht zu, daß es sich um ein polyätiologisches Syndrom handelt, das durch toxische oder allergische Faktoren ausgelöst wird.

4. Nodulus „rheumaticus"

Klinik: Subcutan können beim akuten Rheumatismus, bei primär-chronischer Polyarthritis, aber auch bei Kindern ohne rheumatisches Grundleiden bis kirschgroße ,derbe, indolente Knoten auftreten. Bei Rheumatikern zeigen solche Knoten histologisch nicht immer das Bild eines Nodulus rheumaticus, weshalb in solchen Fällen eine Probeexcision angezeigt ist (BENNETT et al.; COLLINS; KERSLEY et al.). Bei Kindern tritt der Nodulus „rheumaticus" in der Einzahl oder Mehrzahl meist im Alter von 3 bis 6 Jahren auf. Prädilektionsstellen sind außer der Galea die Parietalregion, ferner die Fußrücken und die Gegend der Achillessehnen. Das klinische Bild ist dementsprechend uncharakteristisch, weshalb Fehldiagnosen wie Lymphangiom, organisiertes Hämangiom, Fibrom, Lipom, Exostose, Fremdkörpergranulom usw. häufig sind (BEATTY; KEIL; KLINGE; ZIEGLER). DRAHEIM, JOHNSON u. HELWIG beobachteten 54 Kinder mit solchen „rheumatischen" Knoten über 1 bis 14 Jahre. Nur ein Patient bekam im weiteren Verlauf ein rheumatisches Fieber, während sich nie eine primär-chronische Polyarthritis entwickelte.

Das *histologische Bild* entspricht qualitativ demjenigen des Granuloma anulare, wobei die Nekrosezellen viel umfangreicher sind. Die Noduli rheumatici bei Rheumatikern zeigen ebenfalls große homogene Nekrosefelder, die aber stellenweise Lymphocyten und Leukocyten enthalten. Ferner soll die vasculäre Reaktion im entzündlichen Randwall geringer sein als beim Granuloma anulare (BENNETT et al.; BOWERS; COLLINS; HORNSTEIN; KERL).

Differentialdiagnose: Granuloma anulare profundum, ferner juxtaartikuläre Knoten bei tertiärer Lues, Framboesie, Pinta, Lepra, Tuberkulose, Sarkoid

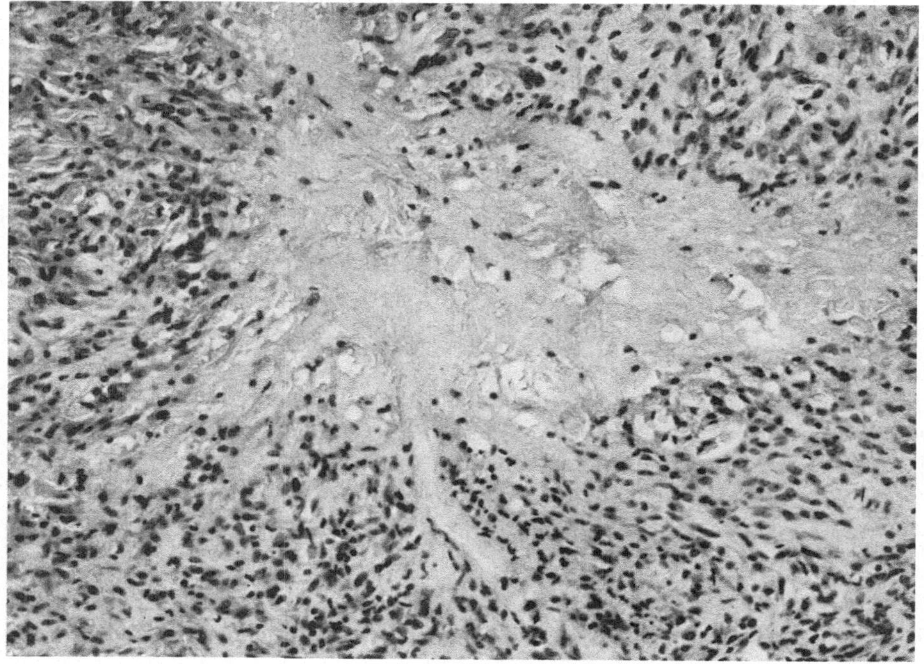

Abb. 16. Nodus „rheumaticus" cutis. H.E., 250×

Boeck und Lupus erythematodes. Auch fibroide Knoten bei Acrodermatitis atrophicans (s. dort) können den Noduli rheumatici ähneln.

Nach allem handelt es sich beim „Nodulus rheumaticus histologicus" wohl kaum um eine ätiologische Einheit. Die juvenilen Fälle gehören am ehesten zum Formenkreis des atypischen Granuloma anulare, wofür auch die familiären Fälle von RUBIN u. LYNCH sprechen, die teils ein klassisches Granuloma anulare, teils einen oder mehrere „Noduli rheumatici" hatten. Die entsprechenden Knoten bei Rheumatikern hingegen sind wohl Ausdruck eines rheumatischen Geschehens (LOWNEY u. SIMONS).

5. Necrobiosis lipoidica

Erstbeschreibung: OPPENHEIM (1932); URBACH (1932)

Klinik: Die Krankheit beginnt mit einer leicht erhabenen rötlichen Verhärtung, die sich peripher vergrößert. Mit der Zeit nimmt das Zentrum eine sklerodermiforme, gelblich-bräunliche, von grobmaschigen Teleangiektasien durchzogene Beschaffenheit an. Exulceration ist möglich. Prädilektionsstellen sind Unterschenkelstreckseiten, seltener Handrücken, Oberschenkel und Abdomen. Frauen werden häufiger befallen als Männer.

Während URBACH u. OPPENHEIM solche Veränderungen bei Diabetikern sahen, und deshalb die Dermatose Necrobiosis lipoidica diabeticorum (Dermatitis atrophicans lipoides diabetica) nannten, mehrten sich in der Folge analoge Beobachtungen bei Nicht-Diabetikern. Man nimmt heute an, daß zwischen 50 bis 80% aller Patienten mit einer Necrobiosis lipoidica einen manifesten, seltener einen latenten Diabetes haben (KNOTH u. FÜLLER; MULLER u. WINKELMANN; HEITE u. SCHARWENKA), wobei die Hautveränderungen meist erst nach dem Diabetes manifest werden.

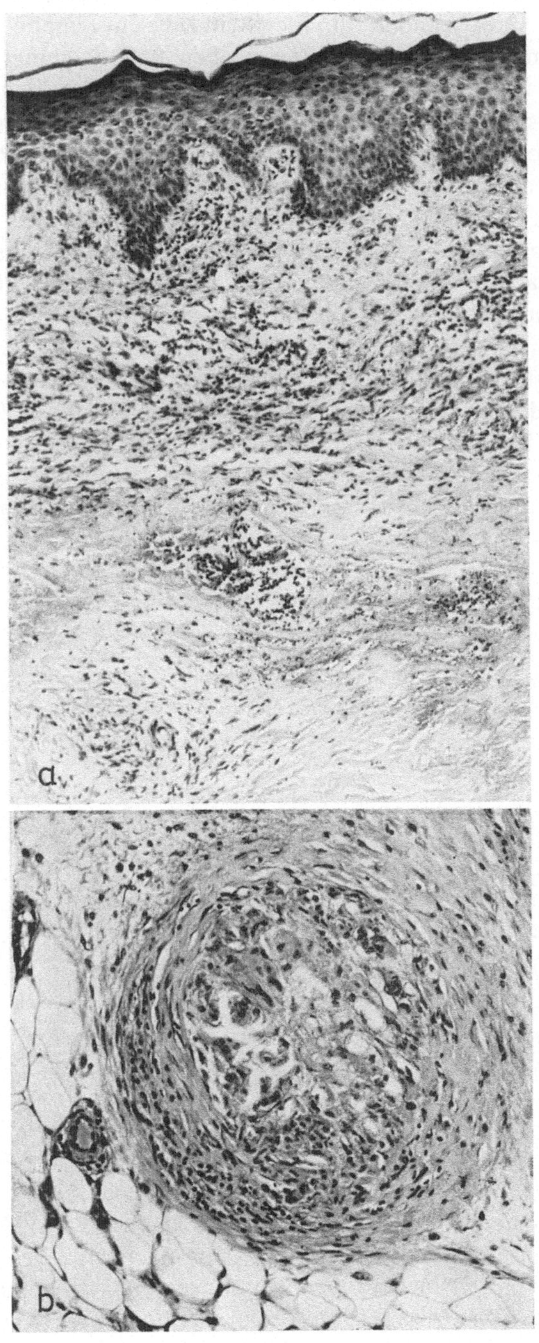

Abb. 17a u. b. Necrobiosis lipoidica. (a) Übersicht. H.E., 100×. (b) Entzündlich obliterierendes Gefäß in der Cutis. H.E., 400×

Histologie: Die wesentlichen Elemente des Gewebebildes sind a) landkartenförmige Nekrosezonen in den mittleren und unteren Abschnitten des Coriums, die mit extracellulären Lipiden durchsetzt sind, b) ein lympho-histiocytäres Palisadengranulom mit mehrkernigen Riesenzellen und c) obliterierende vasculäre Veränderungen. Die Entzündung kann in Extremfällen sarkoiden Charakter annehmen (MEHREGAN u. PINKUS). Wenn der Prozeß in die Subcutis einbricht, können demzufolge Bilder wie beim sog. Sarkoid Darier-Roussy entstehen. Sekundär treten als weitere Elemente atrophische Erscheinungen am Epithel und subpapilläre Teleangiektasien hinzu. Die letzteren findet man vor allem in den zentralen Abschnitten der Efflorescenzen. Da aber meist Biopsien aus den Randabschnitten gemacht werden, kommen die eben erwähnten Elemente oft nicht oder nur andeutungsweise zur Beobachtung.

In den letzten Jahren konzentrierte sich das Interesse auf die Erfassung histologischer und histochemischer Unterschiede zwischen Necrobiosis lipoidica einerseits und Granuloma anulare andererseits, bzw. Necrobiosis lipoidica mit und ohne Diabetes (BAZEX, DUPRÉ, PARANT u. CHRISTOL; ELLIS u. KIRBY-SMITH; GRAY, GRAHAM u. JOHNSON; MULLER u. WINKELMANN; NOSTER et al.; WOOD u. BEERMAN). Die wesentlichen Ergebnisse sind in Tabelle 1 zusammengestellt.

Tabelle 1. Histologisches und histochemisches Verhalten von Granuloma anulare und Necrobiosis lipoidica mit und ohne Diabetes mellitus

Histologische Veränderungen	Necrobiosis lipoidica mit Diabetes	Necrobiosis lipoidica ohne Diabetes	Granuloma anulare
Atrophie der Epidermis	keine	*häufig*	keine
Nekrosen	immer	immer	immer
Lipoideinlagerungen	immer	immer	*selten*
Saure Mucopolysaccharide	selten	selten	*häufig*
Palisadenförmige Entzündung	häufig	*selten*	häufig
Tuberkuloide Entzündung	selten	*häufig*	selten
Plasmazellen	selten	*häufig*	keine
Obliterierende Gefäßveränderungen	*häufig*	relativ selten	selten

Daraus ergibt sich, daß das Granuloma anulare einerseits und die Necrobiosis lipoidica mit und ohne Diabetes andererseits wohl quantitative, aber keine qualitativen Unterschiede erkennen lassen. Trotzdem glauben GRAY, GRAHAM u. JOHNSON, sowie MULLER u. WINKELMANN, daß man auf Grund des mikroskopischen Bildes weitgehend entscheiden könne, ob eine Necrobiosis lipoidica mit oder ohne Diabetes vorliege. Ohne Zweifel lassen die in Tabelle 1 erwähnten Krankheiten bzw. Typen gewisse Trends erkennen, aber im Einzelfall ist es meines Erachtens nicht möglich, auf Grund des histologischen Befundes allein zu entscheiden, ob ein Granuloma anulare oder eine Necrobiosis lipoidica oder gar eine Necrobiosis lipoidica mit oder ohne Diabetes vorliegt.

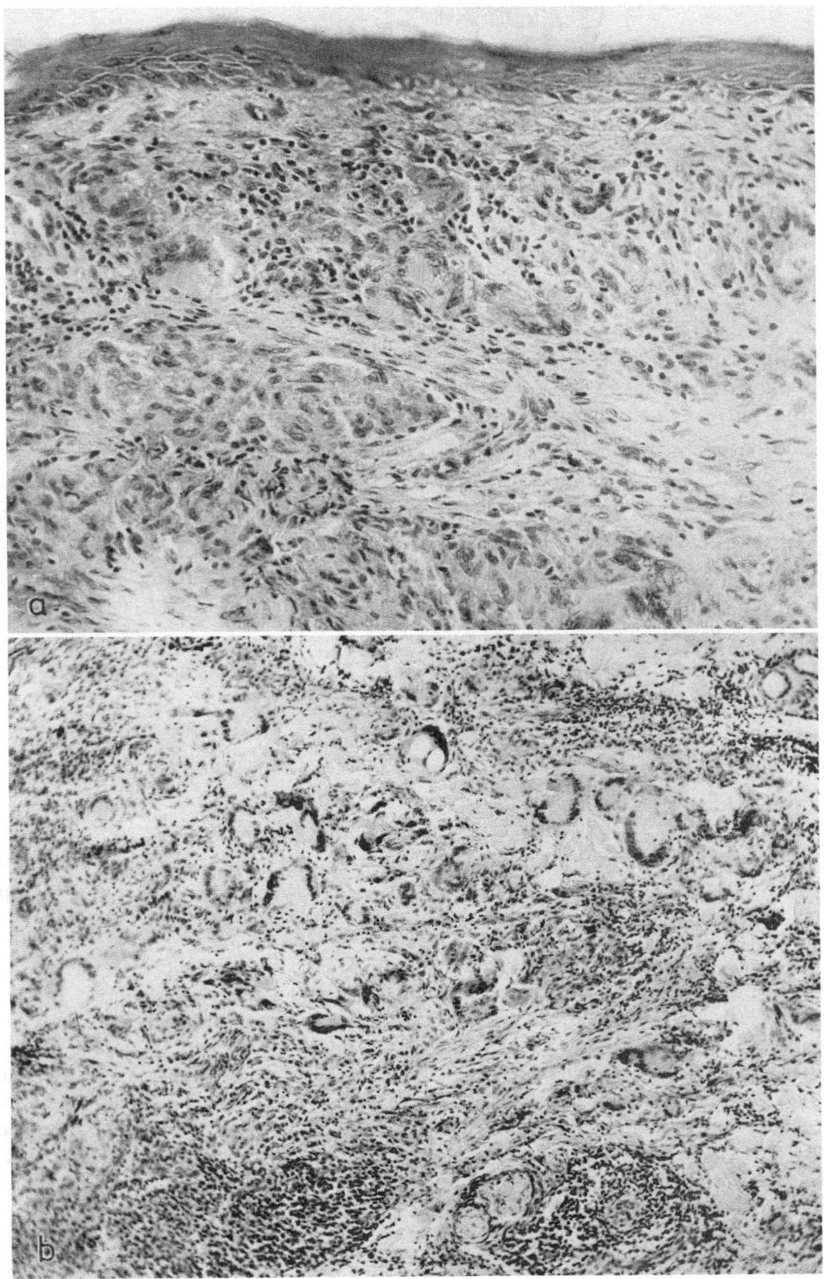

Abb. 18a u. b. Granulomatosis disciformis chronica et progressiva. (a) Oberes Corium. H.E.
(b) Unteres Corium. H.E. (Aufnahmen Dermatologische Universitätsklinik Zürich).

Pathogenese: Wie schon GOTTRON vermutete, wird wahrscheinlich das Auftreten der Necrobiosis lipoidica vom cutanen Kreislaufsystem vorbereitet und durch die aus verschiedenen Ursachen resultierenden endangiitischen Prozesse der peripheren Hautarterien überhaupt erst manifest (KNOTH u. FÜLLER). Man zählt deshalb diese Dermatosen zu den Mikroangiopathien.

6. Granulomatosis disciformis chronica et progressiva

Erstbeschreibung: GOTTRON (1935); MIESCHER u. LEDER (1948)

Synonym: Granulomatosis (tuberculoides) pseudosclerodermiformis symmetrica chronica.

Das *klinische Bild* entspricht demjenigen der Necrobiosis lipoidica, hingegen fehlen jegliche Anzeichen einer diabetischen Stoffwechsellage.

Histologie: Die histologischen Strukturen erinnern auf den ersten Blick an Tuberkulose oder an Boecksches Sarkoid. Im wesentlichen den Gefäßen folgend und hauptsächlich im Gebiet des subpapillären und cutan-subcutanen Gefäßnetzes liegen Epitheloidzellen und Fibroblasten, untermischt mit Riesenzellen vom Langhans-Typ entweder in regelloser oder unscharfer knotiger Anordnung. Aber auch die übrigen Teile des Corium sind stellenweise mit Riesenzellen durchsetzt. Im cutan-subcutanen Granulationsstreifen liegen reichlich Plasmazellen und Lymphocyten. Die cutanen Gefäße zeigen — wenn auch nicht regelmäßig — granulomatöse Veränderungen, Wandverdickung, Endothelquellung und Wucherung, ja selbst Obliteration. Die Elastica ist im Bereich der Granulome mehr oder weniger vollständig zerstört. Hingegen fehlen Nekrobiosezonen, und die granulomatösen Abschnitte sind frei von lipoiden Substanzen (GERTLER; GOTTRON; GÖTZ; MIESCHER u. LEDER; TAPPEINER).

Wahrscheinlich gehören anuläre Granulome der Stirn und des Gesichtes, die man früher als Sarkoid Boeck auffaßte, auch zum Formenkreis der Granulomatosis disciformis (DOWLING u. WILSON JONES; MEHREGAN u. ALTMAN). Solche Herde enthalten histologisch besonders viele mehrkernige Riesenzellen mit Asteroidkörperchen.

Die histologische Differentialdiagnose umfaßt in erster Linie den Lupus vulgaris, die tuberkuloide und dimorphe Lepra sowie die tertiäre Lues. Bei atypischen Herden im Gesicht muß man ferner das Sarkoid Boeck, Fremdkörpergranulome und die tuberkuloide Rosacea in Erwägung ziehen.

Die nosologische Stellung der Granulomatosis disciformis ist umstritten. Mit Sicherheit hat diese Dermatose auf Grund des klinischen Bildes, immunologischer und serologischer Befunde weder etwas zu tun mit der Tuberkulose, der Lues, noch dem Boeckschen Sarkoid (GERTLER; GÖTZ; KOGOJ u. PURETIČ). Am ehesten bestehen noch Beziehungen zur Necrobiosis lipoidica. In diesem Sinne sprechen das gleiche klinische Bild, die gleiche Altersverteilung, die fast identische Lokalisation, wenn man von der seltenen Stirnlokalisation der Granulomatosis disciformis absieht und die Bevorzugung des weiblichen Geschlechtes durch beide Erkrankungen berücksichtigt (HEITE u. SCHARWENKA). In Übereinstimmung mit MULLER u. WINKELMANN sind heute die meisten Autoren der Meinung, daß die Granulomatosis disciformis zum Formenkreis der nichtdiabetischen Necrobiosis lipoidica gehört.

E. Vasculäre Erkrankungen

In den Lehrbüchern der Dermatologie werden die mit einer hämorrhagischen Diathese einhergehenden Erkrankungen in der Regel in einem Kapitel „Purpura" abgehandelt. Für den Histopathologen ist dieses Einteilungsprinzip unbefriedigend, da verschiedenste Ursachen zum Phänomen einer Hautblutung führen können. Heute wird allgemein anerkannt, daß sich diese Erkrankungen nur nach pathogenetischen Gesichtspunkten befriedigend gruppieren lassen, entsprechend den drei wichtigsten Faktoren der Blutstillung, nämlich der Blutgerinnung, des Verhaltens der Thrombocyten und der Beschaffenheit der Blutgefäße. Mit STORCK lassen sich die mit hämorrhagischer Diathese einhergehenden Krankheiten beim vorwiegend oder ausschließlich pathologischen Verhalten der genannten Faktoren in I. Coagulopathien, II. Thrombopathien und III. Vasculäre hämorrhagische Diathesen einteilen. Im folgenden werden in den beiden Unterkapiteln „Vasculitiden der Arteriolen, Venolen und Capillaren" resp. „Vasculitiden der Arterien und Venen" nur die „vasculären hämorrhagischen Diathesen" abgehandelt.

Bevor wir zur Besprechung der einzelnen Gefäßerkrankungen entzündlicher Genese kommen, sei nur noch auf folgende Eigenheit dieser Erkrankungen aufmerksam gemacht: Vasculitiden der Arteriolen, Venolen und Capillaren kommen sowohl im Rahmen einer systemischen Krankheit wie z.B. der Purpura Schönlein-Henoch als auch als Morbus integumenti (Vasculitis „allergica" cutis superficialis Ruiter) vor. Das gleiche gilt für die Periarteriitis nodosa, bei welcher man klinisch und prognostisch ebenfalls eine cutane und eine systematisierte Form unterscheiden muß. Nur bei der Purpura pigmentosa progressiva scheint es keine systemische Variante zu geben. Der Pathologe kann auf Grund des Gewebebildes nicht entscheiden, welche Form der Periarteriitis nodosa vorliegt, da die cutane und die systemische Form das gleiche Gewebesubstrat zeigen. Histologisch kann somit nur eine Gruppendiagnose gestellt werden. Es gehört zu den Aufgaben des Klinikers, auf Grund des pathologisch-anatomischen Befundes dann festzustellen, ob eine gutartige, rein cutane oder eine prognostisch ungünstigere, systemische Form vorliegt. Da das dermatologische Bild der cutanen und systemischen Form nicht absolut identisch ist, hat der Hautarzt auch hier eine wichtige Funktion zu erfüllen. Schließlich soll nicht unerwähnt bleiben, daß bei all diesen Erkrankungen wie beim Lupus erythematodes die rein cutane Form die häufigere ist.

I. Vasculitiden der Arteriolen, Venolen und Capillaren

1. Vasculitis leukocytoclastica

Klinik: Der Prototyp der anaphylaktoiden Purpura ist die sog. *Peliosis rheumatica Schönlein-Henoch*. Die Hautblutungen treten meist plötzlich in Erscheinung. Sie sind weniger stark ausgedehnt als bei den Coagulopathien und Thrombopathien; ferner sind sie meist mit urticariellen und papulösen Efflorescenzen kombiniert. Das Leiden geht mit Fieber und rheumatischen Gelenkbeschwerden einher. Wenn gleichzeitig Darmblutungen auftreten, so spricht man von Purpura abdominalis Henoch. Weiter besteht häufig eine Mikro- oder Makrohämaturie. Die Prognose ist quoad vitam meist günstig (GAIRDNER). In seltenen Fällen kommt es aber relativ schnell zum Exitus (Purpura fulminans). Häufiger als die systemische ist die rein integumentale Form, die man heute als *Vasculitis „allergica" cutis superficialis (Ruiter)* bezeichnet. Bei dieser ist der Allgemeinzustand gut, Fieber fehlt und rheumatoide Beschwerden sowie abdominale und renale Blutungen werden vermißt. Die cutane Form hat einen protrahierten Verlauf. RÖCKL u. Mitarb. weisen darauf hin, daß es auch eine *Vasculitis allergica profunda* gibt, die ein Analogon zur superficiellen Form darstellt. In den gleichen Formenkreis gehört das sog. *Trisyndrom Gougerot*, das aus intradermalen und cutan-subcutanen Knötchen, purpurischen Flecken und erythemato-papulösen, seltener urticariellen Efflorescenzen besteht. Dieser Typ — in USA auch „Nodular Dermal Allergid" genannt — verläuft ebenfalls in Schüben und kann viele Jahre

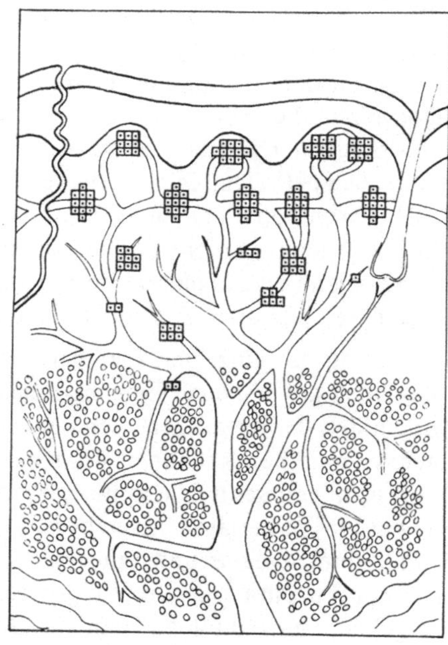

Abb. 19. Lokalisation der Gefäßveränderungen bei Vasculitis „allergica" cutis (Aus: RUITER, M.,
Dermatologica (Basel) **129**, 219 (1964).

dauern. Befallen werden vorwiegend die Beine, seltener die übrigen Körperstellen. Als Begleit-
symptome bestehen Müdigkeit, Fieber, Arthralgien und Kopfschmerzen (GOUGEROT, DUPERRAT
u. MEYER; KRÜGER; LAYMON). Sie werden heute unter dem morphologischen Oberbegriff Vasculitis leukocytoclastica zusammengefaßt.

Histologie: Die mikroskopischen Verhältnisse wurden vor allem von GOUGEROT
et al.; MIESCHER u. STORCK, sowie von RUITER zusammen mit HADDERS u.
BRANDSMA herausgearbeitet. Bei allen drei Krankheiten findet man im Bereich der
Arteriolen, Venolen und Capillaren des cutanen Gefäßnetzes eine akut entzündliche leukocytäre Reaktion in und um die Gefäßwände herum, welche von Leukocyten und Leukocytentrümmern (Leukocytoclasie; nuclear dusts) oft bis zur Un-
kenntlichkeit durchsetzt sind. Auch die Gewebespalten der näheren und weiteren
Umgebung sind von Granulocyten und Kerntrümmern überschwemmt. Die Gefäßlumina sind immer gut zu erkennen und frei von Thromben oder endovasculiti-
schen Erscheinungen. Die Endothelien sind gequollen. Die Gefäßwände und das
perivasculäre Bindegewebe können fibrinoid degeneriert sein. Das entzündliche
Infiltrat ist mehr oder weniger mit Erythrocyten durchsetzt. Je älter die Efflorescenz, desto mehr vermischt sich das Infiltrat mit Lymphocyten und monocytoiden Elementen. Auffällig ist ferner, daß der ganze Prozeß ohne Ödembildung
einhergeht. Neuere Arbeiten zur Licht- und Elektronenmikroskopie (die hier
nicht speziell besprochen werden soll) wurden von COPEMAN u. RYAN; DUPERRAT
(1972); OLMOS et al.; PERROT et al.; RUITER u. MOLENAAR, sowie SAMS et al.
(großer Übersichtsartikel!) veröffentlicht.

Die geschilderten Gefäßveränderungen sind überaus charakteristisch, wenn sie
auch für die anaphylaktoiden Purpuraformen nicht pathognomonisch sind. ZEEKS

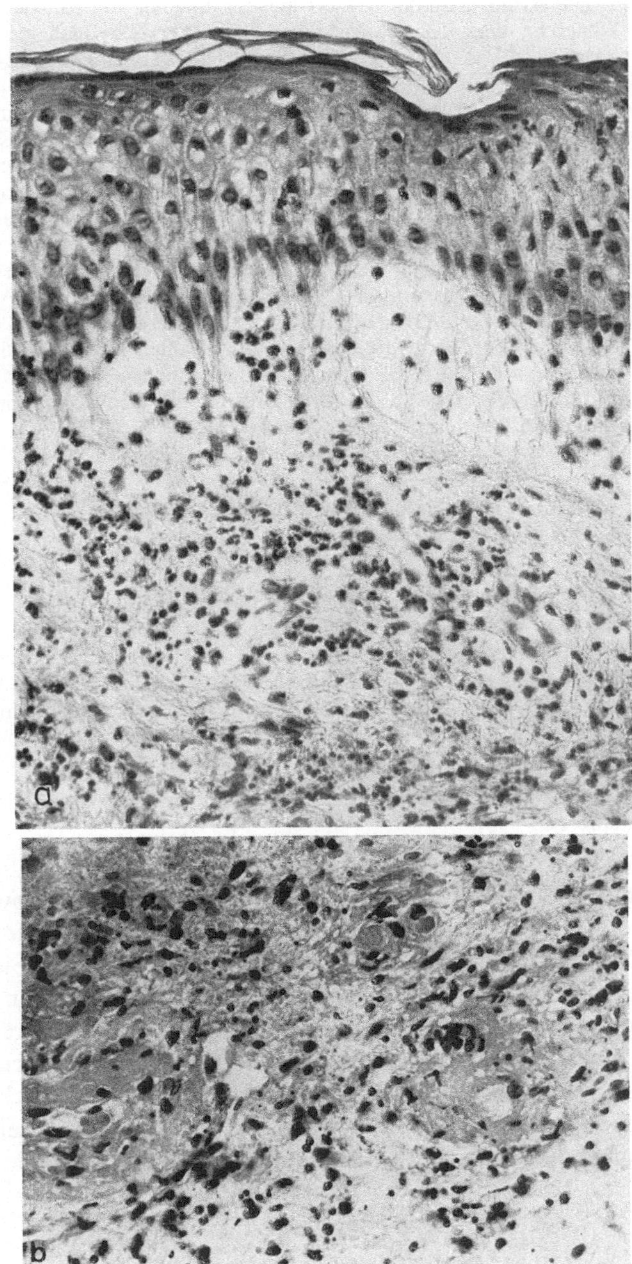

Abb. 20. Vasculitis leukocytoclastica. (a) Erythema exsudativum multiforme-artige Efflorescenz. Übersicht. H.E., 160×. (b) Perivasculäre Leukocytoclasie mit Fibrininsudation einer Gefäßwand. H.E., 400×

„Hypersensitivity angiitis" macht identische oder doch ähnliche Bilder. Über die klinische Abgrenzung gegen die Periarteriitis nodosa siehe bei KNOWLES, ZEEK u. BLANKENHORN.

Pathogenese: Die Arthus-Reaktion basiert auf der Bildung von Antigen-Antikörperkomplexen unter Aktivierung eines Komplementsystems. Die allergische Pathogenese der verschiedenen leukocytoclastischen Vasculitiden konnte in den letzten Jahren u. a. mit Hilfe der direkten Immunfluorescenz geklärt werden (Neuere Monographie s. bei WEIDNER). Für die Immunfluorescenzbefunde sei im übrigen auf das entsprechende Spezialkapitel in diesem Buch verwiesen. Der Arthus-Antikörper gehört in der Regel zur IgG-Klasse, selten zur IgM-Klasse. Die Antikörper zirkulieren mit dem Serum, sind im Gegensatz zu den anaphylaktischen Antikörpern thermostabil, komplementbindend und präzipitierend. Die Reaktion wird somit durch freie, zirkulierende Antikörper ausgelöst, die im Capillarbereich auch in die perivasculäre Gewebsflüssigkeit übertreten können. Die Bildung der Präcipitate erfolgt immer dort, wo Antigen und Antikörper einander begegnen, was im Gefäßlumen selbst oder in unmittelbarer Umgebung der kleinen Gefäße der Fall ist. Die Antigen-Antikörperreaktion erfolgt unter Aktivierung eines Komplementsystems, das aus mindestens 11 im Serum zirkulierenden Proteinkomponenten besteht. Das Komplementsystem wird in Gegenwart der gefällten Antigen-Antikörperkomplexe nacheinander aktiviert, so daß sich die Komplementkomponenten dem Komplex stufenweise anlagern. Während dieses Vorganges provozieren zwei verschiedene Komplementkomponenten einen chemotaktischen Reiz, der Granulocyten anlockt.

2. Akute febrile neutrophile Dermatose

Erstbeschreibung: SWEET (1964)

Klinik: Akutes Auftreten überwiegend bei Frauen im 4. bis 7. Lebensjahrzehnt in der Regel 1–3 Wochen nach einem Infekt der Respirationsorgane. Das Allgemeinbefinden ist gestört. Die immer schmerzhafte Dermatose geht mit Fieber bis 40°, neutrophiler Leukocytose und starker Blutsenkungsbeschleunigung einher. Vorwiegend an den Streckseiten der Acren kommt es durch Konfluenz primär gruppierter erythematopapulöser Efflorescenzen zu Plaques mit einem Durchmesser von 10 und mehr Zentimetern. Das Krankheitsgeschehen klingt durchschnittlich in 12 Wochen ab und spricht gut auf Steroide an. Die Ätiologie ist unbekannt.

Klinische Differentialdiagnose: Erythema elevatum diutinum; Erythema nodosum; Erythema exsudativum multiforme.

Histologie: In Frühstadien ist die Epidermis normal, während sie in älteren Efflorescenzen akanthotisch verdickt und mit Neutrophilen sowie vereinzelt Eosinophilen angeschoppt sein kann. Der Papillarkörper zeigt oft ein beträchtliches Ödem wie beim Erythema exsudativum multiforme. Die Blutgefäße sind dilatiert, doch sind die Endothelien unauffällig. Perivasculär fehlen Fibrindepots und Erythrocytenextravasate. In der oberen Cutis liegt das celluläre Infiltrat vorwiegend perivasculär, in der unteren Cutis und in der angrenzenden Subcutis um die ekkrinen Schweißdrüsen herum. Es setzt sich fast ausschließlich aus Neutrophilen und zerfallenden Leukocyten sowie einem variablen Anteil an Eosinophilen zusammen (CROW et al.; GREER et al.; GUNAWARDENA et al.; MEIERS; SWEET).

3. Pyoderma gangraenosum (Dermatitis ulcerosa)

Die amerikanischen Dermatologen BRUNSTING, GOECKERMAN u. O'LEARY haben 1930 aus dem heterogenen Sammeltopf der ulcerösen Pyodermien eine Form herausgehoben, die nicht exogen bakterieller Genese ist und häufig mit einer Colitis ulcerosa oder bakteriellen Krankheiten (z. B. Empyem) einhergeht.

Klinik: Bei Kindern oder Erwachsenen treten polytop ulceroverrucöse Veränderungen auf, die meist mit einer Pustel beginnen. Außer einer Colitis ulcerosa (60% nach PERRY u. BRUNSTING)

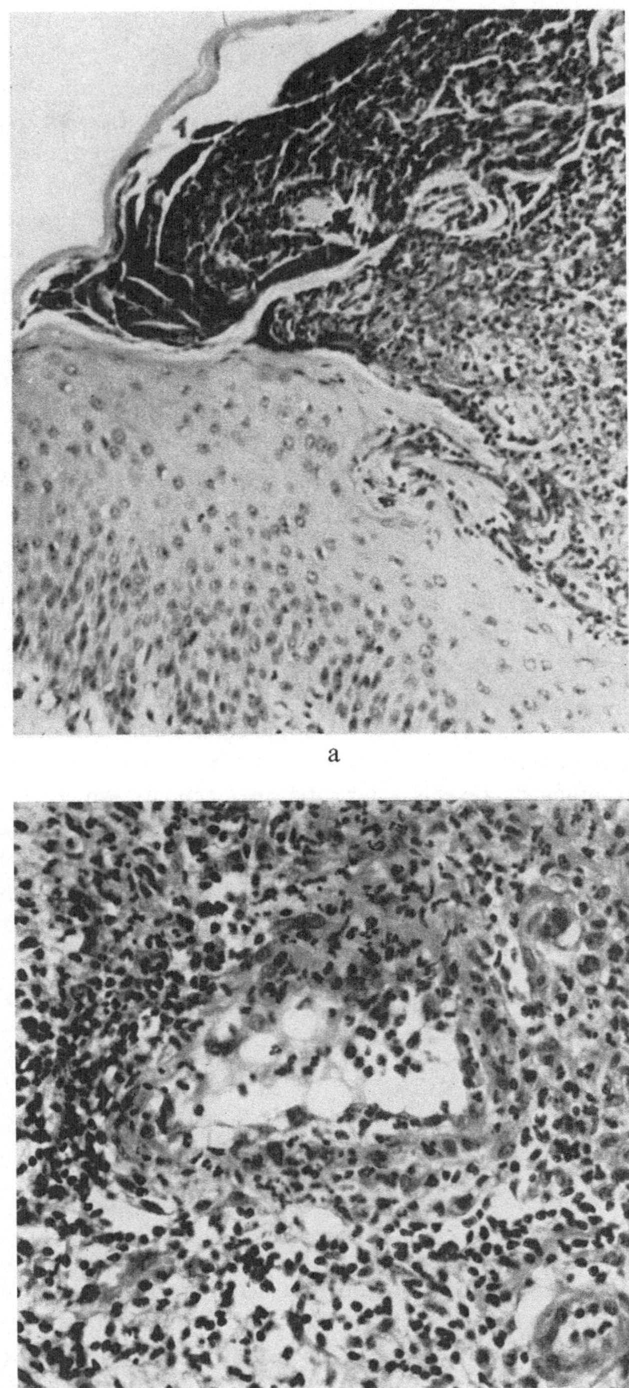

Abb. 21. Pyoderma gangraenosum. (a) Initiale subcorneale Pustel. (b) Perivasculäre Leukocytoclasie in der Cutis. H.E. 250×.

haben solche Patienten oft arthritische Beschwerden. Umgekehrt ist das Pyoderma gangraenosum nach internistischen Statistiken eine seltene Komplikation der Colitis ulcerosa (1,5%). Kombination mit Paraproteinaemie wurde mehrfach beschrieben.

Histologie: Die meisten Autoren erwähnen eine uncharakteristische nekrotisierende Entzündung (GANS u. STEIGLEDER; JABLONSKA; LEVER), die in den vegetierenden Randabschnitten an ein Bromoderma tuberosum erinnern kann. AYRES u. AYRES befaßten sich eingehend mit den initialen pustulösen Veränderungen. Sie fanden subepidermale Blasen, die mit einer leukocytären Entzündung einhergingen. Da das Infiltrat reich an Eosinophilen war, erinnern solche Bilder an Dermatitis herpetiformis. PERCIVAL beobachtete hingegen eine primär intraepidermale abakterielle Pustel, die mit Leukocyten, Lymphocyten und Epithelzellen angeschoppt war. Das Blasendach wurde von Stratum corneum gebildet, der Blasengrund in den Randabschnitten von Epithel. Im Zentrum des Blasengrundes war hingegen das Epithel zerstört, so daß sich die entzündlichen Zellen in den Papillarkörper ergießen. Eine eigene Beobachtung entspricht dem Befund, wie ihn PERCIVAL erhoben hat (vgl. Abb. 21a). Während die meisten älteren Autoren entweder die Gefäße überhaupt nicht erwähnen oder vermerken, daß diese unauffällig sind, machte WALTHER 1954 erstmals auf Intimaproliferationen aufmerksam. 5 Jahre später beobachtete KRESBACH in der Umgebung von cutanen Gefäßen dichte Infiltrate, bestehend aus polymorphkernigen Granulocyten, Eosinophilen und Plasmazellen, wobei zahlreiche Infiltratzellen Kernveränderungen teils in Gestalt pyknotischer oder mantelförmiger übersegmentierter Figuren, teils in Gestalt außerhalb der Zellen liegender kugeliger Gebilde aufwiesen. Die Gefäßwandungen zeigten nach KRESBACH keinerlei Veränderungen. Im gleichen Jahr schrieben McCARTHY u. KESTEN, welche das Pyoderma gangraenosum bei den Vasculitiden abhandeln: „Histologic examination reveals a necrotic area beneath which there is marked vasculitis of the small vessels and a perivascular granulomatous reaction". Seither beschrieben eine Reihe von Autoren nekrotisierende vasculitische Veränderungen mit Leukocytoclasie [SCHNYDER (1. Auflage dieses Werkes); STOLMAN et al.; THOMPSON et al.].

Die *histologischen Leitkriterien* sind somit:

– im Frühstadium papillare leukocytäre Mikroabscesse mit Eosinophilen oder intraepidermale Pusteln mit Leukocyten, Lymphocyten und Epitheldetritus,
– im Spätstadium nekrotisierende Vasculitis mit Leukocytoclasie.

Immunflourescenz: s. entsprechendes Spezialkapitel.

4. Erythema elevatum diutinum (Typ Hutchinson)

Der Name Erythema elevatum diutinum (E. e. d.) wurde 1894 von CROCKER u. WILLIAMS anläßlich einer Krankendemonstration erstmals gebraucht. Der bei dieser Vorstellung anwesende HUTCHINSON wies dabei auf ähnliche, bereits 1887 von MIDDELSON, 1889 von BURY und 1878, 1888 sowie 1889 von ihm selbst unter anderen Bezeichnungen publizierte Fälle hin (Lit. bei HEITE u. SCHARWENKA). Die Unterscheidung eines E. e. d. Typ Bury und E. e. d. Typ Hutchinson geht auf WILLIAMS u. CROCKER zurück. Mit HEITE u. SCHARWENKA sind wir der Meinung, daß der Typ Bury zum Formenkreis des Granuloma anulare gehört (s. dort),

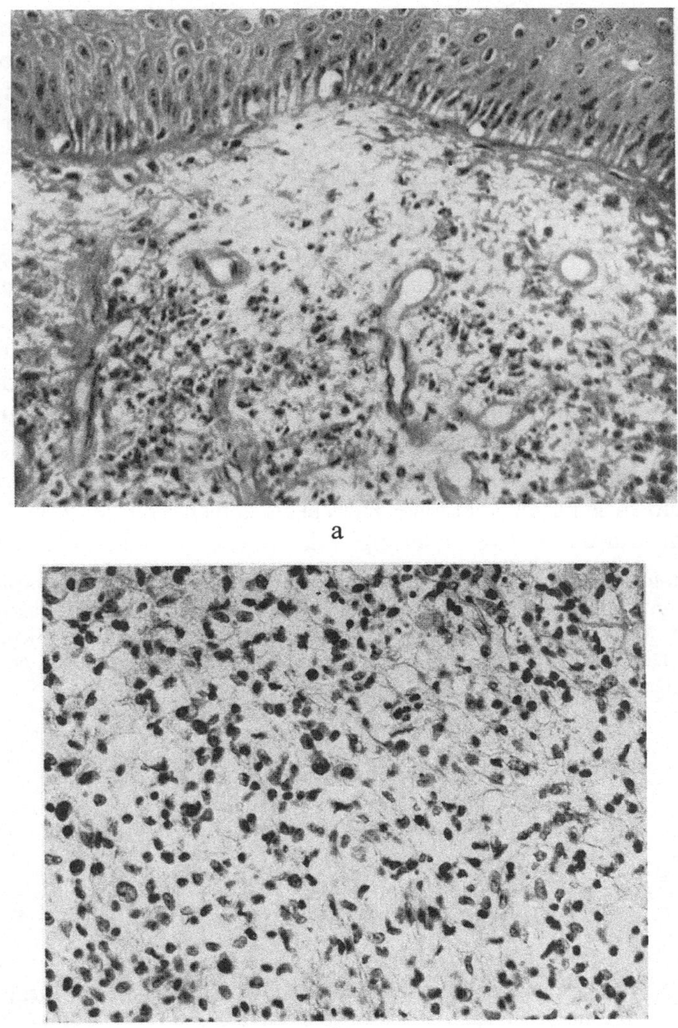

Abb. 22. Erythema elevatum et diutinum (a) Subpapilläre Leukocytoclasie (Aus HERZBERG, J.J., Arch. klin. exp. Derm. **205**, 488 (1958)). (b) Extracelluläre Cholesterinose. H.E. 250×

während der Typ Hutchinson eine Krankheit sui generis darstellt. Im folgenden wird nur das Erythema elevatum diutinum vom Typ Hutchinson besprochen.

Klinik: Diese seltene Dermatose geht mit symmetrisch auftretenden Papeln, Knoten und Plaques von rotbrauner bis rotvioletter Farbe einher. Sekundär können auf den Efflorescenzen hämorrhagische Blasen entstehen. Die Hautveränderungen treten in diskontinuierlichen Schüben auf. Neue Efflorescenzen sind schmerzhaft. Die Dermatose kann ferner mit rheumatischen Gelenkbeschwerden einhergehen. Befallen werden die Streckseiten der Extremitäten, und zwar meist die Gegend über den Gelenken. Der Verlauf zieht sich über Jahre hin, wobei ältere Herde spontan abheilen.

Klinische Differentialdiagnose: Lepra; Lupus erythematodes; Lupus vulgaris; Morbus Boeck; Retikulose.

Histologie: In frischen Efflorescenzen – die man oft mühsam aufsuchen muß – findet man Veränderungen im Sinne einer Vasculitis leucocytoclastica. Der Schwerpunkt der Veränderungen liegt auf der Höhe des subpapillären und cutanen Gefäßnetzes. Die Endothelien dieser Gefäße sind gequollen und stellenweise frei im dilatierten Gefäßlumen flottierend. Die Gefäßwände sind oft gequollen und fibrinoid degeneriert. Perivasculär liegen vorwiegend leukocytäre Infiltrate, die mit Zell- und Kerntrümmern (Leucocytoclasie), Erythrocyten und Fibrinogen vermischt sind (CREAM et al.; GOERTTLER; HABER; LAYMON). Schon nach kurzer Zeit vermischen sich wie bei den anderen anaphylaktoiden Purpuraformen die leukocytären Infiltrate zunehmend mit monocytoiden Zellen, Lymphocyten, Eosinophilen, Plasmazellen und einzelnen Mastzellen. Alte Efflorescenzen sind durch eine perivasculäre Fibrose mit einem feinmaschigen Retikulinfasernetz gekennzeichnet (HABER). In Spätveränderungen können zwischen den kollagenen Fasern auch extracelluläre Lipiddepots liegen, was 1932 URBACH, EPSTEIN u. LORENZ veranlaßte, von *„Extracellulärer Cholesterinose"* zu sprechen. Solche Veränderungen gehören aber, wie HERZBERG zeigen konnte, zum histopathologischen Substrat der Spätveränderungen des E. e. d. vom Typ Hutchinson.

Die histologischen Veränderungen gestatten die Einordnung in den Formenkreis der Vasculitiden der Arteriolen, Venolen und Capillaren, wie man sie auch bei anaphylaktoiden Purpuraformen sieht. MIESCHER et al. fanden mit der Immunfluorescenz bei einem Patienten mit E. e. d. perivasculär Depots von IgG, IgM, beta-1c-Komplement und Fibrinogen, was ebenfalls für eine allergische Genese des E. e. d. spricht.

5. Granuloma eosinophilicum faciei

Erstbeschreibung: WIGLEY (1945)

Einschlägige Arbeiten verfaßten LEVER u. LEEPER; PEDACE u. PERRY; KALKOFF u. DIETZ; PFLEGER u. TAPPEINER; PINKUS; SCHNITZLER et al. sowie STEIGLEDER u. ELSCHNER.

Klinik: Der häufigste Sitz sind Wangen und Nase, aber Stirn und Kinngegend können ebenfalls befallen sein. Ganz selten kann es auch extrafacial lokalisiert sein (RUSIN et al.). Die Herde treten solitär oder multipel auf. Sie sind asymmetrisch angeordnet, haben braun-gelbliche Eigenfarbe und schuppen nicht. Die Größe kann von stecknadelkopfgroßen Papeln bis zu konfluierenden Knoten schwanken. Die Affektion verursacht keine Beschwerden, weshalb die Kranken den Arzt entweder wegen der kosmetischen Störung oder aus Furcht vor einer malignen Erkrankung aufsuchen. Andere Organe werden nicht befallen.

Die *klinische Differentialdiagnose* umfaßt das Boecksche Sarkoid, den chronischen Lupus erythematodes, das Lymphocytom und fixe Arzneimittelexantheme.

Das *histologische Bild* ist charakteristisch. Wir folgen im wesentlichen der Beschreibung von PINKUS. Die Hauptveränderungen liegen in der oberen Hälfte des Stratum reticulare, wobei eine mehr oder weniger schmale Zone unterhalb der Epidermis und um die Haarfollikel herum verschont bleibt. Die Hautanhangsgebilde, besonders die Talgdrüsen, atrophieren allmählich. In massiven Fällen durchsetzt das Infiltrat hingegen das ganze Corium und es kann, den Blutgefäßen folgend, selbst ins subcutane Fettgewebe einbrechen. Das Infiltrat setzt sich aus Lymphocyten, Plasmazellen, Histiocyten, sowie hämosiderin- oder lipidspeichernden Makrophagen zusammen. Atypische Zellformen sind nicht zu beobachten,

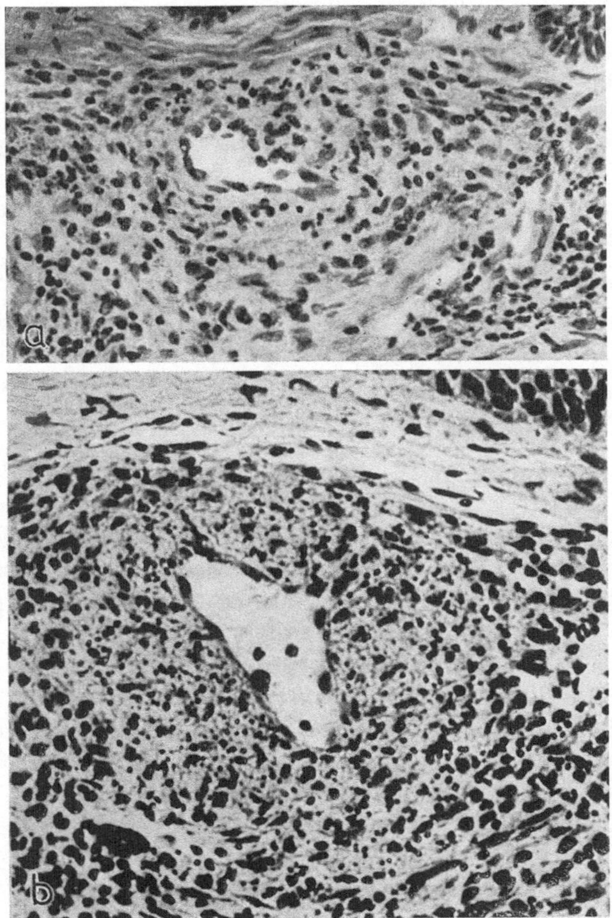

Abb. 23. Granuloma eosinophilicum faciale. (a) Übersicht. (b) Leukocytoclasie. (Aus: PINKUS, H.,
Dermatologica (Basel) **85**, 91 (1952)).

hingegen ist dieses Infiltrat von chronischem Charakter zusätzlich mit polymorphkernigen Leukocyten durchsetzt, von denen ein wechselnder Anteil Eosinophile sind. Je stärker das Granulom zur Fibrose neigt, desto mehr treten die
Eosinophilen im Gewebebild zurück. Charakteristischer als die Eosinophilen ist
die Tatsache, daß regelmäßig in einem solch chronischen Granulom Leukocyten
vorhanden sind. In jungen Efflorescenzen ist die Anordnung der Infiltrate perivasculär, in älteren Efflorescenzen mehr diffus. Um die erweiterten Gefäße herum
bilden hyaline Bindegewebsbalken eine Art Netz, in dem pyknotische Leukocyten
liegen, wodurch Bilder entstehen, die an ein leukoklasisches Mikrobid erinnern.
Die elastischen Fasern werden sehr frühzeitig zerstört, während das Infiltrat von
einem feinmaschigen Gitterfasernetz durchzogen wird. Das histologische Bild
wird abgerundet durch die Speicherung von Hämosiderin und Lipiden. Es empfiehlt sich deshalb bei Verdacht auf Granuloma faciale immer eine Eisenfärbung
zu machen.

Die *histologischen Leitkriterien* sind somit:

– Dichtes dermales Infiltrat, das deutlich von der Epidermis und den Haut-
anhangsgebilden abgesetzt ist.
– Celluläres Infiltrat, in welchem die Eosinophilen überwiegen. Im übrigen be-
steht das Infiltrat aus Neutrophilen, Histiocyten, Lymphocyten, vereinzelt
Plasmazellen und Mastzellen.
– Leukocytoclastische Vasculitis mit perivasculärer Hämosiderinablagerung.
– Perivasculäre Fibrose mit Zerstörung der Elastica.

Die *histologische Differentialdiagnose* umfaßt den ganzen Formenkreis der
Dermatosen, die mit einer Vasculitis leucocytoclastica einhergehen, insbesondere
aber das Erythema elevatum diutinum. Ferner kann das Granuloma eosinophilicum faciei Bilder machen, die an eine lympho-reticuläre Hyperplasie, ja sogar
an lympho-reticuläre Neoplasien denken lassen.

6. Purpura pigmentosa progressiva

Selten ist der Fortschritt der Erkenntnis in der Dermatologie durch Über-
bewertung morphologischer Details während vieler Jahre in solchem Maße gehemmt worden wie im Falle der pigmentierten, progressiven purpurischen Dermatosen, die heute unter dem Oberbegriff Purpura pigmentosa progressiva zusammengefaßt werden. Zu diesem Formenkreis gehören die *Purpura chronica et
progressiva* (SCHAMBERG), die *Dermatitis lichenoides purpurea et pigmentosa*
(GOUGEROT-BLUM) und die *Purpura anularis teleangiectoides* (MAJOCCHI), wahrscheinlich aber auch die *Purpura teleangiectatica arciformis* (TOURAINE), die
„*eczematid-like purpura*“ (DOUCAS u. KAPETANAKIS), die „*itching purpura*“(LOE-
WENTHAL) und die „*dermatitis caused by shirts*“ (HODGSON u. HELLER). Diese neue
Gruppierung verdanken wir GOTTRON (1930); TOURAINE (1937, 1949); RANDALL,
KIERLAND u. MONTGOMERY (1951); STEIGLEDER (1953); STORCK (1967) und nicht
zuletzt ILLIG u. KALKOFF (1970). Die letzteren sind der Meinung, daß auch die
Adalin-Purpura in diesen Formenkreis gehörte. RANDALL et al., sowie PFLEGER
sind noch weiter gegangen und haben auch das *Angioma serpiginosum* Hutchinson
in den Formenkreis der Purpura pigmentosa progressiva einbeziehen wollen, doch
konnte FRAIN-BELL zeigen, daß Veränderungen, die klinisch diesem Bild entsprechen, histologisch in eine anlagemäßig bedingte teleangiektatische Form und
eine entzündliche, erworbene Form zerfallen. Nur die letztere gehört wohl hierher.

Klinik: Entsprechend den mannigfachen Varianten ist das klinische Bild außerordentlich
vielfältig. Allen Formen gemeinsam sind Erytheme, feinste papilläre Punktblutungen, ekzematoide bzw. lichenoide Veränderungen und ein mehr oder minder starker Pruritus. Die Hauterscheinungen können circumscript, exanthematisch oder generalisiert auftreten. Der Grad der
Pigmentierung hängt vom Alter der Efflorescenzen ab. Der Allgemeinzustand solcher Patienten
ist gut. Als einziger pathologischer Befund kann eine verminderte Capillarresistenz festgestellt
werden, während Blutungs- und Gerinnungszeit sowie Gerinnungsfaktoren nicht von der Norm
abweichen.

Histologie: Nach ILLIG u. KALKOFF sind unabhängig vom jeweils vorliegenden
klinischen Typ die *Leitsymptome:*

– ein subepidermal gelegenes, perivasculäres Infiltrat von lympho-histiocytä-
rem Charakter

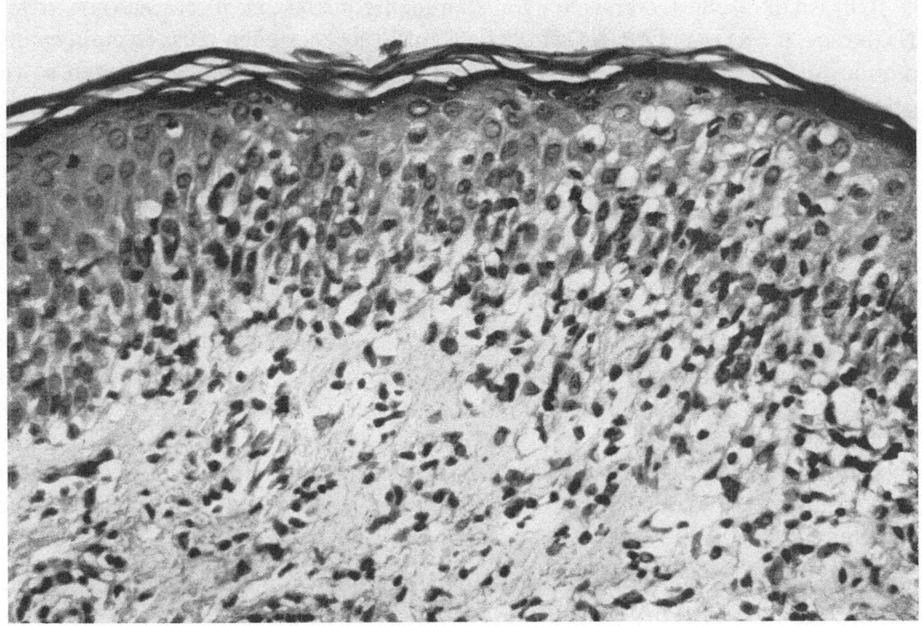

Abb. 24. Purpura chronica et progressiva. H.E. 250×.

- mehr oder weniger diskrete Erythrocytenextravasate im Bereich des Papillarkörpers und des Plexus subpapillaris
- eine mit dem Alter der Efflorescenz zunehmende Hämosiderinablagerung im
  Papillarkörper, während in der Basalzellschicht das Melanin nur in geringem
  Maße vorhanden ist oder überhaupt fehlt (PAUTRIER u. DISS; STEIGLEDER).

Das entzündliche Infiltrat liegt primär meist auffallend hoch im Papillarkörper
und dringt von solchen Stellen aus in die unteren Schichten der Epidermis ein,
so daß es zu einer vacuoligen Degeneration der Basalzellen oder gar zu einer
suprabasalen Spongiose kommt. Solche Bilder können an einen Lichen ruber
planus oder an ein Ekzem erinnern. Die Kontinuität der PAS-positiven Basalmembran ist meist unterbrochen. Je papulöser bzw. lichenoider die Purpura,
desto mehr macht die Epidermis im Sinne einer reaktiven Akanthose am ganzen
Prozeß mit. Die papillären und subpapillären Gefäße sind weitgestellt und verdickt, ohne daß es aber zu fibrinoider Verquellung käme. Die Form der Blutung
ist sowohl capillar-mikroskopisch als auch histologisch krankheitsspezifisch. Es
kommt nämlich neben subpapillären Extravasaten auch in den Papillenkuppen
zu Erythrocytenextravasaten, die zusammen mit Lymphocyten in die Epidermis
eindringen können und transepidermal abtransportiert werden. Zum größeren
Teil jedoch wird das Hämosiderin im Stratum papillare von Histiocyten phagocytiert. Je älter die Efflorescenz, desto mehr verschwinden im Schnittbild die
Erythrocytenextravasate. Sie machen einer fleckförmigen Hämosiderose im Bereich des Papillarkörpers Platz. Auch die entzündlichen Infiltrate sind diskreter
als im Frühstadium.

Ultrastrukturelle Untersuchungen stammen von BERGER u. HAGEDORN, sowie HAUSTEIN u. KLUG. Die entzündlichen Infiltrate bestehen aus Lymphocyten, monocytoiden Histiocyten, Makrophagen, vereinzelt auch Melanophagen sowie gelegentlich Langerhans-Zellen. Zwischen Makrophagen und Lymphocyten beobachteten HAUSTEIN u. KLUG enge Membrankontakte (close junctions) sowie vereinzelt auch direkte cytoplasmatische Brückenbildung nach Membranfusion und -Auflösung (gap junctions). Die an Zahl deutlich vermehrten Capillaren und Venolen zeigen geschwollene Endothelien mit vacuoligem Cytoplasma, des weiteren vielschichtige Basalmembranen. Die Basallamina an der Epidermis-Cutis-Grenze hingegen ist im wesentlichen unverändert.

Histologische Differentialdiagnose: Das mikroskopische Bild ist somit recht typisch, erinnert aber nicht allzu selten an Ekzem, Parapsoriasis guttuta (Pityriasis lichenoides) oder Lichen ruber planus. Bei der *Dermite ocre Favre-Chaix*, die klinisch große Ähnlichkeiten mit der Purpura pigmentosa progressiva hat, die aber immer im Rahmen eines varicösen Symptomenkomplexes auftritt, findet man eine massive Hämosiderose in der ganzen Cutis, die nur mit einer geringen Entzündung und Capillarsprossung einhergeht (ODEH u. GOOS).

Ätiologie und Pathogenese: Während man früher annahm, daß die verschiedenen Varianten der Purpura pigmentosa progressiva Ausdruck einer lokalisierten Kreislaufstörung im Endstromgebiet der Haut seien, sprechen heute eine Reihe von Beobachtungen dafür, daß zum mindesten ein Teil dieser Fälle eine allergische Reaktion vom Tuberkulintyp auf carbamidhaltige Beruhigungs- und Schlafmittel darstellt, was sich hauptsächlich mit dem Expositionsversuch, aber auch mit dem Läppchentest objektivieren läßt (KALKOFF u. ILLIG; PETERSON u. MANICK; ROSENTHAL u. BURNHAM; SCHULZ).

7. Livedo-Vasculitis

Synonym: Atrophie blanche (MILIAN)

Klinik: MILIAN unterschied 1929 eine Atrophie blanche „en plaques" und eine Atrophie blanche „segmentaire". Die Herde treten spontan auf. Charakteristisch ist die Lokalisation im unteren Unterschenkeldrittel mit Bevorzugung der medialen Knöchelregion. Klinisch handelt es sich um glatte, eingesunkene, weiße, atrophische Herde, die von einem pigmentierten Saum umgeben sind. Etwa ein Drittel der Efflorescenzen exulcerieren, wobei das ulceröse Geschehen sehr schmerzhaft und therapieresistent ist. Frauen werden bevorzugt befallen. Zum mindesten die Atrophie blanche en plaques findet sich überwiegend bei Varicenträgern (GONIN; VAN DER MOLEN).

Histopathologie: Die pathologischen Veränderungen betreffen die Epidermis, die kollagenen und die elastischen Fasern, das cutane Gefäßsystem und die Hautanhangsgebilde. Die Epidermis ist im Bereich der Efflorescenzen atrophisch und die Reteleisten sind verstrichen. Das Stratum corneum ist teils parakeratotisch verbreitert, teils hyperkeratotisch. Im Bereich der Herde fehlt das Melanin; in den Randabschnitten ist es entsprechend den klinischen Veränderungen vermehrt. Am auffälligsten sind die Gefäßveränderungen. Arterien und Arteriolen zeigen eine Einengung der Lumina mit Endothelproliferation und eine hyaline Wandverdickung. In und unmittelbar unter dem Papillarkörper findet man ferner neben teleangiectatischen knäuelartig proliferierten Capillaren, Präcapillaren und Arteriolen. Auffallend gering hingegen sind die entzündlichen Erscheinungen, während die Umbauvorgänge in der Cutis wie Homogenisierung und Fibrosierung der kollagenen Bündel, Schwund der elastischen Fasern und Untergang der Hautanhangsgebilde auffällig sind. Wenn überhaupt, so hält sich die cutane Haemosiderose in engen Grenzen (GONIN; GRIMMER; METZ u. STURM; NELSON; SCHUPPENER). Analoge Veränderungen macht histopathologisch offenbar die segmentäre Form der Atrophie blanche (BARD u. WINKELMANN; NÖDL; PIERARD u. GEERTS).

Ätiopathogenese: Die ursprüngliche Annahme von MILIAN, daß die Atrophie blanche fast immer eine syphilitische Ursache habe, ist heute widerlegt. TOURAINE hat in seiner ausführlichen Arbeit über die Capillaritiden der Haut die Atrophie blanche in die Gruppe der primären Capillarerkrankungen mit Ausgang in Atrophie und Sclerose („Capillarites sclérosantes et atrophiantes") eingeordnet. BARD u. WINKELMANN zählen sie zu den hyalinisierenden Vasculitiden, während SCHROETER et al. auf Grund immunpathologischer Befunde (IgM + + ; IgG fakultativ + ; C 3 + + ; Clq + + ; Properdin fakultativ + +) zum Schluß kommen, daß es sich bei der Livedo Vasculitis pathogenetisch um ein Immungeschehen handeln müsse. Zu analogen Ergebnissen kamen kürzlich POSTERNAK et al.

II. Vasculitiden der Arterien und Venen

Der Formenkreis der nekrotisierenden und obliterierenden Vasculitiden der Arterien und Venen umfaßt die Periarteriitis nodosa Kussmaul-Maier, die sog. „Allergic Granulomatous Angiitis" oder Granulomatosis allergica Churg-Strauss, die Wegenersche Granulomatose, das Granuloma gangraenescens nasi und die Papulosis atrophicans maligna.

1. Periarteriitis nodosa

Erstbeschreibung: KUSSMAUL u. MAIER (1866)

Diese Erkrankung ist die am längsten bekannte Entität der nodulären, nekrotisierenden Vasculitiden der mittleren und kleineren Gefäße.

Klinik: Man unterscheidet eine systematisierte und eine cutane Form. Die erste beginnt mit Fieber, Tachykardie, Leukocytose, erhöhter Senkung, Albuminurie und Symptomen von Infarktcharakter in fast allen Organen, insbesondere im Herz, in den Nieren, im Intestinaltrakt, in der quergestreiften Muskulatur und im zentralen bzw. peripheren Nervensystem. In etwa einem Viertel aller Fälle finden sich Hauterscheinungen. Charakteristisch sind subcutane, plötzlich aufschießende Knötchen über den Streckseiten der großen Gelenke, sowie flächenhafte, meist in Nekrosen übergehende Hämorrhagien. Aber auch morbilliforme, skarlatiniforme und Erythema exsudativum multiforme-artige Exantheme werden beobachtet. Die Rheumafaktoren fallen fakultativ positiv aus, insbesondere aber sind die Immunglobulinfraktionen IgM und IgA erhöht.

Im Gegensatz zu diesen prognostisch infausten Fällen kommen auch solche vor, in welchen die Krankheit auf die Haut beschränkt bleibt (BELISARIO; BORRIE; CAROL u. PRAKKEN; DIAS-PEREZ u. WINKELMANN; FISHER u. ORKIN; KETRON u. BERNSTEIN; LINDGREN u. LUNDMARK; MACAIGNE u. NICAUD; MELCZER u. VENKEI; MIESCHER; SLINGER u. STARK; WINKELMANN u. MONTGOMERY). Die dermatologische Symptomatologie besteht in der Regel aus erbs- bis bohnen-

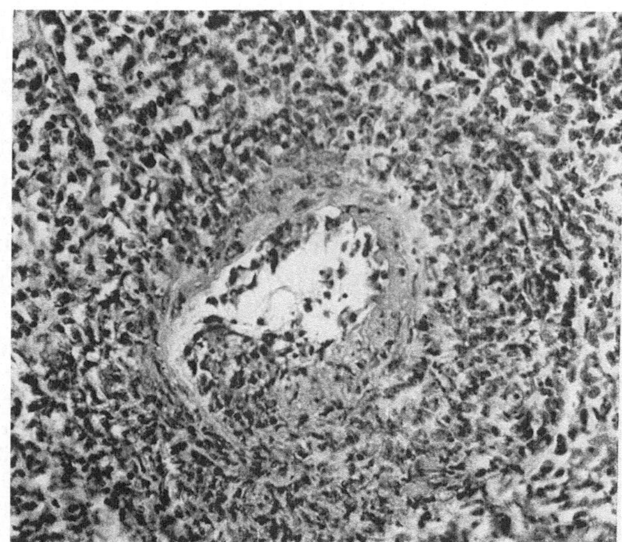

Abb. 25. Periarteritis nodosa. Exsudativ-infiltrative Phase. H.E.

großen, mehr oder weniger dolenten Knoten, die am häufigsten an den Unterschenkeln oder Vorderarmen lokalisiert sind. Seltener verläuft die Periarteriitis nodosa cutanea unter dem Bild einer Livedo reticularis oder eines papulo-nekrotischen Exanthems. Die Allgemeinuntersuchung und die Laboratoriumsbefunde ergeben keinen Anhalt für eine Mitbeteiligung anderer Organe. Die Prognose quoad vitam ist gut.

Histologie: Die systematisierte und die cutane Form der Periarteriitis nodosa zeigen die gleichen strukturellen Veränderungen. Im *Initialstadium* kommt es zu einer fibrinoiden Nekrose der Media und Adventitia an umschriebenen (nodösen) Stellen mittlerer und kleinerer Arterien vom Muskeltyp. Als Folge davon kann die Nekrose per continuitatem auf die Intima übergreifen, oder es kommt im Bereich der Wandnekrosen zu kleinen Aneurysmen oder Blutungen. Die Peripherie der fibrinoiden Nekrosezone ist mit Kerntrümmern leuko-histiocytärer Herkunft und Erythrocyten angeschoppt. Die Elastica interna ist, wie auch in späteren Stadien, meist gut darstellbar und erhalten. Das *zweite Stadium* (exsudativ-infiltrative Phase) ist durch eine Entzündung im adventitiellen Bindegewebe charakterisiert. Ein mantelartiges Infiltrat, bestehend aus Leukocyten, Leukocytentrümmern, Lymphocyten, Histiocyten und Plasmazellen, legt sich zirkulär um die nekrotisierte Gefäßwandung herum. Eosinophile spielen eine unterschiedliche Rolle. In den Fällen von MIESCHER fehlten sie, in anderen Fällen wiederum waren sie reichlich vorhanden. Auf die exsudativ-infiltrative Phase folgt das Granulationsstadium oder die sog. *produktive Phase.* Das leukolymphocytäre Infiltrat wird ersetzt durch ein Granulationsgewebe, das sich aus histiocytären, zuweilen epitheloidzellähnlichen und monocytoiden Zellen aufbaut. Die Intima ist nur sekundär an diesem Prozeß beteiligt. Das Endothel bleibt selbst bei massiven Medianekrosen meist intakt und das Lumen erhalten. Nur in seltenen Fällen kommt es zu einer Verstopfung des Gefäßlumens durch einen entzündlichen Thrombus. *Terminal* vernarbt schließlich der nodöse Gefäßprozeß fibrös (ARKIN;

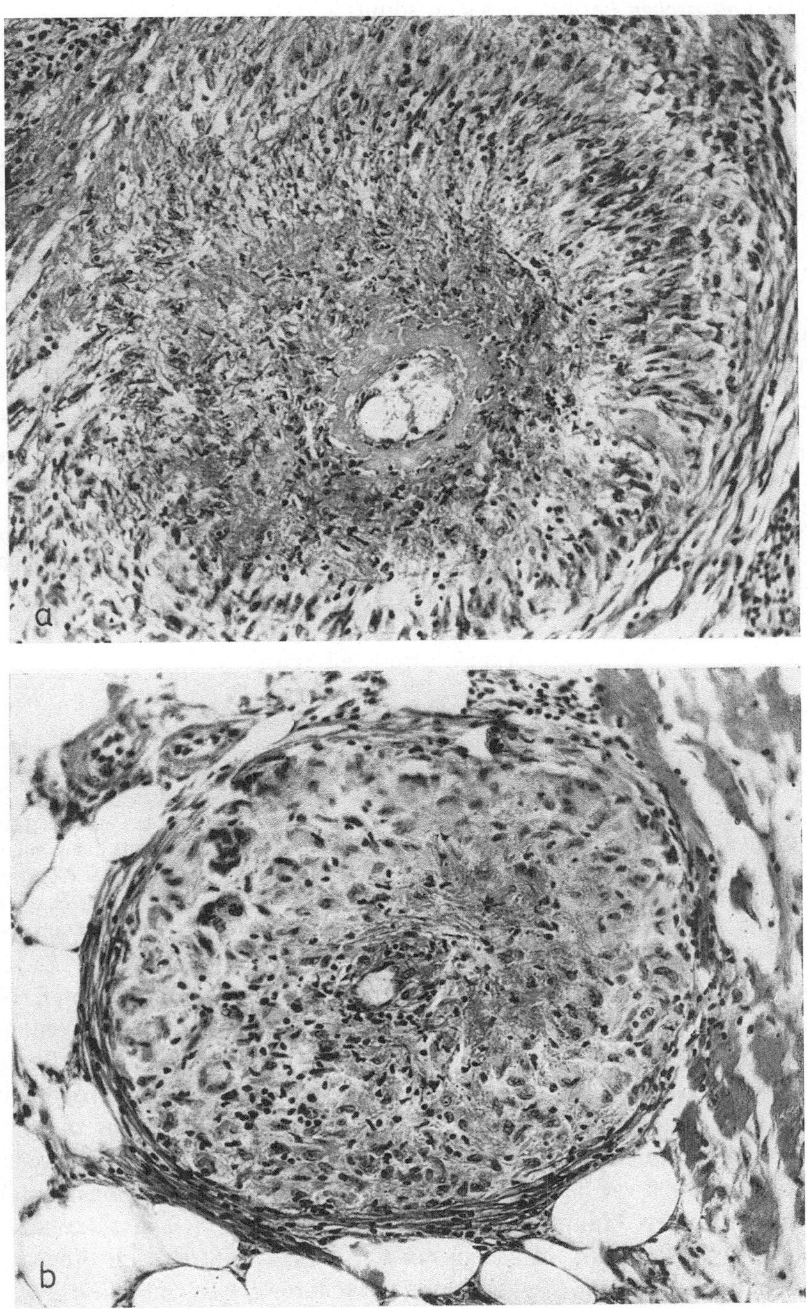

Abb. 26. Periarteriitis nodosa. (a) Beginnende produktive Phase. H.E. (b) Spätstadium der produktiven Phase. H.E. (Fotodokumentation der Dermatologischen Univ.-Klinik Zürich).

GRUBER; HABIB; HARRIS, LYNCH u. O'HARE; MOSKOWITZ, BAGGENSTOSS u. SLOCUMB; RÖCKL; ZEEK).

Die *histologischen Leitkriterien* sind somit:

– Die pathognomonische Medianekrose im Anfangsstadium. Sie ist u. U. außerordentlich diskret, weshalb die Untersuchung möglichst frischer Efflorescenzen und zudem oft Serien- bzw. Stufenschnitte notwendig sind.

– Epitheloidzellige resp. tuberkuloide Granulome in der Nachbarschaft von kleinen und mittleren Arterien vom muskulären Typ im dritten Stadium. Solche „Aufräumgranulome" können dazu verleiten ein Erythema induratum resp. eine Vasculitis nodularis zu diagnostizieren.

– Erhaltenbleiben der Elastica interna in allen Stadien.

Diagnostisch nicht verwertbar sind hingegen fibröse, mit epitheloiden Zellen durchsetzte Bindegewebsschwielen, die für das Terminalstadium typisch sind.

Immunfluorescenzmikroskopie: s. Kapitel „Bedeutung der Immunfluorescenz".

Pathogenese: Von Interesse sind Befunde bei Tieren, denen Bakterientoxine oder artfremdes Eiweiß eingespritzt worden war und die dann in mehreren Organen Gefäßveränderungen aufwiesen, welche denjenigen der Periarteriitis nodosa weitgehend glichen (MASUGI; METZ; RICH u. GREGORY; u. a.). Für diese Autoren stellt die Periarteriitis nodosa deshalb eine allergische Gefäßerkrankung dar. Für eine allergische Genese sprechen im übrigen auch die immunpathologischen Befunde.

2. Granulomatosis allergica

Erstbeschreibung: CHURG u. STRAUSS (1951)

Klinik: Es handelt sich ebenfalls um einen polysymptomatologischen Morbus mit Fieber, Albuminurie und Hämaturie, asthmatischen und abdominellen Beschwerden (Diarrhoe, Darmblutungen), cerebralen Herdsymptomen, rheumatischen Gelenkbeschwerden und Pericarditis. Dieses Krankheitsbild geht fast immer mit Hauterscheinungen (intracutane oder subcutane Knoten, Quaddeln, maculo-papulöse Exantheme, Petechien oder ausgedehnte Ekchymosen) einher. In der Mehrzahl der Fälle bestand eine Sinusitis mit pathogenen Kokken. Fast alle Patienten hatten in der Anamnese zudem eine Pneumonie durchgemacht, und fünf Kranke wiesen terminal den Befund eines eosinophilen Lungeninfiltrates (Löffler) auf.

Pathologisch-anatomische Befunde: Bei den autoptisch untersuchten Fällen wurden in den verschiedensten Organen an kleineren Arterien und Venen entzündliche Prozesse vom Typus der Periarteriitis nodosa mit Schwellung des Endothels und Nekrose der Gefäßwand sowie Infiltration mit neutrophilen und eosinophilen Granulocyten gefunden. Diese bestehen anfänglich bis zu 80% aus Eosinophilen und zeigen eine ausgesprochene Tendenz zum Zerfall (Leukoclasie). Sekundär bildet sich wie bei der Periarteriitis nodosa ein Granulationsmantel von radiär angeordneten Makrophagen von epitheloidzelligem Charakter aus. Die Granulomatosis allergica geht zudem mit fibrinoiden Nekrosen im Bindegewebe weitab von den Gefäßen einher. Analoge Veränderungen finden sich in der Haut (STRAUSS, CHURG u. ZAK; VISSIAN et al.).

Die *klinischen und pathologisch-anatomischen Unterschiede* zur klassischen Periarteriitis nodosa sind somit 1. asthmatische Beschwerden, welche dem Terminalstadium Jahre vorausgehen können, 2. Lungeninfiltrate vom Typ des eosinophilen Lungeninfiltrates im Terminalstadium, 3. ausgesprochene Blut- und Gewebeeosinophile, 4. fibrinoide Nekrosen mit konsekutiver granulomatöser Reaktion

sowohl in arteriellen und venösen Gefäßen als auch unabhängig davon im Bindegewebe und 5. häufiger als bei der Periarteriitis nodosa Hautläsionen verschiedener Art.

3. Granulomatosis Wegener

F. WEGENER (1936, 1939) beschrieb dieses Krankheitsbild vorerst unter dem
Namen „Rhinogene Granulomatose", nachdem KLINGER schon 5 Jahre früher
einen Fall dieser Art als Grenzform der Periarteriitis nodosa mitteilte. Im amerikanischen Schrifttum wird die Krankheit auch „Giant-cell granuloma of the
respiratory tract" genannt.

Klinik: Die Wegenersche Granulomatose ist eine seltene Krankheit mit tödlichem Ausgang.
Die mittlere Überlebensdauer beträgt 3 bis 4 Monate. In typischen Fällen verläuft sie in 4 Stadien,
die fließend ineinander übergehen können. Das Initialstadium ist gekennzeichnet durch eine
chronisch-ulceröse Entzündung im Bereich der Nasenschleimhaut und der Nebenhöhlen. Im
zweiten Stadium bilden sich granulomatöse Lungenherde. Im Stadium der Generalisation
schließlich greift die Krankheit in Form einer Vasculitis auf verschiedene Organe über. Das
Terminalstadium wird durch eine herdförmige Glomerulonephritis eingeleitet, welche über eine
rasche progrediente Niereninsuffizienz zum Tode führt.

Mit den Hautveränderungen dieser Erkrankung haben sich in den letzten Jahren AUBIN et al.;
KNOTH et al., KRAUS et al. sowie REED u. Mitarb. befaßt. In den ersten drei Stadien treten in
symmetrischer Verteilung, vor allem über den Streckseiten der großen Gelenke, meistens papulo-
nekrotische oder vesiculöse Efflorescenzen, seltener urticarielle Veränderungen auf. Bei 10 von
118 Patienten (REED et al.) bestand zudem ein Pyoderma gangraenosum. Im Terminalstadium
treten dann generalisiert oder exanthematisch papulo-nekrotische, vesiculöse oder purpurische
Efflorescenzen auf. Hauterscheinungen sind anscheinend häufig, werden doch solche nach
REED et al. in 61 von 118 Fällen der Literatur (51%) angegeben. FAUCI u. WOLFF sahen Hautveränderungen in 8 von 18 Fällen (44%). Sie verteilen sich gleichmäßig auf die Früh- und Spätstadien.

Die *Ätiologie und Pathogenese* dieser Erkrankung liegen noch weitgehend im Dunkeln. Auf
Grund des Verlaufes und der morphologischen Befunde denkt man in erster Linie an eine hyperergische Reaktion auf einen unspezifischen infektiösen Prozeß im Bereich der oberen Luftwege.
Die Beziehungen zur Periarteriitis nodosa ergeben sich aus dem pathologisch-anatomischen Bild
der vasculären Veränderungen, während die Verwandtschaft zum Granuloma gangraenescens
klinischer Art ist.

Histologie der Hautveränderungen: Da die Veränderungen in den tieferen
Schichten der Cutis und in der Subcutis liegen, sind Biopsien nur aussagekräftig,
wenn sie auch Fettgewebe umfassen. Meistens sind die Hautveränderungen bedingt durch eine nekrotisierende Vasculitis der kleinen Arterien und Venen. In
der Media finden sich herdförmig fibrinoide Nekrosezonen, die auf die Adventitia übergreifen. Die Gefäßlumina sind oft durch organisierte Thromben verstopft, was klinisch die starke Tendenz zur Exulceration der Efflorescenzen erklärt. Die adventitielle Entzündung hat vorerst leukocytären Charakter mit einer
starken Tendenz zur Leukoclasie; später ist das Infiltrat mit Lymphocyten und
Plasmazellen vermischt. Granulomatöse Infiltrate mit mehrkernigen Riesenzellen,
wie sie für die Lungenveränderungen typisch sind (s. bei GODMAN u. CHURG;
KESSELRING u. ZOLLINGER), kommen in der Haut nur ausnahmsweise vor (KNOTH
et al.; DeOreo).

Histologische Differentialdiagnose: Auf Grund einer Probeexcision aus der
Haut kann die Diagnose Wegenersche Granulomatose nach dem Gesagten nicht

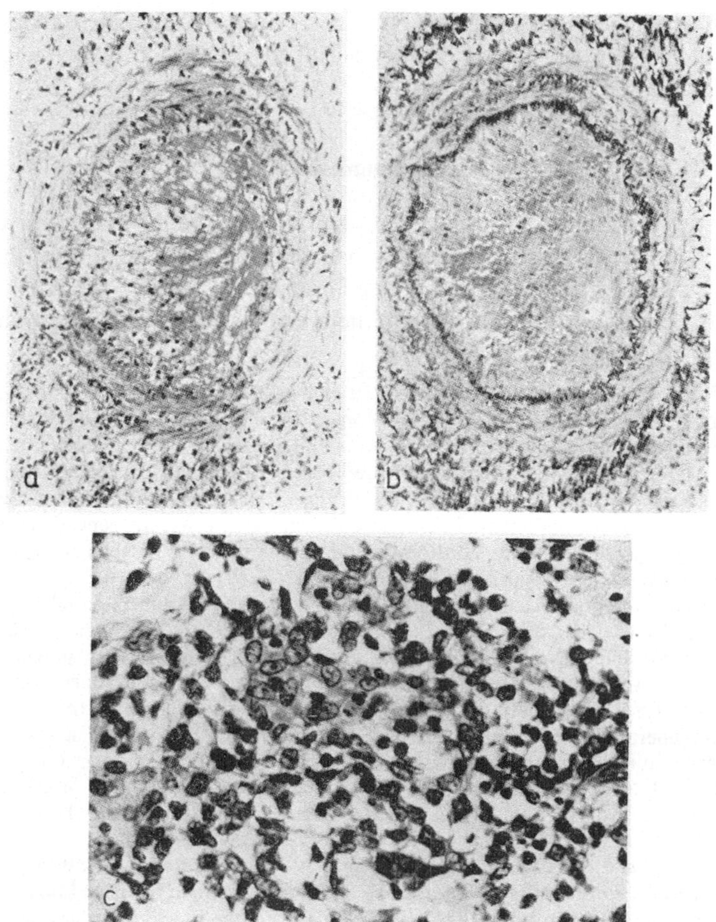

Abb. 27a—c. Wegenersche Granulomatose. (a) Fibrinöse, thrombotische Arterienveränderung mit umschriebenen Defekten der Tunica elastica interna. PAS-Hämatoxylin. 190×. (b) Elastica-färbung nach WEIGERT, 190×. (c) Knötchenförmige retikulär-großzellige Proliferation im Corium. H.E., 480× (Aus: KNOTH, W., Hautarzt **16**, 291 (1965).

gestellt werden. In Verbindung mit dem klinischen Bild und entsprechenden Biopsien aus der Lunge und den Nieren, kann jedoch auch eine Hautbiopsie richtungweisend sein.

4. Granuloma gangraenescens nasi

Erstbeschreibung: KRAUS (1929); CHATELLIER (1929)

Synonyma: Granulome malin centro-facial (franz.), Lethal Midline Granuloma of the Face (engl.); Midline malignant reticulosis (engl.).

Klinik: Es handelt sich um eine Erkrankung des mittleren Lebensalters. Männliche Patienten überwiegen. Die Erkrankung läuft in folgenden drei Phasen ab:

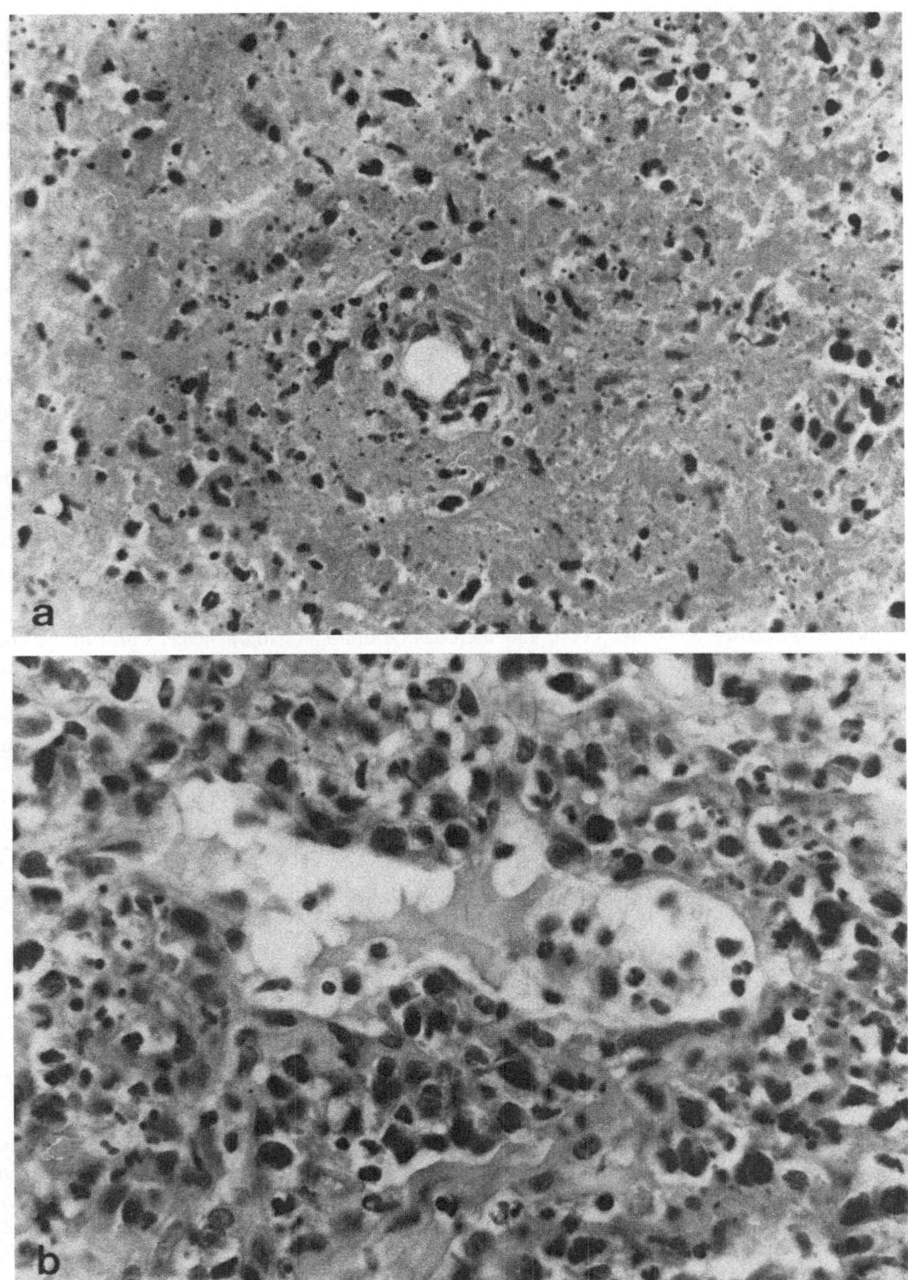

Abb. 28. Granuloma gangraenescens nasi. (a) Ausgedehnte perivasculäre Nekrobiosezone. H.E. 400×. (b) Lympho-histiocytäre Hyperplasie um ein capilläres Gefäß. H.E. 400×.

Im Prodromstadium bestehen Schnupfen und Infekte im Bereich des ganzen Bronchialtraktes. Im *Intermediärstadium* kommt es zu Exulcerationen und Perforationen vorerst im Bereich des Gaumens und des Nasenseptums, später auch der Nasenwurzel und der Nasenflügel. Das Allgemeinbefinden bleibt auffällig lange gut. Nach 6 bis 36 Monaten tritt dann das *Terminalstadium* ein mit septischen Temperaturen. Die Patienten sterben in kachektischem Zustand entweder an einer Pneumonie oder einer Blutung. Das Blutbild bleibt immer mehr oder weniger normal, und auch sonst lassen sich humoral keine richtungsweisenden Befunde erheben.

Die *klinische Differentialdiagnose* umfaßt in erster Linie die Tuberkulose, die Syphilis und Carcinome. In zweiter Linie müssen Blastomykose, Kokzidiomykose, Rhinosporidiose, Rhinosklerom, Agranulocytose u. a. in Betracht gezogen werden.

Da das *histologische Bild* relativ uncharakteristisch ist, kann die Diagnose nur klinisch-histologisch gestellt werden. Das mikroskopische Bild zeigt eine nekrotisierende, relativ flächige, granulomatöse Entzündung, bestehend aus Lymphocyten, großen· monocytoiden und histiocytären Elementen, Plasmazellen und Fibroblasten. In der Nähe von Nekrosezonen finden sich auch Leukocyten, doch fehlen Eosinophile. Herdförmig können atypische Zellen mit hyperchromen Kernen und Mitosen auftreten, die an ein malignes Lymphom resp. an eine Retikulose denken lassen. Die Blutgefäße zeigen anfänglich Wandverdickung und Endothelproliferation, später treten blande Gefäßnekrosen auf, wobei auch die Epidermis und das Schleimhautepithel über den befallenen Bezirken zugrunde gehen können (Braun-Falco et al.; Fechner u. Lamppin; Resnick u. Skerett; Spear u. Walker; Vilanova et al.).

Die *Ätiologie* dieser eigenartigen, letal verlaufenden Erkrankung ist unbekannt. Felson u. Braunstein sowie Sternberg et al. möchten das Granuloma gangraenescens im Formenkreis der pathergischen Granulomatosen im Sinne von Rössle unterbringen. Sie fassen es zusammen mit dem gutartigen (!!) Eosinophilen Lungeninfiltrat (Löffler) und dem Cogan-Syndrom als eine circumscripte (fokale) pathergische Granulomatose auf und stellen es der Wegenerschen Granulomatose an die Seite. Die letztere repräsentierte in diesem System die disseminierte Form der pathergischen Granulomatosen.

Aus histologischen Gründen trennen Lever sowie Spear u. Walker das Granuloma gangraenescens von der Wegenerschen Granulomatose ab, da bei letzterer periarteriitisartige Gefäßveränderungen das mikroskopische Bild beherrschen, während beim Granuloma gangraenescens die Gefäßveränderungen sekundärer Art sind.

Kassel et al., sowie Walton sind der Meinung, daß es sich um eine in den Formenkreis der malignen Lymphome gehörende Erkrankung handelt, die wie die Mycosis fungoides mit entzündlichen Erscheinungen beginnt.

5. Papulosis atrophicans maligna

Erstbeschreibung: Köhlmeier (1941); Degos (1952)

Klinik: In einer ersten, Monate bis Jahre dauernden Phase erscheinen auf der Haut von Stamm und Extremitäten in regelloser Aussaat linsengroße, blaßrote flachkugelige Papeln. Das Zentrum dieser Papeln sinkt nach einiger Zeit nabelförmig ein und wird porzellanweiß. Subjektiv verursacht der harmlos aussehende Ausschlag keine Beschwerden. Plötzlich aber treten akute intestinale Symptome mit heftigen Bauchschmerzen und Erbrechen auf. Dieser ileusartige Zustand führt nach wenigen Tagen bis Wochen zum Tode. In gleicher Weise kann das zentrale Nervensystem befallen werden (Mauss et al.).

Histologie: In den Hauteffflorescenzen findet man unter einem atrophischen Epithel eine keilförmige, hyalin degenerierte Bindegewebszone, welche das ganze Corium durchsetzt. An der Spitze des hyalinen Kegels liegen kleine Arterien mit Veränderungen, wie man sie auch bei der Thrombangiitis obliterans sieht. In frischen Efflorescenzen ist die Arterienwand von Leukocyten und Lymphocyten durchsetzt. In älteren Stadien ist das Lumen der Arterie von einer bindegewebigen

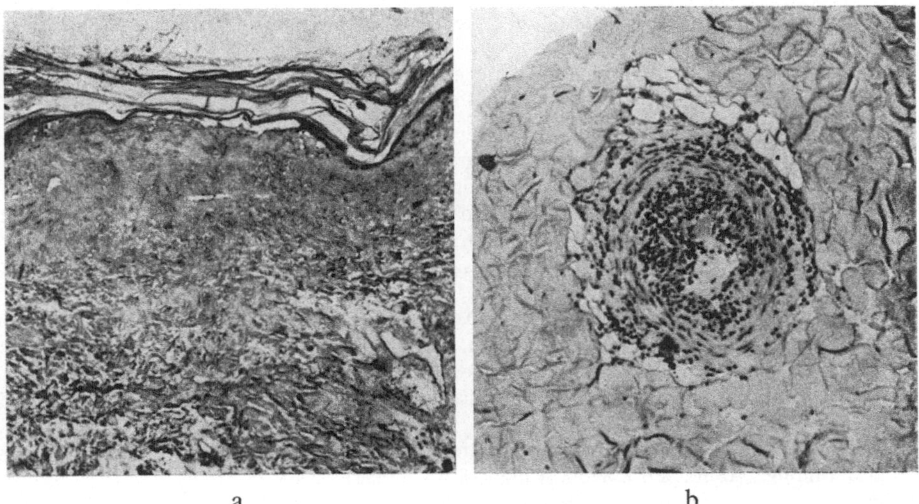

Abb. 29a u. b. Papulose atrophiante maligne. (a) Nekrobiotisches Zentrum einer Efflorescenz. (b) Endarteriitis unterhalb einer Nekrobiosezone (Aus: STAUFFER, H., MIESCHER, G., Hautarzt **8**, 6 (1957)).

Füllmasse durchsetzt, während Media und Adventitia mehr oder weniger unversehrt bleiben. Analoge Veränderungen hat man in kleinen Arterien der Darmwand gefunden. Auch Venen können sich am Prozeß beteiligen. Es handelt sich somit um eine Endovasculitis und Thrombangiitis der kleinen Arterien und Venen mit konsekutiver Infarktbildung, wobei zunächst nur die Hautgefäße und erst in einer zweiten Phase auch diejenigen der Darmwand (und des Cerebrum) betroffen werden (DEGOS; STAUFFER u. MIESCHER; OLMOS u. LAUGIER; SCHUERMANN u. HORNSTEIN; WINKELMANN et al.). FRANK et al. konnten in den Wänden befallener Gefäße immunhistochemisch IgG, IgM und β_1A/C nachweisen, was auf ein immunologisches Geschehen hinweist, während MULLER u. LANDRY elektronenmikroskopisch in Endothelzellen und Fibroblasten Paramyxovirus-artige Einschlüsse fanden.

Literatur

A. Erbkrankheiten

1. Dermatochalasis

Beighton, P.: The dominant and recessive forms of cutis laxa. J. Med. Genet. **9**, 216 (1972).

Braun-Falco, O., Rupec, M., Lindley, M.J.: Angeborene Dermatochalasis als Leitsymptom eines Symptomkomplexes. Arch. klin. exp. Derm. **220**, 166 (1964).

Goltz, R.W., Hult, A.M., Goldfarb, M., Gorlin, R.J.: Cutis laxa. Arch. Derm. Syph. (Chic.) **92**, 373 (1965).

Hashimoto, K., Kanzaki, T.: Cutis laxa. Ultrastructural and biochemical studies. Arch. Derm. Syph. (Chic.) **111**, 861 (1965).

Hult, A.M., Goltz, R.W., Midtgaard, K.: The dermal elastic fibres in cutis hyperelastica (Ehlers-Danlos-syndrome) and in cutis laxa (generalized elastolysis). Acta derm.-venereol. (Stockh.) **44**, 415 (1964).

Reed, W.B., Horowitz, R.E., Beighton, P.: Acquired cutis laxa. Arch. Derm. Syph. (Chic.) **103**, 661 (1971).

Variot, M., Callaux, M.: Peau ridée sénile chez un enfant de deux ans: Agénésie du réseau élastique du derme. Bull. Soc. Méd. Hôp. Paris **21**, 989 (1919).

2. Ehlers-Danlos-Syndrom

Beighton, P.: The Ehlers-Danlos-syndrome. London: W. Heineman Medical Books 1970.

Danlos, H.: Un cas de cutis laxa avec tumeurs par contusion chronique des coudes et des genoux. Bull. Soc. franç. Derm. Syph. **19**, 70 (1908).

Ehlers, E.: Cutis laxa. Neigung zu Hämorrhagien in der Haut. Lockerung mehrerer Artikulationen. Derm. Wschr. **8**, 173 (1899).

Heilmann, K., Nemetschek, Th., Völkl, A.: Das Ehlers-Danlos-Syndrom aus morphologischer und chemischer Sicht. Virchows Arch. path. Anat. **354**, 268 (1971).

Hult, A.M., Goltz, R.W., Mitdgaard, K.: The dermal elastic fibers in cutis hyperelastica (Ehlers-Danlos-syndrome) and cutis laxa (generalized elastolysis). Acta derm.-venereol. (Stockh.) **44**, 415 (1964).

Husebye, K.O., Getz, K.: Ehlers-Danlos-syndrome: Correlation of clinical and histopathological findings. Arch. Derm. Syph. (Chic.) **78**, 732 (1958).

Jansen, L.H.: The structure of the connective tissue, an explanation of the symptoms of the Ehlers-Danlos-syndrome. Dermatologica (Basel) **110**, 108 (1955).

Korting, G.W., Gottron, E.: Cutis laxa. Arch. Derm. Syph. (Berl.) **193**, 14 (1951).

McKusick, V.A.: Heritable disorders of connective tissue, 4rd ed. St. Louis: The C.V. Mosby Co. 1972.

Uitto, J., Lichtenstein, J.R.: Defects in the biochemistry of collagen in diseases of connective tissue. J. invest. Derm. **66**, 59 (1976).

Wechsler, H.L., Fisher, E.R.: Ehlers-Danlos syndrom. Pathologic, histochemical and electron microscopic observations. Arch. Path. **77**, 615 (1964).

3. Pseudoxanthoma elasticum

Balzer, F.: Recherches sur les caractères anatomiques du xanthélasma. Arch. physiol. norm. et path. **4**, 65 (1884).

Danielsen, L., Kobayasi, T., Larsen, H.W., Mitdgaard, K., Christensen, H.E.: Pseudoxanthoma elasticum. A clinico-pathological study. Acta derm.-venereol. (Stockh.) **50**, 355 (1970).

Darier, J.: Pseudoxanthoma elasticum. Mh. prakt. Derm. **23**, 609 (1896).

Fisher, E.R., Rodnan, G.P., Lansing, A.I.: Identification of the anatomic defect in pseudoxanthoma elasticum. Amer. J. Path. **34**, 977 (1958).

Goodman, R.M., Smith, E.W., Paton, D., Bergman, R.A., Siegel, C.L., Ottesen, O.E., Shelly, W.M., Pusch, A.L., McKusick, V.A.: Pseudoxanthoma elasticum: A clinical and histopathological study. Medicine (Baltimore) **42**, 297 (1963).

Huang, S.N., Steele, H.D., Kunnar, G., Parker, J.O.: Ultrastructural changes of elastic fibers in pseudoxanthoma elasticum. A study of histogenesis. Arch. Path. **83**, 108 (1967).

Loria, P.R., Kennedy, C.B., Freeman, J.A., Hennington, V.M.: Pseudoxanthoma elasticum (Grönblad-Strandberg syndrome). A clinical, light- and electron-microscopic study. Arch. Derm. Syph. (Chic.) **76**, 609 (1957).

Moran, T.J., Lansing, A.I.: Studies on the nature of the abnormal fibers in pseudoxanthoma elasticum. Arch. Path. **65**, 688 (1958).

Ohno, T.: Über Pseudoxanthoma elasticum und dessen Histologie. Arch. Derm. Syph. (Berl.) **149**, 420 (1925).

Piérard, J., Kint, A.: Le pseudoxanthome élastique. Sa structure en microscopie électronique. Ann. Derm. Syph. (Paris) **97**, 481 (1970).

Pope, F.M.: Historical evidence for the genetic heterogeneity of pseudoxanthoma elasticum. Brit. J. Derm. **92**, 493 (1975).

Touraine, A.: L'élastorrhexie systématisée. Bull. Soc. franç. Derm. Syph. **47**, 255 (1940).

Urbach, E., Wolfram, S.: Über Veränderungen des elastischen Gewebes bei einem autoptisch untersuchten Fall von Groenblad-Strandberg'schem Syndrom. Arch. Derm. Syph. (Berl.) **176**, 167 (1937).

Verhoeff, F.H.: Histological findings in a case of angioid streaks. Brit. J. Ophthal. **32**, 531 (1948).

B. Degenerative Dermatosen

Hill, W.R., Montgomery, H.: Regional changes and changes caused by age in normal skin. J. invest. Derm. **3**, 231 (1940).

Ströbel, H.: Die Gewebsveränderungen der Haut im Verlaufe des Lebens. Arch. Derm. Syph. (Berl.) **186**, 636 (1948).

1. Aktinische Elastose (Senile Elastose)

Banfield, W.G., Brindley, D.C.: Preliminary observations on senile elastosis using the electron microscope. J. invest. Derm. **41**, 9 (1963).

Braun-Falco, O.: Die Morphogenese der senil-aktinischen Elastose. Eine elektronenmikroskopische Untersuchung. Arch. klin. exp. Derm. **235**, 138 (1969).

Danielsen, L., Kobayasi, T.: Degeneration of dermal elastic fibres in relation to age and light-exposure. Acta derm.-venereol. (Stockh.) **52**, 1 (1972).

Favre, M., Racouchot, J.: L'élastéidose cutanée nodulaire à kystes et à comédons. Ann. Derm. Syph. (Paris) **78**, 681 (1951).

Keech, M.K., Reed, R., Wood, M.J.: Further observations on the transformation of collagen fibrils into "elastin"; an electronmicroscopic study. J. Path. Bact. **71**, 477 (1956).

Niebauer, G., Stockinger, L.: Über die senile Elastose. Arch. klin. exp. Derm. **221**, 122 (1965).

Mitchell, E.R.: Chronic solar dermatosis: A light and electron microscopic study of the dermis. J. invest. Derm. **48**, 203 (1967).

Stevanović, D.V.: Elastotic degeneration. A light and electron microscopic study. Brit. J. Derm. **94**, 23 (1976).

2. Striae cutis distensae (atrophicae)

Chernosky, M.E., Knox, J.M.: Atrophic striae after occlusive corticosteroid therapy. Arch. Derm. Syph. (Chic.) **90**, 15 (1964).

Ebert, M.H.: Hypertrophic striae distensae. Arch. Derm. Syph. (Chic.) **28**, 825 (1933).

Hauser, W.: Zur Frage der Entstehung der Striae cutis atrophicae. Derm. Wschr. **138**, 1291 (1958).

Musger, A.: Experimenteller Beitrag zur Frage der Entstehung der Striae cutis distensae (atrophicae). Arch. Derm. Syph. (Berl.) **177**, 233 (1938).

Pinkus, H., Keech, M.K., Mehregan, A.H.: Histopathology of striae distensae with special reference to striae and wound healing in the Marfan syndrome. J. invest. Derm. **46**, 283 (1966).

Schöpf, E.: Nebenwirkungen externer Kortikosteroidtherapie. Hautarzt **23**, 295 (1972).

3. Pseudomilium colloidale (Milium colloidale)

Arnold, H.L.: Colloid pseudomilium: review of its nomenclature and report of a case. Arch. Derm. Syph. (Chic.) **48**, 262 (1943).

Graham, J.H., Marques, A.S.: Colloid milium: A histochemical study. J. invest. Derm. **49**, 497 (1967).

Hashimoto, K., Katzman, R.L., Kang, A.H., Kanzaki, T.: Electron microscopical and biochemical analysis of colloid milium. Arch. Derm. **111**, 49 (1975).

Hashimoto, K., Miller, F., Bereston, E.S.: Colloid milium. Histochemical and electron microscopic studies. Arch. Derm. **105**, 684 (1972).

Miedzinski, F., Kozakiewicz, J., Szarmach, H.: Zur Klinik des Pseudomilium colloidale. Derm. Wschr. **142**, 927 (1960).

Piorkowski, F.: Cutis rhomboidalis nuchae mit kolloider Degeneration. Arch. Derm. Syph. (Berl.) **150**, 26 (1926).

Prakken, J.R.: Colloid and senile degeneration of the skin. Acta derm.-venereol. (Stockh.) **31**, 713 (1951).

Sullivan, M., Ellis, F.A.: Facial colloid degeneration in plaques. Arch. Derm. Syph. (Chic.) **84**, 816 (1961).

C. Dermatosen mit unspezifischer Entzündung

1. Acrodermatitis chronica atrophicans

Braun-Falco, O., Puppim, D.: Knotige maligne Retikulose auf Akrodermatitis chronica atrophicans. Derm. Mschr. **57**, 740 (1971).

Furtado, T.A.: Etiopathogénie des nodosités juxta-articulaires. Ann. Derm. Syph. (Paris) **86**, 638 (1959).

Geiger, H.G., Hagedorn, M., Petres, J.: Retikulumzellsarkom bei Acrodermatitis chronica atrophicans Herxheimer (A.c.a.). Z. Hautkr. **49**, 359 (1974).

Götz, H.: Die acrodermatitis chronica atrophicans Herxheimer als Infektionskrankheit. Hautarzt **5**, 491 (1954); 6, 249 (1955).

Goos, M.: Acrodermatitis chronica atrophicans and malignant lymphoma. Acta derm.-venereol. (Stockh.) **51**, 457 (1971).

Hardmeier, Th.: Zur Histopathologie der fibroiden Knoten bei Akrodermatitis chronica atrophicans. Arch. klin. exp. Derm. **232**, 373 (1968).

Hauser, W.: Akrodermatitis chronica atrophicans. Ergebn. inn. Med. Kinderheilk., N.F. **22**, 58 (1965).

Herxheimer, K., Hartmann, K.: Ueber Acrodermatitis chronica atrophicans. Arch. Derm. Syph. (Berl.) **61**, 57 (1902).

Knoth, W.: Retikulosarkomatose auf dem Boden von Akrodermatitis chronica atrophicans und Serumeiweißuntersuchungen bei blastomatösen reticulo-histiozytären Erkrankungen der Haut. Hautarzt **9**, 456 (1958).

Montgomery, H., Sullivan, R.R.: Acrodermatitis atrophicans chronica. Arch. Derm. Syph. (Chic.) **51**, 32 (1945).

Pautrier, L.M., Diss, A.: L'anatomie pathologique de la dermatite chronique atrophiante de Pick-Herxheimer. Bull. Soc. franç. Derm. Syph. **36**, 785 (1929).

Pick, F. J.: Ueber Erythromelie. Ein casuistischer Beitrag. Arch. Derm. Syph. Ergänzungsband p. 915 (1900).

2. Anetodermien

Cramer, H.J.: Zur Histopathogenese der Dermatitis atrophicans maculosa. Derm. Wschr. **147**, 230 (1963).

Deluzenne, R.: Les Anétodermies Maculeuses. Ann. Derm. Syph. (Paris) **83**, 618 (1956).

Korting, G.W., Cabré, J., Holzmann, H.: Zur Kenntnis der Kollagenveränderungen bei der Anetodermie vom Typ Schweninger-Buzzi. Arch. klin. exp. Derm. **218**, 274 (1964).

Neumann, E., Vacatko, S.: Kutane Form der Arteriitis als Vorläufer einer Atrophia maculosa. Derm. Wschr. **140**, 1008 (1959).

Oppenheim, M.: Dermatitis atrophicans maculosa. In: Handbuch der Haut- u. Geschlechts-Kr. (Hrsg. Jadassohn, J.), Bd. VIII/2, S. 617. Berlin: Springer 1931.

Pautrier, L.M., Diss, A.: Histopathologie de l'anétodermie. Bull. Soc. franç. Derm. Syph. **36**, 815 (1929).

Varadi, D.P., Saqueton, A.C.: Perifollicular elastosis. Brit. J. Derm. **83**, 143 (1970).

3. Erythema annulare centrifugum

Bönniger, F., Happle, R.: Erythema annulare centrifugum als Symptom einer akuten myelotischen Leukämie. Z. Hautkr. **52**, 77 (1977).

Darier, J.: Erythème annulaire centrifuge. Ann. Derm. Syph. (Paris) **6**, 57 (1916).

Ellis, F., Friedman, A.A.: Erythema annulare centrifugum (Darier). Arch. Derm. Syph. (Chic.) **70**, 496 (1954).

Nödl, F.: Zur Histopathogenese des Erythema annulare centrifugum. Arch. klin. exp. Derm. **202**, 407 (1956).

Nordenskjöld, A., Wahlgren, F.: Erythema annulare centrifugum. Acta derm.-venereol. (Stockh.) **35**, 281 (1955).

4. Rosacea. Tuberkuloide Rosacea. Periorale Dermatitis

Apra, A.A.: Sur l'histologie du tuberculide rosacéiforme de Lewandowski. Bull. Soc. franç. Derm. Syph. **4**, 402 (1952).

Ayres, S., Jr., Ayres, S.: Demodectic eruptions (demodicidosis) in the human. 30 years' experience with 2 commonly unrecognized entities: Pityriasis folliculorum (demodex) and acne rosacea (demodex type). Arch. Derm. (Chic.) **83**, 816 (1961).

Grosshans, E.M., Kremer, M., Maleville, J.: Demodex folliculorum und die Histogenese der granulomatösen Rosacea. Hautarzt **25**, 166 (1974).
Ketel, W.G. van: Rosacea-like tuberculid of Lewandowsky. Dermatologica (Basel) **116**, 201 (1958).
Laymon, C.W.: Lupoid rosacea. Arch. Derm. Syph. (Chic.) **63**, 409 (1951).
MacKee, G.M., Sulzberger, M.B.: Rosacea-like tuberculoid of Lewandowsky. Arch. Derm. Syph. (Chic.) **31**, 159 (1935).
Marks, R., Black, M.M.: Perioral dermatitis. A histopathological study of 26 cases. Brit. J. Derm. **84**, 242 (1971).
Marks, R., Harcourt-Webster, J.N.: Histopathology of rosacea. Arch. Derm. **100**, 683 (1969).
Miescher, G.: Rosacea und Rosacea-ähnliche Tuberkulide. Dermatologica (Basel) **88**, 150 (1943).
Milbradt, R.: Die rosaceaartige Dermatitis des Gesichts. Klinik, Histologie und Pathogenese. München: J.F. Lehmanns Verlag 1972.
Röckl, H., Schubert, E.: Die periorale Dermatitis. Der Hautarzt **27**, 147 (1976).
Snapp, R.H.: Lewandowsky's rosacea-like eruption: A clinical study. J. invest. Derm. **13**, 175 (1949).
Søbye, P.: Aetiology and pathogenesis of rosacea. Acta derm.-venereol. (Stockh.) **30**, 137 (1950).
Steigleder, G.K., Strempel, A.: Rosaceaartige Dermatitis des Gesichts. Hautarzt **19**, 492 (1968).

5. Acne vulgaris

Cunliffe, W.J., Cotterill, J.A.: The acnes. Clinical features, pathogenesis and treatment. London-Philadelphia-Toronto: W.B. Saunders Comp. Ltd. 1975.
Freinkel, R.K., Shen, Y.: The origin of free fatty acids in sebum. J. invest. Derm. **53**, 422 (1969).
Freinkel, R.K., Strauß, J.S., Yip, S.Y., Pochi, P.E.: Effect of tetracycline on the composition of sebum in acne vulgaris. New Engl. J. Med. **273**, 850 (1965).
Fulton, J.E.: Lipases: their questionable role in acne vulgaris. Int. J. Derm. **15**, 732 (1976).
Gloor, M., Habedank, W.D.: Zur Pathogenese der Acne vulgaris. Münch. med. Wschr. **118**, 649 (1976).
Gowland, G., Ingham, E., Holland, K.T., Cunliffe, W.J.: P acnes hyaluronidase: purification and properties. Vortrag auf der Jahrestagung der European Society of Dermatological Research Amsterdam 2.—4.5.1977.
Kligman, A.M.: An overview of acne. J. invest. Derm. **62**, 268 (1974).
Kligman, A.M., Katz, A.G.: Pathogenesis of acne vulgaris. 1. Comedogenic proporties of human sebum in external ear canal of the rabbit. Arch. Derm. **98**, 53 (1968).
Knutson, D.D.: Ultrastructural observations in acne vulgaris: the normal sebaceous follicle and acne lesions. J. invest. Derm. **62**, 288 (1974).
Lorincz, A.L., Krizek, H., Brown, S.: Follicular hyperkeratinization induzed in the rabbit ear by human skin surface lipids. 13. int. Congr. München B. 2, 1016. Berlin-Heidelberg-New York: Springer 1968.
Plewig, G.: Zellmorphologie im Experiment von Nasenflügel-Follikeln und Comedonen. Arch. klin. exp. Derm. **237**, 703 (1970).
Plewig, G., Fulton, J.E., Kligman, A.M.: Cellular dynamics of comedo formation in acne vulgaris. Arch. Derm. Forsch. **242**, 12 (1971).
Plewig, G., Kligman, A.M.: Acne—morphogenesis and treatment. Berlin-Heidelberg-New York: Springer 1975.
Puhvel, S.M., Sakamoto, M.: A revaluation of fatty acids as inflammatory agents in acne. J. invest. Derm. **68**, 93 (1977).
Steigleder, G.K., Blomeyer, U.: Talgdrüsen-artige Strukturen im Comedo. Arch. klin. exp. Derm. **218**, 469 (1964).
Strauß, J.S., Pochi, P.E.: Intracutaneous injection of sebum and comedones. Arch. Derm. Syph. (Chic.) **92**, 443 (1965).

6. Urticaria. Quincke-Ödem

Beall, G.N.: Urticaria: A review of laboratory and clinical observations. Medicine **43**, 131 (1964).
Illig, L.: Zur Pathogenese der cholinergischen Urticaria. I. Klinische Beobachtungen und histologische Untersuchungen. Arch. klin. exp. Derm. **229**, 231 (1967).

Illig, L., Engelhardt, A., Thielemann, K.: Histologische Untersuchungen bei physikalischer Urticaria. I. Die celluläre Reaktion und ihr Ablauf bei der Druckurticaria. Hautarzt **21**, 355 (1970).

Jadassohn, J., Rothe, L.: Zur Pathogenese der Urticaria. Berl. klin. Wschr. **1**, 519 (1914).

Meiren, L. van der, Achten, G.: Etude clinique et histologique de l'urticaire bulleuse. Ann. Derm. Syph. (Paris) **82**, 267 (1955).

Török, L., Kennedy, D.: Untersuchungen über die Pathogenese und pathologische Anatomie der Urticaria. Arch. Derm. Syph. (Berl.) **139**, 141 (1922).

Török, L., Lehner, E.: Zur Anatomie und Pathogenese der Urticaria. Arch. Derm. Syph. (Berl.) **132**, 401 (1921).

D. Granulomatöse Erkrankungen

1. Sarkoidose (Besnier-Boeck-Schaumann)

Aplas, V.: Zelleinschlüsse bei Morbus Besnier-Boeck-Schaumann. Klin. Wschr. **39**, 53 (1961).

Berger, H., Hundeiker, M.: Die Beziehungen der Mastzellen zum Sarkoidesegranulom der Haut. Arch. klin. exp. Derm. **234**, 1 (1969).

Besnier, E.: Lupus pernio de la face: Synovites fongueuses (scrofulotuberculeuses) symétriques des extrémités supérieures. Ann. Derm. Syph. (Paris) **10**, 333 (1889).

Bluefarb, S.M.: The cutaneous manifestations of the benign inflammatory reticuloses. Springfield (Ill.): Thomas 1960.

Boeck, C.: Multiple benign sarcoid of the skin. J. Cutan. Genitourin. Dis. **17**, 543 (1899).

Darier, J.: Des sarcoides sous-cutanées. Arch. Méd. exp. Anat. path. **18**, 1 (1906).

Darier, J., Roussy, G.: Un cas de tumeurs benignes multiples (sarcoides sous-cutanées ou tuberculides nodulairs hypodermiques). Ann. Derm. Syph. (Paris) **5**, 144 (1904).

Funck, C.F.: Die Sarkoidose. In: Gottron-Schönfeld, Dermatologie und Venerologie, Bd. II, S. 1200. Stuttgart: Thieme 1958.

Gusek, W.: Vergleichende Cytologie und Histogenese des Sarkoidosegranuloms. Arch. klin. exp. Derm. **227**, 24 (1966).

Kalkoff, K.W.: Die Tuberkulose der Haut. Stuttgart: Thieme 1950.

Kalkoff, K.W., Holtz, K.H.: Zur Mikromorphologie des intracytoplasmatischen Lipopigments (Ceroids) bei Sarkoidose und anderen Granulomen. Hautarzt **15**, 544 (1964).

Kveim, A.: En ny og spesifik Kutan-reaksjon ved Boecks sarkoid. Nord. méd. **9**, 169 (1941).

Longcope, W.T., Freiman, D.G.: A study of sarcoidosis. Medicine (Baltimore) **31**, 1 (1952).

Nishiyama, S.: Zur Frage der Genese des sog. Schaumann-Körpers bei verschiedenen Granulomen. Arch. klin. exp. Derm. **214**, 582 (1962).

Pautrier, L.M.: Maladie de Besnier-Boeck-Schaumann. Paris: Masson éd. 1940.

Ricker, W., Clark, M.: Sarcoidosis. A clinicopathologic review of three hundred cases, including twenty-two autopsies. Amer. J. clin. Path. **19**, 725 (1949).

Rupec, M., Korb, G., Behrend, H.: Feingewebliche Untersuchungen zur Entwicklung des positiven Kveim-Tests. Arch. klin. exp. Derm. **237**, 811 (1970).

Schaumann, J.: On the nature of certain peculiar corpuscules present in the tissue of lymphogranulomatosis benigna. Acta med. scand. **106**, 239 (1941).

Steigleder, G.K., Silva, A., Jr., Nelson, C.T.: Histopathology of the Kveim test. Arch. Derm. Syph. (Chic.) **84**, 828 (1961).

Takahashi, M.: Histopathology of sarcoidosis and its immunological bases. Acta path. jap. **20**, 171 (1970).

Uehlinger, E.: The sarcoid reaction. The origin and significance of inclusions bodies. Differential diagnosis with partieular delimination from tuberculosis. Acta med. scand. **176**, Suppl. 425 (1964).

2. Granulomatosis idiopathica

Hornstein, O.: Klinische und histologische Untersuchungen über „Cheilitis granulomatosa" (Miescher) bzw. Melkersson-Rosenthal-Syndrom. Hautarzt **6**, 433 (1955).

Hornstein, O.: Melkersson-Rosenthal-syndrome. A neuro-muco-cutaneous disease of complex origin. Curr. Probl. Derm. **5**, 117 (1973).

Laymon, C.W.: Cheilitis granulomatosa and Melkersson-Rosenthal-syndrome. Arch. Derm. Syph. (Chic.) **83**, 112 (1961).

Miescher, G.: Über essentielle granulomatöse Makrocheilie (Cheilitis granulomatosa). Dermatologica (Basel) **91**, 57 (1945).

Schuermann, H.: Glossitis und Pareiitis granulomatosa. Ein Beitrag zur „Cheilitis granulomatosa Miescher" bzw. zum „Melkersson-Rosenthal-Syndrom". Hautarzt 3, 538 (1952).

Touraine, R.L.: Le syndrome de Melkersson-Rosenthal. Ann. Derm. Syph. (Paris) **81**, 409 (1954).

Wagner, G., Oberste-Lehn, H.: Zur Kenntnis der Symptomatologie der Granulomatosis idiopathica. Z. Haut- u. Geschl.-Kr. **32**, 166 (1962).

3. Granuloma anulare

(Weitere Literatur bei Necrobiosis lipoidica und Nodulus „rheumaticus").

Bogdaszewska-Czabanowska, J.: Histologische und histochemische Untersuchungen beim Granuloma annulare. Arch. klin. exp. Derm. **221**, 496 (1965).

Civatte, A.: Les formes tuberculo-ulcéreuses et tuberculo-gommeuses du granulome annulaire. Ann. Derm. Syph. (Paris) **79**, 387 (1952).

Dahl, M. V., Ullman, S., Goltz, R. W.: Vasculitis in Granuloma Annulare. Histopathology and Direct Immunofluorescence. Arch. Derm. (Chic.) **113**, 463 (1977).

Gattlen, J.M., Delacrétaz, J.: Le granulome annulaire perforant. Dermatologica (Basel) **151**, 368 (1975).

Haim, S., Friedman-Birnbaum, R., Shafrier, A.: Generalized granuloma annulare: relationship to diabetes mellitus as revealed in 8 cases. Brit. J. Derm. **83**, 302 (1970).

Jacobi, F.: Granuloma annulare. In: Handb. der Haut- u. Geschl.-Kr. von J. Jadassohn, Bd. X/1, S. 796. Berlin: Springer 1931.

Jaeger, H.: Granulome annulaire (lésions histologiques identiques à celles des nodules sous-cutanés rhumatismaux). Dermatologica (Basel) **92**, 325 (1946).

Mehregan, A.H.: Transepithelial elimination. Curr. Probl. Derm. 3, 124 (1970) Basel: Karger).

Montgomery, H.: Histopathology of various types of cutaneous tuberculosis. Arch. Derm. Syph. (Chic.) **35**, 698 (1937).

Prunty, F.C., Montgomery, H.: Granuloma annulare. Arch. Derm. Syph. (Chic.) **46**, 394 (1942).

Reinhard, M., Undeutsch, W., Lampe, P., Lüders, G.: Das atypische Granuloma annulare. Arch. Derm. Forsch. **240**, 79 (1971).

Rubin, M., Lynch, F.W.: Subcutaneous granuloma annulare. Arch. Derm. Syph. (Chic.) **93**, 416 (1966).

Umbert, P., Winkelmann, R. K.: Histologic, Ultrastructural, and Histochemical Studies of Granuloma Annulare. Arch. Derm. (Chic.) **113**, 1681 (1977).

Vissian, L.: Formes atypiques et étiologie du granulome annulaire. Ann. Derm. Syph. (Paris). **8**, 363 (1948).

Wolff, H. H., Maciejewski, W.: The Ultrastructure of Granuloma Annulare. Arch. Derm. Res. **259**, 225 (1977).

4. Nodulus „rheumaticus"

(Weitere Literatur bei Necrobiosis lipoidica und Granuloma annulare)

Beatty, E.C.: Rheumatic-like nodules occuring in nonrheumatic children. Arch. Path. **68**, 154 (1959).

Bennett, G.A., Zeller, J.W., Bauer, W.: Subcutaneous nodules of rheumatoid arthritis and rheumatic fever: A pathologic study. Arch. Path. (Chic.) **30**, 70 (1940).

Bowers, R.E.: The histology of granuloma annulare compared with that of necrobiotic nodules of rheumatoid arthritis. Brit. J. Derm. **61**, 247 (1949).

Collins, D.H.: The subcutaneous nodule of rheumatoid arthritis. J. Path. Bact. **45**, 97 (1937).

Draheim, J.H., Johnson, L.C., Helwig, E.B.: A clinicopathologic analysis of "rheumatoid" nodules occuring in 54 children. Amer. J. Path. **35**, 678 (1959).

Hornstein, O.: Hautmanifestationen rheumatischer Krankheiten. In: Handb. der Haut- u. Geschl.-Kr. von J. Jadassohn. Ergänzungswerk Bd. II/2, S. 156. Berlin-Heidelberg-New York: Springer 1965.

Keil, H.: The rheumatic subcutaneous nodules and simulating lesions. Medicine (Baltimore) 17, 261 (1938).

Kerl, H.: Knotige rheumatische Hautmanifestationen und ihre Differentialdiagnose. Z. Haut- u. Geschl.-Kr. 47, 193 (1972).

Kersley, G.D., Gibson, H.J., Desmarais, M.H.L.: Nodule formation in rheumatic disease. Ann. rheum. Dis. 5, 141 (1945).

Klinge, F.: Knotenbildung ohne „Gelenk"rheumatismus. In: Lubarsch, O., Henke, F., Rössle, R., Hdb. spez. path. Anat. u. Hist., Bd. IX, S. 134. Berlin: Springer 1934.

Lowney, E.D., Simons, H.M.: "Rheumatoid" nodules of the skin. Arch. Derm. Syph. (Chic.) 88, 853 (1963).

Ziegler, E.: Rheumatismus nodosus als einzige Manifestation der rheumatischen Krankheit. Arch. Kinderheilk. 122, 1 (1941).

5. Necrobiosis lipoidica

Bazex, A., Dupré, A., Parant, M., Christol, B.: Etude critique sur le diagnostic différentiel anatomo-pathologique entre le granulome annulaire et la nécrobiose lipoidique. Bull. Soc. franç. Derm. Syph. 67, 598 (1960).

Ellis, F.A., Kirby-Smith, H.: Necrobiosis lipoidica and granuloma annulare. Arch. Derm. Syph. (Chic.) 45, 40 (1942).

Gottron, H.A.: Zur Kenntnis und Pathogenese der Dermatitis atrophicans lipoides diabetica bzw. Necrobiosis lipoidica diabetica. Med. Klin. I, 145, 190 (1938).

Gray, H.R., Graham, J.H., Johnson, W.C.: Necrobiosis lipoidica: a histopathological and histochemical study. J. invest. Derm. 44, 369 (1965).

Heite, H.J., Scharwenka, H.X.: Erythema elevatum diutinum, Granuloma annulare, Necrobiosis lipoidica und Granulomatosis disciformis Gottron-Miescher. Eine vergleichende häufigkeitsanalytische Studie. Arch. klin. exp. Derm. 208, 260 (1959).

Knoth, W., Füller, H.: Zur Patho- und Histogenese der Nekrobiosis lipoidica „diabeticorum". Arch. Derm. Syph. (Berl.) 199, 109 (1955).

Mehregan, A.H., Pinkus, H.: Necrobiosis lipoidica with sarcoid reaction. Arch. Derm. Syph. (Chic.) 83, 143 (1961).

Müller, S.A., Winkelmann, R.K.: Necrobiosis lipoidica diabeticorum. Arch. Derm. Syph. (Chic.) 93, 272 (1966).

Noster, U., Jänner, M., Schulz, K.H.: Zur Entität der Necrobiosis maculosa, Granulomatosis disciformis chronica et progressiva Miescher und ihre Beziehung zur Necrobiosis lipoidica diabeticorum. Hautarzt 25, 325 (1974).

Oppenheim, M.: Über eine bisher nicht beschriebene, mit eigentümlich lipoider Degeneration der Elastica und des Bindegewebes einhergehende chronische Dermatose bei Diabetes mellitus (Dermatitis atrophicans lipoides diabetica). Arch. Derm. Syph. (Berl.) 166, 576 (1932).

Urbach, E.: Eine neue diabetische Stoffwechseldermatose: Nekrobiosis lipoidica diabeticorum. Arch. Derm. Syph. (Berl.) 166, 273 (1932).

Wood, M.G., Beerman, H.: Necrobiosis lipoidica, granuloma annulare and rheumatoid nodule. J. invest. Derm. 34, 139 (1960).

6. Granulomatosis disciformis chronica et progressiva

Dowling, G.B., Wilson-Jones, E.: Atypical (annular) necrobiosis lipoidica of the face and scalp. A report of the clinical and histological features of 7 cases. Dermatologica (Basel) 135, 11 (1967).

Gertler, W.: Die nosologische Stellung der Granulomatosis (tuberculoides) pseudosklerodermiformis symmetrica chronica (Gottron). Derm. Wschr. 141, 241 (1960).

Götz, H.: Zur Frage der Beziehung zwischen der Granulomatosis disciformis chronica et progressiva (Miescher) und der Necrobiosis lipoidica diabeticorum. Hautarzt 7, 156 (1956).

Gottron, H.A.: Granulomatosis (tuberculoides) pseudosclerodermiformis symmetrica chronica. Arch. Derm. Syph. (Berl.) 172, 142 (1935).

Heite, H.J., Scharwenka, H.X.: Erythema elevatum diutinum, Granuloma annulare, Necrobiosis lipoidica und Granulomatosis disciformis Gottron-Miescher. Eine vergleichende häufigkeitsanalytische Studie. Arch. klin. exp. Derm. 208, 260 (1959).

Kogoj, F., Puretic, St.: Zur Frage der Granulomatosis disciformis et progressiva Miescher. Hautarzt **4**, 305 (1953).

Mehregan, A.H., Altman, J.: Miescher's granuloma of the face. A variant of the necrobiosis lipoidica-granuloma annulare spectrum. Arch. Derm. **107**, 62 (1973).

Miescher, G., Leder, M.: Granulomatosis disciformis chronica et progressiva. Dermatologica (Basel) **97**, 25 (1948).

Tappeiner, S.: Zur Klinik und Histologie der Granulomatosis disciformis chronica et progressiva (Miescher) (Atypisches Sarkoid). Arch. Derm. Syph. (Berl.) **194**, 341 (1952).

E. Vasculäre Erkrankungen

I. Vasculitiden der Arteriolen, Venolen und Capillaren

1. Vasculitis leukocytoclastica

Copeman, P.W.M., Ryan, T.J.: The problems of classification of cutaneous angiitis with reference to histopathology and pathogenesis. Brit. J. Derm. **82**, (Suppl. 5) 2 (1970).

Duperrat, B.: A propos des „angéites leucocytoclasiques". Ann. Derm. Syph. (Paris) **99**, 391 (1972).

Gairdner, D.: The Schönlein-Hennoch syndrome (anaphylactoid purpura). Quart. J. Med. **17**, 95 (1948).

Gougerot, H., Duperrat, B., Meyer, J.J.: Maladie trisymptomatique Gougerot. Ann. Derm. Syph. (Paris) **6**, 670 (1946).

Knowles, H.C., Zeek, P.M., Blankenhorn, M.A.: Studies on necrotizing angiitis. IV. Periarteritis nodosa and hypersensitivity angiitis. Arch. intern. Med. **92**, 789 (1953).

Krüger, H.: Das Trisymptom von Gougerot im Rahmen der allergischen Vasculitis. Arch. klin. exp. Derm. **213**, 496 (1961).

Laymon, C.W.: The nodular dermal allergid. Arch. Derm. Syph. (Chic.) **82**, 163 (1960).

Miescher, G.: Über vasculäre Allergide. Int. Arch. Allergy **8**, 32 (1956).

Miescher, G.: Akut-entzündliche Gefäßkrankheiten und deren Auswirkungen auf die Haut (vasculäre Allergie). Arch. klin. exp. Derm. **206**, 135 (1957).

Olmos, L., Hunziker, N., Laugier, P.: Etude Ultrastructurale des Vascularites Allergiques. In: II. Vascularites p. 61, Editions Médecine et Hygiène Genève 1974.

Perrot, H., Leung, T.K., Leung, J., Schmitt, D., Thivolet, J.: Etude ultrastructurale des lesions vasculaires dermiques du trisyndrome de Gougerot (vasculite leucocytoclasique). Arch. Derm. Forsch. **241**, 44 (1971).

Röckl, H., Metz, J., Frank, H.: Vasculitis allergica profunda. Hautarzt **25**, 477 (1974).

Ruiter, M.: Arteriolitis (vasculitis) „allergica" cutis (superficialis). A new dermatological concept. Dermatologica (Basel) **120**, 217 (1964).

Ruiter, M., Brandsma, C.H.: Arteriolitis allergica. Dermatologica (Basel) **97**, 265 (1948).

Ruiter, M., Hadders, H.N.: Predominantly cutaneous forms of necrotizing angiitis. J. Path. Bact. **77**, 71 (1959).

Ruiter, M., Molenaar, I.: Ultrastructural changes in arteriolitis (vasculitis) allergica cutis superficialis. Brit. J. Derm. **83**, 14 (1970).

Sams, W.M., Thorne, E.G., Small, P., Mass, M.F., McIntosh, R.M., Standford, R.E.: Leukocytoclastic vasculitis. Arch. Derm. **112**, 219 (1976).

Storck, H.: Über hämorrhagische Phänomene in der Dermatologie. Dermatologica (Basel) **102**, 197 (1951).

Storck, H.: Über die Pathogenese der Purpura. Bull. schweiz. Akad. med. Wiss. **23**, 441 (1967).

Weidner, F.: Ergebnisse der Angiologie. Band 9 — Die kutanen hyperergischen Angiitiden (Vasculitiden). Stuttgart-New York: F.K. Schattauer 1976.

2. Akute febrile neutrophile Dermatose

Crow, K.D., Kerdel-Vegas, F., Rook, A.: Acute febrile neutrophilic dermatosis-Sweet's syndrome. Dermatologica (Basel) **139**, 123 (1969).

Greer, K.E., Pruitt, J.L., Bishop, G.F.: Acute febrile neutrophilic dermatosis (Sweet syndrome). Arch. Derm. **111**, 1461 (1975).

Gunawardena, D.A., Gunawardena, K.A., Ratnayaka, R.M., Vasanthanathan, N.S.: The clinical spectrum of Sweet's syndrome (acute febrile neutrophilic dermatosis)—a report of eighteen cases. Brit. J. Derm. **92**, 363 (1975).

Meiers, H.G.: Akute febrile neutrophile Dermatose. Übersicht und Kasuistik. Hautarzt **23**, 111 (1972).

Sweet, R.D.: Acute febrile neutrophilic dermatosis. Brit. J. Derm. **76**, 349 (1964).

3. Pyoderma gangraenosum (Dermatitis ulcerosa)

Ayres, S., Jr., Ayres, S., III: Pyoderma gangraenosum with an unusual syndrome of ulcers, vesicles and arthritis. Arch. Derm. Syph. (Chic.) **77**, 269 (1958).

Brunsting, L.A., Goeckermann, W.A., O'Leary, P.A.: Pyoderma (Ecthyma) gangraenosum: Clinical and experimental observations in 5 cases occuring in adults. Arch. Derm. Syph. (Chic.) **22**, 655 (1930).

Jablonska, St.: Zur Pathogenese des Pyoderma gangraneosum. Hautarzt **15**, 584 (1964).

Kresbach, H.: Ein Beitrag zum Problem der sog. Pyodermia ulcerosa. Arch. klin. exp. Derm. **208**, 128 (1959).

McCarthy, J.T., Kesten, B.M.: The problem of allergic cutaneous vasculitis. Ann. Allergy **17**, 519 (1959).

Percival, G.H.: Pyoderma gangraenosum. The histology of the primary lesion. Brit. J. Derm. **69**, 130 (1957).

Perry, H.O., Brunsting, L.A.: Pyoderma gangraenosum. Arch. Derm. Syph. (Chic.) **75**, 380 (1957).

Rostenberg, A., Jr.: The Shwartzman phenomenon: A review with a consideration of some possible dermatological manifestations. Brit. J. Derm. **65**, 389 (1953).

Stolman, L.P., Rosenthal, D., Yaworsky, R., Horan, F.: Pyoderma gangraenosum and rheumatoid arthritis. Arch. Derm. **111**, 1020 (1975).

Thompson, D.M., Main, R.A., Beck, J.S., Albert-Recht, F.: Studies on a patient with leucocytoclastic vasculitis "pyoderma gangraenosum" and paraproteinaemia. Brit. J. Derm. **88**, 117 (1973).

Walther, D.: Über die Entstehungsursache des Pyoderma gangraenosum bei Colitis ulcerosa. Z. Haut- u. Geschl.-Kr. **17**, 355 (1954).

4. Erythema elevatum diutinum (Typ Hutchinson)

Cream, J.J., Levene, G.M., Calnan, C.D.: Erythema elevatum diutinum: an unusual reaction to streptococcal antigen and response to dapsone. Brit. J. Derm. **84**, 393 (1971).

Crocker, R.H., Williams, C.: Erythema elevatum diutinum. Brit. J. Derm. **6**, 1 und 33 (1894).

Goerttler, E.: Erythema elevatum diutinum mit alopecischen Veränderungen. Z. Hautkr. **48**, 809 (1973).

Haber, H.: Erythema elevatum diutinum. Brit. J. Derm. **67**, 121 (1955).

Heite, H.J., Scharwenka, H.X.: Erythema elevatum diutinum, Granuloma annulare, Necrobiosis lipoidica und Granulomatosis disciformis Gottron-Miescher. Arch. klin. exp. Derm. **208**, 260 (1959).

Herzberg, J.J.: Die extracelluläre Cholesterinose (Kerl-Urbach), eine Variante des Erythema elevatum diutinum. Arch. klin. exp. Derm. **205**, 477 (1958).

Laymon, C.W.: Erythema elevatum diutinum: A type of allergic vasculitis. Arch. Derm. Syph. (Chic.) **85**, 22 (1962).

Miescher, P.A., Paronetto, F., Koffler, D.: Immunfluorescent studies in human vasculitis. In: Immunpathology. IV. International Symposium (Eds. Grabar, P., Miescher, P.A.). Basel: Schwabe 1966.

Urbach, E., Epstein, E., Lorenz, K.: Extrazelluläre Cholesterinose. Arch. Derm. Syph. (Berl.) **166**, 243 (1932).

5. Granuloma eosinophilicum faciei

Kalkoff, K.W., Dietz, M.: Zur Kenntnis des Granuloma eosinophilicum faciei. Derm. Wschr. **126**, 681 (1952).

Lever, W.F., Leeper, R.W.: Eosinophilic granuloma of the skin: Report of cases representing the two different diseases described as eosinophilic granuloma. Arch. Derm. Syph. (Chic.) **62**, 85 (1950).

Pedace, F.J., Perry, H.O.: Granuloma faciale. A clinical and histopathologic review. Arch. Derm. Syph. (Chic.) **94**, 387 (1966).

Pfleger, L., Tappeiner, S.: Über das eosinophile Granulom des Gesichtes. Arch. Derm. Syph. (Berl.) **193**, 1 (1951).

Pinkus, H.: Granuloma faciale. Dermatologica (Basel) **105**, 85 (1952).

Rusin, L.J., Dubin, H.V., Taylor, W.B.: Disseminated granuloma faciale. Arch. Derm. **112**, 1575 (1976).

Schnitzler, L., Verret, J. L., Schubert, B.: Granuloma Faciale. Ultrastructural study of three cases. J. Cutan. Path. **4**, 123 (1977).

Steigleder, G.K., Elschner, H.: Zur Diagnose des Granuloma faciale eosinophilicum. Derm. Wschr. **130**, 875 (1954).

Wigley, J.E.: Sarcoid of Boeck: Eosinophilic granuloma. Brit. J. Derm. **57**, 68 (1945).

6. *Purpura pigmentosa progressiva*

Berger, H., Hagedorn, M.: Elektronenmikroskopische Befunde bei der Purpura pigmentosa progressiva. Arch. Derm. Forsch. **247**, 245 (1973).

Frain-Bell, W.: Angioma serpiginosum. Brit. J. Derm. **69**, 251 (1957).

Gottron, H.: Purpura Majocchii. Arch. Derm. Syph. (Berl.) **159**, 355 (1930).

Haustein, U.F., Klug, H.: Elektronenmikroskopische Untersuchungen zur Purpura pigmentosa progressiva. Derm. Mschr. **162**, 806 (1976).

Illig, L., Kalkoff, K.W.: Zum Formenkreis der Purpura pigmentosa progressiva (unter besonderer Berücksichtigung der Adalin-Purpura). Hautarzt **21**, 497 (1970).

Odeh, F., Goos, M.: Zur Histopathologie der Dermite Ocre Favre-Chaix. Z. Haut- u. Geschl.-Kr. **47**, 147 (1972).

Pautrier, L.M., Diss, A.: Contribution à l'étude de l'histo-physiologie cutanée. Mémoire échanges dermo-épidermiques et hémosidérine. Ann. Derm. Syph. (Paris) **8**, 393 (1927).

Peterson, W.C., Manick, K.P.: Purpuric eruptions associated with use of carbromate and meprobamate. Arch. Derm. Syph. (Chic.) **95**, 40 (1967).

Pfleger, L.: Zur Pathogenese unklarer Purpuraformen. Arch. Derm. Syph. (Berl.) **197**, 187 (1952).

Randall, S.J., Kierland, R.R., Montgomery, H.: Pigmented purpuric eruptions. Arch. Derm. Syph. (Chic.) **64**, 177 (1951).

Rosenthal, D., Burnham, Th.K.: Non-thrombocytopenic purpura due to carbromal ingestion. Arch. Derm. Syph. (Chic.) **89**, 200 (1964).

Schulz, K.H.: Allergische Reaktionen und Arzneimittelgruppen. Arch. klin. exp. Derm. **219**, 277 (1964).

Steigleder, G.K.: Die hämorrhagisch-pigmentären Dermatosen. Ein Syndrom oder eine selbständige Erkrankung? Hautarzt **4**, 515 (1953).

Touraine, A.: Les capillarites en dermatologie. Bull. Soc. franç. Derm. Syph. **44**, 838 (1937).

Touraine, A.: Le purpura annulaire téléangiectasique de Majocchi et les parentés (les capillarites). Presse méd. **57**, 934 (1949).

7. *Livedo — Vasculitis*

Bard, J.W., Winkelmann, R.K.: Livedo vasculitis. Segmental hyalinizing vasculitis of the dermis. Arch. Derm. **96**, 489 (1967).

Gonin, R.: Atrophie blanche et ulcère de jambe à douleurs intolérables. Ann. Derm. Syph. (Paris) **10**, 633 und 642 (1950).

Grimmer, H.: Atrophie blanche (Atrophia alba). Z. Haut- u. Geschl.-Kr. **41**, 63 (1966).

Metz, J., Sturm, G.: Atrophie blanche (sog. Capillaritis alba). Hautarzt **25**, 105 (1974).

Milian, M.G.: Les atrophies cutanées syphilitiques. Bull. Soc. franç. Derm. Syph. **36**, 865 (1929).

Nelson, L.M.: Atrophie Blanche en Plaque. Arch. Derm. **72**, 242 (1955).

Nödl, F.: Livedo Vasculitis. Arch. klin. exp. Derm. **233**, 439 (1969).

Piérard, J., Geerts, M.L.: Vascularite hyalinisante segmentaire (Livedo vasculitis). Arch. belg. derm. syph. **27**, 103 (1971).

Posternak, F., Orusco, M., Olmos, L., Laugier, P. : Livedoid vasculitis. Etude immuno-histopathologique. Ann. Derm. Vénéréol. (Paris) **104**, 50 (1977).

Schroeter, A.L., Diaz-Perez, J.L., Winkelmann, R.K., Jordon, R.E.: Livedo vasculitis (the vasculitis of atrophie blanche). Immunhistopathologic study. Arch. Derm. **111**, 188 (1975).

Schuppener, H.J.: Zur Kenntnis der Atrophia alba (Atrophie blanche Milian). Arch. klin. exp. Derm. **204**, 500 (1957).

Touraine, A.: Les capillarites en dermatologie. Bull. Soc. franç. Derm. Syph. **44**, 838 (1937).

II. Vasculitiden der Arterien und Venen

1. Periarteriitis nodosa

Arkin, A.: A clinical and pathological study of periarteriitis nodosa. Amer. J. Path. **6**, 40 (1930).

Beliario, J.C.: Cutaneous manifestations in polyarteritis (periarteritis) nodosa: Report of a case with livedo reticularis. Arch. Derm. Syph. (Chic.) **82**, 526 (1960).

Borrie, P.: Cutaneous polyarteritis nodosa. Brit. J. Derm. **87**, 87 (1972).

Carol, W.L.L., Prankken, J.R.: Die kutane Form der Periarteriitis nodosa. Acta derm.-venereol. (Stockh.) **18**, 102 (1937).

Diaz-Perez, J.L., Winkelmann, R.K.: Cutaneous periarteritis nodosa. Arch. Derm. **110**, 407 (1974).

Fisher, I., Orkin, M.: Cutaneous form of periarteritis nodosa. Arch. Derm. Syph. (Chic.) **89**, 180 (1964).

Gruber, G.B.: Zur Frage der Periarteriitis nodosa mit besonderer Berücksichtigung der Gallenblasen- und Nierenbeteiligung. Virchows Arch. path. Anat. **258**, 441 (1925).

Habib, R.: Sur les aspects histologiques de la périartérite noueuse. Ann. Méd. **56**, 352 (1955).

Harris, A., Lynch, G.W., O'Hare, J.P.: Periarteritis nodosa. Arch. intern. Med. **63**, 1163 (1939).

Ketron, L.W., Bernstein, J.C.: Cuteneous manifestations of periarteriitis nodosa. Arch. Derm. Syph. (Chic.) **40**, 929 (1939).

Knowles, H.C., Zeek, P.M., Blankenhorn, M.A.: Studies on necrotizing angiitis. IV. Periarteritis nodosa and hypersensitivity angiitis. Arch. intern. Med. **92**, 789 (1953).

Kussmaul, A., Maier, R.: Über eine bisher nicht beschriebene eigentümliche Arterienerkrankung (Periarteritis nodosa), die mit Morbus Brightii und rapid fortschreitender allgemeiner Muskellähmung einhergeht. Dtsch. Arch. klin. Med. **1**, 484 (1866).

Lindgren, I., Lundmark, C.: Periarteritis nodosa as a skin disease. Acta derm.-venereol. (Stockh.) **36**, 343 (1956).

Macaigne, M., Nicaud, P.: La périarterite noueuse (maladie de Kussmaul) à forme chronique. Presse méd. **34**, 665 (1932).

Masugi, M., Sato, Y.: Über die allergische Gewebsreaktion der Niere. Sogleich ein experimeneller Beitrag zur Pathogenese der diffusen Glomerulonephritis und der Periarteriitis nodosa. Virchows Arch. path. Anat. **293**, 615 (1934).

Melczer, N., Venkei, T.: Über die Hautformen der Periarteritis nodosa. Arch. Derm. Syph. (Berl.) **186**, 107 (1948).

Metz, W.: Die geweblichen Reaktionserscheinungen an der Gefäßwand bei hyperergischen Zuständen und deren Beziehungen zur Periarteriitis nodosa. Beitr. path. Anat. **88**, 17 (1932).

Miescher, G.: Über kutane Formen der Periarteriitis nodosa. Dermatologica (Basel) **92**, 225 (1946).

Moskowitz, R.W., Baggenstoß, A.H., Slocumb, C.H.: Histopathologic classification of periarteritis nodosa. A study of 56 cases confirmed at necropsy. Proc. Mayo Clin. **38**, 345 (1963).

Rich, A.R., Gregory, J.E.: The experimental demonstration that periarteritis nodosa is a manifestation of hypersensitivity. Bull. Johns Hopk. Hosp. **72**, 65 (1943).

Röckl, H.: Die Bedeutung der Histopathologie für die Diagnostik knotiger Unterschenkel-Dermatosen. Hautarzt **19**, 540 (1968).

Slinger, W.N., Starck, V.: Cutaneous forms of periarteritis nodosa. Arch. Derm. Syph. (Chic.) **63**, 461 (1951).

Winkelmann, R.K., Montgomery, H.: Über die cutane Pariarteritis nodosa. Hautarzt **11**, 82 (1960).

Zeek, P.M.: Periarteritis nodosa: A critical review. Amer. J. clin. Path. **22**, 777 (1952).

2. Granulomatosis allergica

Churg, J., Strauss, L.: Allergic granulomatosis, allergic angiitis and periarteritis nodosa. Amer. J. Path. **27**, 277 (1951).

Strauss, L., Churg, J., Zak, F.G.: Cutaneous lesions of allergic granulomatosis. Histopathologic study. J. invest. Derm. **17**, 349 (1951).

Vissian, M.M.L., Lapeyre, L., Soubiran, P.: Granulomatose éosinophilique cutanéo-viscérale maligne (Syndrome de Churg et Strauss). Bull. Soc. franç. Derm. Syph. **81**, 655 (1974).

3. Granulomatosis Wegener

Aubin, A., Duperrat, B., Debain, J.J.: Granulomatose de Wegener. Ann. Oto-laryng. (Paris) **75**, 713 (1959).

DeOreo, G.A.: Wegener's granulomatosis. Arch. Derm. **81**, 169 (1960).

Fauci, A.S., Wolff, S.M.: Wegener's granulomatosis: Studies in eighteen patients and a review of the literature. Medicine (Baltimore) **52**, 535 (1973).

Godman, G.C., Churg, J.: Wegener's granulomatosis: Pathology and review of the literature. Arch. Path. **58**, 533 (1954).

Kesselring, F., Zollinger, H.U.: Die Wegenersche Granulomatose. Ergebn. inn. Med. Kinderheilk., N.F. **16**, 41 (1961).

Klinger, H.: Grenzformen der Periarteriitis nodosa. Frankfurt. Z. Path. **42**, 455 (1931).

Knoth, W., Beneke, G., Kuntz, E.: Zur Kenntnis der Wegenerschen Granulomatose. Hautarzt **16**, 289 (1965).

Kraus, Z., Vortel, V., Fingerland, A., Salavec, M., Krch, V.: Unusual cutaneous manifestation in Wegener's granulomatosis. Acta derm.-venereol. (Stockh.) **45**, 288 (1965).

Reed, W.B., Jensen, A.K., Konwaler, B.E., Hunter, D.: The cutaneous manifestations in Wegener's granulomatosis. Acta derm.-venereol. (Stockh.) **43**, 250 (1963).

Wegener, F.: Über generalisierte, septische Gefäßerkrankungen. Verh. dtsch. path. Ges. **29**, 202 (1936).

Wegener, F.: Über eine eigenartige rhinogene Granulomatose mit besonderer Beteiligung des Arteriensystems und der Nieren. Beitr. path. Anat. **102**, 36 (1939).

4. Granuloma gangraenescens nasi

Braun-Falco, O., Lukacs, J., Nasemann, Th.: Zum Granuloma gangraenescens nasi. Schweiz. med. Wschr. **99**, 703 (1969).

Chatellier, L.: Sarco-lupus pernio mutilant et mortel. Ann. Derm. Syph. (Paris) **10**, 1213 (1929).

Fechner, R.E., Lamppin, D.W.: Midline malignant reticulosis. A clinic-pathologic entity. Arch. Otolaryng. **95**, 467 (1972).

Felson, B., Braunstein, H.: Noninfectious necrotizing granulomatosis, Wegener's syndrome, lethal granuloma and allergic angiitis and granulomatosis. Radiology **70**, 326 (1958).

Kassel, S.H., Echevarria, R.E., Guzzo, F.P.: Midline malignant reticulosis (so-called lethal midline granuloma). Cancer (Philad.) **23**, 920 (1969).

Kraus, E.J.: Über ein eigenartiges Granulom der Nasen-, Rachen- und Mundhöhle. Verl. dtsch. path. Ges. **24**, 43 (1929).

Resnick, N., Skerrett, P.V.: Lethal midline granuloma of the face. Arch. intern. Med. **103**, 116 (1959).

Spear, G.S., Walker, W.C.: Lethal midline granuloma (granuloma gangraenescens) at autopsy. Bull. Johns Hopk. Hosp. **99**, 313 (1956).

Sternberg, Th., Reynolds, J., Zeilenga, R.H.: Pathergic granulomatosis. Arch. Derm. Syph. (Chic.) **75**, 368 (1967).

Vilanova, X., Piñol-Aguade, J., Rueda, L.A.: Granulome malin centro-facial avec lésions génitales et viscérales. Bull. Soc. franç. Derm. Syph. **70**, 462 (1963).

Walton, E.W.: Reticulo-endothelial sarcoma arising in the nose and plate (granuloma gangraenescens). J. clin. Path. **13**, 279 (1960).

5. Papulosis atrophicans maligna

Degos, R.: Papulose atrophiante maligne. Ann. Derm. Syph. (Paris) **79**, 410 (1952).

Degos, R.: Malignant atrophic papulosis: a fatal cutaneo-intestinal syndrome. Brit. J. Derm. **66**, 304 (1954).

Frank, H., Metz, J., Müller, E.: Papulosis atrophicans maligna (Degos). Hautarzt **25**, 432 (1974).

Köhlmeier, W.: Multiple Hautnekrosen bei Thrombangitis obliterans. Arch. Derm. Syph. (Berl.) **181**, 783 (1941).

Mauss, J., Reichenberger, M., Zambal, S.: Papulosis atrophicans maligna (Degos). Vergleiche aus der Literatur bekannter Fälle, einschl. einer eigenen Beobachtung. Hautarzt **20**, 389 (1969).

Muller, S.A., Landry, M.: Malignant atrophic papulosis (Degos disease). Arch. Derm. **112**, 357 (1976).

Olmos, L., Laugier, P.: Ultrastructure de la maladie de Degos. Apport d'un nouveau cas et revue de la littérature. Ann. Derm. Vénéréol. (Paris) **104**, 280 (1977).

Schuermann, H., Hornstein, O.: Papulosis atrophicans maligna. Hautarzt **13**, 531 (1962).

Stauffer, H., Miescher, G.: Papulose atrophiante maligne (Degos). (Thrombangitis cutaneo-intestinalis disseminata). Hautarzt **8**, 4 (1957).

Winkelmann, R.K., Howard, F.M., Perry, H.O., Miller, R.H.: Malignant papulosis of skin and cerebrum. Arch. Derm. Syph. (Chic.) **87**, 54 (1963).

Entzündliche Erkrankungen der Subcutis

Von U. W. Schnyder, Heidelberg

Sowohl im Vergleich mit der Epidermis und Cutis als auch den anderen Geweben des Organismus ist die Reaktionsfähigkeit des Fettgewebes besonders eingeschränkt. Grundsätzlich kann die Fettzelle durch physikalische, mechanische, chemische, infektiöse, allergische oder metabolische Noxen so geschädigt werden, daß sie nekrotisch wird. Flemming glaubte, daß durch mitotische oder amitotische Teilung entstandene Lipoblasten die nekrotischen Fettzellen abräumten. Er nannte dieses Phänomen „Wucheratrophie". Es ist das Verdienst von Pfuhl, den weiteren Verlauf nach einer eingetretenen Fettgewebsnekrose experimentell am Meerschweinchen geklärt zu haben. So sah er nach Injektion von Trypanblau ins Fettgewebe, daß die „alveoläre" Membran geschädigter Fettzellen erhalten bleibt. Diese verhindert einerseits die Einwanderung aller Zellen außer den Histiocyten und andererseits die Diffusion gespeicherten Fettes in die Umgebung. Wenn die Durchblutung nicht gestört ist, kommt es nach einem initialen Ödem zu einer Auswanderung von Blutmonocyten. Aus diesen entwickeln sich Histiocyten, die zusammen mit mobilisierten Histiocyten aus dem Reticulum als Lipophagen die Phagocytose übernehmen. Am Rand solcher Steatonekrosen erscheinen als erste Lymphocyten, während Leukocyten erst später dazustoßen. Ungesättigte Fettsäuren, Fettsäuren mit langen C-Ketten und Seifen provozieren ihren Afflux. Bei schlechter Durchblutung hingegen kommt es zusätzlich zu größeren Nekrosen mit Blutungen und Fremdkörperreaktion. Schließlich erfolgt Abheilung durch Bindegewebsneubildung. Die Proliferation von Fibroblasten ist vor allem in Gegenwart ungesättigter Fettsäuren und gewisser Seifen aktiv (Blanc).

Analoge histologische Veränderungen machen auch entzündliche Erkrankungen der Subcutis beim Menschen. Für die allgemeine Pathologie des Fettgewebes sei auf die Darstellung von Ehlers im Ergänzungswerk zum Handbuch der Haut- und Geschlechtskrankheiten von J. Jadassohn verwiesen.

Die entzündlichen Erkrankungen der Subcutis (Hypodermitis nach Gougerot) werden heute in zwei große Gruppen unterteilt. Die erste umfaßt die sog. Panniculitiden, d.h. Erkrankungen, welche sich primär im Fettgewebe abspielen. Dazu gehören nach Baumgartner u. Riva, sowie Kooij: 1. die Panniculitiden als Nachbarschaftsreaktion, 2. die artefiziellen Panniculitiden, 3. die spontanen herdförmigen Panniculitiden mit dem Weber-Christian-Syndrom und dem Makai-Rothmann-Syndrom und 4. die Panniculitiden bei Neugeborenen (Adiponecrosis subcutanea und Sclerema neonatorum). Bei den unter 1. bis 3. aufgeführten Panniculitiden reagiert das Fettgewebe auf eine Nekrose in gleicher Weise, wie das Pfuhl bei der experimentellen Steatonekrose mit Trypanblau gezeigt hat. Es kann deshalb nicht überraschen, daß bei den sog. Panniculitiden klinisch und ätiologisch ganz verschiedenartige Krankheitsbilder zu gleichartigen Gewebsbildern führen.

Die zweite Gruppe von entzündlichen Erkrankungen der Subcutis umfaßt die primär vasculären Erkrankungen, die sekundär auf die Fettgewebslobuli übergreifen. Zu dieser Gruppe gehören das Erythema induratum Bazin und das Erythema nodosum.

A. Panniculitiden

I. Panniculitis als Nachbarschaftsreaktion

Panniculitiden als Nachbarschaftsreaktion finden sich z.B. in der Umgebung entzündlicher Venen bei der Mondorschen Erkrankung, bei Periarteriitis nodosa, aber auch im Fettgewebe der weiblichen Brust nach Mastitis und in der Umgebung subcutaner Neoplasien. Das histologische Bild entspricht demjenigen der übrigen Panniculitiden.

II. Artefizielle Panniculitis

Synonymum: Sklerosierendes Lipogranulom

Sie wird ausgelöst durch eine einmalige oder wiederholte exogene, lokale Schädigung. Der auslösende Reiz kann mechanischer, physikalischer oder chemischer Art sein. Traumatische Formen kommen vor allem in den Mammae adipöser Frauen vor. Analoge Veränderungen beobachtete man aber auch in Amputationsstümpfen und Bruchsäcken. Durch thermische

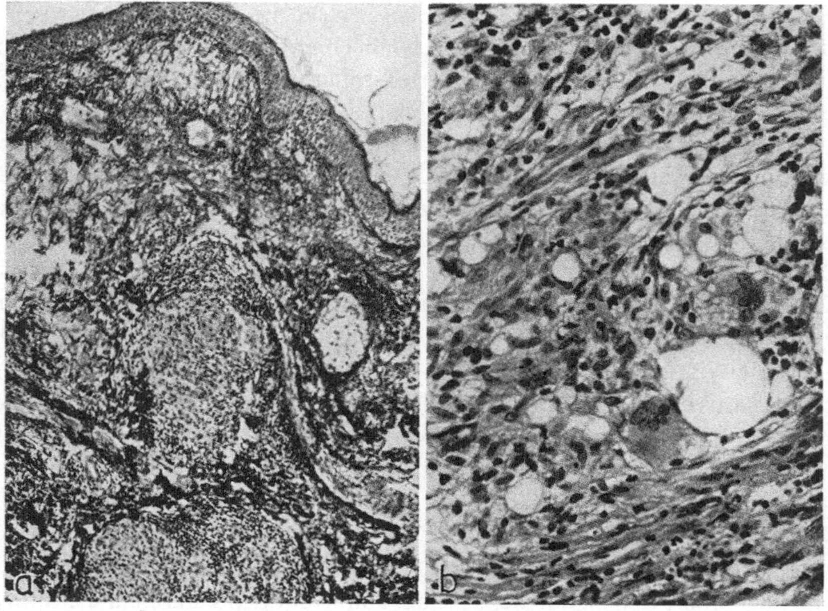

Abb. 1. Vaselinom. Links: Übersicht. Rechts: Liposklerose [Aus: STORCK, H., et al.: Arch. klin. exp. Derm. **219**, 986 (1964)]

Einflüsse erzeugte Lipogranulome treten nach lokalen Kälteeinflüssen und Erfrierungen besonders bei Kleinkindern und Säuglingen im Gesicht auf (sog. Kälte-Panniculitis). Analoge Granulome können auch nach längerer Anwendung von Diathermie im Panniculus der Bauchhaut entstehen. Chemisch bedingte Lipogranulome können nach subcutaner Injektion von Paraffin, Vaseline, öligen Penicillinpräparaten und Insulin, aber auch nach Injektion von Schwermetallen wie Arsen, Eisen und Quecksilber, ferner nach Injektion von Chloralhydrat und sogar physiologischer Kochsalzlösung auftreten. Pathogenetisch muß bei letzteren außer einer rein chemischen auch eine kombinierte chemisch-mechanische Schädigung des Fettgewebes in Betracht gezogen werden. SMETANA u. BERNHARD fassen die artefiziellen Panniculitiden unter dem Oberbegriff „Sklerosierende Lipogranulome" zusammen. Diese sind die Resultante einer stereotypen Gewebereaktion auf verschiedenartige Noxen. Wahrscheinlich verändern die verschiedenartigen Noxen die chemische Zusammensetzung des Fettgewebes irreversibel, so daß es am normalen Stoffwechsel nicht mehr teilnimmt und als Fremdkörper abgebaut wird. Die einzige therapeutische Methode ist die chirurgische Entfernung weit im Gesunden.

Histologisch sind die Lipogranulome primär charakterisiert durch Steatonekrose und Lipophagie. Sekundär zeigen sie eine starke Tendenz zur Sklerosierung, Hyalinisierung, Enkystation, Verkalkung, ja gar sarkomatösen Gewebsbildern (Fibromatosis pseudocarcinomatosa subcutanea). Aus dem histopathologischen Gewebsbild läßt sich nicht auf die auslösende Ursache schließen.

III. Spontane herdförmige Panniculitiden

Nach BAUMGARTNER u. RIVA (1945) umfaßt diese Gruppe die Panniculitis febrilis non suppurativa (Weber-Christiansche Krankheit) und die Lipogranulomatosis subcutanea (Rothmann-Makaische Krankheit), wobei sie alle diejenigen Fälle zur Rothmann-Makaischen Erkrankung zählen, die sich nicht zwanglos der Weber-Christianschen Erkrankung zuordnen ließen. 1951 hat BLANC auf eine weitere Variante der spontanen Panniculitis hingewiesen, die er „Liposclérose nodulaire dysprotéinique" nannte. Seit 1961 wurden ferner in zunehmendem Ausmaß Fälle von subcutaner nodulärer Fettgewebsnekrose bei Pankreatitis und Pankreascarcinom publiziert. Die Berechtigung der Abtrennung solcher Fälle von der Pfeifer-Weber-Christianschen Panniculitis wird von DE GRACIANSKY et al. bestritten. Die vier Krankheitsbilder lassen sich nur auf Grund der klinischen Symptomatologie im Zusammenhang mit dem histopathologischen Befund diagnostizieren, da das Gewebsbild von Typ zu Typ wohl quantitative, aber keine qualitativen Unterschiede zeigt. Das Wissen um das klinische Bild ist deshalb notwendig, will man als Histopathologe zu einer differenzierten Diagnose beitragen.

Klinik:

1. Bei der *Panniculitis febrilis non suppurativa* wird das weibliche Geschlecht in allen Altersgruppen bevorzugt befallen. Die Krankheit ist charakterisiert durch schubweisen Verlauf, zwischen denen jahrelange freie Intervalle liegen können. Unter Störung des Allgemeinbefindens und Erhöhung der Körpertemperatur treten multiple linsen- bis kindskopfgroße Knoten auf, über welchen die Haut gerötet ist. Die *asymmetrisch* verteilten Knoten können exulcerieren. Nach etwa 4 Wochen heilen sie unter Hinterlassung atrophischer Dellen wieder ab. Die Blutsenkung ist fast immer beschleunigt, während das Blutbild keine typischen Veränderungen aufweist. Wenn auch im Regelfall die Krankheit eine quoad vitam gute Prognose hat, so sind doch vereinzelt Todesfälle beschrieben worden. Autopsien haben gezeigt, daß analoge Veränderungen auch im Fettgewebe der Brust- und Bauchhöhle sowie im Retroperitoneum vorkommen können (SPAIN u. FOLEY; STEINBERG).

2. Die häufigere *Lipogranulomatosis subcutanea* Rothmann-Makai ist die „cutane" Variante der spontanen herdförmigen Panniculitiden. Bei ihr fehlen der schubweise Verlauf, die Erhöhung der Körpertemperatur, die Beeinträchtigung des Allgemeinbefindens und die Neigung zur Dellenbildung nach Abheilen der Knoten. Die Nodi treten sukzessiv chronisch rezicidivierend, meist *symmetrisch*, vornehmlich an Oberschenkeln und Oberarmen, aber auch am Rumpf auf. Bevorzugt werden Jugendliche und Kinder befallen. Blutsenkung und Blutbild liegen im Bereich der Norm.

3. In den von BLANC als „*Liposlérose nodulaire dysprotéinique*" bezeichneten Fällen bestanden mehr oder weniger symmetrisch auf den Streckseiten der Oberarme landkartenförmig begrenzte subcutane Platten, über welchen die Haut matratzenartig eingezogen war. Fall 1 ging mit einer Dysproteinämie, Fall 2 mit einer Paraproteinämie unklarer Genese einher.

4. Die *Noduläre Fettgewebsnekrose* bei Pankreatitis und Pankreascarcinom (Literatur bei WUKETICH u. PAVLIK) macht subcutan gelegene, eher weiche Knoten, über welchen die Haut gerötet ist. Die Herde heilen nach wenigen Tagen bis Wochen ohne Hinterlassung von Dellen spontan ab. Den Hauterscheinungen gingen in allen bis jetzt publizierten Fällen anfallsweise abdominelle Beschwerden voraus. Als Ausdruck periartikulärer Fettgewebsnekrosen fanden sich wie bei der Weber-Christianschen Panniculitis in etwa der Hälfte der Fälle Gelenkbeschwerden. Die Amylasewerte sind regelmäßig erhöht, während es schwierig ist, die Erhöhung der Lipase im Serum nachzuweisen. Meist geht die Krankheit auch mit einer Bluteosinophilie mäßigen Grades einher.

Die *klinische Differentialdiagnose* der nodulären Fettgewebsnekrose bei Pankreatitis umfaßt das Erythema nodosum, die Periarteriitis nodosa und die Weber-Christiansche Erkrankung. Bei den übrigen spontanen herdförmigen Panniculitiden müssen ferner die Lipomatose, die Adipositas dolorosa (Dercumsche Erkrankung), das Erythema induratum Bazin und der Rheumatismus nodosus differentialdiagnostisch berücksichtigt werden.

Histologie: Die meisten Autoren sind der Ansicht, daß die verschiedenen Typen der spontanen herdförmigen Panniculitiden nicht mit einem pathognomonischen Gewebsbild einhergehen.

1. Panniculitis febrilis non suppurativa

Erstbeschreibung: PFEIFER (1892); WEBER (1925); CHRISTIAN (1928)

LEVER unterscheidet drei Stadien, nämlich 1. das entzündliche Initialstadium, das nur von kurzer Dauer ist und wohl deshalb nur selten gefunden wird, 2. das Stadium der Lipophagie und 3. das fibröse Endstadium. Meistens findet man in Probeexcisionen eine Mischung des 2. und 3. Stadiums.

Im *Initialstadium* kommt es nach LEVER und UNGAR zu einer vorerst rein leukocytären Infiltration zwischen den Fettgewebszellen. CAROL et al. beobachteten eine retikuläre Anordnung der Infiltrate, doch scheint auch eine mehr herdförmige follikuläre Infiltration vorzukommen. Nie kommt es im leukocytären Initialstadium zu Absceßbildung. Schon nach wenigen Tagen vermischt sich das Infiltrat zunehmend mit Lymphocyten und Histiocyten. Die Infiltrate sind topisch an die kleineren Blutgefäße gebunden, vor allem an Arteriolen und Capillaren, deren Wand deutlich aufgelockert, homogen verquollen und mit Granulocyten durchsetzt sein kann. Das Fettgewebe verschwindet zusehends im zelligen Infiltrat, ohne daß es allerdings zur Auskristallisierung von Fettsäurenadeln wie beim Sclerema neonatorum und der Adiponecrosis subcutanea neonatorum käme.

Im *Stadium der Lipophagie* findet man als Zeichen des Abbaues herdförmig die bekannte Erscheinung der „Wucheratrophie". Solche Herde bestehen aus pflanzenzellartigen Lipophagen (foam cells) und runden bis ovalen, optisch leeren

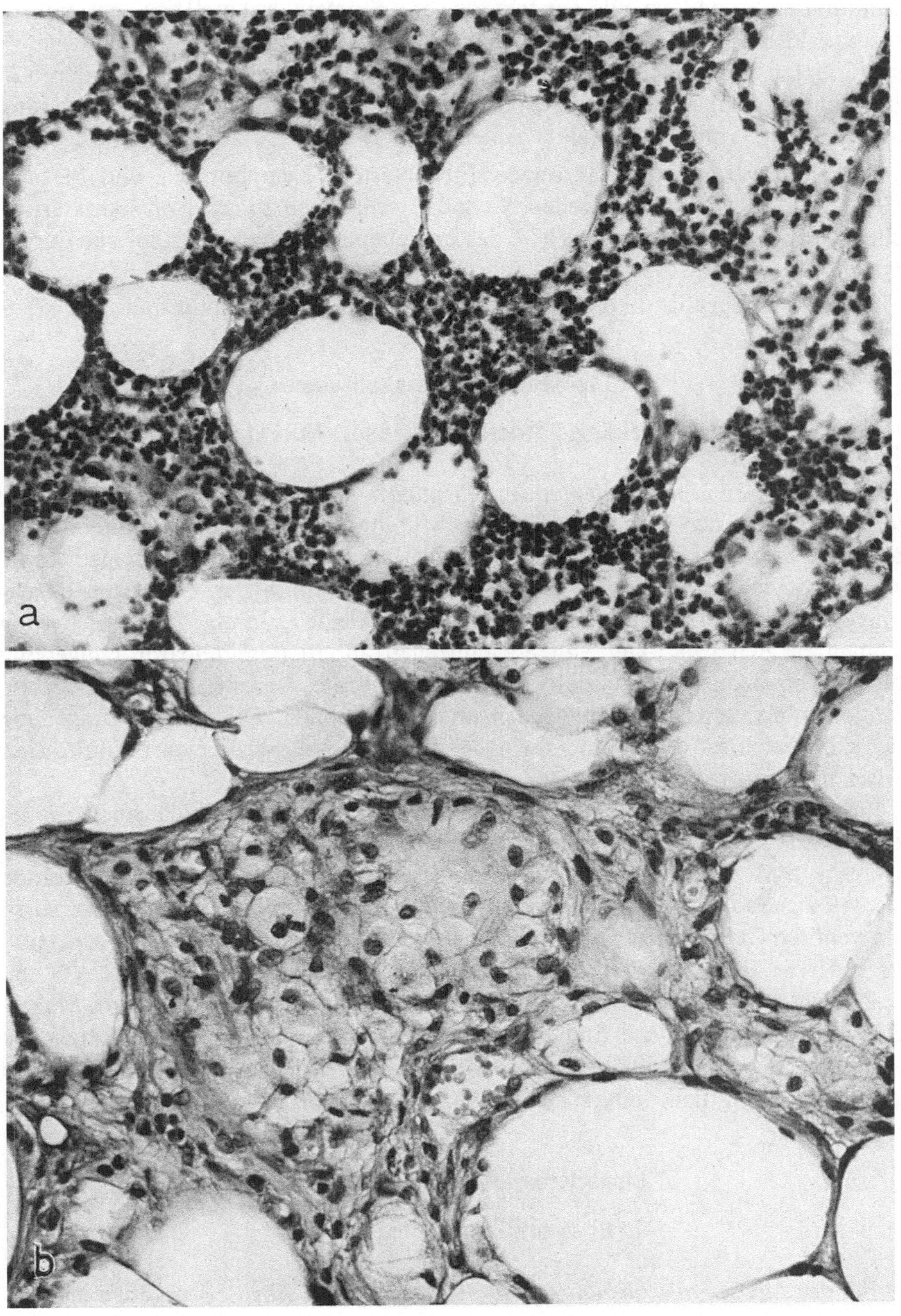

Abb. 2a u. b. Weber-Christiansche Krankheit. (a) Leukocytäres Initialstudium. H.E., 250×
(b) Steatonekrose. H.E., 250×

Hohlräumen, so daß ein Bild entsteht, das an „Emmentalerkäse" erinnert (mikrocystische Steatonekrose). In der Umgebung solcher Herde und in den bindegewebigen Septen liegen Infiltrate von Lymphocyten, Plasmazellen, neutrophilen und eosinophilen Leukocyten sowie Epitheloidzellen. Letztere können zur Bildung tuberkuloider Granulome Anlaß geben.

Im *fibrösen Endstadium* ersetzen Fibroblasten, Lymphozyten und Plasmazellen zusehends die Schaumzellen, so daß es schließlich zu recht uncharakteristischen Narbenzügen kommt, welche das umgebaute subcutane Fettgewebe durchziehen.

Gefäßveränderungen kommen im 2. und 3. Stadium nur inkonstant vor.

2. Lipogranulomatosis subcutanea

Erstbeschreibung: ROTHMANN (1894); MAKAI (1928)

Auch bei der *Lipogranulomatosis subcutanea Rothmann-Makai* spielt sich der Prozeß primär in den Fettläppchen ab. Im Mittelpunkt der floriden Veränderungen stehen die Steatonekrose und die Lipophagie. Die Umgebung von Abbauzonen ist mit Histiocyten angeschoppt, die teilweise die Membran der Fettcysten durchdringen und ihre Innenseite endothelartig auskleiden. Infolge Fettspeicherung nehmen sie den Charakter von Schaumzellen an. In unmittelbarer Umgebung solcher Abbauzonen liegen knötchenförmige Infiltrate, bestehend aus Histiocyten, Fremdkörperriesenzellen, Rundzellen und Eosinophilen. Die weitere Umgebung ist gekennzeichnet durch eine mehr retikuläre lympho-histiocytäre Infiltration zwischen den sonst unveränderten Fettzellen.

Im weiteren Verlauf kommt es zu einer Proliferation des kollagenen Bindegewebes auf Kosten der untergehenden Fettzellen. Die kleineren Gefäße sind teils erweitert und mit Blutzellelementen angeschoppt, teils sind die Gefäßwände ödematös gequollen, homogenisiert und zellig infiltriert. Die größeren arteriellen und venösen Gefäße lassen hingegen keine Veränderungen erkennen (BAUMGARTNER u. RIVA; RÖCKL u. THIES; UNDEUTSCH u. BERGER).

Zwischen der Weber-Christianschen Erkrankung und der Rothmann-Makaischen Lipogranulomatose finden sich somit histologisch keine grundsätzlichen Unterschiede, wenn man vom Initialstadium absieht, das bei der letzteren bis jetzt histologisch nicht untersucht wurde.

3. Liposclérose nodulaire dysprotéinique

Erstbeschreibung: BLANC (1951)

Bei der *Liposclérose nodulaire dysprotéinique* stehen fibröse Vorgänge im Vordergrund, während die Lipophagie weitgehend zurücktritt. Breite, teils hyalinisierte Stränge umschließen stellenweise zwiebelschalenartig cystische Hohlräume, die von endothelartigen Zellen ausgekleidet sind. An anderen Stellen ummauern hyalinisierte Narbenstränge größere und kleinere subcutane Gefäße und Nerven. Dazwischen liegt stellenweise noch etwas Fettgewebe, das Zeichen von „Wucheratrophie" erkennen läßt. In der Umgebung solcher Knoten ist das Fettgewebe relativ gut erhalten und retikulär mit Lymphocyten durchsetzt. BLANC führt die starke fibröse Tendenz auf die gleichzeitig bestehende Dysproteinämie zurück.

4. Fettgewebsnekrose bei Pankreatopathien

Während die dysproteinämische Liposklerose weitgehend dem Bild des fibrösen Endstadiums der Weber-Christianschen Erkrankung entspricht, gleicht die *Fettgewebsnekrose bei Pankreatitis und Pankreascarcinom*[1] histologisch mehr dem Frühstadium der Panniculitis febrilis non suppurativa. Nach SCHRIER et al. finden sich Herde nekrotischer Fettzellen, wobei die alveoläre Struktur erhalten bleibt. Kalkniederschläge kommen vor. Die sich basophil anfärbenden nekrotischen Zonen werden von einem Infiltrat umschlossen, das außer polymorphkernigen Leukocyten auch Eosinophile, Lymphocyten, Histiocyten, Schaumzellen und Fremdkörperriesenzellen enthält. Zudem kann das entzündliche Inflitrat hämorrhagisch infarziert sein.

SZYMANSKI u. BLUEFARB sowie HUGHES et al. sind der Meinung, daß das histologische Bild der nodulären Fettgewebsnekrose bei Pankreatitis pathognomonisch ist. Sie legen vor allem Wert darauf, daß sich wohl Fettgewebsnekrosen, aber weder Wucheratrophie noch tuberkuloide Strukturen finden. Die Fettgewebsnekrose läßt sich nach SCHRIER et al. als Folge einer hämatogenen Liberierung von Trypsin und Lipase durch die Bauchspeicheldrüse erklären. Trypsin würde die cutanen Gefäße, die Lipase die Fettgewebszellen schädigen.

Histologische Differentialdiagnose: Schwierigkeiten kann die Abgrenzung gegen das Erythema nodosum machen. Dieses greift von den Fettgewebssepten sekundär auf die Fettläppchen über, während bei den spontanen herdförmigen Panniculitiden die entzündlichen Veränderungen primär im Fettgewebe liegen. Dieser Unterschied ist allerdings histologisch nur sichtbar, wenn Frühstadien zur Untersuchung gelangen. Hingegen kommen die von MIESCHER beschriebenen Radiärknötchen nur beim Erythema nodosum vor. Wenn sie vorhanden sind — was nach BARTAK in 89% der Fall ist —, dürfte die Abgrenzung gegen Frühstadien spontaner herdförmiger Panniculitiden keine Schwierigkeiten machen. Beim Erythema induratum Bazin und bei der Vasculitis nodularis sitzen die hauptsächlichsten histologischen Veränderungen in den tieferen Schichten der Cutis und in den Septen der Subcutis, von wo aus sie auf die Fettläppchen übergreifen. Im Gegensatz zu den Panniculitiden finden sich beim Erythema induratum Bazin und der Vasculitis nodularis immer schwerste Veränderungen an den größeren arteriellen und venösen Gefäßen (siehe dort).

IV. Panniculitiden bei Neugeborenen

Klinisch wird die rein integumentale Adiponecrosis subcutanea neonatorum vom cutanvisceralen Sclerema neonatorum aus morphologischen und prognostischen Gründen abgegrenzt.

---

[1] Nach der Literatur handelt es sich um das sehr seltene „Acinaus cell carcinoma", das nur etwa 4% aller Pankreascarcinome ausmacht (Persönliche Mitteilungen von Prof. V. Becker, Erlangen).

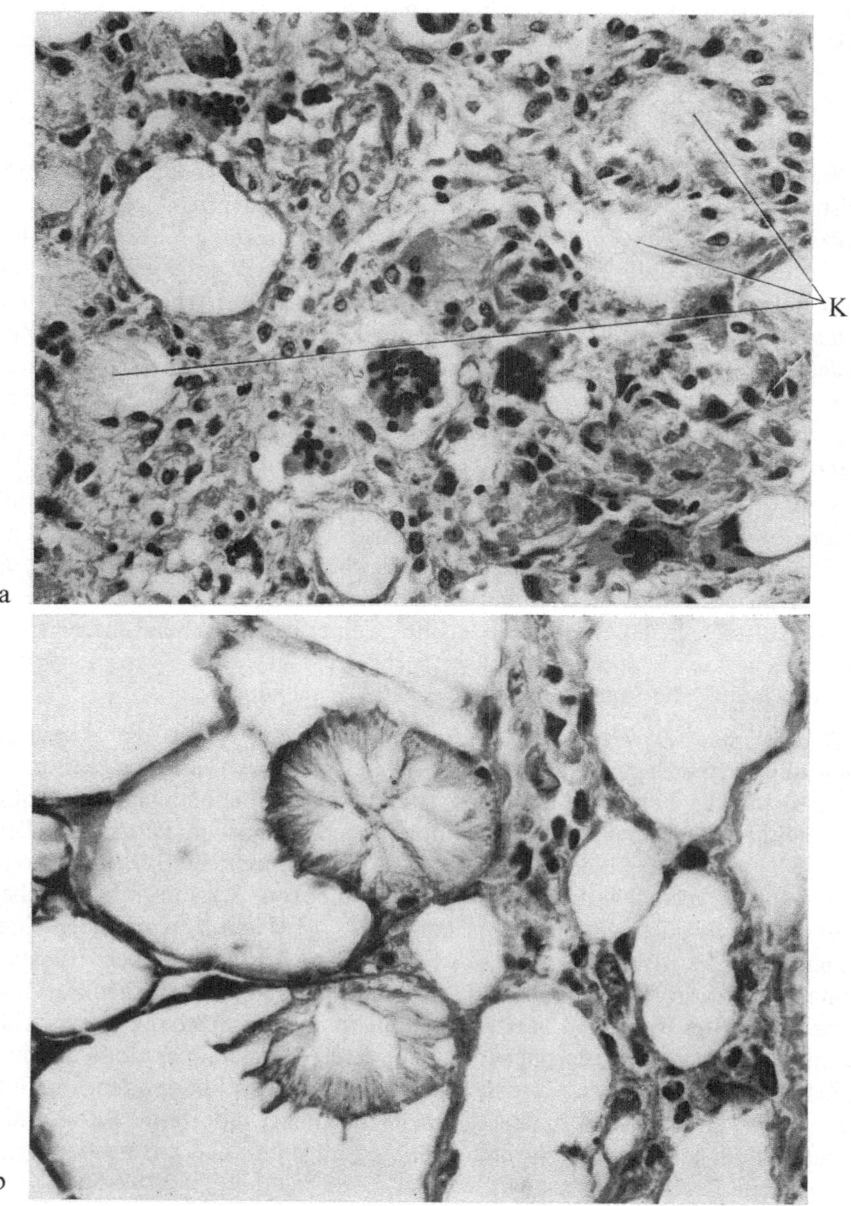

Abb. 3a u. b. (a) Adiponercosis subcutanea neonatorum. In den Fettzellen nadelartiger Kristalle (*K*). Zwischen den Fettzellen strang- oder herdförmig angeordnetes Granulationsgewebe mit Riesenzellen. [Aus W. OEHLERT, H. WECKE u. H. SÜTTERLE: Zbl. allg. Path. path. Anat. **107**, 499 (1965), Abb. 4]. (b) Adiponecrosis subcutanea neonatorum. Intracelluläre kristalline Fettsäure-ausfällungen. [Aus: W. OEHLERT, H. WECKE u. H. SÜTTERLE: Zbl. allg. Path. path. Anat. **107**, 499 (1965), Abb. 5]

1. Adiponecrosis subcutanea neonatorum

Bei der *Adiponecrosis subcutanea* kommt es im Anschluß an Geburtstraumen oder nach Asphyxie bei reifen und überreifen Neugeborenen wenige Tage nach der Geburt zu knoten- oder plattenartigen Verhärtungen des Unterhautfettgewebes. Die Erkrankung beeinträchtigt das Befinden und Gedeihen des Kindes nicht. Die Affektion klingt ohne Behandlung im Verlaufe von Wochen bis Monaten spontan ab.

2. Sclerema neonatorum

Beim *Sclerema neonatorum* (Underwoodsche Krankheit) kommt es zu einer diffusen, teigig-ödematösen Verhärtung der Haut und Subcutis, welche sich gewöhnlich wenige Tage nach der Geburt vorerst an den Wangen und Waden manifestiert, sich aber sehr rasch auf größere Flächen ausbreitet, bis sie mit Ausnahme der Palmae, Plantae und des Scrotums das ganze Integument erfaßt. Die befallene Haut fühlt sich kalt an und ist gegen das darunterliegende Gewebe nicht mehr verschiebbar. Betroffen werden vor allem kränkliche und untergewichtige Frühgeborene. Die Krankheit geht mit einer merkbaren Temperatursenkung einher und führt ohne Therapie (ACTH oder Steroide) innerhalb weniger Tage ad exitum.

Autoptisch fanden FLORY sowie ZEEK u. MADDEN sowohl eine Fettgewebsnekrose der Subcutis als auch des perirenalen und intercostalen Fettpolsters.

Histologie: Das histopathologische Substrat der beiden Formen ist charakterisiert durch Nekrose und intracelluläre Auskristallisation von Fettgewebszellen einerseits, intercelluläre Entzündung andererseits. Im Bereich der Nekrose zeigen die Fettzellen erhebliche Kaliberschwankungen. Aufgeblähte Fettzellen enthalten oft radiär angeordnete nadelförmige Kristalle, die sich polarisationsoptisch doppeltbrechend verhalten, aber Sudan-B negativ sind (BERNHEIM-KARRER; MIESGELD). Chemisch bestehen sie aus Triglyceriden (HORSFIELD u. YARDLEY). Die Fettgewebsnekrose geht mit einer intercellulären Entzündung einher. Das Infiltrat besteht aus Lymphocyten, Histiocyten, Fibroblasten und Riesenzellen vom Fremdkörpertyp. Ältere Herde können verkalken oder fibrosieren (DUHN et al.; TSUJI; WESENER). Im Gegensatz zur Adiponekrose zeigt das Neugeborenensklerem praktisch keine Fettgewebsnekrose und keine Calciumdepots, dafür aber reichlich fibröse Stränge, die das subkutane Fettgewebe durchziehen.

Pathogenese: Beim Sclerema neonatorum fanden HORSFIELD u. YARDLEY sowohl in der Epidermis, Cutis als auch in der Subcutis einen verminderten Gehalt an Oleinsäure, während Palmitinsäure und Stearinsäure vermehrt waren. Sie schließen daraus, daß beim Neugeborenensklerem das Fermentsystem, welches für die Denaturierung von Palmitin- und Stearinsäure verantwortlich ist, ungenügend funktioniert.

B. Primär vasculäre Erkrankungen der Subcutis

1. Erythema induratum

Erstbeschreibung: BAZIN (1861)

Wahrscheinlich umfaßt dieses Krankheitsbild sowohl tuberkulöse als auch nichttuberkulöse Formen. Viele Fälle, die früher als Sarkoid Darier-Roussy bezeichnet wurden, dürften ebenfalls hierher gehören.

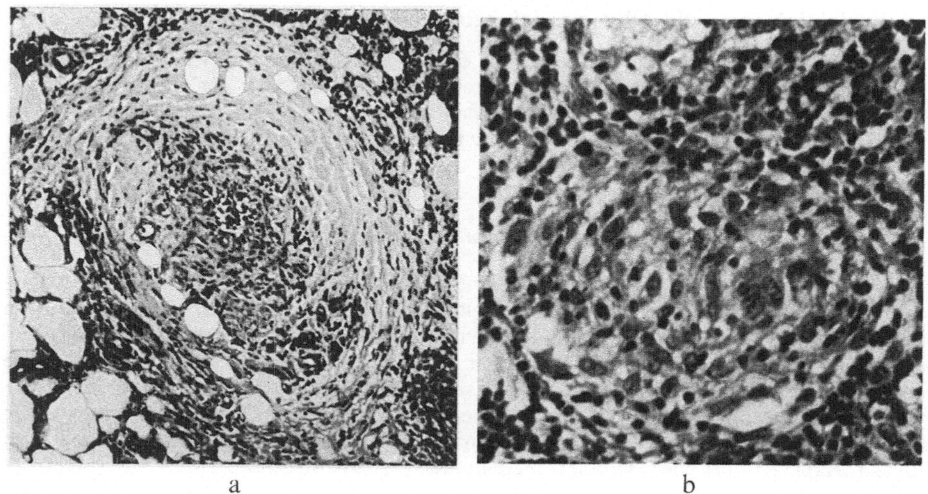

Abb. 4a u. b. (a). Vasculitis nodularis. Endo-, Pan- und Periarteriitis [Aus: SCHNEIDER, W., UNDEUTSCH, W.: Arch. klin. exp. Derm. **221**, 600 (1965)]. (b) Tuberkuloide Reaktion des Fettgewebes

Klinik: Die knotige Erkrankung ist vorwiegend an der Rückseite der Unterschenkel lokalisiert. In der Subcutis liegen einzelstehende, derbe, ziemlich gut abgrenzbare Knoten, über denen die Haut blaulivid verfärbt sein kann. Da von Zeit zu Zeit neue Knoten aufschießen, finden sich meist mehrere Entwicklungsstadien nebeneinander. Exulceration ist möglich. Die Erkrankung dauert viele Jahre lang. Befallen werden vor allem jüngere Frauen.

Das Erythema induratum wurde früher als Tuberkulose oder Tuberkulid aufgefaßt. In einem großen Teil dieser Fälle finden sich jedoch keine Anhaltspunkte für eine tuberkulöse Genese, weshalb heute nur noch Fälle tuberkulöser Genese als Erythema induratum Bazin bezeichnet werden, während die nichttuberkulösen Formen auf Vorschlag von MONTGOMERY, O'LEARY u. BAKER unter dem Begriff *Vasculitis nodularis* subsummiert werden (Lit. bei BEERMAN u. MITCHELL). MONTGOMERY definiert die Vasculitis nodularis wie folgt: „We believe that nodular vasculitis represents an entity which is not due to tuberculosis although observation of affected patients for serval years is necessary before conclusive deductions in regard to the cause of the disease will be possible". RÖCKL stellt die Existenz des Erythema induratum überhaupt in Frage, da er kein wirkliches Charakteristikum für die histologische Diagnose erkennen kann.

Klinische Differntialdiagnose: Erythema nodosum, Ekthyma, Erythrocyanose, Pernionen, ulceröses Syphilid, Thrombophlebitis migrans.

Histologie: Der Prozeß spielt sich primär im unteren Drittel des Stratum reticulare und in der Subcutis ab. Das Vollbild ist durch folgende Trias gekennzeichnet: 1. schwere vasculäre Veränderungen an Arterien und Venen, 2. banale entzündliche Infiltrate und 3. tuberkuloide Gramulome mit oder ohne zentrale Verkäsung (EBERHARTINGER; MONTGOMERY; O'LEARY u. BAKER; SCHNEIDER u. UNDEUTSCH; WINER). Die Arterien und Venen zeigen verschiedene Grade von Endarteriitis, Panarteriitis, Pariarteriitis und Phlebitis. Um solche Gefäße herum liegt fast immer ein unspezifisches Infiltrat, bestehend aus Lymphocyten, Plasmazellen Histiocyten und Fremdkörperriesenzellen, Leukocyten kommen hingegen kaum vor. In anderen Fällen finden sich in Kombination mit vasculären Veränderungen Formationen, die wie verkäsende Tuberkel imponieren. In solchen Bereichen ist die Elastica zerstört. In der Umgebung tuberkuloider Einschmelzungsherde finden sich meist auch Zeichen von Lipophagie. Wenn es klinisch zur Exulceration kommt, bricht die Nekrose durch die Cutis in die Epidermis ein. Wieder in anderen Fällen tritt die Verkäsung zu Gunsten epitheloidzelliger Granulome zurück, so daß Bilder entstehen, die dem Sarkoid Darier-Roussy entsprechen. Das histopathologische Substrat ist aber nicht nur von Fall zu Fall verschieden, sondern selbst in ein und derselben Excision finden sich Abschnitte, die nur ein oder zwei der drei histologischen Leitsymptome enthalten. Das Zusammentreffen tuberkuloiden Granulationsgewebes mit banalen entzündlichen und vasculitischen Erscheinungen macht das histologische Bild des Erythema induratum bzw. der Vasculitis nodularis oft bunt und uncharakteristisch.

Histologische Differentialdiagnose: Wenn nur uncharakteristische Infiltrate vorliegen, kann die Abgrenzung gegen das Erythema nodosum unmöglich sein. Veränderungen der größeren arteriellen und venösen Gefäße sprechen sowohl gegen Erythema nodosum als auch gegen die verschiedenen Formen der Panniculitis. Die größten Schwiergkeiten machen aber erfahrungsgemäß Probeexcisionen, die nur oder fast ausschließlich tuberkuloide Granulome enthalten. Der Histopathologe tut dann gut, die Differentialdiagnose Tuberkulose, Syphilis, Panniculitis, Sarkoid offen zu lassen.

2. Erythema nodosum

Klinik: Die Krankheit ist charakterisiert durch schubweise auftretende schmerzhafte, relativ oberflächlich gelegene Knoten, vor allem auf den Streckseiten der Unterschenkel. Infolge Blutung geht die Farbe der Knoten von anfänglich hellrot rasch in violette und bräunliche Töne über. Wenn sich die Efflorescenz nach 1 bis 3 Wochen zurückbildet, hinterläßt sie vorerst einen gelben Fleck. Entweder handelt es sich beim Erythema nodosum um eine polyätiologische, aber pathogenetisch einheitliche Reaktionsform im Sinne einer „réaction cutanée" von BROCQ, die durch verschiedene entzündliche Erkrankungen wie Morbus Boeck, Lepra, Rheumatismus, Syphilis, Tuberkulose u. a. oder Medikamente (z. B. Sulfathiazol) ausgelöst werden kann oder um eine autochthone Krankheit mit noch unbekanntem Erreger (MIESCHER). Andere Autoren fassen das Erythema nodosum als eine allergische Angiitis auf (BERGSTRAND) bzw. als eine hyperergische, durch verschiedene Ursachen bedingte Gefäßreaktion (BARTAK).

Die *klinische Differentialdiagnose* umfaßt in erster Linie das Erythema induratum Bazin, die Periarteriitis nodosa, die Thrombophlebitis migrans, die Weber-Christiansche Panniculitis und die Lipogranulomatosis subcutanea Rothmann-Makai.

Das *histologische Bild* wird durch folgende drei Elemente geprägt: 1. entzündliches Ödem, 2. Gefäßveränderungen und 3. histiocytäre Radiärknötchen (BARTAK; LÖFGREN u. WAHLGREN; MIESCHER; RÖCKL; WINER; ZABEL). In den ersten Tagen nach dem Erscheinen des Exanthems beherrscht ein starkes Ödem mit Leukocyten das Reaktionsbild. Die Entzündung sitzt sowohl in den unteren Abschnitten des Stratum reticulare, an der Cutis-Subcutisgrenze als auch in den Bindegewebssepten der Subcutis. Die letzteren sind durch ein fibrinöses, in manchen Fällen hämorrhagisches Exsudat aufgebläht und mit neutrophilen, polynucleären Leukocyten diffus durchsetzt. Das Infiltrat greift von den Septen her stellenweise auf die peripheren Abschnitte der Fettgewebsläppchen über. Am Aufbau des Infiltrats sind mit zunehmender Dauer des Prozesses auch Lymphocyten und vereinzelt Mastzellen beteiligt, während Plasmazellen, in den jüngeren Herden wenigstens, fehlen.

Ebenso konstant finden sich Veränderungen an den kleinen und kleinsten Gefäßen. Auffallend ist, daß diese Veränderungen nur herdförmig lokalisiert sind und vor allem die Gefäße in den bindegewebigen Septen und in der unteren Grenz-

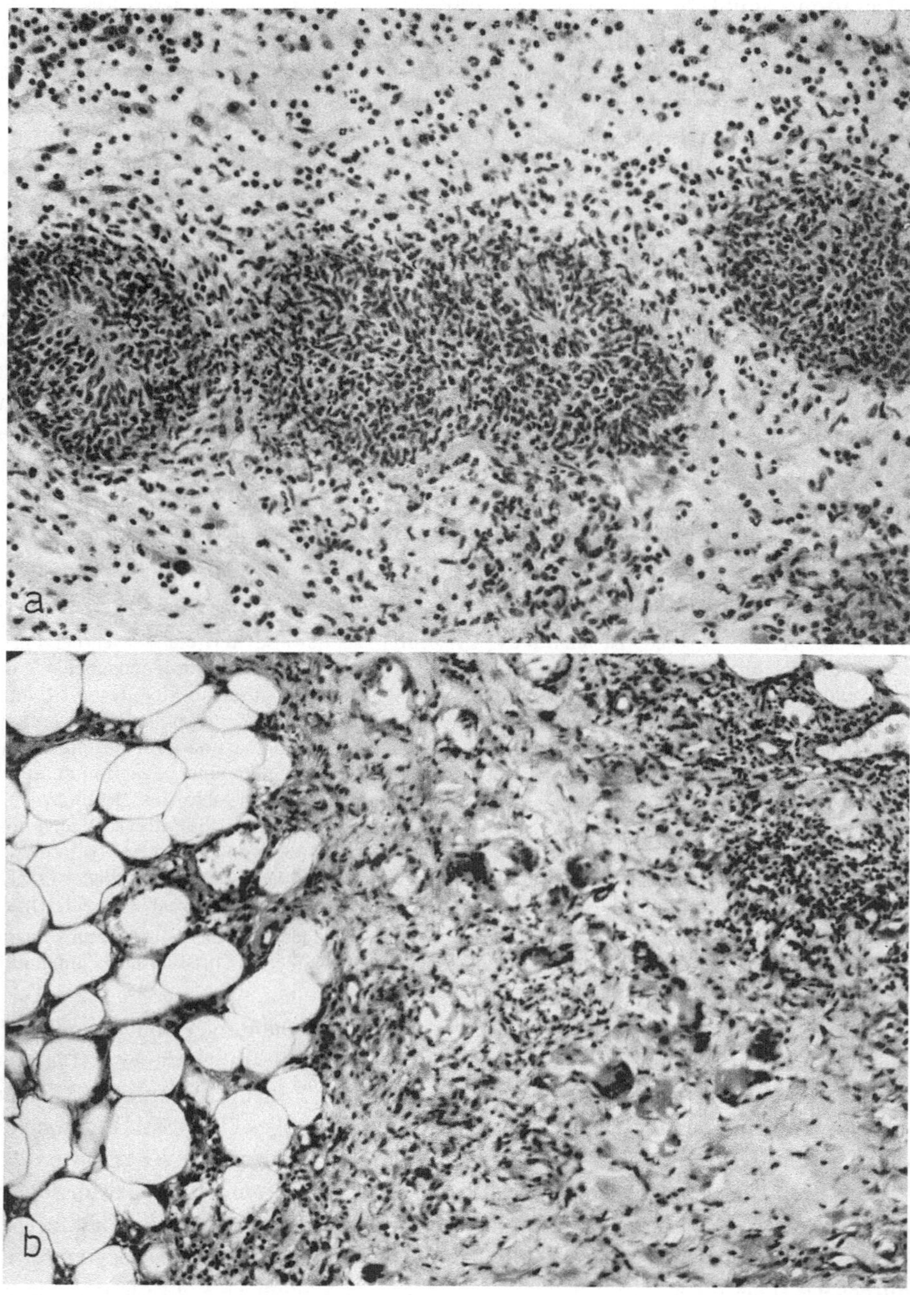

Abb. 5a u.b. Erythema nodosum mit Riesenzellen vom Resorptionstyp (a) Mieschersches Radiärknötchen. H. E., 250×. (b) Uncharakteristische Entzündung im septalen Bindegewebe der
Subcutis. H. E. 250×

schicht des Coriums betreffen. Die Gefäßveränderungen sind sehr verschieden-artig. BARTAK macht dazu folgende Angaben: Wucherung von Endothelzellen in 96%, Leukoklasie in 78%, fibrinoide Degeneration der Gefäßwand in 68% und Erythrocytenextravasate in 58%. Die größeren Gefäße lassen hingegen, abgesehen von einem geringen Ödem, keine pathologischen Veränderungen erkennen.

Auf das dritte Element – die sog. histiocytären Radiärknötchen – machte MIESCHER in mehreren Arbeiten (1942, 1947, 1951) aufmerksam. Im Bereich akut entzündlicher Vorgänge finden sich in wechselnder Zahl solche histiocytären Knötchen. Sie liegen sowohl in den aufgelockerten bindegewebigen Septen, im angrenzenden Fettgewebe als auch in der untersten Schicht des Stratum reticulare. Die Knötchen bestehen aus radiär aufgestellten relativ kleinen Histiocyten mit spindeligen chromatinreichen Kernen. Häufig gruppieren sie sich um einen zentralen, optisch leeren, linearen Spalt, dem sie pallisandenförmig aufsitzen. Im Bereich der Radiärknötchen liegen bald nur vereinzelt, bald in großer Zahl Leukocyten und Leukocytentrümmer, so daß sich ihre Struktur vollständig verwischen kann. Obwohl sie nicht selten auch in der Adventitia kleinerer und größerer Gefäße liegen, besteht auch auf Stufenschnitten keine direkte Beziehung zu den Blut- und Lymphgefäßen. Neben einfachen Knötchen gibt es Knötchenkonvolute. BARTAK fand in 89% eine intensive histocytäre Reaktion mit granulomatösen Strukturen und manchmal auch mit radiären Knötchen. Nach meiner Erfahrung findet man Radiärknötchen fast immer in frischen Effloszenzen, während man sie in Excisionen aus älteren Efflorescenzen relativ häufig vermißt. MIESCHER lehnt die Hypothese ab, daß sie Ausdruck eines lipophagen Vorganges sind. Morphologisch können sie ohne Schwierigkeiten von tuberkulösen und rheumatischen Knötchen abgegrenzt werden. Wenn auch ihre Natur nicht geklärt ist, so muß doch festgestellt werden, daß Radiärknötchen nur beim Erythema nodosum vorkommen. Sie gehören somit zum histopathologischen Substrat dieser Krankheit. Ihre Abheilung erfolgt durch Konfluation von Histiocyten und Bildung mehrkerniger Riesenzellen. Kürzlich haben FÖRSTRÖM u. WINKELMANN auch auf tuberkuloide Granulome bei Erythema nodosum aufmerksam gemacht.

Hingegen vermißt man im Gewebebild dieser Krankheit praktisch die Steatonekrose und die Tendenz zur fibrösen Umwandlung, wie sie den Panniculitiden und dem Erythema induratum Bazin eigen ist.

Beim Erythema nodosum liegt somit histologisch der Schwerpunkt einerseits auf entzündlichen vasculären und perivasculären Veränderungen im Bereich des tiefen cutanen und subcutanen Bindegewebes und andererseits der Bildung histiocytärer Radiärknötchen. Die Fettgewebslobuli werden – wenn überhaupt – so nur sekundär und auch dann nur in geringem Umfang tangiert, was auch erklärt, warum sich kaum Zeichen von Lipophagie beobachten lassen. So ist das Bild des Erythema nodosum relativ uncharakteristisch, wenn man von den Radiärknötchen absieht, weshalb der Histopathologe nicht selten vor einer diagnostisch unlösbaren Aufgabe steht.*

---

* Frau Dr. med. A. BERSCH, Akad. Oberrätin der Universitäts-Hautklinik Heidelberg, danke ich für die Anfertigung der neuen Mikrophotographien.

Anhang: Subacute Nodular Migratory Panniculitis

Synonyma: Erythema nodosum migrans s. chronicum

1945 hat BÄFVERSTEDT auf Fälle aufmerksam gemacht, die klinisch vom typischen Erythema nodosum durch ihren subakuten bis chronischen Verlauf abweichen. Zwei Jahre später berichteten VILANOVA u. AGUADÉ über 14 Fälle dieser Art. Klinisch bestanden auf den Streckseiten der Unterschenkel Efflorescenzen vom Typ des Erythema nodosum, die aber in 1 bis 3 Wochen auf 10 bis 20 cm Durchmesser anwuchsen und vorerst zentral abheilten. Die Efflorescenzen waren im Gegensatz zum klassischen Erythema nodosum nicht druckschmerzhaft. Zweitkrankheiten fehlten. Die Senkung war mittelstark erhöht. Die Rheumaserologie fiel inkonstant positiv aus. Das histologische Bild entspricht demjenigen des Erythema nodosum mit folgenden zwei Ausnahmen: histiocytäre Radiärknötchen wurden nicht beobachtet und auch die größeren Venen zeigten bei der „Subacute Nodular Migratory Panniculitis" Endothelproliferation, Entzündung und Wandfibrose. Auch PERRY u. WINKELMANN sowie HANNUKSELA glauben, daß diese Affektion eine Entität repräsentiert, die vom Erythema nodosum abgegrenzt werden sollte.

Literatur

A. Panniculitiden

Baumgartner, W., Riva, G.: Panniculitis, die herdförmige Fettgewebsentzündung. Helv. med. Acta, Suppl. **14**, 12 (1945).

Bernheim-Karrer, J.: Über subcutane Fettgewebsnekrose beim Neugeborenen. Z. Kinderheilk. **55**, 695 (1933).

Blanc, W.A.: Syndromes nouveaux de pathologie adipeuse. Stéatonécroses pseudo-tumorales. Stéatonécroses disséminées. Liposcléroses dysprotéiniques. Paris: Masson et Cie 1951.

Carol, W., Prakken, I., Zwyndregt, H. van: Erythema nodosum und „relapsing febrile nodular non suppurative panniculitis". Arch. Derm. Syph. (Berl.) **182**, 329 (1941).

Christian, H.A.: Relapsing febrile nodular nonsuppurative panniculitis. Arch. intern. Med. **42**, 338 (1928).

Duhn, R., Schoen, E.J., Siu, M.: Subcutaneous fat necrosis with extensive calcification after hypothermia in two newborn infants. Pediatrics **41**, 661 (1968).

Ehlers, G.: Allgemeine Pathologie des Fettgewebes. In: Handbuch der Haut- und Geschlechtskrankheiten von J. Jadassohn, Erg.-Werk Bd. I/1, S. 787. Berlin-Heidelberg-New York: Springer 1968.

Flemming, W.: Über die Veränderung der Fettzelle bei Atrophie und Entzündung. Virchows Arch. path. Anat. **52**, 568 (1871).

Flory, C.M.: Fat necrosis of the newborn. Arch. Path. **45**, 278 (1948).

Graciansky, P. de, Paraf, A., Timsit, E.: Le problème de la maladie de Weber-Christian. Panniculite nodulaire aigue fébrile récidivante au cours d'un cancer acineux du pancréas. Ann. Derm. Syph. (Paris) **93**, 503 (1966).

Horsfield, B.I., Yardley, H.J.: Sclerema neonatorum. J. invest. Derm. **44**, 326 (1965).

Hughes, Ph.S.H., Apisarnthanarax, P., Mullins, J.F.: Subcutaneous fat necrosis associated with pancreatic disease. Arch. Derm. **111**, 506 (1975).

Kooij, R.: Weber-Christian's disease, a form of spontaneous panniculitis. Dermatologica (Basel) **101**, 332 (1950).

Lever, W.F.: Nodular nonsuppurative panniculitis (Weber-Christian disease). Arch. Derm. Syph. (Chic.) **59**, 31 (1949).

Makai, E.: Über Lipogranulomatosis subcutanea. Klin. Wschr. **7**, 2343 (1928).

Misgeld, V.: Adiponecrosis subcutanea neonatorum — Sclerema neonatorum — Sclerödem Buschke. Nosographie unter Berücksichtigung der Literatur ab 1950. Arch. Kinderheilk. **183**, 5 (1971).

Pfuhl, W.: Die Aufräumung zugrunde gegangener Fettzellen durch Histiozyten im Trypanblauentzündungsherd. Z. Anat. Entwickl.-Gesch. **110**, 533 (1940).

Röckl, H., Thies, W.: Herdförmige chronisch rezidivierende Krankheitszustände des subkutanen Fettgewebes. Zur Histopathogenese der Lipogranulomatosis. Hautarzt **8**, 58 (1957).

Smetana, H.F., Bernhard, W.: Sclerosing lipogranuloma. Arch. Path. **50**, 296 (1950).

Spain, D.M., Foley, J.M.: Nonsuppurative panniculitis (Weber-Christian's disease). Amer. J. Path. **20**, 783 (1944).

Steinberg, B.: Systemic nodular panniculitis. Amer. J. Path. **29**, 1059 (1963).

Szymanski, F.J., Bluefarb, S.M.: Nodular fat necrosis and pancreatic disease. Arch. Derm. Syph. (Chic.) **83**, 224 (1961).

Schrier, R.W., Melmon, K.L., Fenster, L.F.: Subcutaneous nodular fat necrosis in pancreatitis. Arch. intern. Med. **116**, 832 (1965).

Tsuji, T.: Subcutaneous fat necrosis of the newborn. Light and electron microscopic studies. Brit. J. Derm. **95**, 407 (1976).

Undeutsch, W., Berger, H.E.: Lipogranulomatosis Rothmann-Makai — eigenständiges Krankheitsbild oder polyätiologisches Syndrom? Hautarzt **21**, 221 (1970).

Ungar, H.: Relapsing febrile nodular inflammation of adipose tissue (Weber-Christian syndrome): report of a case with autopsy. J. Path. Bact. **58**, 175 (1946).

Weber, F.P.: Case of relapsing nonsuppurative nodular panniculitis showing phagocytosis of subcutaneous fat cells by macrophages. Brit. J. Derm. Syph. **37**, 301 (1925).

Wesener, G.: Zur Klinik und Therapie der Adiponecrosis subcutanea neonatorum. Arch. klin. exp. Derm. **206**, 531 (1957).

Wuketich, St., Pavlik, F.: Syndrom des metastasierenden lipasebildenden Pankreasadenoms. Zugleich ein Beitrag zur Differentialdiagnose der Pfeifer-Weber-Christian'schen Krankheit. Arch. klin. exp. Derm. **216**, 412 (1963).

Zeek, P., Madden, E.M.: Sclerema adiposum neonatorum of both internal and external adipose tissue. Arch. Path. **41**, 166 (1946).

B. Primär vasculäre Erkrankungen der Subcutis.

Bäfverstedt, B.: Erythema nodosum migrans. Acta derm.-venereol. (Stockh.) **34**, 181 (1954).

Bartak, P.: Zur Kenntnis der histologischen Bilder des Erythema nodosum. Derm. Wschr. **149**, 619 (1964).

Bazin, E.: Extrait des Leçons Théoretiques et Cliniques sur la Scrofule considérée en elle même et dans ses rapports avec la Syphilis, la Dartre et l'Arthritis — par E. Bazin, 1861, pp. 146—147. (Zit. nach Röckl, H., Hautarzt **12**, 540 (1968).)

Beermann, H., Mitchell, G.H.: Nodular vasculitis. Amer. J. med. Sci. **228**, 469 (1954).

Bergstrand, H.: Is Erythema nodosum a hypersensibility reaction of anaphylactic type? Acta derm.-venereol. (Stockh.) **29**, 539 (1949).

Eberhartinger, C.: Das Problem des Erythema induratum Bazin. Arch. klin. exp. Derm. **217**, 196 (1963).

Förström, L., Winkelmann, R.K.: Granulomatous panniculitis in erythema nodosum. Arch. Derm. **111**, 335 (1975).

Hannuksela, M.: Erythema nodosum migrans. Acta derm.-venereol. (Stockh.) **53**, 313 (1973).

Hewitt, J.: Les hypodermites nodulaires subaigues d'origine vasculaire. Bull. Soc. franç. Derm. Syph. **64**, 254 (1957).

Löfgren, S., Wahlgren, F.: On the histopathology of erythema nodosum. Acta derm.-venereol. (Stockh.) **29**, 1 (1949).

Miescher, G.: Über Cibazolexantheme. Dermatologica (Basel) **86**, 64 (1942).

Miescher, G.: Zur Histologie des Erythema nodosum. Acta derm.-venereol. (Stockh.) **27**, 447 (1947).

Miescher, G.: Zur Frage der Radiärknötchen beim Erythema nodosum. Arch. Derm. Syph. (Berl.) **193**, 251 (1951).

Montgomery, H., O'Leary, P.A., Baker, N.W.: Nodular vascular diseases of the legs: Erythema induratum and allied conditions. J. Amer. med. Ass. **128**, 335 (1945).

Perry, H.O., Winkelmann, R.K.: Subacute nodular migratory panniculitis. Arch. Derm. Syph. (Chic.) **89**, 170 (1964).

Pfeifer, V.: Über einen Fall von herdweiser Atrophie des subcutanen Fettgewebes. Virchow Arch. path. Anat. **50**, 438 (1892).

Röckl, H.: Die Bedeutung der Histopathologie für die Diagnostik knotiger Unterschenkeldermatosen. Hautarzt **19**, 540 (1968).

Rothmann, M.: Über Entzündung und Atrophie des subcutanen Fettgewebes. Virchow Arch. path. Anat. **136**, 159 (1894).

Schneider, W., Undeutsch, W.: Vasculitiden des subcutanen Fettgewebes. Arch. klin. exp. Derm. **221**, 600 (1965).

Vilanova, X., Aguadé, J.P.: Hypodermite nodulaire subaiguè migratrice. Ann. Derm. Syph. (Paris) **83**, 369 (1956).

Winter, L.H.: Histopathology of the nodose lesions of the lower extremities. Arch. Derm. Syph. (Chic.) **63**, 347 (1951).

Zabel, M.: Zur Histopathologie des Erythema nodosum. Z. Hautkr. 52, 1253 (1977).

Haut- und Serumimmunfluoreszenz bei Dermatosen

Von S. Jablonska und T. P. Chorzelski Warschau, Polen
und E. H. Beutner, Buffalo, N. Y., USA

Einleitung

Immunpathologische Untersuchungen haben bei einer Reihe dermatologischer Krankheiten Anwendung gefunden. Zum Teil sind sie von grundlegender diagnostischer Bedeutung, insbesondere bei folgenden bullösen Krankheiten:

Pemphigus vulgaris
bullöses Pemphigoid
Schleimhautpemphigoid
Herpes gestationis
Dermatitis herpetiformis
sowie bei Lupus erythematosus — sowohl bei der cutanen als auch bei den visceralen Formen.

Zum Teil wiederum sind immunpathologische Untersuchungen eine die Diagnostik unterstützende Methode und weisen pathogenetisch auf die mögliche Mitwirkung immunologischer Mechanismen hin, z. B. bei folgenden Gefäßkrankheiten:

Periarteriitis nodosa
Vasculitis allergica
Pyoderma gangraenosum
Cryoglobulinaemie

Immunpathologische Untersuchungen haben ebenfalls eine relative Bedeutung bei Porphyrien und Lichen planus, bei denen das IF-Muster manche charakteristische Merkmale aufweist. Immunologische Phänomene bei Psoriasis — obwohl in allen Psoriasisherden feststellbar — bedürfen noch weiterer Untersuchungen.

Immunfluorescenzuntersuchungen finden bei der dermatologischen Diagnostik derart bereits Indikationen, daß sie auch in Zentren, die kein eigenes IF-Laboratorium haben, allgemein angewandt werden sollten. Mit einem Transportmedium (Beutner et al., 1973) kann heute eine Biopsie sogar über weite Entfernungen gesandt werden. Technische Einzelheiten der Immunfluorescenz-Untersuchungen — s. bei Beutner et al., 1973.

A. Bedeutung der Immunofluoreszenzuntersuchungen bei bullösen Krankheiten

1. Pemphigus vulgaris

Der Pemphigus war die erste Krankheit, bei der man mittels der IF-Technik spezifische zirkulierende IC (intercelluläre) Pemphigus-Antikörper sowie in den intercellulären Räumen in vivo fixierte Immunglobuline (IgG) festgestellt (BEUT-NER u. JORDON, 1964) und ihre diagnostische Bedeutung nachgewiesen hatte (CHORZELSKI et al., 1966). Mittels dieser Untersuchungen ist es möglich, atypische klinische Fälle festzuhalten, die früher als Dermatitis herpetiformis oder als nicht näher präzisierte bullöse Krankheiten diagnostiziert worden sind. Es muß unterstrichen werden, daß IF-Untersuchungen der klassischen Histopathologie gegenüber eine gewisse Überlegenheit aufweisen, weil einerseits die Acantholyse manchmal bei abortiven Pemphigusarten nicht feststellbar ist, andererseits evidente acantholytische Veränderungen bei anderen Krankheiten auftreten können, bei denen weder zirkulierende noch im Gewebe fixierte Antikörper feststellbar sind (Pemphigus benignus Hailey; Transient acantholytic dermatosis Grover etc.).

Gewebeuntersuchungen

Entnahmestelle: Die Biopsie soll aus der nächsten Umgebung einer möglichst frischen bullösen Läsion entnommen werden, so daß sie auch einen Teil der Blase umfaßt, um die gleichzeitige Bewertung ihrer Struktur und die Feststellung acantholytischer Zellen zu ermöglichen.

In Schleimhäuten wird die Biopsie aus der Peripherie frischer Läsionen entnommen, denn das Epithel ist gewöhnlich geschädigt, wodurch ein negativer Befund der IF-Untersuchungen resultieren kann.

Befunde: Unabhängig von der klinischen Pemphigus-Art, stellt man bei allen aktiven Veränderungen sowohl im Bereich der Blase als auch in der normalen Haut IgG in den intercellulären Räumen der Epidermis fest. Lose liegende acantholytische Zellen weisen eine deutliche periphere Fluorescenz auf (Abb. 1).

Bei sehr frischen Läsionen nicht behandelter Fälle kann man darüber hinaus an der gleichen Stelle fixiertes Komplement nachweisen (CORMANE u. CHORZELSKI, 1967).

Sogar bei histologisch atypischen Veränderungen, wie sie SNEDDON u. CHURCH (1967) beschrieben haben, bei denen keine voll entwickelte Acantholyse vorhanden ist, oder wo intraepidermale, meist eosinophile Leukocytenansammlungen vorkommen, die von EMMERSON u. WILSON-JONES (1968) als „eosinophilic spongiosis" beschrieben worden sind, fallen IF-Untersuchungen in der Regel positiv aus (CHORZELSKI et al., 1974).

Der *Pemphigus erythematosus* ist die einzige Pemphigusart, die im immunpathologischen Bild im Vergleich zu den übrigen Formen gewisse Unterschiede aufweist. Bei den aus der Gesichtshaut oder anderen lichtexponierten Stellen entnommenen Biopsien, lassen sich außer den in vivo fixierten Immunglobulinen in den intercellulären Räumen der Epidermis (was für den Pemphigus charakteristisch ist) zusätzliche Immunglobulin-Ablagerungen an der dermo-epidermalen Grenze, ähnlich wie beim Lupus erythematosus (CHORZELSKI et al., 1968; BEAN u. LYNCH, 1970; JABLONSKA et al., 1976), nachweisen (Abb. 2).

Der *Pemphigus herpetiformis* dagegen ist eine Pemphigus-Variante, die klinische und mitunter auch histologische Eigenarten aufweist. Ein Teil solcher Fälle sprechen therapeutisch auf Sulfapyridin und Sulfone an (WINKELMANN u. ROTH, 1960; SEAH et al., 1973; JABLONSKA et al., 1975). Dies hatte DE MENTO u. GROVER (1973) veranlaßt, den Pemphigus herpetiformis als gesonderte nosologische Einheit anzuerkennen und als „acantholytic herpetiform dermatitis" zu bezeichnen.

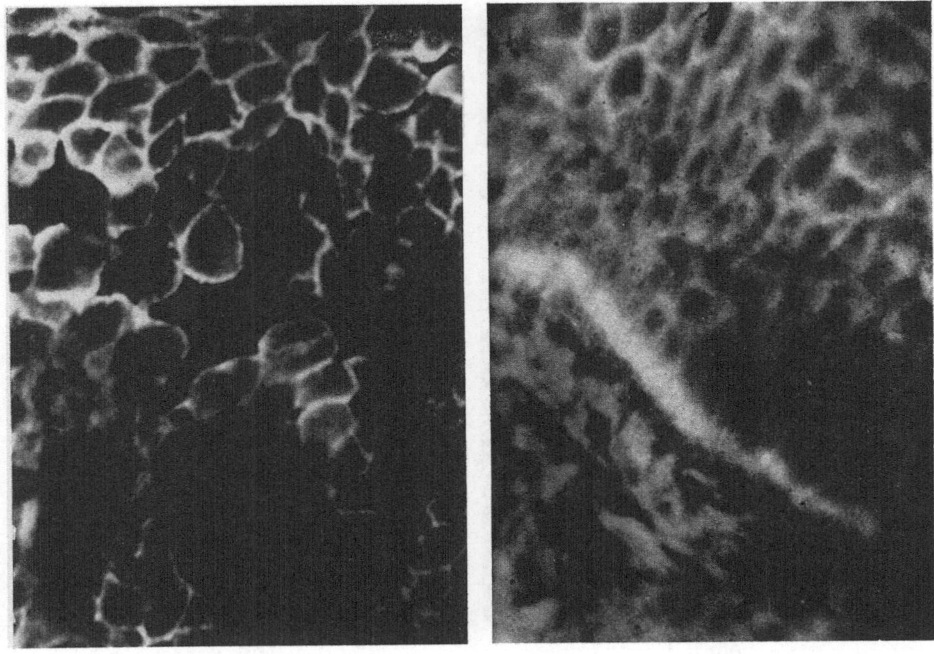

Abb. 1   Abb. 2

Abb. 1. Pemphigus vulgaris. Biopsie aus der Peripherie der Blase. Direkte Immunofluorescenz-methode (DIF) bei Verwendung des anti-IgG-Konjugats. Spezifische Fluorescenz in den inter-cellulären Räumen und um die lose liegenden acantolytischen Zellen. × 560

Abb. 2. Pemphigus erythematosus. DIF- mit anti-IgG-Konjugat. Spezifische Fluorescenz in den intercellulären Räumen und IgG-Ablagerungen an der dermo-epidermalen Grenze wie bei LE.
× 560

SEAH, FRY et al. (1973) haben ihren Fall dagegen, der als Dermatitis herpetiformis 10 Jahre lang behandelt worden war, nach Feststellung der immunologischen Merkmale eines Pemphigus, unter dem Namen „Sulfapyridin-kontrollierter Pemphigus" beschrieben. Für Fälle dieser Art schlugen wir aufgrund der klinischen Ähnlichkeit mit der Dermatitis herpetiformis und der für einen Pemphigus typischen immunpathologischen Phänomene die Bezeichnung „Pemphigus herpetiformis" vor (JABLONSKA, CHORZELSKI et al., 1975).

Serumuntersuchung

Die Serumuntersuchung ist bei allen Fällen angezeigt, wo ein Verdacht auf Pemphigus besteht. IC-Antikörper kann man, falls die Untersuchungen in verschiedenen Krankheitsperioden wiederholt werden, bei allen aktiven Fällen nachweisen (Abb. 3 u. 4). Zirkulierende IC-Antikörper können bei frühen Fällen mit wenigen Herden und in Remissionsperioden, manchmal auch wegen der verwandten Antigensubstrate (Species- und Organ-Spezifität — CHORZELSKI u. BEUTNER, 1969) schwer nachweisbar sein.

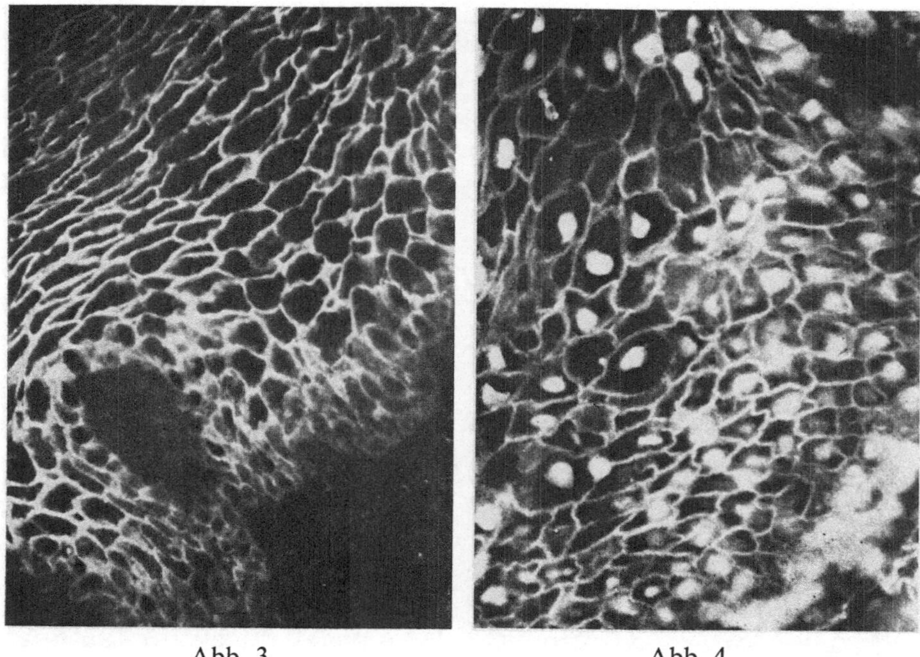

Abb. 3   Abb. 4

Abb. 3. Pemphigus vulgaris. Indirekte IF (IIF-Serumuntersuchung) bei Verwendung des anti-IgG-Konjugats und Affenoesophagus als Substrat. Spezifische Fluorescenz in den intercellulären Räumen. × 280

Abb. 4. Pemphigus erythematosus. IIF (dasselbe Konjugat und dasselbe Substrat). Spezifische Fluorescenz in den intercellulären Räumen und den Kernen (antinucleäre Antikörper — ANA). × 280

Bei der Bewertung der Untersuchungsergebnisse des Serums muß die Möglichkeit des Auftretens von Pemphigus-ähnlichen Antikörpern nach Verbrennungen (THIVOLET u. BEYVIN, 1968), nach Verabreichung mancher Arzneien, insbesondere Penicillin oder Penicillamin D berücksichtigt werden (DEGOS et al., 1969; HEWITT et al., 1971).

Der IC-Antikörper-Titer hat ebenfalls Bedeutung für die Prognose sowie bei der Bewertung des Therapie-Effektes (CHORZELSKI et al., 1966; CHORZELSKI u. JABLONSKA, 1972).

Eine *Serumuntersuchung* bildet, falls der Befund positiv ist und Pemphigus-ähnliche Antikörper ausgeschlossen sind, eine *ausreichende* Grundlage für die Diagnose Pemphigus. Dagegen ist die *immunpathologische Untersuchung* der Biopsie für die Diagnose *ausschlaggebend*, auch wenn es nicht gelingt, im Serum Antikörper festzustellen.

2. Pemphigoid (bullöses Pemphigoid)

Das bullöse Pemphigoid (BP) gehört zu den Hautkrankheiten, für die immunologische Phänomene besonders charakteristisch sind und hohe diagnostische

Bedeutung besitzen (BEUTNER u. JORDON, 1964; JORDON et al., 1967; CHORZELSKI et al., 1968; BEUTNER, CHORZELSKI, JORDON, 1970; BEUTNER et al., 1973).

Man unterscheidet 2 Hauptformen des Pemphigoids:

a) bullöses Pemphigoid (sensu stricto),

b) vernarbendes Pemphigoid, welches sich in das Schleimhautpemphigoid (hauptsächlich Befall der Mucosa aber nicht selten auch bullöse, teilweise vernarbende Efflorescenzen in der Haut) und die vernarbende cutane Form — disseminierte (Person and Rogers 1977) oder lokalisierte vom Typ Brunsting-Perry (vernarbende bullöse Veränderungen an der behaarten Kopfhaut und am Rumpf ohne Schleimhautbefall) unterteilen läßt.

Beide Formen haben das gleiche Immunfluorescenzmuster, obwohl sie sich in der Feststellbarkeit von IF-Phänomenen in der Haut und im Serum unterscheiden.

Gewebeuntersuchungen

Entnahmestelle:

a) Beim *bullösen Pemphigoid* soll die Biopsie von der Peripherie einer frischen Blase entnommen werden, so daß sie die angrenzende gesunde Haut und das Erythem, sowie einen Teil der bullösen Läsion umfaßt. Wenn die Basalmembran bei älteren Blasen zerstört ist, kann der IF-Befund negativ sein.

b) Beim *vernarbenden Pemphigoid* (Schleimhautpemphigoid und cutane Formen) soll die Biopsie von der Umgebung einer frischen Erosion oder Blase und aus noch nicht vernarbten Läsionen entnommen werden.

Befunde:

a) Bullöses Pemphigoid: Sowohl in der unveränderten Haut als auch am Blasengrund stellt man in der Basalmembranzone lineare IgG-Ablagerungen (mitunter mit einer Beimischung anderer Komponenten) sowie Komplement fest (Abb. 5).

Positive Befunde erzielt man bei allen aktiven Fällen. Häufig müssen Serienschnitte angefertigt werden, da die immunologischen Ablagerungen stellenweise nicht nachweisbar sind. Bei negativem Befund empfiehlt es sich, die Biopsie zu wiederholen.

b) Vernarbendes Pemphigoid (Schleimhautpemphigoid und cutane Brunsting-Perry-Form): In der disseminierten und lokalisierten Form finden sich wie beim bullösen Pemphigoid IgG, manchmal auch IgA-Ablagerungen in der Basalmembranzone; Komplement kann weniger oft nachgewiesen werden (BEAN u. MICHEL, 1973). Bei diesen Pemphigoid-Abarten können die Befunde bei einmaliger Untersuchung negativ ausfallen.

IF-Phänomene in der Basalmembranzone sind für das Pemphigoid grundsätzlich spezifisch, mitunter aber bestehen Schwierigkeiten bei der Differenzierung mit linearen Ablagerungen an der dermoepidermalen Grenze bei LE visceralis (SLE) — Abb. 6. Die Abgrenzung des Pemphigoids vom SLE hat praktisch keine Bedeutung, jedoch kommen Fälle mit bullösen Läsionen vor, die entweder eine Koexistenz mit Erythema multiforme bullosum (ROWELL et al., 1963; JABLONSKA et al., 1962), oder — was sehr selten ist — sogar mit Pemphigoid (JORDON et al., 1969) darstellen.

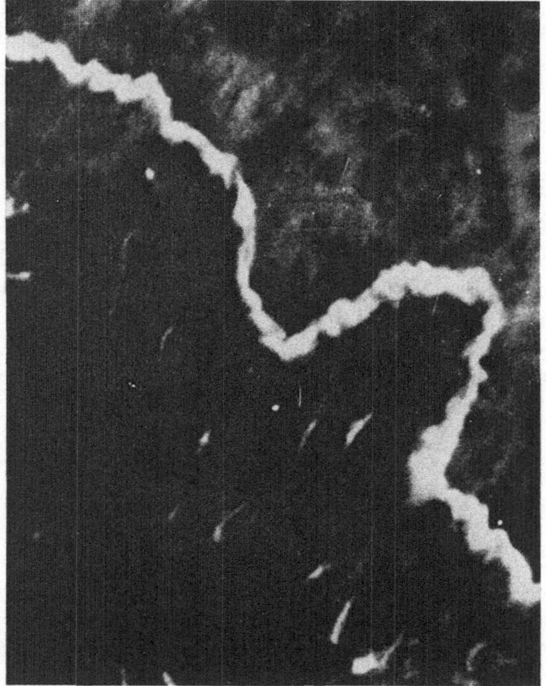

Abb. 5

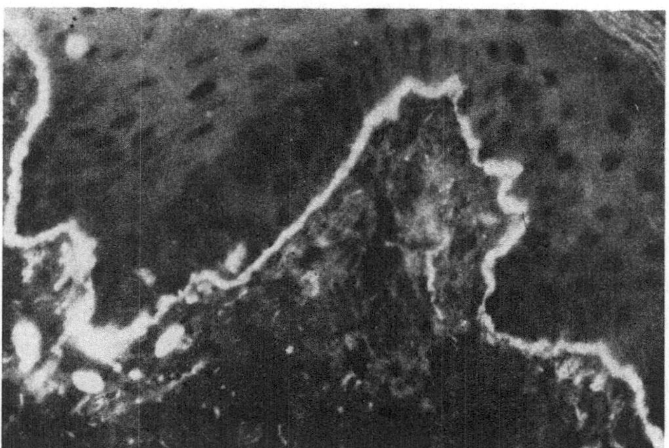

Abb. 6

Abb. 5. Bullöses Pemphigoid. DIF mit anti-IgG-Konjugat. Lineare spezifische Fluorescenz in der Basalmembranzone. × 560

Abb. 6. Systemischer Lupus erythematosus (SLE) — normale Haut. DIF mit anti-IgG-Konjugat. Spezifische lineare Fluorescenz an der Basalmembranzone, wie bei bullösem Pemphigoid. Differenzierung mit BP ist hier unmöglich, und eine Bestätigung der eventuellen Koexistenz von BP würde lediglich eine Feststellung der zirkulierenden anti-BMZ-Antikörper sein. Unten, links: Cytoide Körper, die sowohl beim LE, wie auch beim BP vorhanden sein können. × 280

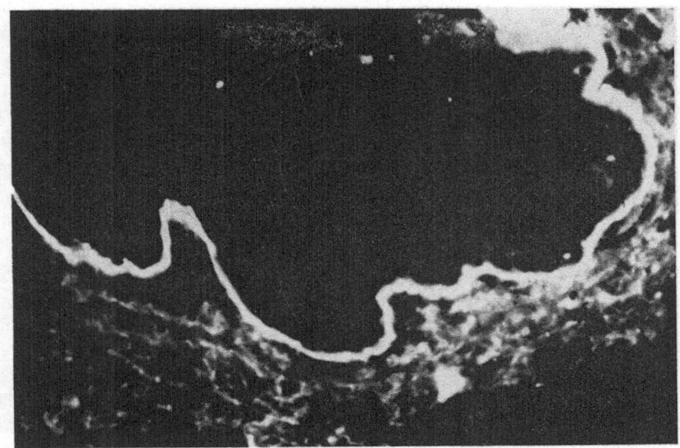

Abb. 7. Bullöses Pemphigoid. IIF (Serumuntersuchung) mit demselben Konjugat. Spezifische lineare Fluorescenz in der Basalmembranzone. × 280

Serumuntersuchung

a) Bullöses Pemphigoid: In rund 80% der Fälle mit aktiven Läsionen treten zirkulierende Anti-BMZ-Antikörper auf (Abb. 7). Der Prozentsatz der Feststellbarkeit schwankt in Abhängigkeit vom Antigensubstrat, was von der Species- und Organ-Spezifität der Antikörper abhängen kann (CHORZELSKI u. BEUTNER, 1970). Das beste Substrat ist Affen-Oesophagus.

Der Anti-BMZ-Antikörpertiter weist keine so deutliche Abhängigkeit von der Krankheitsaktivität wie bei Pemphigus auf, jedoch sinkt der Antikörpertiter in der Remissionsperiode im allgemeinen ab oder die indirekte IF-Untersuchung wird negativ.

b) Vernarbendes Pemphigoid (Schleimhautpemphigoid und cutane Formen). Anti-BMZ-Antikörper treten nur bei einem Teil der Schleimhautpemphigoid-Fälle (BEAN u. MICHEL, 1973; HOLUBAR et al., 1973) und selten auch bei den cutanen Formen auf (eigener Fall). Aus diesem Grunde haben die bioptischen Untersuchungen bei dieser Krankheitsgruppe eine ausschlaggebende Bedeutung.

3. Dermatitis herpetiformis (DH)

Immunfluorescenz-Untersuchungen bei Dermatitis herpetiformis haben diagnostische Bedeutung (VAN DER MEER, 1969, 1973; CHORZELSKI et al., 1971; FRY u. SEAH, 1974). Das IF-Muster ist völlig anders als bei BP, was eine weitere Bestätigung ihrer Eigenständigkeit bildet. Doch die von vielen Klinikern beobachteten und besonders von der französischen Schule hervorgehobenen Fälle, die sowohl DH- als auch BP-Merkmale aufweisen, zeigen ebenfalls im IF-Bild Unterschiede (gemischte Formen).

Gewebeuntersuchungen

Entnahmestelle:
Die richtige Wahl der Biopsiestelle ist hier besonders wichtig, da die immunologischen Phänomene im Bereich der Hauterscheinungen grundsätzlich nicht nachweisbar sind. Die

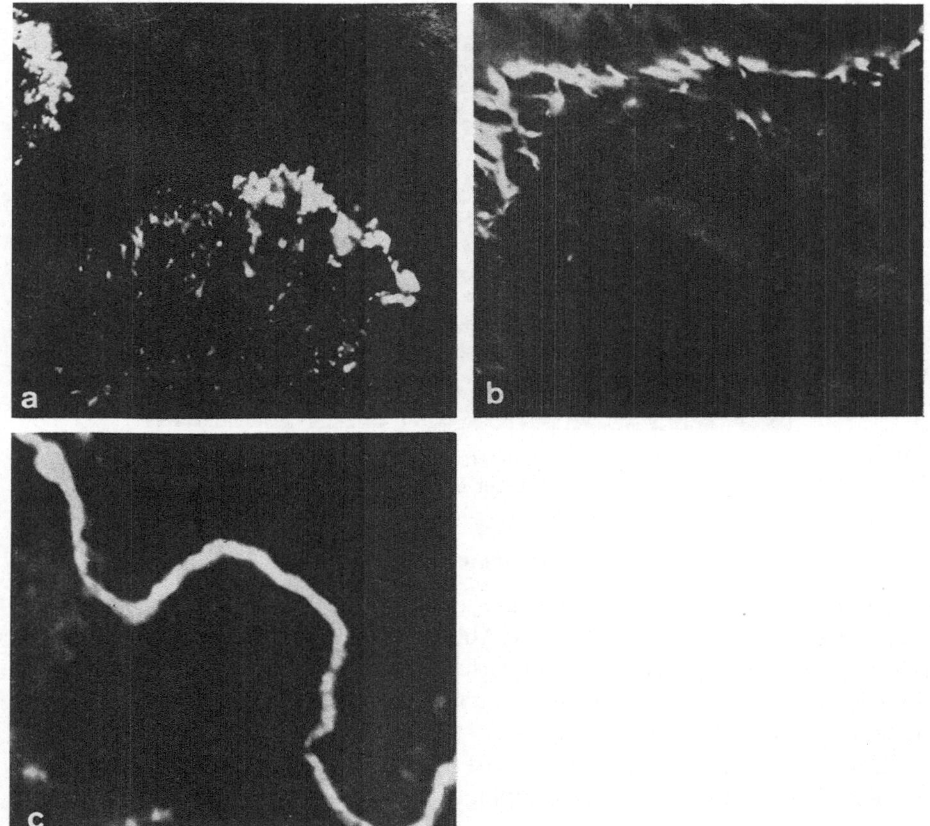

Abb. 8a–c. Dermatitis herpetiformis. DIF mit anti-IgA-Konjugat. Unveränderte Haut in der Umgebung der Läsionen. (a) Granuläre IgA-Ablagerungen in den dermalen Papillen,×525. (b) Fibrilläre IgA-Ablagerungen entlang der dermo-epidermalen Grenze, × 525. (c) Lineare IgA-Ablagerungen in der Basalmembranzone, × 525

Biopsie soll daher aus der Umgebung der Krankheitsherde, von der normalen oder erythematösen Haut entnommen werden. Falls die Läsionen typisch lokalisiert sind, soll die Biopsie in der Gesäßgegend durchgeführt werden, was nach FRY und SEAH (1974) den höchsten Prozentsatz positiver Befunde ergibt.

Befunde: Immunglobulin-Ablagerungen, die sich ausschließlich oder hauptsächlich aus IgA zusammensetzen (zusätzliche Komponenten können IgG oder IgM und am häufigsten Komplement-Faktoren sein), stellt man in den dermalen Papillen fest. Dabei kann man 3 Fluorescenzmuster feststellen (Abb. 8a–c):

Granuläres − am häufigsten befinden sich die Immungobulin-Ablagerungen an der Spitze der dermalen Papillen. Manchmal lokalisieren sie sich entlang der Basalmembranzone, jedoch behalten sie auch hier ihren granulären Charakter.

Fibrilläres − die Ablagerungen liegen gleich unter der Basalmembran entlang den Retikulinfasern. Am häufigsten tritt dieses Muster zusammen mit

granulärem auf, was durch die Durchschneidung der Retikulinfasern verursacht werden kann (FRY u. SEAH, 1974).
Lineares — homogenes — entlang der Basalmembrangrenze; im Fluorescenzmikroskop läßt sich dieses Fluorescenzmuster morphologisch nicht von
IgG-Immunablagerungen bei BP unterscheiden.

Sowohl aus unserer als auch anderer Autoren Erfahrung (FRY u. SEAH, 1974)
geht hervor, daß IgA-Ablagerungen in jedem Fall unabhängig vom IF-Muster
auftreten. Falls sie in einer Gewebeprobe nicht feststellbar sind, soll die Biopsie
wiederholt werden. In der Regel soll man Serienschnitte anfertigen, da die Ablagerungen herdweise auftreten, so daß man sogar in denselben Präparaten neben
Stellen mit Ablagerungen solche findet, die keine spezifische Fluorescenz aufweisen.

Im Bereich der Hautveränderungen werden die Immunglobulinablagerungen
gewöhnlich von polymorphkernigen Leukocyten phagocytiert und schließlich
abtransportiert. In frischen vesiculösen Läsionen jedoch gelingt es manchmal,
IgA-Ablagerungen festzustellen, allerdings gewöhnlich bedeutend weniger als in
der normalen Haut.

Es muß betont werden, daß Immunglobulin-Ablagerungen sogar in der
Remissionsperiode und in Fällen, die mit Sulfapyridin oder Sulfonen behandelt
wurden, vorhanden sein können. Für diagnostische Zwecke ist es jedoch besser,
Biopsien in der aktiven Periode durchzuführen, da die Ablagerungen dann bedeutend leichter feststellbar sind.

Serumuntersuchung

Zirkulierende Anti-BMZ-Antikörper sind nicht feststellbar, aber in zweifelhaften Fällen soll diese Untersuchung für die Abgrenzung gegen BP durchgeführt
werden.

In rund 20% der Fälle stellt man Anti-Retikulin-Antikörper fest (SEAH et al.,
1971), die charakteristischer für Coeliakie sind. Für die Diagnostik der DH haben
sie keine größere Bedeutung.

4. Gemischte bullöse Krankheit DH–BP

Fälle, die zu dieser Gruppe gehören, haben gleichzeitig klinische, histologische
und ultrastrukturelle Merkmale, sowohl der DH als auch des BP. Sie sprechen
therapeutisch auf Sulfapyridin oder Sulfone an.

Im allgemeinen jedoch muß diese Therapie mit kleinen Corticosteroiddosen
kombiniert werden (CHORZELSKI u. JABLONSKA, 1976; JABLONSKA et al., 1976).

Bisher beobachteten wir keine Fälle mit Übergang von DH mit typischem
IF-Muster in BP mit zirkulierenden Anti-BMZ-Antikörpern, über die HONEYMAN
et al. (1973) berichtet haben.

Gewebeuntersuchungen

Entnahmestelle: Die Biopsie soll aus der Umgebung der Läsionen, ähnlich wie bei DH
entnommen werden. Aber auch im Bereich der Blasen sind IF-Untersuchungen wie bei BP
häufig positiv.

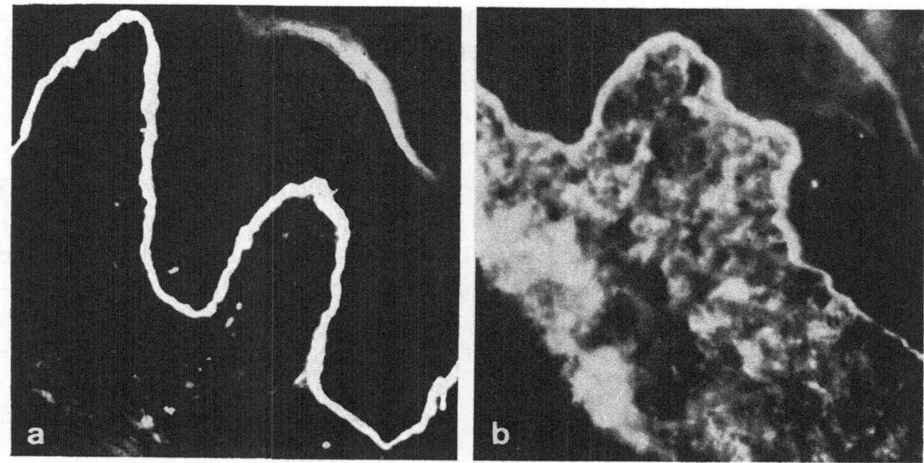

Abb. 9a u. b. Gemischte bullöse Krankheit DH-BP. DIF mit anti-IgA- und anti-IgG-Konjugaten. (a) Lineare IgA-Ablagerungen in der Basalmembranzone, × 263. (b) Lineare IgG-Ablagerungen in der Basalmembranzone in demselben Fall. Spezifische Fluorescenz ist weniger intensiv als mit dem anti-IgA-Konjugat. × 263

Befunde: IF-Ablagerungen entlang der Basalmembran sind in der Regel linear-homogen, setzen sich aber ausschließlich oder hauptsächlich aus IgA zusammen (Abb. 9a und 9b).

Ebenfalls bei ultrastrukturellen Untersuchungen unter Verwendung der immunenzymatischen Technik, findet man sie im Bereich der Lamina lucida oder mehr am unteren Teil der Basalmembran (YAOITA u. KATZ, 1976), oder aber sie haften wie bei BP an der Basalmembran der Basalzellen (eigene Untersuchungen).

Man findet keine IgG-Anti-Basalmembran-Antikörper. Kürzlich wurde über IgA-Antikörper berichtet.

5. Chronische bullöse, nicht hereditäre Krankheit der Kinder

Diese Bezeichnung umfaßt sämtliche, nicht hereditären bullösen Krankheiten bei Kindern, die den bullösen Krankheiten Erwachsener entsprechen: Pemphigus (bei Kindern sehr selten), BP, DH sowie bullöse Krankheiten, die sich keiner der genannten Gruppen zuordnen lassen. Bullöse Krankheiten bei Kindern (Pemphigus; BP; DH) weisen dieselben immunologischen Phänomene wie bei Erwachsenen auf. Fälle mit negativem IF-Untersuchungsbefund wurden unter der Bezeichnung „Benigne chronische bullöse Dermatose der Kinder" abgetrennt (JORDON et al., 1973).

Bei unseren Untersuchungen stellten wir bei Kindern außer Fällen, die gänzlich der DH (IgA-Ablagerungen, granuläres Muster) oder dem BP (sogar mit zirkulierenden Anti-BMZ-Antikörpern) Erwachsener entsprechen, gemischte Abarten fest, wie sie ebenfalls bei Erwachsenen vorkommen (JABLONSKA et al., 1971, 1976). In allen der „Benignen chronischen bullösen Dermatose der Kinder" entsprechenden Fällen, bei denen wir die Möglichkeit hatten, die immunpathologischen Untersuchungen, die anfänglich negativ waren, zu wiederholen, haben wir immunologische Phänomene am häufigsten vom Typ der gemischten Form DH-BP nachweisen können (CHORZELSKI et al., 1975), d.h. IgA lineare Ablagerungen in der Basalmembranzone und keine zirkulierenden Antikörper. Dieses IF Muster wurde letztens als das charakteristische Merkmal dieser Krankheit angesehen (ESTERLY et al., 1977).

6. Herpes gestationis

Der Herpes gestationis, dessen Klassifizierung bisher nicht feststand und beliebig interpretiert wurde, scheint — wie IF-Untersuchungen erwiesen haben — eine besondere in der Schwangerschaft vorkommende Pemphigoid-Abart zu sein (PROVOST u. TOMASI, 1973; BUSHKELL et al., 1974; JABLONSKA et al., 1975).

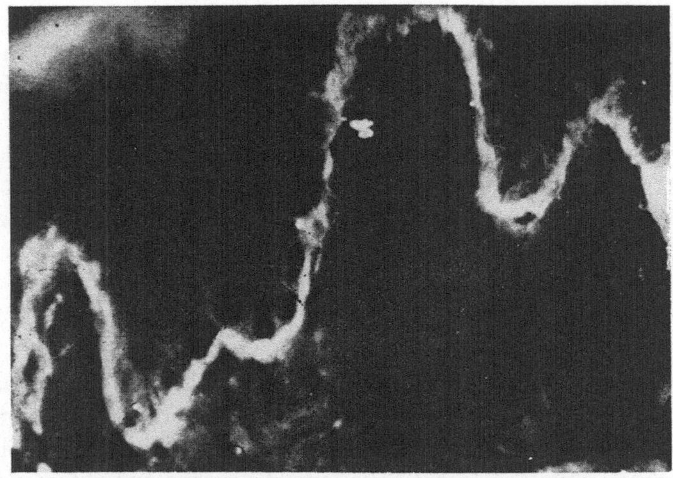

Abb. 10

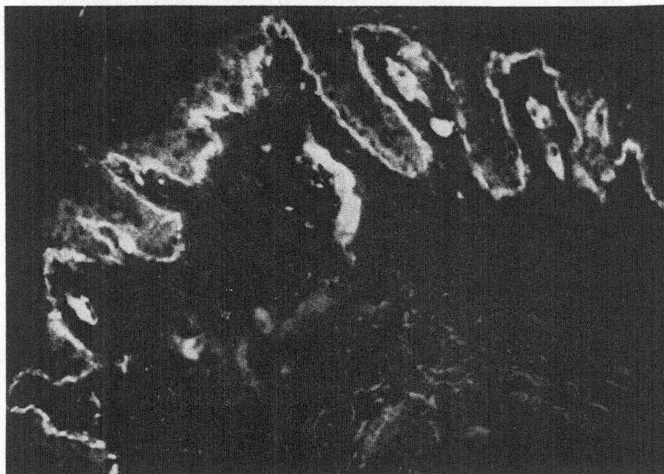

Abb. 11

Abb. 10. Herpes gestationis. DIF mit anti-C3-Komponente des Komplements. Spezifische Fluorescenz in der Basalmembranzone. × 560

Abb. 11. Herpes gestationis. DIF mit demselben Konjugat. Spezifische Fluorescenz in der Basalmembranzone und im Bereich der kleinen Gefäße. × 280

Gewebeuntersuchungen

Entnahmestelle: Die Biopsie wird — ähnlich wie bei BP — aus der Umgebung der Läsionen, einschl. eines Teils einer bullösen oder erythematösen Efflorescenz entnommen.

Befunde: In der Basalmembranzone treten Ablagerungen verschiedener Komponenten des Komplements ohne C_{1q}, hauptsächlich C_3, weiterer Komponenten (C_5), mitunter auch Properdin auf. Anfänglich veranlaßte das zur Annahme, daß hier ausschließlich eine Komplement-Aktivierung auf alternierendem Wege (alternate pathway) stattfindet (PROVOST u. TOMASI, 1973). In weiteren Untersuchungen erwies sich jedoch, daß ebenfalls eine Komplement-Aktivierung auf klassischem Wege und sogar eine Ablagerung von IgG in der Basalmembran auftreten kann. Doch stellte man IgG nur in einigen Biopsien und nur periodisch fest, während sich die Komponenten des Komplements ständig nachweisen lassen (Abb. 10).

Außer den immunologischen Ablagerungen an der Basalmembranzone kann man hauptsächlich die Komponenten des Komplements in der Mehrzahl der Fälle ebenfalls an den Wänden der kleinen Gefäße nachweisen (Abb. 11).

Ferner wurden Fälle mit vorübergehenden bullösen Hautveränderungen bei Säuglingen beschrieben, die von Müttern mit aktivem Herpes gestationis geboren worden waren. In diesen Fällen stellte man identische IF-Bilder wie bei den Müttern fest (CHORZELSKI et al., 1976; SCHÖPF et al., 1976).

Serumuntersuchung

Anfänglich hat man keine zirkulierenden Anti-BMZ-Antikörper nachgewiesen. Es wurde lediglich festgestellt, daß Serum eine Ablagerung des Komplements an der Basalmembran verursacht. Dieses Phänomen wird mit dem Vorhandensein des unbekannten, als HG (Herpes gestationis) bezeichneten Faktors in Verbindung gebracht (PROVOST, TOMASI, 1973).

In weiteren Untersuchungen wurde nachgewiesen, daß die Anti-BMZ-Antikörper in so niedriger Konzentration vorhanden sind, daß sie sich gewöhnlich in IF-Routine-Untersuchungen nicht feststellen lassen (JORDON et al., 1976).

An einer größeren Anzahl von Fällen konnte man feststellen, daß bei einem Teil der Kranken sogar zirkulierende Antikörper auftreten, was ein zusätzlicher Beweis für den Zusammenhang von HG mit BP ist.

B. Bedeutung der Immunfluoreszenzuntersuchungen bei Lupus Erythematosus (LE)

Immunpathologische Untersuchungen sowohl bei der cutanen (discoid lupus erythematosus — DLE), als auch der visceralen (systemic lupus erythematosus — SLE) Form, eingeführt in den Jahren 1963/64 (BURNHAM, 1963; CORMANE, 1964) führten zur Erarbeitung grundlegender diagnostischer Kriterien. Zwar gehören diese noch nicht zu den „präliminären diagnostischen Kriterien" für SLE der

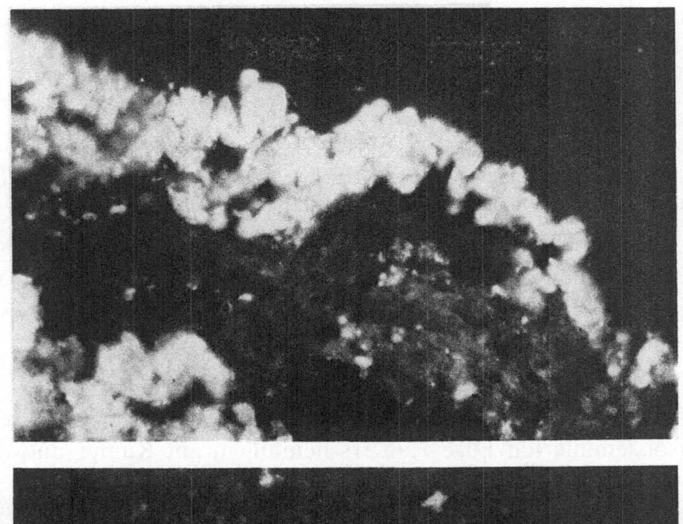

Abb. 12

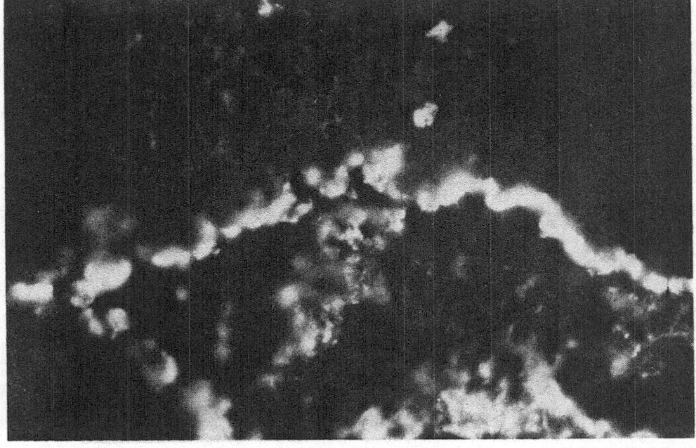

Abb. 13

Abb. 12. Chronisch discoider Lupus erythematosus. (DLE — discoid lupus erythematosus.) Hautveränderungen. DIF mit anti-IgG-Konjugat. Schollenartige Immunglobulinablagerungen an der dermo-epidermalen Grenze. × 560

Abb. 13. Rosacea-Teleangiektasie. DIF mit anti-IgG-Konjugat. IgG-Ablagerungen an der dermo-epidermalen Grenze. × 560

American Rheumatological Association; über ihren hohen diagnostischen Wert jedoch, insbesondere bei SLE, besteht im Schrifttum allgemeine Übereinstimmung.

Bei DLE bestehen gewisse Meinungsverschiedenheiten über die Bewertung der Spezifität der immunologischen Phänomene in Hautveränderungen, doch auch bei DLE ist der diagnostische Wert unbestritten.

1. Kutaner Lupus erythematosus

Gewebeuntersuchungen

Entnahmestelle: Die Biopsie wird am besten aus der Peripherie der erythematösen Herde entnommen. Vermeiden soll man dagegen vernarbende Stellen, da dort immunologische Phänomene nicht mehr feststellbar sein können. Positive Befunde erzielt man am häufigsten, wenn die Biopsien aus Herden entnommen werden, die:

an lichtexponierten Stellen lokalisiert sind,

nicht ödematös sind,

mindestens seit einem Monat bestehen,

lokal zumindest einige Wochen vor der Untersuchung nicht mit Corticosteroiden behandelt wurden, da diese Therapie das IF-Band abschwächt oder vollständig aufheben kann,

vermieden werden sollen ebenfalls Stellen mit zahlreichen Teleangiektasien.

Befunde: In rund 85% der DLE-Fälle stellt man bei einer Lokalisierung an lichtexponierten Stellen granuläre, oft schollenförmige Immunglobulinablagerungen (IgG; IgM; seltener auch IgA) und Komplement an der dermo-epidermalen Grenze (IF-Band) fest (Abb 12).

Unspezifisch negative Ergebnisse bei DLE:
Die Befunde können an nicht lichtexponierten Stellen negativ sein, insbesondere bei disseminierten DLE-Hauterscheinungen am Rumpf und den proximalen Teilen der Extremitäten.

Häufig negativ sind die Befunde in den erythematösen und ödematösen Efflorescenzen, besonders wenn sie annulär und am Rumpf lokalisiert sind. In ödematösen Herden am Gesicht werden in weniger als 50% der Fälle positive Befunde erzielt.

Auch bei sehr frühen Läsionen sind nur in kaum 30% der Fälle die Befunde positiv, dagegen bei Läsionen, die über 2 Monate alt sind, in ca. 80% der Fälle.

Positive Ergebnisse bei anderen Hautveränderungen:
Bei Teleangiektasien, gleich welchen Ursprungs, erzielt man in ca. 17% der Fälle IF-Bilder, die beim DLE sehr ähnlich sind oder solche, die sich von denen bei DLE nicht unterscheiden lassen, obwohl die Immunglobulinablagerungen meist homogen auftreten (Abb. 13). Es muß jedoch unterstrichen werden, daß bei oberflächlicher ödematöser Form von DLE das IF-Muster ebenfalls vom gleichen Typ sein kann.

Das IF-Band bei DLE ist also in Hauterscheinungen sehr charakteristisch, aber nicht absolut spezifisch.

Immunglobulinablagerungen an der *dermo-epidermalen Grenze* kann man ebenfalls in Efflorescenzen bei folgenden Krankheiten feststellen:

Rosacea und Rosacea-ähnliche Dermatose (JABLONSKA, CHORZELSKI, 1974),

polymorphe Lichtdermatose: Bei unserem Material bis zu 10% der Fälle, obgleich manche Autoren bei der Feststellung des IF-Bandes einen atypischen LE diagnostizieren würden (FISHER et al., 1970).

Lichen ruber: Im allgemeinen sind es cytoide Körper, jedoch wird das IF-Band − am häufigsten homogen − bei rund 15% der Fälle festgestellt. Eine Abgrenzung gegen DLE kann besonders schwierig in klinisch zweifelhaften Fällen sein, die eine Ähnlichkeit sowohl mit DLE als auch mit L. ruber aufweisen (COPEMAN et al., 1970), insbesondere da im typischen DLE ebenfalls nicht selten cytoide Körper auftreten (s. Abb. 21a und b).

Porphyria cutanea tarda: Bei rund der Hälfte der Fälle (TUFFANELLI et al., 1973, 1975). Ein charakteristisches Merkmal sind homogene Immunglobulin- und Komplement-Ablagerungen an den Gefäßwänden und in deren Umgebung (s. S. 15, Abb. 20).

Beschrieben wurde darüberhinaus ein IF-Band bei *Lepra* (QUISMORIO et al., 1975), *Leishmaniasis* und bei manchen anderen Krankheiten.

Trotz des Auftretens des IF-Bandes bei einer Reihe anderer Krankheiten als DLE muß betont werden, daß das IF-Muster bei DLE in der Mehrheit der Fälle sehr charakteristisch ist (grob-granuläre Aggregate, sehr intensives, breites IF-Band). Aus diesem Grunde kann, bei einer gewissen Erfahrung, diese Untersuchung bei der Differenzierung eine wichtige Rolle spielen.

Serumuntersuchung

Sie hat keine größere Bedeutung, da der Prozentsatz der Feststellbarkeit von ANA sich kaum von der Kontrollgruppe unterscheidet.

2. Discoider Lupus erythematosus (DDLE) chronicus disseminatus

Gewebeuntersuchung

Entnahmestelle: Die Biopsie soll aus lichtexponierten Krankheitsherden entnommen werden, weil sogar in typischen Herden nicht lichtexponierter Stellen der Befund negativ sein kann.

Befunde: Das IF-Bild ist dasselbe wie bei DLE. Häufiger als bei DLE kann man Immunglobuline und Komplement an den Gefäßwänden nachweisen.

Serumuntersuchung

ANA stellt man etwas häufiger als bei DLE fest (in unserem Material in rund 21% der Fälle).

3. Systemischer Lupus erythematosus (SLE)

Gewebeuntersuchungen

Entnahmestelle: Immunpathologische Untersuchungen der Hauterscheinungen haben bei SLE eine geringere Bedeutung, da solche bei rund 25% der Fälle überhaupt nicht auftreten. Dagegen haben Untersuchungen der unveränderten Haut große diagnostische Bedeutung. Bei SLE stellt man, ähnlich wie bei DLE das IF-Band in den Hautveränderungen, aber auch — im Gegensatz zum DLE — in der unveränderten Haut fest. Da die Hauterscheinungen bei SLE ähnlich denen von DLE sein können, beruht die Immunfluorescenz-Diagnostik hauptsächlich auf Untersuchung der gesunden Haut.
Die Biopsie für diagnostische Zwecke soll aus lichtexponierten Stellen entnommen werden, da die Feststellbarkeit immunologischer Phänomene hier bedeutend häufiger (in unseren Untersuchungen 95%) als in nicht lichtexponierter Haut ist (40%). Es empfiehlt sich, die Biopsie aus der Handgelenksgegend durchzuführen. Für prognostische Zwecke sollen Biopsien ebenfalls aus nicht lichtexponierten Stellen entnommen werden (s. unten).

Befunde: In der unveränderten Haut treten an der dermo-epidermalen Grenze, ähnlich wie in den Krankheitsherden, granuläre Immunglobulinablagerungen auf (IgG; IgM; seltener IgA), sowie Komplement (Abb. 14).
Nicht selten stellt man ebenfalls Immunfluorescenz an den kleinen Gefäßwänden fest.

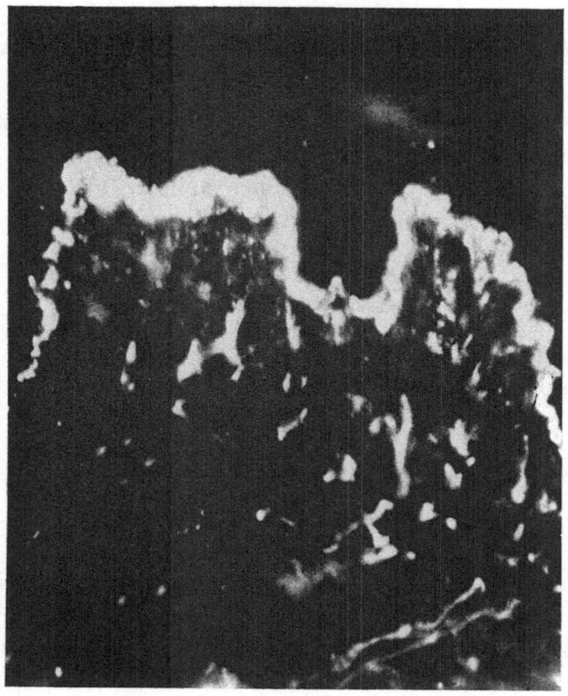

Abb. 14. Systemischer Lupus erythematosus (SLE). Unveränderte, lichtexponierte Haut. DIF
mit anti-IgG-Konjugat. Granuläre Immunglobulinablagerungen an der dermo-epidermalen
Grenze. × 560

Das IF-Band in der gesunden Haut ist sehr charakteristisch für SLE und
gehört heute zu den wichtigsten diagnostischen Kriterien.

Positive Ergebnisse bei anderen Krankheiten:

Außer bei SLE kommen Einzelfälle mit ähnlichen Phänomenen in der gesunden Haut vor (in unserem Material in 2 von 10 Fällen mit diabetischer Nephropathie und in 1 von 10 Fällen mit Lymphogranulomatosis maligna). Was das
IF-Band bei „Rheuma" betrifft, so sind die Ergebnisse nicht einheitlich, was von
den angewandten Konjugaten abhängen kann. Man kann nämlich einen Fluo-
rescenzstreifen fast ausschließlich beim Gebrauch des Konjungats anti-IgM feststellen (BALDASSARE et al., 1976).

Bedeutung der Immunglobulinklasse im IF-Band:

Bei SLE sind ebenfalls gewisse Unterschiede in der Zusammensetzung der
Immunglobulinablagerungen vorhanden, die von der Entnahmestelle der Biopsie
und dem Krankheitsverlauf, insbesondere vom Nierenbefall abhängen. In gut-
artigeren Fällen ohne Nierenbeteiligung findet man in der nicht lichtexponierten
Haut am häufigsten IgM; in Fällen mit Lupus-Nephritis dagegen ist IgG die
dominierende Komponente. Untersuchungen der nicht lichtexponierten Haut
können also für die Prognose, insbesondere in Verbindung mit serologischen
Befunden eine gewisse Bedeutung haben (s. unten).

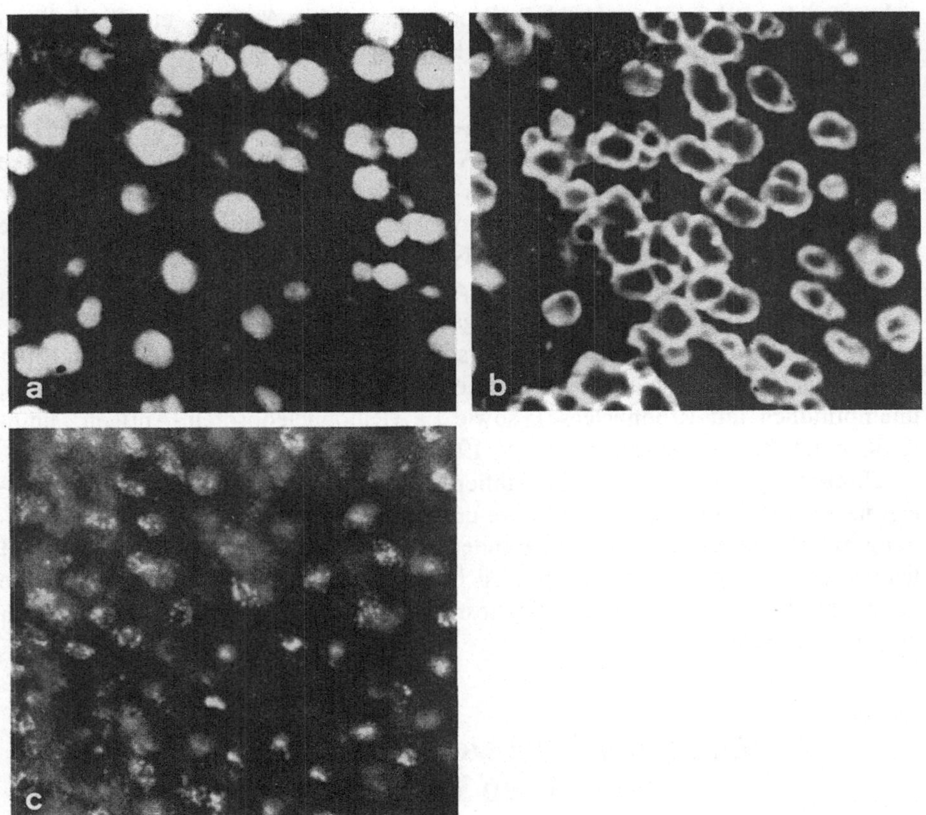

Abb. 15a–c. SLE. IIF (Serumuntersuchung) mit anti-IgG-Konjugat. Antinucleäre Antikörper.
(a) Homogene Fluorescenz der Kerne, × 350. (b) Periphere Fluorescenz, × 350. (c) Fleckige
Fluorescenz, × 350

Auch die *Therapie mit Corticosteroiden und immunsuppressiven Arzneimitteln*
kann die Feststellbarkeit des IF-Bandes bei SLE beeinflussen. Bei Langzeitbe-
handlung ist es in der überwiegenden Mehrheit der Fälle, bei denen eine Remission
erzielt wurde, nicht mehr nachweisbar (nur rund 15% positive Befunde). Falls
die Efflorescenzen trotz Therapie (doch mit nicht allzu großen Dosen) aktiv sind,
läßt sich in der Mehrheit der Fälle das IF-Band feststellen (in unserem Material
in 80–85%).

Serumuntersuchung

Antinucleäre Antikörper (ANA) sind bei fast allen Kranken vorhanden; bei
aktiven Fällen ist der Titer gewöhnlich über 160. Eine wesentliche Bedeutung hat ebenfalls die Bestimmung des ANA-Musters, das bei SLE zumeist
homogen ist (abhängig von den Anti-DNS-Histon-Komplex-gerichteten Antikörpern), sowie peripher (abhängig von Anti-nativen-DNS-Antikörpern) (Abb. 15a,
b, c). Das IF-Muster kann unregelmäßig gesprenkelt sein, abhängig von Antikörpern gegen die löslichen nucleären Antigene: SM (Proteinantigen, unempfind-

lich auf Ribonuclease), sowie RNP (Ribonucleoprotein-Antigen, empfindlich auf Ribonuclease). Im übrigen sei auf das Kapitel C I (gemischte Kollagenose) verwiesen (s. Seite 12).

Anti-native-DNS-Antikörper und Anti-SM-Antikörper treten bei den schwersten Fällen auf, bei denen meistens IgG-Ablagerungen in der dermo-epidermalen Zone, auch in der nicht lichtexponierten gesunden Haut, vorkommen können.

Dagegen stellt man bei Fällen mit verhältnismäßig benignem Verlauf ohne Nierenbefall Anti-Ribonucleoprotein(RNP)-Antikörper fest, wobei in nicht lichtexponierten Hautstellen die Hauptkomponente des IF-Bandes häufiger IgM ist.

In sehr seltenen Fällen mit nicht ganz charakteristischen klinischen Merkmalen von SLE können ANA nicht feststellbar sein, wobei im Serum Antikörper gegen lösliche cytoplasmatische Antigene vorhanden sind: Ro [(Protein-Antigen, unempfindlich auf Ribonuclease), sowie La (Ribonucleoprotein-Antigen, empfindlich auf Ribonuclease) (REICHLIN, 1976)].

Zusammenfassend läßt sich konstatieren: Untersuchungen der Antikörper gegen native DNS und lösliche nucleäre und cytoplasmatische Antigene in Verbindung mit IF-Untersuchungen unveränderter Haut aus lichtexponierten und nicht lichtexponierten Stellen, unter Berücksichtigung der Immunglobulin-Komponente des IF-Bandes haben nicht nur diagnostische, sondern in gewissem Grade auch prognostische Bedeutung.

C. Immunfluoreszenzuntersuchungen bei anderen Kollagenosen

1. Gemischte Kollagenose (mixed connective tissue dissease-MCTD)

Der Begriff MCTD ist noch nicht genau präzisiert und es ist unbekannt, ob dazu nur ein Krankheitssyndrom gehört, das sich aus Sclerodermie, Polymyositis und gewissen SLE-Merkmalen zusammensetzt (SHARP et al., 1969, 1972, 1976) oder ob es ebenfalls Fälle umfaßt, bei denen verschiedene Kollagenosen koexistieren (overlap). Die Abtrennung eines derartigen Syndroms ist zweifellos nicht nur im Hinblick auf das klinische Bild (insbesondere kein Nierenbefall) und die günstige Wirkung von Corticosteroiden begründet, sondern auch wegen der charakteristischen immunologischen Phänomene.

Gewebeuntersuchungen

Entnahmestelle: Im Zusammenhang mit den Mitteilungen, daß bei einem Teil der MCTD-Fälle in der gesunden Haut das IF-Band festgestellt wird (WINKELMANN, 1976), was auch wir beobachten konnten, muß die Biopsie wie bei SLE, immer aus lichtexponierter und — wenn möglich — zusätzlich ebenfalls aus nicht lichtexponierter Haut entnommen werden.

Befunde: In einem gewissen Prozentsatz der Fälle, der noch schwer zu bestimmen ist, sind an der dermo-epidermalen Grenze wie bei SLE Immunglobuline offenbar mit einem Übergewicht von IgM vorhanden. Mitunter stellt man ebenfalls in den epidermalen Kernen in vivo fixierte ANA, im allgemeinen vom fleckigen (speckled) Typ fest.

Serumuntersuchung

Sowohl IF-Untersuchungen als auch Immunpräzipitation resp. Hämaglutination unter Verwendung löslicher nucleärer Antigene, haben bei MCTD eine grundlegende diagnostische Bedeutung. Das sind sog. Antikörper gegen ENA (extractable nuclear antigens), die bei der IF-Untersuchung ein fleckiges (speckled) Muster und bei der Immunpräzipitation eine charakteristische Linie ergeben, wobei die Reaktion nach Vorverdauung mit Ribonuclease negativ wird. Anti-native-DNS-Antikörper sind in der Regel nicht vorhanden.

2. Systemische Sklerodermie

Gewebeuntersuchungen

Bei Sklerodermie ohne begleitende Symptome anderer Kollagenosen, lassen sich keine immunologischen Phänomene in der Haut feststellen. Nur bei Teleangiektasien kann man ein schwaches IF-Band beobachten, ähnlich wie bei Teleangiektasien anderen Ursprungs (JABLONSKA et al., 1970). Dagegen ist bei der von WINKELMANN (1976) beschriebenen sog. mesenchymalen Sklerodermie das IF-Band mit IgM-Übergewicht häufig in der gesunden Haut feststellbar, wobei der Autor meint, daß diese Fälle im Grunde zum Formenkreis der MCTD gehören.

Serumuntersuchung

Bei der überwiegenden Zahl der Fälle sind *ANA*, im allgemeinen vom *fleckigen (speckled)* − s. Abb. 15c, mitunter vom *nucleolären Typ* vorhanden (JABLONSKA et al., 1975) (Abb. 16). Zum allergrößten Teil (90%) sind sie am Affenösophagus, bedeutend seltener im Standardsubstrat an Rattenleber feststellbar (BLASZCZYK et al., 1977). Im allgemeinen spiegelt ihr Titer nicht die Aktivität des Krankheitsprozesses wider und ist bedeutenden Schwankungen unterworfen.

Anti-native-DNS-Antikörper sind, falls die Untersuchungen mittels der Techniken, die das Antigen nicht denaturieren, durchgeführt werden (z. B. unter Verwendung des Substrats Crithidia luciliae), in der Regel nicht feststellbar(JARZABEK-CHORZELSKA et al., 1976).

3. Dermatomyositis

Gewebeuntersuchungen

Immunologische Phänomene in der Haut sind im allgemeinen nicht nachweisbar. Bei einzelnen Fällen wurde ein IF-Band in der gesunden Haut beschrieben. Wir aber stellten dies nur in Fällen mit überlappenden SLE-Merkmalen fest.

Um unspezifisch positive Befunde zu vermeiden, dürfen die Biopsien nicht aus teleangiektatischen und erythematösen Herden entnommen werden.

IF-Muskeluntersuchungen sind hauptsächlich bei Kindern angezeigt, da man bei einem Teil der Fälle in den Gefäßwänden des intermusculären Bindegewebes IgM-Ablagerungen nachgewiesen hat (WHITAKER u. ENGEL, 1971). (Abb. 17).

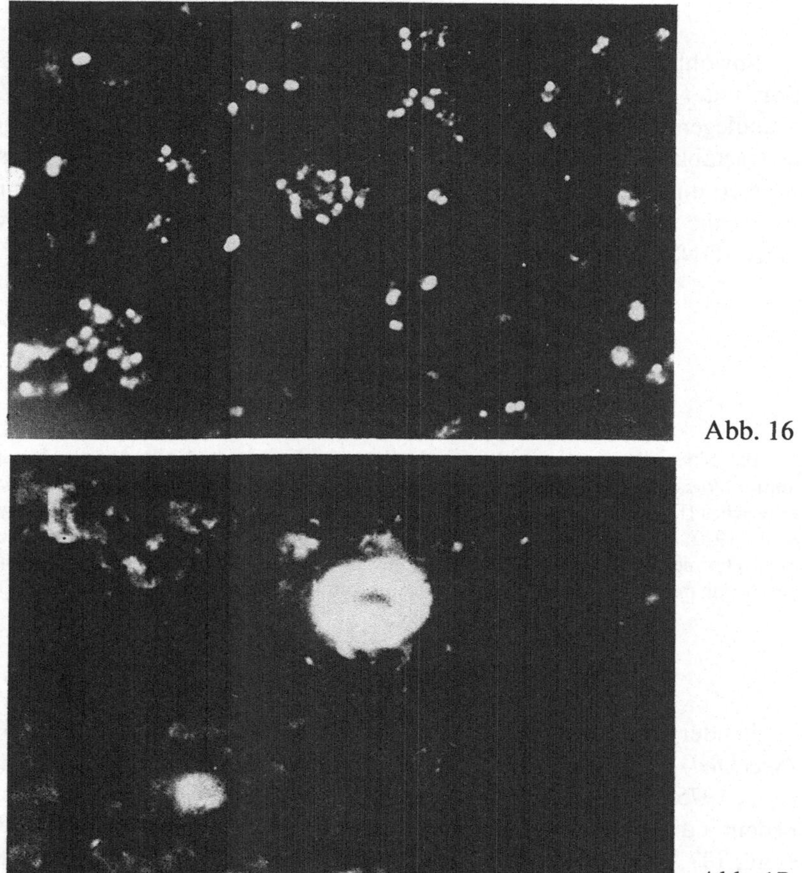

Abb. 16

Abb. 17

Abb. 16. Systemische Sklerodermie. IIF (Serumuntersuchung) mit anti-IgG-Konjugat. Antinucleäre Antikörper vom nucleolären Typ. × 560

Abb. 17. Dermatomyositis beim Kind. Muskelbiopsie. DIF mit anti-IgM-Konjugat. IgM-Ablagerungen in der Gefäßwand des intermuskulären Bindegewebes. × 560

Serumuntersuchung

ANA tritt selten auf, deshalb hat diese Untersuchung keine diagnostische Bedeutung.

D. Immunfluoreszenzuntersuchungen bei Gefäßkrankheiten

IF-Untersuchungen können bei folgenden Krankheiten unterstützende Bedeutung haben (PARONETTO, 1976).

1. Periarteriitis nodosa

Bei einem Teil der Fälle stellt man an den Gefäßwänden Immunglobuline und Komplement fest. Manchmal kann man hier auch mittels entsprechender Konjugate das Australia Antigen feststellen. Es muß betont werden, daß IF-Untersuchungen sogar bei ganz typischen und aktiven Fällen negativ ausfallen können, da nur subcutane Gefäße verändert sein können ohne Befall der dermalen Gefäße (Cox, 1971).

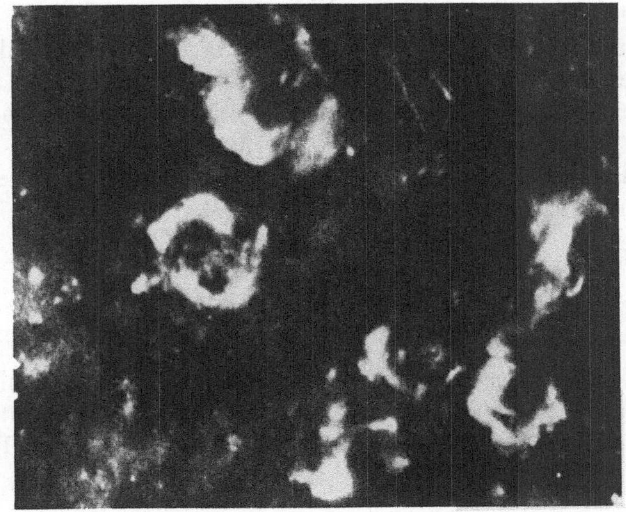

Abb. 18

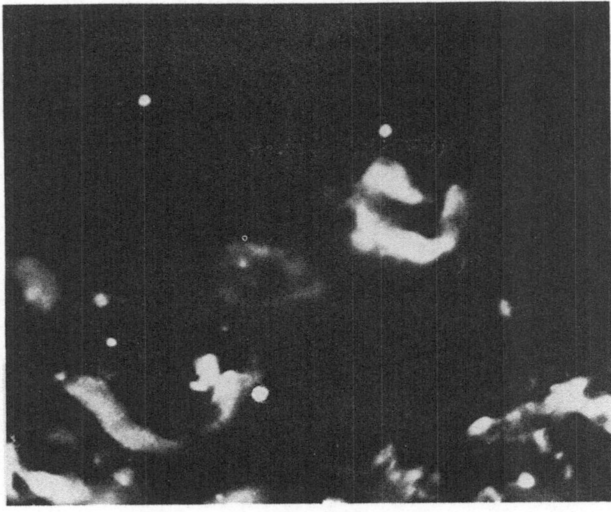

Abb. 19

Abb. 18. Vasculitis allergica. DIF mit anti-C3-Konjugat. Starke spezifische Fluorescenz in den Gefäßwänden. × 560

Abb. 19. Pyoderma gangraenosum. DIF mit dem anti-C3-Konjugat. Spezifische Fluorescenz der Gefäßwand. × 560

2. Vasculitis leucocytoclastica allergica

Nur bei sehr frühen, kaum einige Stunden alten Veränderungen gelingt es, an den Gefäßwänden Immunglobulinablagerungen, hauptsächlich IgG, IgM sowie Komplement festzustellen (SAMS et al., 1975; GILLIAM u. SMILEY, 1976) (Abb. 18). Bei voll entwickelten Veränderungen werden diese Ablagerungen durch polymorphkernige Leukocyten und Makrophagen phagozytiert und abtransportiert.

Um positive Befunde zu erzielen, ist eine Injektion von Histaminlösung in die unveränderte Haut, mit nach zwei Stunden folgender Biopsie aus dieser Stelle vorgeschlagen worden (BRAVERMAN u. YEN, 1975).

IF-Untersuchungen haben — wegen der häufig negativen Befunde bei aktiven Veränderungen sowie des möglichen Vorkommens von Immunglobulinablagerungen an den Gefäßen bei verschiedenen anderen Krankheiten und sogar bei Gesunden — keine größere praktische Bedeutung. Bei Schönlein-Henochscher Purpura wurden IgA und Komplement in den Gefäßwänden und in der Umgebung der Capillaren festgestellt (BAART DE LA FAILLE-KUYPER et al., 1974; ZUCKNER et al., 1976).

3. Livedo-Vasculitis

IF-Untersuchungen sind hier häufig positiv (SCHROETER et al., 1975). Es dominieren IgM und verschiedene Komponente des Komplements. Properdin und Fibrin sind ständige Komponenten; IgG sind nur bei einem Teil der Fälle feststellbar.

4. Gemischte Cryoglobulinaemie

Bei der IF-Untersuchung kann man an den Gefäßwänden Immunglobulinablagerungen und Komplement nachweisen, welche wahrscheinlich im Kreislauf entstehende Komplexe sind (CREAM, 1973).

5. Vasculitis nodosa

IF-Untersuchungen haben keine diagnostische Bedeutung, obwohl bei einem großen Teil der Fälle an den Gefäßwänden Immunglobulinablagerungen, hauptsächlich IgG, seltener IgM und ausnahmsweise Komplement nachweisbar sind (PARISH, 1973).

6. Pyoderma gangraenosum

IF-Untersuchungen können bei der Bewertung der Pathogenese hilfreich sein. Bei einem Teil der Fälle treten in den kleinen Hautgefäßen Immunglobulinablagerungen und Komplement auf (Abb. 19) (THOMPSON et al., 1973); bei unseren Untersuchungen stellten wir ausschließlich Komplementkomponenten, hauptsächlich C_3, fest.

7. Gefäßveränderungen bei Diabetes mellitus

IF-Untersuchungen weisen bei einem Teil der Fälle Ablagerungen von Immunglobulinen und Komplement in den kleinen Hautgefäßen auf. Bei Fällen mit diabetischer Nephropathie (bei 2 von 10 Untersuchten) stellten wir das IF-Band in scheinbar unveränderter Haut, ähnlich wie bei SLE fest.

E. Immunfluoreszenzuntersuchungen bei anderen Hauterkrankungen

1. Porphyrien

Sämtliche Abarten von Porphyrien weisen an den Gefäßwänden und um die kleinen Gefäße herum im oberen Corium charakteristische hüllenartige Immunablagerungen, hauptsächlich IgG auf (Abb. 20). Bei rund 50% der Fälle wird wie bei LE (TUFFANELLI, 1975) ebenfalls das IF-Band festgestellt (s. Seite 9). Immunologische Phänomene sind in der Regel in den lichtexponierten Stellen und in aktiven Fällen feststellbar; bei einem Teil der aktiven Fälle ist ebenfalls Komplement vorhanden.

2. Lichen ruber

Die immunpathologischen Hautuntersuchungen weisen ziemlich charakteristische, obgleich nicht ganz spezifische cytoide Körper auf, d. h. homogene Ablagerungen von Immunglobulinen (hauptsächlich IgG und IgM), Komplement und sogar Albumin und Fibrin (MICHEL u. SY, 1973). Diese Körper sind im oberen Corium, direkt unter der Epidermis und weniger zahlreich in der Epidermis selbst

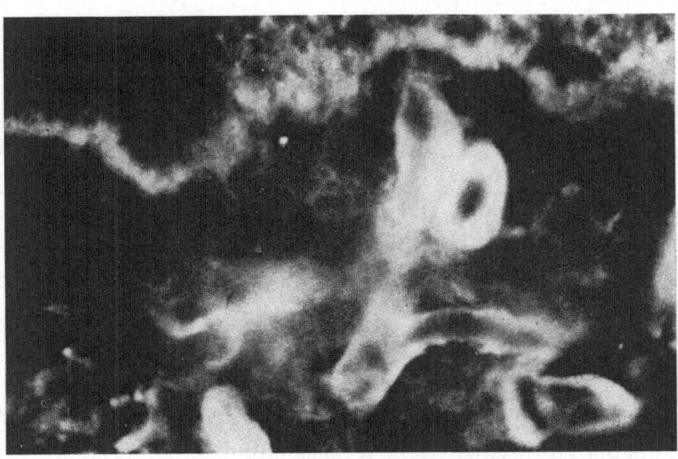

Abb. 20. Porphyria cutanea tarda. DIF mit dem anti-IgG-Konjugat. Spezifische sehr starke, homogene Fluorescenz in den Gefäßwänden und granuläre Fluorescenz an der dermo-epidermalen Grenze. × 560

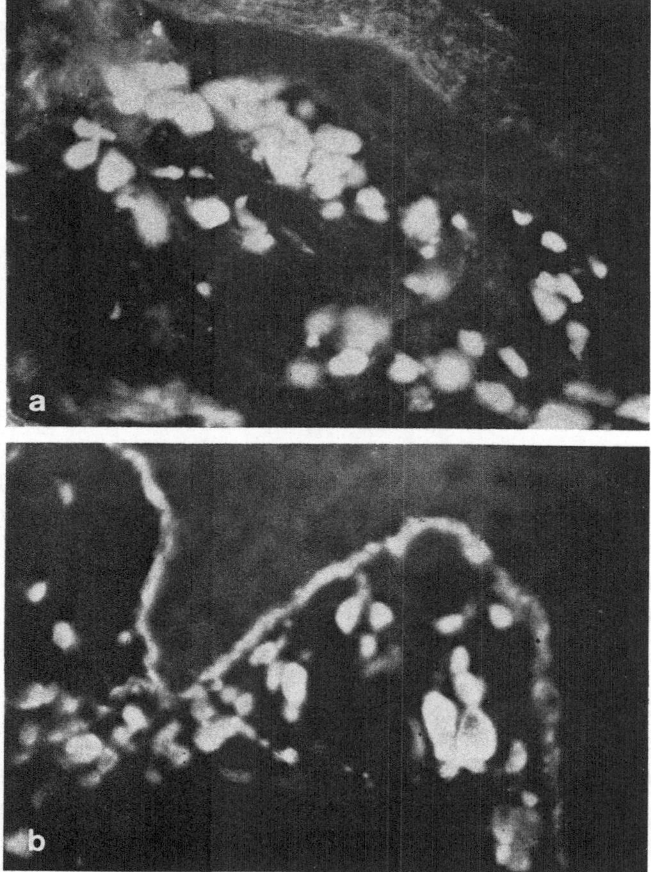

Abb. 21 a u. b. Lichen ruber. DIF mit anti-IgG-Konjugat. (a) Zahlreiche cytoide Körper an der dermo-epidermalen Grenze und im oberen Corium. × 560. (b) Cytoide Körper im oberen Corium und IF-Band wie beim Lupus erythematosus oder bullösem Pemphigoid. × 560

vorhanden. Mitunter stellt man ebenfalls das IF-Band an der dermo-epidermalen Grenze, sehr ähnlich dem LE (s. Abb. 6) oder dem Pemphigoid (s. Abb. 5) fest (Abb. 21 a u. b).

Ähnliche cytoide Körper, obwohl viel seltener und im allgemeinen wenig zahlreicher werden bei anderen Krankheiten, wie LE, Dermatomyositis, Erythema multiforme, Pemphigoid, etc. festgestellt.

3. Psoriasis

Charakteristisch für Psoriasis sind die in vivo fixierten Immunglobuline und Komplement in der Hornschicht der Psoriasisschuppen. Diese Ablagerungen haben ein charakteristisches Muster, d.h. sie ordnen sich linear, hauptsächlich intercellulär: sie können manchmal cytoplasmatisch lokalisiert sein (BEUTNER et al., 1975).

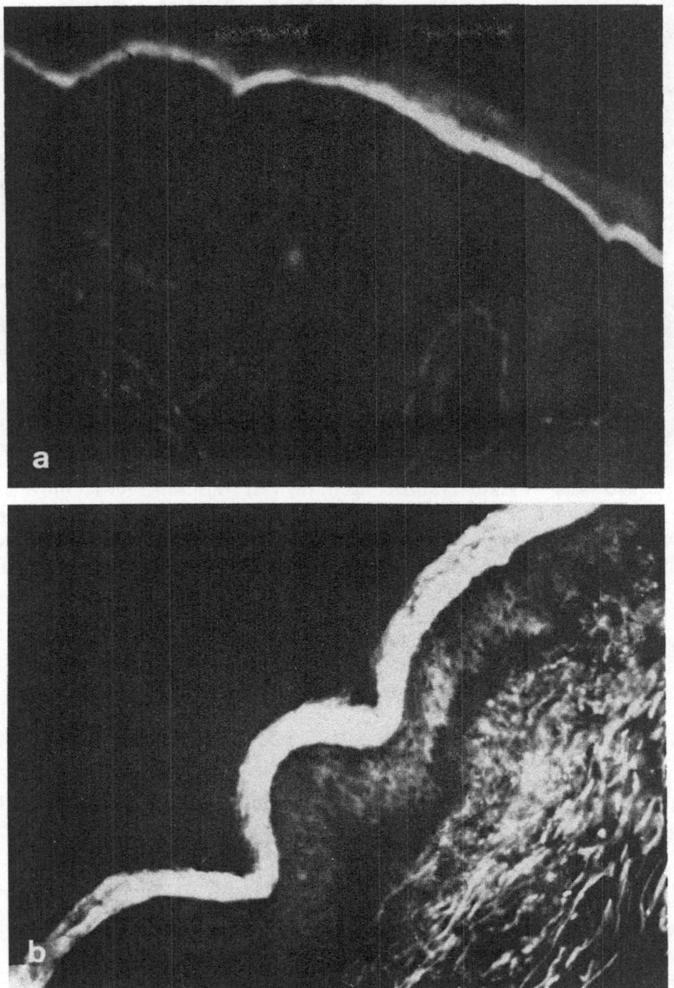

Abb. 22a u. b. Stratum corneum-Antikörper. (a) DIF mit anti-IgG-Konjugat an der normalen Haut als Substrat. Negative IF-Reaktion im Stratum corneum; nicht spezifische Fluorescenz im Stratum granulosum, abhängig von Fluorochrombindung. × 280. (b) IIF bei Verwendung des Serums mit hohem Titer von Stratum corneum-Antikörpern und anti-IgG-Konjugats. Als Substrat der Reaktion ist normale Haut. Spezifische, sehr starke Fluorescenz im Stratum corneum, × 280

Die in vivo fixierten Immunglobuline (Abb. 22a u. b) sind in Wirklichkeit Antikörper gegen Stratum corneum, was durch Vergleichsuntersuchungen mittels der indirekten IF-Methode bei Verwendung eines Serums mit hohem Titer dieser Antikörper nachgewiesen wurde (Abb. 23a u. b).

Diese immunologischen Phänomene sind sehr charakteristisch und in allen Psoriasisschuppen feststellbar; jedoch findet man sie mitunter ebenfalls bei anderen Krankheiten (hauptsächlich bei Ekzemen), obwohl das IF-Muster bei diesen Fällen meist andersartig ist.

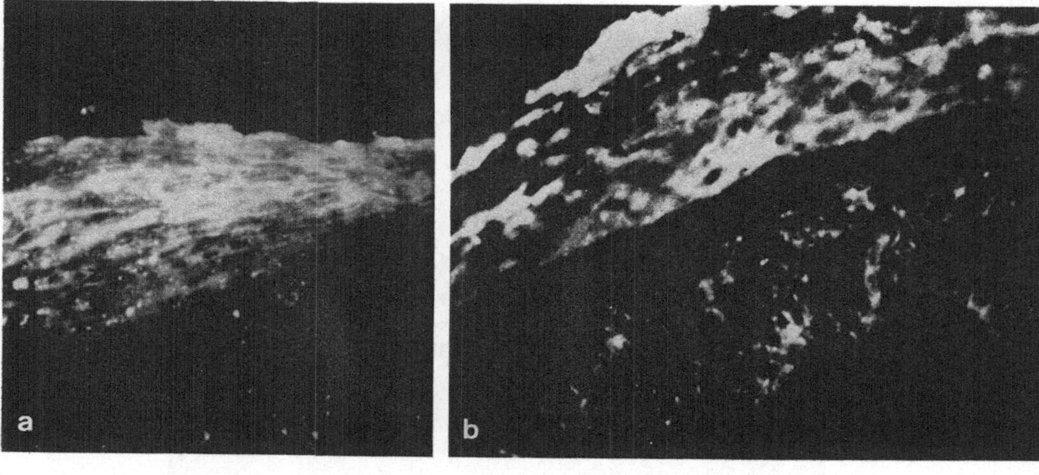

Abb. 23 a u. b. Psoriasis — Hautveränderungen. (a) DIF mit anti-IgG-Konjugat. Im Gegensatz zu normaler Haut in vivo fixierte Immunoglobulinablagerungen im Stratum corneum — teilweise intercelluläre und teilweise cytoplasmatische. × 420. (b) IIF — bei Verwendung eines Serums mit hohem Titer von Str. corneum-Antikörpern und desselben Konjugats. Das IF-Muster ist dem bei DIF ähnlich. Stratum corneum-Antigen ist mit den in vivo fixierten Immunoglobulinen gesättigt. × 480

Zusammenfassung der Immunfluorescenz-Befunde bei Dermatosen

Immunfluorescenzbefunde sind nach ihrer diagnostischen Bedeutung in 3 Tabellen zusammengestellt (Tabellen 1—3).

Tabelle 1. *Immunfluorescenz-Befunde bei bullösen Dermatosen und Kollagenosen.* (IF-Befunde von diagnostischer Bedeutung)

Krankheit	Gewebeuntersuchung (Direkte Immunfluorescenz) Ablagerungen	Serumuntersuchung (Indirekte Immunfluorescenz) Antikörper
Pemphigus vulgaris	IC: IgG	IC, IgG (über 90%)
Bullöses Pemphigoid	BMZ: lineare IgG und Komplement (über 90%)	BMZ, lineare IgG (ca. 70%)
Vernarbendes Pemphigoid (Benignes Schleimhaut-pemphigoid	BMZ: lineare IgG in Mehrzahl der Fälle	BMZ, lineare IgG (ca. 10%)
Herpes gestationis	BMZ: lineare Ablagerungen, hauptsächlich Komplement	BMZ, lineare IgG (selten)
Dermatitis herpetiformis	granuläre in dermalen Papillen oder BMZ lineare, hauptsächlich IgA	keine krankheitsspezifische Antikörper
Discoider Lupus erythematosus	DEJ: granuläre hauptsächlich IgG, auch andere Ig und Komplement in den Krankheitsherden	ANA (10–15%) niedrige Titer

Tabelle 1. Fortsetzung

Krankheit	Gewebeuntersuchnng (Direkte Immunfluorescenz) Ablagerungen	Serumuntersuchung (Indirekte Immunfluorescenz) Antikörper
Systemischer Lupus erythematosus	granuläre Ablagerungen in DEJ, Krankheitsherden und normaler Haut	ANA (über 90%)
Systemische Sklerodermie	negativ	ANA (ca. 80%)
Dermatomyositis	negativ (Haut); Gefäße der Muskulatur IgM, besonders bei Kindern	gewöhnlich negativ, selten ANA niedrige Titer
Mixed Connective Tissue Disease (MCTD)	granuläre Ablagerungen DEJ in der normalen Haut, hauptsächlich IgM oder negativ; häufig in vivo fixierte ANA in Epidermiszellen	ANA hohe Titer RNP (über 90%),

Legende: IC: intercellulär
           BMZ: Basalmembranzone
           DEJ: Dermo-epidermale Junktionszone
           ANA: Antinucleäre Antikörper
           RNP: anti-Ribonucleoprotein-Antikörper

Tabelle 2. *Immunfluorescenz-Befunde bei Gefäßkrankheiten* (nicht krankheitsspezifisch, aber bei der Beurteilung eventuell behilflich)

Krankheit	Gewebeuntersuchung Ablagerungen	Serumuntersuchung Antikörper
Periarteriitis (Polyarteriitis) nodosa	hauptsächlich IgG und Komplement in Gefäßwänden	keine
Vasculitis leucocytoclastica allergica	hauptsächlich IgG und Komplement in Gefäßwänden	keine
Purpura Schönlein-Henoch	hauptsächlich IgA in Gefäßwänden	keine
Livedo Vasculitis	hauptsächlich IgM und Komplement in Gefäßwänden	keine
Gemischte Cryoglobulinämie	IgG und Komplement in Gefäßwänden	keine

Tabelle 3. *Immunfluorescenz-Befunde bei anderen Hautkrankheiten* (charakteristisch, aber nicht diagnostisch)

Krankheit	Gewebeuntersuchung	Serumuntersuchung
Porphyria cutanea tarda	in und um Gefäßwände, sowie in der dermo-epidermalen Junktionszone homogene IgG und Komplementablagerungen (50%)	keine
Lichen ruber	cytoide Körper in Epidermis, dermo-epidermaler Junktionszone und Dermis. IgG, Komplement, Fibrin	keine
Psoriasis	im Stratum corneum lineare oder homogene Ig- und Komplement-Depots-Ablagerungen	nicht diagnostisch

Literatur

Baart de la Faille-Kuyper, E.H., Meer, J. B. van der, Kater, L., Mul, N.: Alternate pathway of complement activation by IgA in Schoenlein-Henoch's syndrome. Neth. J. Med. **17**, 5 (1974).

Baldassare, A., Weiss, T., Tsai, Ch., Auclair, R., Zuckner, J.: Immune complexes in the skin of patients with rheumatoid arthritis. Arthr. and Rheum. **19**, 788 (1976).

Bean, S.F., Lynch, P.W.: Senear-Usher syndrome (pemphigus erythematosus). Immunofluorescent studies in a patient. Arch. Derm. **101**, 642 (1970).

Bean, S.F., Michel, B.: Cicatricial pemphigoid. In: Immunopathology of the skin: labeled antibody studies (Beutner, E.H., Chorzelski, T.P., Bean, S.F., Jordon, R.E., eds.), S. 55, Stroudsburg, P.A.: Dowden, Hutchinson and Ross 1973.

Beutner, E.H., Chorzelski, T.P., Bean, S.F., Jordon, R.E. (eds.): Immunopathology of the skin: labeled antibody studies. Stroudsburg, PA.: Dowden, Hutchinson and Ross. 1973.

Beutner, E.H., Chorzelski, T.P., Jordon, R.E.: Autosensitization in pemphigus and bullous pemphigoid. Springfield, Ill.: Charles C. Thomas 1970.

Beutner, E.H., Jabłońska, S., Jarząbek-Chorzelska, M., Maciejowska, E., Rzęsa, G., Chorzelski, T.P.: Studies in immunodermatology. VI IF studies of autoantibodies to the stratum corneum and of in vivo fixed IgG in stratum corneum of psoriatic lesions. Int. Arch. Allergy **48**, 301 (1975).

Beutner, E.H., Jordon, R.E.: Demonstration of skin antibodies in sera of pemphigus vulgaris patients by indirect immunofluorescent staining. Proc. Soc. exp. Biol. (N.Y.) **117**, 505 (1964).

Błaszczyk, M., Beutner, E.H., Rogoziński, T., Rzęsa, G., Jarząbek-Chorzelska, M., Jabłońska, S., Chorzelski, T.P.: Substrate specificity of antinuclear antibodies in scleroderma. J. invest. Derm. 68:191 (1977).

Braverman, I.M., Yen, A.: Demonstration of immune complexes in spontaneous and histamine-induced lesions and in normal skin of patients with leukocytoclastic angitis. J. invest. Derm. **64**, 105 (1975).

Burnham, T.K., Neblett, T.R., Fine, G.: The application of the fluorescent antibody technique to the investigation of lupus erythematosus and various dermatoses. J. invest. Derm. **41**, 451 (1963).

Bushkell, L.L., Jordon, E.E., Goltz, R.W.: Herpes gestationis: new immunologic findings. Arch. Derm. **110**, 65 (1974).

Chorzelski, T.P., Beutner, E.H.: Factors contributing to the occasional failures of detection of pemphigus antibodies by indirect immunofluorescent test. J. invest. Derm. **53**, 188 (1969).

Chorzelski, T.P., Beutner, E.H., Jabłońska, S., Błaszczyk, M., Triftshauser, C.: Immunofluorescence studies in the diagnosis of dermatitis herpetiformis and its differentiation from bullous pemphigoid. J. invest. Derm. **56**, 373 (1971).

Chorzelski, T.P., Jabłońska, S.: Klinische Aspekte der immunopathologischen Untersuchungen bei Pemphigus. Hautarzt **23**, 477 (1972).

Chorzelski, T., Jabłońska, S.: Gemischte bullöse Krankheiten. Hautarzt **27**, 47 (1976).

Chorzelski, T.P., Jabłońska, S., Beutner, E.H.: Clinical significance of pemphigus antibodies. In: Immunopathology of the skin: labeled antibody studies (Beutner, E.H., Chorzelski, T.P., Bean, S.F., Jordon, R.E., eds.), S. 25. Stroudsburg, PA.: Dowden, Hutchinson and Ross 1973.

Chorzelski, T.P., Jabłońska, S., Beutner, E.H., Maciejowska, E., Jarząbek-Chorzelska, M.: Juvenile dermatitis herpetiformis versus benign chronic bullous dermatosis of childhood. Is it an immunological disease? J. invest. Derm. **65**, 447 (1975).

Chorzelski, T.P., Jabłońska, S., Beutner, E.H., Maciejowska, E., Jarząbek-Chorzelska, M.: Herpes gestationis with identical lesions in the newborn. Passive transfer of the disease? Arch. Derm. **112**, 1129 (1976).

Chorzelski, T., Jabłońska, S., Błaszczyk, M.: Autoantibodies in pemphigus. Acta derm.-venereol. (Stockh.) **46**, suppl. Sven Hellerström 65 years, 26 (1966).

Chorzelski, T.P., Jabłońska, S., Błaszczyk, M.: Immunopathological investigations in the Senear-Usher syndrome (Coexistence of pemphigus and lupus erythematosus). Brit. J. Derm. **80**, 211 (1968).

Chorzelski, T.P., Jabłońska, S., Błaszczyk, M., Jarząbek, M.: Autoantibodies in pemphigoid. Dermatologica (Basel) **136**, 325 (1968).

Chorzelski, T.P., Maciejowska, E., Jabłońska, S., Mento, F.J. de, Grover, R.W., Holubar, K., Beutner, E.H.: Coexistence of pemphigus and bullous pemphigoid. Arch. Derm. **109**, 849 (1974).

Chorzelski, T.P., Weiss, J.F. von, Lever, W.F.: Clinical significance of autoantibodies in pemphigus. Arch. Derm. **93**, 570 (1966).

Copemann, P. M. W., Schroeter, A. L., Kierland, R. R.: An unusual variant of lupus erythematosus or lichen planus. Brit. J. Derm. **83**, 269 (1970).

Cormane, R. H.: "Bound" globulin in the skin of patients with chronic discoid lupus erythematosus and systemic lupus erythematosus. Lancet **1964**, 534.

Cormane, R.H., Chorzelski, T.P.: "Bound" complement in the epidermis of patients with pemphigus vulgaris. Dermatologica (Basel) **134**, 463 (1967).

Cox, A.J.: Pathologic changes in hypersensitivity angiitis. In: The skin, von E.B. Helwig und F.K. Mostofi, S. 279. Baltimore: Williams and Wilkins 1971.

Cream, J.J.: Immune complex disease and mixed cryoglobulinemia. In: Immunopathology of the skin: labeled antibody studies (Beutner, E.H., Chorzelski, T.P., Bean, S.F., Jordon, R.E., eds, S. 137. Stroudsburg, PA.: Dowden, Hutchinson and Ross, 1973.

Degos, R., Touraine, R., Belaich, S., Revuz, J.: Pemphigus chez un malade traité par penicillamine pour maladie de Wilson. Bull. Soc. franç. Derm. Syph. **76**, 751 (1969).

Emmerson, R.W., Wilson-Jones, E.: Eosinophilic spongiosis in pemphigus. A report of unusual histological change in pemphigus. Arch. Derm. **97**, 252 (1968).

Esterly, N. B., Furey, N. L., Kirscher, B. S., Kretschmer, R. R., Septon, R. M.: Chronic bullous dermatosis of childhood. Arch. Derm. **113**, 42 (1977).

Fisher, D.A., Epstein, J.H., Kay, D.N., Tuffanelli, D.L.: Polymorphic light eruption and lupus erythematosus, differential diagnosis by fluorescent microscopy. Arch. Derm. **101**, 458 (1970).

Fry, L., Seah, P.P.: Dermatitis herpetiformis. In: Immunological aspects of skin diseases (Fry, L., Seah, P.P., eds.), S. 22. Lancaster: Medical and Technical Publishing Co. Ltd 1974

Fry, L., Seah, P.P.: Dermatitis herpetiformis: an evolution of diagnostic criteria. Brit. J. Derm. **90**, 137 (1974).

Gilliam, J.N., Smiley, J.D.: Cutaneous necrotizing vasculitis and related disorders. Ann. Allergy **37**, 328 (1976).

Hewitt, J., Lessana-Leibowitch, M., Benveniste, M., Saporta, L.: Un cas de pemphigus induit par la D-penicillamine. Le pemphigus iatrogène existe-t-il? Ann. Med. intern. Fenn. **122**, 1003 (1971).

Holubar, K., Hönigsmann, H., Wolff, K.: Cicatricial pemphigoid: immunofluorescent investigations. Arch. Derm. **108**, 264 (1973).

Honeyman, J.F., Honeyman, A., Lobitz, W.C., Jr., Storrs, F.J.: The enigma of bullous pemphigoid and dermatitis herpetiformis. Arch. Derm. **106**, 22 (1972).

Jabłońska, S., Chorzelski, T.P.: The immunology of lupus erythematosus. In: Immunological aspects of skin diseases (Fry, L. and Seah, P.P., eds.), S. 68. Lancaster: Medical and Technical Publishing Co Ltd. 1974.

Jabłońska, S., Chorzelski, T., Beutner, E.H., Błaszczyk, M.: Juvenile dermatitis herpetiformis in the light of immunofluorescence studies. Brit. J. Derm. **85**, 307 (1971).

Jabłońska, S., Chorzelski, T.P., Beutner, E.H., Jarząbek-Chorzelska, M.: Pemphigus with features of dermatitis herpetiformis (herpetiform pemphigus). Int. J. Dermatology **14**, 353 (1975).

Jabłońska, S., Chorzelski, T.P., Beutner, E.H., Maciejowska, E., Rzęsa, G.: Immunologic phenomena in herpes gestationis. Arch. Derm. Forsch. **252**, 267 (1975).

Jabłońska, S., Chorzelski, T.P., Beutner, E.H., Maciejowska, E., Rzęsa, G.: Intermediate or mixed forms of dermatitis herpetiformis and bullous pemphigoid. Arch. Derm. **112**, 45 (1976).

Jabłońska, S., Chorzelski, T., Błaszczyk, M.: Syndrome de Rowell. Lupus érythémateux avec des lesions coexistantes de type érythème polymorphe bulleux. Médicine et Hygiène **30**, 1390 (1972).

Jabłońska, S., Chorzelski, T., Błaszczyk, M.: Role of autoimmunity (immunologic phenomena) in scleroderma. In: Jabłońska, S., Scleroderma and pseudoscleroderma, S. 15. Stroudsburg, PA.: Dowden, Hutchinson. Warszawa: PZWL 1975.

Jabłońska, S., Chorzelski, T., Błaszczyk, M.: Immunofluoreszenz-Diagnostik von Dermatosen. In: Fortschritte der praktischen Dermatologie und Venerologie, hersg. von O. Braun-Falco und S. Marghescu, Bd. 8, S. 129. Berlin-Heidelberg-New York: Springer **8**, 129 1976.

Jabłońska, S., Chorzelski, T.P., Maciejowska, E.: The scope and limitations of the immunofluorescence method in the diagnosis of lupus erythematosus. Brit. J. Derm. **83**, 242 (1970).

Jarząbek-Chorzelska, M., Chorzelski, T., Rzęsa, G., Błaszczyk, M.: A simple fluorescence method of detecting antibodies against native DNA using crithidium lucilliae as antigen substrate. Przegl. Derm. Wener. **63**, 579 (1976).

Jordon, R.E., Bean, S.F., Jabłońska, S., Chorzelski, T.P.: Chronic non-hereditary childhood bullous diseases. In: Immunopathology of the skin: labeled antibody studies (Beutner, E.H., Chorzelski, T.P., Bean, S.F., Jordon, R.E., eds.) S. 78. Stroudsburg, PA.: Dowden, Hutchinson and Ross 1973.

Jordon, R.E., Bean, S.F., Triftshauser, C.T., Winkelmann, R.K.: Childhood bullous dermatitis herpetiformis: negative immunofluorescent tests. Arch. Derm. **101**, 629 (1970).

Jordon, R.E., Beutner, E.H., Witebsky, E., Blumenthal, G., Hale, W.L., Lever, W.F.: Basement zone antibodies in bullous pemphigoid. J. Amer. med. Ass. **200**, 751 (1967).

Jordon, R.E., Heine, K.G., Tappeiner, G., Bushkell, L.L., Provost, T.T.: The immunopathology of herpes gestationis. Immunofluorescence studies and characterization of "Hg factor". J. clin. Invest. **57**, 1426 (1976).

Jordon, R.E., Muller, S., Hale, W.L., Beutner, E.H.: Bullous pemphigoid associated with systemic lupus erythematosus. Arch. Derm. **99**, 17 (1969).

Meer, J.B. van der: Granular deposits of immunoglobulins in the skin of patients with dermatitis herpetiformis. An immunofluorescent study. Brit. J. Derm. **81**, 493 (1969).

Meer, J.B. van der: Dermatitis herpetiformis. In: Immunopathology of the skin; labeled antibody studies (Beutner, E.H., Chorzelski, T.P., Bean, S.F., Jordon, R.E., eds.), S. 64. Stroudsburg, PA.: Dowden, Hutchinson and Ross, 1973.

Mento, F.J. de, Grover, R.W.: Acantholytic herpetiform dermatitis. Arch. Derm. **107**, 883 (1973).

Michel, B., Sy, E.K.: Tissue-fixed immunoglobulins in lichen planus. In: Immunopathology of the skin: labeled antibody studies (Beutner, E.H., Chorzelski, T.P., Bean, S.F., Jordon, R.E., eds.), S. 182. Stroudsburg, PA.: Dowden, Hutchinson and Ross 1973.

Parish, W.E.: Cutaneous vasculitis. The occurence of complexes of bacterial antigens with antibody, and of abnormalities associated with chronic inflammation. In: Immunopathology of the skin labeled antibody studies (Beutner, E.H., Chorzelski, T.P., Bean, S.F., Jordon, R.E., eds.), S. 153. Stroudsburg, PA.: Dowden, Hutchinson and Ross 1973.

Paronetto, F.: Systemic nonsuppurative necrotizing angiitis. In: Textbook of immunopathology, Vol. II von P.A. Miescher u. H.J. Muller-Eberhardt. New York and London: Grune and Stratton 1976.

Person, J.R., Rogers, R.S.: Bullous and cicatricial pemphigoid. Proc. Mayo Clin. **52**, 54 (1977).

Provost, T.T., Thomasi, T.B.: Complement activation via the alternate pathway in skin diseases. I. Herpes gestationis, systemic lupus erythematosus and bullous pemphigoid. J. clin. Invest. **52**, 1779 (1973).

Quismorio, F.P., Rea, T.H., Levan, N.E., Friou, G.J.: Immunoglobulin deposits in lepromatous leprosy skin. Presence of deposits in apparently uninvolved skin and occurence of serum antiepithelial antibodies. Arch. Derm. **111**, 331 (1975).

Reichlin, M.: Problems in differentiating SLE and mixed connective-tissue diseases. New Engl. J. Med. **295**, 1194 (1976).

Rowell, N.R., Beck, J.S., Anderson, J.R.: Lupus erythematosus and erythema multiforme like lesions. Arch. Derm. **88**, 176 (1963).

Sams, W.M., Claman, H.N., Kohler, P.F., McIntosh, R.M., Small, P., Mass, M.F.: Human necrotizing vasculitis. Immunoglobulins and complement in vessel walls of cutaneous lesions and normal skin. J. invest. Derm. **64**, 441, 1975.

Schöpf, E., Seelig, H.P., Clorius, R., Sheikh, M., Berch, A.: Herpes gestationis. Immunpathologische Untersuchungen bei Mutter und Kind. Hautarzt **27**, 481 (1976).

Schroeter, A.L., Diaz-Perez, J.L., Winkelmann, R.K., Jordon, R.E.: Livedo vasculitis (The vasculitis of atrophie blanche). Arch. Derm. **111**, 188 (1975).

Seah, P.P., Fry, L., Cairus, R.J., Feiwel, M.: Pemphigus controlled by sulphapyridine. Brit. J. Derm. **89**, 77 (1973).

Seah, P.P., Fry, L., Hoffbrand, A.V., Holborow, E.J.: Tissue antibodies in dermatitis herpetiformis and adult coeliac disease. Lancet **1971I**, 834.

Sharp, G., Irwin, W., Holman, H., Tan, E.M.: A distinct rheumatic disease syndrome associated with antibody to a particular nuclear antigen and unusual responsiveness to corticosteroid therapy. Clin. Res. **17**, 359 (1969).

Sharp, G., Irwin, W., Holman, H., Tan, E.M.: Mixed connective tissue disease — an apparently distinct rheumatic disease syndrome associated with a specific antibody to an extractable nuclear antigen (ENA). Amer. J. Med. **52**, 148 (1972).

Sharp, G.C., Irvin, W.S., May, Ch.M., Holman, H.R., McDuffie, F.C., Hess, E.V., Schmid, F.R.: Association of antibodies to ribonucleoprotein and Sm antigens with mixed connective tissue disease, systemic lupus erythematosus and other rheumatic diseases. New Engl. J. Med. **295**, 1149 (1976).

Sneddon, I., Churg, R.: Pemphigus foliaceus presenting as dermatitis herpetiformis. Acta derm.-venereol. (Stockh.) **47**, 440 (1967).

Thivolet, J., Beyvin, A.J.: Recherches par immunofluorescence d'auto-anticorps sériques vis-à-vis des constituants de l'èpiderme chez les brulés. Experientia (Basel) **24**, 945 (1968).

Thompson, D.M., Main, R.A., Beck, J.S., Albert-Recht, F.: Studies on a patient with leucocytoclastic vasculitis, "pyoderma gangraenosum" and paraproteinaemia. Brit. J. Derm. **88**, 117 (1973).

Tuffanelli, D.L.: Cutaneous immunopathology: recent observations. J. invest. Derm. **65**, 143 (1975).

Tuffanelli, D.L., Epstein, J.H., Epstein, W.L.: Cutaneous porphyria. In: Immunopathology of the skin; labeled antibody studies (Beutner, E.H., Chorzelski, T.P., Bean, S.F., Jordon, R.E., eds.), S. 170. Stroudsburg, PA: Dowden Hutchinson and Ross 1973.

Whitaker, J.N., Engel, W.K.: Vascular deposits of immunoglobulin and complement in inflammatory myopathy. Trans. Amer. neurol. Ass. **96** (1971).

Winkelmann, R.K.: Pathogenesis and staging of scleroderma. Acta derm.-venereol. (Stockh.) **56**, 83 (1976).

Winkelmann, R.K., Roth, H.L.: Dermatitis herpetiformis with acantholysis or pemphigus with response to sulfonamides. Arch. Derm. **82**, 385 (1960).

Yaoita, H., Katz, S.I.: Immunoelectronmicroscopic localization of IgA in skin of patients with dermatitis herpetiformis. J. invest. Derm. **67**, 502 (1976).

Zuckner, J., Tsai, Ch., Giangiacoma, J., Baldassare, A.R., Auclair, R.: IgA deposition in skin of patients with Henoch-Schönlein purpura (HSP). Arthr. and Rheum. **19**, 831 (1976).

Erkrankungen des Melanin Pigment Systems

Von E. FRENK, Lausanne, Schweiz

A. Einleitung

Die Erkrankungen des Pigmentsystems nehmen in der Regel in Histopathologiebüchern der Haut nur einen sehr kleinen Platz ein, weil die lichtmikroskopisch, auf Routineschnitten faßbaren Veränderungen selten ein eindeutiges diagnostisch verwertbares Resultat ergeben. Durch die Anwendung spezieller Methoden kann jedoch die mikroskopische Beurteilung einer Pigmentanomalie oft wesentliches sowohl zur Diagnose als auch zum besseren Verständnis beitragen.

Die *Klinik* ist bei der Auswertung des mikroskopischen Befundes wichtig. Die wesentlichen klinischen Beurteilungskriterien sollen deshalb kurz aufgeführt werden. Die Pigmentanomalie kann generalisiert oder fleckig auftreten, im letzteren Fall ist deren Verteilungsmuster wichtig (uni- oder bilateral; segmentartig; vorwiegend ventral; ohne eindeutiges Verteilungsmuster). Der Befall der Haare und Augen ist ebenfalls abzuklären. Ein weiteres Beurteilungskriterium ist die Qualität und Quantität der Farbänderung. Hypo- bzw. depigmentierte Haut erscheint weiß, rosa oder, im Vergleich zu normaler Haut, nur aufgehellt. Hyperpigmentierte Haut kann den gleichen Farbton wie die normale Haut haben oder grau- bis blauschwarze Untertöne aufweisen.

Die *mikroskopische Untersuchung* routinemäßig hergesteller Paraffinschnitte mit HE-Färbung kann in der Regel einen Hinweis auf die Anzahl und Verteilung der basalen Klarzellen geben, wobei offen bleiben muß, ob es sich bei diesen Zellen wirklich um Melanocyten handelt (Abb. 1a). Die Verteilung der Melaningranula läßt sich nach Kernechtrotfärbung besser beurteilen als nach HE-Färbung. Eine besondere, histologisch auswertbare Eigenschaft des Melanins ist seine Fähigkeit ammoniakalische Silbernitratlösung zu metallischem Silber zu reduzieren. Diese Eigenschaft liegt der wohl gebräuchlichsten Technik des Melaninnachweises zugrunde, der Fontana-Masson-Methode (SHEEHAN u. HRAPCHAK). Durch diese Methode können auch noch geringe Mengen von Melanin histologisch nachgewiesen werden. Für praktische Bedürfnisse ist diese Reaktion in der Regel genügend spezifisch, um ein braunes Pigment als Melanin zu identifizieren (PEARSE). Quantitative Veränderungen des epidermalen Melaningehaltes lassen sich histologisch meist nur schwer beurteilen und eine genaue Aussage ist oft nur dann möglich, wenn normale Kontrollhaut aus der Nachbarschaft die gleichzeitig mit den gleichen Methoden behandelt worden ist, zum Vergleich herangezogen werden kann.

Die wichtigste *Spezialuntersuchung* ist der histochemische Nachweis der Tyrosinaseaktivität in den Melanocyten durch die von BLOCH eingeführte Dopa-Reak-

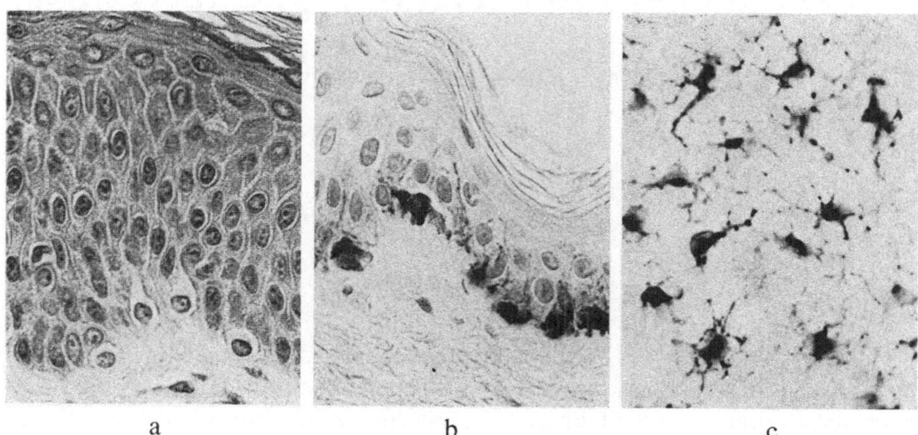

a   b   c

Abb. 1a–c. Histologische Erscheinungsformen normaler Melanocyten bei verschiedenen Präparationsmethoden. (a) HE, 400×. (b) Dopa, Kernechtrot 400×. (c) NaBr-abgelöste Epidermis, Dopa 400×

tion (SHEEHAN u. HRAPCHAK). Inkubation in l-Dopa führt bei Anwesenheit von Tyrosinase zur Bildung von Dopamelanin, was die sonst klaren Melanocyten braun-schwarz färbt und ihre dendritische Struktur deutlich darstellt. Inkubation in l-Tyrosin, dem direkten Vorläufer von Dopa, ergibt Melaninbildung nur dann, wenn die Tyrosinaseaktivität sehr hoch ist (FITZPATRICK u. Mitarb., 1950). Durch Dopa-Inkubation dargestellte Melanocyten können auf üblichen Schnittpräparaten (Abb. 1b) und auch direkt auf abgelöster, aufgehellter, auf einem Objektträger ausgebreiteter Epidermis mikroskopisch untersucht werden (Abb. 1c). Die letztere Methode erlaubt eine genauere Beurteilung sowohl der Dichte der Melanocytenbevölkerung einer bestimmten Hautgegend, als auch der Struktur und Tyrosinaseaktivität des einzelnen Melanocyten (STARICCO u. PINKUS; SZABO).

Eine weitere wichtige Methode zur Beurteilung von Pigmentstörungen ist die Elektronenmikroskopie. Nur sie ermöglicht die Untersuchung der melaninbildenden Organellen, der Melanosomen, und der intracellulären Lokalisation der Tyrosinaseaktivität (MISHIMA, 1964; KONRAD u. Mitarb., 1974). Sie erlaubt auch eine genauere Abklärung der Natur der dopanegativen epidermalen Klarzellen, deren Natur lichtoptisch nur ungenügend bestimmt werden kann.

B. Physiologie der Melaninpigmentierung der Haut

Zum besseren Verständnis der nachfolgend aufgeführten Erkrankungen des Melanin-Pigment-Systems soll hier kurz auf die Physiologie der Melaninpigmentierung eingegangen werden. Aspekte die zur mikroskopischen Beurteilung von Hautbiopsien wichtig sind, sollen besonders berücksichtigt werden.

Das in den Melanocyten der Haut produzierte und dann in die umliegenden Keratinocyten transferierte Melaninpigment ist das für die individuelle Hautfarbe wichtigste Pigment. Andere Farbstoffe, die zur normalen Hautfarbe beitragen, sind das oxydierte und reduzierte Hämoglobin (rot-rotblau), exogene Carotenverbindungen (gelb) und unter gewissen Umständen das endogene Bilirubin (gelb).

Die Melaninpigmentierung eines Individuums ist im wesentlichen genetisch bedingt, wird aber zusätzlich durch Sonnenexposition und hormonale Faktoren beeinflußt. Das gesamte Pigmentierungssystem umfaß einen weiten Bereich komplexer Vorgänge, die kürzlich von JIMBOW u. Mitarb. (1976), PROTA u. THOMSON und RILEY zusammenfassend dargestellt wurden.

Der *Melanocyt* ist eine Zelle, die durch ihren Gehalt an Tyrosinase befähigt ist, aktiv Melanin zu synthetisieren. Ihr Ursprung liegt in der Neuralleiste, von der die Melanoblasten in die Haut wandern, wo sie ab dem dritten Foetalmonat nachweisbar sind. Neben Haut und Schleimhäuten findet man sie auch in den weichen Hirnhäuten, in der Uvea und in der Retina; die letztere soll aber von Melanocyten besiedelt sein, die vom äußeren Blatt des Augenbläschens abstammen. Die Melanocyten der Haut sind bei Geburt mit einigen Ausnahmen nur noch in der Epidermis zu finden. Dermale Melanocyten werden in den ersten Lebensjahren bei weißrassigen Menschen noch in der Sakralregion, bei Negern dazu auch in der Haut des Kopfes, Hand- und Fußrückens gefunden; sie verschwinden aber später ebenfalls (EL BAHRAWY; ZIMMERMANN u. BECKER).

Die Anzahl epidermaler Melanocyten pro Oberflächeneinheit variiert je nach Körperregion zwischen etwa 800 Melanocyten/mm² bis etwa 2400 Melanocyten/mm² (SZABO). Das Verhältnis zwischen aktiven, dopa-positiven Melanocyten und nicht verhornten Keratinocyten ist dagegen konstant (FRENK u. SCHELLHORN). Ein Melanocyt soll mit den ihn umgebenden Keratinocyten eine funktionelle Einheit, die *epidermale Melanin-Einheit*, bilden (FITZPATRICK u. BREATHNACH). Nach dieser Konzeption ist es diese multicelluläre Einheit, die den Melaningehalt der Epidermis als Resultat genetischer Information und externer Stimulation bestimmen soll.

Die Melaninsynthese findet im Melanocyten (Abb. 2) auf speziellen Organellen, den *Melanosomen*, statt. Es handelt sich um zuerst rundlich, bläschenartige Strukturen, die aus der Golgiregion hervorgehen und dann eine ovaläre Form mit filamentöser innerer Struktur annehmen. Ihre Entwicklung verläuft in verschiedenen Stadien, die sich morphologisch wie folgt unterscheiden:

Stadium I: Ein rundes, membranbegrenztes Bläschen, das nur dann als Melanosom identifiziert werden kann, wenn histochemisch Tyrosinaseaktivität nachgewiesen werden kann.

Stadium II: Das Organell ist ovalär und enthält Filamente mit Periodizität; histochemisch ist Tyrosinaseaktivität nachweisbar.

Stadium III: Die filamentöse, innere Struktur ist durch Melaninablagerung verdeutlicht.

Stadium IV: Die innere Struktur ist durch Melaninablagerung verdeckt.

In der Regel werden die Organellen der Stadien I bis III als Premelanosomen bezeichnet, diejenigen des Stadiums IV als Melanosomen. Die Genese der Melanosomen ist nur bruchstückhaft bekannt, obwohl allgemein angenommen wird, daß sie primär aus Tyrosinase-Einheiten und Strukturproteinen aufgebaut sind (JIMBOW u. Mitarb., 1976). Die Größe der Melanosomen aus Anagen-Haarfollikeln variiert zwischen 1,1–1,3 × 0,5–0,7 µm; in der interfollikulären Epidermis werden die größten Melanosomen in negroider Haut gefunden (1,0–1,3 × 0,5–0,6 µm), die

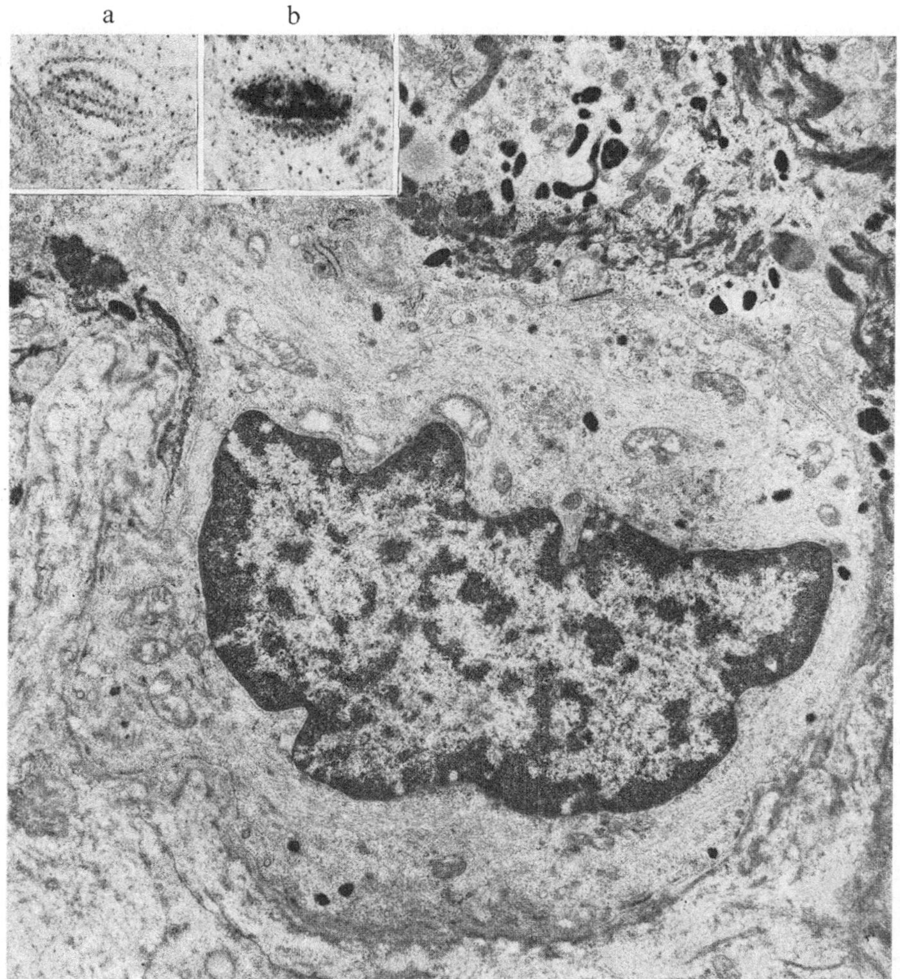

Abb. 2. Ultrastruktur eines Melanocyten mit Melanosomen verschiedener Entwicklungsstadien (12750×). Inset (68000×): (a) Prämelanosom des Stadiums II, (b) Prämelanosom, des Stadiums III

kleinsten in nicht lichtexponierter Haut hellhäutiger Europäer (0,6 × 0,3 μm) (Toda u. Mitarb.).

Die Melanosomen hellhäutiger Europäer haben meist eine durch Melaninablagerung akzentuierte, gut erkennbare innere Struktur mit relativ wenig ausgeprägter Verdunkelung des Interstitiums. Bei negroiden Menschen ist die innere filamentöse Struktur der Melanosomen in der überwiegenden Mehrzahl wegen der starken Melaninablagerung nicht mehr erkennbar. Neuere elektronenoptische Untersuchungen, z.T. mit Hochvoltmikroskopen, ergaben, daß auch das vollständig melanisierte Melanosom nicht amorph ist, sondern sphärische, bläschenartige Strukturen von etwa 400 Å Durchmesser enthält. Diese vesiculo-globulären Körperchen sind in allen Stadien der Melanosomenentwicklung vorhanden, ihre Funktion ist noch unbekannt (Jimbow u. Fitzpatrick, 1974). Besonders gut lassen

Tabelle 1. Biosynthese von Eu– und Phäomelaninen

Tyrosin

Dopa

Dopachinon

+ Cystein

Eumelanine
(braun–schwarz)

5–S–Cysteinyl–Dopa
(daneben auch 2–S–Cysteinyldopa)

Phäomelanine
(gelb–rot)

sie sich am Randsaum von Riesenmelanosomen nachweisen. Riesenmelanosomen sind bis zu 6 μm große, runde Melanosomen, die bei gewissen Pigmentanomalien gehäuft, selten auch in normaler Haut vorkommen. Sie wurden als Ausdruck einer gestörten Morphogenese der Melanosomen aufgefaßt, wobei die typischen periodisch aufgebauten Filamente fehlen (KONRAD u. Mitarb., 1974).

Die in den Melanocyten des Menschen gebildeten *Melanine* können in 2 Gruppen unterteilt werden, die braun-schwarzen *Eumelanine* und die gelb-roten *Phäomelanine*. Der Ausgangspunkt der Synthese beider Formen ist Tyrosin, das durch Tyrosinase zu Dopa (Di-hydroxy-phenyl-alanin) und dann zu Dopachinon oxydiert wird. Die Konzeption, daß *ein* Enzym „Tyrosinase" diese beiden ersten Oxydationen der Melaninsynthese katalysiere, ist, obwohl auch durch neuere Untersuchungen gestützt (HEARING), noch nicht allgemein anerkannt. Als alternative Möglichkeit wurde vorgeschlagen, daß die Oxydation des Tyrosins durch eine

Peroxydase, diejenige von Dopa durch eine Dopa-oxydase erfolge (EDELSTEIN u. Mitarb.). Nach dem klassischen Raper-Mason-Schema der Melaninsynthese wäre Melanin ein regelmäßiger Polymer von Indol-5,6-chinon Einheiten. Dieses einfache Schema wurde sowohl durch Studien mit radioaktiven Vorstufen, als durch chemische Analyse der Abbauprodukte in Frage gestellt. Eumelanin wird heute meist als unregelmäßiger dreidimensionaler Polymer aufgefaßt; die Monomere sind alle durch Tyrosinase katalysierte Oxydationsprodukte von Tyrosin und Dopa (Tabelle 1) (SWAN). Die Natur der Phäomelanine ist noch weniger bekannt, wahrscheinlich handelt es sich um eine Modifikation der Eumelaninsynthese durch Interaktion von Cystein mit Dopachinon, wobei als erste, für die Phäomelaninsynthese typische Substanz β-5S-cysteinyldopa gebildet würde (PROTA u. THOMSON).

Wie schon kurz angeführt, wird der Pigmentierungsgrad der Haut wesentlich von der Funktion der *epidermalen Melanin-Einheit* bestimmt, d. h. von den schließlich in die Keratinocyten transportierten Melanosomen. Von Wichtigkeit sind in diesem Zusammenhang die Bewegung der Melanosomen in den Melanocyten, insbesondere ihre Wanderung in die Dendriten und die Dendritenbildung selber. Inwieweit dabei die zahlreich vorhandenen Mikrofilamente des Melanocyten eine Rolle spielen, ist noch nicht klar (JIMBOW u. FITZPATRICK, 1975). Der Transfer der Melanosomen in die Keratinocyten ist ebenfalls noch ungenügend abgeklärt. Zwei Möglichkeiten stehen im Vordergrund. Das Melanosomen enthaltende distale Ende der Dendriten wird von den Keratinocyten abgeklemmt und anschließend aufgenommen. Eine andere Möglichkeit wäre die Sekretion der Melanosomen aus den Dendriten in den extracellulären Raum, von wo sie dann als Fremdkörper von den Keratinocyten phagocytiert würden. Unabhängig von der Lösung dieser Probleme ist für die Beurteilung von Pigmentstörungen wichtig, daß die Melanosomen in den Keratinocyten entsprechend ihrer Größe verschieden gespeichert werden. Große Melanosomen, wie in negroider Haut, liegen einzeln. Die kleineren Melanosomen weißer und mongolischer Rassen werden vorwiegend zu Komplexen agglomeriert gefunden (Abb. 3).

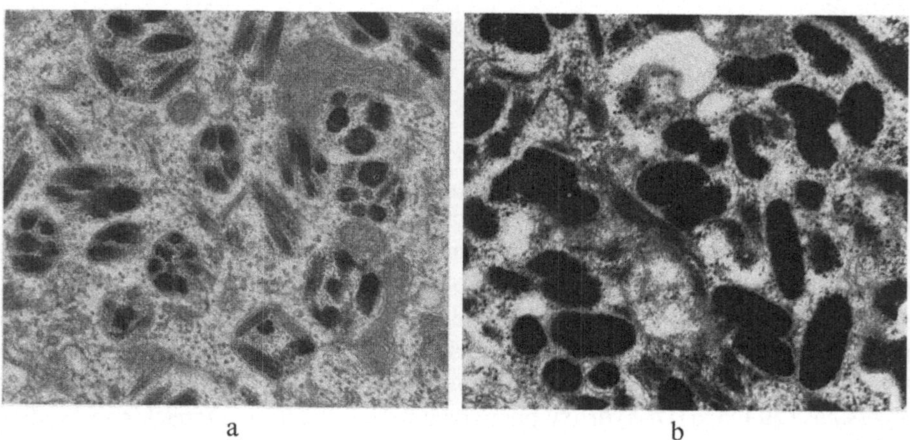

a　　　　　　　　　　　　　　　b

Abb. 3a u. b. Rassenbedingte Unterschiede in Größe und Speicherung der Melanosomen in den Keratinocyten. (a) Sonnenexponierte, stark pigmentierte Haut eines Europäers (25000×). (b) Haut eines zentralafrikanischen Negers (25000×)

In den Keratinocyten werden die aufgenommenen Melanosomen abgebaut, wobei lysosmale Enzyme, welche innerhalb der die Melanosomen dort umgebenden Membran gefunden worden sind, eine wichtige Rolle spielen dürften (WOLFF u. HOENIGSMANN). Ausmaß, Regulation und klinische Bedeutung dieser Abbauvorgänge sind noch wenig bekannt.

C. Störungen der Melaninpigmentierung der Haut

I. Allgemeines

Die im Text behandelten Pigmentstörungen sind, nach vorwiegend mikroskopisch-morphologischen Kriterien, zur Erleichterung der Differentialdiagnose in Tabelle 2 zusammenfassend aufgeführt.

Neben den nachfolgend besprochenen Pigmentanomalien findet man Veränderungen der Melaninpigmentierung auch bei einer Reihe verschiedener Derma-

Tabelle 2. *Übersicht über die wichtigsten nichttumorösen Pigmentstörungen*

Hypomelanosen	Hypermelanosen
Fehlen oder Verminderung der Melanocytenpopulation	*Vorwiegend epidermale Hypermelanose ohne Erhöhung der Melanocytenzahl*
Vitiligo	Addisonsche Krankheit
Sutton-Naevus	Metabolisch bedingte diffuse
Chemische Depigmentierung	Hypermelanosen
Piebaldismus, Waardenburg-Syndrom	Epheliden
Narben (Verbrennung, Röntgenschäden,	Melanotische Flecke bei Albright-Syndrom
Lupus erythematodes usw.)	Chloasma
	Isolierte Café-au-lait Flecke
Störungen der Melanin- und/oder Melanosomenbildung	*Vorwiegend epidermale Hypermelanose mit erhöhter Melanocytenzahl*
Oculo-cutaner Albinismus	Café-au-lait Flecke bei Neurofibromatose
Phenylketonurie	Naevus spilus
Chediak-Higashi Syndrom	Lentigo
Hypomelanotische Flecke bei	
tuberöser Sklerose	*Hypermelanose mit ausgeprägten, dermalen Pigmentablagerungen*
Hypomelanotische Naevi	Riehlsche Melanose des Gesichts
Hypomelanosis guttata idiopathica	Hyperpigmentierung nach chemischer
	Photosensibilisierung
	Hyperpigmentierung nach Arzneimittel-
	dermatosen, Lichenruber planus,
	Lupus erythematodes,
	Erythema dyschromicum perstans
	Incontinentia pigmenti
	Hypermelanosen durch dermale Melanocyten
	Mongolenflecke
	Oculo-dermale Melanocytose
	Blaue Naevi

tosen, welche nicht primär das Melaninsystem betreffen. Ekzematoide und psoriasiforme Hautveränderungen sind oft von einer Hypopigmentierung begleitet, die klinisch erst nach Abklingen der entzündlichen Erscheinungen erkennbar wird. Als Ursache der Hypopigmentierung wird eine Störung des Transfers der Melanosomen in die Keratinocyten angenommen, sei es wegen des spongiotischen Ödems, sei es wegen des erhöhten „Turn overs" der Epidermis (PINKUS u. Mitarb.). Gelegentlich werden nach ekzematoiden Veränderungen auch Hyperpigmentierungen beobachtet. Die Hypopigmentierung bei Pityriasis versicolor soll dagegen mit einer Hemmung der Melaninsynthese in den Melanocyten einhergehen (GRUPPER u. Mitarb., 1975; NAZARRO u. PASSI). Hypopigmentierungen können auch bei Atrophien und Narbenbildungen beobachtet werden, wie z.B. beim Lupus erythematodes, bei der Sklerodermie, nach Verbrennungen und bei aktinischen Spätschäden.

Dermatosen, die mit einer Schädigung der Basalschicht der Epidermis einhergehen, werden oft von Pigmentablagerung im Corium begleitet, was zu unregelmäßigen, meist etwas gräulichen Pigmentierungen führen kann. Als Beispiele seien hier der Lichen ruber planus, der Lupus erythematodes und gewisse Arzneimittelexantheme erwähnt. Verminderung des Pigmentgehaltes, besonders der Haare, aber auch fleckige Hyperpigmentierungen können bei chronischen Proteinmangelzuständen (Kwashiorkor, Nephrosen, Malabsorptionssyndromen) beobachtet werden.

Neben den eigentlichen Melaninhyperpigmentierungen können Veränderungen der Hautfarbe auch durch Metalle wie Silber, Gold und Wismuth hervorgerufen werden (s. Band 7/2, Stoffwechselkrankheiten der Haut).

Eine eigentümliche bläuliche Pigmentierung wurde nach längerer Einnahme von Amiodaron (Cordaron) beobachtet; bei dem im Corium abgelagerten Pigment dürfte es sich um ein Lipochrom handeln (MATHEIS).

II. Generalisierte diffuse Hypomelanosen

1. Oculo-kutaner Albinismus

Unter oculo-kutanem Albinismus versteht man eine diffuse Hypopigmentierung der Haut, Haare und Augen. Auf Grund von Vererbung, Klinik und Natur der Pigmentstörung wurden in den letzten Jahren verschiedene Formen unterschieden. Die wichtigsten und häufigsten der autosomal-rezessiven Typen von Albinismus sind der tyrosinase-negative oder der tyrosinase-positive Albinismus, die durch zwei verschiedene Gene bedingt sind (WITKOP). Daneben wurden noch seltene, nur in einzelnen Familien beobachtete Formen beschrieben. Ein „yellow mutant" Albinismus wurde von NANCE u. Mitarb. in den USA in einer Anabaptisten-Familie beobachtet. Ein „red skin"-Albinismus wurde aus Neu Guinea gemeldet (WALSH; NIXON). HERMANSKY und PUDLAK beschrieben einen Albinismus mit hämorrhagischer Diathese. In der amerikanischen Anabaptisten-Gemeinschaft wurde eine generalisierte Hypopigmentierung, begleitet von schweren Augen- und Gehirnstörungen gefunden; das Syndrom umfaßt zudem eine Trübung der Hornhaut, Mikrophthalmie, Spastizität und Schwachsinn (CROSS u. Mitarb.). Neben diesen autosomal rezessiven bestehen noch dominante

Formen von Albinismus, die aber bisher nur in vereinzelten Familien beschrieben worden sind (FITZPATRICK u. Mitarb., 1974; FRENK u. CALAME).

a) Tyrosinase-negativer Albinismus

Klinik: Die Haut ist milchig weiß, die Haare weiß, die Augen wäßrig-blau mit ausgeprägtem Nystagmus und rotem Irisreflex.

Histologie: Die Epidermis enthält auch nach Silberbehandlung kein Melaninpigment. In der Basalschicht findet man Klarzellen, die auch nach Inkubation in l-Dopa kein Pigment bilden.

Spezialuntersuchungen: Die Diagnose dieses Albinismus kann durch Inkubation von Haarbälgen in l-Tyrosin bestätigt werden: fehlende Pigmentierung spricht für tyrosinase-negativen Albinismus. Elektronenmikroskopisch findet man Melanocyten in normaler Zahl. Sie enthalten Premelanosomen, die sich nur bis zum Stadium II entwickelt haben. Inkubation in l-Tyrosin oder l-Dopa bewirkt keine weitere Melanisierung dieser Premelanosomen (WITKOP; JUNG u. ANTON-LAMPRECHT).

b) Tyrosinase-positiver Albinismus

Klinik: Bei Geburt sind die tyrosinase-positiven Albinos den tyrosinase-negativen ähnlich. Später werden die Haare gelblich-blond, die Haut kann, nach Sonnenexposition, andeutungsweise pigmentieren, Naevi sind ebenfalls leicht pigmentiert. Die Augen werden dunkler, die Iris kann sogar bräunlich werden, der Nystagmus ist wenig ausgeprägt und der rote Irisreflex schwächt sich ab. Der Phänotyp variiert je nach Alter und Rasse des befallenen Individuums.

Histologie: Nach Fontana-Masson-Färbung findet man in der Epidermis einige feine Melaningranula. Die geringe Tyrosinaseaktivität der Melanocyten läßt sich auf Schnitten meist nur durch eine kombinierte Dopa-Silbermethode nachweisen. Auf abgelöster Epidermis sind die Melanocyten dagegen leichter nachweisbar und in normaler Zahl vorhanden (Abb. 4a, b).

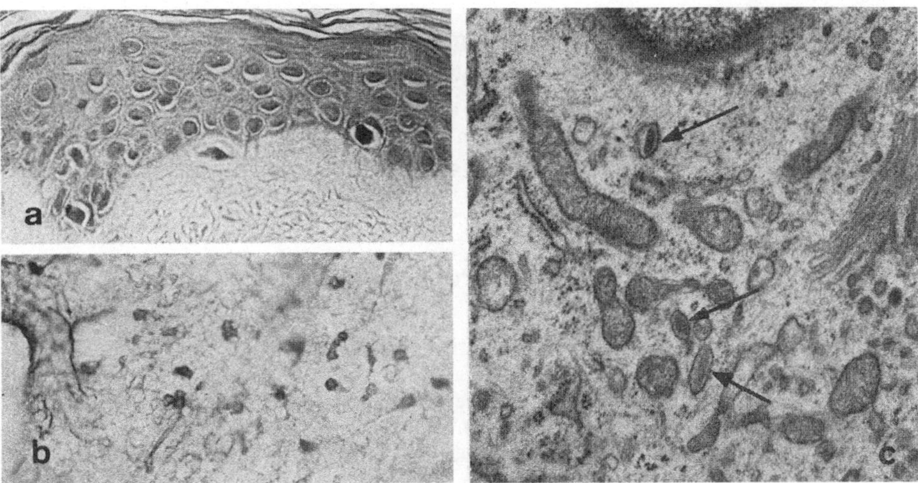

Abb. 4a—c. Tyrosinase positiver, rezessiver oculo-cutaner Albinismus. (a) Kaum sichtbare, minimale Melaninbildung (Dopa, Fontana-Masson, Kernechtrot, 400×). (b) Auf abgelöster Epidermis ist die geringe Melaninbildung nach Dopa-Inkubation besser zu erkennen (vergleiche mit Abb. 1c) (200×). (c) Melanocyt mit nicht melanisierten Prämelanosomen ↗ (26000×)

Spezialuntersuchungen: In l-Tyrosin inkubierte Haarbälge pigmentieren eindeutig und erlauben so die Diagnose des tyrosinase-positiven Albinismus zu bestätigen.

Elektronenmikroskopisch enthalten die Melanocyten überwiegend Premelanosomen der Stadien II und III (Abb. 4c). Inkubation in l-Dopa vermag 'die Premelanosomen voll zu melanisieren (WITKOP).

2. Chediak-Higashi-Syndrom

Klinik: Das Chediak-Higashi-Syndrom ist charakterisiert durch wechselnd ausgeprägte Hypopigmentierung der Haut, Haare und Augen und hoher Anfälligkeit für Infektionskrankheiten. Als kennzeichnende hämatologische Veränderung findet man abnorme, große leukocytäre Granula.

Histologie: Als charakteristische Veränderung findet man abnorm große, unregelmäßig verteilte Melaningranula in der Epidermis und auch in Makrophagen des oberen Coriums (BEDOYA; STEGMAIER u. SCHNEIDER). Der Gehalt der Epidermis an normalen, feinen Melaningranula ist mehr oder weniger stark reduziert. Zusätzlich wurde auch eine segmentäre Atrophie des Stratum Malpighi und des Stratum corneum beschrieben (BEDOYA).

Spezialuntersuchungen: Elektronenoptisch zeigen die Melanocyten neben normalen Melanosomen auch solche von anormaler Größe und Form. Daneben findet man riesige Melanosomenkomplexe, die Melanosomen verschiedenster Form und Größe enthalten und manchmal Degenerationszeichen aufweisen. Die Keratinocyten enthalten ebenfalls abnorm große Melanosomenkomplexe. Die Hypopigmentierung könnte sich auf Grund dieser morphologischen Befunde wie folgt erklären: 1. durch Bildung abnorm großer Komplexe ist die Dispersion der Melanosomen mangelhaft und bewirkt deshalb eine Aufhellung der Hautfarbe; 2. der Transfer der Melanosomen in die Keratinocyten ist gestört, was sich in der Entstehung von Komplexen schon in den Melanocyten äußert; 3. die Melanosomensynthese ist gestört (ZELICKSON u. Mitarb.).

3. Phenylketonurie

Die Phenylketonurie ist eine autosomal rezessive Stoffwechselstörung bei der Phenylalanin wegen des Fehlens oder starker Verminderung der l-Phenylalaninoxydase nicht zu Tyrosin umgebaut werden kann. Die klinischen Folgen sind eine schwere Beeinträchtigung der Funktion des zentralen Nervensystems und eine verminderte Pigmentierung der Haut, Haare und Augen (FLEISHER u. ZELIGMAN).

III. Umschriebene fleckige Hypomelanosen

1. Vitiligo

Klinik: Die Vitiligo ist wahrscheinlich eine erbliche Dispositionskrankheit, charakterisiert durch fleckige Depigmentierung der Haut. Sie befällt beide Geschlechter und alle Rassen. Sie beginnt am häufigsten im 2. und 3. Lebensjahrzehnt, kann aber in jedem Alter auftreten. Die Krankheit äußert sich durch unregelmäßige, gut begrenzte weiße Flecke, die meistens bilateral verteilt sind. Die sonnenexponierten Körperregionen und die Genitalgegend sind am häufigsten befallen.

Histologie: In der vitiliginösen Haut sind Melaningranula und Melanocyten abwesend oder nur in stark reduzierter Zahl vorhanden. In der Basalschicht findet

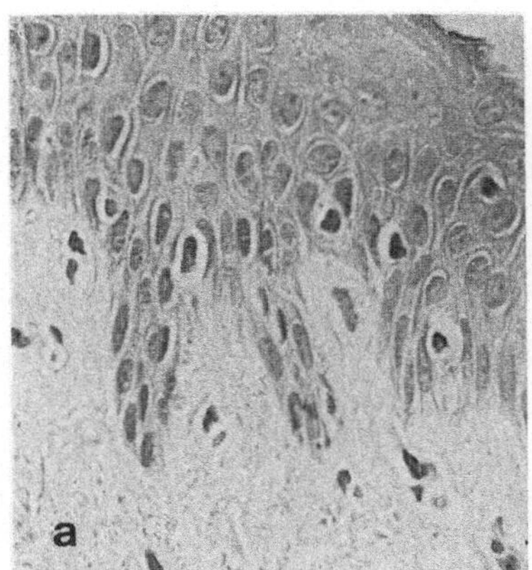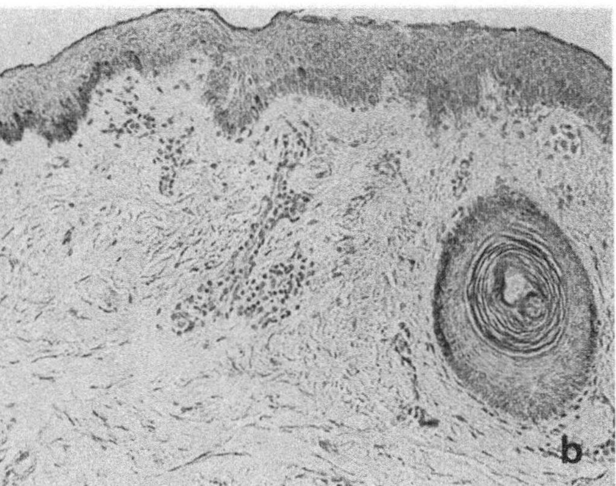

Abb. 5a u. b. Vitiligo. (a) Epidermis und basale Klarzellen enthalten kein Melanin (Dopa, Kernechtrot, 400×). (b) Randzone eines Vitiligoherdes mit diskreten, perivaskulären, lymphocytären Infiltraten (Fontana-Masson, Kernechtrot, 100×)

man Klarzellen, die weder nach Silberbehandlung noch nach Dopainkubation Melaningranula enthalten (Abb. 5a) (JARETT u. SZABO). Am Rande von wahrscheinlich aktiven Herden findet man gelegentlich lymphohistiocytäre Infiltrate und Melanophagen (Abb. 5b).

Spezialuntersuchungen: Elektronenmikroskopische Untersuchungen ergaben, daß es sich bei den in der Basalschicht gefundenen Klarzellen überwiegend um Langerhanszellen handelt, wobei nicht eindeutig feststeht, ob die Zahl der epidermalen Langerhanszellen erhöht oder nur ihre Verteilung gestört ist (WOLFF). In einer quantitativen Studie (MISHIMA u. Mitarb.) wurde nachgewiesen, daß in der ersten Phase der Depigmentierung die Zahl der Melanocyten abnimmt und gleichzeitig die Zahl indeterminierter Dendritenzellen zunimmt. In späteren Stadien nimmt die Zahl der indeterminierten Zellen wieder ab, man findet dann in der Basalschicht überwiegend Langerhanszellen.

Im pigmentierten Randsaum wurden in der Basalschicht gehäuft abnorme Melanocyten beschrieben, daneben auch Anomalien der Nervenendfasern (BREATHNACH u. Mitarb.). Durch histophysikalische Untersuchungen sollen auch degenerative Veränderungen der Bindegewebsarchitektur nachweisbar sein (CALIFANO).

Diagnose: Die histologischen Veränderungen des Pigmentsystems bei Vitiligo sind nicht für diese Krankheit spezifisch. Das Fehlen oder die starke Verminderung der dopapositiven Melanocyten werden auch bei vitiligoartigen Depigmentierungen bei Melanomen, beim Sutton-Naevus, bei chemischer Depigmentierung und beim Piebaldismus gefunden.

2. Sutton-Naevus und vitiligoartige Depigmentierung bei malignem Melanom

Klinik: Gewisse Pigmentnaevi zeigen im Verlaufe ihrer Entwicklung eine haloartige, meist konzentrisch angeordnete gut begrenzte Depigmentierung der benachbarten Haut. Solche Naevi werden als Sutton-Naevi bezeichnet. In der Mehrzahl der Fälle verschwindet der zentrale Naevus in der Folgezeit.

Periläsionelle Depigmentierungen können auch bei malignen Melanomen vorkommen. Hier findet man in der Regel noch zusätzliche vitiligoartige Leukodermien, die nicht in direktem Zusammenhang mit dem Tumor stehen.

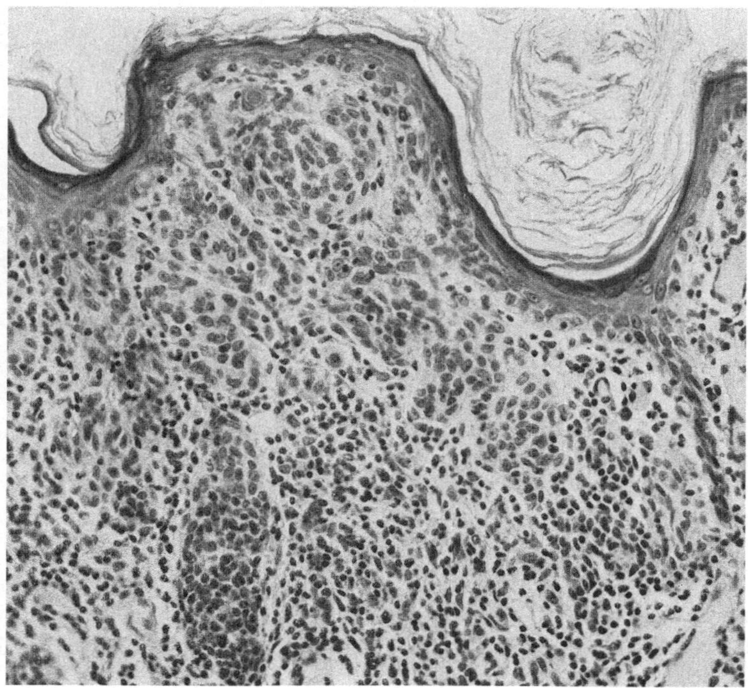

Abb. 6. Sutton-Naevus, (HE, 200×)

Histologie: Der Sutton-Naevus ist gekennzeichnet durch ein epidermo-dermales Naevuszellinfiltrat, eng vermengt mit einem dichten entzündlichen Infiltrat, das vorwiegend aus Lymphocyten, daneben aber auch aus Histiocyten, Mastzellen und Plasmazellen besteht (Abb. 6). Die Capillaren sind oft vermehrt und erweitert mit endothelialer Proliferation. Die darüber liegende Epidermis kann hyperplastisch, seltener atrophisch sein und enthält in der Regel noch Melaningranula (WAYTE und HELWIG). Die Morphologie der Naevuszellen variiert in gleichem Maße wie in den üblichen Naevuszellnaevi. In gewissen Präparaten wurden auch Hinweise auf Zellschädigung gefunden (KOPF u. Mitarb.).

Der depigmentierte Randsaum ist, bei Naevi und bei Melanomen, auch histologisch frei von Melanin. Melanocyten können, selbst nach Dopa-Inkubation nicht mehr, oder nur in ganz geringer Zahl nachgewiesen werden. Dermale Melanophagen sind recht häufig vorhanden.

Spezialuntersuchungen: Elektronenoptisch konnten beim Sutton-Naevus in einer depigmentierenden Zone pathologisch veränderte Melanocyten und Naevuszellen beobachtet werden. Sie enthielten Vacuolen verschiedenster Größe, wobei die kleineren oft noch Premelanosomen enthielten; Autophagocytose von Melanosomen und Kernpyknose wurden ebenfalls beobachtet (HASHIMOTO). Später fehlen in der depigmentierten Epidermis sowohl bei Naevi als auch bei Melanomen die Melanocyten; in der Basalschicht findet man zwischen den Keratinocyten gehäuft Langerhanszellen, ein Bild das an Vitiligo erinnert (EBNER u. NIEBAUER; FRENK u. KOCSIS; HASHIMOTO).

3. Vogt-Koyanagi-Syndrom

Vitiligoartige Leukodermieherde finden sich auch beim Vogt-Koyanagi-Syndrome (JOHNSON; MOROHASHI u. Mitarb.). Die weißen Flecken treten typischerweise im Bereich der Augenlider auf; in den Haaren findet man oft weiße Strähnen. Die das Syndrom kennzeichnenden nichtcutanen Veränderungen sind im wesentlichen eine bilaterale Uveitis und eine Dysakusie.

4. Chemische Depigmentierungen

Klinik: Chemische Depigmentierungen wurden am häufigsten durch Phenolderivate (Hydrochinonmonobenzylaether, paratertiäres Butylphenol, phenolartige Desinfektionsmittel) beschrieben, selten wurden sie auch nach Heftpflasterapplikation beobachtet (FISHER; FRENK u. KOCSIS). Sie treten meist an der Stelle direkten Kontaktes mit der chemischen Substanz auf, disseminierte Leukodermieherde, an Stellen ohne äußeren Kontakt wurden ebenfalls gesehen.

Histologie: Die depigmentierte Haut weist eine stark verminderte Zahl von Melaningranula und Melanocyten auf, manchmal fehlen sie vollständig. Sind auf abgelöster Epidermis nach Dopainkubation noch vereinzelte Melanocyten nachweisbar, so sind sie meist durch ein weitverzweigtes Dendritensystem gekennzeichnet (Abb. 7b). Im oberen Corium der depigmentierten Haut findet man gelegentlich Melanophagen besonders bei dunkelhäutigen Individuen (Abb. 7a) (CANIZARES u. Mitarb.).

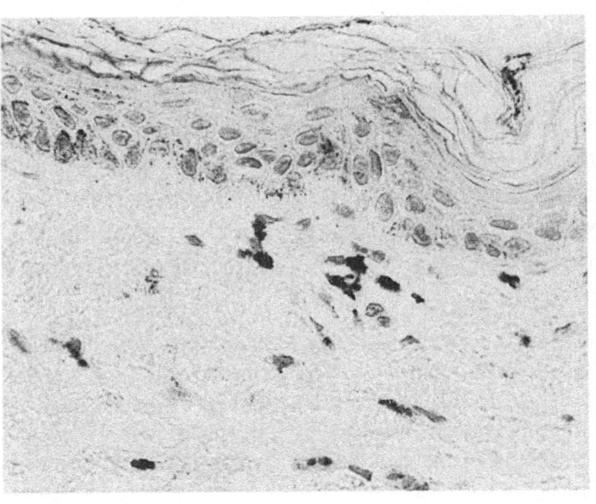
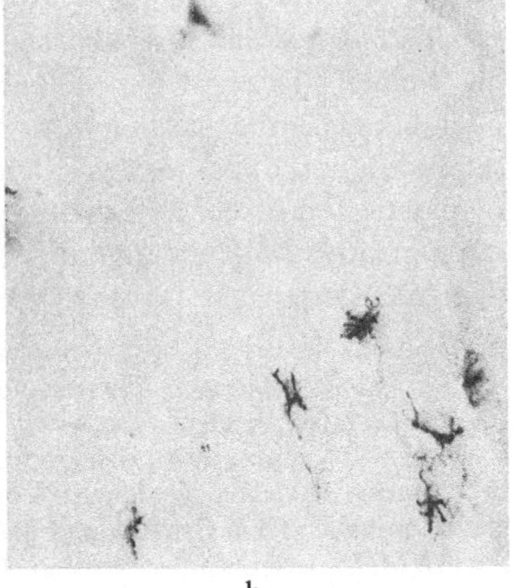

a   b

Abb. 7a u. b. Depigmentierung durch chemische Substanzen. (a) Durch Hydrochinon-monobenzyläther-haltige Salbe bei einer schwarzen Afrikanerin: weitgehend depigmentierte Epidermis, Melanindepots im Corium (Fontana-Masson, Kernechtrot, 200×). (b) Durch phenolhaltiges Desinfektionsmittel: stark verminderte Melanocytenzahl; die noch verbleibenden vergrößerten Melanocyten haben ein stark verzweigtes Dendritensystem (NaBr-abgelöste Epidermis, Dopa, 100×)

Spezialuntersuchungen: Elektronenoptische Untersuchungen von durch Heftpflaster depigmentierter Haut bestätigen das Fehlen epidermaler Melanocyten. Im ersten Jahr nach dem Kontakt mit dem Heftpflaster überwiegen in der Basalschicht unter den Dendritenzellen die indeterminierten Zellen, später die Langerhanszellen (FRENK, 1976).

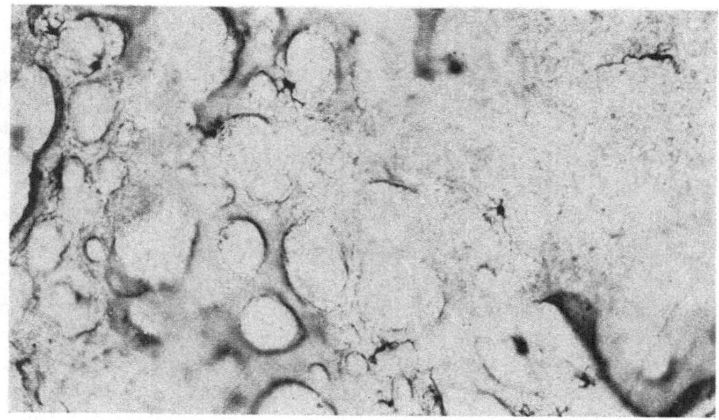

Abb. 8. Piebaldismus: stark verminderte Melanocytenzahl (NaBr-abgelöste Epidermis, Dopa, 100×)

5. Piebaldismus

Klinik: Der Piebaldismus ist eine autosomal dominante Erbkrankheit, die durch eine weiße Stirnlocke auf depigmentierter Stirnhaut und vorwiegend ventral am Stamm und auf den Extremitäten angeordnete weiße Flecke, in denen oft rundliche pigmentierte Zonen erhalten bleiben, gekennzeichnet ist. Eine ähnliche oder gleiche Pigmentstörung tritt bei einem Viertel der Patienten mit Waardenburg-Syndrom auf (ORTONNE u. Mitarb.).

Histologie: Das histologische Bild variiert je nach Biopsiestelle. Im Bereich der weißen Flecke ist die Melaninpigmentierung der Epidermis stark vermindert oder fehlend; die basalen Klarzellen sind überwiegend dopa-negativ, und nur selten können dopa-positive Melanocyten nachgewiesen werden (Abb. 8). In den pigmentierten Inseln innerhalb der weißen Flecke und in der normalen Haut sind dopa-positive Melanocyten in normaler Zahl nachweisbar. Der Übergang von der depigmentierten zur pigmentierten Haut ist histologisch nicht abrupt (GRUPPER u. Mitarb., 1970).

Spezialuntersuchungen: Elektronenoptisch kann das Fehlen der Melanocyten in den weißen Flecken bestätigt werden, wobei in der Basalschicht gehäuft Langerhanszellen gefunden werden (GRUPPER u. Mitarb., 1970; JIMBOW u. Mitarb., 1975). In der pigmentierten Haut findet man neben normalen Melanocyten auch solche mit abnormen, rundlichen Melanosomen. Diese Melanosomen enthalten feine Granula und deren Melanisierung beginnt oft im Zentrum. Die pathologischen Melanocyten werden selten auch im Bereich der depigmentierten Haut gefunden (JIMBOW u. Mitarb., 1975). Am Rande der depigmentierten Haut wurden Melanocyten mit degenerativen Veränderungen gefunden (GRUPPER u. Mitarb., 1970).

6. Hypomelanotische Flecke bei tuberöser Sklerose

Klinik: Blattförmige oder ovale hypopigmentierte Flecke sind, wenn vorhanden, die früheste an der Haut sichtbare Manifestation einer tuberösen Sklerose.

Histologie: Der Melaningehalt der Epidermis ist im Vergleich zur normalen Haut vermindert (Abb. 9). Die Melanocyten sind dopa-positiv, in normaler Zahl vorhanden. Inkubation in l-Dopa ergibt aber im Vergleich zur benachbarten, normal pigmentierten Haut eine geringere Reaktion und ein weniger gut entwickeltes Dendritensystem (JIMBOW u. Mitarb., 1975).

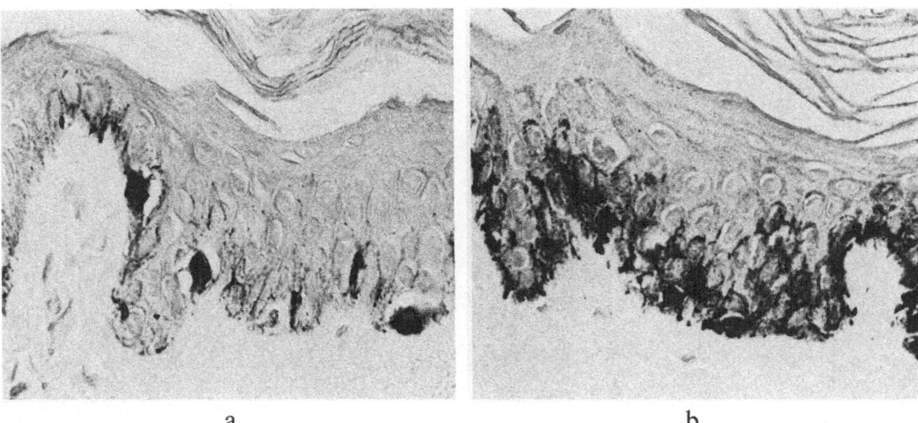

Abb. 9a u. b. Hypopigmentierter Fleck bei tuberöser Sklerose (a), im Vergleich zu normaler Kontrollhaut (b). (Dopa, Fontana-Masson, Kernechtrot, 400 ×)

Spezialuntersuchungen: Elektronenoptisch enthalten die Melanocyten eine verminderte Zahl von Melanosomen; die letzteren sind zudem meist nur unvollkommen melanisiert und von verminderter Größe (JIMBOW u. Mitarb., 1975; TILGEN; DENOEUX u. Mitarb.).

7. Hypomelanotische Naevi

Klinik: Unter diesem Titel besprechen wir verschiedene naevoide Hypopigmentierungen, die je nach ihrer klinischen Form unter verschiedenen Namen beschrieben worden sind (Naevus depigmentosus, Naevus achromicus, Incontinentia pigmenti achromians). Von JIMBOW u. Mitarb. (1975) wurde gezeigt, daß ihnen allen eine gleiche Pigmentstörung zugrunde liegt, was aber zumindest für die Incontinentia pigmenti achromians fraglich erscheint (MOROHASHI u. Mitarb.).

Histologie: Die hypochrome Epidermis hat einen verminderten Melaningehalt; die Melanocyten sind in normaler Zahl vorhanden und reagieren oft schwächer auf Dopa-Inkubation als diejenigen der benachbarten normalen Haut (GROSSHANS u. Mitarb.; JIMBOW u. Mitarb., 1975). Lichtoptisch ergibt sich somit ein den hypochromen Flecken bei tuberöser Sklerose sehr ähnliches Bild. Eine Ausnahme macht der von COUPE publizierte systematisierte Naevus achromicus, bei dem mit der Dopa-Methode keine Melanocyten nachgewiesen werden konnten; zusätzlich wurden noch Veränderungen beschrieben, die nichts mit der Pigmentierungsstörung zu tun haben, wie eine Acanthose und Papillomatose der Epidermis und perivaskuläre Infiltrate.

Spezialuntersuchungen: Elektronenoptisch sind die Melanosomen in normaler Größe, Form und Melanisierung, aber in geringerer Anzahl in den Melanocyten zu finden. Gelegentlich enthalten die Melanocyten Melanosomenkomplexe, was auf Autophagocytose hinweist. Die Keratinocyten haben einen deutlich verminderten Melanosomengehalt. Diese beiden letzteren Befunde können als Hinweis auf eine Störung des Transfers der Melanosomen von den Melanocyten in die Keratinocyten aufgefaßt werden (JIMBOW u. Mitarb., 1975).

8. Hypomelanosis guttata idiopathica

Klinik: Diese nicht seltene Pigmentanomalie, auch als „Leucodermie lenticulaire disséminée" (ARGUELLES-CASALS u. GONZALES) bezeichnet, befällt in Form konfettiartiger, hypopigmentierter Flecke vor allem die Extremitäten.

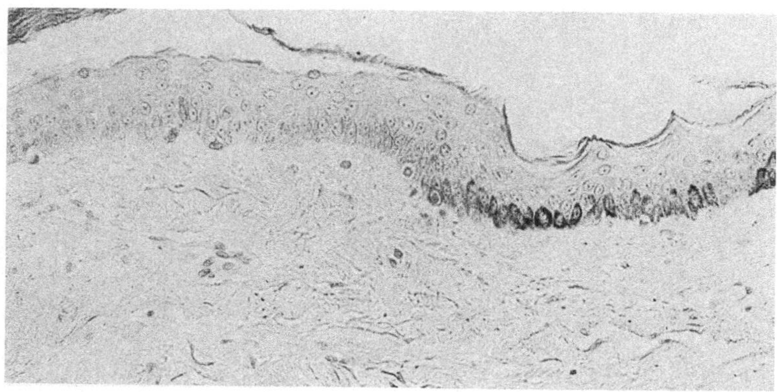

Abb. 10. Hypomelanosis guttata idiopathica (Randzone) (Fontana-Masson, Kernechtrot, 200×)

Histologie: Als alleinigen Befund findet man eine Verminderung des Melaningehalts der Epidermis (Abb. 10); die Melanocyten reagieren weniger stark auf Dopa-Inkubation als diejenigen der benachbarten gesunden Kontrollhaut (WHITEHEAD u. Mitarb.).

IV. Diffuse Melanosen

Klinik: Die diffusen, generalisierten Melanosen sind in der Regel auf den sonnenexponierten Körperteilen und in den Körperfalten besonders ausgeprägt, oft ist auch die Mundschleimhaut befallen. Als Ursache kommen in Frage: 1. *Hormonale Faktoren,* insbesondere Hyperaktivität der Hypophyse (LERNER u. McGUIRE) wie beim Morbus Addison, dann auch Oestrogene, die aber eine selektive Wirkung haben und besonders die Haut der Genitalregion, der Mamillen und des Gesichts beeinflussen; 2. *Medikamente* wie Chlorpromazine (GREINER u. BERRY) und Metalle (Silber, Gold und Wismuth); 3. *schwere Stoffwechselstörungen* wie Hämochromatose, biliäre Cirrhose, Porpyria cutanea tarda und kachektische Zustände; 4. *metastasierende maligne Melanome* und 5. *Erbfaktoren* (VAN BOGAERT).

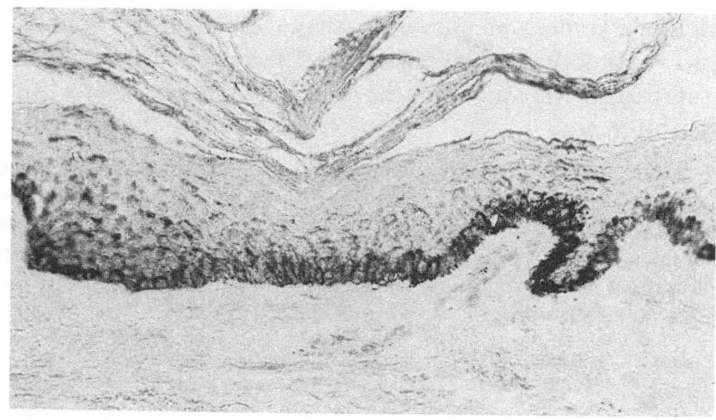

Abb. 11. Epidermale Hyperpigmentierung bei Addisonscher Krankheit (Fontana-Masson, Kernechtrot, 200×)

Histologie: Das histologische Bild ist wenig charakteristisch. In der Regel findet man einen erhöhten Melaningehalt der basalen Schichten der Epidermis, in der Dermis sind keine oder nur wenig Melanophagen nachweisbar (Abb. 11). Ausgeprägte Melanindepots in Makrophagen des Coriums sprechen eher für eine durch Medikamente bedingte Melanose. Bei diesen letzteren Fällen findet man im Corium oft auch Ablagerung der Medikamente selber, die aber nicht immer ohne weiteres als solche erkannt werden können. Bei malignen Melanomen fortgeschrittenen Stadiums kann die Hyperpigmentierung entweder durch in die allgemeine Zirkulation gelangende Melaninvorstufen oder durch diffuse Infiltrierung des Coriums mit Melanomzellen erfolgen (KONRAD u. WOLFF).

V. Umschriebene fleckige Hypermelanosen

1. Café au lait-Flecke

Klinik: Café au lait-Flecke sind gleichmäßig hyperpigmentierte, gut begrenzte Flecke von mehr als 2 cm Durchmesser, die auf jedem Körperteil vorkommen können. Sie sind eine häufige, bei etwa 10% der Bevölkerung vorkommende Pigmentanomalie. Sind sie in größerer Zahl vorhanden, so muß die Diagnose einer Neurofibromatose Recklinghausen erwogen werden.

Histologie: Auf Schnitten ist die Epidermis normal und gegenüber der Kontrollhaut verstärkt melaninhaltig. Genauere Untersuchungen ergeben, daß die

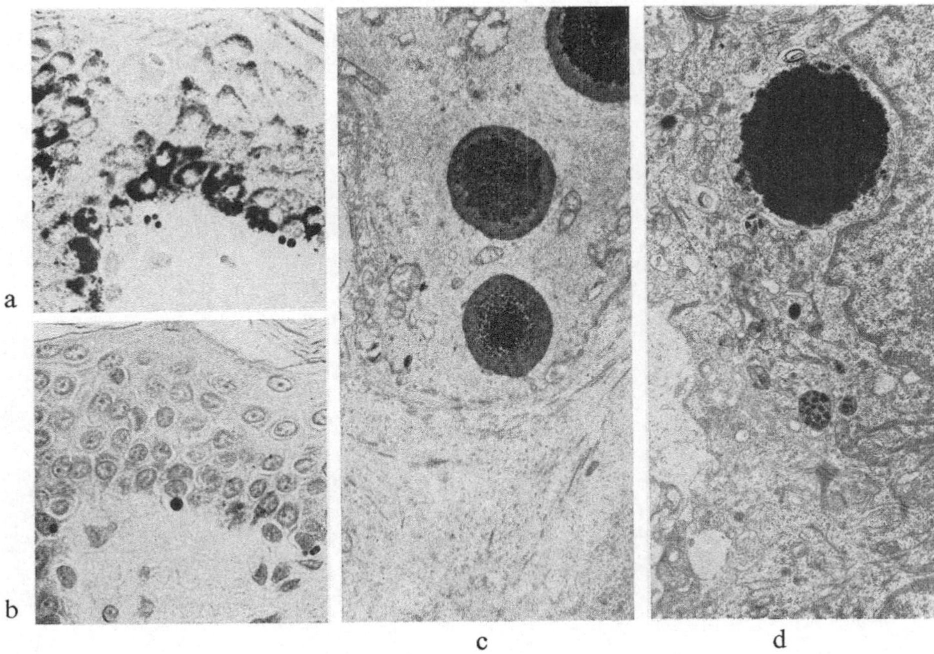

Abb. 12a–d. Café au lait Fleck bei Neurofibromatose (a) Epidermale Hyperpigmentierung mit Riesenmelanosomen (Fontana-Masson, Kernechtrot, 400×). (b) Riesenmelanosomen sind auch ohne Melaninfärbung leicht erkennbar (Kernechtrot, 400×). (c) Unvollständig melanisierte Riesenmelanosomen in einem Melanocyten (10000×). (d) Fast völlig melanisierte Riesenmelanosomen neben normalen Melanosomenkomplex in einem Keratinocyten (10000×)

Pigmentstörung der Café au lait-Flecke bei Neurofibromatose von derjenigen der isolierten Café au lait-Flecke zu unterscheiden ist.

Bei Café au lait-Flecken im Rahmen einer Neurofibromatose ist der Melaningehalt der Epidermis und die Zahl der Melanocyten pro mm² Hautoberfläche signifikant erhöht. Zusätzlich findet man meist auch Riesenmelaningranula (Abb. 12a, b) (BENEDICT u. Mitarb.; JOHNSON u. CHARNECO). Bei Kindern sollen sie aber oft fehlen (SILVERS u. Mitarb.).

Isolierte Café au lait-Flecke, ohne Anhaltspunkte für Neurofibromatose, haben keine erhöhte Melanocytenzahl; Riesenmelaningranula fehlen (JOHNSON u. CHARNECO).

Spezialuntersuchungen: Elektronenmikroskopische Untersuchungen von Café au lait-Flecken bei Neurofibromatose ergeben, daß die Melanocyten reichlich Melanosomen von normaler Größe und Struktur bilden. Die Riesenmelanosomen erscheinen als runde, bis zu 5 µm große Pigmentorganellen (Abb 12c, d), die von einer einfachen Membran umgeben sind. Bei vollständiger Melanisierung sind sie elektronenundurchlässig, eine innere Struktur ist nicht mehr sichtbar. Bei unvollständiger Melanisierung sind sie aus konzentrisch angeordneten Schichten aufgebaut, wobei die Kernzone am stärksten melanisiert ist. In den wenig melanisierten Zonen läßt sich erkennen, daß sie aus rundlich, bläschenartigen Strukturen von etwa 400 Å Durchmesser aufgebaut sind (JIMBOW u. Mitarb., 1973). Riesenmelanosomen sind als Ausdruck einer gestörten Melanosomenmorphogenese aufzufassen. Sie kommen nicht nur bei Neurofibromatose, sondern auch beim Naevus spilus gehäuft vor, selten werden sie auch in Naevuszell-Naevi und in normaler Haut beobachtet (KONRAD u. HÖNIGSMANN, 1975).

2. Melanotische Flecke beim Albright-Syndrom

Klinik: Das Albright-Syndrom ist charakterisiert durch melanotische Flecke, disseminierte Osteitis fibrosa und, beim Mädchen, pubertas praecox. Die Pigmentflecke sind gleichmäßig braun,

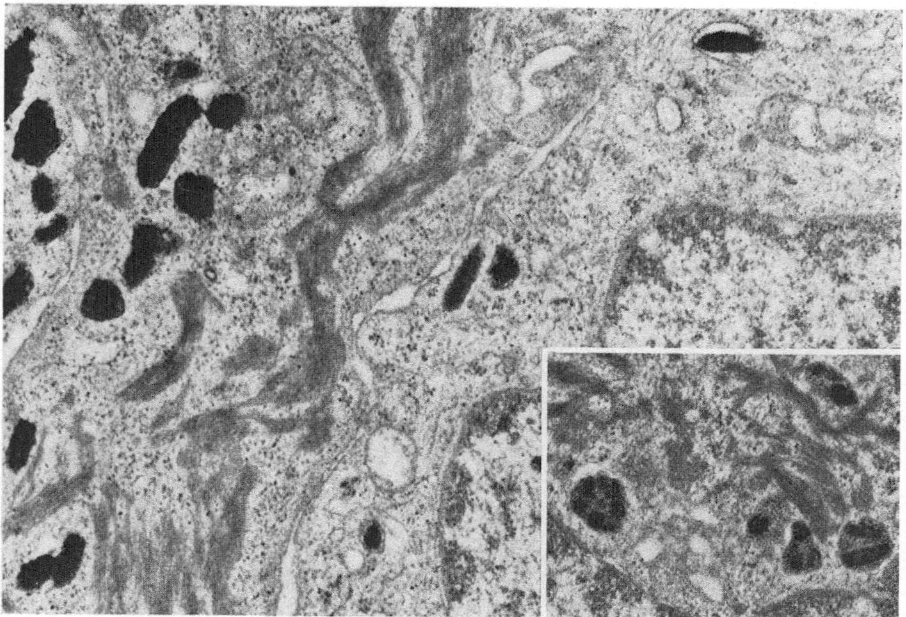

Abb. 13. Melanotischer Fleck bei Albright-Syndrom: große Melanosomen, die in den Keratinocyten meist einzeln gespeichert werden (28000 ×). Inset: Melanosomenkomplexe in den Keratinocyten normaler Haut des gleichen Individuums (28000 ×)

wesentlich dunkler als die normale Haut. Sie lokalisieren sich am häufigsten auf der Stirne, am Nacken und in der Gesäßregion, wobei sie oft auf einer Seite der Mittellinie liegen. Ihr lateraler Rand ist meist unregelmäßig aufgesplittert.

Histologie: Die Epidermis ist normal außer einem deutlich verstärkten Gehalt an Melaningranula, der in sämtlichen Schichten, die Hornschicht eingeschlossen, nachweisbar ist.

Die Zahl der Melanocyten ist gegenüber derjenigen der normalen Haut aus der gleichen Region nicht erhöht. Dermale Melanophagen sind selten. Riesenmelanosomen werden keine gefunden (BENEDICT u. Mitarb.).

Spezialuntersuchungen: Die Elektronenmikroskopie hat ergeben, daß die Melanosomen dieser melanotischen Flecke gegenüber denen der normalen Haut deutlich größer sind (Abb. 13). Entsprechend ihrer Größe werden sie in den Keratinocyten isoliert gespeichert und nicht in Komplexen, wie dies in der Haut weißrassiger Menschen sonst überwiegend der Fall ist (FRENK, 1971).

3. Naevus spilus

Klinik: Der Begriff Naevus spilus wird hier nach der von COHEN verwendeten Definition angewendet. Es handelt sich demnach um einen wenig hyperpigmentierten Fleck übersät von stecknadelkopf- bis linsengroßen, stark pigmentierten, nicht erhabenen Fleckchen.

Histologie: Die Epidermis ist normal mit Ausnahme leicht verlängerter schmaler, stark hyperpigmentierter Reteleisten. Im Bereich der Basalschicht findet man gehäuft Klarzellen, die stark dopa-positiv sind. Neben dieser allgemeinen Erhöhung der Melanocytenzahl findet man, häufiger im Bereich der dunkleren Fleckchen aber auch dazwischen, kleine junktionale Nester von Naevuszellen (Abb. 14). Oft sind mehrere Schnitte notwendig, bis solche Naevuszellnester gefunden werden. Gelegentlich liegen im oberen Corium vereinzelte Makrophagen. Genaues Durchsuchen der Schnitte erlaubt oft Riesenmelanosomen nachzuweisen (Abb. 14b) (KONRAD u. Mitarb., 1974).

Spezialuntersuchungen: Elektronenoptisch sind die Riesenmelanosomen sowohl in den Melanocyten, den Naevuszellen als auch den Keratinocyten zu finden (KONRAD u. Mitarb., 1974).

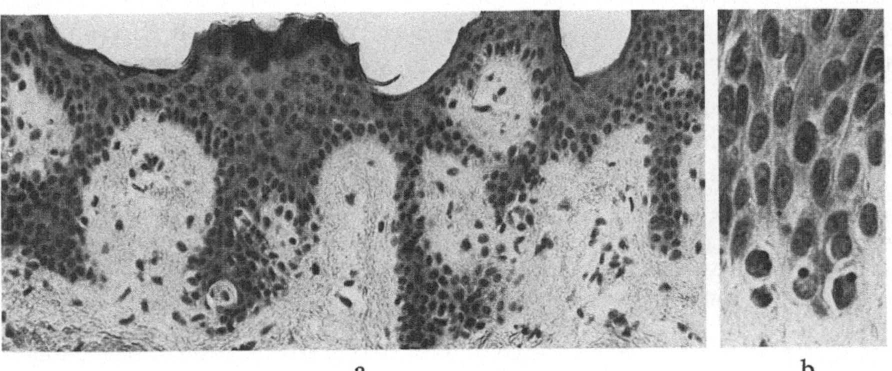

a   b

Abb. 14. (a) Naevus spilus: verlängerte Reteleisten mit reichlich basalen Melanocyten, z.T. in Nestern (HE, 85×). (b) Riesenmelanosomen in der Epidermis (Kernechtrot, 340×)

Ihre Ultrastruktur ist derjenigen der Riesenmelanosomen, die bei Neurofibromatose gefunden werden, identisch.

Diagnose: Die Diagnose eines Naevus spilus wird klinisch gestellt und kann dann histologisch bestätigt werden. Sind keine klinischen Angaben vorhanden, so wird die histologische Diagnose, je nach untersuchten Schnitten Lentigo oder junktionaler Naevuszellnaevus heißen.

4. Lentigines

Klinik: Lentigines sind kleine, braune Pigmentfleckchen von einigen Millimetern Durchmesser. Sie können auf Haut und Schleimhaut vorkommen und ihre Pigmentierungsintensität ist nur wenig von der Sonnenexposition abhängig. Als *Lentigo benigna* (Synonyma: Lentigo juvenilis, Lentigo simplex) werden Läsionen bezeichnet, die im Kindesalter auftreten. In kleiner Zahl sind sie bei fast allen Menschen nachweisbar. Als Extremfälle können Lentigines in großer Zahl disseminiert über den ganzen Körper oder mit einem bestimmten Verteilungsmuster auftreten. Beim *Lentiginosis profusa Syndrom* bestehen neben der disseminierten Lentiginose noch andere Störungen: Anomalien des Herzens und der großen Gefäße, Wachstumsrückstand, Hörstörungen, Anomalien der Genitalien und des Skelets (SELMANOVITZ u. Mitarb.). Ist die Lentiginose peroral und auf der Mundschleimhaut ausgeprägt, so kann ein *Peutz-Jeghers-Syndrom* vorliegen, ein autosomal dominantes Erbleiden bei dem als zusätzliche Störung hamartomartige Polypen des Gastrointestinaltraktes auftreten. Bei der *Lentiginosis centrofacialis*, ebenfalls eine autosomal dominante Erbkrankheit, finden sich die Lentigines auf der Nase und den Wangen; neuropsychiatrische Störungen und ein mehr oder weniger ausgeprägter Status dysraphicus werden bei fast allen Fällen gefunden (DOCIU u. Mitarb.). Die *Lentigo senilis* treten im Erwachsenenalter, meist nach dem 40. Lebensjahr auf, vor allem im Gesicht, am Nacken und auf den Handrücken (BRAUN-FALCO u. SCHOEFINIUS).

Histologie: Obwohl histologische Untersuchungen bei den meisten veröffentlichten Lentiginosis Syndromen nicht durchgeführt worden sind, scheint sich aus der Literatur zu ergeben, daß das histologische Bild aller Formen von Lentigines gleich ist. Die Epidermis ist entweder normal oder verschmälert, mit verlängerten Reteleisten, die am Ende keulenartig aufgetrieben sind (Abb. 15). Die basale Epidermis hat einen erhöhten Gehalt an Melaningranula. Die Zahl der Melanocyten ist signifikant erhöht (SHAPIRO u. ZEGERELLI; HODGSON; STEGMAIER u. BECKER). Bei Lentiginosis profusa wurden lichtoptisch auch Riesenmelaningranula nachgewiesen (SELMANOVITZ).

Bei senilen Lentigines findet man im Corium fast immer eine aktinische Elastose, gelegentlich auch vereinzelte Melanophagen.

Spezialuntersuchungen: Die wenigen elektronenmikroskopischen Angaben der Literatur geben keinen Hinweis auf signifikante ultrastrukturelle Veränderungen (BRAUN-FALCO u. SCHOEFINIUS). Bei der Untersuchung der Haut eines Lentiginosis profusa-Syndroms wurden in den Melanocyten autophagocytierte Melanosomenkomplexe gefunden, was als Hinweis auf eine Störung des Transfers der Melanosomen in die Keratinocyten aufgefaßt werden kann (NORDLUND u. Mitarb.).

Differentialdiagnose: Die Lentigo differenziert sich vom planen, pigmentierten Naevus nur durch das Fehlen von Naevuszellnestern. Der Naevus spilus nimmt histologisch eine Zwischenstellung zwischen einem Naevuszellnaevus und einer Lentigo ein. Ein wesentliches Merkmal der Lentigines ist die Erhöhung der Melanocytenzahl, was sie von den Epheliden unterscheidet.

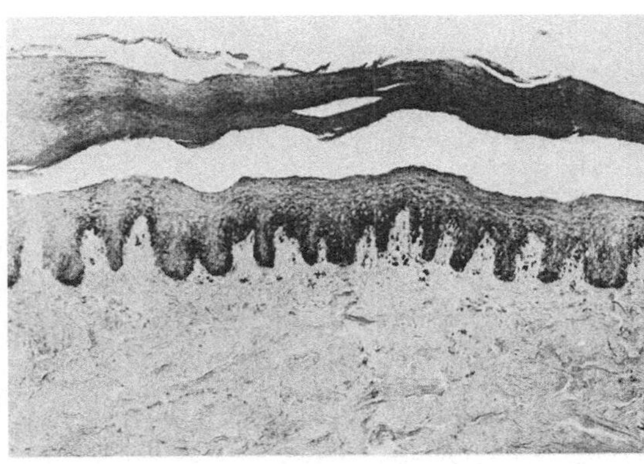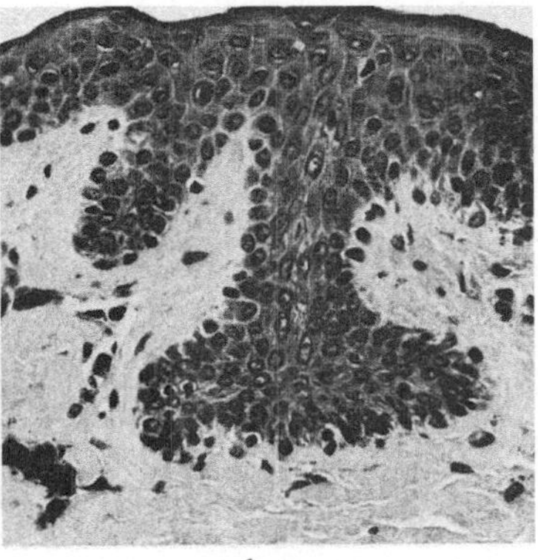

a   b

Abb. 15. (a) Lentigo benigna eines jungen Mädchens (Fontana-Masson, Kernechtrot, 60×).
(b) Lentigo senilis (HE, 200×)

5. Epheliden

Klinik: Epheliden (Sommersprossen) sind multiple, unregelmäßig rundliche, gut begrenzte
Pigmentfleckchen von meist weniger als 5 mm Durchmesser. Ihr Pigmentierungsgrad ist stark
sonnenabhängig. Sie lokalisieren sich meist im Gesicht, vor allem auf der Nase und den Wangen,
auf den Vorderarmen und der Schulterregion. Sie fehlen auf Schleimhäuten. Die Epheliden sollen
als Folge einer somatischen Mutation der Melanocyten entstehen, einer Mutation die bei rothaarigen Individuen besonders häufig vorkommt.

Histologie: Die einzige auf Routineschnitten nachweisbare Veränderung ist ein
erhöhter Melaningehalt der unteren Schichten der Epidermis. Weitere Unterschiede wurden bei rothaarigen Individuen auf abgelöster Epidermis nach Dopa-
Inkubation beschrieben: die Zahl der Melanocyten pro mm² Oberfläche ist in den
Epheliden gegenüber der umgebenden hellen Haut signifikant erniedrigt, dafür
reagieren die Melanocyten der Epheliden stärker auf Dopa-Inkubation und haben
ein weit verzweigtes Dendritensystem (BREATHNACH).

Spezialuntersuchungen: Elektronenoptisch sind die Melanosomen der Epheliden überwiegend
voll melanisiert und gleichen denjenigen, die bei dunklen Hauttypen gefunden werden. In der
hellen Haut werden rundliche, granulierte Melanosomen gefunden, wie man sie auch in roten
Haaren antreffen kann (BREATHNACH u. WYLLIE).

6. Melanosen des Gesichtes

Auf Grund der klinischen Erscheinungen und der histologischen Veränderungen können im wesentlichen zwei Typen großfleckiger Hyperpigmentierungen des
Gesichtes unterschieden werden.

a) Chloasma und chloasmaartige Hyperpigmentierungen

Klinik: Unter einem Chloasma (Synonym: Melasma) versteht man eine großfleckige, hell- bis
dunkelbraune Hyperpigmentierung des Gesichts, vor allem auf der Stirne, der Temporalgegend
und den Wangen, gelegentlich auch der Oberlippe. Schwangerschaft und antikonzeptionale
Hormonpräparate sind als häufigste Ursache zu erwähnen. In anderen Fällen, besonders bei
Männern, ist keine bestimmte Ätiologie nachweisbar.

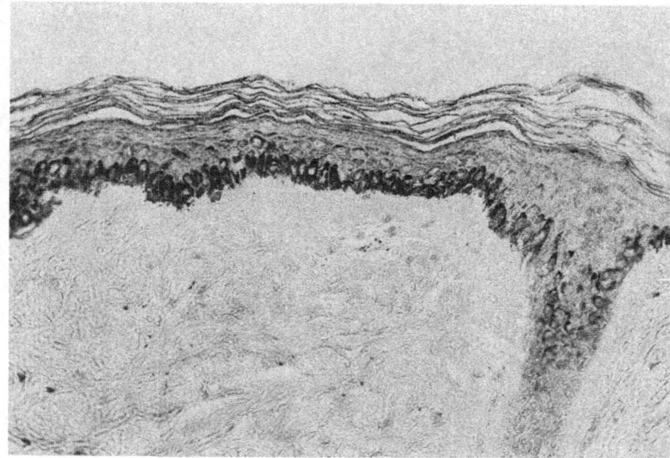

Abb. 16. Epidermale Hyperpigmentierung bei Chloasma (Fontana-Masson, Kernechtrot, 200×)

Histologie: Die Epidermis ist normal außer einem erhöhten Melaningehalt der basalen Schichten (Abb. 16). Die Melanocytenzahl scheint, soweit sie sich auf Schnitten beurteilen läßt, nicht erhöht zu sein. Entzündliche Infiltrate fehlen (MISHIMA, 1978).

b) Riehlsche Melanose und verwandte Hyperpigmentierungen

Klinik: Die Riehlsche Melanose befällt vor allem seitliche Partien des Gesichtes und des Halses. Sie beginnt in der Regel mit einer mehr oder weniger ausgeprägten, oft etwas juckenden erythematösen Phase. Die meist grau-braune Hyperpigmentierung erscheint als Folge dieser ersten entzündlichen Phase. Der weitere Verlauf ist oft schubweise.

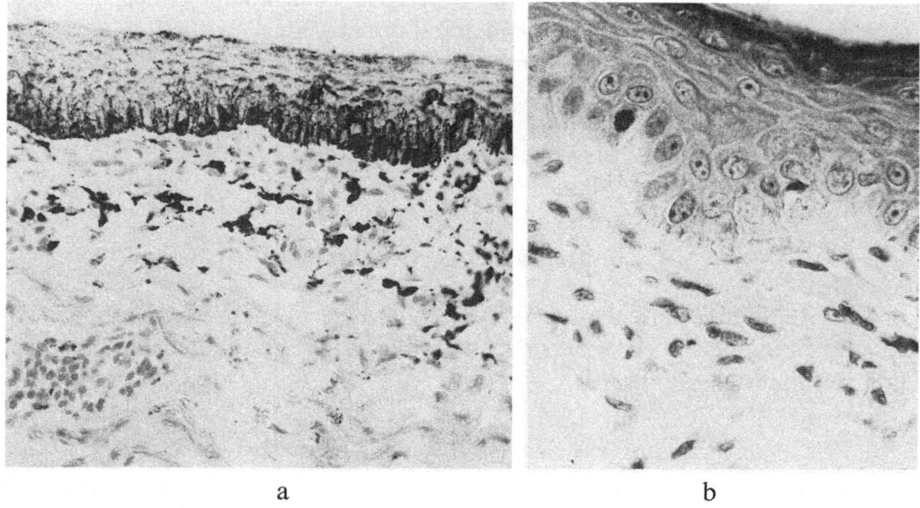

a   b

Abb. 17a u. b. Riehlsche Melanose bei einem Inder. (a) Massive Melaninablagerung im oberen Corium (Fontana-Masson, Kernechtrot, 200×). (b) Degeneration basaler Keratinocyten HE, 400×)

Histologie: Die histologischen Veränderungen variieren je nach dem Stadium. In der erythematösen Phase findet man eine manchmal ödematös aufgelockerte Epidermis mit verbreiterten Papillen und stellenweise vacuolärer Degeneration der basalen Schichten (Abb. 17). Im oberen Corium beobachtet man ein lympho-histiocytäres Infiltrat, das viele mit Melanin beladene Makrophagen enthält. In späteren Stadien, nach Abklingen der entzündlichen Erscheinungen, ist die Epidermis oft atrophisch, hypopigmentiert; im oberen Corium liegen gehäuft Melanophagen (BALABANOW u. Mitarb.; NAGAO u. IIJIMA).

Differentialdiagnose: Bei der Differentialdiagnose der großfleckigen Melanin-hyperpigmentierungen des Gesichtes muß im wesentlichen zwischen der vorwiegend epidermalen Hyperpigmentierung, wie beim Chloasma, und der durch Pigmentinkontinenz bedingten, dermalen Pigmentierung, wie bei der Riehlschen Melanose, unterschieden werden. Im entzündlichen Stadium der Riehlschen Melanose sind histologisch ein Lichen ruber planus, ein Lupus erythematodes, ein fixes Arzneimittelexanthem und ein Erythema dyschromicum perstans differentialdiagnostisch in Erwägung zu ziehen.

7. Erythema dyschromicum perstans

Klinik: Das Erythema dyschromicum perstans ist charakterisiert durch multiple sukzessiv auftretende, grau-blaue Pigmentflecke die sich meist am Stamm und im Gesicht lokalisieren. Ihr Rand ist oft erythematös. Es wurde in Zentralamerika besonders häufig gesehen.

Histologie: Am erythematösen Rande aktiver Herde werden Zonen mit geschädigter Basalschicht, Pigmentinkontinenz und lympho-histiocytäre Infiltrate beschrieben. Im Spätstadium werden im oberen Corium viele Melanophagen beobachtet (KNOX u. Mitarb.).

8. Incontinentia Pigmenti (Bloch-Sulzberger)

Klinik: Die Incontinentia pigmenti ist eine seltene Erbkrankheit, die fast ausschließlich das weibliche Geschlecht befällt. Wahrscheinlich handelt es sich um einen X-chromosomalen, dominanten Genschaden, der sich bei Knaben in der Regel als Letalfaktor auswirkt (CARNEY). Die Krankheit verläuft in 3 Stadien: 1. Ein bei oder kurz nach Geburt beginnendes streifiges, vesikulo-bullöses Exanthem; 2. ein hypertrophisch-verruköses Stadium und 3. eine durch Pigmentinkontinenz bedingte spritzerartige, schmutzige Hyperpigmentierung. Bei etwa 80% der Fälle werden Mißbildungen anderer Organe gefunden, insbesondere der Augen, des zentralen Nervensystems und der Zähne (CARNEY).

Histologie: Das histologische Bild variiert je nach dem Entwicklungsstadium der Krankheit (EPSTEIN u. Mitarb.; GRÜNEBERG). Im blasigen Initialstadium (Abb. 18a) findet man intraepidermale, spongiotische Bläschen, die reichlich Eosinophile enthalten. Daneben beobachtet man häufig dyskeratotische Keratinocyten. Das obere Corium ist massiv infiltriert, eosinophile Leukocyten sind in großer Zahl vorhanden. Im verrukösen Stadium (Abb. 18b) ist die Epidermis acanthotisch, papillomatös und reich an dyskeratotischen Zellen; die spongiotischen Veränderungen sind nur mehr minimal vorhanden oder nicht mehr nachweisbar. Das entzündliche Infiltrat enthält weniger Eosinophile, dafür zunehmend Melanophagen. Im dritten Stadium ist die Epidermis normal und das obere Corium enthält massive Melaninablagerungen, meist gespeichert in Makrophagen. Das Infiltrat besteht zusätzlich aus Lymphocyten, Histiocyten und gelegentlich Mast-

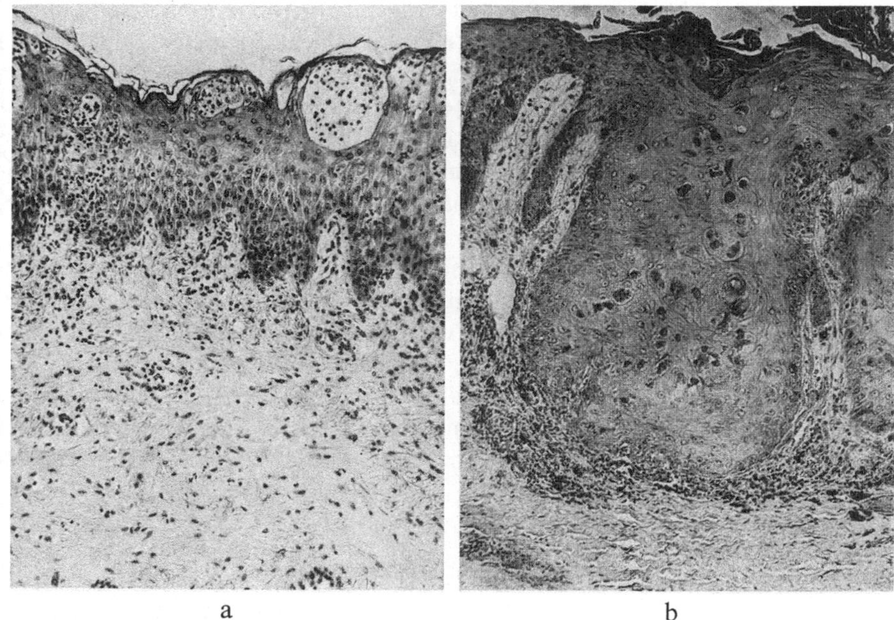

a   b

Abb. 18a u. b. Incontinentia pigmenti. (a) Vesikulös-spongiotisches Initialstadium mit an Eosinophilen reichem Infiltrat (HE, 85×). (b) Verruköses Stadium mit dyskeratotischen Keratinocyten und Melaninablagerung im oberen Corium (Fontana-Masson, Kernechtrot, 85×)

zellen. An gewissen Stellen der Epidermis können noch degenerative Veränderungen der Basalschicht festgestellt werden.

Spezialuntersuchungen: Elektronenoptische Untersuchungen (WONG u. Mitarb.; SCHAUMBURG-LEVER u. LEVER) bestätigten im wesentlichen die lichtoptischen Befunde ohne wesentliches zum besseren Verständnis der Krankheit beizutragen. Die Pigmentinkontinenz erscheint als Folgezustand einer dyskeratotisch-vesikulösen Entzündung der oberflächlichen Haut, begleitet von einer Schädigung der Basalschicht.

Differentialdiagnose: Während das eosinophil-vesikulöse und das verruköse Stadium für die Krankheit recht typisch sind, ist das durch Pigmentinkontinenz bedingte Spätstadium nicht spezifisch. Ähnliche Bilder von Pigmentinkontinenz können bei abgeklungenen Arzneimittelexanthemen, beim Erythema dyschromicum perstans, bei Riehlscher Melanose sowie nach Lupus erythematodes und nach Lichen ruber planus beobachtet werden (s. entsprechende Kapitel).

9. Mongolenflecke

Klinik: Mongolenflecke sind bei Neugeborenen vorkommende, grau-bläuliche bis blauschwarze, umschriebene Flecke, die sich am häufigsten in der Sakralregion lokalisieren. Bei Kindern mongoloider Rassen sind sie praktisch immer vorhanden, in Europa werden sie vor allem bei Südländern beobachtet. Sie verschwinden im Verlaufe der ersten Lebensjahre (FRENK u. Mitarb.). Selten werden auch extrasakrale Mongolenflecke beobachtet, sie treten meist während der ersten Lebensjahre auf und bilden sich nicht mehr zurück.

Histologie: Die Epidermis ist normal. Im Corium findet man zwischen den Bindegewebsfasern in mehr oder weniger großer Zahl vorkommende, lang spindel-

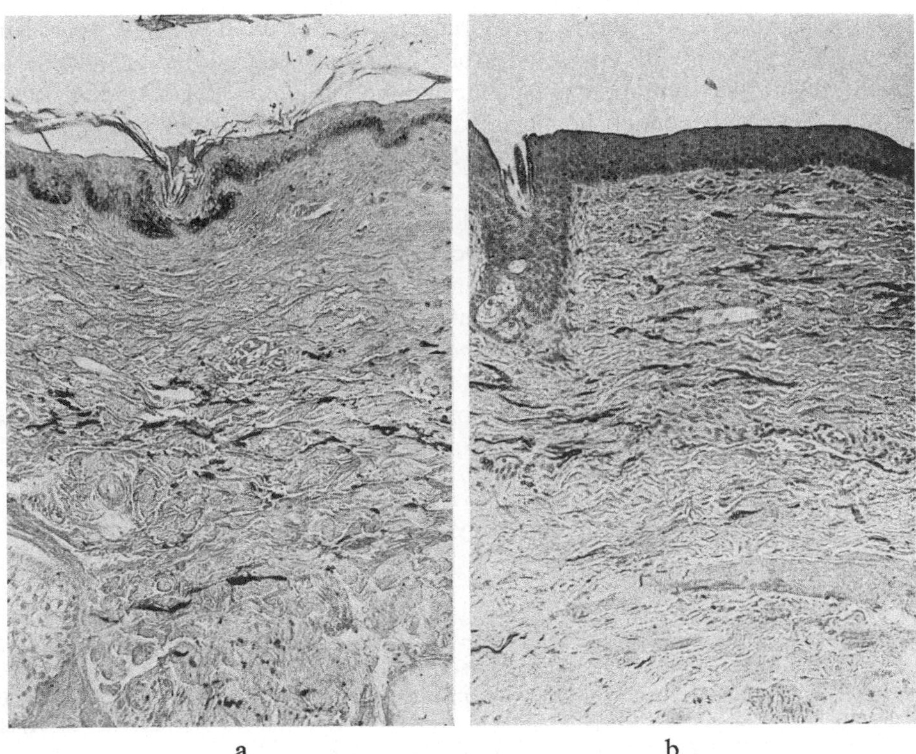

a   b

Abb. 19a u. b. Dermale Melanocytosen. (a) Mongolenfleck. (b) Naevus von Ota (Fontana-Masson, Kernechtrot, 100×)

förmige oder sternförmige Melanocyten, die mit Melaningranula vollgepfropft sind. Diese dermalen Melanocyten sind oft parallel zur Oberfläche orientiert und sind in den unteren zwei Dritteln des Coriums am häufigsten (Abb. 19a). Die allgemeine Architektur der Dermis ist nicht verändert. Melanophagen sind selten, beim extrasakralen persistenten Mongolenfleck häufiger (MISHIMA u. MEVORAH).

Spezialuntersuchungen: Elektronenoptisch sieht man in den dermalen Melanocyten sakraler Mongolenflecke überwiegend voll melanisierte Melanosomen; Premelanosomen sind selten. Dieser Befund spricht für eine stark reduzierte oder stellstehende Melaninsynthese (KONRAD u. Mitarb., 1972).

10. Naevus Ota

Klinik: Der Naevus Ota (Synonyma: Naevus fusco-caeruleus ophtalmomaxillaris; Oculo-muco-dermale Melanocytose) ist in der Regel eine unilaterale, unregelmäßig fleckige, hellbraun bis blauschwarze Pigmentierung, die das Hautterritorium des ersten und zweiten Astes des Trigeminusnervs betrifft. Neben der Haut sind oft auch das Auge, die Nasen-Rachenschleimhaut, der äußere Gehörgang und das Trommelfell befallen. Selten wird in ähnlicher Weise die Unterkieferregion, der Hals oder der Schultergürtel (Naevus fusco-caeruleus acromio-deltoides Ito) betroffen (FRENK u. Mitarb.).

Histologie: Die Epidermis ist normal mit Ausnahme von umschriebenen hyperpigmentierten Zonen, in denen auch die Melanocytenzahl erhöht sein soll (MI-

SHIMA u. MEVORAH). Die Hauptveränderungen betreffen das Corium, wo zwischen den Kollagenfasern eine wechselnd große Zahl von Melanocyten zu finden ist. Diese Melanocyten sind meist spindelförmig und mit feinen Melaningranula vollgepackt. Sie kommen im oberen Drittel des Coriums am häufigsten vor (Abb. 18b) daneben auch in den Papillen, in der Nachbarschaft der Gefäße, Nerven und Hautanhangsgebilde.

Differentialdiagnose: Der differentialdiagnostisch wichtigste histologische Unterschied zwischen einem Mongolenfleck und einem Naevus Ota liegt in der mengenmäßigen Verteilung der dermalen Melanocyten, die beim Naevus Ota vor allem im oberen Drittel, beim Mongolenfleck vor allem in den unteren zwei Dritteln des Coriums liegen. Bei persistierenden dermalen Melanocytosen, außerhalb der klassischen Befallzone des Naevus Ota, ist eine eindeutige Diagnose oft schwierig zu stellen und häufig ist es wohl empfehlenswert sich mit der Diagnose „Dermale Melanocytose" zu begnügen (MEVORAH u. Mitarb.).

Literatur

Arguelles-Casals, D., Gonzalez, D.: Leucodermie lenticulaire disséminée. Ann. Derm. Syph. (Paris) **96**, 283 (1969).

Balabanow, K., Tschernosemski, I., Durmischev, A. L.: Studien über die Pigmentation bei zwei Fällen von Melanosis Riehl. Z. Haut- u. Geschl.-Kr. **44**, 497 (1969).

Bedoya, V.: Pigmentary changes in Chediak-Higashi syndrome. Brit. J. Derm. **85**, 336 (1971).

Benedict, P. H., Szabo, G., Fitzpatrick, T. B., Sinesi, S. J.: Melanotic macules in Albrights syndrome and in neurofibromatosis. J. Amer. Med. Ass. **205**, 618 (1968).

Bogaert, Van L.: La mélanose neurocutanée diffuse hérédo-familiale. Bull. Acad. roy. Méd. Belg. **13**, 307 (1948).

Braun-Falco, O., Schoefinius, H. H.: Lentigo senilis. Übersicht und eigene Untersuchungen. Hautarzt **22**, 277 (1971).

Breathnach, A. S.: Melanocyte distribution in forarm skin epidermis of freckled human subjects. J. invest. Derm. **29**, 253 (1957).

Breathnach, A. S., Bor, S., Wyllie, L. M. A.: Electronmicroscopy of peripheral nerve terminals and marginal melanocytes in vitiligo .J. invest. Derm. **47**, 125 (1966).

Breathnach, A. S., Wyllie, L. M.: Electron microscopy of melanocytes and melanosomes in freckled human epidermis. J. invest. Derm. **42**, 389 (1964).

Califano, A.: Osservazioni istofisiche cutanee nella vitiligine. G. ital. Derm. **108**, 93 (1967).

Canizares, O., Jaramilla, F. V., Vegas, F. K.: Leukomelanoderma subsequent to the application of monobenzyl ether of hydroquinone. Arch. Derm. **77**, 220 (1958).

Carney, R. G.: Incontinentia pigmenti. A world statistical analysis. Arch. Derm. **112**, 535 (1976).

Cohen, H. J., Minkin, W., Frank, S. B.: Nevus spilus. Arch. Derm. **102**, 433 (1970).

Coupe, R. L.: Unilateral systematized achromic naevus. Dermatologica (Basel) **132**, 19 (1967).

Cross, H. E., Mc Kusick, V. A., Breen, W.: A new oculo-cerebral syndrome with hypopigmentation. Pediatrics **70**, 398 (1967).

Denoeux, J. P., Cesarini, J. P., Carton, F. X.: Les mélanocytes dans l'épiloia; aspects ultrastructuraux. Ann. Dermatol. Venerol. (Paris) **104**, 845 (1977).

Dociu, I., Galaction-Nitelea, O., Sirjita, N., Murgu, V.: Centro-facial lentiginosis. Brit. J. Derm. **94**, 39 (1976).

Ebner, H., Niebauer, G.: Elektronenoptische Befunde zum Pigmentverlust beim Naevus Sutton. Dermatologica (Basel) **137**, 345 (1968).

Edelstein, L., Cariglia, N., Okun, M., Patel, R., Smucker, D.: Inability of murine melanoma melanosomal "tyrosinase" (l-dopa-oxidase) to oxidize tyrosin to melanin in polyacrylamide gel systems. J. invest. Derm. **64**, 364 (1975).

El Bahrawy, A. A.: Über den Mongolenfleck bei Europäern. Ein Beitrag zur Pigmentlehre. Arch. Derm. Syph. (Berl.) **141**, 171 (1922).

Epstein, S., Vedder, J. S., Pinkus, H.: Bullous variety of incontinentia pigmenti (Bloch-Sulzberger). Arch. Derm. Syph. (Chic.) **65**, 557 (1952).

Fisher, A. A.: Vitiligo due to Contactants. Cutis **17**, 431 (1976).

Fitzpatrick, T. B., Becker, S. W. Jr., Lerner, A. B., Montgomery, H.: Tyrosinase in human skin: demonstration of its presence and of its role in human melanin formation. Science **112**, 223 (1950).

Fitzpatrick, T. B., Breathnach, A. S.: Das epidermale Melanin-Einheit-System. Derm. Wschr. **147**, 481 (1963).

Fitzpatrick, T. B., Jimbow, K., Donaldson, D. D.: Dominant oculocutaneous albinism. Brit. J. Derm. **91**, Suppl. 10, 23 (1974).

Fleisher, T., Zeligman, T.: Cutaneous findings in phenyl-ketonuria. Arch. Derm. **81**, 898 (1960).

Frenk, E.: Etude ultrastructurale des taches pigmentaires du syndrome d'Albright. Dermatologica (Basel) **143**, 12 (1971).

Frenk, E.: Ultrastructure of chemically induced depigmentation in man. J. Cut. Path. **3**, 139 (1976).

Frenk, E., Calame, A.: Hypopigmentation oculo-cutanée à transmission dominante due à un trouble de la formation des mélanosomes. Schweiz. Med. Wschr. **107**, 1964 (1977).

Frenk, E., Kocsis, M.: Dépigmentation due à un sparadrap. Etude ultrastructurale comparative avec le vitiligo et la dépigmentation vitiligineuse associée à un mélanome. Dermatologica (Basel) **148**, 276 (1974).

Frenk, E., Mevorah, B., Delacretaz, J.: Seltenere Melanozyten- und Naevuszellnaevi. Hautarzt **26**, 619 (1975).

Frenk, E., Schellhorn, J. P.: Zur Morphologie der epidermalen Melanineinheit. Dermatologica (Basel) **139**, 271 (1969).

Greiner, A. C., Berry, K.: Skin pigmentation and corneal and lens opacities with prolonged chlorpromazine therapy. Canad. med. Ass. J. **90**, 663 (1964).

Grosshans, E. M., Stoebner, P., Bergoend, H., Stoll, C.: Incontinentia pigmenti achromians (ITO). Etude clinique et histopathologique. Dermatologica (Basel) **142**, 65 (1971).

Grüneberg, T.: Zur Frage der Incontinentia pigmenti (Bloch-Sulzberger). Arch. klin. exp. Derm. **201**, 218 (1955).

Grupper, Ch., Cesarini, J. P., Prunieras, M.: Pityriasis versicolor achromiant. Etude ultrastructurale. Note préliminaire à propos de trois cas. Bull. Soc. franç. Derm. Syph. **82**, 114 (1975).

Grupper, Ch., Prunieras, M., Hincky, M., Garelly, E.: Albinisme partiel familial. Ann. Derm. Syph. (Paris) **97**, 267 (1970).

Hashimoto, K.: Ultrastructural studies of halo nevus. Cancer (Philad.) **34**, 1653 (1974).

Hearing, V. J.: Mammalian melanogenesis: tyrosinase versus peroxidase involvement and activation mechanisms. Arch. Biochem. Biophys. **158**, 720 (1973).

Hermansky, R., Pudlack, P.: Albinism associated with hemorrhagic diathesis and unusual pigmented reticular cells in bone marrow. Blood **14**, 162 (1959).

Hodgson, C.: Senile Lentigo. Arch. Derm. **87**, 197 (1963).

Jarrett, A., Szabo, G.: The pathological varieties of vitiligo and their response to treatment with Meladinine. Brit. J. Derm. **68**, 313 (1956).

Jimbow, K., Fitzpatrick, T. B.: Characterization of a new melanosomal structural component — the vesiculo-globular body— by conventional, transmission, high voltage and scanning electron-microscopy. J. Ultrastruct. Res. **48**, 269 (1974).

Jimbow, K., Fitzpatrick, T. B.: Changes in distribution pattern of cytoplasmic filaments in human melanocytes during ultraviolet mediated melanin pigmentation. J. Cell Biol. **65**, 481 (1975).

Jimbow, K., Fitzpatrick, T. B., Szabo, G., Hori, Y.: Congenital circumscribed hypomelanosis: a characterization based on electron microscopic study of tuberous sclerosis, nevus depigmentosus and piebaldism. J. invest. Derm. **64**, 50 (1975).

Jimbow, K., Quevedo, W. C., Fitzpatrick, T. B.: Some Aspects of Melanin Biology: 1950–1975. J. invest. Derm. **67**, 72 (1976).

Jimbow, K., Szabo, G., Fitzpatrick, T. B.: Ultrastructure of giant pigment granules (macro-melanosomes) in the cutaneous pigmented macule of neurofibromatosis. J. invest. Derm **61**, 300 (1973).

Johnson, B. L., Charneco, D. R.: Café au lait spots in neurofibromatosis and in normal individuals. Arch. Derm. **102**, 442 (1970).

Johnson, W.: Vogt-Koyanagi-Harada-Syndrom. Arch. Derm. **88**, 146 (1963).

Jung, E. G., Anton-Lamprecht, I.: Untersuchungen über Albinismus. Arch. Derm. Forsch. **240**, 123 (1971).

Knox, J. M., Dodge, B. G., Freeman, R. G.: Erythema dyschromicum perstans. Arch. Derm. **97**, 262 (1968).

Kopf, A. W., Morrill, S. D., Silberberg, I.: Broad spectrum of leucoderma acquisitum centrifugum. Arch. Derm. **92**, 14 (1965).

Konrad, K., Hönigsmann, H.: Riesenmelanosomen. Vorkommen und Bildungsmechanismus. Cytobiologie **11**, 328 (1975).

Konrad, K., Hönigsmann, H., Wolff, K.: Bindegewebsmelanocyten beim Menschen. Elektronenmikroskopische und histochemische Untersuchungen beim Mongolenfleck und blauem Naevus. Arch. Derm. Forsch. **244**, 273 (1972).

Konrad, K., Hönigsmann, H., Wolff, K.: Naevus spilus. Ein Pigmentnaevus mit Riesenmelanosomen. Klinik, Histologie, Ultrastruktur. Hautarzt **25**, 585 (1974).

Konrad, K., Wolff, K.: Pathogenesis of diffuse melanosis secondary to malignant melanoma. Brit. J. Derm. **91**, 635 (1974).

Konrad, K., Wolff, K., Hönigsmann, H.: The giant melanosome: A model of deranged melanosome morphogenesis. J. Ultrastruct. Res. **48**, 102 (1974).

Lerner, A. B., Mc Guire, J.: Melanocyte stimulating hormone and adrenocorticotrophic hormone. New Engl. J. Med. **270**, 539 (1964).

Matheis, H.: Amiodarone-Pigmentierung. Dermatologica (Basel) **145**, 304 (1972).

Mishima, Y.: Electron microscopic cytochemistry of melanosomes and mitochondria. J. Histochem. Cytochem. **12**, 784 (1964).

Mishima, Y.: Histopathology of functional pigmentary disorders. Cutis **21**, 225 (1978).

Mishima, Y., Kawasaki, M. V., Pinkus, H.: Dendritic cell dynamics in progressive depigmentations. Arch. Derm. Forsch. **243**, 67 (1972).

Mishima, Y., Mevorah, B.: Nevus Ota and nevus Ito in American negros. J. invest. Derm. **36**, 133 (1961).

Mevorah, B., Frenk, E., Delacretaz, J.: Dermal melanocytosis. Report of an unusual case. Dermatologica (Basel) **154**, 107 (1977).

Morohashi, M., Hashimoto, K., Goodman, T. F., Newton, D. E., Rist, T.: Ultrastructural studies of vitiligo, Vogt-Koyanagi-syndrom and Incontinentia pigmenti achromians. Arch. Dermatol. **113**, 755 (1977).

Nagao, S., Iijima, S.: Light and electron microscopic study of Riehls Melanosis. Possible mode of its pigmentary incontinence. J. Cut. Path. **1**, 165 (1974).

Nance, W. E., Jackson, C. E., Witkop Jr., C.: Amish albinism: a distinctive autosomal recessive phenotype. Am. J. hum. genet. **22**, 579 (1970).

Nazzarro, M., Passi, G.: Tyrosinase inhibitors in cultures of the genus pityrosporon. J. invest. Derm. **68**, 250 (1977).

Nixon, P. F.: Studies on the mechanism of the inherited red skin color found among New Guineans. Pigment Cell, vol. 3, p. 184—190. Basel: Karger 1976.

Nordlund, J. J., Lerner, A. B., Braverman, I. M., McGuire, J. S.: The multiple lentigines syndrome. Arch. Derm. **107**, 259 (1973).

Ortonne, J. P., Perrot, H., Beyvin, A. J., Revol, L., Thivolet, J.: Le syndrome de Waardenburg-Klein. Ann. Derm. Syph. (Paris) **103**, 245 (1976).

Pearse, A. G. E.: Histochemistry, theoretical and applied. London: J. & A. Churchill Ltd 1960.

Pinkus, H., Staricco, R. J., Kropp, P. J., Fan, J.: The symbiosis of melanocytes and human epidermis under normal and abnormal conditions. In: Pigment cell biology. Ed. by M. Gordon, pp. 127–128. New York: Academic Press Inc. 1959.

Prota, G., Thomson, R. H.: Melanin pigmentation in mammals. Endeavour **15**, 32 (1976).

Riley, P. A.: The mechanism of melanogenesis. Symp. zool. Soc. Lond. **39**, 77 (1977).

Schaumburg-Lever, G., Lever, W. F.: Electronmicroscopy of incontinentia pigmenti. J. invest. Derm. **61**, 151 (1973).

Selmanovitz, V. J.: Lentiginosis profusa syndrom. II. Histological findings. Acta derm.-venereol. (Stockh.) **51**, 387 (1971).

Selmanovitz, V. J., Orentreich, N., Felsenstein, J. M.: Lentigines profusa syndrom. Arch. Derm. **104**, 393 (1971).

Shapiro, L., Zegerelli, D. J.: The solitary labial lentigo. Oral Surg. **31**, 87 (1971).

Sheehan, D. C., Hrapchak, B. B.: Theory and practice of histotechnology. Saint-Louis: The C. V. Mosby Company 1973.

Silvers, D. N., Greenwood, R. S., Helwig, E. B.: Café au lait spots without giant pigment granules. Occurrence in suspected neurofibromatosis. Arch. Derm. **110**, 87 (1974).

Stegmaier, O. C., Becker, S. W. Jr.: Incidence of melanocytic nevi in young adults. J. invest. Derm. **34**, 125 (1960).

Stegmaier, O. C., Schneider, L. A.: Chediak Higashi syndrome: dermatologic manifestations. Arch. Derm. **91**, 1 (1965).

Staricco, R. J., Pinkus, H.: Quantitative and qualitative data on the pigment cells of adult human epidermis. J. invest. Derm. **28**, 33 (1957).

Swan, G. A.: Current knowledge of melanin structure. Pigment cell, Vol. 1, p. 151. Basel: Karger 1973.

Szabo, G.: Quantitative histological investigations on the melanocyte system of the human epidermis. In: Pigment cell biology. Ed. by M. Gordon, pp. 99–125. New York: Academic Press Inc. 1959.

Tilgen, W.: Zur Ultrastruktur der sogenannten White leaf shaped macules bei der tuberösen Hirnsklerose Bourneville-Pringle. Arch. Derm. Forsch. **248**, 13 (1973).

Toda, K., Pathak, M. A., Parrish, J. A., Fitzpatrick, T. B., Quevedo, W. C.: Alteration of racial differences in melanosome distribution in human epidermis after exposure to ultraviolet light. Nature (Lond.) **236**, 143 (1972).

Walsh, R. J.: A distinctive pigment of the skin in New Guinea indigines. Ann. hum. Genet. (Lond.) **34**, 379 (1971).

Wayte, D. M., Helwig, E. B.: Halo Nevi. Cancer (Philad.) **22**, 69 (1968).

Whitehead, W. J., Moyer, D. G., Van der Ploeg, D. E.: Idiopathic guttate hypomelanosis. Arch. Derm. **94**, 279 (1966).

Witkop Jr., C. J.: Albinism. In: Advances in human genetics, Vol. 2. Ed.: Harris, H., and Hirschhorn, K. New York: Plenum Press 1971.

Wolff, K.: The Langerhans Cell. In: Current problems in dermatology, Vol. 4. Basel: S. Karger 1972.

Wolff, K., Hönigsmann, H.: Are melanosome complexes lysosomes? J. invest. Derm. **59**, 170 (1972).

Wong, C. K., Guerrier, C. J., Macmillan, D. C., Vickers, H. R.: An electron microscopical study of Bloch-Sulzberger syndrome (Incontinentia pigmenti). Acta derm.-venereol. (Stockh.) **51**, 161 (1971).

Zelickson, A. S., Windhorst, D. B., White, J. G., Good, R. A.: The Chediak Higashi syndrome: Formation of giant melanosomes and the basis of hypopigmentation. J. invest. Derm. **49**, 575 (1967).

Zimmermann, A. A., Becker, S. W., Jr.: Precursors of epidermal melanocytes in the Negro fetus. In: Pigment cell biology. Ed. M. Gordon. New York: Academic Press 1959.

Pathologie der Haare

Von H. Zaun, Bremerhaven

Einleitung

Haarfollikel finden sich beim Menschen in mehr oder weniger dichter Verteilung in allen Hautregionen mit Ausnahme von Handflächen und Fußsohlen. Diesem verbreiteten Vorkommen entsprechend können fast alle pathologischen Vorgänge, die an der Haut ablaufen — seien sie entzündlicher, degenerativer, neoplastischer, dysplastischer oder traumatischer Natur — primär oder sekundär auch die Follikel treffen und hier zu morphologischen Veränderungen führen. In der vorliegenden Darstellung wird auf derartige Begleiterscheinungen von Erkrankungen, die dem Haarfollikel nicht eigentümlich sind, nur am Rande eingegangen, und wir verweisen hinsichtlich weiterer Einzelheiten auf die Abhandlung der betreffenden Krankheiten in anderen Kapiteln dieses Werkes. Gegenstand dieses Beitrags ist die Histologie der „Haarkrankheiten im engeren Sinne". Wir verstehen darunter Prozesse, die obligat zu einer Veränderung von Menge, Qualität und/oder Struktur der Haare führen. Dabei werden Befunde, die bei der Routinediagnostik mit gebräuchlichen histologischen Verfahren zu erheben sind, ausführlicher dargestellt, während mit Spezialmethoden gewonnene Ergebnisse von mehr wissenschaftlichem Interesse nur kurz abgehandelt sind. Die uns hinsichtlich des Umfanges unseres Kapitels gesetzten Grenzen zwingen dazu, Raritäten zu vernachlässigen, soweit ihre Darstellung nicht für das Allgemeinverständnis pathologischer Reaktionen des Follikels wesentlich erscheint. Gegenüber der Erstbearbeitung dieses Werkes haben wir auch einige Abschnitte gestrichen, die für den Histo-Pathologen weniger von Interesse, dem klinischen Dermatologen hingegen ohnehin geläufig sind. Neu aufgenommen wurden histopathologische Befunde an Follikel und Kopfhaut, die in den letzten Jahren mitgeteilt bzw. uns erst jetzt bekannt geworden sind. Größere Teile des Beitrags konnten mangels neuerer Erkenntnisse inhaltlich unverändert bleiben.

Für ein weitergehendes Studium der Pathologie der Haare sei auf die unten zusammengestellten Übersichtsarbeiten und monographischen Berichte verwiesen, die bei Abfassung dieses Beitrags herangezogen wurden und deren Kenntnis Voraussetzung für eine wissenschaftliche Bearbeitung trichologischer Fragestellungen ist. Darüber hinaus haben wir uns bei der Literaturübersicht darauf beschränkt, aus dem vielfach kaum übersehbaren Schrifttum nur eine ausgewählte Anzahl insbesondere solcher Arbeiten zu zitieren, die bei der praktischen Diagnostik der besprochenen Haarerkrankungen weiterhelfen werden.

Unter der Berücksichtigung der Tatsache, daß Haarmangel und Überbehaarung makroskopisch auffällige Erscheinungen sind, die — als Ausdruck von Störungen an anderen Organen — auch dem Pathologen Hinweise für eine gezielte

Suche nach Krankheitssubstraten geben können, werden den histologischen Befunden stichworthaft Angaben zur Klinik und Ätiologie der abgehandelten Haarkrankheiten vorangestellt.

(Standardwerke und Übersichtsarbeiten: Behrmann; Braun-Falco, 1966; Friederich, 1959; Gans u. Steigleder, 1955, 1957; Montagna u. Ellis; Richter; Steigleder u. Gans; Zaun, 1967, 1978.)

A. Haarmangelkrankheiten

Pathologischer Haarmangel kann einerseits auf anlagemäßig bedingter, qualitativ und/oder quantitativ mangelhafter bzw. völlig unterbliebener Ausbildung von Haarfollikeln beruhen, andererseits auf erworbenen Funktionsstörungen der haarbildenden Organe. Bei den erworbenen Haarmangelzuständen (Alopecien) hat man klinisch wie histologisch zu unterscheiden zwischen Erkrankungen, die zur definitiven Zerstörung der Follikel führen (sog. „narbige" oder *irreversible Alopecien*), sowie Prozessen, die mit einer zumindest theoretisch reversiblen Funktionsunterbrechung bzw. Funktionsminderung der oft erheblich regressiv veränderten, aber stets erhaltenen Follikel einhergehen. Letztere können unmerklich oder über einen gegenüber der physiologischen Norm gesteigerten Haarverlust *(Effluvium)* zu einer Minderung des Haarbestandes *(nicht-narbige Alopecie)* führen.

I. Angeborener Haarmangel (Anlageanomalien)

1. Kongenitale Hypotrichosen und Atrichien

Diese Gruppe relativ seltener und im klinischen Erscheinungsbild vielgestaltiger Entwicklungsanomalien, die teilweise nur als Einzelfälle beschrieben wurden, ist gekennzeichnet durch erhebliche anlagemäßige Reduzierung oder vollständiges Fehlen des Haarkleides. Dabei ist nicht immer eindeutig zu unterscheiden zwischen den Hypotrichosen, bei denen die bei Geburt vorhandene Lanugobehaarung ausfällt und nicht oder nur mangelhaft ersetzt wird, und den Atrichien, bei denen schon zum Zeitpunkt der Geburt völlige Haarlosigkeit besteht, da keine bzw. keine funktionsfähigen Follikel angelegt wurden. Hypotrichosen und Atrichien beschränken sich auf umschriebene Herde bzw. bestimmte Körperregionen oder betreffen die gesamte Behaarung, wobei insbesondere die universellen Hypotrichosen mit vielfältigen anderen Dysplasien vergesellschaftet sein können (Schweißdrüsenagenesie — „Anhidrosis hypotrichotica" — mit oder ohne Anodontie bzw. Mikrodontie, Rhinitis atrophicans, Sattelnase, Fehlen bzw. Unterentwicklung der Tränendrüsen und/oder der Brustdrüsen, Defektbildungen im Bereich des Zentralnervensystems, Nageldystrophie oder -aplasie, ekto-mesodermale Polydysplasien). Hier sind auch die Hypotrichosen bei kongenitalen Hautatrophien mit vorzeitiger Vergreisung (Rothmund-Syndrom, Werner-Syndrom, Progerie, Myotonia dystrophica) zu erwähnen. Hinsichtlich der genaueren Darstellung dieser Krankheitsbilder, die teils dominant, teils recessiv vererbt werden, aber auch als Einzelbeobachtungen mit unbekanntem Erbgang beschrieben wurden, sei auf RICHTER verwiesen, der die gesamte Literatur eingehend würdigte.

Histologische Befunde wurden bei den zur Rede stehenden Anomalien nur relativ spärlich mitgeteilt und weichen — der Vielfalt klinischer Symptomatik entsprechend — erheblich voneinander ab. Ihre Beschreibung muß zwangsläufig unvollständig bleiben.

Bei reinen Hypotrichosen und Atrichien wird die Epidermis gewöhnlich als unauffällig beschrieben, nur gelegentlich als verdünnt, im Fall von FRIEDERICH mit geringgradiger parafollikulärer Hyperkeratose. Im Corium können die elastischen Fasern völlig fehlen oder erheblich reduziert sein. Die eindrucksvollsten Veränderungen betreffen stets die Haaranlagen. Mehr oder weniger reichlich finden sich ins Corium eingesenkte Gebilde, die der äußeren Wurzelscheide mit den bindegewebigen Follikelanteilen entsprechen, während die Haare mit den inneren Wurzelscheiden und die Papillen völlig fehlen. Die in der Cutis gelegenen Enden dieser „Follikel" werden von hypoplastischen, normalen oder auch besonders großen Talgdrüsen eingenommen, denen sie als Ausführungsgang dienen. Daneben sind fallweise auch normal entwickelte Haare und in die Subcutis reichende Follikel mit mangelhaft ausgebildeten Haaren beschrieben worden, andererseits auch vollkommenes Fehlen follikelartiger Epitheleinstülpungen. Verschiedentlich wurde auf das Vorkommen strangartig verzweigter, solider oder cystenartiger epithelialer Strukturen in der Cutis — ohne Verbindung zur Epidermis — hingewiesen, die sekundär gewucherte Reste äußerer Wurzelscheiden darstellen. Die cystischen Veränderungen („Haarbalgcysten") zeigen typische Schichtung in äußere Basalschicht, Stachelzellschicht und keratohyalinhaltige Innenschicht und können durch Hornmassen zu großen kugelförmigen Gebilden aufgetrieben sein. Auch von der Epidermis können sich zarte solide Epithelsprossen in die Cutis einstülpen, die rudimentären Haarwurzelscheiden entsprechen. Wie an den Talgdrüsen wurden auch an den Schweißdrüsen und Musculi arrectores pilorum sehr abweichende Veränderungen beschrieben. Während bei der Anhidrosis hypotrichotica Schweißdrüsen völlig fehlen, sind sie bei anderen hierhergehörigen Krankheitsbildern normal ausgebildet, reduziert oder auch cystisch erweitert. Bei den kongenitalen Hautatrophien sind in unterschiedlicher Ausprägung alle Schichten der Haut und Unterhaut einschließlich der Anhangsgebilde — vielleicht mit Ausnahme der Schweißdrüsen — im Sinne der Atrophie mangelhaft aus- oder umgebildet, und regressive Veränderungen der Follikel — bis zu ihrem völligen Fehlen — sind hier nur eine beigeordnete Veränderung. Differentialdiagnostisch erscheint erwähnenswert, daß das klinische Bild der umschriebenen kongenitalen Atrichie mit Fehlen der Haare bei sonst makroskopisch unauffälliger Haut auch durch einen juvenilen organoiden Naevus (MEHREGAN u. PINKUS) bedingt sein kann.

Gegenüber den vorgenannten Hypoplasien nimmt die bisher nur bei einer Großfamilie bekannt gewordene *Hypotrichosis Marie Unna* eine Sonderstellung ein. Kranke mit dieser Anomalie zeigen meist verspätetes Auftreten der Behaarung, wobei die Kopfhaare borstig-starr sind und regelmäßig Kaliberschwankungen sowie bandartige Abplattungen und Torsionen — ähnlich den Pili torti (s. Kap. C) — und verstärkte Bruchneigung aufweisen. Schon in der Kindheit beginnt eine zunehmende Haarlichtung. Das charakteristische histologische Bild ist gekennzeichnet durch ein verdicktes Deckepithel, von dem aus zahlreiche zapfen- und sprossenartige Epithelwucherungen in die Tiefe dringen. Die Epidermis-Cutis-Grenze ist dadurch äußerst unregelmäßig gestaltet, und der Eindruck des ungeordneten Aufbaus wird weiterhin verstärkt durch vom Follikelepithel fast aller Haarbälge ausgehende seitliche Sprossungen, die hornperlenartige Gebilde enthalten können. In fortgeschrittenen Stadien fehlen normale Haaranlagen fast vollständig. Talgdrüsenhyperplasie wird häufiger, jedoch nicht obligat beobachtet.

(Literatur: Birke; Borelli; Friederich, 1950; Ludwig, 1953; Mehregan u. Pinkus; Richter.)

2. Aplasia (Hypoplasia) cutis congenita circumscripta

Umschriebene angeborene Hautbildungsdefekte sind nicht selten. Meist findet man sie am behaarten Kopf — vorwiegend bei weiblichen Patienten — als isolierte, in der Mittellinie lokali-

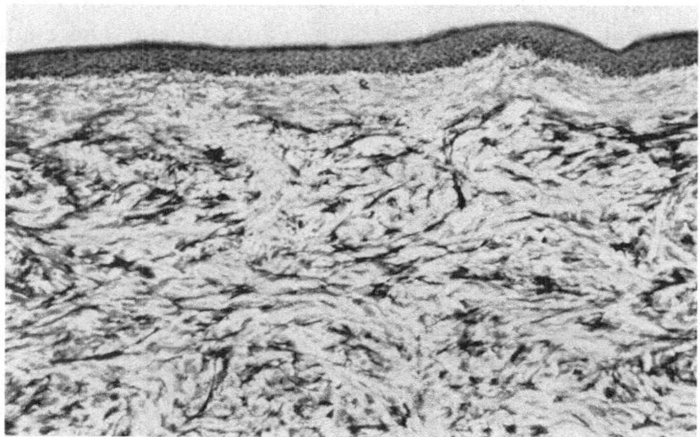

Abb. 1. Aplasia cutis congenita. Kopfhaut. Verdünnte Oberhaut mit verstrichenen Reteleisten. Anhangsgebilde fehlen. Die Elastica ist grob strukturiert und fehlt im oberen Corium. Van Gieson-Elastica 40×

sierte Veränderungen von 1 bis 3 cm Durchmesser, gelegentlich auch in der Mehrzahl (2 bis 4 Herde) und dann fast stets symmetrisch angeordnet. Bei Neugeborenen sieht man scharfrandige, ganz zart überhäutete oder nässende, von Granulationsgewebe bedeckte Epitheldefekte, die innerhalb einiger Wochen epithelisieren. Später imponiert die Veränderung als meist etwas eingesunkener, völlig haarfreier „atrophischer" Bezirk. Ob die Hypoplasie auf einer Erbanlage beruht oder Folge einer frühembryonalen Entwicklungsstörung ist, ist Gegenstand der Diskussion. Familiär gehäuftes Auftreten wurde ebenso beobachtet wie Kombination mit anderen Dysplasien (Anodontie, Dysonychie, Anonychie, Colobom, Polydaktylie, Syndaktylie).

Mitteilungen histologischer Befunde finden sich — insbesondere in neuerer Zeit — nur spärlich (FRIEDERICH u. WEYBRECHT; SCOTT). Das mikroskopische Bild variiert je nach der Entwicklungsstufe des entnommenen Gewebes. Noch nicht überhäutete Defekte Neugeborener zeigen ein unreifes Bindegewebe mit großen blasigen Kernen oder ein lockeres fibroblastenreiches oder gallertiges Bindegewebe, das durch einen Leukocytenwall gegen die von erweiterten Gefäßen durchzogene, sonst aber normal ausgebildete Umgebung abgesetzt ist. Der scharfe Übergang von normaler Haut zum dysplastischen Bezirk ist stets schon bei Lupenvergrößerung auffällig. Je nach Intensität der entzündlichen Veränderungen im eigentlichen Defekt sieht man um die Gefäße des umgebenden Gewebes angeordnete stärker oder schwächer ausgeprägte Infiltrate aus Bindegewebszellen, Lymphocyten und Leukocyten (GANS u. STEIGLEDER). Nach Überhäutung des Defektes zeigt sich gewöhnlich eine sehr schmale, aber in allen Schichten vorhandene Epidermis mit verkümmerten oder fehlenden Reteleisten. Stellenweise kann die Epidermis auch ganz normalen Aufbau zeigen. Haare, Talgdrüsen und Schweißdrüsen fehlen in der Mehrzahl der Fälle vollständig (Abb. 1) oder werden als abortive (funktionslose) Anlagen vereinzelt gefunden. Vorhandensein der Schweißdrüsenausführungsgänge bei Fehlen der Endstücke wurde von FRIEDERICH beobachtet. Die elastischen Fasern sind regelmäßig stark reduziert. Das Fettgewebe ist hochgradig verschmälert oder fehlt völlig.

(Literatur: Friederich, 1959; Friederich u. Weybrecht; Gans und Steigleder, 1957; Scott; Weichardt.)

II. Erworbener irreversibler Haarmangel

Zur Narbenbildung am Capillitium mit irreversibler Zerstörung von Haarfollikeln können neben akuten oder chronischen physikalischen oder chemischen Traumen zahlreiche Krankheiten führen, die in anderen Kapiteln dieses Werkes eingehend besprochen werden (z. B. Morphaea, Erythematodes chronicus, Lupus vulgaris, Sarkoidose, Favus, gangränöser Zoster, Neoplasien). Narbig-atrophische Kahlstellen mit recht charakteristischem klinischem und histologischem Aussehen können aber auch ohne jede erkennbare Ursache in Erscheinung treten. Diese jedem Dermatologen geläufige Form des irreversiblen Haarausfalls wurde von BROCQ unter dem Namen „Pseudopelade" als eigenständiges Krankheitsbild herausgestellt.

Unter Hinweis auf die Tatsache, daß die eben angeführten Krankheiten, aber auch der Lichen ruber follicularis (s. unten) und die staphylogene Folliculitis decalvans zu Endzuständen führen können, die mit dem Bild der Pseudopelade völlig identisch sind, ist in den letzten Jahrzehnten die Existenz einer idiopathischen Pseudopelade von zahlreichen Autoren in Zweifel gestellt worden (DEGOS u. Mitarb.; JUON; MALE; SPIER u. KEILIG; u. a.). Heute neigt man dazu, Krankheitszustände, wie sie nachfolgend beschrieben sind, unabhängig davon, ob sie auf dem Boden identifizierbarer Prozesse oder kryptogen in Erscheinung treten, als „Etat pseudopeladique" (DEGOS) zu bezeichnen, wobei man auch für kryptogene Formen eine entzündliche Vorkrankheit unterstellt. Nach Auffassung von SPIER und KEILIG ist die von BROCQ beschriebene Erkrankung meist eine besondere, klinisch monotone und monosymptomatische Verlaufsform des Lichen ruber follicularis decalvans. Andererseits sind so erfahrene Trichologen wie BRAUN-FALCO oder RONCHESE von der Existenz einer selbständigen Pseudopelade überzeugt, ohne dabei in Abrede zu stellen, daß sich hinter dieser Diagnose Endzustände unerkannter anderer Krankheiten verbergen können. Es ist hier nicht der Ort, das Für und Wider dieser noch nicht zu Ende diskutierten Frage im einzelnen darzustellen. Es erschien aber notwendig, die Problematik des Begriffs „Etat pseudopeladique" kurz anzuschneiden, da derartige Zustände besonders häufig Anlaß für eine histologische Untersuchung geben.

1. État pseudopeladique (Pseudopelade)

Klinisch finden sich linsen- bis fünfmarkstückgroße, oft multiple, unregelmäßig bizarr konfigurierte oder rundliche (jedoch kaum kreisrunde) scharf abgesetzte weiße bis elfenbeinfarbene haarlose Herde mit meist eingesunkenem Niveau. Ihre Oberfläche ist atrophisch-glatt und frei von Follikelöffnungen. Charakteristischerweise spart die Atrophie hier und da ein einzelnes Haar oder eine Haargruppe aus. Diese „vergessenen" Haare sind oft besonders dick.

Histologisch findet man im Frühstadium perifollikuläre und um die subpapillären Gefäße orientierte Infiltrate, die vorwiegend aus Lymphocyten und einigen Histiocyten bestehen. Die Infiltrate können die Talgdrüsen und die Epithelwandung der Follikel durchsetzen, lassen aber das Follikelinnere frei. Der obere Anteil des Follikelkanals kann durch hyperkeratotische Schuppenmassen kegelförmig oder zylindrisch erweitert sein. Die Epidermis ist in diesem Stadium noch unverändert, und auch das kollagene und elastische Gewebe weisen keine deutlichen Veränderungen auf. Nur da, wo schon Follikel untergegangen sind, ist ihr elastischer Apparat degeneriert. Erscheinungen von Vorkrankheiten des État pseudopeladique können das Bild modifizieren.

Im Spätstadium ist die Epidermis verschmälert und gelegentlich vollkommen atrophisch, kann aber auch unverändert gefunden werden. Haarfollikel und Talgdrüsen sind untergegangen und durch gequollene und hyaline, senkrecht zur Oberfläche orientierte Bindegewebszüge ersetzt. Die Musculi arrectores pilorum und die Schweißdrüsen sind demgegenüber erhalten, gelegentlich aber rarefiziert. Ein Rückschluß auf Vorkrankheiten ist nicht mehr möglich.

(Literatur: Civatte; Degos u. Mitarb.; Juon, 1966; Male; Miescher u. Lenggenhager; Ronchese; Spier u. Keilig.)

2. Lichen ruber follicularis decalvans

Das klinische Bild dieser Spielart des Lichen ruber entspricht im Bereich des Capillitium weitgehend dem Etat pseudopeladique, jedoch finden sich initial Erytheme und randständige Follikelkeratosen. An Stamm und Extremitäten können vorausgehend, gleichzeitig oder auch mit — oft jahrelanger — zeitlicher Verzögerung die für den Lichen ruber planus oder/und Lichen ruber acuminatus typischen Efflorescenzen auftreten (Graham-Little-Syndrom).

Im einzelnen werden Lichen ruber einschl. Lichen ruber follicularis im Kapitel „Dermoepidermale Erkrankungen" abgehandelt. Am Kopf bestehen histologisch primär streng umschriebene, die oberen und mittleren Anteile der Follikel umgreifende lymphohistiocytäre Infiltrate, die die äußeren Wurzelscheiden vacuolig zerstören. Interfollikuläre perivasculäre Infiltration fehlt oder ist nur angedeutet. Die Gefäße im oberen Cutisbereich sind — dem sichtbaren Erythem entsprechend — deutlich dilatiert. In der Folge breitet sich das Infiltrat subepidermal aus, die Basalzellschicht wird usuriert und die Epidermis zu einem atrophischen Band verschmälert. Follikel und Talgdrüsen werden abgebaut. Bemerkenswerterweise können bisweilen Follikel mit besonders tiefstehenden Haarpapillen lange erhalten bleiben und sogar vom usurierenden Infiltrat völlig frei bleiben. Zunehmend gleicht sich das Bild der Spätphase des État pseudopeladique an.

(Literatur: Spier u. Keilig.)

III. Nicht-narbige Effluvien und Alopecien

Zu krankhaft vermehrtem Ausfallen und/oder vermindertem Nachwachsen von Haaren aus erhaltenen Follikeln mit konsekutiver umschriebener oder diffuser Haarlichtung — gegebenenfalls bis zur Ausbildung von Kahlstellen — kann es auf Grund vielfältiger Ursachen und unterschiedlicher pathophysiologischer Mechanismen kommen. Gemeinsam ist allen Krankheiten, die unter dem klinischen Begriff „nicht-narbiger Haarausfall" zusammengefaßt werden, daß der physiologische Ablauf des cyclischen Haarwachstums in irgendeiner Weise gestört ist. Als Ausdruck einer derartigen Störung finden sich kennzeichnende histologische Veränderungen an den infraseboglandulären Follikelportionen, also an den Anteilen der Haarfollikel, die einen cyclusabhängigen Gestaltwandel zeigen. Diese Veränderungen sind jedoch nicht krankheitsspezifisch, sondern werden in ganz ähnlicher Weise bei Haarausfällen verschiedener Ätiologie gefunden. Ihre Interpretation setzt das Verständnis der pathodynamischen Vorgänge voraus, die zu ihrem Auftreten geführt haben. Es ist daher notwendig, die pathologischen Reaktionsmöglichkeiten der Haarwurzel zusammenfassend darzustellen, bevor wir auf spezielle Formen der zur Rede stehenden Krankheiten eingehen.

1. Pathophysiologische Grundlagen für die Deutung
histologischer Befunde bei nicht-narbigen Haarausfällen

Haarfollikel sind Organe mit hohem funktionellen Leistungsvermögen. Das verdeutlicht z.B. die Tatsache, daß beim Menschen im Bereich des behaarten Kopfes pro Tag etwa 25 bis 30 m Haar, pro Monat etwa 800 m Haar neu gebildet wird. Das wachsende Einzelhaar zeigt eine tägliche Längenzunahme von 0,35 bis 0,4 mm. Das dafür erforderliche Zellmaterial wird ausschließlich von einer kleinen Zellgruppe an der Basis des Follikels — der Haarmatrix — gebildet, die sich durch außerordentlich hohe mitotische und metabolische Aktivität auszeichnet. Wie VAN SCOTT u. Mitarb. (1963) zeigen konnten, teilen sich beim Menschen alle Matrixzellen eines wachsenden Kopfhaares innerhalb von maximal 23 Std und übertreffen in dieser Hinsicht fast alle physiologischen Gewebe des menschlichen Organismus. Wie andere Mausergewebe reagiert auch die Matrix anagener Haare außerordentlich empfindlich gegenüber Störungen ihres Stoffwechsels. Zahlreiche Einwirkungen, die den Follikel lokal oder auf dem Blutwege treffen (z. B. Röntgenstrahlen, lokalisierte Entzündungsprozesse, Enzyminhibitoren, Mitosehemmer, Cytostatica, Thallium, Pflanzengifte u. a. Toxine, Mangelsituationen) können zu einer „Dysenzymose des aktiven Haarfollikels" (BRAUN-FALCO) führen und dadurch in den Ablauf des Haarwachstums eingreifen. Die Reaktionen des Haarfollikels auf derartige Einwirkungen sind weitgehend unabhängig von der Art der Schädigung. Sie werden vielmehr bestimmt durch die Dauer und Intensität der Dysenzymose und die individuelle Empfindlichkeit des Follikels.

Schädigungen, die nur eine schwache, aber nicht mehr folglos verträgliche Stoffwechselstörung bewirken, beantwortet der Follikel mit vorzeitigem Eintritt in die Ruhephase. Wie nach regelrechtem Abschluß des Wachstumscyclus steigen die geschädigten wachsenden Haare katagenartig hoch. Histologisch ist dieser Vorgang an einer auffälligen Vermehrung katagener und insbesondere telogener Follikel erkennbar. Da der ruhende Haarfollikel gegenüber Schädigungseinflüssen fast völlig unempfindlich ist, kann man diese Art der Schadensbeantwortung als Schutzmaßnahme auffassen: Durch vorzeitige Alterung entzieht sich die Haarwurzel weiterer Schädigung. Die verfrüht gebildeten Kolbenhaare unterscheiden sich nicht von den beim physiologischen Haarwechsel fälligen Ruhehaaren, fallen nach regelrechtem zeitlichen Ablauf der Ruhephase aus und werden in normaler Weise ersetzt, sofern nicht weiterhin einwirkende Schädigungen das verhindern.

Der vorzeitige Eintritt des wachsenden Follikels ins Telogenstadium erfolgt bei Schädigung unterhalb einer bestimmten Intensität nach dem Alles- oder Nichts-Gesetz. Wenn die Schädigungsintensität diesen Schwellenwert übersteigt, kommt es nicht mehr zu einem Wechsel der Cyclusphase, sondern zu einer je nach Stärke der Dysenzymose unterschiedlich ausgeprägten Haarmatrixdystrophie. Histologisch sieht man dann tiefstehende oder katagenartig verkürzte Follikel mit mehr oder minder verkleinerten Haarmatrices, denen gegenüber die von der Dystrophie nicht betroffenen dermalen Papillen zu groß wirken (VAN SCOTT u. EKEL). BRAUN-FALCO unterscheidet morphologisch drei Intensitätsgrade dieser Reaktion. Bei Matrixdystrophie I stehen die Follikel noch tief in der Subcutis. Die Haarmatrix ist aber verdünnt und produziert ein etwas verdünntes Haar. Bei Matrixdystrophie II ist die infraseboglanduläre Follikelportion katagenartig verkürzt, die Matrix deutlich reduziert und die Bildung von Haar und innerer Wurzelscheide stärker gehemmt (Abb. 2). Die verdünnten und unvollständig verhornten Haare aus solchen Follikeln brechen an ihrer dünnsten Stelle leicht ab und fallen als „dystrophische Haare" aus (s. unten und Abb. 9). Bei Matrixdystrophie III ist die mitotische Aktivität in den Matrixzellen praktisch erloschen. Die Haarmatrix des stark verkürzten Follikels hat sich seitlich weitgehend von der dermalen Papille

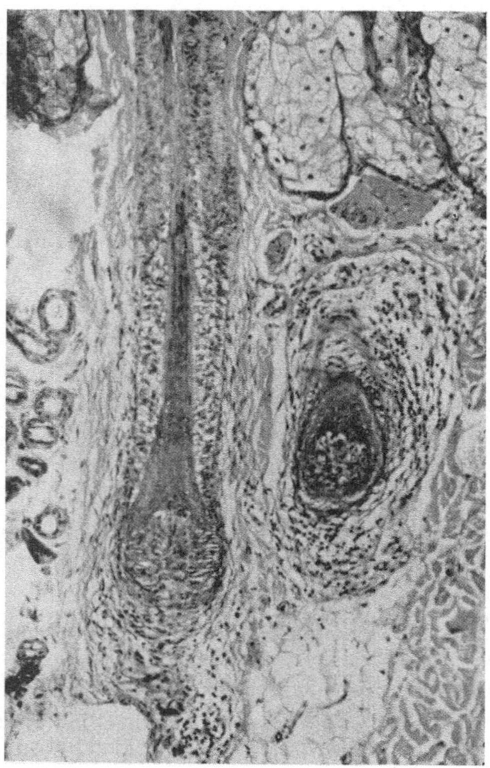

Abb. 2. Matrixdystrophie II. Alopecia areata. Schmächtiger anagener Haarbulbus mit atrophischer Matrix, stark verdünnter innerer Wurzelscheide und verdünntem, unvollkommen verhorntem Haar. Äußere Wurzelscheide verschmälert und retrahiert. Dermale Papille relativ zu groß. H.E. 32×. [Aus BRAUN-FALCO, O., ZAUN, H.: Hautarzt **13**, 342 (1962)]

zurückgezogen und produziert kein Haar mehr. Das Haar ist abgebrochen und ausgefallen (Abb. 3). In diesem Zustand kann der Haarfollikel für die Dauer der Schädigungseinwirkung verbleiben. Die zur Matrixdystrophie führenden Schädigungen sind also in der Lage, eine unter Umständen langdauernde Hemmung des Follikels im Anagen zu bewirken. Es kann aber auch bei fortdauernder Einwirkung dieser Schädigungen gelegentlich zum Nachwachsen von Haaren kommen. In jedem Fall ist die Matrixdystrophie bei Fortfall der Schädigung reversibel, d.h. der Follikel nimmt die normale Haarbildung wieder auf. Das ist selbst dann noch der Fall, wenn es zu akuter Matrixdegeneration kam. Bei dieser nach Einwirkung hochtoxischer Noxen auftretenden übersteigerten Form der Haarmatrixdystrophie wird die Haarbildung infolge Nekrose der gesamten Haarmatrix abrupt unterbrochen. Das Haar bricht oberhalb der keratogenen Zone ab. Aus Matrixresten und Teilen der inneren Wurzelscheide und der keratogenen Zone entsteht ein Degenerationsprodukt, das durch den Haarkanal des sich katagenartig verkürzenden Follikels passiv nach außen befördert wird. Unterhalb des aufsteigenden Degenerationsprodukts schließt sich der Follikel zu einem soliden Zellstrang, dessen unterem Pol die dermale Papille anliegt. Dermale Papille und zurückgelassene

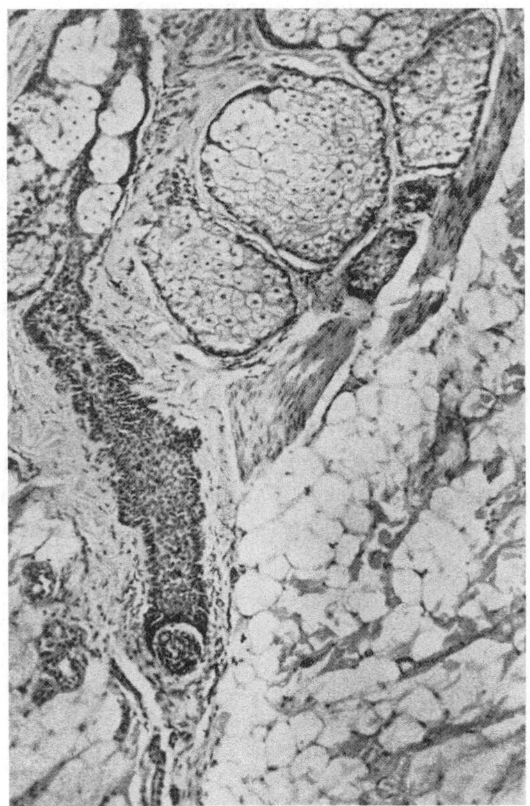

Abb. 3. Matrixdystrophie III. Endoxan-Alopecie. [Aus BRAUN-FALCO, O.: Arch. klin. exp. Derm. **227**, 419 (1966)]

epitheliale Zellen bilden nach Fortfall der Schädigung einen neuen anagenen Haarbulbus.

Es wurde erwähnt, daß neben der Schädigungsintensität auch die individuelle Empfindlichkeit des Follikels seine Reaktion beeinflußt. Daraus erklärt sich, daß fast nie alle anagenen Follikel in gleicher Weise reagieren. Akute Matrixdegeneration findet sich stets nur an einzelnen Follikeln neben Matrixdystrophie verschiedener Grade. Bei vielen Haarausfällen kommt es bei einem Teil der Follikel zu mehr oder weniger starker Matrixdystrophie, bei einem anderen Teil zu vorzeitigem Eintritt in die Ruhephase, und ein verbleibender Rest zeigt überhaupt keine sichtbare Reaktion. Solche komplizierten pathomechanischen Vorgänge sind in ihrer Gesamtheit aus einem histologischen Schnitt oft nur schwer zu erfassen.

Rückschlüsse aus dem histologischen Bild auf das pathologische Geschehen können aber auch dadurch erschwert sein, daß eine Vermehrung katagener und telogener Haare nicht immer Folge einer schwachen Dysenzymose sein muß, sondern auch auf anderen Wegen zustande kommen kann. Der in jedem einzelnen Haarfollikel in cyclischer Folge ablaufende Wechsel von Phasen der Entwicklung, der Funktion, der Involution und der Ruhe, der mit tiefgreifenden strukturellen

Umwandlungen einhergeht, unterliegt hinsichtlich der Dauer der Haarcyclusphasen — und bis zu einem gewissen Grade auch hinsichtlich der Art des gebildeten
(Terminal-, Vellus-, Lanugo-) Haars — einer Steuerung durch hormonelle Faktoren.

Unsere Kenntnisse über die endokrine Regulation des Haarwachstums sind
bislang noch lückenhaft. Wir wissen aber, daß bestimmte hormonelle Einflüsse
ein vorzeitiges und vermehrtes Eintreten wachsender Haare in die Ruhephase anregen, die Induktion der Anagenphase hemmen oder beschleunigen und auch eine
Umwandlung von Terminal- in Lanugohaare — und umgekehrt — bewirken
können. Derartige Regulationsstörungen des Haarwachstums sind beispielsweise
für die außerordentlich häufigen diffusen Effluvien verantwortlich zu machen, die
vorübergehend post partum in Erscheinung treten. Auch die in den letzten Jahren
vielfach im Schrifttum diskutierten Haarausfälle unter der Einnahme kontrazeptiver Hormonpräparate oder nach deren Absetzen dürften in der Mehrzahl auf
hormonell induzierten Verschiebungen im zeitlichen Ablauf des Haarcyclus beruhen. Als einen weiteren seltenen Mechanismus einer Störung des Cyclusablaufes nennen wir die „mechanische Hemmung der Anageninduktion" (s. Kapitel A III 3 b).

(Literatur: Braun-Falco, 1960, 1966; Bosse, 1966/67, 1968; Kligman, 1961; Lynfield; van
Scott u. Ekel, 1958; van Scott u. Mitarb., 1963; Zaun, 1964, 1966, 1967, 1970.)

2. Umschriebene Haarausfälle
(einschl. Alopecia areata totalis)

a) Alopecia areata

Bei dieser häufigen Erkrankung kommt es in meist kreisrunden Bezirken zu plötzlichem
völligen Haarverlust. Die Haut erscheint dabei unverändert, evtl. leicht eingesunken, und die
Follikelöffnungen sind erhalten. Klinische Zeichen einer Entzündung fehlen (vgl. Histologie!).
Unter Bevorzugung des Capillitiums kann jede behaarte Körperregion betroffen sein. Der
Prozeß beschränkt sich fallweise auf einen oder wenige Einzelherde, betrifft größere, infolge
Konfluenz zahlreicher Herde oft bizarr begrenzte Flächen oder führt zum Verlust aller sichtbaren Haare im Bereich des behaarten Kopfes (Alopecia totalis) bzw. am gesamten Integument
(Alopecia maligna). Die Prognose ist um so schlechter, je größer die befallene Fläche ist und
je früher die Erkrankung beginnt. Spontanremissionen — bei großer Rezidivneigung — sind
insbesondere bei weniger ausgedehnten Erkrankungsfällen häufig. Die Ätiologie ist ungeklärt.
Vergesellschaftung mit Vitiligo, Immunthyreoiditis und anderen Autoaggressionskrankheiten
läßt an eine ursächliche Bedeutung von Autoimmunphänomenen denken. Ursächliches Gewicht
wird auch vielfältigen weiteren Vor- und Begleitkrankheiten zugemessen, insbesondere endokrinen Störungen (Schilddrüse, Gonaden, Nebennieren), akuten und chronischen Infektionen,
Krankheiten des Zentralnervensystems und Streß-Situationen, also Erkrankungen, die auch
geeignet sind, ein diffuses Effluvium auszulösen. Zweifellos spielen auch anlagemäßige Faktoren
eine Rolle, wie das familiär gehäufte Vorkommen zeigt. Wir deuten den kreisrunden Haarausfall
als ein Symptom, das bei entsprechend disponierten Personen durch alle Einwirkungen ausgelöst werden kann, die bei Menschen ohne diese Anlage einen diffusen Haarausfall verursachen.

Histologisch findet man neben mehr oder weniger ausgeprägter Matrixdystrophie regelmäßig eine Entzündung. Es handelt sich um meist massive peribulbär
lokalisierte lymphocytäre bzw. lymphohistiocytäre Infiltrate, gelegentlich mit Beimischung einzelner eosinophiler Granulocyten (Goos), die umso ausgeprägter
sind, je tiefer die Haarzwiebeln stehen. Diskretere Lymphocytenansammlungen

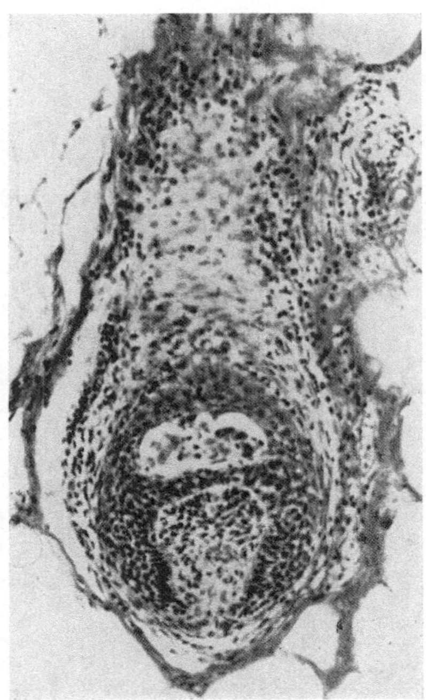

Abb. 4. Alopecia areata. Anagenhaar mit atrophischer Matrix und degenerierten Matrixzellen oberhalb der von lympho-histiocytären Infiltraten durchsetzten Papille. Massives, vorwiegend rundzelliges peribulbäres Infiltrat. H.E. Numer. Apertur 0,32. [Aus Thies, W.: Arch klin. exp. Derm. **227**, 541 (1966)]

werden auch um die oberen Follikelabschnitte gefunden. Intrabulbäre und intrapapilläre Infiltration und die mutmaßlich daraus resultierende Dissoziation und Degeneration suprapapillärer Matrixzellkomplexe (Abb. 4) — von Thies beschrieben und als charakteristisch für die Alopecia areata angesehen — scheinen nach den Nachuntersuchungen von Goos insgesamt seltener vorzukommen, als angenommen wurde. Gelegentliches Vorkommen dichter perivasculärer Infiltrate im subcutanen Fettgewebe beschrieb Goos.

Die Haarfollikel sind verkürzt und verdünnt, die Bulbi atrophisch, und zwar vorwiegend auf Kosten des Volumens der Matrix. Die dermale Papille erscheint dadurch relativ zu groß. Die atrophische Haarmatrix bildet nur noch ein verdünntes, unvollständig verhornendes Haar mit unvollständig entwickelter innerer Wurzelscheide. Pigment ist in ihr nicht mehr oder nur noch in Spuren nachzuweisen. Häufiger scheint es zu epithelialen Aussprossungen aus tieferen Anteilen der äußeren Wurzelscheide zu kommen. Auffälligerweise finden sich innerhalb haarfreier Bezirke kaum Ruhefollikel, obwohl man bei vielen Areata-Kranken unmittelbar am Herdrand neben dystrophischen Haaren auch vermehrt Kolbenhaare epilieren kann. Soweit telogene Follikel gefunden werden, sind sie frei von Infiltratzellen; es können jedoch Lymphocytenhaufen im zurückgelassenen Haarstengel gefunden werden (Abb. 5).

Im älteren Areataherd und bei totaler Alopecie stehen fast alle Follikel hoch im mittleren Corium und entsprechen in ihrer Ausbildung dem Anagen IV. In der

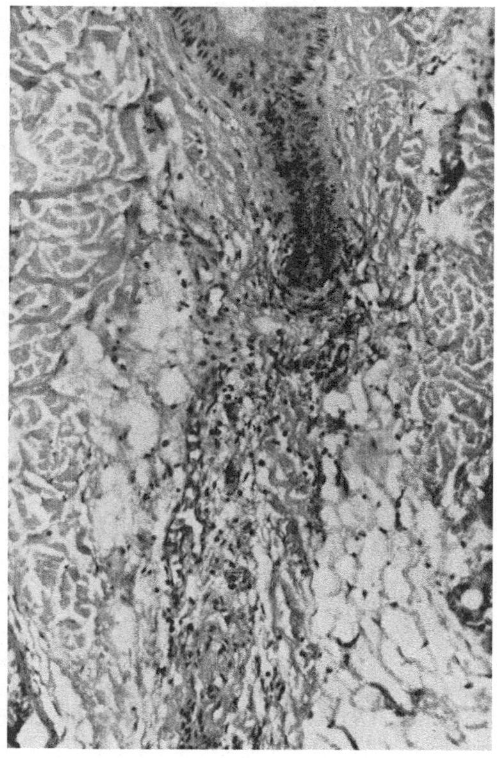

Abb. 5. Klinisch normales Capillitium bei Alopecia areata. Normales Kolbenhaar mit epithelialem Sack und undifferenziertem Epithelstrang. In der zurückgelassenen bindegewebigen Haarscheide deutlich erweiterte blutgefüllte Capillaren und lymphocytäre Infiltration. H.E. 32×. [Aus BRAUN-FALCO, O., ZAUN, H.: Hautarzt **13**, 342 (1962)]

Matrix dieser Follikel finden sich einzelne Mitosen. Es werden aber nur pigmentlose schmächtige Haarkümmerformen gebildet. Die Gesamtzahl der Follikel ist nicht oder jedenfalls nicht erheblich reduziert, wie man auch an Grenzflächenmustern erkennen kann (GOERTTLER). Die Entzündungszeichen können bei älterer Alopecia areata sehr diskret sein.

Auf ekzematoide Begleitreaktionen an der perifollikulären Epidermis in Form spongiotischer Auflockerung der unteren Epidermisschichten mit lymphocytärer Infiltration und leichter Bläschenausbildung — insbesondere bei akuten Verlaufsformen — wurde von Goos hingewiesen. Epidermale Veränderungen können aber auch völlig fehlen. Die Talgdrüsen sind normal, hypertrophisch oder atrophisch, ohne daß das für Verlauf oder Stadium der Krankheit kennzeichnend wäre. Unverändert werden regelmäßig die Schweißdrüsen gefunden.

Bemerkenswert ist, daß bei Alopecia areata auch in herdfernen, klinisch nicht sichtbar erkrankten Hautbezirken krankheitstypische morphologische Veränderungen nachzuweisen sind. BRAUN-FALCO und ZAUN fanden geringe, aber doch auffällige lymphocytäre Infiltrate im Bereich erweiterter perifollikulärer Capillaren und im Bereich der Gefäße des oberen Coriums. Vereinzelt waren bis ins Corium hochgestiegene atrophische Follikel mit sehr diskreter Infiltration in den nachgezogenen Gefäßen und der dermalen Papille erkennbar. Auch in der zurückgelassenen bindegewebigen Haarscheide einzelner Kolbenhaare zeigte sich eine entzündliche Infiltration (Abb. 5). Es sind dies Veränderungen, wie sie ganz ähnlich auch bei diffusen Effluvien gefunden werden.

(Literatur: Braun-Falco u. Rassner; Braun-Falco u. Zaun, 1962 (1); Friederich, 1959; Goerttler; Goos; Juon, 1965; Kalkoff u. Macher; Klingmüller; Lazovic-Tepavac u. Salamon; van Scott, 1958, 1959; Thies, 1966.)

b) Alopecia mucinosa (Mucinosis follicularis)

Es handelt sich um eine erst seit 1957 als selbständig erkannte (PINKUS; BRAUN-FALCO), aber wohl nicht ganz seltene Erkrankung des Follikel-Talgdrüsenkomplexes von sehr variablem klinischen Aussehen. Hervorstechendes Merkmal ist bei Befall stärker behaarter Hautbezirke ein völliger Haarverlust in rundlichen, bis zu einigen Zentimeter großen Herden. Daneben bestehen mäßige bis starke, klinisch vieldeutige entzündliche Hauterscheinungen, gelegentlich oberflächliche Schuppung und meist eine Erweiterung der mit Hornzapfen angefüllten Follikelöffnungen. In lanugobehaarter Haut fallen die Herde oft nur durch Follikelschwellung und follikuläre Hyperkeratosen auf. Die Diagnose ist klinisch kaum zu stellen und bedarf in jedem Falle histologischer Bestätigung. Die Ätiologie ist völlig unklar. Über die ursächliche Bedeutung eines infektiösen Agens wurde spekuliert. Wie zuerst von BRAUN-FALCO (1957) herausgestellt wurde, ist von der idiopathischen Mucinosis follicularis eine symptomatische Form abzugrenzen, bei der die nachfolgend beschriebenen Veränderungen neben morphologischen Kennzeichen der Grundkrankheit (Mycosis fungoides, Retikulose, Morphaea, ekzematöse bzw. lichenifizierende Erkrankungen) gefunden werden.

Neuerdings wurde von ALTMEYER darauf hingewiesen, daß an den Follikeln und gelegentlich auch an den Talgdrüsen intensiv steroidgeschädigter Haut degenerative Veränderungen auftreten können, die histologisch einer Mucinosis follicularis vollkommen entsprechen. Angesichts der häufigen therapeutischen Anwendung von Corticosteroiden auch zur Behandlung solcher Dermatosen, die als Grundkrankheit der symptomatischen Mucinosis follicularis bekannt geworden sind, erscheint die Berücksichtigung dieses Gesichtspunktes bei den differentialdiagnostischen Erwägungen des Histologen besonders wichtig.

Das histologische Bild der in Rede stehenden Erkrankung ist sehr charakteristisch und stimmt — unabhängig von der Wechselhaftigkeit der klinischen Erscheinungen — in allen bisher mitgeteilten Fällen nahezu völlig überein. Die kennzeichnenden Veränderungen in Form vacuoliger Zelldegeneration finden sich an den Talgdrüsen und in den Haarfollikeln, wobei der besonders intensive Befall des mittleren Follikeldrittels, unterhalb des Talgdrüsenausführungsganges, dafür spricht, daß der degenerativ-entzündliche Prozeß in der Regel von der Talgdrüse auf den Folliekl übergreift. Es sind allerdings auch Beobachtungen ohne Talgdrüsenbeteiligung beschrieben worden (s. unten).

Die der Degeneration unterliegenden Talgdrüsen verlieren ihre normale Struktur und erhalten keine verfettenden Zellen mehr. Die randständigen Mutterzellen bleiben erhalten, können aber ödematöse Aufquellung und Vacuolenbildung im Cytoplasma zeigen. Zum Drüseninneren hin zeigt sich zunächst Vacuolenbildung im Cytoplasma und Auftreten eines intercellulären Ödems. Es entsteht ein Netzwerk spindel- oder sternförmiger Zellen mit pyknotischen Kernen. Zwischen den Zellen bilden sich kleinere und größere Hohlräume aus, die mit einem homogenen oder fädig geronnen erscheinenden Material gefüllt sind. Im weiteren Verlauf werden die Zellgrenzen aufgelöst, und es entstehen große, mit Flüssigkeit, Mucin und geschrumpften Zellkernen ausgefüllte Hohlräume. Schließlich wird die ganze Talgdrüse in eine Cyste umgewandelt, deren Wand von einer oder wenigen Lagen Talgdrüsenmutterzellen und der erhaltenen Basalmembran gebildet wird.

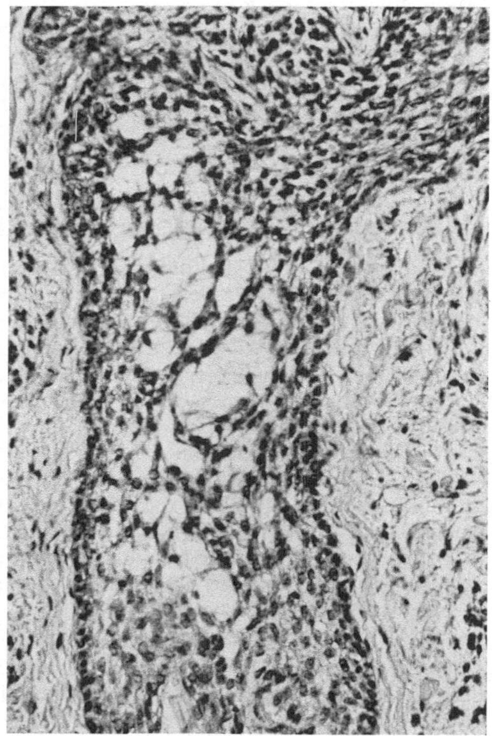

Abb. 6. Mucinosis follicularis. Vacuoläre Degeneration der Zellen der äußeren Wurzelscheide und Ausbildung eines schwammartigen Gerüstwerks mit pyknotischen Kernen. Nur geringfügiges Infiltrat. H.E. 128×

Am Haarfollikel finden sich ganz gleichartige Veränderungen im Bereich der äußeren Wurzelscheide. Auch hier kommt es über ödematöse Aufquellung und cystische Degeneration der Zellen mit Auflösung des Cytoplasma (Abb. 6) zu Hohlraumbildungen, die mit basophilen homogenen oder faserigen Massen und Zellkernresten gefüllt sind. Die Haarbildung ist in derartig alterierten Follikeln erloschen. In den Cysten können Haartrümmer gefunden werden. Wo es noch nicht zur Cystenbildung gekommen ist, sind die Zellen durch ein erhebliches inter- und intracelluläres Ödem sternartig oder bizarr verformt.

Es muß herausgestellt werden, daß innerhalb eines Krankheitsherdes nicht immer alle Follikel befallen sind, und daß Veränderungen an Haarfollikeln und Talgdrüsen nicht immer gleichzeitig vorhanden sind.

Bei Darstellung mit Toluidinblau zeigt sich, daß alle Cystenbildungen in Talgdrüsen und Follikeln mit metachromatischem Material gefüllt sind. Auch nekrobiotische Zellen zeigen stellenweise Metachromasie. Wie BRAUN-FALCO aufgrund umfangreicher histochemischer Analysen gezeigt hat, handelt es sich bei den metachromatischen Substanzen um Acido-Glykoproteide, die neben Proteiden saure Mucopolysaccharide enthalten. Solche Stoffe kommen in epithelialen Mucinen und Mucoiden vor.

Im Corium finden sich entzündliche Infiltrate wechselnder Intensität in der Umgebung der veränderten Talgdrüsen und Follikel, gelegentlich auch um die unveränderten Schweißdrüsen. Sie bestehen überwiegend aus Lymphocyten und können Beimengungen von eosinophilen Leukocyten, Plasmazellen und Fibroblasten enthalten. In frühen Entwicklungsstadien kann die entzündliche Reaktion ganz fehlen oder ist nur geringfügig ausgeprägt (THIES, s. auch Abb. 6). Mit zunehmender Intensivierung der Degenerationsvorgänge treten die Infiltrate zunehmend stärker in Erscheinung und nehmen zuweilen auch granulomartigen Charakter an, wobei es zum Auftreten mehrkerniger Riesenzellen kommt. Es handelt sich offenbar um Resoptionsgranulome zum Abbau der als Fremdkörper wirkenden degenerierten Gewebe. Die Gefäße im oberen Corium sind — den klinischen Entzündungszeichen entsprechend — gewöhnlich erweitert und von rundzelligen Infiltraten umgeben. Diskrete degenerative Veränderungen können auch in der Epidermis vorkommen (mucinöse Degeneration der Keratinocyten — ORFANOS).

(Literatur: Altmeyer; Baptista; Braun-Falco, 1957; Hollmann u. Mitarb.; Jablonska u. Mitarb.; Orfanos; Orfanos u. Gahlen; Pinkus, 1957; Pinkus u. Schoenfeld; Tappeiner u. Mitarb.; Thies, 1964.)

c) Sekundäre umschriebene temporäre Haarausfälle

Neben den vorausgehend besprochenen Krankheiten können auch umschriebene infektiöse bzw. entzündliche Erkrankungen der Kopfhaut (Impetigo, Furunkel, Karbunkel, Erysipel, Mykosen, Ekzeme verschiedener Genese) zu vorübergehender Haarlichtung oder vollständigem Haarverlust in relativ scharf umgrenzten Bezirken führen. Histologische Befunde von Patienten mit derartigen Effluvien wurden nur vereinzelt mitgeteilt (BRAUN-FALCO u. HASSENPFLUG, 1960 (1, 2); SALAMON u. LAZOVIC-TEPAVAC). Sie zeigen, daß es an den Haarfollikeln als Reaktion auf die lokaltoxische Schädigung zu mehr oder weniger ausgeprägter Matrixdystrophie mit Veränderung der Größenbeziehung von Matrix und Papille sowie katagenartigem Aufsteigen kommt, wie das für Einwirkungen typisch ist, die zur Dysenzymose der Haarmatrix führen (s. oben). Ein vorzeitiger Eintritt von Follikeln in Telogenstadium muß bei derartigen Schädigungsmechanismen grundsätzlich ebenfalls als möglich angesehen werden, wie tierexperimentelle Untersuchungen belegen (BOSSE u. Mitarb., 1964). Bei schwacher lokaltoxischer Schädigung in nur kleinen Bezirken tritt aber ein Haarausfall klinisch nicht in Erscheinung. Daß temporäre umschriebene Alopecien auch nach lokaler Einwirkung von Röntgenstrahlen oder Cytostatica auftreten können, sei nur der Vollständigkeit halber erwähnt.

(Literatur: Bosse u. Mitarb.; Braun-Falco u. Hassenpflug, 1960 (1, 2); Salamon u. Lazovic-Tepavac.)

Anhang: Trichotillomanie und Trichomalacie

Aus differentialdiagnostischen Gründen ist auf vorzugsweise an der Kopfhaut, gelegentlich auch in anderen behaarten Regionen zu beobachtende Kahlstellen hinzuweisen, die dadurch entstehen, daß gesunde Haare in herdförmigen, meist scharf umschriebenen Bezirken ausgezupft oder um den Finger gewickelt und herausgedreht werden. Dieser bei Kindern relativ häufig zu beobachtenden, bei Erwachsenen selteneren umschriebenen „Alopecie" liegt eine psychische Verhaltensstörung zugrunde. Vom Standpunkt des Histopathologen verdient die Anomalie Interesse,

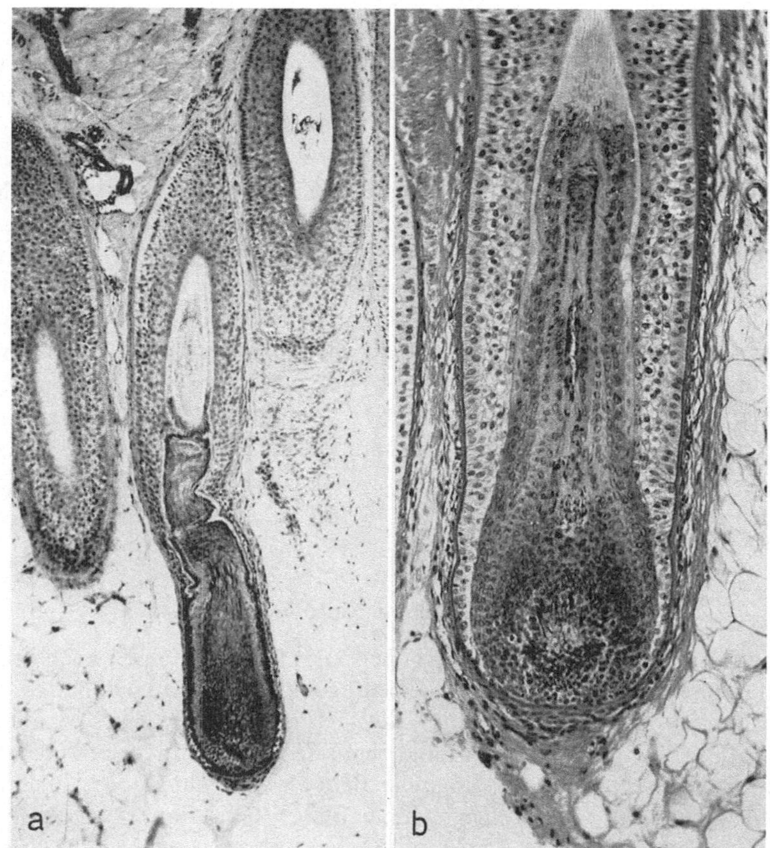

Abb. 7. Unterster Abschnitt trichomalazischer Haare. Vgl. Text. [Aus MIESCHER, G., SCHMU-
ZIGER, P.: Dermatologica (Basel) **114**, 199 (1957)]

weil sie heute als Ursache oder zumindest als — neben einer vermuteten neurogenen Störung
wirksame — Teilursache der von MIESCHER beschriebenen „Trichomalacie" angesehen wird.
Bei dieser Erkrankung kommt es zu einer Aufweichung und Dissoziation von Haarschaftanteilen
mit charakteristischen histologischen Veränderungen, und man stellt sich vor, daß chronische
bzw. ständig wiederholte Zugbelastungen den Zusammenschluß der in Verhornung begriffenen
Haarzellen stören, so daß statt eines normalen, starren Haarschaftes ein wenig kohärentes
plastisches Gebilde entsteht (MIESCHER u. SCHMUZIGER). Wenn die Zugtraumen ausgeschaltet
werden, verschwinden Trichotillomanie und Trichomalacie folgenlos.

Nach Untersuchungen von MEHREGAN werden bei Trichotillomanen histologisch drei Arten von Follikelveränderungen gefunden. Als Folge kräftiger Extraktion wachsender Haare kommt es stellenweise zur Loslösung des Follikelepithels
von der Bindegewebsscheide und zum Auftreten intraepithelialer und perifollikulärer Blutungsherde. Daneben sieht man Follikel, die nach Extraktion des Haars
katagenartig aufgestiegen sind. Der nicht epilierte Matrixrest dieser Follikel bildet
ein wenig organisiertes, weiches Hornmaterial, das sich im Follikeltrichter an-
sammelt. Schließlich finden sich mehr oder weniger hochgestiegene, atrophische
Follikel, die einen stellenweise verdünnten und weichen, zusammengestauchten,

aufgefalteten oder wurmförmig gewundenen, gelegentlich auch längsgespaltenen Haarschaft enthalten (Abb. 7). Bei Betrachtung in polarisiertem Licht zeigen solche trichomalacischen Haare deutlich verringerte Doppelbrechung. Entzündliche Begleitreaktionen fehlen meist vollständig oder sind minimal. Die übrige Haut ist unverändert.

(Literatur: Haensch u. Blaich; Mehregan; Miescher u. Schmuziger.)

3. Diffuse Effluvien und Alopecien

a) Symptomatische diffuse Haarausfälle

Diffuser Haarverlust im Bereich des gesamten Capillitium tritt u. a. als Folge von Strahleneinwirkungen, Vergiftungen und Arzneimittelschädigungen, Fehlfunktionen der Schilddrüse, fieberhaften Infektionskrankheiten, chronischen konsumierenden Erkrankungen, Mangelkrankheiten und Stoffwechselstörungen auf und beruht in allen diesen Fällen auf einer Matrixschädigung anagener Haarfollikel. Die Folgen der Matrixdysenzymose wurden bereits oben dargestellt, so daß sich hier eine erneute detaillierte Beschreibung erübrigt (vgl. Abschnitt 2a). Die Histologie diffuser Effluvien wurde bisher hauptsächlich bei Krankheitsformen studiert, die durch hochtoxische Noxen (Thallium, Cytostatica, Röntgenstrahlen) verursacht waren. Dabei fand sich regelmäßig eine mehr oder weniger zahlreiche Follikel betreffende und fallweise schwächer oder stärker ausgeprägte Matrixdystrophie bis zur Matrixdegeneration (vgl. dazu Abb. 3, Endoxanalopecie). Gelegentlich kommen Follikel mit trichomalacisch veränderten Haarresten zur Beobachtung. Während bei Endoxanalopecie eine entzündliche Reaktion völlig fehlt — andererseits auf deutliche degenerative Veränderungen der Schweißdrüsen hingewiesen wurde — werden bei Thalliumalopecie um die Capillaren im oberen Corium schüttere Infiltrate aus lymphoiden und retikulären Zellen — ohne Zusammenhang mit den Follikeln — gefunden. Bei chronischem diffusen Effluvium ungeklärter Genese sind entzündliche Reaktionen im oberen Corium, in der Umgebung hochstehender Kolbenhaare sowie der zurückgelassenen Haarstengel und um hochgestiegene dystrophische Follikel beschrieben worden (Abb. 8). Die Stereotypie der Veränderungen an den Haarfollikeln wurde wiederholt betont. Das Vorkommen entzündlicher oder sonstiger Begleitreaktionen ist von der jeweiligen Ursache abhängig, differentialdiagnostisch aber wenig aussagekräftig.

Hingewiesen sei auf die Beobachtung, daß bei Thalliumvergiftung in der Frühphase des Effluviums fast alle ausfallenden Haare im spitzen oder stumpfen dystrophischen Bruchende bandförmige oder spindelige, etwa 1 mm lange Einlagerungen zeigen, die mit freiem Auge erkennbar sind und unter dem Mikroskop bei Durchlichtbetrachtung schwarz (Abb. 9), bei Auflichtbetrachtung weiß erscheinen. Haare dieses Aussehens wurden auch bei Endoxanalopecie und Alopecia areata vereinzelt, bei Vitamin-A-Intoxikation neuerdings in großer Zahl beobachtet, was wiederum die Monotonie pathologischer Follikelreaktionen aufzeigt.

(Literatur: Arnold u. Mitarb.; Braun-Falco u. Zaun, 1962 (2); Falkson u. Schulz; Herzberg, 1966; Ludwig, 1961; Rajewsky u. Mitarb.; Widy; Zaun, 1969; Zaun u. Mitarb.)

b) Diffuse Alopecie als Folge einer Hemmung der Anageninduktion

Im gegebenen Zusammenhang ist die Darstellung der histologischen Befunde einer Einzelbeobachtung gerechtfertigt, die einen eigentümlichen Mechanismus einer Haarcyclusstörung

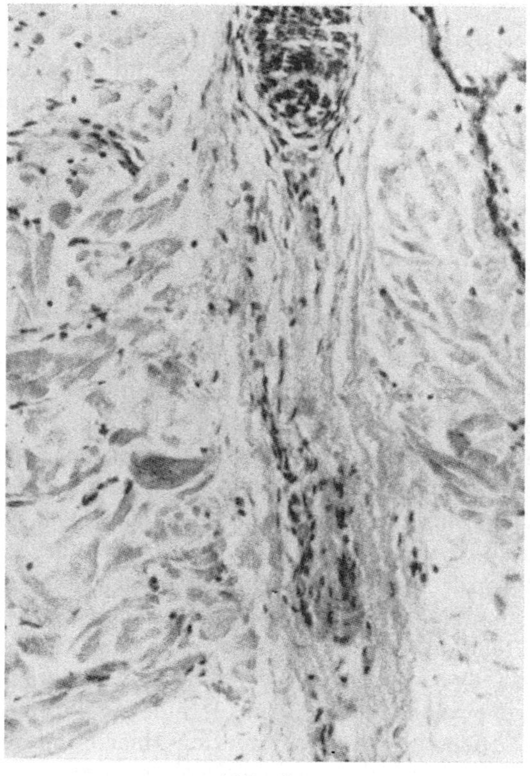

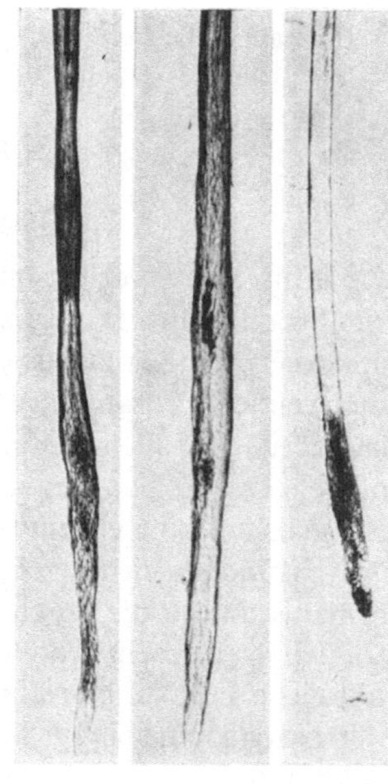

Abb. 8   Abb. 9

Abb. 8. Chronische diffuse Alopecie. Weitgehende Dystrophie einer katagenartig aufgestiegenen Haarmatrix mit zurückgelassenem Haarstengel. Lockeres perivasculäres, vorwiegend lymphocytäres Infiltrat. H.E. [Aus BRAUN-FALCO, O., ZAUN, H.: Arch. klin. exp. Derm. **215**, 165 (1962)]

Abb. 9. Dystrophische Haarwurzeln mit den für eine Thalliumintoxikation typischen schwarzen Einlagerungszonen

erkennen läßt. Bei einem Patienten mit systematisierter Haut-Muskelparamyloidose beobachteten wir das Auftreten einer zunehmenden Haarlichtung, wobei die Follikel erhalten blieben, verlorene Haare aber nicht mehr ersetzt wurden. Bei histologischer Untersuchung zeigten sich die anagenen Follikel vom Bulbus bis in die Höhe der Talgdrüsenmündung eingescheidet von zylindrischen Paramyloidhüllen wechselnder Dicke. Auch die dermalen Papillen waren von Paramyloidschollen durchsetzt. Bei katagenartig hochgestiegenen Haaren ersetzten abgelagerte Paramyloidmassen als breites Band den ganzen Haarstengel (Abb. 10a). Vereinzelt waren vom Follikel nur noch Reste der bindegewebigen Hüllen vorhanden, und nur der Musculus arrector und eine bizarr gestaltete Anhäufung elastischer Fasern zeigte im Verein mit dem vertikalen Paramyloidstreifen seine einstige Lage an (Abb. 10b). Aufgrund dieser Befunde bot sich als plausible Erklärung für die fortschreitende Haarlichtung an, daß das nach Abschluß eines Haarcyclus im Follikelbereich abgelagerte Paramyloid die Bildung eines neuen anagenen Follikels bzw. ein Herabwachsen des Bulbus in die Tiefe hemmt. Eine durch Paramyloideinscheidung der wachsenden Haare bedingte Minderung der aktiven Stoffwechselleistungen des Haars könnte als zusätzlicher Schädigungsfaktor wirksam gewesen sein.

(Literatur: Nödl u. Zaun.)

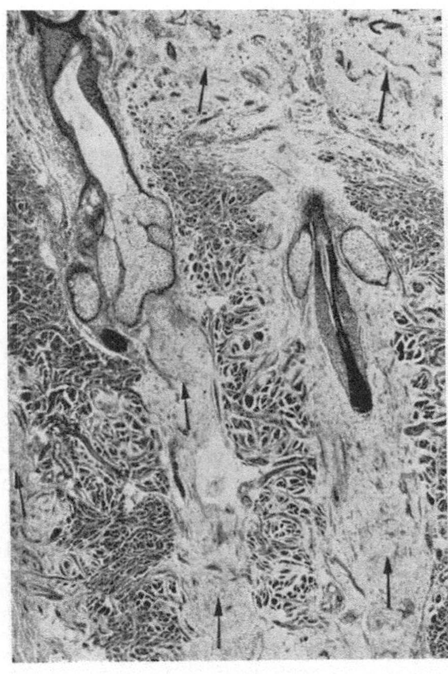
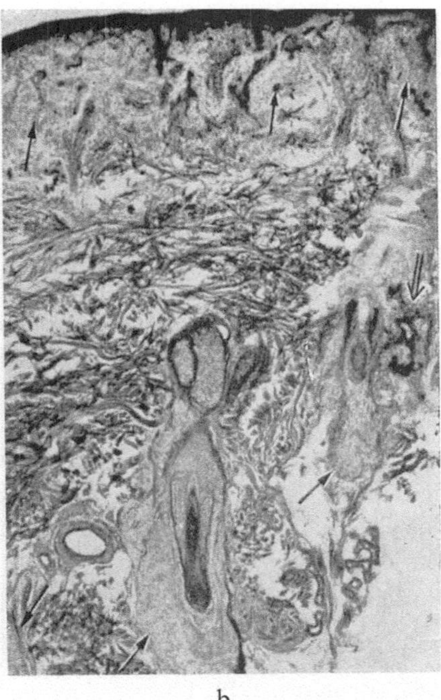

a　　　　　　　　　　　　　　　b

Abb. 10a u. b. Diffuse Alopecie bei systematisierter Haut-Muskel-Par-amyloidose. a Einscheidung des Follikels und Ersatz des Haarstengels durch Paramyloidmassen. Van Gieson 10×. b Von Paramyloid eingescheideter und untergegangener Follikel. Van Gieson-Elastica 10× [Aus Nödl, F., Zaun, H.: Arch. klin. exp. Derm. **220**, 393 (1964)]

4. Androgenetische Alopecie (sog. „männliche Glatze")

Gegenüber allen bisher erörterten Haarmangelkrankheiten nimmt die androgenetische Alopecie hinsichtlich ihrer Ursachen, ihrer Lokalisation und nicht zuletzt hinsichtlich ihrer Häufigkeit eine Sonderstellung ein. Diese Alopecie beruht auf der genetisch bedingten Eigenschaft der Follikel umschriebener, erbmäßig festgelegter Kopfhautareale, auf das Vorhandensein einer bestimmten Mindestmenge androgener Hormone — wie sie beim geschlechtsreifen Mann normalerweise vorliegt — mit einer Verkürzung der Wachstumsphasen der Haarcyclen und einer zunehmenden Umwandlung von Terminalhaarfollikeln in Miniaturfollikel zu reagieren.

Wenn die beiden genannten Veraussetzungen — also eine entsprechende Erbanlage und ein genügend hoher Androgenspiegel — gegeben sind, kommt es zu zunehmend beschleunigtem Haarwechsel und Ersatz der verlorenen Haare durch immer kürzere, dünnere und pigmentärmere, schließlich mit dem freien Auge nicht mehr sichtbare Haare. Als Folge davon tritt makroskopisch das geläufige Bild der „männlichen Glatze" in Erscheinung. Haarlichtung oder Kahlheit beschränken sich dabei auf mehr oder weniger ausgedehnte Areale im Scheitelbereich und/oder am oberen Hinterkopf, während die tiefen Hinterkopfpartien und die Schläfenregionen unbeteiligt bleiben. Obwohl die Follikel erhalten sind, ist die androgenetische Alopecie bislang weitgehend irreversibel. Sie macht mehr als 95% aller anhaltenden Haarverluste aus.

Die Anlage zur androgenetischen Alopecie wird unregelmäßig dominant oder polygen vererbt und findet sich bei beiden Geschlechtern. Frauen fehlt jedoch physiologischerweise die für die Entstehung des Haarausfalls notwendige Androgenmenge. Das Auftreten dieser Alopecieform zeigt also bei der Frau eine unphysiologische Vermehrung männlicher Hormone an und ist in diesem Sinne als Krankheitssymptom zu werten. Beim Mann manifestiert sich — wie auch die histologischen Befunde belegen — mit der androgenetischen Alopecie das anlagemäßig bedingte geschlechts- und alterstypische Behaarungsmuster. Seborrhoe, Schuppenbildung, verminderte Durchblutung oder vermehrte Spannung der Kopfhaut spielen für die Entstehung der Glatze keine Rolle!

Im histologischen Bild gibt sich die androgenetische Alopecie an einer je nach Entwicklungsstadium schwächer oder stärker ausgeprägten relativen Vermehrung katagener und telogener Haarfollikel sowie zunehmender Reduktion der Follikel zu Lanugofollikeln zu erkennen. Anders als bei krankhaften Alopecieformen bleiben in den sich verkleinernden Follikeln die normalen Größenbeziehungen zwischen dermaler Papille und Haarmatrix erhalten. Haar und Haarwurzel sind also — abgesehen von ihrer Größe — normal gestaltet (VAN SCOTT u. EKEL; VAN SCOTT, 1959). Die bei androgenetischer Alopecie beschriebenen morphologischen Veränderungen an der Epidermis, den Talgdrüsen, den Gefäßen sowie den elastischen und kollagenen Fasern entsprechen normalen Altersveränderungen der Kopfhaut (vgl. Kapitel D), wobei die Abbauvorgänge zuweilen akzentuiert erscheinen (GOERTTLER). Charakteristisch ist allein die retrograde Umwandlung der Follikel in Miniaturfollikel.

(Literatur: Goerttler; Hamilton; Lattanaud u. Johnson; Ludwig, 1962 (1, 2), 1964 (1, 2), 1966; Montagna, 1959; Rassner, Zaun u. Braun-Falco; van Scott u. Ekel, van Scott, 1969; Zaun, 1968).

B. Hypertrichosen und Hirsutismus (Überbehaarung)

Im Gegensatz zu den Haarmangelkrankheiten hat das Phänomen der Überbehaarung bisher kaum das Interesse der Histopathologen gefunden. Klinisch unterscheidet man das Auftreten einer männlichen Sekundärbehaarung bei der Frau: *Hirsutismus*, sowie das übermäßige Wachstum von Haaren an Körperstellen, die normalerweise kein auffälliges Haarkleid aufweisen: universelle und lokalisierte *Hypertrichose*.

Hirsutismus kommt nur bei Frauen vor, beschränkt sich auf die Regionen des geschlechtstypischen Behaarungsmusters des Mannes und beruht auf einem (relativen) Überschuß androgener Hormone. Wie bei der androgenetischen Alopecie dürfte auch beim Hirsutismus eine Erbanlage eine Rolle spielen. Diese Anlage bedingt, daß Lanugofollikel bestimmter Hautbezirke bei Anwesenheit genügender Androgenmengen in Terminalhaarfollikel umgewandelt werden. Dichte und Verteilung der Überbehaarung sind außerordentlich variabel, übertreffen aber nie das Ausmaß der Behaarung, das bei Männern physiologischerweise gefunden werden kann. Ursächlich sind Funktionsstörungen der Nebennierenrinde (Cushing-Syndrom, adrenogenitales Syndrom u.a.), ovarielle Erkrankungen (z.B. Stein-Leventhal-Syndrom, Arrhenoblastom) oder therapeutische Androgenzufuhr anzuschuldigen, vielleicht auch eine vermehrte periphere Umwandlung des Transporthormons Testosteron in das Wirkhormon Dihydrotestosteron.

Unter den seltenen universellen Hypertrichosen ist streng abzugrenzen zwischen einer angeborenen, familiär auftretenden Form, die mutmaßlich auf einem Aus-

bleiben des fetalen Haarwechsels und ungehemmten Weiterwachsen der Lanugohaare beruht (Trichostasis lanugiosa), und der Hypertrichosis lanuginosa et
terminalis acquisita, die als diagnostisch bedeutsames paraneoplastisches Syndrom
bei Carcinomen innerer Organe akut in Erscheinung tritt. Nach HERZBERG kommt
letztere Form der Hypertrichose zustande durch Anagensynchronisation aller
(Lanugo-, Vellus-, Terminalhaar-)Follikel und Verlängerung des Anagenstadiums,
Beschleunigung der Wachstumsrate des Haars und möglicherweise eine Umwandlung von Vellus- in Terminalfollikel. Kopf- und Körperhaut zeigen bei histologischer Untersuchung nur anagene Follikel. An der Rückenhaut eines Säuglings
mit Trichostasis lanuginosa fanden BERRES u. MITSCHKE pigmentierte Haare,
deren Bulbi sämtlich im subcutanen Fettgewebe standen. Die Körperhaare ent-
sprachen also der Kopfschwartenbehaarung. Lanugoartige Follikel wurden nicht
gefunden. Die Talgdrüsen waren gegenüber Säuglingen mit normaler Behaarung
geringer ausgebildet.

Reversible symptomatische Hypertrichosen wurden u. a. bei Myxödem, Porphyria congenita,
Epidermolysis bullosa, Schädelhirntraumen sowie medikamentöser Behandlung mit Hydantoinen
oder Streptomycin beschrieben. BRAUN-FALCO (1966) diskutierte im Zusammenhang mit einer
derartigen Beobachtung eine Verlängerung der Telogenphasen. Büschelförmige kongenitale
Hypertrichosen über der Wirbelsäule sind häufig ein Hinweis auf Fehlbildungen der Wirbelsäule.
Erworbene umschriebene Hypertrichosen treten vorwiegend nach chronischen physikalischen
oder chemischen Hautreizungen auf. RESSMANN u. BUTTERWORTH sahen bei Kranken mit lokalisierten Hypertrichosen nach Bißverletzungen histologisch keine Zeichen einer Matrix- oder
Follikelhypertrophie. Eine genaue Analyse der feingeweblichen Veränderungen bei den verschiedenen Formen der Überbehaarung steht noch aus.

(Literatur: Berres u. Nitschke; Felgenhauer u. Mitarb.; Ludwig, 1969; Ressmann u. Butterworth; Richter; Tarnow u. Rabe.)

C. Haarschaftanomalien

Strukturveränderungen des Haarschaftes können einerseits durch schädigende
äußere Einwirkungen zustande kommen, andererseits durch fehlerhafte Bildung
des Haares im Follikel. Nur in letzteren Fällen sind krankheitstypische Veränderungen im Haarboden zu erwarten. Der schnellste und einfachste Weg zur Diagnose ist die mikroskopische Untersuchung des unpräparierten Haarschafts. Die
meisten Schaftanomalien gehen mit abnormer Brüchigkeit der Haare einher. Teilweise können sie das Bild einer Alopecie vortäuschen. Nicht selten findet man
sie — an einzelnen Haaren — als Begleitsymptom von Haarmangelkrankheiten.
Nur auf die wichtigsten derartigen Veränderungen soll kurz hingewiesen werden.

Als *Trichorrhexis nodosa* bezeichnet man ein knötchenförmiges Aufsplittern des Haarschafts,
das zum Abbrechen des Haars unter Entstehung pinselförmiger Bruchenden führt (Abb. 11).
Trichoptilose nennt man eine längslaufende Aufspaltung oder Auffaserung des Haars, meist von
der Spitze her (Abb. 12). Unter *Trichoklasie* wird ein querer Haarbruch ohne pinselförmige
Aufsplitterung verstanden. Die genannten Anomalien treten fast immer gemeinsam auf und sind
in der Regel Folge einer mechanischen oder chemischen Schädigung. Massiver Haarbruch kann
zu hochgradiger Haarlichtung führen. „Idiopathische" Formen von Trichorrhexis nodosa und
Trichoklasie wurden beschrieben. Möglicherweise beruhen sie auf einer (erbmäßig bedingten?)
metabolischen Störung, die zu fehlerhafter Aminosäurenzusammensetzung des Haars führt.
Histologische Veränderungen an Kopfhaut und Haarfollikeln fehlen.

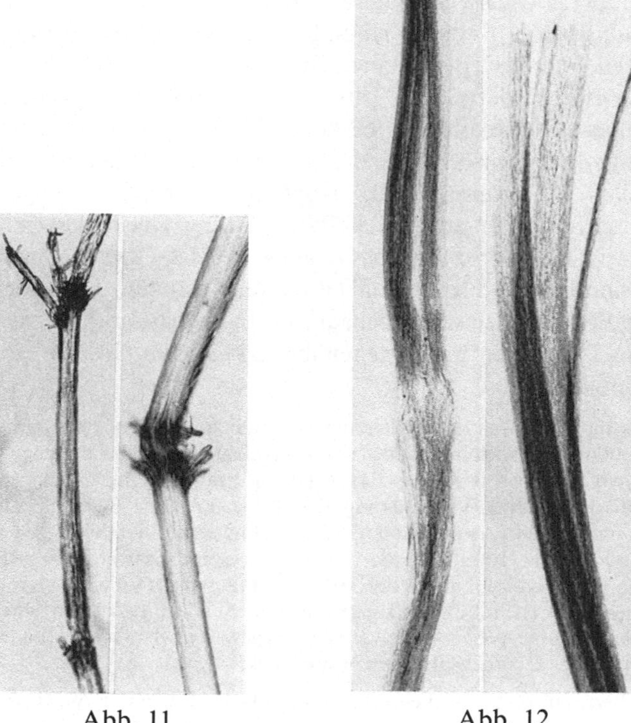

Abb. 11   Abb. 12

Abb. 11. Trichorrhexis nodosa

Abb. 12. Trichoptilose. Auffaserung des Haars im Schaft und von der Spitze her

1. Monilethrix

1. Die *Monilethrix* ist eine erbliche Fehlbildung der Haare, die im frühen Kindesalter — meist koordiniert mit einer Keratosis pilaris — auftritt und häufig mit anderen Anomalien ektodermaler Organe — im Sinne eines Syndroms — vergesellschaftet ist (Intelligenzdefekte und Psychosen, Störungen im Bereich des ZNS und der Augen-, Zahn- und Nagelanomalien). Die kennzeichnenden Veränderungen an den Haaren sind wechselnde Einschnürungen und Anschwellungen in mehr oder weniger regelmäßigen Abständen, die dem Haarschaft ein perlschnurartiges Aussehen geben. Bei mikroskopischer Untersuchung wird sichtbar, daß die Spindeln einen Markkanal enthalten, während die Einschnürungen markfrei sind.

Spindelhaare sind trocken, glanzlos und brüchig; meist brechen sie wenige Millimeter über dem Haarboden an einer Einschnürungsstelle ab, wodurch klinisch das Bild einer fast kahlen Haut entsteht. Befallen werden die Kopfhaare insgesamt oder in umschriebenen Bezirken, seltener Augenbrauen, Wimpern, Achsel- und Schamhaare, nur ausnahmsweise die übrige Körperbehaarung.

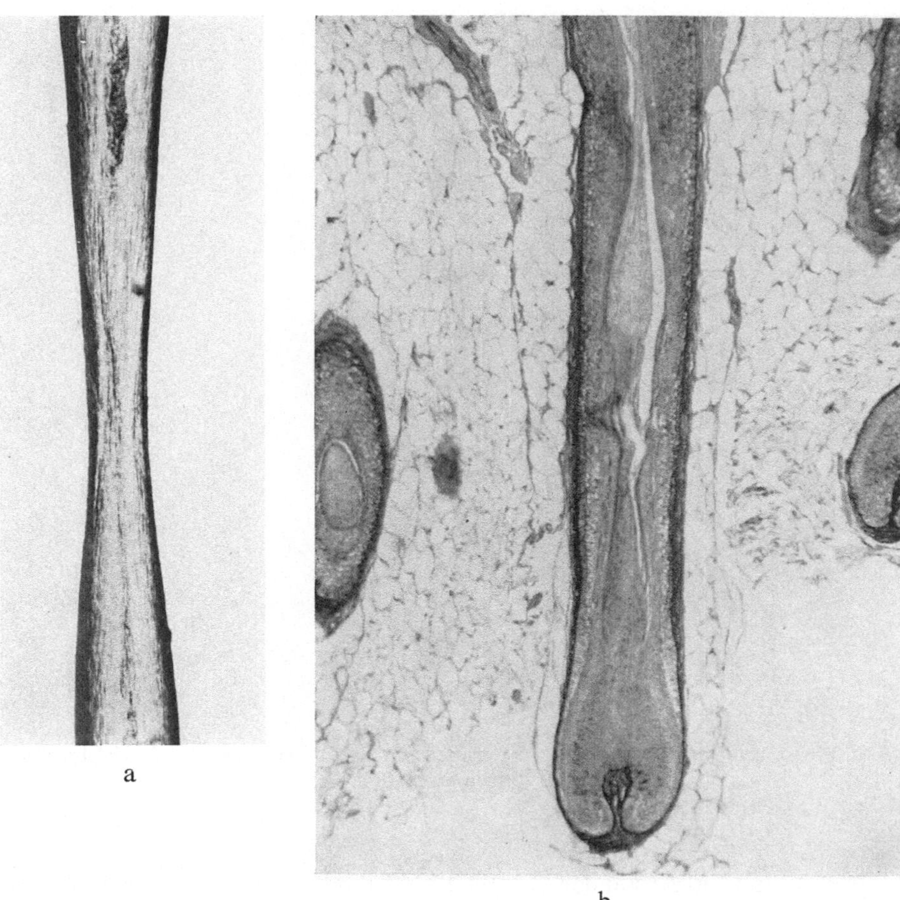

Abb. 13a u. b. (a) Mikroskopisches Bild eines Spindelhaars. (Aufn. Priv.-Doz. Dr. E. LUDWIG/ Hamburg). (b) Haarfollikel mit Spindelhaar. H.E. 57×. [Aus SALAMON, T., SCHNYDER, U. W.: Arch. klin. exp. Derm. **215**, 105 (1962)]

Über die Pathogenese der Spindelbildung ist nichts bekannt. Mit zunehmendem Alter kann sich die Anomalie bessern.

Die an den Haarschäften erkennbaren spindeligen Verformungen (Abb. 13a) sind auch im histologischen Bild deutlich sichtbar (Abb. 13b). In den Spindelhaarfollikeln ist die innere Wurzelscheide über den Einschnürungsstellen verdickt, über den Knoten verdünnt. Die äußere Wurzelscheide und die bindegewebigen Follikelhüllen sind unverändert. Auch der Bulbus und die Haarpapille zeigen normale Struktur. Auffällig ist oft ein lymphohistiocytäres Infiltrat um die Follikelostien, die regelmäßig erweitert sind.

2. Pili torti

Ein klinisch sehr auffälliges Bild bieten die *Pili torti*. Bei Kranken mit dieser Anomalie sind typischerweise alle oder fast alle Haare bandartig ab-

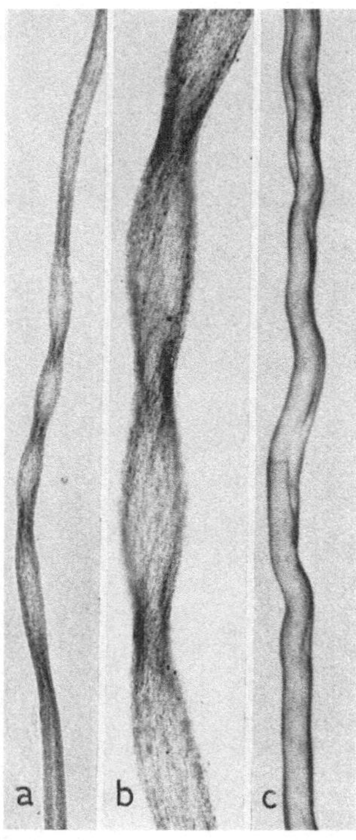

Abb. 14a–c. Pili torti. (a) und (b) Abgeplattete und gedrehte Haare. (c) Ungleichmäßig ver-
formtes Haar

geplattet und in Abständen von 2 bis 12 mm um ihre Längsachse gedreht
(Abb. 14a, b). Atypische Fälle zeigen dreieckige oder unregelmäßige Verformung der Haarquerschnitte mit ungleichmäßigen und unvollständigen Torsionen (Abb. 14c). Neben diesen Veränderungen sieht man Zeichen des mechanischen Haarbruchs (Trichorrhexis, Trichoptilose, Trichoklasie). Die Haare
sind trocken, stehen störrisch vom Kopf ab und werden selten länger als 4 bis
6 cm. Infolge ungleichmäßiger Reflexion des Lichtes durch die gedrehten Haarschäfte zeigt das Haar einen lamettaartigen Schimmer. Bei Kindern ist meist
das gesamte Kopfhaar befallen. Nach der Pubertät bildet sich die Erkrankung
oft zurück oder beschränkt sich auf die Haare des Occipital- und Schläfen-
bereichs. Brauen, Wimpern und Körperhaare können gleichfalls beteiligt sein.
Assoziation mit anderen Fehlbildungen ektodermaler Organe (Nägel, Schweißdrüsen, Hornhaut, Tränenorgane) und mit Intelligenzdefekten wurden beschrieben. Familiäre Häufungen weisen auf erbliche Entstehungsfaktoren hin.
Diskutiert wird, daß die Haare aufgrund einer anlagemäßigen Follikelkeratose
verformt werden.

Histologisch findet man neben normalen massiv verhornte Follikel, in denen
die Verformung und Torsion des Haars etwas oberhalb des Haarbulbus schon
erkennbar sein kann. Der Bulbus selbst und die Haarpapille sind normal gestaltet.
FRIEDERICH sah eine Sklerosierung des perifollikulären Bindegewebes.

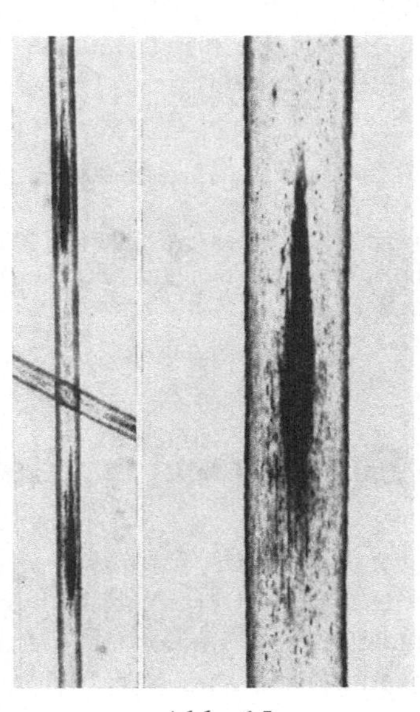 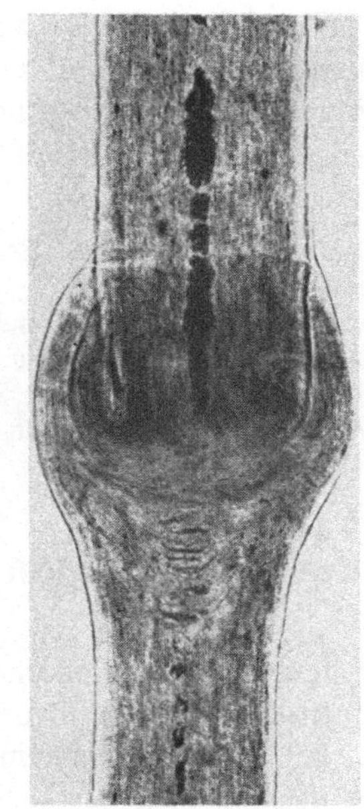

Abb. 15   Abb. 16

Abb. 15. Pili annulati

Abb. 16. Trichorrhexis invaginata. [Aus NIKULIN, A., SALAMON, T.: Z. Haut- u. Geschl.-Kr. **44**, 1015 (1969)]

3. Pili annulati

Abweichend von den bisher genannten Schaftveränderungen kommt es bei *Pili annulati* — die wahrscheinlich ebenfalls erblich bedingt sind — nicht regelmäßig zum Abbrechen der Haare. Vielmehr fällt diese Anomalie besonders durch ein eigenartiges, geringeltes, an das Gefieder eines Perlhuhns erinnerndes Aussehen der Kopfbehaarung auf. Im einzelnen Haarschaft wechseln in regelmäßiger Folge Abschnitte mit spindelförmigen, lufthaltigen, an der dicksten Stelle fast bis an die Cuticula reichenden Markkanälen mit luftfreien Abschnitten ab (Abb. 15). Die Haarquerschnitte sind nicht verändert. Das Bild der Pili annulati kann auch durch ovale Haare mit gegenläufigen Drehungen um 30 bis 40° (Pseudopili annulati) vorgetäuscht werden.

4. Trichorrhexis invaginata

Schließlich soll auf eine in der Literatur der letzten Jahre vielfach abgehandelte eigenartige Anomalie hingewiesen werden, die als *Trichorrhexis invaginata* oder Bambushaarbildung (auch als *Netherton-Syndrom*) bezeichnet wird. Es handelt sich um ein (inkonstantes) Begleitsymptom der Ichthyosis linearis circumflexa, bei der auch andere Haarschaftanomalien gefunden werden. Bambushaare zeigen eine Invagination des distalen in den radikalen

Haaranteil (Abb. 16), die innerhalb des Follikels in der Zone beginnender Verhornung ausgebildet wird und dort auch im histologischen Bild sichtbar ist. Daneben findet man eine acanthotische Epidermis mit Ganulose und Hyperkeratose und ein subepidermales entzündliches Infiltrat als Substrat des ichthyosiformen Prozesses.

Hinsichtlich weiterer krankhafter Strukturänderungen des Haarschafts sei auf den Handbuchbeitrag von RICHTER verwiesen.

(Literatur: Björnstad; Brown u. Mitarb.; Chernosky u. Owens; Friederich, 1959; Friederich u. Seitz; Ludwig u. Patzwald; Nikulin u. Salamon; Pierard; Polemann; Price u. Mitarb., 1968, 1970; Richter; Salamon u. Schnyder; Schnyder u. Wiegand; Stevanovic; Wiest u. Anton-Lamprecht; Wilkinson u. Mitarb.; Zaun u. Burg.)

D. Altersveränderungen des Follikels und der Kopfhaut

In der Literatur sind wiederholt — insbesondere für die androgenetische Alopecie — histologische Kopfhautveränderungen als krankheitstypisch beschrieben worden, bei denen es sich um normale Altersveränderungen handelt. Man hatte sie nur deshalb nicht als solche erkannt, weil zum Vergleich das Bild der vollentwickelten Kopfhaut des jugendlichen Erwachsenen herangezogen wurde (GOERTTLER). Es ist daher sinnvoll, eine Darstellung der Histopathologie der Haarkrankheiten mit einer Besprechung des alterbedingten Formwandels von Haarfollikel und Kopfhaut abzuschließen, dessen Kenntnis vor allem den Studien von GOERTTLER sowie ELLIS zu verdanken ist.

Die Epidermis der Kopfhaut erfährt im Alter eine deutliche Verdünnung, die sich schon bei 31- bis 45jährigen in einer Abflachung der bei jungen Menschen tief ins Corium hineinragenden Reteleisten andeutet. In dieser Altersklasse sind auch erste regressive Umwandlungen der Haarfollikel bereits erkennbar. Bei 46- bis 60jährigen tritt die abnehmende Verzahnung von Epidermis und Corium deutlicher hervor, und die Haarfollikel werden kleiner. Physiologischerweise findet man jetzt viele dünne Haare mit kleinem Bulbus, die oft sehr dicke äußere Wurzelscheiden aufweisen. Die Haar-Talgdrüsenkanäle werden trichterförmig ausgeweitet. In höheren Altersklassen werden die Reteleisten zunehmend zu dünnen Rippen reduziert oder verschwinden völlig. Die Zahl verkürzter Follikel ist in der Regel auffällig vermehrt. Bei Männern sind die Abbauvorgänge meist deutlicher ausgeprägt als bei Frauen. In der lesenswerten Darstellung von GOERTTLER über den altersbedingten Wandel des Grenzflächenbildes der Kopfhaut ist aufgezeigt, daß im Alter geschlechtstypische Grenzflächenmuster in Erscheinung treten.

Die Reduktion von Epidermis und Haarfollikeln wird als direkte Folge der verminderten Zirkulation im subepidermalen Plexus angesehen, dessen Gefäßschlingen mit zunehmendem Alter verkürzt und zahlenmäßig verringert werden (CORMIA, ELLIS). Dabei bleibt die Gefäßversorgung der Talg- und Schweißdrüsen bis ins hohe Alter erhalten. Die Talgdrüsengröße variiert mit fortschreitendem Alter beträchtlich, was zu widersprüchlichen Angaben in der Literatur geführt hat. In mittleren Altersklassen ist häufig — jedoch selbst bei der androgenetischen Alopecie nicht regelmäßig — eine Größenzunahme der Talgdrüsen zu beobachten, in hohem Alter eher eine Talgdrüsenreduktion. Schweißdrüsen zeigen keine altersbedingten Strukturveränderungen. Die elastischen Fasern werden im Bereich des Capillitiums mit zunehmendem Alter reduziert, die kollagenen Fasern verdickt. Das subcutane Fettgewebe ist bei älteren Menschen vermehrt von Bindegewebssepten durchzogen.

Abschließend sei auf die an epidermocutanen Grenzflächenpräparaten gewonnenen Beobachtungen von OBERST-LEHN u. NOBIS hingewiesen, wonach sich mit dem Alter in den verschiedensten Körperregionen und bei beiden Geschlechtern die Häufigkeitsverteilung der Haaranordnungsmuster (Follikelgruppen, Follikelbündel und Einzelfollikel) im Sinne einer Abnahme gruppiert stehender Follikel verändert. In diesen Befunden bestätigt sich die Tatsache, daß das menschliche Haarkleid während des ganzen Lebens einem ständigen Wandel unterliegt.

(Literatur: Atkinson u. Mitarb.; Cormia; Ejiri; Ellis; Goerttler; Knoche; Kosugi u. Kim; Light; Oberste-Lehn u. Nobis, 1959, 1963; Singh u. McKenzie; Zaun, 1968 (1).)

Literatur

Altmann, J., Stroud, J.: Netherton's syndrome and ichthyosis linearis circumflexa. Arch. Derm. Syph. (Chic.) **100**, 550 (1969).

Altmeyer, P.: Ein Beitrag zur Histologie der von Kortikoidexterna verursachten Hautveränderungen. Hautarzt **28**. 83—88 (1977).

Arnold, W., Herzberg, J.J., Ludwig, E., Sturde, H.: Die Dynamik des Haarausfalls bei Thallium-Vergiftung. Arch. klin. exp. Derm. **218**, 396 (1964).

Atkinson, S., Cormia, F., Unrau, S.A.: The diameter and growth phase of hair in relation to age. Brit. J. Derm. **71**, 309 (1959).

Baptista, Poiares A.: Histopathologie, histochimie et étiopathogénie de la mucinose folliculaire. XIIIᵉ Congrès de l'Association des Derm. et Syphiligraphes de langue française, p. 47—62. Turin 1969.

Behrman, H.T.: The scalp in health and disease. St. Louis: The C. V. Mosby Comp. 1952.

Berres, H.H., Nitschke, R.: Vergleichende klinische und morphologische Untersuchungen zwischen einem Neugeborenen mit Hypertrichosis universalis und gleichaltrigen hautgesunden Kindern. Z. Kinderheilk. **102**, 327 (1968).

Birke, G.: Über Atrichia congenita und ihren Erbgang .Arch. Derm. Syph. (Berl.) **197**, 322 (1954).

Björnstad, R.Th.: Ein Fall von Pili torti. Acta derm.-venereol. (Stockh.) **22**, 242 (1941).

Borelli, S.: Hypotrichosis congenita hereditaria Marie Unna. Hautarzt **5**, 18 (1954).

Bosse, K.: Vergleichende Untersuchungen zur Physiologie und Pathologie des Haarwechsels unter besonderer Berücksichtigung seiner Synchronisation. I.—VII. Mitt. Hautarzt **17**, 541 (1966); **18**, 35, 61, 118, 180, 218, 274 (1967).

Bosse, K.: Stand der medizinischen Diagnostik zur Physiologie und Pathologie von Haarwuchs und Haarschäden. Aesth. Med. **17**, 269 (1968).

Bosse, K., Krempl-Lamprecht, L., Burzynski, Z., Kostanecki, W.: Die Beziehungen zwischen der Trichophyton mentagrophytes-Infektion und dem Haarcyclus beim Meerschweinchen. Arch. klin. exp. Derm. **220**, 1 (1964).

Braun-Falco, O.: Mucophanerosis intrafollicularis et seboglandularis. Derm. Wschr. **136**, 1289 (1957).

Braun-Falco, O.: Die Bedeutung von Dysfermentien im Haarfollikel als Ursache temporärer Alopecien. Parfümerie u. Kosmetik **41**, 53 (1960).

Braun-Falco, O.: Klinik und Pathomechanismus der Endoxan-Alopecie als Beitrag zum Wesen cytostatischer Alopecien. Arch. klin. exp. Derm. **212**, 194 (1961).

Braun-Falco, O.: Dynamik des normalen und pathologischen Haarwachstums. Arch. klin. exp. Derm. **227**, 419 (1966).

Braun-Falco, O., Hassenpflug, K.: (1) Umschriebene Lichenifikation am Kapillitium mit simultaner reversibler Alopecie. Derm. Wschr. **141**, 201 (1960).

Braun-Falco, O., Hassenpflug, K.: (2) Umschriebene temporäre Alopecie am Kapillitium bei Neurodermitis diffusa mit Kopfhautbeteiligung. Derm. Wschr. **142**, 1001 (1960).

Braun-Falco, O., Rassner, B.: Klinik, Pathogenese und Therapie der Alopecia areata. Fortschr. prakt. Derm. **5**, 227 (1965).

Braun-Falco, O., Zaun, H.: (1) Über die Beteiligung des gesamten Capillitiums bei Alopecia areata. Hautarzt **13**, 342 (1962).

Braun-Falco, O., Zaun, H.: (2) Zum Wesen der chronischen diffusen Alopecia bei Frauen. Arch. klin. exp. Derm. **215**, 165 (1962).

Brown, A.C., Belser, R.B., Crounse, R.G., Wehr, R.F.: A congenital hair defect: trichoschisis with alternating Birefringence and low sulfur content. J. invest. Derm. **54**, 496 (1970).

Chernosky, M.E., Owens, D.W.: Trichorrhexis nodosa. Arch. Derm. Syph. (Chic.) **94**, 577 (1966).

Civatte, J.: Histopathologie cutanée. Paris: Flammarion 1967.

Cormia, F.E.: Vasculature of the normal scalp. Arch. Derm. Syph. (Chic.) **88**, 692 (1963).

Degos, R., Rabut, R., Duperrat, B., Leclercq, R.: L'état pseudopeladique. Ann. Derm. Syph. (Paris) **81**, 1 (1954).

Ejiri, I.: Studien über die Histologie der menschlichen Haut: über die regionären und Altersunterschiede der verschiedenen Hautelemente mit besonderer Berücksichtigung der Altersveränderung der elastischen Fasern. Jap. J. Derm. Urol. **41**, 8 (1937); zit. nach Ellis.

Ellis, R.A.: Ageing of the human male scalp. In: The biology of hair growth, pp. 469—485 (Montagna, W., Ellis, R.A., Eds.). New York: Academic Press 1958.

Falkson, G., Schulz, E.J.: Endoxan alopecia. Brit. J. Derm. **72**, 296 (1960).

Felgenhauer, W.-R.: Hypertrichosis lanuginosa universalis. Inaug.-Diss., Genf 1968 (Thèse No. 3113).

Friederich, H.C.: Zur Kenntnis der congenitalen Hypotrichosis. Derm. Wschr. **121**, 409 (1950).

Friederich, H.C.: Erkrankungen der Haare und des Haarbodens beim Menschen. In: Dermatologie und Venerologie, Bd. III/2, 799 (Gottron, H.A., Schönfeld, W., Hrsg.). Stuttgart: Thieme 1959.

Friederich, H.C., Seitz, R.: Über eine Form der ektodermalen Dysplasie unter dem Bilde der Pili torti mit Augenbeteiligung und Störung der Schweißsekretion. Derm. Wschr. **131**, 277 (1955).

Friederich, H.C., Weybrecht, H.: Zur sogenannten Aplasia cutis congenita circumscripta. Derm. Wschr. **129**, 409 (1954).

Gans, O., Steigleder, G.K.: Histologie der Hautkrankheiten, Bd. I und II. Berlin-Göttingen-Heidelberg: Springer 1955 (I) und 1957 (II).

Goerttler, K. (unter Mitarb. v. Gördel, P.): Die menschliche Glatze im Altersformwandel der behaarten Kopfhaut. In Schr. R.: Zwanglose Abhandlungen aus dem Gebiet der normalen und pathologischen Anatomie, Heft 17 (Bargmann, W., Doerr, W., Hrsg.). Stuttgart: Thieme 1965.

Goos, M.: Zur Histopathologie der Alopecia areata. Arch. Derm. Forsch. **240**, 160—172 (1971).

Haensch, R., Blaich, W.: Trichomalacie und Trichotillomanie. Arch. klin. exp. Derm. **210**, 447 (1960).

Hamilton, J.B.: Patterned loss of hair in man: Types and incidence. Ann. N.Y. Acad. Sci. **53**, 708 (1951).

Herzberg, J.J.: Cytostatische Alopecien einschließlich Thallium-Alopecien. Arch. klin. exp. Derm. **227**, 452 (1966).

Herzberg, J.J., Potjan, K., Gebauer, D.: Hypertrichosis lanuginosa (et terminalis) acquisita als paraneoplastisches Syndrom. Arch. klin. exp. Derm. **232**, 176 (1968).

Hollmann, K.-H., Verley, J.M., Touraine, R.: La mucinose folliculaire. Ann. Derm. Syph. (Paris) **97**, 151 (1970).

Ishibashi, A.: Histogenesis of Mucin in Follicular Mucinosis. Acta Dermatovener. (Stockh.) **56**, 163 (1976).

Jablonska, S., Chorzelski, T., Lancucki, J.: Mucinosis follicularis. Hautarzt **10**, 27 (1959).

Juon, M.: Alopecia areata im Lichte moderner Forschung. Zbl. Haut- u. Geschl.-Kr. **119**, 1 (1965).

Juon, M.: Le probleme des états pseudopeladiques ou pseudopeladoides dans le cadre des alopécies cicatrielles. Dermatologica (Basel) **133**, 66 (1966).

Kalkoff, K.W., Macher, E.: Über das Nachwachsen der Haare bei der Alopecia areata und maligna nach intracutaner Hydrocortisoninjektion. Hautarzt 9, 441 (1958).

Kligman, A.M.: Pathologic dynamics of human hair loss. I. Telogen effluvium. Arch. Derm. Syph. (Chic.) 83, 175 (1961).

Klingmüller, G.: Alopecia areata. Hautarzt 9, 97 (1958).

Knoche, H.: Degenerative Veränderungen des vegetativen Nervensystems in der Glatzenhaut. Arch. Derm. Syph. (Berl.) 197, 505 (1954).

Kosugi, T., Kim, Y.S.: Zur Pathohistologie der Glatze der Kopfhaut und des Ergrauens der Kpfhaare. Trans. Soc. path. jap. 27, 651 (1937); ref. Zbl. Haut- u. Geschl.-Kr. 59, 663 (1938).

Lattanand, A., Johnson, W.C.: Male pattern alopecia. A histopathologic and histochemical study. J. cutan. Pathology 2, 58—70 (1975).

Lazovic-Tepavac, O., Salamon, T.: Über die Histopathologie der Alopecia areata. Derm. Mschr. 156, 665 (1970).

Light, A.E.: Histological study of human scalps exhibiting various degrees of nonspecific baldness. J. invest. Derm. 13, 53 (1949).

Ludwig, E.: Hypotrichosis congenita hereditaria Typ M. Unna. Arch. Derm. Syph. (Berl.) 196, 261 (1953).

Ludwig, E.: Pathognomonische Haarbefunde bei Thallium-Vergiftung und deren Deutung. Hautarzt 12, 456 (1961).

Ludwig, E.: (1) Die weibliche Glatze. Parfümerie u. Kosmetik 43, 373 (1962).

Ludwig, E.: (2) Der heutige Stand unseres Wissens über die Glatze. Hautarzt 13, 337 (1962).

Ludwig, E.: (1) Die androgenetische Alopecie bei der Frau. Arch. klin. exp. Derm. 219, 558 (1964).

Ludwig, E.: (2) Diffuse alopecia in women: its clinical forms and probable causes. J. Soc. Cosmet. Chemists 15, 437 (1964).

Ludwig, E.: Über das endokrine Substrat der diffusen weiblichen (andro-genetischen) Alopecie. Arch. klin. exp. Derm. 227, 468 (1966).

Ludwig, E.: Hypertrichosen und Hirsutismus. Z. Allgemeinmedizin 45, 754 (1969).

Ludwig, E., Patzwald, K.: Atlas der Schäden des Haares und der Kopfhaut. Aulendorf: Editio Cantor 1961.

Lynfield, Y.L.: Effect of pregnancy on the human hair cycle. J. invest. Derm. 35, 323 (1960).

Male, O.: Über die ulzerös-atrophisierende Form des Lichen ruber planus. Z. Haut- u. Geschl.-Kr. 45, 17—28 (1970).

Mehregan, A.H., Pinkus, H.: Life history of organoid nevi. Arch. Derm. 91, 574—588 (1965).

Mehregan, A.M.: Trichotillomania. Arch. Derm. Syph. (Chic.) 102, 129 (1970).

Miescher, G., Lenggenhager, R.: Über Pseudopelade Brocq. Dermatologica (Basel) 94, 122 (1947).

Miescher, G., Schmuziger, P.: Trichomalacie und Trichotillomanie. Dermatologica (Basel) 114, 199 (1957).

Montagna, W.: Hair growth and hair regeneration. Introduction. Ann. N.Y. Acad. Sci. 83, 362 (1959).

Montagna, W., Ellis, R.A. (Eds.): The biology pf hair growth. New York: Academic Press 1958.

Nikulin, A., Salamon, T.: Über die Entstehung der Nodositäten der Haare beim Netherton-Syndrom. Z. Haut- u. Geschl.-Kr. 44, 1015 (1969).

Nödl, F., Zaun, H.: Zur Klinik und Histologie der systematisierten Haut-Muskel-Paramyloidose. Arch. klin. exp. Derm. 220, 393 (1964).

Oberste-Lehn, H.: Die Haaranordnung beim Menschen und bei einigen Säugetieren. Z. Anat. Entwickl.-Gesch. 123, 589 (1963).

Oberste-Lehn, H., Nobis, A.: Beobachtungen am Papillarkörper und an den Haarfollikeln während der Alterung des Menschen. Med. Kosmetik 8, 176 (1959).

Orfanos, C., Gahlen, W.: Elektronenmikroskopische Befunde bei der Mucinosis follicularis. Arch. klin. exp. Derm. 218, 435 (1964).

Orfanos, C.E.: Feinstrukturelle Morphologie und Histopathologie der verhornenden Epidermis. Stuttgart: Thieme 1972.

Pierard, G.-E.: Structure et ìterpretation pathogénique. Dystrophies acquises du cheveu. Ann. Derm. Syph. (Paris) 102, 137—143 (1975).

Pinkus, H.: Alopecia mucinosa. Arch. Derm. Syph. (Chic.) 76, 419 (1957).

Pinkus, H., Schoenfeld, R.J.: Weiteres zur Alopecia mucinosa. Hautarzt **10**, 400 (1959).

Polemann, G.: Zur Kenntnis der traumatischen Trichoklasie und der idiopathischen Trichoklasie Jackson-Sabouraud. Arch. Derm. Syph. (Berl.) **190**, 535 (1950).

Price, V.H.: Pseudopili annulati. Arch. Derm. Syph. (Chic.) **102**, 354 (1970).

Price, V.H., Thomas, R.S., Jones, F.T.: Pili Annulati. Arch. Derm. Syph. (Chic.) **98**, 640 (1968).

Rajewsky, B., Hobitz, H., Harder, D.: Reaktionen der Haut und deren Anhangsgebilde auf ionisierende Strahlen. In: Handbuch der Haut- und Geschlechtskrankheiten (Jadassohn, J., Hrsg.), Ergänzungswerk, Bd. V/2 (Marchionini, A., Hrsg.), S. 133. Berlin-Göttingen-Heidelberg: Springer 1959.

Rassner, B., Zaun, H., Braun-Falco, O.: Zum Pathomechanismus der männlichen Glatzenbildung. Arch. klin. exp. Derm. **216**, 307 (1963).

Ressmann, A.C., Butterworth, T.: Localized acquired hypertrichosis. Arch. Derm. Syph. (Chic.) **65**, 458 (1952).

Richter, R.: Die Haare. In: Handbuch der Haut- und Geschlechtskrankheiten (Jadassohn, J. Hrsg.), Ergänzungswerk, Bd. I/3 (Marchionini, A., Hrsg.), S. 282—570. Berlin-Göttingen-Heidelberg: Springer 1963.

Ronchese, F.: Pseudopelade. Arch. Derm. Syph. (Chic.) **82**, 336 (1960).

Salamon, T., Lazovic-Tepavac, O.: Herdförmige Alopecie durch Kopfläuse. Derm. Mschr. **156**, 676 (1970).

Salamon, T., Schnyder, U.W.: Über die Monilethrix. Arch. klin. exp. Derm. **215**, 105 (1962).

Schnyder, U.W., Wiegand, K.: Haaranomalien bei Ichthyosis linearis circumflexa Comèl. Hautarzt **19**, 494 (1968).

Scott, E.J. van: Evaluation of disturbed hair growth in alopecia areata and other alopecias. Ann. N.Y. Acad. Sci. **83**, 480 (1959).

Scott, E.J. van: Morphologic changes in pilosebaceous units and anagen hairs in alopecia areata. J. invest. Derm. **31**, 35 (1958).

Scott, E.J. van, Ekel, T.M.: Geometric relationships between the matrix of the hair bulb and its dermal papilla in normal and alopecic scalp. J. invest. Derm. **31**, 281 (1958).

Scott, E.J. van, Ekel, T.M., Auerbach, R.: Determinants of rate and kinetics of cell division in scalp hair. J. invest. Derm. **41**, 269 (1963).

Scott, E.J. van, Reinertson, R.P., Steinmuller, R.: The growing hair roots of the human scalp and morphologic changes therein following amethopterin therapy. J. invest. Derm. **29**, 197 (1957).

Scott, F.P.: Congenital skin defects. Dermatologica (Basel) **135**, 84 (1967).

Singh, M., McKenzie, J.: The histology and histochemistry of the dermis in hairy and non-hairy parts of the human skin with special reference to baldness. J. Anat. (Lond.) **95**, 569 (1961).

Spier, H.W., Keilig, W.: Lichen ruber follicularis decalvans und seine Beziehungen zur Pseudopelade Brocq. Hautarzt **4**, 457 (1953).

Steigleder, G.K., Gans, O.: Pathologische Reaktionen an den epithelialen Anhangsgebilden: Haare, Talg- und Schweißdrüsen. In: Handbuch der Haut- und Geschlechtskrankheiten (Jadassohn, J., Hrsg.), Ergänzungswerk, Bd. l/2 (Marchionini, A., Hrsg.), 247. Berlin-Heidelberg-New York: Springer 1964.

Stevanovic, D.: Multiple defects of the hair shaft in Netherton's disease. Brit. J. Derm. **81**, 851 (1969).

Tappeiner, J., Pfleger, L., Holzner, H.: Zur Mucinosis follicularis (Alopecia mucinosa Pinkus). Arch. klin. exp. Derm. **215**, 209 (1962).

Tarnow, G., Rabe, W.: Zur Frage der zentralen Regulation der Haartrophik (Hypertrichosen und Alopezien nach schweren Schädelhirntraumen). Nervenarzt **40**, 210 (1969).

Thies, W.: Mucinosis follicularis. Hautarzt **15**, 422 (1964).

Thies, W.: Vergleichende histologische Untersuchungen bei Alopecia areata und narbig-atrophisierenden Alopecien. Arch. klin. exp. Derm. **227**, 541 (1966).

Weichardt, H.: Zur Kasuistik und Ätiologie der Aplasia cutis congenita circumscripta. Derm. Wschr. **121**, 313 (1950).

Widy, W.: Die Pigmentansammlungen in den Haarwurzeln bei Thalliumvergiftungen. Hautarzt **10**, 216 (1959).

Wiest, L.G., Anton-Lamprecht, I.: Haarschaftanomalien und Bruchmechanismus bei einer Form von idiopathischer Trichoklasie. Ärztl. Kosmetologie **6**, 153—158 (1976).

Wilkinson, R.D., Curtis, G.H., Hawk, W.A.: Netherton's disease. Arch. Derm. Syph. (Chic.) **89**, 46 (1964).

Zaun, H.: Tierexperimentelle Untersuchungen zur Pathophysiologie der „gemischten Alopecie". Arch. klin. exp. Derm. **221**, 75 (1964).

Zaun, H.: Pathophysiologische Grundlagen des nicht-narbigen Haarausfalls. Med. Welt (N.F.) **17**, 1401 (1966).

Zaun, H.: Pathologische Reaktionen am Haarfollikel. Ann. Univ. sarav. Med. **14**, 145 (1967).

Zaun, H.: (1) Histologie, Histochemie und Wachstumsdynamik des Haarfollikels. In: Handbuch der Haut- und Geschlechtskrankheiten (Jadassohn, J., Hrsg.). Ergänzungswerk, Bd. I/1 (Marchionini, A., Hrsg.), S. 143. Berlin-Heidelberg-New York: Springer 1968.

Zaun, H.: (2) Entstehung und Ursache der männlichen Glatze. Dtsch. Ärztebl. **65**, 555 (1968).

Zaun, H.: Diffuse Haarausfälle. Z. Allgemeinmedizin **45**, 541 (1969).

Zaun, H.: Über den Einfluß einiger ovulationshemmender Hormonkombinationen auf das Wachstum der Kopfhaare. Dtsch. med. Wschr. **95**, 1433 (1970).

Zaun, H.: Krankheiten der Haare. In: Dermatologie in Praxis und Klinik (Korting, G.W., Hrsg.). Stuttgart: Thieme 1978 (im Druck).

Zaun, H., Burg, G.: Pili torti veri (Galewsky-Ronchese) mit Beteiligung von Augenbrauen und Lanugines. Aesthet. Med. **18**, 95 (1969).

Zaun, H., Neumann, K., Werner, G.: Die Feinstruktur dystrophischer Haare bei Vitamin-A- und Thallium-Intoxikation. Hautarzt **23**, 544 (1972).

Pathologie der Nägel*

Von G. Achten und J. Wanet, Bruxelles, Belgien

A. Einführung

In den letzten Jahren haben der normale wie der pathologisch veränderte Nagel die Aufmerksamkeit des Dermatologen auf sich gezogen. Neuere Untersuchungen erlaubten, die Bildung und die Beschaffenheit dieses Hautanhangsgebildes besser zu verstehen. Sicher bereitet die Untersuchung des Nagels größere Schwierigkeiten als die der anderen Epidermisabkömmlinge. So sollte die Materialentnahme die Matrix und das Nagelbett umfassen, was sich beim Menschen nur schwer routinemäßig durchführen läßt. Aus diesem Grunde wurden experimentelle Untersuchungen vor allem beim Affen vorgenommen.

Nach Aufzeigen der Grenzen der pathologisch-anatomischen Diagnostik von Nagelveränderungen in der klinischen Praxis werden wir auf die gebräuchliche Terminologie für die Bestandteile des Nagels eingehen. Wir werden dann zu den verschiedenen Techniken der Materialentnahme und Färbung übergehen und eine Zusammenfassung der mikroskopischen Befunde des normalen Nagels geben. Abschließend werden wir den pathologisch veränderten Nagel besprechen.

B. Wert und Grenzen der histologischen Diagnostik von Nagelerkrankungen

Die klinische Diagnostik der Nagelerkrankungen ist mitunter schwierig, insbesondere, wenn es sich um eine isolierte Nagelveränderung handelt. In diesen Fällen ist es ratsam, Laboruntersuchungen hinzuzuziehen. Unter diesen kann die Histopathologie wertvolle Hinweise für die Bestätigung oder Entkräftung der klinischen Diagnose und Richtlinien für die Therapie geben. Die Erforschung der pathologischen Anatomie der Nagelerkrankungen ist besonders komplex. Sie befindet sich augenblicklich noch im Anfangsstadium. Denn die Beobachtungen beziehen sich nur selten auf die Gesamtheit des Nagels oder der Endphalanx; meistens beschränken sie sich in der Praxis auf eine Untersuchung des wie bei der Nageltoilette entnommenen Nagels. In diesem Falle untersucht man ein Keratinfragment, das, falls die Matrix erkrankt ist, nur die langfristige Übertragung einer Störung ist, die dort 3 Monate zuvor stattgefunden hat; denn diese Zeitspanne wird für das Vorwachsen von der proximalen Nagelgegend bis zum distalen Ende des Fingers benötigt. Da dieses entnommene Material ausschließlich aus Keratin

---

* Der französische Originaltext wurde von Frau Dr. E. Schöpf, Heidelberg, übersetzt.

besteht, verhält es sich damit so, als ob man mit Hilfe einer Hautschuppe versuchen wollte, die Diagnose einer Hautkrankheit zu stellen. Wenn man weiterhin bedenkt, daß verschiedene Erkrankungen des Nagels zu gleichartiger Keratinveränderung führen können, und daß andererseits dieselbe Erkrankung das Keratin auf verschiedene Weise verändern kann, begreift man die Schwierigkeiten der pathologischen Anatomie des Nagels. Es ist daher verständlich, daß die pathologische Anatomie des Nagels immer in Abhängigkeit vom klinischen Bild erklärt werden muß.

C. Terminologie

Die gebräuchliche Terminologie wird in Abb. 1 aufgeführt, die die verschiedenen Bestandteile des Nagels im Längsschnitt schematisiert darstellt.

Die Nagelmatrix, die durch Einstülpung der Epidermis an der Streckseite des Fingers gebildet wird, erstreckt sich vom proximalen Ende dieser Einstülpung bis zur Lunula.

Das Nagelbett verlängert das distale Ende der Matrix und erstreckt sich bis zum Hyponychium.

Das Hyponychium umfaßt den Bereich zwischen distalem Ende des Nagelbettes und der Fingerbeere. Nagelbett und Hyponychium werden durch die dorsale Epidermis der Endphalanx gebildet.

Die Nagelplatte oder der Fingernagel im eigentlichen Sinn wird durch die Nagelmatrix gebildet. Während des Wachstums, das sich von proximal nach distal vollzieht, legt sie sich auf das Nagelbett. Nagelbett und Hyponychium verhornen und bilden 2 bis 3 Hornschichten, die sehr fest mit der Nagelplatte zusammenhängen. Diese Hornformationen, die selbst keinerlei Eigenbewegung gegen das distale Ende haben, werden durch die Nagelplatte mitgeführt, mit der sie fest verhaftet sind. Sie sind dicker in der Hyponychialgegend.

Das Eponychium wird durch die obere Hautfalte der Fingerstreckseite gebildet. Es bedeckt den proximalen Teil des Nagels und bildet die Cuticula.

Der Nagel selbst wird durch die seitlichen Furchen und Wälle sowie durch die Proximalfurche eingefaßt. Im Bereich des Hyponychiums findet sich die distale Furche, die unter dem äußeren Ende des Nagels liegt und die man bei seiner Entfernung entdeckt.

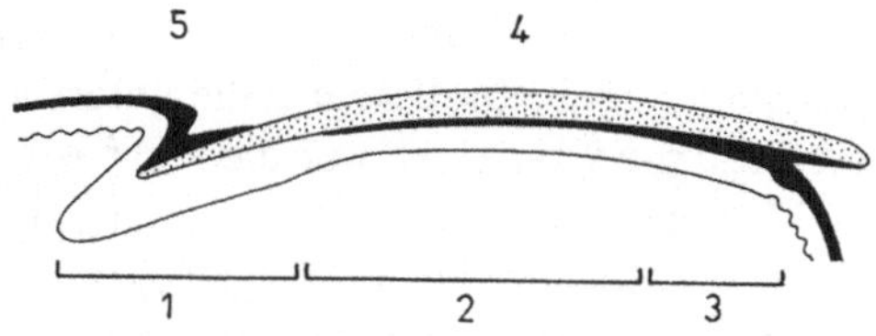

Abb. 1. Terminologie. *1* Nagelmatrix, *2* Nagelbett, *3* Hyponychium, *4* durch die Matrix gebildete Nagelplatte, *5* Eponychium. Der Nagel wächst von hinten nach vorn; er gleitet über das Nagelbett hinweg, von dem einige Hornschichten an seiner Unterseite festhaften

D. Methoden

I. Material-Entnahme (Abb. 2)

1. Longitudinale Biopsie des Nagels (Zaias, 1967)

Diese Methode (Abb. 2a) besteht darin, in Lokalanästhesie ein Nagelfragment in Längsrichtung zu entnehmen. Mit Hilfe eines Rasiermessers werden zwei parallele Schnitte vom Eponychium bis zum distalen Ende des Fingers ausgeführt. Das

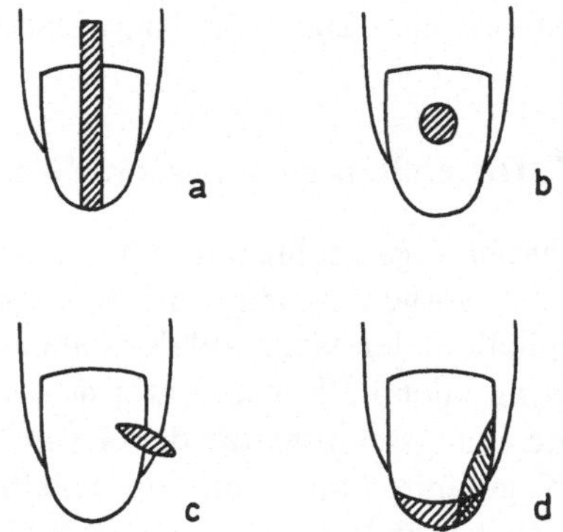

Abb. 2a–d. Schema der verschiedenen Arten der Materialentnahme: (a) Longitudinale Biopsie des Nagels; (b) Die Punch-Biopsie; (c) Die Biopsie des periungualen Walles; (d) Die Keratin-Untersuchung des Nagels

Fragment wird anschließend mit dem Iridektomiemesser herausgeschnitten; es soll nicht breiter als 3 mm sein, andernfalls verursacht die Biopsie unschöne Narben. Dennoch lassen sich sichtbare, manchmal häßliche Narben nicht vermeiden, weshalb diese Methode im Normalfall nicht angewandt werden kann. Der Autor empfiehlt, im Fall von Diabetes, Sklerodermie und bei Gefäßerkrankungen davon Abstand zu nehmen. Diese Materialentnahme in Längsrichtung bietet den Vorteil, Matrix, Nagelbett und periunguales Gewebe beurteilen zu können.

2. Die Punch-Biopsie

Die „Punch Biopsie" besteht darin, in Lokalanästhesie kleine runde Nagelfragmente zu entnehmen (Abb. 2b). Diese Art der Entnahme, die den Vorzug bietet, jede beliebige Nagelzone untersuchen zu können, ist nicht ganz befriedigend. Sie erlaubt nur die Untersuchung eines sehr begrenzten Nagelbezirks; darüber hinaus läßt das Fragment keine sichere Orientierung zu.

3. Die Biopsie des periungualen Walles

Die Biopsie des periungualen Walles (STONE u. MULLINS, 1962) erlaubt die Untersuchung der weichen Gewebe, die häufig neben dem eigentlichen Nagel miterkrankt sind (Abb. 2c).

4. Die Keratin-Untersuchung des Nagels

Die übliche Methode der Nagelentnahme betrifft sein *distales Ende* (ACHTEN,
1963; JARRETT u. SPEARMAN, 1966). Das Nagelende wird mit einer Nagelzange
wie bei der Nageltoilette entnommen. Entsprechend der Lokalisation der Läsion
muß sich diese Entnahme auf die ganze Breite des Nagels oder auf das Gebiet des
seitlichen Randes erstrecken (Abb. 2d). Sie muß die Hyponychialgegend erfassen.
Verständlicherweise kann diese sehr einfache Methode nur Teilauskünfte über die
Nagelpathologie geben, da die Entnahme weder Matrix noch Nagelbett miterfaßt.
In der Tat gibt uns das entnommene Fragment nur Aufschluß über die Veränderungen, die im Bereich des distalen Endes der Nagelplatte und des Hyponychiums
bestehen.

5. Die Entfernung des ganzen Nagels

Die Entfernung des ganzen Nagels sollte nur in besonderen Fällen wie Hämatom,
eingewachsener Nagel, usw. vorgenommen werden. Sie wird also eher ausnahmsweise angewandt und schließt in der Mehrzahl der Fälle nicht die Nagelmatrix ein.

Chirurgische Abtragung oder Fälle von Autopsie erlauben jedoch die Erforschung des Nagels in toto (Längsschnitte, die die Gesamtheit des Nagels erfassen,
oder Querschnitte, die die gesamte Matrixzone einschließen können; LEVIN, 1965).
Zusammenfassend können wir mit PARDO CASTELLO (1960) sagen, daß es sehr
schwer ist, die Pathologie des Nagels und seiner umgebenden Gewebe zu er-
forschen, da die Patienten meistens weiterführende Biopsien verweigern.

II. Fixierung — Färbung

1. Fixierung und Vorbehandlung

1. Die Nägel können direkt in Paraffin eingebettet werden, ohne vorher fixiert
zu sein. Sie werden anschließend mit dem Mikrotom geschnitten und nach Entfernung des Paraffins gefärbt (ACHTEN, 1963).

2. ALKIEWICZ (1964) fixiert 1 min in kochendem Formalin. Die Fragmente
werden anschließend 3 bis 5 Tage in 15- bis 20%igem H_2O_2 oder 10 bis 30 Tage in
10%iger K-Thioglycolatlösung inkubiert. Die Schnitte werden dann mit dem
Gefriermikrotom ausgeführt.

3. JARRETT u. SPEARMAN (1966) benutzen entweder in Paraffin eingebettete
oder im Kryostaten präparierte Fragmente.

4. Die Nägel können in 10%igem Formalin fixiert und anschließend mit
üblichen histologischen Methoden aufgearbeitet werden (LEWIS 1954; SAMMAN,
1959). LEWIN (1965) entkalkt die in 10%igem Formalin fixierten Nägel durch
3wöchige Inkubation in 5%iger Ameisensäure und einwöchiger Behandlung mit
3%igem Phenol.

5. ZAIAS (1967) empfiehlt als Fixiermittel eine Mischung aus 5%iger Trichlor-
essigsäure und 10%igem Formalin für 24 Std. Der so fixierte Nagel ist weicher
und weniger leicht zerbrechlich als der nur in Formalin fixierte.

6. Alvarez u. Zaias (1967) beschreiben eine eigene Methode zur Einbettung in einer Mischung von Polyäthylenglykol und Pyroxylin, die eine gute Darstellung der cytologischen Details dünner Schnitte in der Größenordnung von 3 µ erlaubt.

7. Eine besondere Fixiermethode ist von MacLeod u. Muende (1946) beschrieben und von Sagher (1948) wieder aufgegriffen worden. Sie besteht darin, das Nagelfragment in Muellerscher Lösung (K-Bichromat, Na-Sulfat, dest. Wasser) zu fixieren, in Salpetersäure zu entkalken und in Zelloidin einzuschließen.

8. Bei einem Vergleich der verschiedenen Erweichungsmethoden des Nagelkeratins gaben Lewin et al. (1973) Kaliumhydroxid und Polysorbat 40 den Vorzug.

9. Für die histochemische Untersuchung des Nagels sind spezielle Fixiermittel in gleicher Weise wie für andere Gewebe erforderlich; wir wollen nicht auf diese Details eingehen, die in histochemischen Abhandlungen (Lison, 1960; Pearse, 1968; Ganter u. Jolles, 1969) aufgeführt sind.

10. Innerhalb der Elektronenmikroskopie sind die Fixierungs-, Einbettungs- und Färbungsmethoden für Hashimoto (1971 a, b) identisch mit den herkömmlichen Methoden. Puccinelli (1971) Caputo u. Ceccarelli (1968) ihrerseits lassen eine Fixierung mit Thioglykolsäurelösung (48 bis 72 Std 0,5 M, pH-Wert 5,6; 50°) vorausgehen, um das Nagelkeratin zu erweichen.

2. Färbung

Die Mehrzahl der histologischen und histochemischen Hautfärbemethoden läßt sich auch am Nagel anwenden.

Die Hämatoxylin-Eosinfärbung bleibt die gebräuchliche Methode, die von der Mehrzahl der Nagelhistopathologie betreibenden Autoren beschrieben ist.

Im Gegensatz dazu gebraucht Achten (1963 bis 1968) am häufigsten die Färbungen nach MacManus und durch Toluidinblau. Sie erlauben die Beurteilung cytologischer Details und die gute Darstellung von parasitären Pilzen.

Die Methoden von Barnett u. Seligmann, von Chevremont u. Frederic sind für den Nachweis von SH- und SS-Gruppen nützlich, deren Bedeutung für das Nagelkeratin verständlich ist. Die Darstellung der parasitären Pilze wurde mit verschiedenen Färbemethoden (Sagher, 1948) unternommen. Erwähnt seien die HE-Färbung von Harris, kombiniert mit der GRAM-Färbung, die Färbungen von van Gieson und Giemsa, von MacManus und Gridley (1953).

Die detaillierte Untersuchung der pathologischen Nagelveränderungen erfordert in gewissen Fällen histochemische Methoden, die die verschiedenen zellulären und nukleären Bestandteile sichtbar machen. Sie werden bei der systematischen Abhandlung der verschiedenen Erkrankungen aufgeführt.

E. Der normale Nagel

I. Die verschiedenen Teile des Nagels (Abb. 3)

Die embryologischen, histologischen und histochemischen Beobachtungen von Lewis (1954), Achten (1959, 1963, 1968), Zaias (1963), Alkiewicz (1964),

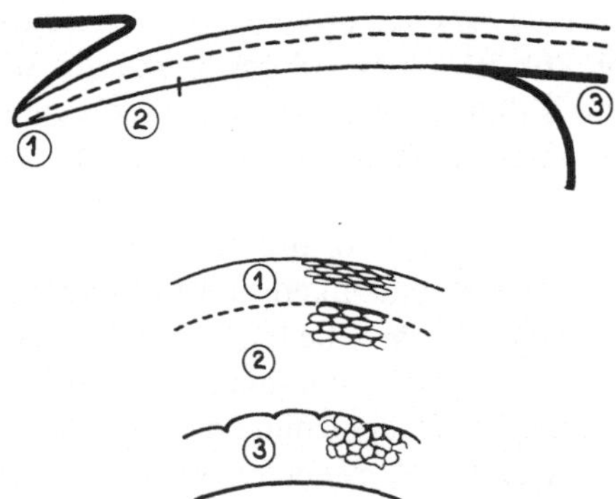

Abb. 3. Die drei Nagelzonen und ihre Ursprünge (Längs- und Querschnitt): *1* Dorsalnagel oder oberer Teil der Nagelplatte. *2* Intermediärnagel oder unterer Teil der Nagelplatte. *1* und *2* stellen im Längsschnitt die Matrix dar, die durch die vertikale Linie begrenzt wird. *3* Ventralnagel oder hyponychiales Keratin. Im Transversalschnitt bemerkt man die verschiedenartige Anordnung der Keratinzellen im Bereich dieser drei Zonen

JARRETT u. SPEARMAN (1966), ZAIAS u. ALVAREZ (1968) und die elektronenmikroskopischen Untersuchungen von HASHIMOTO et al. (1966, 1970, 1971) sowie die biophysikalischen Untersuchungen von FORSLIND (1970, 1971, 1975, 1976) erlauben, am Nagel verschiedene Bestandteile zu unterscheiden.

Die *Nagelplatte* oder der Nagel im speziellen Sinn steht an erster Stelle. Diese Platte wird durch die Nagelmatrix gebildet. HASHIMOTO (1971) untersuchte mit dem Elektronenmikroskop die Matrix des Fußnagels und stellte fest, daß die fingerartig verlängerten Grundzellen ein mikropapilläres Bild aufweisen. Mit „Faden und Fasern als Ankergerät" wird der untere Teil der Grundzellen mit den kollagenen Fasern gebunden. Dieses Ankersystem könnte die Richtung des Zellenwachstums der Nagelmatrix bestimmen. Dieser Autor beschreibt auch die Wand der Zellen der Nagelplatte, wo man die Anwesenheit eines proteinhaltigen Randstreifens unter der Membran beobachtet. Nach LEWIS, SAMMAN, JARRETT, ACHTEN und HASHIMOTO wird die Matrix selbst durch die untere Lippe der Nagelknospe, sowie durch den proximalen Teil ihrer oberen Lippe gebildet. Nach ZAIAS et al. (ZAIAS, 1963; ZAIAS u. ALVAREZ, 1968) beteiligt sich die obere Lippe nicht an der Bildung der Nagelplatte. In der Tat läßt sich beim Affen durch intraperitoneale oder dem Nagel benachbarte intradermale Injektion von tritiiertem Glycin zeigen, daß die Nagelplatte ausschließlich am Beginn des proximalen Teils der ventralen Lippe der Nagelknospe gebildet wird. Diese Beobachtungen bestätigen diejenigen von MAIBACH u. EPSTEIN (1966). ZAIAS u. ALVAREZ stellen überdies fest, daß die am weitesten proximal gelegenen Zellen die oberflächlichsten Schichten der Nagelplatte, die distal gelegenen Zellen dagegen den tieferen Anteil bilden.

Alle Autoren unterscheiden also an der Nagelplatte einen oberflächlichen und einen tieferen Teil, die verschiedene histologische und histochemische Charakteristika aufweisen.

Das Nagelbett beteiligt sich kaum oder gar nicht an der Bildung des Nagels. Jedoch haftet das von dieser Zone gebildete Keratin am Keratin der Unterseite der Nagelplatte und nimmt so am „appositionellen" Wachstum des Nagels teil

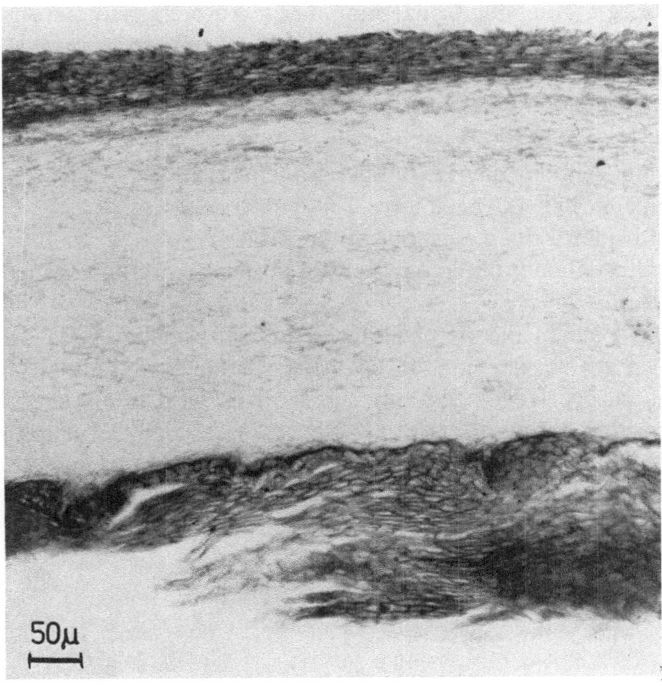

Abb. 4. Normaler Nagel im Querschnitt; von oben nach unten: oberer gefärbter Teil der Nagelplatte, unterer nicht gefärbter Teil und MacManus-positives hyponychiales Keratin

(ALKIEWICZ, 1964). ZAIAS u. ALVAREZ (1968) teilen diesen Gesichtspunkt. Einige
verhornte Zellen des Nagelbettes können sich an die Unterseite der Nagelplatte
anlagern, aber ohne wirklich an ihrer Struktur teilzuhaben. Die Autoren betonen
die Tatsache, daß diese Zellen angelagert sind, aber nicht selbst eine Bewegung
nach distal ausführen (ZAIAS, 1967). Sie haften jedoch so eng an der Unterseite
der Nagelplatte, daß es unmöglich ist, den Nagel von seinem Bett, selbst mit Hilfe
einer feinen Nadel, zu trennen, und daß die Entfernung des Nagels das Corium
des Nagelbettes freilegt. Man kann die beiden Keratinformationen weder elektronenmikroskopisch (HASHIMOTO et al., 1966) noch mit dem Rasterelektronen-
mikroskop (persönliche Beobachtung) unterscheiden.

Dazu kommt noch die von NORTON (1971) beobachtete Matrixzellenwanderung
im Nagelbett. Eine Stunde nach intracutaner 3-H-Thymidininjektion bemerkte
der Verfasser das Vorhandensein von markierten Zellen in der Matrix allein; nur
2 Wochen später wurde die Markierung im Nagelbett sichtbar.

Das Hyponychium bildet am distalen Teil der Endphalanx eine keratinisierte
Zone, die an der Unterseite der eigentlichen Nagelplatte anhaftet. Diese keratinisierte Zone des Hyponychiums spielt eine wichtige Rolle in der Pathologie des
Nagels. In der Tat ist die beim normalen Nagel mehr oder weniger stark ausgeprägte keratinisierte Zone bei Nagelerkrankungen oft hypertrophiert. Diese Zone
wurde von LEWIS, JARRETT, SAMMAN und ACHTEN „Ventral-Nagel" genannt,

unter Berücksichtigung der Konzeption dieser Autoren, daß diese Nagelzone das
Hyponychium und nicht die Nagelmatrix als Ursprung hat.

Demzufolge haben LEWIS (1954) und ACHTEN (1959, 1968) am Nagel drei
Zonen unterschieden, die man ebenso im Transversalschnitt wie im Longitudinal-
schnitt (Abb. 3) beobachten kann:
1. Dorsalnagel oder oberer Teil der Nagelplatte;
2. Intermediärnagel oder unterer Teil der Nagelplatte.
   Diese beiden Zonen entstammen der Matrix.
3. Ventralnagel oder durch das Keratin des Hyponychiums gebildete Zone des
   Nagelendes.

Allerdings können die Bezeichnungen Dorsal-Nagel, Intermediär-Nagel und
Ventral-Nagel zu Verwirrung führen. Man könnte ja daraus ableiten, daß der
Nagel selbst aus drei Teilen zusammengesetzt ist. Um diese falsche Vorstellung zu
vermeiden, wurde auf dem Internationalen Kongreß der Dermatologen (Venedig
1972) beschlossen, die folgenden Bezeichnungen zu gebrauchen:
1. oberer Teil der Nagelplatte;
2. unterer Teil der Nagelplatte;
3. hyponychiales Keratin.

Diese drei Zonen bilden, im Transversalschnitt (Abb. 4) beobachtet, das
Nagelende.

II. Lichtmikroskopie

Zwei Punkte charakterisieren die Histologie des normalen Nagels: die Nagelstruktur und das färberische Verhalten der verhornten Zellen.

1. Nagelstruktur

Die Zellen der Nagelplatte sind im Quer- wie im Längsschnitt auf regelmäßige
Weise angeordnet, die einen über die anderen geschichtet, wie die Ziegel eines
Daches (Abb. 5) (ACHTEN, 1968; CAPUTO u. DADATI, 1968). Ihre Hauptachse ist
horizontal gelegen. Die Zellen des oberen Teils der Nagelplatte sind dichter ge-

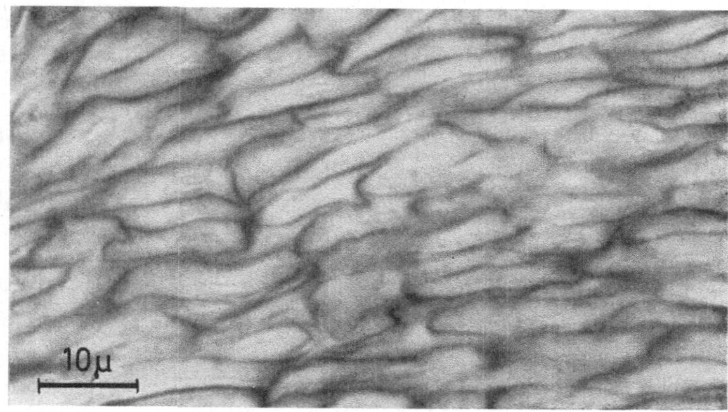

Abb. 5. Regelmäßige dachziegelartige Anordnung der Nagelzellen (MACMANUS)

schichtet. Sie sind deutlicher abgeflacht als die des unteren Teils. In dieser Schicht ist die vertikal gelegene Achse stärker betont; die Epidermiszellen sind größer.

In Höhe des hyponychialen Keratins sind die Hornzellen stärker polyedrisch und erinnern in ihrer Form an die malpighische Zelle. Die Anordnung dieser hyponychialen Zellen ist deutlich weniger regelmäßig als die der Nagelplatte.

Keine dieser Zellen enthält normalerweise einen Kern; jedoch kann eine sehr diskrete Parakeratose beobachtet werden.

2. Färberische Eigenschaften

Die färberischen Eigenschaften des Nagels sind in Tabelle 1 zusammengefaßt, die die verschiedenen Arbeiten über die histologischen und histochemischen Färbungen des normalen Nagels aufführt. Es ist nicht unsere Absicht, auf die durch die Histochemie des Nagels gestellten Fragen näher einzugehen. Diese wurde eingehender erforscht durch LEWIS (1954), ZAIAS (1963), JARRETT u. SPEARMAN (1966),

Tabelle 1. Färberische Eigenschaften des normalen Nagels

	Nagelplatte		
	Obere Zone	Untere Zone	Hyponychiales Keratin
HE	± oder —	±	+ +
MacManus	+	± oder —	+ +
Toluidin-Blau	+	—	+
S — S	±	+ oder + +	±
SH	+ +	±	+ +
Ca	+ +	± oder —	+
Phospholipide	+	±	+
Saure Phosphatase	—	+	+ +
Unspezifische Esterasen	—	—	—

ACHTEN (1968), ACHTEN u. WANET (1970). Einige Ergebnisse dieser Arbeiten sind augenblicklich Gegenstand neuer Forschungen.

Wir halten uns ausdrücklich an die anatomisch-pathologische Beschreibung, die es zu Anfang einer Nageluntersuchung erlaubt, die klinische Diagnose zu stellen oder zu bestätigen. Demzufolge wird sich die Aufmerksamkeit bei den Nagelerkrankungen gleichzeitig auf die Veränderungen in der Struktur der verschiedenen Nagelkomponenten sowie auf die Veränderung ihrer färberischen Eigenschaften, im besonderen mit HE, MacManus und Toluidinblau, beziehen.

III. Elektronenmikroskopie

Die mit der Elektronenmikroskopie durchgeführten Arbeiten zum Studium des Nagels (AWAZAWA, 1965; HASHIMOTO u. Mitarb., 1966; CAPUTO u. CECCA-

RELLI, 1968; CAPUTO u. DADITI, 1968; PUCCINELLI, 1971; HASHIMOTO, 1971a. b, c, d, e) konnten verschiedene Punkte verdeutlichen:

Der Nagel besteht zunächst aus dem ventralen Teil sowie der Proximalzone des dorsalen Teils der Nagelmatrix. Die Basalzellen der Matrix bilden fingerförmige Mikrozotten, die durch von der Basallamina ausgehende und mit den Kollagenfasern eine Anastomose bildende Verankerungsfasern (anchoring fibrils) mit dem Corium verbunden sind. Die Anordnung dieser Verankerung soll gerade die Richtung des Zellenwachstums des Matrixansatzes sicherstellen.

Im Bereich der Matrix sind bei der dunklen Rasse stark pigmentbildende Melanocyten mit einzeln gespeicherten Melanosomen, bei den Kaukasiern schwach pigmentbildende Melanocyten und aggregierte Melanosomen, sowie Langerhans-Zellen zu beobachten. Der Verhornungsprozeß, der sich ohne Bildung von Keratohyalinkörnchen vollzieht, ist mit dem des Haars identisch: aus den Filamenten von 50 bis 100 Å entstehen durch Aggregation Fibrillen (Filamentgruppen), sodann Präkeratinfasern (Fibrillen und amorphe Matrix) und schließlich Keratinfasern (Erhöhung des Fibrillenanteils), deren im Transversalschnitt beobachtete Anordnung in „Fingerabdrücken" mit der des Keratins der Haarrinde identisch ist. Die Keratinfasern sind durch elektronenundurchlässige Septen voneinander getrennt, in denen degenerierende Ribosomen beobachtet werden können.

Die verhornten Zellen sind miteinander durch fingerförmige Fortsätze verzahnt.

Im Lauf des Verhornungsprozesses flachen sich die Keratinocyten ab, während die Invaginationen der Membran sich in das Cytoplasma vorschieben.

Die Zelljunktionen werden mit zunehmender Verhornung zahlreicher und enger und bilden so die „tight junctions". Es treten verschiedene andere Verbindungen auf: die „gap junctions" (Lochjunktionen) mit einer Weite von 20 bis 30 Å, die durch einen engen Kontakt zwischen den beiden Membranen gebildet werden, die „narrow junctions" (enge Junktionen) von 150 bis 180 Å und die desmosomalen Junktionen von 200 bis 320 Å. Diese Verbindungsarten sind für Lanthanum durchlässig. Bei der Ausschleusung der „Membrane Coating Granules" (M.C.G.) (Odland-Körperchen, Keratinosomen) treten die „narrow junctions" am häufigsten auf.

Nach und nach entsteht eine als „Marginale Hülle" bezeichnete Zellumhüllung auf dem inneren Teil der Zellmembran. Sie erreicht eine Stärke von 160 bis 180 Å.

F. Der pathologisch veränderte Nagel

Im Rahmen der Pathologie des Nagels werden einerseits die kongenitalen, andererseits die erworbenen Erkrankungen berücksichtigt werden.

In Anbetracht ihrer ähnlichen histologischen Struktur werden die kongenitalen Veränderungen in einem einzigen Kapitel zusammengefaßt. Im Gegensatz dazu werden wir bei den erworbenen Erkrankungen nacheinander auf folgende Punkte eingehen:

1. Dermatosen, die Veränderungen im Bereich des Nagels aufweisen. Diese Nagelerkrankungen müssen nicht unbedingt mit Hautveränderungen einhergehen.
2. Nagelinfektionen durch Pilze und Bakterien.
3. Onychodystrophien bei Allgemeinerkrankungen und unbekannten Ursprungs.
4. Verfärbungen des Nagels.
5. Gutartige und bösartige Nageltumoren.

Deutung des histologischen Bildes

Die drei Bestandteile des Nagels, pars superior und inferior der Nagelplatte und hyponychiales Keratin, zeigen oft für sie charakteristische pathologische Bilder. Bei den von der Matrix ausgehenden Erkrankungen werden verständlicherweise der Befall des proximalen Anteils der Matrix zu Veränderungen der pars superior der Nagelplatte und der Befall des distalen Anteils der Matrix zu Veränderungen der pars inferior der Nagelplatte führen. Im Gegensatz dazu wirken sich Erkrankungen des Nagelbettes und Hyponychiums auf das hyponychiale Keratin aus. Diese verschiedenen Lokalisationen können kombiniert auftreten. Bei den durch äußere Einwirkungen auf den Nagel (kaustisch, mechanisch, infektiös usw.) bedingten Erkrankungen wird die Lokalisation der Nagelveränderungen vom angreifenden Agens abhängig sein. Sie sind oft dort am ausgeprägtesten, wo das Keratin am leichtesten verwundbar ist, sei es im Bereich des hyponychialen Keratines, sei es noch im Niveau des dorsalen Anteils der Nagelplatte. Es ist angebracht, einmal mehr auf die Notwendigkeit hinzuweisen, bei der Interpretation des histologischen Bildes über die Anamnese der Erkrankung und eine klinische Beschreibung zu verfügen, ohne die es sich manchmal als schwierig erweisen wird, dem Kliniker zu helfen.

I. Kongenitale Erkrankungen

Zu der Gruppe kongenitaler Erkrankungen, die entweder die Nägel isoliert, oder aber gleichzeitig Haut und andere Gewebe befallen, gehören verschiedene und seltene Erkrankungen. Diese klinischen Feststellungen erklären, daß die histologische Beobachtung allein ungenügend, unvollständig und fragmentarisch bleibt. Unter den kongenitalen Erkrankungen werden wir — ohne Anspruch auf Vollständigkeit — aufführen: Anonychie, Hyponychie, Pachyonychie, Koilonychie, Platonychie, Leukonychie, die Kombination dieser verschiedenen Mißbildungen (Leukokoilonychie, Leukoplatonychie), kongenitale ektodermale Dysplasie, kongenitale Palmoplantarkeratose, Ichthyosis, Progerie, Dariersche Erkrankung, familiärer Pemphigus Hailey-Hailey, Epidermolysis bullosa und Nagel-Patellasyndrom. Es fiel uns auf, daß keine der kongenitalen Erkrankungen ein spezifisches Bild aufweist. Die beobachteten Veränderungen betreffen bald die Nagelplatte, bald das Hyponychium, bald alle beide. Man kann infolgedessen die im Mikroskop beobachteten Veränderungen zusammenfassend schematisiert darstellen.

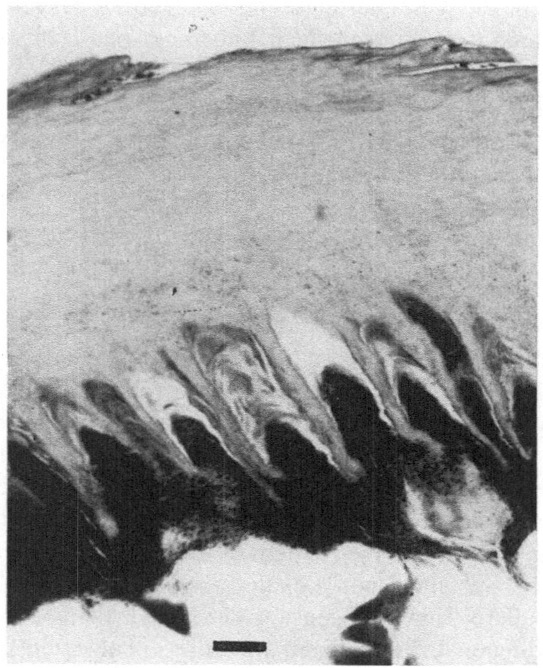

Abb. 6. Epidermolysis bullosa. Die Grenze zwischen hyponychialem Keratin und Nagelplatte
ist „hyperpapillomatös"

1. Die in der Nagelplatte beobachteten Störungen sind wenig ausgeprägt. Sie
sind notwendigerweise durch Veränderungen der Nagelstruktur bedingt. Die Zellen
verlieren ihre regelmäßige Anordnung. Zu diesen Störungen treten Veränderungen
der färberischen Eigenschaften und eine Parakeratose hinzu.

2. Im Gegensatz dazu finden sich Veränderungen des Hyponychiums häufiger
und stärker ausgeprägt. Die Parakeratose ist das am häufigsten beobachtete Phänomen; die Hypertrophie des Hyponychium mit Auftreten sog. hyperchromatischer „blocs" führt zu dem Bild der hyponychialen Pachyonychie, die die Nagelplatte abhebt (s. Onycholyse).

3. Die Grenzen zwischen Nagelplatte und Hyponychium ist entweder normal
oder stark gewellt oder sogar ausgeprägt hyperpapillomatös durch eine penetrierende Verzahnung zwischen Hyponychium und eigentlicher Nagelplatte (Abb. 6).

Die Veränderungen an der Nagelplatte sind am ausgeprägtesten bei der Koilonychie, Leukonychie, Koilo-Leukonychie (BARAN u. ACHTEN, 1969) sowie bei den
kongenitalen Erkrankungen, die von Nagelatrophie und Trachyonychie (ACHTEN
u. WANET, 1974) begleitet werden. Die Veränderungen am Hyponychium sind
stärker ausgeprägt bei kongenitaler Pachyonychie, Ichthyosis, Hyperkeratosis
ichthyosiformis non bullosa, Epidermolysis bullosa hyperplastica, kongenitalen
Palmoplantarkeratosen und der Darierschen Erkrankung.

ZAIAS (1973) zieht bei der Darierschen Erkrankung eine Parallele zwischen den
klinischen Läsionen und der Histologie. Die zu Beginn der Erkrankung beobach-

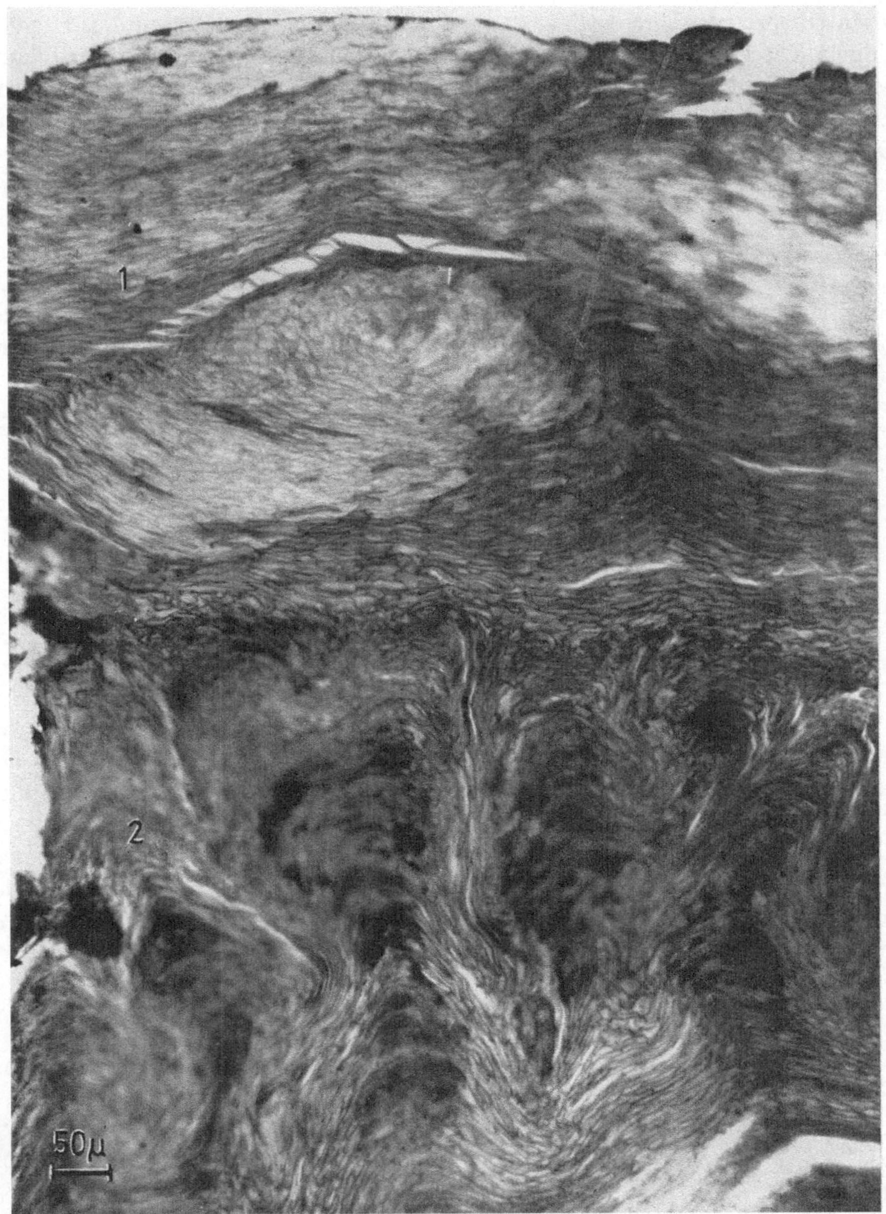

Abb. 7. Dariersche Krankheit. Veränderungen der Nagelplatte (*1*), die in einer Störung der Zellanordnung und der färberischen Eigenschaften bestehen. Auf Höhe des hypertrophierten Hyponychiums (*2*) (Pachyonychie) Auftreten kugeliger, durch PAS stark gefärbter Formationen

teten erythematösen subungualen Streifen sind durch eine versteckte Hyperplasie der Epidermis des Nagelbetts mit Gefäßerweiterung der Kapillaren charakterisiert. Die später auftretenden weißen Longitudinalstreifen werden durch eine Hypertrophie der Epidermis des Nagelbetts mit Ortho- und Parakeratose und großen multinuclearen epidermalen Zellen gebildet. Die keilförmigen subungualen Keratosen entsprechen einer ortho- und parakeratotischen Hyperplasie des Hyponychiums. Die Leukonychie ist an einer Hypertrophie der Nagelmatrix mit Bildung von parakeratotischen Nagelzellen zu erkennen. Die keratotischen Läsionen der Eponychialregion und der Fingerpulpa weisen eine epidermale Hypertrophie mit Orthokeratose und klassischen suprabasalen Spalten auf. Die Splitterblutungen entstehen durch Beeinträchtigung der Gefäße der Longitudinalfurchen des Nagelbetts. Eine histologische Studie der Matrixgegend ist in einem Fall von kongenitaler Pachyonychie (COSMAN et al., 1964) durchgeführt worden: die Epidermis zeigt eine Hyperpapillomatose, wobei die Papillen dünn und verlängert sind. Die Hornschicht ist extrem dick und die Parakeratose stark ausgeprägt. Das Fehlen der Matrix wurde in einem Fall von Anonychie von BERGE u. WEISSENBACH (1912) beobachtet und beschrieben.

Das hyperkeratotische Hyponychium haftet im Pterygium inversum unguis (CAPUTO u. PRANDI, 1973) eng an der Nagelplatte (ODOM, STEIN u. MAIBACH, 1974) und verleiht so dem Fingerende das bei den Primaten beobachtete Aussehen.

II. Erworbene Erkrankungen

1. Onychodystrophien bei Dermatosen

a) Psoriasis

Der psoriatische Nagel, mit und ohne Hauterscheinungen, stellt eine der am häufigsten beobachteten Onychosen dar. Unter pathologisch-anatomischen Gesichtspunkten wurde der psoriatische Nagel von CRAWFORD (1938), ALKIEWICZ (1848 bis 1964), ACHTEN (1968) und ZAIAS (1969) untersucht. Die Veränderungen lassen verschiedene Typen erkennen; sie können isoliert oder kombiniert auftreten. Die *grübchenförmigen*, fingerhutähnlichen Vertiefungen (Tüpfel) (Abb. 8) oder punktförmigen Erosionen lassen sich im Mikroskop in verschiedenen Stadien ihrer Entwicklung beobachten. In erster Linie ist die proximale Region des Nagels

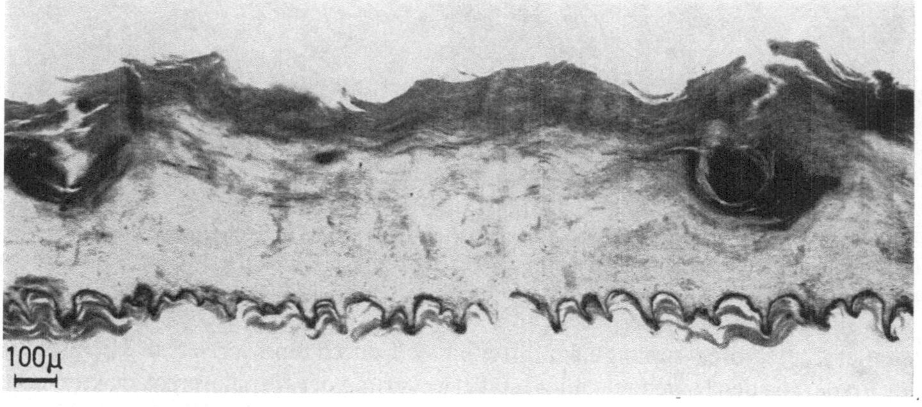

Abb. 8. Psoriasis. Grübchenförmige Vertiefungen, die durch Auflösung des Zusammenhangs im Keratin die klinisch beobachteten „Fingerhüte" (Tüpfel) bilden (MACMANUS)

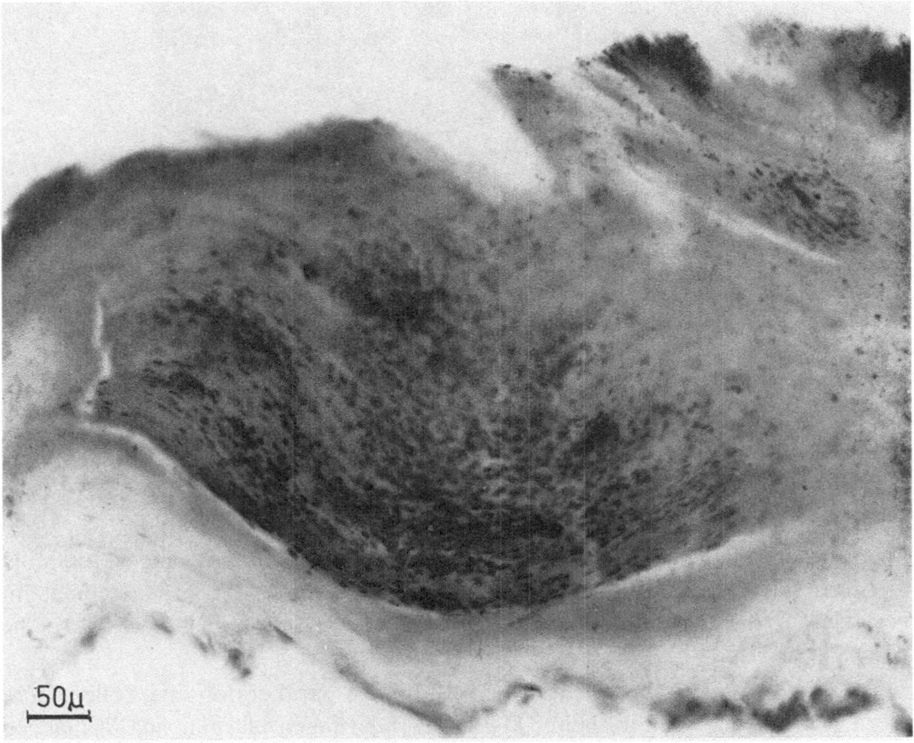

Abb. 9. Nagelpsoriasis. Parakeratose der Zellen im oberen Teil der Nagelplatte, die sich gegen den unteren Teil einsenken. Dieses unreife Keratin entsteht durch die Beschleunigung der Epidermopoese; seine Eliminierung läßt die klinisch beobachteten Tüpfel (Fingerhüte) entstehen (Toluidin-Blau)

betroffen. Man beobachtet hier im Niveau der Dorsalseite der Nagelplatte das Auftreten von parakeratotischen Hornzellen in bogenförmiger Anordnung (Abb. 9). Die Zellen lassen sich nach MAC MANUS und durch Toluidinblau anfärben. Entsprechend dem Nagelwachstum trennen sich diese verhornten Zellen voneinander und werden von der Nagelplatte eliminiert, wobei sie grübchenförmige, gegen die Oberfläche geöffnete Vertiefungen verursachen. Diese Vertiefungen entsprechen den klinisch beobachteten Tüpfeln. Die sie umgebenden Zellen sind parakeratotisch. Diese Vertiefungen der Nagelplatte können mehr oder weniger stark ausgeprägt sein.

Der Ursprung dieser Formationen ist von ALKIEWICZ (1948), ACHTEN (1968) und ZAIAS (1969) interpretiert worden. Die Beschleunigung der Epidermopoese, wie man sie bei psoriatischen Herden beobachtet, zieht die Bildung unreifer verhornter Zellen nach sich. Diese parakeratotischen Zellen haben nicht die Zeit gehabt, eine normal verhornte Zelle zu bilden. Auch beim Nagel ist diese Beschleunigung der Epidermopoese verantwortlich für die beobachtete parakeratotische Unreife. Sie ist auf der Oberseite der Nagelplatte besonders ausgeprägt, da die Zellen dieser Zone schon normalerweise ein rascheres Wachstum aufweisen als diejenigen der Unterseite (ZAIAS u. ALVAREZ, 1968). Diese unreifen Zellen lösen

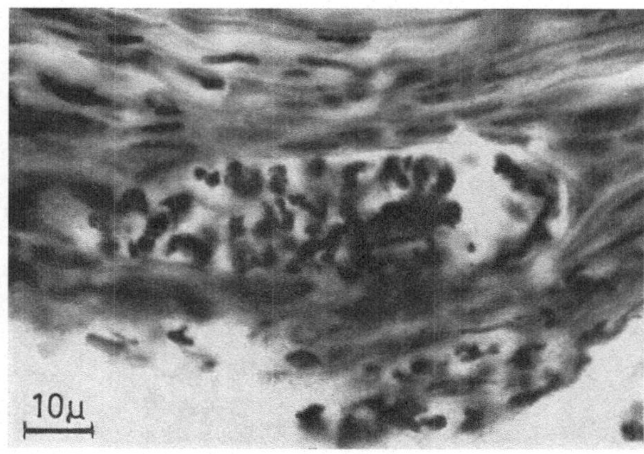

Abb. 10. Psoriasis. Munro-Absceß im hyponychialen Keratin (Toluidin-Blau)

sich voneinander ab und bedingen die grübchenförmigen Vertiefungen. Die Nageloberseite erscheint in ihrer Gesamtheit nach MACMANUS und mit Toluidinblau meistens stärker angefärbt. Die regelmäßige Anordnung der Zellen scheint hier verändert zu sein: Wellig oder wirbelförmig angeordnete Zellgruppen lassen sich beobachten.

In der *Nagelplatte* beobachtet man zahlreiche parakeratotische Zellen, deren Kern stark abgeplattet erscheint. Diese Veränderungen machen sich in manchen Fällen durch weiße Flecken des Nagels bemerkbar (CRAWFORD, 1938; ZAIAS, 1969). WHITE u. LAIPPLY (1952) haben diese mit einer Verdickung der Nagelplatte einhergehende Parakeratose beschrieben. Auch Einrisse können in der Nagelplatte auftreten (ALKIEWICZ, 1948). ALKIEWICZ beschreibt ferner das Auftreten von mit Keratohyalingranula beladenen Zellen. In Fällen von Nagelpsoriasis, die sich klinisch durch eine starke Veränderung der Nagelplatte auszeichnen, sieht man histologisch folgende sehr auffällige Veränderungen in der Struktur: Wellenförmige Anordnung, hyper- und parakeratotische Zellgruppen, völlige Unregelmäßigkeit in der cellulären Anordnung.

Im Bereich des *Nagelbettes* beobachtete ZAIAS (1969) eine epidermale Hyperpapillomatose, begleitet vom Auftreten parakeratotischer Zellen im unteren Teil der Nagelplatte. Eine entzündliche Reaktion findet sich im Bereich des Corium. Diesen Veränderungen entsprechen klinisch weißliche, von einem erythematösen Hof umgebene Flecken, wobei die Nageloberfläche im allgemeinen intakt ist. Diese weißlichen Flecken werden auch als psoriatische Leukonychie oder psoriatische Ölflecke nach HEBRA bezeichnet.

Im Bereich des Corium kann es zu Blutungen kommen mit Auftreten kleiner Hämatome, die sich zwischen die Nagelplatte und das Keratin des Nagelbettes einschieben und von parakeratotischen Zellen umgeben sind. Sie werden fortschreitend gegen das Nagelende eliminiert (KUSKE, 1961; CALVERT, SMITH u. WELLS, 1963; ALKIEWICZ, 1964; ZAIAS, 1969).

Das Keratin des *Hyponychium* ist bei Psoriasis ebenfalls meistens verändert (CRAWFORD, 1938; ALKIEWICZ, 1948; WHITE u. LAIPPLY, 1952; ACHTEN, 1968;

ZAIAS, 1969). Man beobachtet dabei eine Hyperpapillomatose, die mit einer parakeratotischen Hypertrophie der den Ventralnagel bildenden Hornschicht einhergeht. In einem fortgeschrittenen Stadium hebt diese hyponychiale Hypertrophie, die sich im Nagelbett ausbreiten kann, die eigentliche Nagelplatte ab und bewirkt das klinische Bild der Onycholyse mit weißlichem Aussehen des Nagelendes (ZAIAS, 1969; ACHTEN u. WANET, 1970). Diese Veränderung, die bei verschiedenen Erkrankungen beobachtet wird, soll in dem Kapitel über Onycholyse beschrieben werden.

Bei der *pustulösen Psoriasis* und seltener bei der klassischen Psoriasis beobachtet man im Bereich der parakeratotischen Zone Munrosche Abscesse (Abb. 10). Diese bilden im Bereich des hyponychialen Keratins das spongiforme Mikrobläschen von KOGOJ. Polynucleäre Zellen dringen zwischen die parakeratotischen Zellen ein, die unter der Bildung von Vacuolen blasig degenerieren. Dieses Bild ist jedoch nicht für Psoriasis spezifisch; wir haben es auch bei der Reiterschen Krankheit und bei der Akrodermatitis Hallopeau beobachtet.

b) Ekzem und Erythrodermie

Die Nagelveränderungen, die bei Ekzem und Erythrodermie, gleichgültig welchen Ursprungs, beobachtet werden, sind sehr vielgestaltig. Sie können, je nach Fall, diskret oder ausgeprägt sein, den ganzen Nagel oder nur bestimmte begrenzte Bezirke betreffen. Sie sind bald in der Nagelplatte, bald im Hyponychium lokalisiert, wobei auch beide Bereiche gemeinsam betroffen sein können. Die Nagelplatte kann in ganzer Ausdehnung oder aber bevorzugt im oberen Teil angegriffen sein. Diese Variationen des histologischen Bildes entsprechen der Intensität und Ausdehnung der Hautläsionen sowie ihrer Lokalisation.

Veränderungen der Matrix und des Nagelbettes. Im Rahmen des Ekzems und der Erythrodermie beschreibt ALKIEWICZ (1964) akut-exsudative und chronisch-produktive Veränderungen. Bei den *akuten Veränderungen* beobachtet man eine für das Ekzem charakteristische Spongiose, sei es im Bereich des Nagelwalles oder des Nagelbettes oder sei es im Bereich der Matrix. Ein Ödem des Coriums und ein paravasculäres Infiltrat vervollständigen das histologische Bild. Wenn diese Erscheinungen das Nagelbett betreffen, beobachtet man Veränderungen der tiefen Schichten der Nagelplatte: durch intracelluläres Ödem aufgequollene Zellen, Lockerung der Zellbrücken durch intercelluläres Ödem mit Bildung von Lacunen und Fissuren, Anwesenheit von Leukocyten und Chromatinresten. Bei den *subakuten oder chronischen Veränderungen* ist das Epithel der Matrix über einem infiltrierten Corium verdickt. Ansammlungen von Keratohyalin und mitunter geringe Ablagerungen von Eleidin lassen sich dabei beobachten. Die Zellen der Nagelplatte sind stärker eosinophil und nicht parakeratotisch. Dieselben Störungen zeigen sich am hypertrophierten und hyperkeratotischen Nagelbett. Die Hornzellen haften nicht mehr an der Nagelplatte, die sich vom Nagelbett loslöst und das klinische Bild der Onycholyse bietet. Darüber hinaus beschreibt ALKIEWICZ das Auftreten parakeratotisch verhornter, aus entzündlichen Veränderungen des Paronychiums stammender Zellen auf der Oberfläche der Nagelplatte. Diese gehören nicht zur Nagelplatte selbst: sie stammen vom Eponychium ab. Der Hautbefall im Bereich der Fingerkuppe führt zu Veränderungen des Hyponychiums.

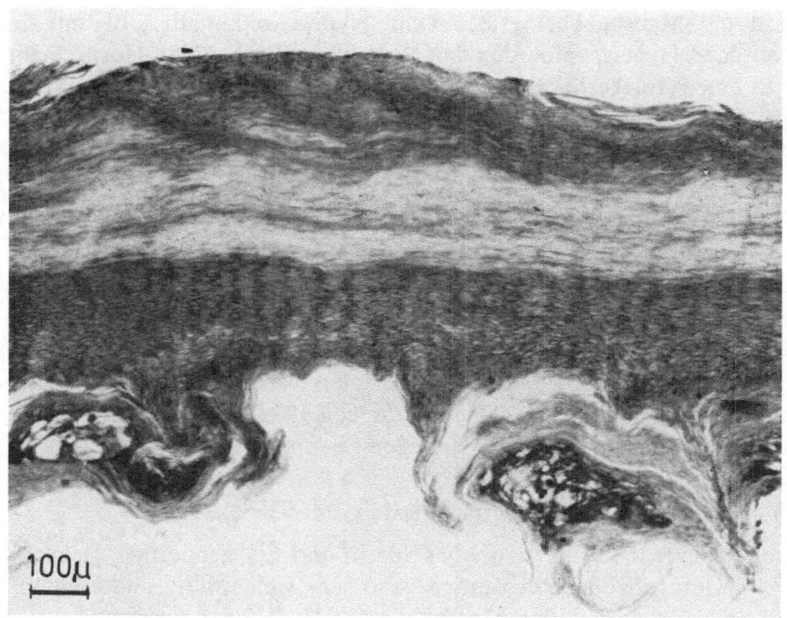

Abb. 11. Ekzem. Im Dorsalteil der Nagelplatte Wellenbildung mit hyperchromatischen Bändern. Hypertrophie des hyponychialen Keratins mit hyperchromatischen „Blocks". Diese zwar häufige Veränderung wird nicht in allen Fällen beobachtet (MacManus)

Veränderungen im Bereich der Nagelplatte. Die Struktur der Nagelplatte ist meistens verändert. Die Zellen sind nicht mehr regelmäßig angeordnet, sondern zeichnen unregelmäßige Wellenlinien, die den ganzen Nagel, besonders ausgeprägt den dorsalen Anteil, betreffen können (Abb. 11).

Die Desorganisation kann noch ausgeprägter sein: Sie kann bis zu Wirbelbildungen im dorsalen Anteil des Nagels führen. In diesem Bereich können sich die Hornzellen voneinander loslösen und dadurch Risse bilden. Hyperchromatische Bänder sind nicht selten. Die Parakeratose der Nagelplatte ist meist nur mäßig ausgeprägt.

Veränderungen im Bereich des Hyponychium. Das Hyponychium ist oft hypertrophiert; die Zellen sind parakeratotisch. Ihre Strukturanordnung ist gestört. In extremen Fällen, die ziemlich häufig sind, sind die Läsionen in allen Punkten denen vergleichbar, die bei der hyponychialen Pachyonychie beschrieben sind (Abb. 11).

Die Grenze zwischen Nagelplatte und Hyponychium ist, im Gegensatz zum normalen Nagel, sehr unregelmäßig (Abb. 12). Ein durch gegenseitiges Einwachsen bedingtes Ineinandergreifen der beiden Bezirke verleiht dieser Grenzzone ein papillomatöses Aussehen, das auch von ALKIEWICZ beobachtet wurde.

c) Lichen ruber planus

Pathologisch-anatomisch wurde der Lichen ruber planus des Nagels eingehend von ZAIAS (1970) untersucht. Der pathologische Prozeß kann die Matrixgegend, das Nagelbett und das Hyponychium gemeinsam oder isoliert befallen.

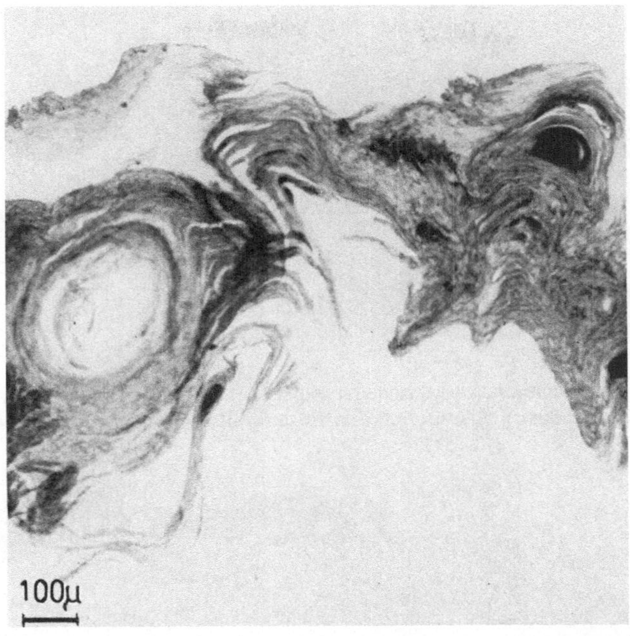

Abb. 12. Ekzematische Erythrodermie. Sehr ausgeprägte Veränderungen, die zugleich Nagelplatte und Hyponychium betreffen. Die Grenze zwischen diesen beiden Zonen ist sehr unregelmäßig. Dieses Bild kann auch bei Erythrodermien anderen Ursprungs beobachtet werden
(MacManus)

Im Bereich der Matrix entsprechen die beobachteten histologischen Veränderungen denjenigen, die an der Haut gewöhnlich beschrieben werden: Hyperkeratose mit Verbreiterung des Stratum granulosum, Degeneration der Basalschicht
mit „incontinentia pigmenti", bandförmiges lymphohistiocytäres Infiltrat. Sie
ziehen Änderungen des Keratins der Nagelplatte nach sich, die sich folgendermaßen äußern:

1. als Rillenbildung bei minimalem Befall; sie ist frühestes und häufigstes
Zeichen einer vorübergehenden Erkrankung der am weitesten proximal gelegenen
Matrix, was eine geringfügige Atrophie der Nagelplatte nach sich zieht. Diese
Matrixveränderung ist reversibel.

2. als Vorwölbung nahe der Proximalfurche, einem kleinen Narbenherd der
Matrix entsprechend;

3. als Pterygium, das aus der teilweisen oder vollständigen Zerstörung der
Matrix resultiert, mit Verwachsen der proximalen Nagelfurche und des Nagelbettes.

Im Bereich des Nagelbettes und des Hyponychium gehen die charakteristischen histopathologischen Veränderungen des Lichen ruber planus mit einer subungualen Hyperkeratose und Abhebung der Nagelplatte einher. Diese Erscheinung
wird auch im Bereich des Eponychiums beobachtet. SAMMAN (1965) beschreibt
diesen Vernarbungsprozeß an der Nagelmatrix und vergleicht in mit entsprechenden Prozessen an der Kopfhaut.

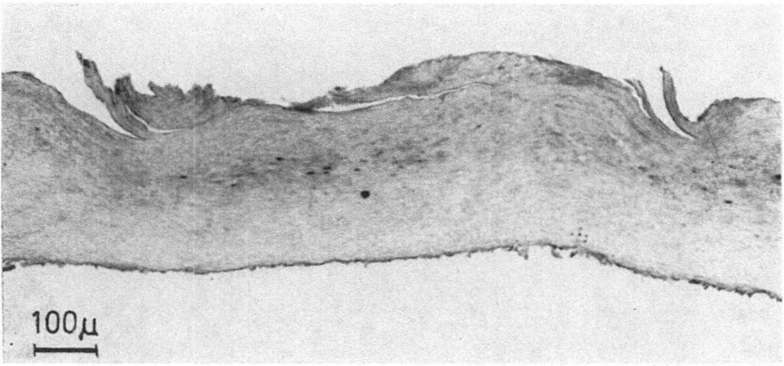

Abb. 13. Lichen ruber planus. Atrophische Nagelplatte. Dorsalteil gewellt mit Gruppen keratinisierter Zellen, die sich davon ablösen und ihm ein zerklüftetes Aussehen verleihen (MacManus)

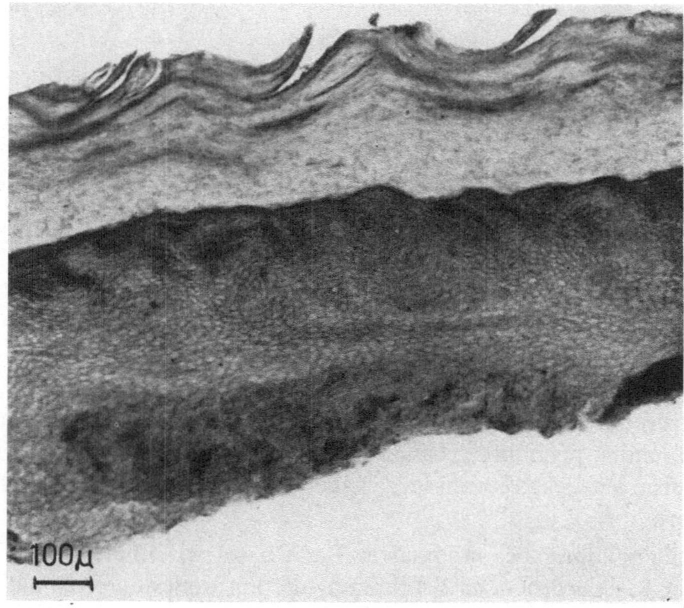

Abb. 14. Alopecia areata. Anwesenheit grübchenförmiger Vertiefungen und hyperchromatischer wellenförmiger Bänder im Bereich der atrophischen Nagelplatte. In diesem Fall Hypertrophie des hyponychialen Keratins (MacManus)

Bei unseren Beobachtungen des distalen Nagelendes fanden wir keine spezifischen Veränderungen-

a) die Nagelplatte ist oft atrophisch; ihr dorsaler Teil erscheint wellig und manchmal hyperchromatisch. Zellgruppen können sich segregieren und ihr dadurch ein rissiges Aussehen verleihen (Abb. 13). Diese Form der Zellgruppierung äußert sich klinisch in Form der bei dieser Krankheit beschriebenen Longitudinalstreifen. Die parakeratotischen Zellen sind zahlreicher als normalerweise.

b) Das Hyponychium erscheint oft hypertrophiert und besteht aus parakeratotisch verhornten Zellen.

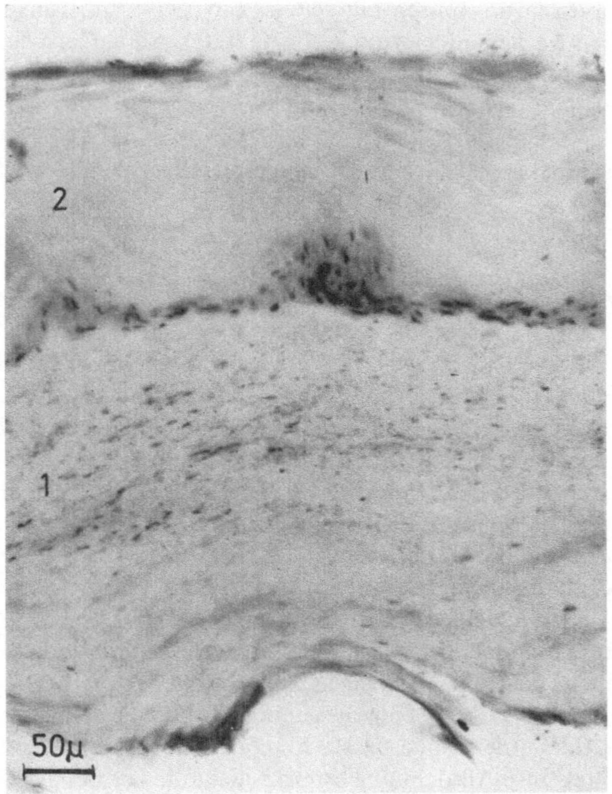

Abb. 15. Alopecia areata. Hypertrophie des hyponychialen Keratins (*1*). Parakeratose der mit der Nagelplatte in Kontakt befindlichen Zellen (*2*) (Toluidin-Blau)

d) Alopecia areata

Mit Alkiewicz (1964) haben wir bei der Alopecia areata grübchenförmige Vertiefungen im *Dorsalteil der Nagelplatte* beobachtet, die dünner als normalerweise erscheint. Die diesen Vertiefungen benachbarten Zellen sind nicht parakeratotisch wie bei der Psoriasis. Auch im Bereich der Nagelplatte ist die Parakeratose wenig ausgeprägt. Hier finden sich wellenförmige hyperchromatische Bänder (Abb. 14). In manchen Fällen haben wir eine Hypertrophie des *hyponychialen Keratins* mit Parakeratose der in Verbindung mit der Nagelplatte stehenden Zellen beobachtet (Abb. 15). Diese unter normalem Keratin liegende Parakeratose entspricht wahrscheinlich einer alten Schädigung. Alkiewicz erwähnt das Vorkommen von Leukocytendetritus im Basalteil der Nagelplatte, was dem von Gans beschriebenen entzündlichen Prozeß der Haut (Alkiewicz, 1964) im Anfangsstadium der Alopecia areata entsprechen dürfte.

e) Bullöse Erkrankungen

Die bullösen Erkrankungen (Duhring-Brocq, bullöses Pemphigoid, Pemphigus, Erythema exsudativum multiforme, Stevens-Johnson-Syndrom, Lyell-Syndrom,

Porphyria cutanea tarda) führen nur selten zu Nagelveränderungen. Wenn diese auftreten, haben sie keinen spezifischen Charakter. Sie äußern sich in Veränderungen der Nagelplatte, die mit bullösen periungualen, zu Störungen der Matrix führenden Veränderungen in Verbindung gebracht werden: Wellenförmige Veränderungen, Unregelmäßigkeiten der Nagelplatte und Hyperchromasie werden zumeist beobachtet. Manchmal findet man eine Hypertrophie des hyponychialen Keratins.

f) Radiodermatitis

Die Nagelveränderungen bei einer Radiodermatitis sind in erster Linie Ausdruck von Störungen der Matrixfunktion. ADACHI u. HARUYAMA (1966) haben experimentell an der Maus gezeigt, daß die Matrix gegenüber Strahleneinwirkungen empfindlicher ist als das Hyponychium und die Nagelplatte. Im Bereich der Matrix selbst weist die proximale Zone eine größere Sensibilität als die distale auf. Es ist demzufolge verständlich, daß die beobachteten Veränderungen im wesentlichen die Nagelplatte betreffen (Abb. 16). Diese ist atrophisch; die regelmäßige Anordnung der Zellen macht einer wellenförmigen Platz, die sich ebenso in der oberen wie in der tieferen Zone abzeichnet. Risse und bisweilen ziemlich große Hohlräume lassen sich hier beobachten. KRAJEWSKI (1948) beschreibt ebenfalls Fissuren, die ALKIEWICZ (1964) Veränderungen der Matrixgegend, in der die Zellen ihren normalen Zusammenhalt verlieren, zuschreibt. Diese Hohlräume sind von parakeratotischen, manchmal kugeligen Zellen umgeben. In den anderen Nagelanteilen ist die Parakeratose wenig ausgeprägt. In der Nagelplatte und im hyponychialen Keratin werden isolierte, stark anfärbbare, insbesondere PAS-positive Zellen beobachtet. Ihre Ausdehnung erreicht nicht die der bei der Onycholyse beschriebenen Zellgruppen. Die Zellen des hyponychialen Keratins sind nicht parakeratotisch. Sie erscheinen meistens voneinander losgelöst. Gelegentlich verfärbt

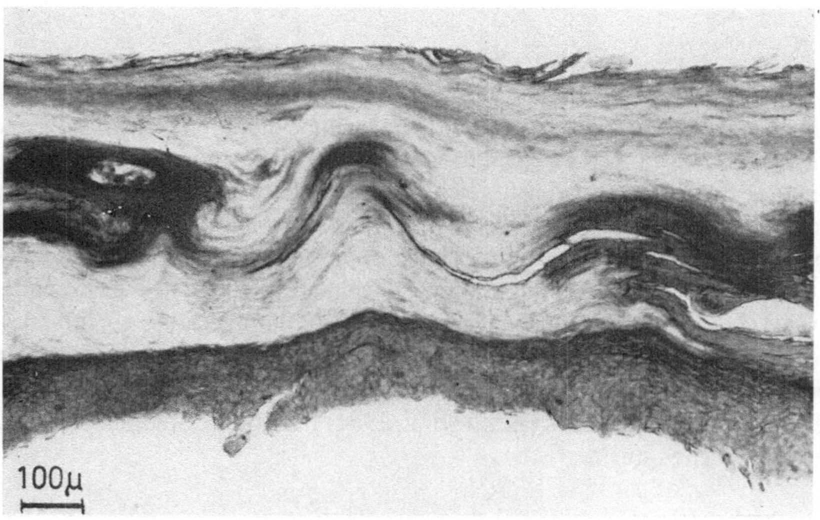

Abb. 16. Radiodermatitis. Veränderungen, die sich im wesentlichen auf die Nagelplatte erstrecken: hyperchromatische Wellenlinien, Risse und Hohlräume. In diesen Fällen keine Beeinträchtigung des hyponychialen Keratins (MacManus)

melanotisches Pigment die Zellen der Nagelplatte. Diese melanotische Pigmentierung der Nägel nach Bestrahlung wurde von SHELLEY (1964) histologisch untersucht. Der Autor beschreibt braune intraunguale Granula, die Ähnlichkeit mit Melanin aufweisen [Bleichung durch starke Oxydationsmittel, Reaktion mit 10%igem Fe(III)-chlorid]. Punktförmige Hämatome wurden von KRAJEWSKI (1948) und ALKIEWICZ (1964) beschrieben. Diese aus der Matrix stammenden Hämatome begleiten den Nagel in seinem Wachstum.

2. Nagelinfektionen

a) Nagelmykosen durch Candida und Dermatophyten

Die Onychomykosen umfassen durch Dermatophyten und durch Hefen der Candidagruppe verursachte Nagelinfektionen. Während diese Pilze meistens als Ursache in Frage kommen, muß erwähnt werden, daß zahlreiche Autoren (WEIL et al., 1919; SARTORY, 1920; WEIDMAN, 1920; SUTHERLAND-CAMPBELL et al., 1934; SARTORY et al., 1940; BERESTON et al., 1941, 1946; LINZ et al., 1948; MOORE et al., 1948; SAGHER, 1948; KLIGMAN, 1950; MARTIN-SCOTT, 1954; SCHNAPKA, 1955; THIERS et al., 1955; CHORAZAK, 1956; JILISON u. PIPER, 1957; GRIFFIN, 1959; RITCHIE et al., 1959; BELSAN et al., 1965; MALE et al., 1965; DVORAK et al., 1966; ZAIAS, 1966; GIP et al., 1967; BOTTER, 1968; ROSENTHAL et al., 1968; SEEBACHER, 1968; LIAUTAUD et al., 1971) Onychomykosen beschrieben, die durch *Schimmel*pilze verursacht werden, die *den* Saprophyten zuzurechnen sind (Scopulariopsis brevicaulis, Penicillium, Aspergillus). Die Beobachtungen wurden durch experimentelle in vitro-Studien erhärtet (ENGLISH, 1963, 1965; THURNER, 1966; ACHTEN u. ROOBAERT, 1970; ROOBAERT, 1970), durch die gezeigt wird, daß das Nagelkeratin nicht nur durch Dermatophyten und Candida, sondern auch durch saprophytäre Pilze befallen werden kann. Es muß betont werden, daß die Diagnose einer Onychomykose durch Saprophyten nur gestellt werden kann, wenn mehrere Gewebsentnahmen denselben Parasiten in der Kultur identifizieren. Die histologische Untersuchung onychomykotischer Nägel führt zu außerordentlich interessanten Bildern. Die Dermatophyten und Hefen haben die Eigenschaft, sich durch PAS (GADRAT, BAZEX u. DUPRE, 1952) anzufärben. Dadurch können sie bei Untersuchungen auf Schnitten sichtbar gemacht werden (SACHER, 1948; WHITE u. LAIPPLY, 1952; JILLSON u. PIPER, 1957; ALKIEWICZ u. SOWINSKI, 1961; ACHTEN, 1963; ACHTEN u. SIMONART, 1963).

Die mit Hilfe dieser Technik erhaltenen Resultate sind besser als diejenigen, die man durch direkte Untersuchung und Kultur erhält. Sie stellt ein zuverlässiges Mittel zur Diagnose von Onychomykosen dar. Das durch mehrere Entnahmen bestätigte Fehlen von Pilzen erlaubt andererseits, diese klinisch so häufig bei Nagelerkrankungen gestellte Diagnose auszuschließen.

Die Candidainfektion des Nagels

Die Entnahmetechnik muß sich bei der Candidaonychomykose nach dem jeweiligen Typ der Veränderung richten. Wenn eine Paronychie die seitliche Nagelfurche betrifft, muß sich die Nagelbiopsie auf den lateralen Rand des Nagels erstrecken. Bei ausschließlich proximaler Lokalisation zeigt die Nagelbiopsie nur selten Hefen; es ist also verständlich, daß jede histologische Untersuchung nur in Verbindung mit der Klinik interpretiert werden kann.

Ebenso gibt es Infektionen der Nagelplatte durch Candida albicans, die sekundär oder primär auftreten können. Im ersteren Fall sind sie Folge einer abgelaufenen Paronychia anterior. Im anderen Fall ist ihnen niemals eine Paronychie vorausgegangen: Die Erkrankung beginnt in den seitlichen oder im distalen Bereich des Nagels und kann klinisch nicht von der Nagelinfektion durch Dermatophyten unterschieden werden (ACHTEN, 1967).

Die Candidapilze werden meistens als Sporen in der Dorsalfläche des Nagels und in Höhe des hyponychialen Keratins beobachtet. Sie dringen manchmal in großer Zahl in die Keratinspalten der oberen und seitlichen Teile der Nagelplatte ein, ohne in die Nagelsubstanz selbst vorzudringen. In der ventralen hyponychialen Zone treten manchmal zu den Sporen Pseudomycelien hinzu, die sich vom echten Mycel durch ihre unregelmäßige Dicke und das Fehlen regelmäßiger Zwischenwände unterscheiden. Bei den Fällen von Nagelcandidiasis bemerkt man in der Nagelplatte allermeistens das Auftreten von Pseudomycelien seltener Candidasporen, die dann verstreute Gruppen in der Nagelplatte selbst bilden.

STONE u. MULLINS (1962) haben durch Biopsien des Nagelfalzes gezeigt, daß dieser eine Acanthose, eine Parakeratose und im Niveau der Lederhaut ein pericapilläres, überwiegend plasmocytäres Infiltrat aufweist. Die PAS-Reaktion macht ausschließlich in der Hornschicht liegende Pilzfäden sichtbar. ALKIEWICZ (1964) hat bei der Candidaonychomykose entzündliche Veränderungen der Matrix beschrieben, die zu einer Verfärbung der Nagelplatte führen. Diese Hafen zerstören, im Gegensatz zu den Dermatophyten, nicht das Nagelkeratin. Die beim Ekzem beschriebenen entzündlich-exsudativen Veränderungen werden auch bei der Candidaparonychie beobachtet.

Die Onychomykose durch Dermatophyten

Die Dermatophyten dringen meistens in das hyponychiale Keratin des Nagels ein. Wir haben niemals einen Befall der Nagelplatte ohne gleichzeitige Beeinträchtigung des Ventralnagels konstatiert. Tatsächlich dringt der Dermatophyt nur selten in den unteren Teil der Nagelplatte vor: Oft stoppt er unvermittelt sein Vorwachsen an der Grenze der beiden Zonen.

Die Pilzfäden sind im Bereich des hyponychialen Keratins in allen Richtungen angeordnet; im Gegensatz dazu sind sie im Bereich der Nagelplatte meistens parallel und transversal ausgerichtet, was klinisch in der von ALKIEWICZ u. SOWINSKI (1961) auf der Nageloberfläche beobachteten Querriffelung zum Ausdruck kommt.

Die Gewebsentnahme muß also das hyponychiale Keratin mit einbeziehen, wenn man die Diagnose einer Mykose stellen oder ausschließen will. Ebenso muß auch dieses hyponychiale Keratin für die Direktuntersuchung und die Kultur entnommen werden. Es sei erwähnt, daß die histologische Untersuchung zuverlässiger als die anderen Labormethoden ist: diese Tatsache ist darauf zurückzuführen, daß die mikroskopische Untersuchung des Nagelpräparates die ganze Breite des Nagels umfaßt und so ein Überblicksbild von ihm gibt. Das ermöglicht, kleine Invasionszonen zu entdecken, die sich weder bei der Direktuntersuchung noch in der Kultur enthüllen, da die Entnahme dabei nicht immer die parasitäre Zone erfaßt. Bei den Onychomykosen durch Dermatophyten beobachtet man oft eine Verdickung der Hyponychialregion, wodurch das Bild der Pachyonychie mit Onycholyse entsteht. Seltener lassen sich in der Nagelplatte hyperchromatische Bezirke beobachten. WHITE u. LAIPPLY (1952) haben bisweilen das Vorkommen einer Verdickung der Nagelplatte und einer psoriasiformen Parakeratose beobachtet.

SAGHER (1948) beschreibt bei den Onychomykosen durch Trichophyton violaceum das Auftreten spärlicher Mycelien im oberen Teil der Nagelplatte. Im Gegensatz dazu sind die Mycelien im Falle von Trichophyton rubrum zahlreicher, stärker unterteilt, breiter und finden sich vor allem in den tiefen Nagelschichten und im subungualen Keratin. JILLSON u. PIPER (1957) bestätigen diese Beobachtung und stellen fest, daß Trichophyton mentagrophytes im dorsalen Teil des Nagels lokalisiert bleibt.

ALKIEWICZ u. SOWINSKI (1961) weisen darauf hin, daß die schönsten Bilder von Onychomykosen durch Transversalschnitte des Nagels erhalten werden, weil die Schnittlinie parallel zur Wachstumsrichtung des Pilzes verläuft. Die Mycelien können in engen Fissuren liegen, befinden sich aber meistens in größeren Hohlräumen, die eine Ausdehnung bis zu 20 µ erreichen.

Der Befall des Nagels soll sich in drei Stadien vollziehen: Das klinisch nicht wahrnehmbare Eindringen von Mycelien in die Intercellularsubstanz geht der im Phasenkontrastmikroskop feststellbaren Zerstörung der Nagelzellen voran. Schließlich kommt es zur Bildung von Hohlräumen, die schon klinisch auffallen durch ihre Anordnung in Transversalnetzen, die sich beobachten lassen, wenn man einen Tropfen Zedernholzöl auf die Nagelplatte gibt. SAGHER (1948) hat im Gegensatz dazu bei Trichophyton violaceum und purpureum ein Longitudinalwachstum des Dermatophyten beobachtet.

b) Mikrobielle Nagelbett- und Nagelinfektion

Die Nagelbettinfektion (Paronychie) ist durch die von ALKIEWICZ (1964) beobachteten entzündlichen Veränderungen gekennzeichnet. Im Rahmen des einer Pyocyaneusinfektion folgenden „green nail"-Symptoms hat der Autor eine diffuse Grünfärbung des Nagels beobachtet. Er konnte weder eine Zellschädigung, noch Bakterien nachweisen.

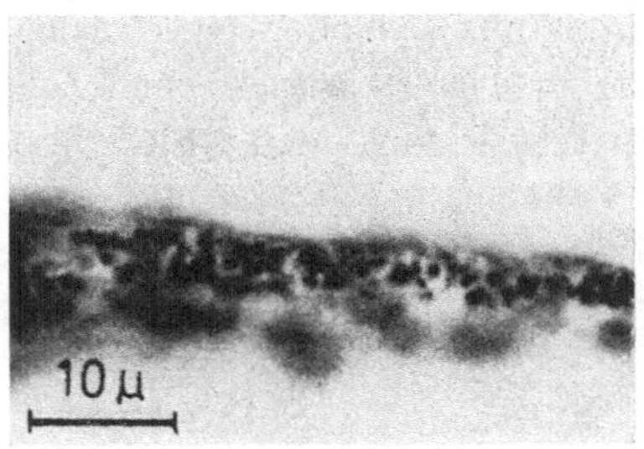

Abb. 17. Mikrobielle Nagelinfektion. Anwesenheit von Kokken, die zu Haufen in Hohlräumen der Nagelplatte selbst liegen (Toluidin-Blau)

Bei den Nagelinfektionen haben wir, ebenso wie WHITE u. LAIPPLY (1952), das Vorhandensein mikrobieller Herde (Kokken und seltener Stäbchen) beobachtet, und zwar nicht nur im Bereich des hyponychialen Keratins, sondern auch in Kammern der Nagelplatte selbst (Abb. 17). Die Bemühungen, die Erreger zu züchten, sind an technischen Schwierigkeiten gescheitert. In der Tat enthält der normale Nagel immer saprophytäre Mikroben im Aberfluß (RAY, 1963). Wir können demzufolge nur diese Beobachtungen zitieren, ohne daraus Rückschlüsse für den pathologischen Bereich zu ziehen.

3. Isolierte Onychodystrophien und Onychodystrophien bei Allgemeinerkrankungen

Die Onychodystrophien treten unter sehr verschiedenen klinischen Bildern auf. Ihre Ätiologie ist vielfältig; für dieselbe Veränderung können verschiedene Ursachen in Betracht kommen. Diese Nagelerkrankungen können im Verlauf von Allgemeinerkrankungen wie der Sklerodermie, dem Lupus erythematodes disseminatus, peripheren Durchblutungsstörungen, endokrinen (insbesondere Schilddrüsen-) Erkrankungen, Stoffwechselstörungen, Anämien, Avitaminosen u. a. m. beobachtet werden. Dieselben Veränderungen können auch Hauterkrankungen begleiten, die sich auf den Nagel ausdehnen. In gewissen Fällen schließlich bleibt der Ursprung dieser Onychodystrophien ungeklärt.

Die am häufigsten angetroffenen Nagelveränderungen — sei es isoliert oder im Zusammenhang mit verschiedenen Erkrankungen —, sind die folgenden:

a) Uhrglasnagel

Der Nagel des sog. Trommelschlegelfingers, auch Uhrglasnagel genannt, zeigt folgende histologische Besonderheiten (Abb. 18):
1. eine Hypertrophie der Nagelplatte;
2. eine intensivere Färbung des oberen Teils der Nagelplatte mit gelegentlichem Auftreten von grübchenförmigen Erosionen (Tüpfelung und Parakeratose).
LEWIN (1965) macht auf die histologischen Besonderheiten in Abhängigkeit vom Entwicklungsgrad der Erkrankung aufmerksam:
1. Im Anfangsstadium beschreibt er eine Vermehrung des Bindegewebes im Bereich des Nagelbettes und eine Erhöhung der Fibroblastenzahl.
2. Bei mäßig ausgeprägtem Uhrglasnagel beobachtet er eine hyaline Degeneration der Grundsubstanz.
3. Bei ausgeprägter Uhrglasnagelbildung gesellt sich ein deutliches interstitielles Ödem zu einem Infiltrat aus Lymphocyten, Plasmazellen und großen, von BIGLER (1958) als junge Fibroblasten angesehenen Zellen. Diese Bindegewebsvermehrung soll mit einer verstärkten Vascularisierung des Nagelbettes (LOVELL, 1950) in Zusammenhang stehen.
STONE u. MABERRY (1965) gelang es nicht, histologische Unterschiede zwischen den Formen von primärer und sekundärer Uhrglasnagelbildung festzustellen.

b) Koilonychie und Platonychie

Die Koilonychie ist durch eine löffelartige Verformung des Nagels gekennzeichnet; die Nagelplatte ist verdünnt und in querer Richtung konkav verbogen.

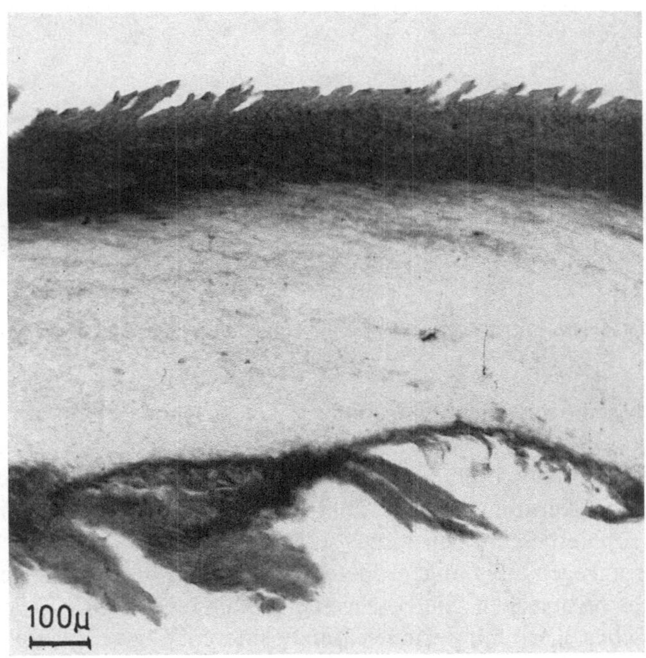

Abb. 18. Uhrglasnagel. Veränderungen der Nagelplatte: Hypertrophie mit Verfärbung des oberen Anteils der Nagelplatte (MacManus)

Bei der Platonychie ist die Nageloberfläche abgeplattet. Ätiologisch kommen verschiedene Faktoren in Betracht, die man in drei Gruppen unterteilen kann (Stone u. Maberry, 1965):

1. eine idiopathische Form,
2. eine hereditäre Form,
3. eine erworbene Form, im Gefolge von Infektionen, Durchblutungsstörungen (hauptsächlich hypochrome Anämie), Stoffwechselstörungen, Traumen und C-Avitaminosen.

Histologisch sind die beobachteten Veränderungen bei beiden Dystrophien ähnlich. Die Nagelplatte zeigt Farbveränderungen (Baran u. Achten, 1969), die generalisiert oder aber auf ihren oberen Teil beschränkt sein können. Man beobachtet dabei schmale, aneinandergedrängte Bänder und zur Oberfläche parallel verlaufende hyperchromatische Wellenlinien. Oft ist eine erhebliche Parakeratose vorhanden.

c) Onychorhexis

Bei der Onychorhexis bestehen eine oder mehrere Parallelfissuren, die den Nagel longitudinal durchlaufen. Diese Dystrophie wird häufig am senilen Nagel beobachtet, ferner bei Vitamin-B-Mangel, manchmal bei der Gicht. Auch Synovialzysten können für ihre Bildung verantwortlich sein, desgleichen wiederholter Umgang mit bestimmten chemischen Produkten. Histologisch ist die Nagelplatte von meist tiefen Rissen durchlaufen. Die Hornzellen im Dorsalteil des Nagels

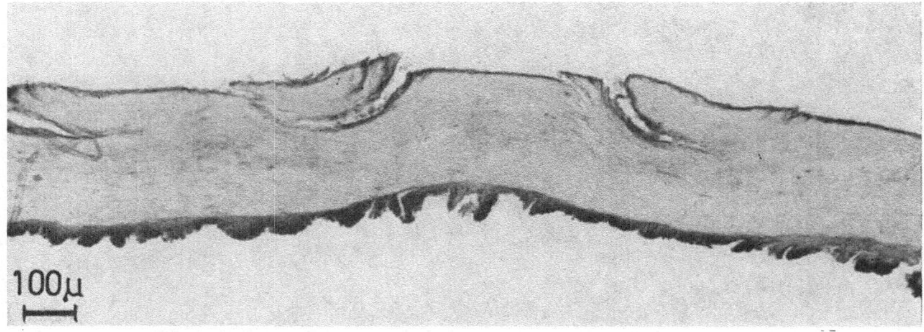

Abb. 19. Onychorhexis. Tiefe Risse im Dorsalteil der Nagelplatte (MacManus)

nehmen eine kreisbogenartige Anordnung mit nach oben gerichteter Konkavität an (Abb. 19).

ALKIEWICZ (1964) beschreibt bei dieser Dystrophie Gruppen von Keratohyalin-beladenen Zellen (Keratohyalinose). Im Rahmen dieser beim Altersnagel beobachteten Dystrophie beschreiben LEWIS u. MONTGOMMERY (1955) im Bereich der Matrix Nester unregelmäßig angeordneter Zellen, die Furchen auf der Oberseite der Nagelplatte verursachen. Sie beschreiben in diesem Bereich Zellen, die noch einen pyknotischen Kern mit perinucleärer Eosinophilie oder Vacuolisierung aufweisen (pertinax bodies).

d) Brüchigkeit des Nagels

Die Nagelfragilität, Kennzeichen spröder und anomal splitternder Nägel, wird bei zahlreichen Nageldermatosen beobachtet: Bei Mykosen, bei äußerlichem Kontakt mit Substanzen, die imstande sind, das Keratin zu verändern, bei Anämien, der Ichthyose, Calciummangel (MEYER, 1968). Sie kann auch bei der Hapalonychie beobachtet werden, die durch ein Erweichen der Nagelplatte gekennzeichnet ist.

Nach SAMMAN (1965) rührt die Brüchigkeit des Nagels im allgemeinen von einer herabgesetzten cellulären Wasserbindungskapazität her. Wenn die Nagelbrüchigkeit Folge einer bestehenden Dermatose ist, werden die *histologischen* Veränderungen die der entsprechenden Hauterkrankung sein (Psoriasis, Ekzem, Lichen ruber usw.). In den anderen Fällen wirken sich die beobachteten Veränderungen vor allem auf die Nagelplatte aus, deren Oberfläche brüchig ist und von mehr oder weniger tiefen Spalten durchzogen wird. Die Hornzellen können ungewöhnliche färberische Eigenschaften aufweisen, im allgemeinen eine ausgeprägte Hyperchromasie im Dorsalteil der Nagelplatte.

e) Lamelläre Dystrophie und Onychoschisis

Die lamelläre Dystrophie oder das schichtweise Aufsplittern des distalen Nagelendes kann Folge verschiedenartiger Verletzungen, vor allem aber Folge wiederholten Umgangs mit verschiedenen Lösungsmitteln (Säuren, Basen, Detergentien) sein.

Die Onychoschisis oder Aufspaltung des Nagels in zwei Teile in seiner ganzen Länge resultiert hingegen aus einer lokal begrenzten Beeinträchtigung der Matrix (SAMMAN, 1969).

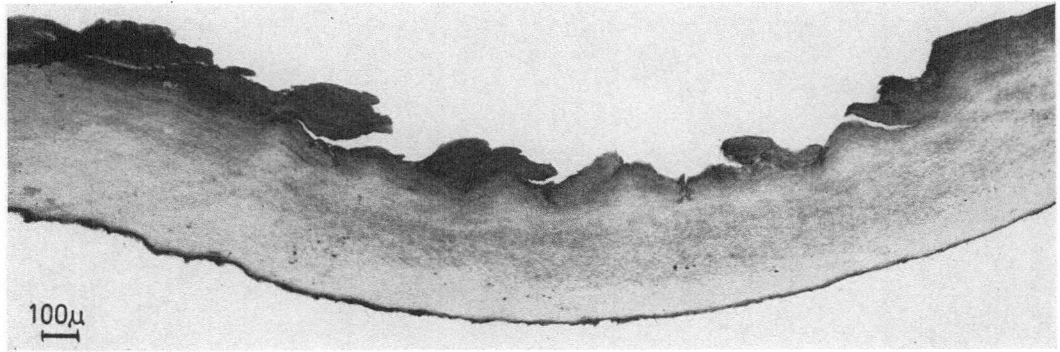

Abb. 20. Dystrophia mediana canaliformis. Atrophie des medianen Bereichs der Nagelplatte mit radiären Fissuren (MacManus)

Histologisch läßt sich das beobachtete Bild mit dem bei der Nagelbrüchigkeit beschriebenen vergleichen; aber in diesem Fall blättern dickere Keratinschichten von der Nagelplatte ab.

f) Dystrophia mediana canaliformis

Diese Dystrophie, die besonders den Daumen befällt, ist durch eine longitudinale, gewöhnlich mediane Vertiefung gekennzeichnet (HELLER). Sie ist meist traumatischen Ursprungs (SAMMAN, 1969). Bei der von LECLERCQ (1964 bis 1967) beschriebenen zickzackförmigen medianen Onychodystrophie beginnt die Veränderung am freien Nagelrand; ihre Ätiologie ist unbekannt.

Histologisch haben wir drei Arten von Veränderungen beobachtet (Abb. 20):

1. eine nicht konstante Hypertrophie des hyponychyialen Keratines mit Parakeratose;

2. eine Atrophie der eigentlichen Nagelplatte im mittleren Teil;

3. hyperchromatische, parallel zur Nageloberfläche verlaufende Wellenlinien oder eher Zickzacklinien.

Diese Wellenlinien sind von ALKIEWICZ in Längsschnitten beobachtet worden (1964).

g) Onychomadese (Periodischer Nagelverlust)

Das Krankheitsbild ist durch den Verlust des Nagels von seiner Basis aus gekennzeichnet. Die nicht-narbige Form der Anomalie wird posttraumatisch, nach schwerer Krankheit oder ohne greifbare Ursache beobachtet. Die narbige Form kann kongenital (kongenitale ektodermale Dysplasie) oder erworben sein (bullöse Dermatosen, Lichen ruber planus, Verletzungen, Durchblutungsstörungen). Sie kann in Verbindung mit einem Pterygium auftreten. Histologisch wurde die Onychomadese in der Literatur bisher nicht beschrieben. Nur ZAIAS (1970) beschreibt beim Lichen ruber planus das Pterygium als Resultat einer schweren Matrixbeeinträchtigung. Die von einem schweren entzündlichen Infiltrat durchsetzte Matrix ist zerstört; daraus resultiert ein endgültiger Wachstumsstop der Nagelplatte, wobei die Epidermis der Proximalfurche mit der Epidermis des

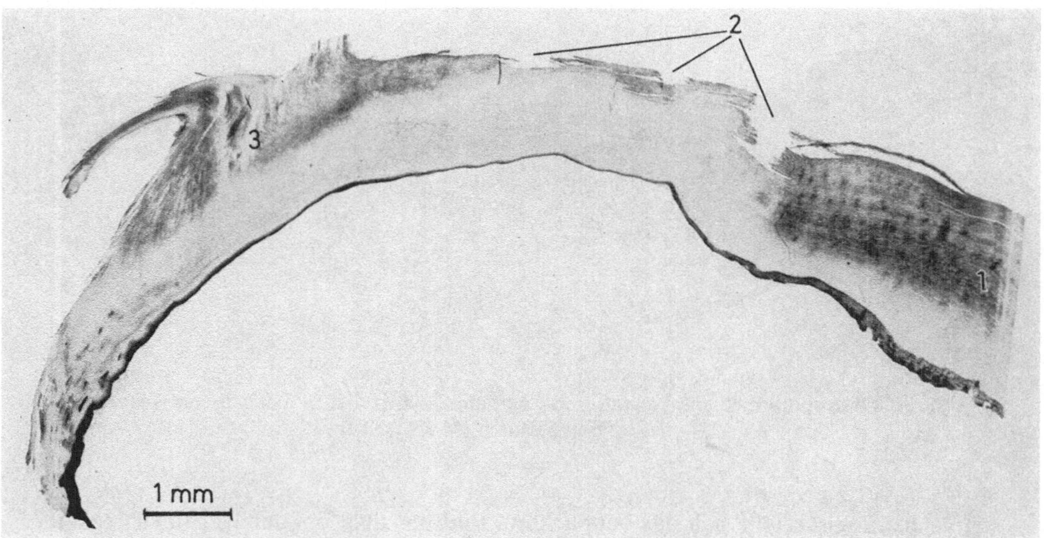

Abb. 21. Onychauxis. Längsschnitt durch den Nagel. Hypertrophie der Nagelplatte (*1*). Risse (*2*).
Unregelmäßige Anordnung des Nagelkeratins (*3*) (Toluidin-Blau)

Nagelbettes verwächst. Unsere Beobachtungen am Distalende des Nagels haben uns nicht erlaubt, spezifische Veränderungen bei dieser Nageldystrophie zu beobachten.

h) Onychauxis (hypertrophischer Nagel) und Onychogryposis

Der hypertrophische Nagel ist durch Verdickung und Verdrehung in alle Richtungen (Dicke, Breite, Länge) gekennzeichnet. Diese Dystrophie geht mit Form-, Farb- und Strukturänderungen einher. Im Endstadium trägt diese Dystrophie den Namen Onychogryposis; sie tritt gewöhnlich am Großzehennagel auf.

Allermeistens traumatisch bedingt, kann sie auch mit Hyperthyreose oder Hypopituitarismus vergesellschaftet oder konstitutionell bedingt sein.

Histologisch überwiegt der Umbau der Nagelstruktur (Abb. 21). Die Nagelplatte ist deutlich verdickt; die Hornzellen sind in Wellenlinien und hyperchromatischen Bändern angeordnet; manchmal nehmen sie zwiebelschalenförmige Anordnung an. Zahlreiche Spalten treten auf. In der Mehrzahl der Fälle nehmen die Hornschichten, die den oberflächlichen Teil der Nagelplatte bilden, eine völlig ungeordnete Lage an. Auch die Hyperchromasie ist ausgeprägt; die Parakeratose ist oft beträchtlich, und das hyponychiale Keratin ist verdickt und parakeratotisch.

i) Onycholysis

Die Onycholysis ist durch die Ablösung des Nagels von seinem Bett gekennzeichnet; sie kann fakultativ mit einer Keratinhypertrophie der Hyponychialgegend und des Nagelbettes einhergehen. Ihre Ursachen sind vielfältig (SAMMAN,

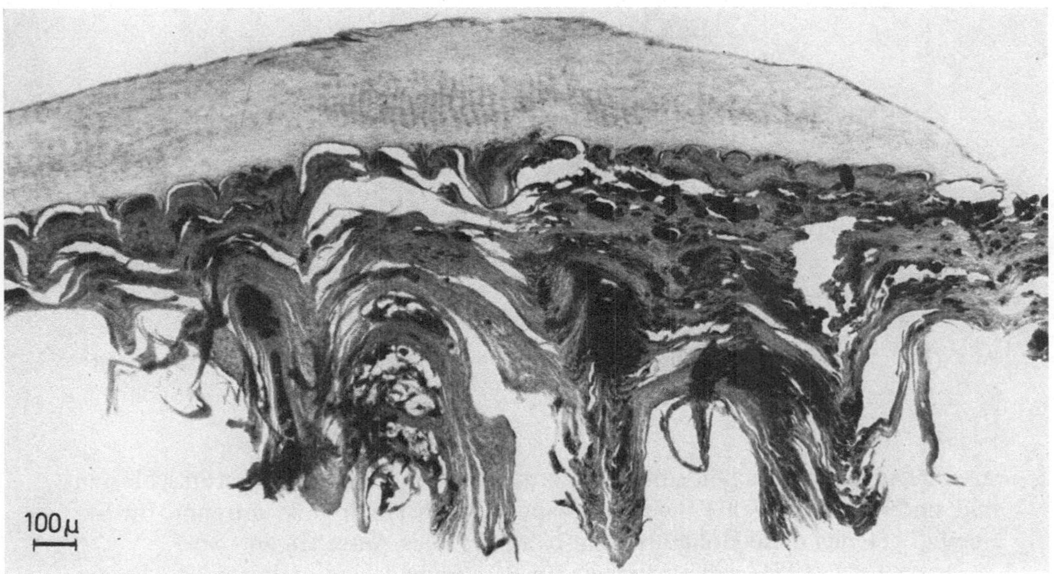

Abb. 22. Onycholyse mit Pachyonychie. Starke Hypertrophie des hyponychialen Keratins mit amorphen MacManus-positiven Massen

1969; RAY, 1963), die Anomalie kann erblich sein, idiopathisch auftreten oder im Gefolge

1. einer Dermatose (Psoriasis, Nagelmykose, ...),

2. einer Verletzung,

3. äußerlicher Reize: Lack, Wasser, Seife, Benzin, ...,

4. einer medikamentösen Photosensibilisierung durch Tetracycline oder durch Chloramphenicol (Photoonycholysis),

5. im Gefolge von Allgemeinerkrankungen: Durchblutungsstörungen, Schilddrüsenhypo- oder -hyperfunktion, Hyperhidrose.

Histologisch ist die Nagelplatte bei der Onycholyse ohne Pachyonychie im allgemeinen von ihrem Bett abgehoben, ohne erkennbare pathologische Veränderungen aufzuweisen.

Bei der Onycholysis, die mit einer Pachyonychie einhergeht, kann man dagegen im Transversalschnitt durch die Enden der betroffenen Nägel eine auffällige Verdickung der Ventralzone des Nagels beobachten (Abb. 22). Man entdeckt hier amorphe eosinophile Massen, rund und oval, bald klein, bald voluminöser durch Verschmelzen mehrerer solcher Körper. Das erste Stadium zeichnet sich bei der MacManus-Färbung durch Auftreten kleiner rundlicher hyperchromatischer Formationen aus, die an der Peripherie der Zelle sitzen und sich anscheinend in den Intercellularräumen bilden. Diese Formationen nehmen an Volumen zu, konfluieren und können mitunter beachtliche Ausmaße annehmen (Abb. 23). Die so gebildeten homogenen Massen sind häufig in vertikaler Richtung aufeinandergestapelt und stellen so die von UNNA (1896) beschriebenen Gittersäulen dar. Seltener liegen sie ohne erkennbare Ordnung im Keratin des Ventralnagels ver-

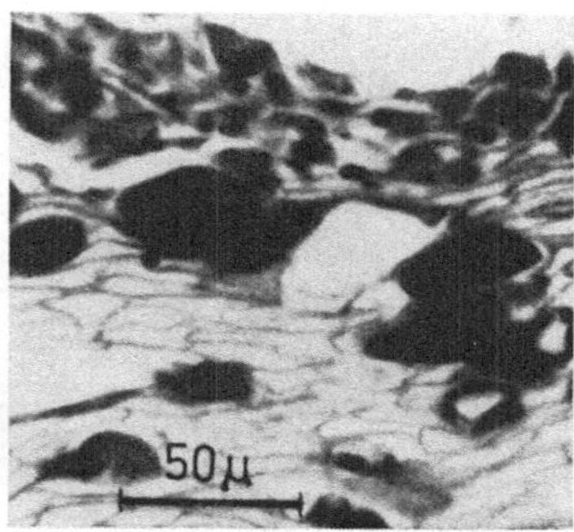

Abb. 23. Onycholyse mit Pachyonychie. Starke Vergrößerung der amorphen Massen von verschiedenem Ausmaß (MacManus)

streut. Diese Formationen sind von normalem verhornten Gewebe umschlossen und sind in zahlreichen Fällen voneinander durch Hohlräume getrennt. Im Extremfall nehmen diese Hohlräume ein bienenwabiges Aussehen an.

ALKIEWICZ (1964) gebraucht bei der Beschreibung dieser Form von Pachyonychie den Überbegriff „kolloide Degeneration", unter Vorbehalt der exakten Bedeutung dieses Ausdrucks.

In histologischer Hinsicht scheinen die beobachteten Ablagerungen aus neutralen und sauren Mucopolysacchariden zu bestehen (ACHTEN u. WANET, 1970).

4. Verfärbungen des Nagels

Der normale Nagel wird durch eine durchsichtige Hornplatte gebildet, die auf dem rosafarbenen Nagelbett ruht, das man durchschimmern sieht.

Im Distalteil des Nagels existiert nahe seinem freien Rand ein schmales, sehr blasses, bernsteinfarbenes, durchsichtiges Band, das den Nagel in transversaler Richtung durchläuft (Onychodermalband von TERRY, 1955).

Im Proximalteil zeichnet sich die Lunula ab; ihre weißliche Färbung ist noch Gegenstand verschiedener Erklärungsversuche. Aus den aufgestellten Hypothesen verschiedener Autoren (BURROWS, 1919; HAM u. LEESON, 1961; ACHTEN, 1963; LEWIN, 1965; BARAN u. GIOANNI, 1969) geht hervor, daß das für die Lunula charakteristische weißliche Aussehen von der Struktur der Nagelplatte selbst und von der besonderen Histologie des Matrixgewebes in Verbindung mit der des Nagelbettes abhängt:

1. Das proximal frisch gebildete Nagelgewebe hat eine flachere Anordnung, es glänzt stärker und ist weniger durchsichtig als in seinem Distalteil.

2. Die Matrixepidermis ist dicht und läßt die darunterliegenden Capillaren, die übrigens relativ spärlich sind, kaum durchschimmern.

3. Die Lederhaut ist locker und arm an Kollagen; die Nagelplatte ist mit ihr weniger fest verhaftet als im Bereich des Nagelbettes, und die Färbung könnte auf der Lichtreflexion an der loseren Zwischenlage beruhen.

Die Matrix des normalen Nagels enthält Melanocyten, aber, im Gegensatz zur Epidermis, wo sie sich in der Basalschicht befinden, sind sie hier in den oberflächlichen Schichten gelegen (HIGASHI, 1968; an Japanern ausgeführte Untersuchungen). Ihre ungefähre Zahl liegt bei 300/mm² (HIGASHI u. SAITO, 1969), während sie in der normalen Epidermis im Mittel bei 2000/mm² liegt. Ebenso finden sich in der Matrix im Zusammenhang mit den Melanocyten Melaninkörper. HASHIMOTO (1971), der Melanocyten elektronenmikroskopisch untersucht hat, berichtet, daß er die Melanosomen nur bei der schwarzen Rasse vollreif gefunden hat. Der Verfasser stellt ferner die Übertragung dieser Melanosomen in die Keratinocyten dar. Auch das Nagelbett enthält Melanocyten (ALKIEWICZ, 1958), die allerdings von JARRETT u. SPEARMAN (1966) nicht beobachtet werden konnten.

Die Nagelplatte enthält bei Individuen der weißen Rasse kein Melaninpigment (PILLSBURY et al., 1957; KEELEY, 1962), abgesehen von seltenen Ausnahmen (ALKIEWICZ, 1964). Jedoch beobachtet man nach Verabfolgung von MSH oder nach Radiotherapie, daß ruhende Melanocyten aktiv werden können (PILLSBURY, 1957). Im Gegensatz hierzu kann bei Individuen der dunklen Rasse (MONASH, 1932; KEELEY, 1962) eine streifige oder seltener eine diffuse Melaninpigmentierung mit dem Alter auftreten. Diese Pigmentierung findet sich besonders in den tiefen Schichten des Nagels. Sie ist um so ausgeprägter, je stärker die Hautpigmentierung ist.

Die Farbanomalien hängen also von mehreren Faktoren ab: Anomalie des Keratins der Nagelplatte, der darunter liegenden Gewebe, gestörtes Haftvermögen an den darunterliegenden Geweben, Ablagerungen verschiedener Substanzen.

In histologischer Hinsicht müssen wir unterscheiden: die Leukonychie, die Hämatome, die Nagelmelanosen.

a) Leukonychie

Die Leukonychie kann kongenital oder erworben auftreten; im letzteren Fall wird sie bei einer Reihe pathologischer Zustände beobachtet. Eine totale Leukonychie ist selten; sie ist häufiger partiell und kann punktförmig oder streifig sein. Verschiedene Anomalien werden beschrieben, um diese Farbveränderung zu erklären:

1. Verschiedene Autoren (HELLER, 1927; MITCHELL, 1953; PARDO CASTELLO, 1960; SAMMAN, 1965) stellen eine Beziehung zwischen der Leukonychie und dem Auftreten von luftgefüllten Hohlräumen im Nagelrand fest. Diese Besonderheit wird allerdings meist als sekundäres Phänomen gedeutet. Nach UNNA (1896) besteht die Primärveränderung in einer Störung der Nagelzellen, die gequollen und anomal weich sind. Nach MITCHELL und PARDO CASTELLO ist es der mangelhafte Zusammenhalt zwischen den Zellen, der das Eintreten von Luft erlaubt, die Zellen trennen sich voneinander, weil die Verhornung regelwidrig ist.

2. Die Mehrzahl der Hypothesen hat eine Verhornungsanomalie als Basis. HEIDINGSFELD (1900), SIBLEY (1920) und ELLER u. ANDERSON (1928) nehmen eine Primärveränderung im Bereich der Matrix an, die zur Bildung eines abartigen Keratines führt. BECKER (1930), MITCHELL (1953) und PARDO CASTELLO (1960) beschreiben das Auftreten von Zellen mit anomalen Kernen und von Granula vom Typ des Keratohyalin. Nach SINGER (1931) und SAMMAN (1965) ist die Leukonychie ebenfalls durch das Auftreten von Keratohyalinkörnern gekennzeichnet. Nach PARDO CASTELLO soll sich diese Körnerschicht im Nagelbett bilden.

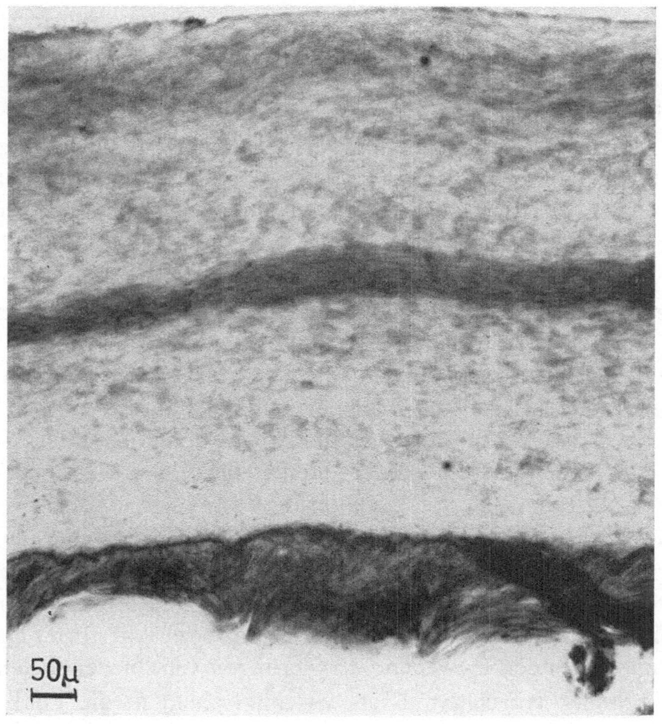

Abb. 24. Leukonychie. Hyperchromatisches Band inmitten der Nagelplatte (MacManus)

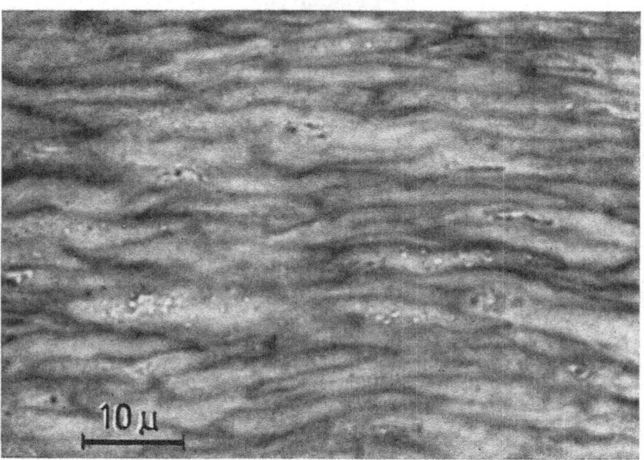

Abb. 25. Leukonychie. Gelblich-weiße, lichtbrechende Körner, deren Natur durch verschiedene histochemische Reaktionen nicht bestimmt werden konnte

3. Alkiewicz (1935) beschreibt bei dieser Farbstörung das Vorhandensein von intrazellulären Granula, die regelmäßig im Cytoplasma verteilt sind. Diese Granula sind von gelber Farbe, erscheinen aber, einem optischen Brechungseffekt zufolge, weiß. Sie sollen, seitens ihrer histochemischen Ähnlichkeit, mit dem Melanin verwandt sein.

Im Gegensatz zu den anderen Autoren besteht ALKIEWICZ auf der festen Verankerung der Leukonychiezellen mit den normalen Nachbarzellen und auf der Abwesenheit von Spalten oder Lakunen.

4. Nach LEWIN (1965) ist die Leukonychie durch eine Aufsplitterung des Nagels gekennzeichnet, die an das Auftreten acidophiler, in parallelen Schichten zu den Hornzellen angeordneter Körper (pertinax bodies) gebunden ist.

5. Wir selbst konnten in Nagelschnitten von Leukonychiefällen niemals Keratohyalinkörner, noch in der Nagelplatte gebildete Hohlräume beobachten. Dagegen haben wir das Auftreten hyperchromatischer Bänder in der Intermediärzone der Nagelplatte festgestellt (Abb. 24). Die Hornzellen erscheinen abgeflacht und nehmen die Strukturanordnung derjenigen der pars superior der Nagelplatte an. Wir haben das Auftreten der gelblich-weißen, von ALKIEWICZ beschriebenen Granula beobachtet: Alle von uns ausgeführten histochemischen Reaktionen haben uns nicht erlaubt, sie zu identifizieren (Abb. 25). Wir nehmen an, daß die Leukonychie zu einer Störung gehört, die sich auf die Verhornung selbst und auf die Strukturanordnung der Hornzellen erstreckt.

b) Hämatome

Die Hämatome treten je nach Ursache unter verschiedenen Erscheinungsbildern auf. Wenn der hämorrhagische Prozeß im Bereich der Matrix stattfindet, hat das Hämatom seinen Sitz mitten in der Nagelplatte und sitzt in ihr um so höher, je weiter proximal in der Matrix sich die Blutung ereignet (STONE u. MULLINS, 1963). Dieses Hämatom wandert von oben nach unten zum distalen Teil und folgt damit dem Weg der Hornzellen. Kommt der gleiche hämorrhagische Prozeß im Bereich des Nagelbettes vor, steigt das Hämatom im Nagelbett hoch, erreicht die untere Partie der Nagelplatte und kann in selteneren Fällen noch höher in die Nagelplatte eindringen. Das so entstandene Hämatom wächst gegen das distale Ende unter der Nagelplatte heraus (HELLER, 1927; MILIAN, 1936; BARAN u. GIOANNI, 1969). Das Hämatom selbst kann diffus, band- oder punktförmig sein (ALKIEWICZ, 1933 bis 1964) und hat eine amorphe, leicht granulöse Struktur (Abb. 31). Die Reaktion nach PEARLS verläuft oft negativ, jedoch zeigt sich im Spektroskop die für Oxy-Hb typische Absorptionsbande (ALKIEWICZ u. PALUSZINSKI, 1962). Das negative Ergebnis der Berliner-Blau-Reaktion geht nach LUBARSCH (1925) darauf zurück, daß die Phagocyten, die die Eigenschaft haben, Hämosiderin zu bilden, im Nagel fehlen. Nach GANS (1925) und HELLER (1927) ist es entweder der Existenz nicht eisenhaltiger Derivate der Blutfarbstoffe oder der Tatsache zuzuschreiben, daß die Eisenionen so gebunden sind, daß sie histochemisch nicht erfaßbar sind. Unsere Beobachtungen bestätigen das negative Ergebnis der Pearls-Reaktion bei Nagelhämatomen.

Neben den Hämatomen der Nagelplatte und des Nagelbetts bilden sich subunguale Hämorrhagien oder Splitterblutungen („Splinter-hemorrhages") am Anfangspunkt der großen spiralförmigen Kapillaren der Hyponychialregion. Färbungen mit Benzidin, Cyanol und Malachitgrün zeigen einen Stoff vom Typ Ceroid, der aus der Berührung frischer roter Blutkörperchen mit einem im Stratum corneum enthaltenen fettigen Stoff entsteht (MARTIN u. PLATTS, 1959).

Diese „Splinter-hemorrhages", die entweder spontan oder bei verschiedenen Haut- oder Allgemeinerkrankungen zu beobachten sind (MARTIN u. PLATTS, 1959; SIMPSON, 1954; KUSKE, 1961; CALVERT, SMITH u. WELLS, 1963), wurden auch bei bakterieller Endokarditis beschrieben. Bei dieser Erkrankung wurde das Lumen der kleinen Arterien des Nagelbetts durch Thromben mit grampositiven Kokken und Anhäufungen polynucleärer Zellen verstopft (WHITE, 1947; FISHER, 1957; SCHERF u. BOYD, 1958; LEWIN, 1965).

c) Melanotische Pigmentierung

Klinisch wird das melanotische Pigment im Bereich der Nagelplatte in Form von Längsstreifen beobachtet, die sich von der Wurzel des Nagels bis zu seinem freien Rand erstrecken. Seltener ist diese Pigmentierung diffus. Während eine solche Pigmentierung vom streifigen Typ bei der dunklen Rasse unter normalen Bedingungen zur Beobachtung kommen kann, wurde sie niemals bei der weißen Rasse beschrieben. Ihr Auftreten nimmt bei letzterer pathologischen Charakter an und muß mit einem Naevuszell-Naevus des Nagels, einem Nagelmelanosarkom, einer Addison-Krankheit oder einer Radiodermatitis in Beziehung gebracht werden.

Darstellung des melanotischen Pigments in der Nagelplatte. Die Suche nach dem melanotischen Pigment im Bereich des Nagelkeratins war Gegenstand einer histochemischen Untersuchung.

1. Die silberaffine Reaktion nach FONTANA stellt melanotisches Nagelpigment nur unzuverlässig dar. In gewissen Präparationen erscheint es schwarz auf einem dunkelbraunen Hintergrund des Keratines.

2. Die Reaktion mit Fe(II)-Sulfat nach LILLIE (GANTER, 1969) stellt das im Bereich des hyponychialen Kreatins gelegene melanotische Pigment gut dar (Querschnitt durch das Distalende des Nagels); dagegen ist das in der Nagelplatte selbst gelegene Pigment nicht gefärbt, und zwar unabhängig von der Reaktionszeit, die wesentlich länger als die üblicherweise angewandte ist. Vorläufige Bemühungen, nach der Methode JENKINS zu entkalken und SH-Gruppen zu blockieren (BENNETT), haben seine Darstellung nicht begünstigt.

3. Von den Verfahren zur Darstellung des melanotischen Pigments hat lediglich die Elektronenmikroskopie, mit der sich das Melanin darstellen läßt, befriedigende Ergebnisse erbracht.

Der Naevuszell-Naevus des Nagels und das maligne Melanom werden im Kapitel über Nageltumoren beschrieben.

Die Nagelpigmentierung bei der Addisonschen Erkrankung ist schieferfarben und kann einen oder mehrere Nägel betreffen. Sie ist bald diffus, bald streifenförmig angeordnet. Sie kann in sehr seltenen Fällen (ALLENBY u. SNELL, 1966; CONARD u. ACHTEN, persönliche Beobachtung) einziges klinisches Symptom der Erkrankung sein, die blutchemisch diagnostiziert wurde. In histologischer Hinsicht soll das melanotische Pigment Zeichen einer Stimulation ruhender Melanocyten sein, die im Nagelbett oder in der Nagelmatrix liegen. ALLENBY u. SNELL (1966) sind der Auffassung, daß dieses Pigment der Stimulation eines Junctions-Naevus zugeordnet werden kann.

5. Nagel-Tumoren

Es empfiehlt sich, bei den Nageltumoren zu unterscheiden zwischen solchen, die von den Nachbargeweben des Nagels abstammen, und solchen, die ihren Ausgangspunkt von der Matrix oder dem Nagelbett nehmen.

Die Schleimcyste, das Botryomycom, die Warze, das Chondrom, die Exostose, der Glomustumor, das Sarkom können Veränderungen in der Struktur der Nagelplatte durch Kompressionsmechanismen im Bereich der Matrix verursachen. Diese verschiedenen Tumoren werden in den ihnen gewidmeten Kapiteln beschrieben.

Unsere besondere Aufmerksamkeit werden das Periungualfibrom und der Naevus, das maligne Melanom und das Epitheliom in Anspruch nehmen, die schon durch ihre Lokalisation eine frühzeitige Diagnostik in Anbetracht ihrer ungünstigen Prognose erfordern.

a) Periunguales Fibrom

Das periunguale Fibrom nimmt seinen Ausgang im Bereich des seitlichen oder hinteren Nagelwalles. Manchmal wird es auch unter dem Nagel beobachtet, wenn es sich auf Kosten des Nagelbettes bildet. Es kann isoliert auftreten oder in Begleitung des Adenoma sebaceum PRINGLE (Epiloia) unter der Bezeichnung Koenen-Tumor. Ein besonderes klinisches Aussehen mit einer knoblauchzehenartigen Anordnung wurde von STEEL (1965) beschrieben.

In histologischer Hinsicht ist das Bild nicht spezifisch: es wird durch eine zentrale Bindegewebs- und Gefäßachse gebildet, die von hyperkeratotischer Epidermis umgeben ist. Dieses Bild ist von dem des Cornu cutaneum zu unterscheiden (ALKIEWICZ, 1975), bei dem sich insbesondere die Hornschicht verändert, in der die keratinisierten Zellen „kolloidal" entarten.

b) Naevuszell-Naevus und malignes Melanom

Der Nagelnaevus und das Nagelmelanom sind seltene Tumoren. 1973 verzeichnen ACHTEN u. WANET 264 ausdrücklich belegte Fälle von Nagelmelanomen. Der eigentliche Naevus stellt immer eine Übergangsform dar; er soll nur ein Anfangsstadium sein, das regelmäßig zur malignen Entartung führt (DUPERRAT u. CINTRACT, 1960; DUPERRAT u. MASCARO, 1966), wobei traumatische Momente sowie die chronische Infektion bei seiner Entstehung eine wichtige Rolle spielen sollen (DUPERRAT, 1962; DUPERRAT u. MASCARO, 1966; PACK u. OROPEZA, 1967).

Die meist beobachteten Lokalisationen sind Daumen und Großzehen. Die klinischen Anfangsformen sind durch DUPERRAT u. Mitarb. beschrieben worden: Pigmentierte Längsstreifen, partielles oder vollständiges Dunkelwerden des Nagels, Deformierung des Nagels, melanotische Verfärbung unter dem Nagel, seitliche Ablösung des Nagels, melanotische Paronychie, von HUTCHINSON 1886 unter der Bezeichnung melanotisches Panaritium beschrieben. Dieselben Autoren, die 21 Fälle untersucht haben, weisen darauf hin, daß die Struktur dieser Tumoren sich nicht von derjenigen der Melanome und späten Junctionsnaevi der Palmar- und Plantargegend unterscheidet. In den Anfangsstadien kann man eine Hyperplasie und Verlängerung der Reteleisten beobachten; zwischen den Keimzellen der Basalschicht findet man eine große Menge von pigmentbeladenen Melano-

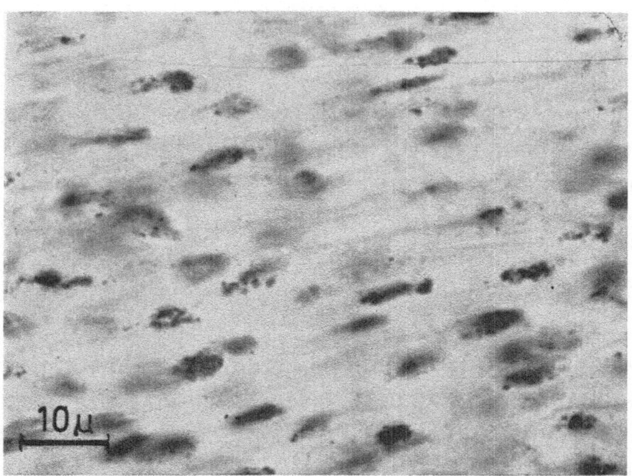

Abb. 26. Bei den Naevuszell-Naevi und den malignen Melanomen beobachtet man melanotische Pigmentkörner in der Nagelplatte. Diese Körner sind ohne Anfärbung sichtbar. Im dargestellten Fall sind sie durch die Methode nach FONTANA identifiziert

blasten. Zwischen diesen Leberflecken „a minima", den Veränderungen, die ausgedehnte Junktionstheken darstellen, und dem malignen Melanom mit Zerstörung des Oberflächenepithels durch Proliferation monströser kugeliger Zellen, kann man alle Übergänge beobachten. Eine chronisch entzündliche Reaktion ist quasi konstant. Durch Silberimprägnierung läßt sich melanotisches Pigment selbst bei den achromatischen Formen nachweisen. Dieser Beschreibung ist nur noch hinzuzufügen, daß die von CLARK (1969) vorgenommene Einstufung der Läsionen auf Grund ihrer Ausdehnung in die Stadien I (intraepidermale Läsion), II (diskontinuierlicher Befall der Papillarschicht), III (kontinuierlicher Befall der Papillarschicht), IV (Befall der retikulären Schicht), V (Befall der Subcutis) auch für die Nagelmelanome gilt.

Die Darstellung von melanotischem Pigment im distalen Teil der Nagelplatte (Abb. 26) erlaubt, es vom Eisenpigment zu unterscheiden. Es sei daran erinnert, daß das Auftreten von melanotischem Pigment auch bei anderen Erkrankungen als Naevus und Melanom beobachtet werden kann. Diese Erkrankungen wurden in dem den Nagelverfärbungen gewidmeten Kapitel aufgeführt.

c) Epitheliom

Das Carcinoma spinocellulare wird im Bereich des Nagels selten beobachtet (LEVINE u. LISA, 1939; GELMANN, 1963). Die Finger sind häufiger betroffen als die Zehen; die rechte Hand häufiger als die linke; traumatische Momente sollen eine wichtige Rolle spielen.

Die histologische Struktur entspricht dem Aussehen des intraepidermalen Epithelioms vom Bowen-Typ (PARDO CASTELLO u. OSVALDO PARDO, 1960) oder dem des häufiger beobachteten spinocellulären Carcinoms, das die perinungualen Gewebe und manchmal den darunterliegenden Knochen infiltriert und die Nagelplatte zerstört (LEVINE u. LISA, 1939; GELMANN, 1963). Der Autor erwähnt, daß ein Epitheliom vom basocellulären Typ in zwei Fällen beobachtet wurde.

Literatur

Achten, G.: Recherche sur la kératinisation de la cellule épidermique chez l'homme et le rat. Arch. Biol. (Liège) **70**, 1 (1959).

Achten, G.: L'ongle normal et pathologique. Dermatologica (Basel) **126**, 229 (1963).

Achten, G.: Histologie de l'ongle et ses enseignements. Minerva derm. **40**, 431 (1965).

Achten, G.: Onyxis et périonyxis pyococciques et mycotiques. Encyclopédie Médico-Chirurgicale. Paris: Seguier 12890 A. **10**, 1 (1967).

Achten, G.: Normale Histologie und Histochemie des Nagels. In: Handbuch der Haut- und Geschlechtskrankheiten, Band I/1 (Jadassohn, J., Hrsg.), S. 339—376. Berlin-Heidelberg-New York: Springer 1968.

Achten, G.: De l'embryologie et de l'histochimie de l'ongle normal à la pathologie unguéale. J. Méd. Lyon **1141**, 705 (1968).

Achten, G.: Pathology of nails. Dermatology Proceedings of the XIV International Congress. Padua-Venice (Eds. Flarer, Serri, Cotton), pp. 890—891. Excerpta medica American Elsevier 1972.

Achten, G., Roobaert, N.: Etude "in vitro" de l'envahissement de la kératine unguéale par les dermatophytes. Arch. belges Derm. **25**, 121 (1969).

Achten, G., Simonart, J.: L'ongle: étude histochimique et mycologique. Ann. Derm. Syph. (Paris) **90**, 569 (1963).

Achten, G., Wanet, J.: Pachyonychia. Brit. J. Derm. **83**, 56 (1970).

Achten, G., Wanet, J.: Naevi et mélanomes malins unguéaux. Arch. belges Derm. **29**, 223 (1973).

Achten, G., Wanet-Rouard, J.: Atrophie unguéale et Trachyonychie. Arch. belges Derm. **30**, 201 (1974).

Adachi, T., Haruyama, K.: Effect of radiation on the nail tissue. Bull. Tokyo med. dent. Univ. **13**, 369 (1966).

Alkiewicz, J.: Zur Histopathologie der Hämatome des menschlichen Nagels. Arch. Derm. Syph. (Berl.) **168**, 411 (1933).

Alkiewicz, J.: Klinik und Histopathologie der Leukonychie. Przegl. derm. **30**, 1 (1935).

Alkiewicz, J.: Psoriasis of the nails. Brit. J. Derm. **60**, 195 (1948).

Alkiewicz, J.: Zur Histopathologie der Nagelmelanose (melanosis unguis). Z. Haut- u. Geschl.-Kr. **24**, 14 (1958).

Alkiewicz, J.: Pathologische Reaktionen an den epithelialen Anhangsgebilden: Nägel. In: Handbuch der Haut- und Geschlechtskrankheiten, Band I/2 (Jadassohn, J., Hrsg.), S. 299. Berlin-Göttingen-Heidelberg: Springer 1964.

Alkiewicz, J., Alkiewicz, J.: Zur Histologie und Klinik des Cornu cutaneum. Hautarzt **26**, 155 (1975).

Alkiewicz, J., Paluszynski, J.: Hématomes filiformes intra-unguéaux. Ann. Derm. Syph. (Paris) **89**, 47 (1962).

Alkiewicz, J., Pfister, R.: Atlas der Nagelkrankheiten. Stuttgart-New York: F.K. Schattauer 1976.

Alkiewicz, J., Sowinski, W.: Über Pilzwachstum im menschlichen Nagel. Arch. klin. exp. Derm. **214**, 1 (1961).

Allenby, C., Snell, Ph.: Longitudinal pigmentation of the nails in Addission's disease. Brit. med. J. **1966 I**, 1582.

Alvarez, R., Zaias, N.: A modified polyethyleneglycol pyroxylin embedding method specially suited for nails. J. invest. Derm. **49**, 409 (1967).

Awazawa, Y.: Light and electron microscopy of human nails. J. Nihon Univ. Sck. Dent. **7**, 129 (1965).

Baran, R., Achten, G.: Les associations congénitales de koïlonychie et de leuconychie totale. Arch. belges Derm. **25**, 13 (1969).

Baran, R., Gioanni, T.: Les dyschromies unguéales. Hopital (Paris) **57**, 101 (1969).

Becker, S.: Leuconychia striata: report of a congenital case. Arch. Derm. Syph. (Chic.) **21**, 957 (1930).

Belsan, I., Fragner, P.: Onychomycosen, hervorgerufen durch Scopulariopsis brevicaulis. Hautarzt **16**, 258 (1965).

Bereston, E.S., Keil, H.: Onychomycosis due to aspergillus flavus. Arch. Derm. Syph. (Chic.) **44**, 420 (1941).

Bereston, E.S., Waring, W.S.: Aspergillus infection of the nails. Arch. Derm. Syph. (Chic.) **54**, 552 (1946).

Berge, A., Weissenbach, R.J.: Absence congénitale complète des ongles de tous les doigts-biopsie. Ann. Derm. Syph. (Paris) **3**, 244 (1912).

Bigler, C.: The morphology of clubbing. Amer. J. Path. **34**, 237 (1958).

Botter, A.: Durch Aspergillus terreus THOM hervorgerufene Dermatoonychomykose. Mykosen **11**, 385 (1968).

Burrows, M.T.: The significance of the lunula of the nail. Johns Hopk. Hosp. Rep. **18**, 357 (1919).

Calvert, H.T., Smith, M.A., Wells, H.S : Psoriasis and the nails Brit. J. Derm. **75**, 415 (1963).

Caputo, R., Ceccarelli, B.: Ultrastructura della lamina ungueale umana. G. ital. Derm. Sif. **109**, 529 (1968).

Caputo, R., Dadati, E.: Preliminary observations about the ultrastructure of the human nail plate treated with thioglycolic acid. Arch. klin. exp. Derm. **231**, 344 (1968).

Caputo, R., Prandi, G.: Pterygium inversum unguis. Arch. Derm. **108**, 817 (1973).

Chorazak, T.: Schorzenic paznockei wywolane prsez scopulariopsis brevicaulis (acauliosis unguis). Przegl. derm. **6**, 327 (1956).

Clark, W.H.: A classification of malignant melanoma in man correlated with histogenesis and biological behavior. In: Advances in biology of the skin, Vol. 8, The pigmentary system, p. 621. Oxford: Pergamon Press 1967.

Conard, V., Achten, G.: Persönliche Beobachtung.

Cosman, B., Symonds, F.C., Crikelair, G.F.: Plastic surgery in pachyonychia congenita and other dyskeratoses. Plast. reconstr. Surg. **33**, 226 (1964).

Crawford, G.M.: Psoriasis of the nails. Arch. Derm. Syph. (Chic.) **38**, 583 (1938).

Duperrat, B.: Le panaris mélanique. Etude basée sur 14 cas personnels. Sem. Hop. Paris **38**, 304 (1962).

Duperrat, B., Cintract, M.: Panaris mélanique. Bull. Soc. franç. Derm. Syph. **7**, 235 (1960).

Duperrat, B., Mascaro, J.M.: Mélanomas subunguéales. Estudio de ventiun casos. Act. dermo-sifiliogr. (Madr.) **57**, 5 (1966).

Dvorak, J., Otecnasek, M.: Geotrichum candidum Link 1809 in einer Haut- und Nägelläsion. Derm. Wschr. **152**, 1183 (1966).

Eller, J.J., Anderson, N.P.: Leuconychia totalis. Clinical report with a review of the literature. Med. J. Rec. **21**, 318 (1928).

English, M.P.: The saprophytic growth of keratinophilic fungi on keratin. Sabouraudia **2**, 115 (1963).

English, M.P.: The saprophytic growth of non keratinophilic fungi on keratinised substrata and a comparison with keratinophilic fungi. Trans. Brit. Mycol. Soc. **48**, 219 (1965).

Fisher, A.: Splinter hemorrhagies associated with trichinosis. Arch. Derm. **75**, 752 (1957).

Forslind, B.: Biophysical studies of the normal nail. Acta dermato-venereol. (Stockh.) **50**, 161 (1970).

Forslind, B., Lindstrom, B., Philipson, B.: Quantitative microradiography of normal human nail. Acta dermato-venereol. (Stockh.) **51**, 89 (1971).

Forslind, B., Tyresson, N.: On the structure of the normal nail. Arch. Derm. Forsch. **251**, 199 (1975).

Forslind, B., Wroblewski, R., Afzelius, B.A.: Calcium and sulfur location in human nail. J. invest. Derm. **67**, 273 (1976).

Gadrat, J., Bazex, A., Dupre, A.: Réaction d'Hotchkiss-MacManus comme méthode de détection en dermatologie. Bull. Soc. franç. Derm. Syph. **59**, 375 (1952).

Gans, O.: Histologie der Hautkrankheiten. Berlin: Springer 1925.

Ganter, P., Jolles, G.: Histochimie normale et pathologique, vol. 2. Paris: Gauthier-Villars Ed. II, 1970.

Gelmann, S.B.: Primary carcinoma of the nail bed. N.Y. St. J. Med. **63**, 2408 (1963).

Gip, L., Paldrok, H.: Onychomycosis caused by phyllostictina sydow. Acta derm.-venereol. (Stockh.) **47**, 186 (1967).

Gridley, M.F.: Stain fungi in tissue sections. Amer. J. clin. Path. **23**, 303 (1953).

Griffin, D.M.: Hair as a substrate for non keratinolytic fungi. Nature (Lond.) **183**, 1281 (1959).

Grosshans, E., Liautaud, B., Basset, M.: Les onychomycoses à champignons saprophytes. Presse méd. **79**, 1163 (1971).

Ham, A.W., Leeson, T.S.: Histology, vol. 1, 4th. ed. London: Pitman Medical 1961.

Hashimoto, K.: Ultrastructural study of keratinization of the normal human nail. J. invest. Derm. **54**, 436 (1970).

Hashimoto, K.: The marginal hand. A demonstration of the thickened cellular envelope of the human nail cell with the aid of lanthanum staining. Arch. Derm. **103**, 387 (1971).

Hashimoto, K.: Ultrastructure of the human toenail. I. Proximal nail matrix. J. invest. Derm. **56**, 235 (1971).

Hashimoto, K.: Ultrastructure of the human toenail. II. Keratinization and formation of the marginal band. J. Ultrastruct. Res. **36**, 391 (1971).

Hashimoto, K.: Ultrastructure of the human toenail. Cell migration, keratinization and formation of the intercellular cement. Arch. Derm. Forsch. **240**, 1 (1971).

Hashimoto, K., Gross, B.G., Nelson, R., Lever, W.F.: The ultrastructure of the nail in 16—18 weeks old embryos. J. invest. Derm. **47**, 205 (1966).

Heidingsfeld, M.L.: Leucopathia unguium. J. cutan. Dis. **18**, 490 (1900).

Heller, J.: Die Krankheiten der Nägel. In: Jadassohn, J., Handbuch der Haut- und Geschlechtskrankheiten, XIII/2. Berlin: Springer 1927.

Heller, J.: Dystrophia ungium mediana canaliformis. Derm. Z. **51**, 416 (1928).

Higashi, N.: Melanocytes of nail matrix and nail pigmentation. Arch. Derm. **97**, 570 (1968).

Higashi, N., Tadao, S.: Horizontal distribution of the DOPA+ melanocytes in the nail matrix. J. invest. Derm. **53**, 163 (1969).

Hutchinson, J.: Melanosis often not black; melanotic whitlow. Brit. med. J. **1886**, 491.

Jarrett, A., Spearman, R.I.C.: The histochemistry of the nail. Arch. Derm. **94**, 652 (1966).

Jillson, O.F., Piper, E.L.: The role of saprophytic fungi in the production of eczematous dermatitis. J. invest. Derm. **28**, 137 (1957).

Keeley, K.J.: Pigmented bands on nails. Lancet. **1962 I**, 866.

Kligman, A.M.: A basidiomycete probably causing onychomycosis. J. invest. Derm. **14**, 67 (1950).

Krajewski, St.: Über die Wirkung der Röntgenstrahlen auf das Nagelorgan. Przegl. derm. **35**, 53 (1948).

Kuske, H.: Splitterblutungen der Nagelplatte. Dermatologica (Basel) **123**, 219 (1961).

Leclercq, R.: Dystrophie unguéale médiane en chevrons. Bull. Soc. franç. Derm. Syph. **71**, 655 (1964).

Leclercq, R., Mme Merle: Onychodystrophie médiane en chevrons. Bull. Soc. franç. Derm. Syph. **74**, 658 (1967).

Levine, S., Lisa, J.R.: Primary carcinoma of the nail. Arch. Surg. **38**, 107 (1939).

Lewin, K.: The normal finger nail. Brit. J. Derm. **77**, 421 (1965).

Lewin, K.: The finger nail in general disease. Brit. J. Derm. **77**, 431 (1965).

Lewin, K., Dewit, S.A., Lawson, R.: Softening techniques for nail biopsies. Arch. Derm. **107**, 223 (1973).

Lewis, B.L.: Microscopical studies of fetal and mature nail and surrounding tissues. Arch. Derm. Syph. (Chic.) **70**, 732 (1954).

Lewis, B.L., Montgomery, H.: The senile nail. J. invest. Derm. **34**, 11 (1955).

Linz, R., van Damme, Delmotte, A.: Mycose unguéale des mains et des pieds à Alternaria grisea. Arch. belges Derm. **4**, 142 (1948).

Lison, L.: Histochimie et cytochimie animales. Principes et méthodes, vol. 2. Paris: Gauthier-Villars 1960.

Lovell, R.H.: Observations on the structure of clubbed fingers. Clin. Sci. **9**, 299 (1950).

Lubarsch, O.: Über Phagocytose und Phagocyten. Klin. Wschr. **4**, 1248 (1925).

Lubarsch, O.: Über die Hämoglobinogenen Pigmentierungen. Klin. Wschr. **4**, 2137 (1925).

MacLeod, J.M., Muende, I.: Pratical handbook of the pathology of the skin, vol. 1. New York: Paul B. Hoeler, Inc. 1946.

Maibach, H.I., Epstein, W.L.: Dynamics of finger nail formation cystine-S 35 incorporation. Clin. Res. **14**, 270 (1966).

Male, O., Tappeiner, J.: Nagelveränderungen durch Schimmelpilze. Derm. Wschr. **151**, 212 (1965).

Martin, B.F., Platts, M.M.: A histological study of the nail region in normal human subjects and in those showing splinter haemorrhages of the nail. J. Anat. (Lond.) 93, 323 (1959).

Martin-Scott, I.: Onychomycosis caused by scopulariopsis brevicaulis. Trans. Brit. Myc. Soc. 37, 38 (1954).

Meyer, J.: Les ongles fragiles. Concours méd. 90, 5429 (1968).

Milian, G.: Les maladies des ongles. In: Darier, J., Nouv. prat. derm., tome 7. Paris: Masson et Cie. 1936.

Mitchell, J.C.: A clinical study of leuconychia. Brit. J. Derm. 65, 221 (1953).

Monash, S.: Normal pigmentation in the nails of the negro. Arch. Derm. Syph. (Chic.) 25, 876 (1932).

Moore, M., Weiss, R.S.: Onychomycosis caused by aspergillus terreus. J. invest. Derm. 11, 215 (1948).

Norton, L.A.: Incorporation of thymidine-methyl-H 3 and glycine-2-H 3 in the nail matrix and bed of humans. J. invest. Derm. 56, 61 (1971).

Odom, R.B., Stein, K.M., Maibach, H.I.: Congenital, painful, aberrant hyponychiums. Arch. Derm. 110, 89 (1974).

Pack, G.T., Oropeza, R.: Subungueal melanoma. Surg. Gynec. Obstet. 124, 571 (1967).

Pardo-Castello, V., Pardo, O.A.: Diseases of the nails, vol. 1. Springfield, Ill.: Charles C. Thomas Publisher 1960.

Pearse, A.G.E.: Histochemistry, theoretical and applied, 3rd ed. Boston: Little, Brown and Co. 1968.

Pillsbury, D.M., Shelley, W.B., Kligman, A.M.: Dermatology, vol. 1, p. 1014. Philadelphia: Saunders 1956.

Puccinelli, V.: Ultrastructure of human nail plate. Microscopia cutis Electronica 41, 137 (1971).

Ray, L.F.: Onycholysis. Arch. Derm. 88, 181 (1963).

Ritchie, E.B., Pinkerton, M.E.: Fusarium oxysporum infection of the nail: Report of cases. Arch. Derm. 79, 705 (1959).

Rosenthal, S.A., Stritzler, R.: Onychomycosis caused by aspergillus fumigatus. Report of a case. Arch. Derm. 97, 685 (1968).

Roobaert, N.: Champignons non dermatophytes et kératine unguéale. Etude expérimentale "in vitro". Arch. belges Derm. 26, 13 (1970).

Sagher, F.D.: Histologic examinations of fungous infections of the nails. J. invest. Derm. 11, 337 (1948).

Samman, P.D.: The human toe nail: its genesis and blood supply. Brit. J. Derm. 71, 296 (1959).

Samman, P.D.: The ventral nail. Arch. Derm. 84, 192 (1961).

Samman, P.D.: The nail in disease, vol. 1. London: William Heinemann Ltd. 1965.

Samman, P.D.: In: Rook, A., Wilkinson, D.S., Ebling, F.J.G., Testbook of dermatology, vol. 2, p. 1426. Oxford and Edinburgh: Blackwell Scientific Publications 1968.

Sartory, A.: Sur un champignon nouveau du genre Aspergillus isolé dans un cas d'onychomycose. C.R. Acad. Soc. (Paris) 170, 523 (1920). .

Sartory, A., Sartory, R.: Un cas d'onychomycose dû à aspergillus fumigatus Fresenius. Bull. Acad. Méd. Paris 109, 482 (1940).

Scherf, D., Boyd, L.T.: Cardiovascular diseases, 3rd ed., p. 43. New York-London: Grune and Stratton 1958.

Schnapka, O.: Onychomycosis nigricans: black nails. Arch. klin. exp. Derm. 202, 45 (1955).

Seebacher, C.: Untersuchungen über die Pilzflora kranker und gesunder Zehennägel. Mykosen 11, 893 (1968).

Shelley, W.B.: Post-irradiation melanonychia. Arch. Derm. 90, 174 (1964).

Sibley, K.: Leuconychia striata. Brit. J. Derm. 34, 238 (1922).

Simpson, J.A.: Dermatological changes in hypocalcaemia. Brit. J. Derm. 66, 1 (1954).

Singer, P.L.: Leukonychia: its normal occurences and causation. Arch. Derm. Syph. (Chic.) 24, 112 (1931).

Steel, H.H.: Garlic-clove fibroma. J. Amer. med. Ass. 191, 104 (1965).

Stone, O.J., Mabbery, J.D.: Spoon nails and clubbing. Review and possible structure mecanismes. Tex. J. Med. 61, 620 (1965).

Stone, O.J., Mullins, J.F.: Chronic paronychia. Microbiology and histopathology. Arch. Derm. Syph. (Chic.) 86, 324 (1962).

Stone, O.J., Mullins, J.F.: The distal course of nail matrix hemorrhage. Arch. Derm. **88**, 186 (1963).

Sutherland-Campbell, H., Plunkett, O.A.: Mucor paronychia. Arch. Derm. Syph. (Chic.) **30**, 651 (1934).

Terry, R.: The onychodermal band in health and disease. Lancet **1955 I**, 179.

Thiers, H., Coudert, J.: Onychomycose à cephalosporium cordoniformis (S. Barbosa, 1941). Bull. Soc. franç. Derm. Syph. **62**, 375 (1955).

Thurner, J.: Studium über das keratinolytische Vermögen der Dermatophyten. I. Keratinabbau durch Dermatophyten an verschiedenen Haaren. Arch. klin. exp. Derm. **224**, 186 (1966).

Thurner, J.: Studien über das keratinolytische Vermögen der Dermatophyten. II. Induzierte Auderingen der Keratinolyse. Arch. klin. exp. Derm. **225**, 49 (1966).

Unna, P.: Histopathology of the Diseases of the skin, vol. 1 English ed., pp. 1049, 1879. NewYork: Macmillan and Co. 1896.

Weidman, F.D.: Penicillium Brevicauli var. Hominis Saccardo 1877 Brumpt and Langeron, 1910 in an American case of ringworm of the toes. Arch. Derm. Syph. **2**, 703 (1920).

Weil, E.P., Gaudin, L.: Contribution à l'étude des onychomycoses: Onychomycoses à pénicillium, à scopulariopsis, à steigmaticystis, à spicaria. Arch. Med. Exp. **28**, 452 (1919).

White, J. W., Laipply, C.: Histopathology of nail diseases. J. invest. Derm. **2**, 121 (1952).

White, P. D.: Heart diseases, vol. 1. New York: Macmillan 1947.

Zaias, N.: Embryology of the human nail. Arch. Derm. Syph. (Chic.) **87**, 37 (1963).

Zaias, N.: The regeneration of the primate nail: study of the squirrel monkey, Saimiri. J. invest. Derm. **44**, 107 (1965).

Zaias, N.: The longitudinal nail biopsy. J. invest. Derm. **49**, 406 (1967).

Zaias, N.: The movement of the nail bed. J. invest. Derm. **48**, 402 (1967).

Zaias, N.: Psoriasis of the nail. Arch. Derm. **99**, 567 (1969).

Zaias, N.: The nail in lichen planus. Arch. Derm. **101**, 264 (1970).

Zaias, N., Ackerman, A. B.: The Nail. In: Darier-White disease. Arch. Derm. **107**, 193 (1973).

Zaias, N., Alvarez, J.: The formation of the primate nail plate. An autoradiographic study in squirrel monkey. J. invest. Derm. **51**, 120 (1968).